Kommentare zu dem Buch...
DIE GRÜNE APOTHEKE
Von James A. Duke, Ph.D.

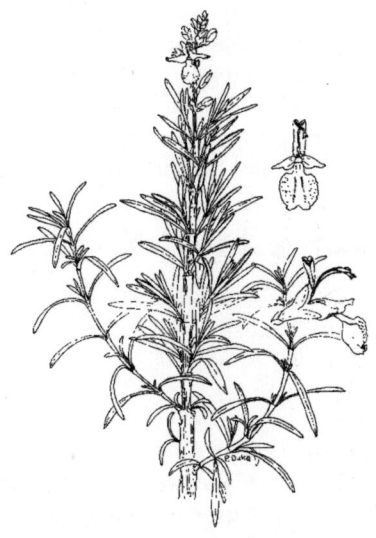

„Eine strahlende Mischung aus Heilung, Botanik, Wissenschaft und Weisheit. Das Buch von Jim Duke ist nicht nur sehr gut recherchiert und ausgezeichnet geschrieben, sondern bereitet beim Lesen auch viel Freude. Wenn Sie wegen der Vielzahl der Bücher, die über die Heilung mit Kräutern veröffentlicht wurden, verwirrt sind, dann ist dies *das* Buch für Sie!"

– Dr. Mark J. Plotkin, Ph.D., Ethnobotaniker und Autor von *Heilung aus dem Regenwald*

„Jim Duke war der Vorreiter, der das Konzept von Nahrung als Medizin entwarf und es mit ausgezeichneten wissenschaftlichen Untersuchungen untermauerte. Nun hat Jim einen außergewöhnlichen Ratgeber, *Die Grüne Apotheke*, zu diesem Thema verfaßt. Bei uns zu Hause verwenden wir die Empfehlungen von Jim schon seit Jahren. *Die Grüne Apotheke* ermöglicht Ihnen nun, das Gleiche zu tun. Das Buch ist leicht zu lesen und ein äußerst verläßlicher Ratgeber."

– Dr. Bob Arnot, Autor von *Perfect Weight Control*

„Der *'Kräuterpapst'* der Vereinigten Staaten hat es wieder geschafft! Jim Duke hat seine Energie, Begeisterung, Sachkenntnis und Begabung in der *Grünen Apotheke* vereinigt. Ein faszinierendes Buch für jeden, der an Gesundheitspflege und Kräutern interessiert ist."

– Michael Balick, Leiter des Institutes für Ökonomische Botanik am Botanischen Garten in New York

„[Dr. Duke] bringt soviel von seiner eigenen Persönlichkeit in seine Bücher ein, daß die Leserin das Gefühl hat, an einer freundlichen, informativen und kurzweiligen Unterhaltung teilzunehmen. Ich glaube, daß dies der Grund für seinen Erfolg ist. Der Umfang seines Wissens und seiner Sachkenntnis ist erstaunlich – aber mich beeindruckt seine Fähigkeit, dieses Wissen in seiner direkten, leicht verständlichen und sympathischen Art zu vermitteln, noch viel mehr. Welcher andere Gesundheitsratgeber kann so schwer zur Seite gelegt werden? Ich habe das Buch von vorne bis hinten in einem Zug durchgelesen und auf jeder Seite etwas dazugelernt!"

– Nancy J. Turner, Professorin für Umweltforschungsprogramme an der Universität von Victoria in British Columbia, USA

„*Die Grüne Apotheke* ist eine Glanzleistung von der weltweit führenden Autorität auf dem Gebiet der traditionellen Kräuterheilkunde. Das neue Buch von Dr. Duke ist eine Schatzkammer praktischer Ratschläge für den Neueinsteiger und zugleich eine Perle der Weisheit für den Kräuterheilpraktiker. Selbst nach 25 Jahren des Studiums und der Anwendung von Heilpflanzen habe ich immer noch praktisch auf jeder Seite neue und nützliche botanische Erkenntnisse gewonnen. Sehr empfehlenswert!"

– Dr. Joseph Pizzorno, Leiter der Bastyr-Universität in Seattle und Autor des Buches *Total Wellness* sowie Koautor der *Encyclopedia of Natural Medicine*

„Jim Duke, seines Zeichens Botaniker, Musiker und Autor der Extraklasse greift in seinem unnachahmlichen volkstümlichen Stil jede traditionelle Anekdote und Überlieferung auf, die ich je gehört habe – und außerdem viele, die mir neu waren. Er zeigt den möglichen Einsatz von Kräutern zur Heilung und Gesunderhaltung auf. Das Buch beschreibt in alphabetischer Reihenfolge Erkrankungen, die eine Behandlung erfordern und zitiert ein breites Spektrum an Autoritäten, die einen Bogen von Ernährungsexperten über praktizierende Kräuterexperten bis hin zur deutschen Kommission E spannen. Aber Dukes persönliche Erfahrungen und Meinungen, die sich fast auf jeder Seite finden, machen *Die Grüne Apotheke* zu einem außerordentlichem Lesevergnügen – mit Anekdoten, Phantasie und Freude."

– Dr. Varro E. Tyler, Dekan und Professor emeritus für Pharmakognosie an der Purdue Universität in West Lafayette, Indiana

„*Die Grüne Apotheke* ist eine Lesevergnügen und eine wertvolle, leicht verständliche Informationsquelle zum Heilen. Das umfangreiche Wissen von Jim Duke, sein scharfer Verstand und seine Genialität sind auf jeder Seite zu erkennen."

– Dr. James Gordon, Autor von *Manifest der Neuen Medizin* sowie Direktor des Center for Mind-Body Medicine in Washington, D.C. (USA)

Die Grüne Apotheke

Die Grüne Apotheke

Neue Entdeckungen zum Thema
Kräuterheilmittel für häufige Krankheiten
und Beschwerden von der weltweit
führenden Autorität auf dem Gebiet
der Pflanzenheilkunde

Dr. James A. Duke

Bechtermünz

Hinweis

Dieses Buch soll dazu dienen, Ihr Wissen über die neuesten Entwicklungen im Gebrauch von Pflanzen für medizinische Zwecke zu erweitern. Da jeder Mensch unterschiedlich reagiert, ist es zwingend erforderlich, daß ein Arzt die betreffende Diagnose stellt und die Anwendung von Kräutern zur Behandlung individueller Gesundheitsprobleme überwacht. Kräuter und andere natürliche Mittel sind kein Ersatz für professionelle medizinische Behandlung. Wir raten Ihnen dringend, kompetenten Rat von ärztlicher Seite einzuholen, um Ihnen dabei zu helfen, gut informiert Ihre Entscheidungen zu treffen.

*D*ieses Buch ist eine weitere Blume für meine Momma, Martha Truss Duke (verstorben im November 1995), die meine Liebe für Wälder und Blumen mindestens 66 ihrer 98 Jahre unterstützt und gefördert hat. Möge ihr Geist mit den Pinienwäldern in den roten Hügeln von Alabama verschmelzen.

Dieses Buch ist den vier Professoren gewidmet, die meine faszinierende Ökotour durch das Leben maßgeblich bestimmt haben:

Dr. A.E. Radford von der Universität von North Carolina, mittlerweile emeritiert, der mich die Flora und Fauna Carolinas gelehrt hat

Dr. R.C. Bell von der Universität von North Carolina, mittlerweile emeritiert, der mir das Tor zu Mexiko, Guatemala und Costa Rica geöffnet hat

Dr. R.E. Woodson vom Missouri Botanical Garden, verstorben, der mich – zumindest in der Welt der Kräuter – nach Panama und Peru geführt hat.

Dr. R.S. Davidson vom Battelle Memorial Institute, mittlerweile im Ruhestand, der mich, Peggy, John und Celia nach Panama brachte, wo meine Umkehr zur Ethnobotanik und Kräuterheilkunde sowie meine Liebe für Lateinamerika und seine Wälder ihren Ursprung haben.

Inhalt

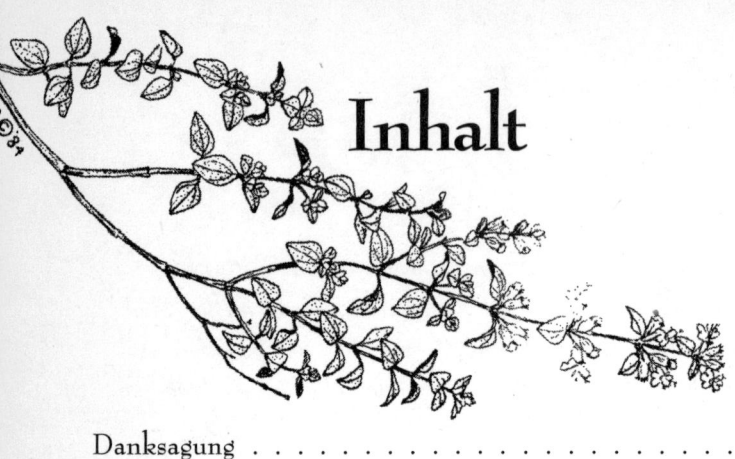

Teil Eins

Ihr Führer durch die Grüne Apotheke

Teil Zwei

Die Auswahl der heilenden Kräuter

-A-

-B-

-C-

-D-

-E-

-F-

-G-

-H-

-I-

-K-

-L-

-M-

-N-

-O-

Danksagung

Man braucht viele Personen, um ein gutes Buch zu schreiben. Wenn sich – wie ich hoffe – herausstellt, daß dies ein gutes Buch ist, dann schulde ich vielen Menschen Dank. Allem voran möchte ich Rodale Press und insbesondere meiner Herausgeberin, Alice Feinstein, danken. Sie war immer und überall für mich da und beriet mich auf meinem Weg über die literarischen Stolpersteine. Sie machte mich mit einem Autor und Herausgeber bekannt, den ich schon seit langem bewundere: Michael Castleman. Er schaffte es, meinen wissenschaftlichen Jargon in die leicht verständliche Sprache, die Sie in diesem Buch vorfinden, zu übersetzen. Es war sehr interessant für mich, mein Gestammel mit der gewandten Poesie zu vergleichen, die aus der Feder von Alice und Michael floß.

In unmittelbarer Nähe befindet sich noch meine unglaubliche 'rechte Hand' Judi du Cellier. Seit 20 Jahren ist sie eine unentbehrliche und geduldige Helferin – zunächst als Sekretärin, später als Assistentin und schließlich als Koautorin von einem meiner Bücher. Zu Hause gibt es noch Peggy, meine Frau, die mit mir wuchs, während wir ein erfülltes und interessantes Leben führten. Peggy zeichnete die Illustrationen in diesem Buch.

Wie bei so vielen Dingen im Leben schulde ich neben den vier erwähnten sehr vielen Menschen Dank, weil sie mir bei meinen kleinen und großen Problemen halfen. Ich höre an dieser Stelle jedoch auf – aus Furcht, einige Menschen unglücklich zu machen, weil ich sie nicht in einer Liste erwähnen kann, die problemlos mehrere Seiten füllen würde.

In diesem Buch werden mehr als 100 Krankheiten und Hunderte von Kräutern behandelt, und ich habe mich im Laufe der Jahre des Sammelns dieser Informationen mit Hunderten von Menschen unterhalten – von Maine bis Peru. Besonders gern denke ich an die vielen Teilnehmer meiner Unterrichtsstunden im Freien zurück. Möglicherweise genieße ich diese Kurse mehr als die Teilnehmer, weil diese Menschen meinen Vorrat an Anekdoten mit all den kleinen Begebenheiten und Geschichten bereicherten, während sie meinen Weg kreuzten. Ich denke, daß sich mehr als 100 Leser auf diesen Seiten wiedererkennen werden, und ich möchte allen meinen Dank aussprechen.

Schließlich erscheint es mir angemessen, meinen Lehrern zu danken. Meine Grundschullehrerin, Frau Horne, und meine Oberschullehrerin, Frau Beddingfield, unterstützten und 'katalysierten' mein Interesse für die Natur. Mein wichtigster Professor an der Universität von North Carolina, Dr. A.E. Radford, lehrte mich die Flora von Carolina. C. Ritchie Bell führte mich nach Mexiko, Guatemala und Costa Rica und reichte mich nach der Doktorarbeit an den Missouri Botanical Garden weiter. Dort verliehen mir Dr. Edgar Anderson, Dr. Hugh Cutler, Dr. Fritz Went und Dr. R. E. Woodson Jr. einigen Schliff. Jeder meiner Lehrer trug in seiner Weise zu diesem Buch bei, und ich danke ihnen für ihre Geduld und die gute Arbeit, die sie geleistet haben.

Vorwort

Willkommen in der *Grünen Apotheke*! Dieses Buch ist die Quintessenz von jahrzehntelanger Arbeit mit medizinischen Pflanzen aus der ganzen Welt und vielen Jahren der Jagd nach Pflanzen, von China bis Costa Rica, von Peru bis Pennsylvania, von den Hügeln Virginias zu den oberen Amazonasgebieten.

Die meiste Zeit meiner 30jährigen Karriere habe ich für das U.S.-Ministerium für Landwirtschaft (USDA) als Botaniker mit dem Spezialgebiet medizinische Pflanzen gearbeitet. Technisch gesehen bin ich das, was man als Ethnobotaniker bezeichnet. Das bedeutet schlicht und einfach, daß ich untersucht habe, wie Pflanzen in vielen verschiedenen Kulturen als Nahrung und Medizin Anwendung finden. Während dieser Laufbahn habe ich persönlich gesehen, wie mit medizinischen Kräutern erfolgreich Erkrankungen behandelt wurden, bei denen hochtechnisierte pharmazeutische Produkte kaum etwas ausrichten konnten.

Ich habe ferner viele dieser medizinischen Mittel selbst ausprobiert und meiner Familie und Freunden empfohlen, wenn mir dies richtig erschien. Dies würde ich natürlich nicht tun, wenn ich nicht ein starkes Vertrauen in die heilende Kraft und die Unbedenklichkeit dieser Pflanzen hätte. In den nächsten vier Kapiteln und der alphabetisch geordneten Besprechung der Krankheiten finden Sie sowohl meinen Rat als auch Warnungen. Diese basieren auf meiner persönlichen Erfahrung, aber auch auf den umfangreichen wissenschaftlichen Informationen über die verschiedenen Chemikalien und Bestandteile, die in Pflanzen enthalten sind.

In Teil Zwei, 'Die Auswahl der heilenden Kräuter' habe ich ein System eingeführt, das die einzelnen Kräuter und Kräuterrezepte einstuft. Damit werden bestimmte Rezepte betont, von denen ich glaube, daß sie die wirksamsten Mittel für die jeweilige Erkrankung oder das Gesundheitsproblem sind. Die empfehlenswertesten Kräuter haben die Einstufung drei Blätter ➤➤➤. Bei Alternativrezepten sollten Sie jedoch auch auf Kräuter mit zwei Blättern ➤➤ und einem Blatt ➤ achten. (Natürlich hätte ich auch Sternchen nehmen können, aber Blätter scheinen mir in einem Buch mit dem Titel *'Die Grüne Apotheke'* doch angemessener.)

Sie werden außerdem sehen, daß ich in diesem Buch meine persönliche

Meinung und einige Anekdoten über meine Erfahrungen mit medizinischen Pflanzen und natürlichen Heilverfahren wiedergebe. Da diese Erfahrungen wirklich aus einem lebenslangem Interesse herrühren, würde ich mich freuen, wenn Sie auch das Postskriptum ab Seite 573 lesen.

Zunächst lassen Sie uns jedoch einen Blick in *Die Grüne Apotheke* werfen.

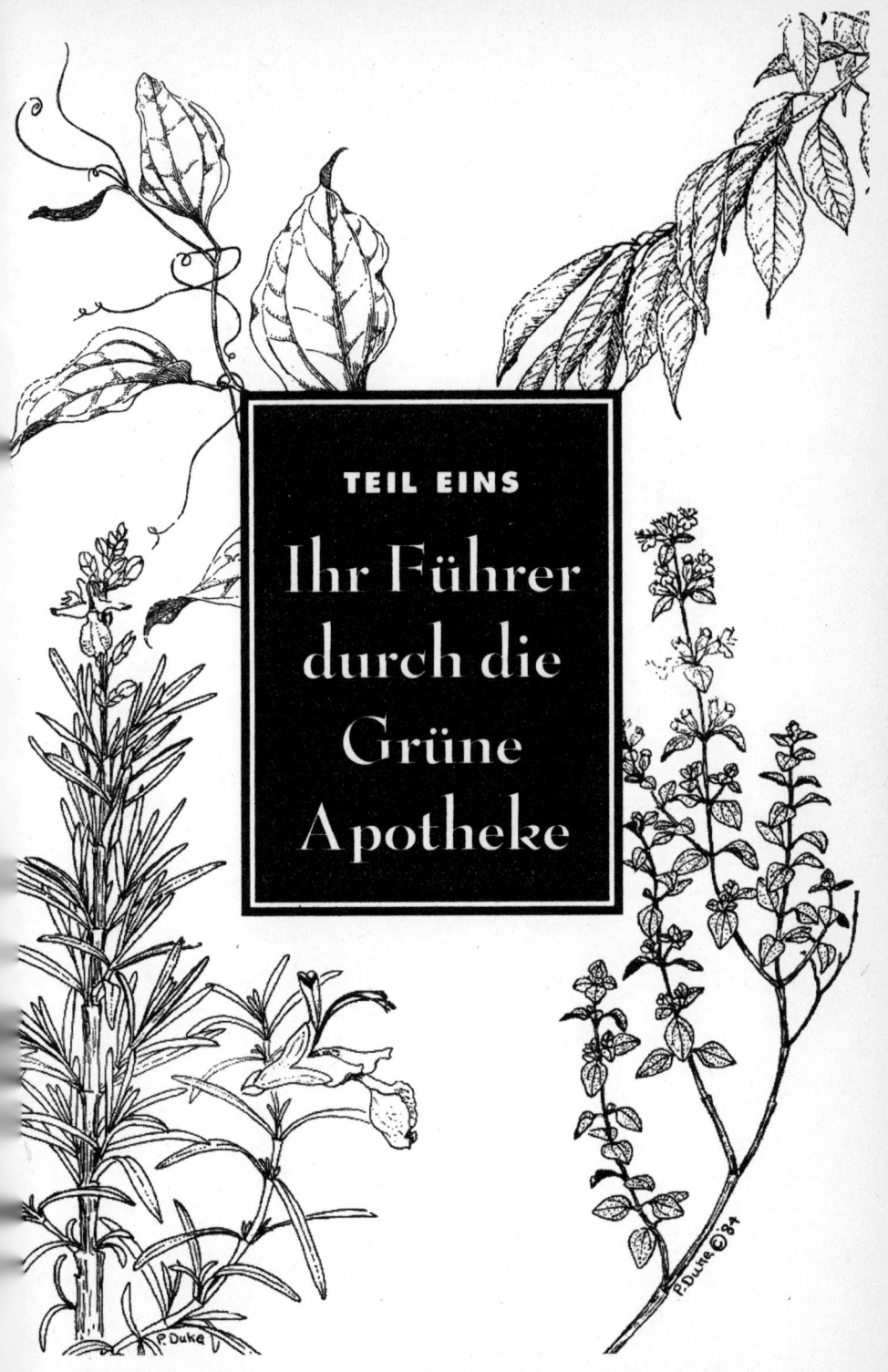

TEIL EINS

Ihr Führer durch die Grüne Apotheke

Das Tor zur Grünen Apotheke

Wenn Sie dieses Buch lesen, dann wissen Sie wahrscheinlich, was Kräuter sind... oder vielleicht doch nicht? Eigentlich sollte der Begriff *Kraut* leicht zu definieren sein, aber in Wirklichkeit ist dies überraschend schwierig.

Die klassische Definition lautet: Ein Kraut ist eine nicht-holzige Pflanze, die jeden Winter bis zur Wurzel abstirbt. Offensichtlich wurde diese Definition von Botanikern erstellt, die in einem kalten Klima – genauer gesagt Nordeuropa – leben. Laut dieser Definition gibt es im Regenwald des Amazonasgebietes, das heißt in einer der Gegenden mit der reichsten botanischen Vielfalt keine Kräuter, weil es dort keinen Winter gibt.

Die klassische Definition schließt außerdem hölzerne Bäume und Sträucher aus, einschließlich Ginkgo und Weißdorn, zwei der meist verkauften medizinischen 'Kräuter' in Europa. Deshalb ziehen manche Menschen den Begriff *Botanika* (und *botanische* Medizin) vor: Mit dieser Bezeichnung werden Bäume, Sträucher und Kräuter erfaßt.

Eine etwas allgemeinere Definition bezeichnet Kräuter einfach als nützliche Pflanzen. Das große Problem bei dieser Begriffserklärung ist, daß in einem wichtigen Sinn alle grünen Pflanzen nützlich sind, selbst diejenigen, die nicht eßbar sind oder die keinen Platz in der Medizin oder im Kommerz gefunden haben. Alle grünen Pflanzen sind zur Photosynthese befähigt, das heißt, sie produzieren unter Verwendung von Sonnenlicht, Kohlendioxid und Wasser den Sauerstoff, den wir alle atmen. Ich würde sagen, daß dies ziemlich nützlich ist.

Für mein Buch *Die Grüne Apotheke* definiere ich den Begriff Kraut schlicht als medizinische Pflanze. Diese kann holzig oder nicht holzig sein und aus einem kalten oder tropischen Klima stammen.

Sie kann wild wachsen oder kultiviertes Nahrungsmittel sein, ein Samen, ein kulinarisches Gewürz oder was auch immer. Sie muß noch nicht einmal grün sein. Viele Rinden, Wurzeln und Pflanzenteile, die nicht grün sind, dienen medizinischen Zwecken und sind deshalb ein Bestandteil der grünen Apotheke. Außerdem gibt es unzählige medizinische Pilze, die nicht grün sind und die mehr Beachtung verdienen würden, als ihnen in diesem Buch zuteil wird.

1

Die Herausforderung der grünen Apotheke

Viele von uns glauben, daß wir eines der besten Gesundheitssysteme der Welt haben – zumindest ist dies das, was viele Ärzte und staatliche Gesundheitsexperten uns immer wieder zu erzählen versuchen. Aber jeder, der von Arzt zu Arzt laufen mußte und sich mit einer Krankenversicherungsgesellschaft herumschlagen durfte, weiß, daß dieses 'beste' System noch einiges zu wünschen übrig läßt.

Die meisten modernen Bürger nehmen an, daß die von den Ärzten verschriebenen Pharmaka fraglos besser sind als die Kräuterrezepte, die nur wenige Ärzte und wenige Patienten kennen. Es erfreut mich ungemein, daß sich dieses Verständnis rapide ändert.

Ich war den größten Teil meiner 30jährigen Laufbahn ein auf medizinische Pflanzen spezialisierter Botaniker, und während dieser Zeit habe ich persönlich gesehen, wie Erkrankungen erfolgreich mit medizinischen Kräutern behandelt wurden, wo hoch technisierte Medikamente kaum etwas ausrichten konnten. Der Grund, warum Kräuter nicht populärer sind, ist der, daß die Pharmakonzerne keine Patente auf Kräuter anmelden können. Diese Konzerne machen ihr Geld, indem sie die medizinisch aktiven Wirkstoffe aus den Kräutern extrahieren und sie solange verarbeiten, bis eine einzigartige chemische Substanz vorliegt. Diese Substanz kann dann patentiert, mit einem Markennamen versehen und an uns Kunden verkauft werden – für sehr viel mehr Geld, als die ursprünglichen Kräuterquellen gekostet haben.

Kräuter sind eine gute Medizin

Natürlich behaupten die pharmazeutischen Konzerne immer, daß ihre einzigartigen Moleküle besser, stärker, gezielter und sicherer wären als Kräuter. Ich stimme gerne zu, daß sie stärker sind. In der Tat sind sie oft sogar zu stark und haben heftige unangenehme Nebenwirkungen, die ihre Kräutervorfahren möglicherweise nicht haben.

Ob die Pharmaka nun besser sind, ist schwer zu sagen. In manchen Studien haben die Kräuterprodukte deutlich besser abgeschnitten. Ingwer hat sich zum Beispiel als vorbeugende Therapie bei Reisekrankheit gegenüber dem Dimenhydrinat als überlegen erwiesen.

Ich möchte damit nicht behaupten, daß pharmazeutische Produkte schlecht sind. Ich sage, daß wir mehr Untersuchungen brauchen, in denen Kräuter gegen Medikamente getestet werden. Bis es soweit ist, wissen wir einfach nicht, was nun besser ist. Das führt mich zu dem ziemlich schockierenden Schluß, daß wir nicht zwangsläufig die beste Medizin erhalten. Es könnte sich herausstellen, daß die grüne Apotheke mit ihren Kräutertherapien in vielen Fällen ökonomischer, wirksamer sowie sicherer und mit weniger Nebenwirkungen als pharmazeutische Produkte behaftet ist.

Unsere Herausforderung liegt darin, die Annahmen der Ärzte, die Werbung und Förderung der Pharmaka durch die Konzerne und die engmaschigen und restriktiven Zulassungsgesetze der Arzneimittelbehörden durchsichtiger zu machen. Unsere Herausforderung ist, grün zu denken – nicht das geldgierige, Kommerz-bestimmte Grün der Pharmakonzerne, sondern das reinigende, kräftigende Grün von Chlorophyll – das Grün, das unseren Planeten ernährt und mit Brennstoff, Medikamenten sowie Sauerstoff versorgt.

Die pharmazeutischen Konzerne werden durch ökonomische Überlegungen getrieben, die *Grüne Apotheke* dagegen wird durch Ökologie bestimmt – die Idee, daß wir mit all den anderen Dingen auf unserem Planeten verbunden sind, und daß wir gemeinsam aufblühen oder sterben.

Sicherheit geht vor

Ich bin der erste, der zugibt, daß Kräutermedikamente nicht risikofrei sind. Um von der Anwendung der Kräuter zu profitieren, benötigen Sie ein paar grundsätzliche Basisinformationen. Dann brauchen Sie Vertrauen in die Kräuter, die Sie anwenden und in den Kräuterpraktiker, den Sie konsultieren. Darin besteht kein Unterschied zur Schulmedizin, bei der Sie Ihrem Arzt und jedem Medikament, das Sie einnehmen, vertrauen müssen.

Generell gesagt ist eine vernünftige Kräutermedizin sicherer als die Schulmedizin, weil die Wirkstoffe in diesem Fall stärker verdünnt sind und meist weniger starke Nebenwirkungen haben.

Dennoch müssen Sie eine gewisse Vorsicht bei der Anwendung von Kräutermedikamenten walten lassen. Sie müssen ferner wissen, daß auch einmal etwas schief gehen kann. Es gibt jedoch eine ganze Reihe von Strategien, mit denen Sie sich schützen können.

Erstens: Sie müssen die richtigen Kräuter nehmen. Nehmen Sie kein Kraut, wenn Sie sich bezüglich seiner Identität nicht absolut sicher sind. Diese Regel gilt natürlich hauptsächlich für Personen, die wildwachsende

Kräuter pflücken. Es ist mehrfach passiert, daß Menschen giftige oder gefährliche Kräuter einnahmen, einfach nur, weil sie das Kraut verwechselten und etwas anderes einnahmen als gewollt. Der klassische 'Killer' ist der gefleckte Schierling (*Conium maculatum*), der wilder Petersilie und wildem Pastinak ziemlich ähnlich sieht.

Das Kräuteruniversum

Es gibt mehr als 300.000 höhere Pflanzenspezies, die chemisch unterschiedlich sind, aber nur 10 Prozent davon wurden sorgfältig auf ihre medizinischen und giftigen (toxischen) Bestandteile untersucht. Ein wirklich guter Kräuterexperte kann 1.000 bis 2.000 Spezies – selten mehr – erkennen.

Das bedeutet, das sowohl unerfahrene als auch erfahrene Herbalisten Fehler machen können. Vor nicht allzu langer Zeit waren wir während eines Wochenendkursus ziemlich aufgeregt über den Fund eines wildwachsenden Ginseng. Später, bei näherer Betrachtung, mußte ich feststellen, daß der vermeintliche Ginseng nur eine Jungfernrebe war.

Natürlich sind Kräuterkundige nicht die einzigen, die sich gelegentlich irren können. Auch Ärzte und Apotheker machen Fehler. Ich persönlich fühle mich bei der Konsultation eines guten Kräuterpraktikers wohler als bei den meisten Ärzten. Was die Gefahren von Medikamenten anbelangt, sollten Sie das Kleingedruckte auf den Beipackzetteln oder den Werbeanzeigen lesen.

Bezüglich der Identität der kommerziell abgepackten Kräuterprodukte – vor allem, wenn sie chemisch standardisiert wurden – dürfen Sie dem Aufkleber ruhig Vertrauen schenken. Aber selbst bei standardisierten Extrakten gibt es wie bei allen Pharmaka immer noch ein Restrisiko für Fehler.

Wachsam sein

Welches Kraut Sie auch nehmen, ich empfehle Ihnen, soviel wie möglich darüber in Erfahrung zu bringen, was Sie von diesem Kraut erwarten können. Wenn irgend etwas Unerwartetes passiert, dann sollten Sie die Einnahme sofort unterbrechen und mit einem Experten, dem Sie vertrauen, Rücksprache halten.

Zusätzlich möchte ich hier noch allgemeingültige Ratschläge für die Anwendung von Kräutermedikamenten geben. **Bei der Diagnose auf Nummer sicher gehen.** Anhänger der Kräuterkunde bekommen manchmal das Gefühl, daß sie Krankheiten

Kräuter und Schwangerschaft

Generell gilt, daß Sie während einer Schwangerschaft keine Kräuter einnehmen sollten, es sei denn, Sie sprechen mit Ihrem Gynäkologen über Ihre Kräuterwahl.

Dafür gibt es einen guten Grund: Ziemlich viele Kräuter können das Risiko einer Fehlgeburt erhöhen. Die Kräuterexpertin und Buchautorin Deb Soule (*siehe Anhang*) rät schwangeren Frauen, die folgenden Kräuter unbedingt zu meiden: Berberitze (*Berberis*), Kreuzdorn (*Rhamnus purshianus*), Mutterkraut (*Tanacetum parthenium*), Wacholderbeeren (*Juniperus*), Kreuzlabkraut (*Rubiaceae*), Hedeoma (*Hedeoma*), Kermesbeere (*Phytolacca*), Raute (*Ruta*), Blasenstrauch (*Colutea*), Aberraute (*Artemisia abretanum*), Rainfarn (*Chrysanthemum*), Thuja (*Thuja*) und Beifuß (*Artemisia*). Dies scheint mir ein guter Rat zu sein, und ich möchte dieser Liste noch ein paar Kräuter hinzufügen: Balsamapfel (*Momocordia charantia*), Kälberkropf (*Chaerophyllum*), Engelwurz (*Angelica sinsensis*), Eierfruchtbaum (*Hernandia*), Hyptis pectinata, Maiapfel (Podophyllum), Dickblume (*Pycnanthemum muticum*). In letzter Zeit habe ich auch 'Warnschildchen' bei Nachtkerzen (*Oenothera*) und Johanniskraut (*Hypericum*) gesehen, mir ist der Grund dieser Warnungen jedoch nicht ganz verständlich.

Es empfiehlt sich ferner, bei Stangensellerie und Petersilie ein wenig Zurückhaltung zu üben. Man fügt sich sicher keinen Schaden zu, wenn man nur eine kleine Menge von diesen gesunden Gemüsen ißt, größere Mengen könnten jedoch durchaus problematisch werden.

Sie sollten außerdem Ihren Koffeinkonsum einschränken. Eine Studie kam zu dem Schluß, daß ein von den Wissenschaftlern als starker zwischen dem Koffeinkonsum während der Schwangerschaft und fötalen Verlusten bezeichneter Zusammenhang bestand. Bereits 163 Milligramm Koffein pro Tag – das ist die Menge, die in ein oder zwei Tassen gebrühtem Kaffee enthalten ist – könnten das Risiko für einen Spontanabort verdoppeln.

Zuguterletzt sind hier ein paar weitere 'Tabus' für die Zeit der Schwangerschaft: Sie sollten nicht rauchen, keinen Alkohol trinken und ohne die Zustimmung Ihres Arztes keine Medikamente einnehmen – das heißt auch keine rezeptfreien.

genauso gut diagnostizieren wie das zur Behandlung benötigte Kraut bestimmen können. Die Diagnosestellung ist jedoch eine Kunst für sich und sollte besser den Ärzten überlassen werden. Ich rate von Selbstdiagnosen strengstens ab.

Die Diagnose einer Krankheit ist nicht einfach, und manchmal irren sich selbst ausgezeichnete Ärzte. Die Diagnosen von Ärzten sind jedoch in der Regel sehr viel besser als von Laien gestellte, die keine medizinische Ausbildung haben. Sobald Sie sich einer Diagnose sicher sind, können Sie die Behandlung mit Ihrem Arzt durchsprechen: Medikamente, Kräuter, eine Kombination aus beidem oder eine der beiden Möglichkeiten plus Diät, Sport und Umstellungen im Lebensstil. Einige holistisch arbeitende Ärzte werden bei manchen Krankheiten die Ernährung und den Lebensstil wichtiger einstufen als Medikamente.

Auf Nebenwirkungen achten. Ich bin davon überzeugt, daß jegliche Medizin, sei sie nun natürlich oder synthetisch, mit Nebenwirkungen behaftet ist. Es ist nur schwer vorstellbar, daß eine aktive Pflanzensubstanz (Phytochemikalie) – oder eine Kräutermischung, die Tausende von Phytochemikalien enthält – nur eine einzige chemische Reaktion im Körper auslösen soll. Natürlich laufen dabei auch andere Reaktionen ab, die nicht in Zusammenhang mit der Krankheit stehen und die man als Nebenwirkung bezeichnen könnte – einige davon sind erwünscht, andere wiederum unerwünscht. Aus diesem Grund sollten Sie sich selbst gut beobachten, wenn Sie zum ersten Mal ein neues Kraut einnehmen.

Wenn Sie auf ein Kraut eine unangenehme Wirkung verspüren, wie zum Beispiel Schwindel, Übelkeit oder Kopfschmerzen, sollten Sie die Dosis reduzieren oder die Einnahme völlig beenden. Hören Sie auf Ihren Körper. Wenn Sie das Gefühl haben, daß das Kraut nicht 'richtig' ist, sollten Sie es nicht nehmen.

Auf allergische Reaktionen achten. Man kann auf alles allergisch reagieren. Selbst wenn bei Ihnen keine Allergien bekannt sind, können Sie auf ein neues Kraut, das Sie ausprobieren, allergisch reagieren. Seien Sie deshalb vorsichtig. Wiederum gilt: Hören Sie auf Ihren Körper. Wenn Sie irgendwelche ungewöhnlichen Symptome feststellen, setzen Sie mit der Einnahme des Krauts aus und befragen Sie einen Allergologen (Facharzt für Allergien) oder Allgemeinarzt.

Wenn Sie innerhalb von etwa 30 Minuten nach der Einnahme eines neuen Krauts Probleme beim Atmen bekommen, sollten Sie unverzüglich den Notarzt rufen. Sie könnten eine anaphylaktische Reaktion erleiden, das ist die schwerste Form einer allergischen Reaktion, die ohne prompte Behandlung tödlich enden kann.

Anaphylaktische Reaktionen auf Kräuter sind selten, und ich sage nicht, daß Sie beim Ausprobieren neuer Rezepte übertrieben vorsichtig sein müssen. Seien Sie nur wachsam und denken Sie an mögliche Risiken.

Vorsicht mit Wechselwirkungen. Medikamente reagieren manchmal untereinander und mit bestimmten Nahrungsmitteln negativ. Das gilt auch für Kräutermittel, auch wenn viele Kräuterratgeber es versäumen, darauf hinzuweisen. Sie sollten immer besonders vorsichtig sein, wenn Sie mehr als ein pharmazeutisches Produkt oder Kraut oder eine Kombination aus Medikament und Kraut einnehmen, da unerwünschte Wechselwirkungen immer möglich sind. Wenn Sie einen diesbezüglichen Verdacht hegen, sollten Sie Ihren Arzt oder Apotheker konsultieren.

Es gibt eine Wechselwirkung, auf die Sie besonders achten sollten: Antidepressiva, die als Mono-Amino-Oxidase (MAO)-Hemmer wirken, sind schlecht mit Wein, Käse und vielen anderen Nahrungsmitteln verträglich. Wenn Sie einen pharmakologischen MAO-Hemmer einnehmen, sollten Sie diese Speisen nicht essen.

Das antidepressiv wirkende Johanniskraut ist ebenfalls ein MAO-Hemmer, deshalb gelten hier die gleichen Einschränkungen. Wenn Sie regelmäßig Johanniskraut einnehmen, sollten Sie Ihren Arzt, Apotheker oder Kräuterpraktiker fragen, welche Nahrungsmittel Sie in diesem Fall von Ihrem Speisezettel streichen müssen.

Kommunikation ist wichtig. Zuviele Menschen hören sowohl auf ihren Arzt als auch ihren Kräuterpraktiker und befolgen den Rat von beiden. In der Regel ist das kein Problem – zum Beispiel, wenn der Arzt bei Schlaflosigkeit Schlaftabletten verschreibt und der Heilpraktiker vor dem Schlafengehen ein heißes Bad mit einer Mischung aus beruhigenden Aromaölen empfiehlt.

Aber so wie zuviele Köche den Brei verderben können, können auch zuviele Gesundheitsratgeber zuviel des Guten sein. Wenn der Arzt zum Beispiel einen MAO-Hemmer gegen Depressionen verschreibt und der Kräuterpraktiker Johanniskraut empfiehlt, dann haben Sie damit ebenfalls einen MAO-Hemmer. Wenn Sie zuviel einnehmen, könnte das problematisch werden. Oder der Arzt verschreibt zum Beispiel zur Vorbeugung vor einem Herzinfarkt die Einnahme einer halben Tablette mit Azetylsalizylsäure (zum Beispiel Aspirin®) pro Tag, und der Kräuterpraktiker rät Ihnen, täglich einen Tee aus Weidenrinde oder Scheinbeere zu trinken. Der Tee enthält das Kräuteräquivalent der Azetylsalizylsäure-Tablette, und damit könnten Sie letztendlich mehr zuführen als Sie brauchen und Ihre Gerinnung stärker als gewünscht beeinträchtigen.

Um das Zuviele-Köche-Problem zu vermeiden, sollten Sie darauf achten, sowohl dem Arzt als auch dem Heilpraktiker *alle* Medikamente, die Sie einnehmen und Nahrungsmittel, die Sie essen, aufzuzählen.

Einkauf und Ernte der Grünen Apotheke

Sind Sie an der Heilung mit Kräutern interessiert, wissen jedoch nicht, wie Sie beginnen sollen? Keine Angst, die Informationen in diesem Buch werden Ihnen helfen, ob Sie nun ein Kräuterfrischling sind, der die ersten Schritte unternimmt, oder eine Person, die bereits regelmäßig Kräuter anwendet.

Die Kapitel im Teil Zwei dieses Buches werden Ihnen erklären, welches Kraut Sie zur Vorbeugung und Behandlung spezifischer Erkrankungen benötigen. Bevor Sie jedoch jemals Ihr erstes Kraut zu sich nehmen, müssen Sie wissen, wie Sie es überhaupt bekommen.

Es gibt mehrere Wege, um an die in der *Grünen Apotheke* beschriebenen Kräuter zu gelangen. Viele davon können Sie kaufen, es gibt aber auch einige, die Sie womöglich selbst pflanzen, ernten und verarbeiten möchten.

Es ist schneller, einfacher und manchmal auch sicherer, medizinische Kräuter einfach zu kaufen. Aber wenn Sie das tun, bekommen Sie keine Übung und versäumen vor allem die spirituelle Kraft des Pflanzens, Hegens, Erntens sowie der Verarbeitung und Vorbereitung der eigenen grünen Medizin. Ich bin ein passionierter Gärtner. Wenn es Ihnen auch so ergeht, dann wissen Sie, welche Freude man dabei erleben kann. Das Wichtige an der Sache ist, daß Sie nur so 'grün' werden, wie es Ihnen angenehm ist!

Der Kauf standardisierter medizinischer Kräuter

Es ist vollkommen in Ordnung, sich die sogenannten standardisierten Kräuterprodukte in Apotheken oder Kräuterläden zu besorgen. Diese Kräuterzubereitungen gewinnen sogar so schnell an Popularität, daß eine gute Chance besteht, viele davon in der Drogerie nebenan zu bekommen.

Standardisiert bedeutet, daß die Kräuterprodukte ein wenig verarbeitet wurden, so daß ein Minimumgehalt von einem oder mehreren der aktiven Hauptbestandteile garantiert wird. Unter den käuflichen Produkten haben diese die beste Qualität. Das Standardisierungsverfahren kompensiert die natürliche Variabilität, die man in losen Kräutern vorfindet – das sind die

Kräuter, die man in Gefäßen oder Gläsern erhält und die nach Gewicht abgegeben werden. Sie wissen bei standardisierten Kräuterprodukten ganz genau, wieviele aktive Bestandteile Sie bekommen.

Unglücklicherweise werden die Kräuter durch dieses Standardisierungsverfahren teurer als lose Ware. Selbst in diesem Fall kosten diese 'teuren' standardisierten Kräuterextrakte jedoch immer noch durchschnittlich nur etwa ein Zehntel des Preises eines Medikaments, das zur Behandlung der gleichen Krankheit eingesetzt wird. Deshalb hat man mit den standardisierten Kräutern immer noch einen finanziellen Vorteil.

Auch bei standardisierten Kräutern findet man eine gewisse Variation, da sie umso weniger potent sind, je länger sie gelagert werden. Aber hier muß man zugeben, daß auch Pharmaka nicht perfekt sind.

In der Regel bekommen Sie die standardisierten Kräuterextrakte überall dort, wo auch Kräuter verkauft werden. Wenn Sie keine sehen, dann fragen Sie danach. Wenn ein Kräuterprodukt standardisiert ist, dann findet sich auf dem Aufkleber ein entsprechender Vermerk.

Was die Etiketten nicht verraten

Unglücklicherweise verraten die Aufkleber von Kräuterzubereitungen meist nicht viel mehr. Der Grund: Ein Kraut muß von der Arzneimittel-Zulassungsbehörde als 'Medikament' eingestuft sein, um seine medizinische oder therapeutische Anwendung zu spezifizieren. Die Firmen, welche die Kräuter vermarkten, müßten etwa 360 Millionen D-Mark aufbringen, um zur Genüge zu demonstrieren, daß das fragliche Kraut unbedenklich und so wirksam ist, daß eine medizinische Bezeichnung gerechtfertigt ist. Natürlich haben nur die großen Pharmakonzerne soviel Geld, und wer würde bei klarem Verstand Millionen ausgeben, um die Vorteile einer Pflanze zu beweisen, die man sich nicht patentieren lassen kann?

Aus dem gleichen Grund ist es den Herstellern untersagt, mögliche Nebenwirkungen auf den Etiketten von Kräuterprodukten aufzuführen. Der Grund: Die Arzneimittel-Zulassungsbehörde betrachtet solche Vermerke als medizinische Information. Ohne eine klare Kennzeichnung bleibt der Verbraucher weitgehend uninformiert.

Eine Absicht dieses Buches ist natürlich, Ihnen Informationen zu liefern, damit Sie Kräuter sicher und wirksam anwenden können. Nichtsdestotrotz würde ich mir wünschen, daß die Arzneimittel-Zulassungsbehörden verschiedener Länder wichtige Informationen auf den Etiketten der Kräuterprodukte zulassen würden. Jeder sollte beim Kauf eines solchen Produktes Zugang zu diesen Informationen haben. Ich hoffe – wenn

genügend von uns die Arzneimittel-Zulassungsbehörden lange genug bearbeiten –, daß wir eines Tages standardisierte Kräuter kaufen können, die für
den Konsumenten ausreichend beschriftet sind.

Im folgenden Abschnitt finden Sie ein Dutzend sehr wichtiger medizinischer Kräuter, bei denen ich Ihnen den Kauf standardisierter Produkte
empfehle. (Wenn Sie aus irgendeinem Grund kein standardisiertes Produkt
kaufen können, ist es – mit Ausnahme von Ginkgo – völlig in Ordnung, diese
als lose Kräuter zu verwenden.)

Echte Kamille (*Matricaria chamomilla*). Die Tinktur ist ein
verläßliches Beruhigungsmittel und ergibt einen lindernden Magen-Tee.

Ginkgo (*Ginkgo*). Dieses Kraut stammt von einem großen Baum,
dessen Blätter zu einem konzentriertem Extrakt verarbeitet werden müssen,
um medizinisch wirksam zu werden.

Ginseng (*Panax*). Die medizinisch bedeutsamen Wurzeln dieser
Heilpflanze werden mindestens fünf Jahre nicht reif. Sie läßt sich nur
schwer ziehen und selbst verarbeiten. (Derzeit wird die Ernte auf meinem
eigenen Ginsengfeld durch das Wild besorgt.)

Sonnenhut (*Echinacea*). Die Blüten und Wurzeln unterstützen das
Immunsystem bei der Abwehr von Krankheiten. (Da der eingedeutschte
Name Echinacea hierzulande viel gebräuchlicher ist, werde ich künftig
häufig diese Bezeichnung verwenden.)

Kawa-Kawa. Dieses auch als Rauschpfeffer bezeichnete Kraut ist ein
sicherer, milder Tranquilizer (angsthemmendes Mittel), der Strauch wächst
nur in den Tropen.

Mariendistel (*Silybum marianum*). Die stachligen Blätter dieses
Krauts lassen die eigene Ernte zu schmerzhaft werden.

Nachtkerze (*Oenothera*). Die Samen ergeben ein wertvolles Öl,
dessen Extraktion zu Hause jedoch zu schwierig ist.

Paprika (*Capsicum*). Eine Pflanze, die in tropischem Klima wächst.
Paprika oder spanischer Pfeffer enthält eine potente, schmerzlindernde
Substanz – das sogenannte Capsaicin – das häufig in standardisierten
Produkten auftaucht.

Ringelblume (*Calendula*). Kaufen Sie das Kraut als Salbe, um
Prellungen, Schnittwunden und Kratzer zu behandeln.

Süßholz (*Glycyrrhiza*). Hier haben wir ein Anti-Ulkus-Kraut, das im
Mittelmehrgebiet heimisch ist. Die holzige, mehrjährige Staude wird 1 bis
1,5 m hoch.

Teestrauch (*Camellia sinensis*). Eine tropische Pflanze, die nicht
überall wächst. Schwarzer Tee ist ein exzellentes und viel verwendetes
Antiseptikum.

Weißdorn (*Crataegus*). Dieser langsam wachsende Strauch eignet sich zur Therapie von Herzkrankheiten. Hierbei handelt es sich um eine potente Medizin, die nur unter ärztlicher Aufsicht eingenommen werden sollte.

Der Kauf von losen Kräutern

Ich verwende häufig lose Kräuter und pflücke jeweils eine Handvoll in meinem 2,4 ha großem Kräutergarten in Fulton, Maryland, das seit 25 Jahren mein Zuhause ist. Ich stelle nicht nur Tees, sondern auch Säfte daraus her und gebe sie häufig zu Speisen und Getränken.

Sie müssen jedoch kein Gärtner werden, um lose Kräuter zu bekommen. In der Apotheke bekommt man alle Heil-, Gewürz- und Teekräuter in bester Qualität. Auch viele Reformkostläden, Alternativkostläden sowie Kräutergeschäfte bieten mittlerweile Dosen mit getrockneten Kräutern an, die zu einem vernünftigen Preis verkauft werden.

Es gibt jedoch auch eine andere Seite der Medaille. Ob Sie nun Kräuter kaufen oder selber ziehen, Sie können sich in beiden Fällen nie der Menge der aktiven Bestandteile in diesen Kräutern sicher sein. Dies ist der größte Nachteil der losen Kräuter im Vergleich zu standardisierten Extrakten und Medikamenten. Meiner Ansicht nach wird man jedoch damit belohnt, daß man mit Hilfe der losen Kräuter die Gelegenheit hat, ein wenig mehr zu experimentieren und mit der Pflanze vertrauter zu werden. Dadurch erzeugt man ein wenig von der spirituellen Verbindung, die die Indianer Amerikas bereits seit langem zelebrieren. Ich bin überzeugt, daß diese spirituelle Verbindung therapeutisch wirkt – zumindest war das seit jeher bei mir so.

Aber was ist nun mit der Sicherheit? Kein Grund zur Sorge. Die größte Mehrheit der in diesem Buch besprochenen Kräuter ist selbst in hoher Dosierung sicher. Und wenn Sie bei einem bestimmten Kraut oder der Behandlung einer bestimmten gesundheitlichen Beschwerde besonders vorsichtig sein müssen, dann lasse ich Sie das in dem betreffendem Kapitel wissen. Deshalb ist die Anwendung von losen Kräutern eigentlich kein Sicherheitsthema. Die einzigen Bedenken bestehen darin, daß Sie bei manchen Lieferungen keine ausreichende Potenz – das heißt zu wenig aktive Wirkstoffe – erhalten könnten, um die erwünschte therapeutische Wirkung zu erzielen.

Der Variabilitätsfaktor

Warum können Sie sich bei der Potenz der losen Kräuter nicht sicher sein? Dafür gibt es viele Gründe.

Genetik. Verschiedene Kräuterstämme können genetische Unterschiede bezüglich ihrer Potenz aufweisen. Zum Beispiel können die Spiegel an Sanguinarin, dem biologisch aktiven Bestandteil in der antiseptisch wirkenden *Sanguinaria*-Pflanze aufgrund der vererbten Unterschiede der unterschiedlichen Pflanzen bis zu zehnfach höher oder niedriger sein. Und bei einer bestimmten Thymiansorte können die Unterschiede in die Tausende bis zu Zehntausende gehen.

Wachstumsbedingungen. Diese beeinflussen die Gesamtgesundheit und Energie der Pflanze. Pflanzen, die in schlechter Erde unter ungünstigen klimatischen Bedingungen gezogen werden, haben womöglich nicht die gleiche Potenz wie Pflanzen, die in guter Erde unter idealen Bedingungen aufwachsen. (Überraschenderweise stecken in gestreßten Pflanzen häufig höhere Mengen an medizinischen Bestandteilen.)

Erntezeitpunkt und Ernteverfahren. Denken Sie nur an die Unterschiede im Geschmack, in der Textur und der Saftigkeit bei einem unreifen und einem reifen Pfirsich. Kräuter reifen nicht so wie Pfirsiche, aber die Menge der aktiven Komponenten variiert während ihres Lebenszyklus ganz beträchtlich. Für eine optimale Potenz sollten Ginsengwurzeln nicht geerntet werden, bevor sie fünf Jahre alt sind, aber manche Gärtner ernten sie dennoch früher und bringen die Wurzeln zu früh auf den Markt. Diese Wurzeln enthalten nicht zwangsläufig die optimalen Mengen an aktiven Bestandteilen.

Trocknung. Frische Kräuter sind am ansprechendsten. Denken Sie nur an den Unterschied zwischen frischer und getrockneter Minze: Beide riechen und schmecken nach Minze, aber die frischen Blätter sind viel aromatischer, was bedeutet, daß darin mehr aromatische Öle enthalten sind. Wann immer Sie an einem Kraut riechen, verliert es ein wenig von seinen Essenzen und seiner Potenz, weil die Potenz in den aromatischen Molekülen steckt, die auf den Geruchsrezeptoren in Ihrer Nase landen. Sobald diese die Pflanze erst einmal verlassen haben, sind sie unwiderbringlich verloren.

Natürlich halten sich Kräuter nicht sehr lange frisch. Das ist der Grund, warum es unter Kräuterspezialisten üblich ist, Rezepte für getrocknete Kräuter zu entwickeln, die relativ leicht mehrere Monate lang aufgehoben werden können. Je länger Sie die Kräuter aufheben, desto weniger potent werden sie.

Licht, Sauerstoff und Hitze katalysieren nämlich chemische Veränderungen, die zum Verlust der Potenz führen – so daß sie mit der Zeit völlig verbraucht sind. Deshalb empfehlen die meisten Kräuterexperten, getrocknete Kräuter in luftdichten, dunklen Glasgefäßen aufzubewahren, die an einem kühlen Platz stehen sollten. Eine sorgfältige Lagerung verlängert die Halbwertszeit ganz erheblich.

Verpackung. Generell gesagt ist der beste Weg zur sicheren Bewahrung der medizinischen Potenz eines Krautes der Kauf einer Alkoholtinktur oder eines Glyzerinextraktes. Diese können etwa ein Jahr potent bleiben. Das trifft leider nicht für Kräuter in Teebeuteln, gemahlene Kräuter oder Kräuterkapseln zu, solange sie nicht durch Antioxidantien geschützt werden. Sie leiden schneller unter Licht, Sauerstoff und Hitze.

Ein wenig Würze dazugeben

Zusätzlich zu den vielen Kräutern, die Sie lose oder in standardisierter Form kaufen können, gibt es viele Gewürze, die gleichzeitig eine medizinische Wirkung haben. Möglicherweise stehen ein paar davon bereits in Ihrem Gewürzregal. Viele davon sind nur schwer als standardisierter Extrakt erhältlich und sind mit Ausnahme von Knoblauch zudem tropische Pflanzen, die in unseren Breitengraden nur schlecht wachsen. Deshalb müssen Sie diese Kräuter wahrscheinlich gemahlen oder lose kaufen.

Kardamom. Ein teures Gewürz, das auch mild stimulierend wirken kann.

Ingwer. Das weltweit beste Mittel zur Vorbeugung vor Übelkeit, es eignet sich aber auch zur Behandlung von Arthritis.

Knoblauch. Von einigen als 'Russisches Penizillin' bezeichnet, ist diese duftende Knolle bei der Vorbeugung der zwei wichtigsten Todesursachen – Herzerkrankungen und Krebs – nützlich.

Nelken. Dieses Gewürz hat erwiesenermaßen schmerzlindernde und antiseptische Eigenschaften.

Paprika. Dieses in Süd- und Osteuropa kultivierte Gewürz wirkt auf drei unterschiedliche Weisen gegen Schmerzen.

Piment. Das tropische Kraut hat ein komplexes Aroma und ist bei Magen-Darm-Verstimmungen nützlich.

Safranwurz. Das gelbe Gewürz ist bei der Behandlung von Arthritis und Diabetes sehr vielversprechend.

Sesam. Die Samen dieser Pflanze sind eine tolle Quelle für Antioxidantien und andere therapeutische Substanzen.

Zimt. Das weithin bekannte, würzige Pulver hat eine potente antimikrobielle Wirkung und kann einen aufgebrachten Magen beruhigen.

Auf der Suche nach wildwachsender Medizin

Bei der Suche nach wildwachsenden Kräutern hat man natürlich nichts mit standardisierten Extrakten zu tun. Meiner bescheidenen Ansicht nach schenkt uns die geistige und körperliche Ertüchtigung bei der Suche nach

Kräutern plus die spirituelle Verbindung zur Pflanze und dem Wald, in dem sie wächst, eine therapeutische Kraft, die mehr als nur einen Ausgleich für den Verlust der Genauigkeit schafft.

Für mich als Botaniker ist das Sammeln wildwachsender Kräuter einfach. Ich kenne meine Pflanzen gut und bin seit mehr als 60 Jahren in der 'Wildnis' auf der Suche. Natürlich kann das Pflücken wildwachsender medizinischer Kräuter gefährlich sein, und Sie sollten es wirklich nicht versuchen, solange Sie nicht absolut sicher sind, die ausgewählten Pflanzen sicher identifizieren zu können. (Ich kann mich an ein älteres Pärchen erinnern, das Beinwell mit Fingerhut verwechselte. Unglücklicherweise ist Fingerhut die Quelle des herzstimulierenden Digitalis, und die Verwechslung hatte fatale Folgen.)

Ich rate jedem, der mit der Feldbotanik nicht vertraut ist, sich von den möglichen Gefahren einer Ernte wildwachsender Pflanzen fernzuhalten. Wenn Sie jedoch genau wissen, was Sie tun, können Sie ein ganzes Füllhorn nützlicher Kräuter sammeln, indem Sie einfach vor die Haustür treten.

Wenn Sie sich anfangs noch nicht so gut mit Kräutern auskennen, können Sie eine Menge Spaß dabei haben, mehr über diese herauszufinden. Die meisten größeren Städte haben botanische Organisationen wie zum Beispiel Museumsgruppen, Pfadfindervereinigungen, Wanderclubs oder universitäre Einrichtungen, die Kurse zur Identifizierung einheimischer, eßbarer und medizinischer Pflanzen anbieten. Lassen Sie es sich von einem altgedienten Pflanzenstöberer gesagt sein: Wandern macht noch viel mehr Spaß, wenn Sie sich durch Ihre Marschroute schlemmen können.

Die Zucht der eigenen Pflanzen im Haus

Wie bei der Suche nach wildwachsenden Pflanzen erhalten Sie auch durch das Ziehen Ihrer eigenen Kräuter nicht-standardisiertes loses Kräutermaterial. Aber Sie bekommen womöglich noch eine tiefere spirituelle Beziehung zu den Pflanzen, die Sie hegen, deshalb bin ich absolut dafür.

Egal, welches Kraut Sie ziehen, das Gärtnern ist ein therapeutisches Hobby, das Ihnen Kraft schenkt. Und von dem, was wir über die Geist-Körper-Medizin wissen, bin ich voller Zuversicht, daß das Ziehen eigener Kräuter besser wirken müßte als der Kauf oder die Suche nach diesen.

Ich liebe meinen Kräutergarten, aber Sie brauchen gar keinen Garten, geschweige denn ein Anwesen, um medizinische Kräuter zu ziehen. Sie benötigen nur ein Küchenfensterbrett, auf das Sie eine eingetopfte *Aloe vera* stellen können – schon haben Sie Ihr Soforthilfe-Notfallset bei versehentlichen Verbrennungen. (Sie müssen im Fall der Fälle nur ein Blatt abzupfen, das Blatt aufschlitzen und das gelb-grüne Gel aus dem Blattinneren auf die Verbrennung auftragen.)

Es gibt noch viele andere Kräuter, die Sie auf einem Fensterbrett oder im Vorgarten ziehen können. Wenn Sie in einer Stadt wohnen, können Sie Ihr Plätzchen auf einem Dachgarten, im Hinterhof, einem Balkon oder ähnlichem finden.

Eine ganze Reihe von medizinisch-kulinarischen Pflanzenspezies, die aus einem halbtrockenem Klima stammen, werden auch auf einem sonnigem Küchenfensterbrett gedeihen. Hier sind einige Vorschläge.

Basilikum. Das insektenabwehrende Kraut wird zur Behandlung von Mundgeruch und Kopfschmerzen empfohlen.

Bohnenkraut. Ganz Europa gibt dieses Kraut zu Bohnengerichten, um Blähungen zu reduzieren.

Dill. Dieses Kraut ist verdientermaßen ein berühmtes Mittel bei Koliken und Blähungen.

Fenchel. Dieses Kraut eignet sich hervorragend zur Behandlung von Magenverstimmungen und Indigestionen.

Lavendel. Einige Arten dieses lieblichen Krauts sind mit sedierenden (beruhigenden) Komponenten, die durch die Haut dringen können, geradezu vollgepackt. Geben Sie eine Handvoll davon in Ihr Badewasser, wenn Sie sich auf wohlriechende Art entspannen möchten.

Petersilie. Die bekannteste Quelle für Chlorophyll im Kampf gegen Mundgeruch. Petersilie ist außerdem reich an Zink, welches für die Fortpflanzung des Mannes wichtig ist. (Dennoch werden 90 Prozent der Petersilienstengel, die in Restaurants serviert werden, weggeworfen.)

Pfefferminze. Eine Hauptquelle für das kühlende, lindernde, magenberuhigende Menthol.

Rosmarin. Das würzige Feinschmeckerkraut enthält viele Antioxidantien und kann bei der Vorbeugung vor der Alzheimer-Krankheit eine Rolle spielen.

Salbei. Salbei hat in vielerlei Hinsicht das medizinische Potential von Rosmarin.

Schnittlauch. Wie Knoblauch, Lauch und Zwiebeln kann Schnittlauch bei der Vorbeugung von Krebs helfen und zur Behandlung von Bluthochdruck eingesetzt werden.

Thymian. Eine der besten Quellen für Thymol, eine antiseptisch wirksame, magenberuhigende Substanz, die dabei hilft, die Blutgerinnsel zu vermeiden, die letztendlich einen Herzinfarkt auslösen.

Ysop. Das bereits in der Bibel erwähnte Kraut enthält verschiedene antiviral wirksame Komponenten und eignet sich zur Behandlung von

Herpesinfektionen. (Es wird ferner versuchsweise zur Therapie von AIDS eingesetzt.)

Der eigene Kräutergarten

In meinem Kräutergarten habe ich etwa 200 verschiedene Kräuter, und die meisten davon sind medizinische Kräuter. Während der Wachstumsperiode gehört es zu den größten Vergnügen meines Lebens, durch den Garten zu schlendern und die Pflänzchen zu kontrollieren.

Wenn ich den Tag am Computer verbringe, mache ich fast stündlich eine Pause, um meinen Kräutergarten zu besuchen. Wenn ich eine Handvoll hiervon und davon ernte, suche ich mir oft Minze aus, um mir eines meiner aromatischen Getränke zuzubereiten – in der Regel einen heißen Minztee an einem kühlen Morgen oder einen geeisten Minztee an einem heißen Nachmittag.

Das Ziehen und Lieben dieser Kräuter ist eine meiner gesündesten Aktivitäten, die ich aus vollstem Herzen empfehlen kann.

Ich müßte ein weiteres Buch schreiben, wenn ich erklären wollte, wie Sie alle die in diesem Buch beschriebenen Kräuter ziehen müssen. Wenn Sie jedoch ein eigenes Fleckchen Erde haben, dann finden Sie hier die mehrjährigen medizinischen Kräuter, die ich empfehle. Sie gedeihen in meinem Garten ganz prächtig, und ich denke, daß sie in jedem Garten, der in einem gemäßigtem Klima liegt, ebenso wachsen sollten.

Baldrian (*Valeriana*). Die Wurzel enthält ein tolles angstlösendes Sedativum (Beruhigungsmittel). Aber lassen Sie sich warnen: Der Tee riecht wie getragene Sportsocken.

Braunelle (*Prunella*). Der Ruf dieser Minze als Allheilmittel ist in der Tat nur leicht übertrieben.

Dickblume (*Pycnanthemum muticum*). Ein insektenabwehrendes Kraut, das unter den Gärtnern populärer sein sollte, als es tatsächlich ist.

Johanniskraut (*Hypericum*). Schlicht und ergreifend die beste Kräutertherapie gegen Depressionen.

Melisse (*Melissa*). Die auch unter dem Namen Zitronenkraut oder Frauenwohl bekannte Melisse ist eine antiviral wirksame Minze mit sedativen Eigenschaften. Auch wenn das Kraut manchmal so aussieht, als wäre es schon abgestorben, treibt es immer wieder.

Mönchspfeffer (*Vitex agnus castus*). Ein mehrjähriger blühender Strauch, der sich hervorragend zur Behandlung von Frauenproblemen eignet.

Orangenwurzel (*Hydrastis*). Ein antibiotisch wirkendes Kraut, das am besten in einem schattigen Bereich gedeiht. Weitere gebräuchliche Bezeichnungen sind kanadische Gelbwurz und Goldsiegelwurz.

Oregano (*Origanum*). Eine weitere Minze – und großartige Quelle für Antioxidantien.

Rainfarn (*Tanacetum*). Dieses Kraut enthält einige der gleichen Anti-Migräne-Substanzen wie Mutterkraut. Weitere gebräuchliche Bezeichnungen sind Michelkraut, Rehfarn, Tannkraut, Wurmkraut und Revierblume.

Grüne Minze (*M. spicata*). Dieses Kraut ist etwa genauso gut zur Beruhigung eines revoltierenden Magens geeignet wie Pfefferminze.

Weide (*Salix*). Die leicht abschälbare Rinde des Weidenbaumes enthält die pflanzliche Version der Azetylsalizylsäure.

Yamswurzel (*Dioscorea*). Viele Kräuterexperten empfehlen dieses Kraut für ein gesundes weibliches Fortpflanzungssystem.

Die Ernte und Aufbewahrung von Kräutern

Gut, jetzt haben Sie also ein riesiges Pfefferminzbeet, oder was auch immer in Ihrem Gärtchen oder auf der Fensterbank wächst. Was nun?

Zunächst einmal müssen Sie Ihre Kräuter ernten. Sie können die Blätter abzupfen und je nach Bedarf verwenden. Wenn wir es den Indianern nachmachen wollen, dann können die Romantiker unter uns der Pflanze danken, weil sie uns dient und sich bei ihr entschuldigen, weil sie verletzt wird.

In Panama und Peru habe ich indianischen Medizinmännern gelauscht, wenn sie den Pflanzen, die sie abernten wollten, lange Gesänge – oftmals mit dem Gesicht nach Osten gerichtet – darboten. Wenn ich es gerade mal nicht eilig habe, dann erinnere ich mich daran, daß auch Pflanzen lebende Wesen sind, und daß ihre Leben unsere stützen.

Je mehr Blätter wir von unseren Pflanzen abschneiden, desto mehr medizinische Substanzen produzieren diese. Das macht botanisch gesehen durchaus Sinn, weil die medizinischen Bestandteile der Pflanzen prinzipiell zu ihrem Selbstverteidigungssystem gehören. Auf die Ernte der Blätter antwortet die Pflanze so wie auf einen Angriff (was sie ja tatsächlich auch ist), und deshalb produziert sie mehr von den Substanzen, die sie schützen. Untersuchungen haben ergeben, daß Infektionen, Insektenbefall und das Zupfen von Blättern neben anderen Angriffen auf die Pflanzen die Spiegel von einigen der gleichen Substanzen heben, die wir als medizinisch wirksam einstufen.

Erntezeit

Auch wenn einige Kräuterexperten dafür plädieren, die Ernte nur morgens abzuhalten, wenn noch Tau auf den Kräutern liegt, bin ich anderer Ansicht. Dadurch wird die Heilpflanze mit Wasser verdünnt, was bedeutet, daß sie proportional mehr Wasser und weniger chemische Substanzen enthält, bis sie getrocknet ist. Meiner Meinung nach erhält man die größte Konzentration an Pflanzensubstanzen und den geringsten Wasseranteil, wenn man die Blätter an einem heißen, trockenem Tag – jedoch bevor die Blätter verwelkt sind – erntet.

Wurzeln werden vorzugsweise im Frühling oder Herbst geerntet. Rinde kann im Frühjahr geerntet werden, vor allem, wenn die von Ihnen gewünschten Komponenten in der lebenden Rinde enthalten sind. Wenn Sie Samen für Nahrungsmittelzwecke wollen, empfehle ich, diese zu ernten, bevor sie getrocknet und ausgehärtet sind. Wenn Sie die Samen jedoch nicht sammeln, um sie sofort zu verwenden, sondern die Samen im nächsten Jahr aussäen wollen, sollten Sie warten, bis sie getrocknet sind.

Sie können die Kräuter vor allem beim Kochen gerne frisch verwenden. Frische Kräuter und Feinschmeckergewürze schmecken stets am besten. Sie können sie auch einfrieren, trocknen oder Tinkturen daraus herstellen. (Bei der Ernte frischer, leckerer Kräuter verwende ich in der Regel eine Plastiktüte, um die Feuchtigkeit darin zu bewahren.

Wie man die Vorzüge konserviert

Wenn Sie Ihre Kräuter für den zukünftigen Gebrauch aufheben möchten, ist es billiger, sie zu trocknen. Heben Sie die Kräuter in diesem Fall lieber in einer Papier- als Plastiktüte auf und schreiben Sie den Namen des Krautes sowie das Erntedatum auf die Vorderseite der Tüte.

Wenn Sie die Tüte nicht zu voll stopfen, können die Kräuter gleich direkt in der Tüte trocknen. Ich laufe stets vor dem ersten Frost mit Papiertüten beladen durch meinen Kräutergarten und sammle die Kräuter für meine Winterapotheke, Suppen und Tees ein.

Kontrollieren Sie Ihre Papiertüten etwa eine Woche nach der Ernte, und wenn die Kräuter nicht richtig trocknen – das heißt papierähnlich und krümelig werden – sollten Sie sie auf Zeitungspapier beziehungsweise sauberem Holz auslegen oder in einer trockenen, schattigen Ecke ausstreuen, damit sie trocknen können, bevor sie schimmelig werden.

Beim erfolgreichen Trocknen hängt eine ganze Menge von den klimatischen Bedingungen ab. In einem trockenem Klima können die Kräuter zu schnell trocknen, was vor allem in grellem Sonnenlicht der Fall ist. Bei feuchtem und besonders bei nebligem Wetter müssen Sie vielleicht mit ein wenig Hitze arbeiten, indem Sie die Kräuter in einem Ofen trocknen, um die Feuchtigkeit herauszubekommen.

Sobald sie einmal getrocknet sind, kann man die Kräuter in einer Papiertüte oder Plastiktüte aufbewahren. Glasgefäße mit Deckel sind jedoch auch gut geeignet.

Licht, Hitze und Sauerstoff sind die Feinde der Kräuterwirkstoffe, deshalb sollten Sie Ihre Kräuter an einem kühlen, dunklem Platz lagern, wie zum Beispiel in einem Keller oder einem Regal, das weitab von jeder Wärmequelle steht. Um den Sauerstoffgehalt in der Umgebung der Kräuter soweit wie möglich zu senken, sollten Sie Ihre Behältnisse so gut wie möglich füllen und die Kräuter in kleinere Gefäße umfüllen, wenn Sie sie benötigen.

Die Anwendung der Grünen Apotheke

Es gibt viele einfache Möglichkeiten, wie man medizinische Kräuter anwenden kann. Ob Sie die Pflanzen nun als Nahrungsmittel, Gewürze oder für Tees verwenden, ist egal, da Sie stets in den Genuß ihrer heilenden Qualitäten kommen. Ich habe nichts gegen die Einnahme von Vitamin- oder Mineralstoffsupplementen. Ganz im Gegenteil, bei vielen Krankheiten, die ich in diesem Buch besprechen werde, schlage ich dies sogar ausdrücklich vor. Aber ein paar Gramm Obst oder Gemüse enthalten mehr wirksame Bestandteile als ein Pfund gereinigter Supplemente.

Meine bevorzugte Art der Anwendung von Kräutern ist, diese als Nahrungsmittel oder als Gewürze in Gerichten zu genießen. In vielen Ländern wird zwischen Nahrungsmitteln und Medikamenten unterschieden, wobei beide in Wahrheit jedoch häufig ein- und dasselbe sind. Ist zum Beispiel Knoblauch nun ein Nahrungsmittel oder ein Medikament? Die richtige Antwort lautet: beides. Das gleiche gilt für all die leckeren Gewürze und viele der Kräuter, die in diesem Buch besprochen werden.

Die Zubereitung von heilenden Speisen

In bezug auf heilende Speisen denke ich, daß es schwerlich gelingen wird, einen großen gemischten Salat, eine Tasse Gemüsesuppe (zum Beispiel

Minestrone, die ich häufig als Medistrone bezeichne) oder einen Obstsalat mit Kräutern wie Minze, Basilikum oder Zimt gekrönt, zu überbieten.

In den frühen 90er Jahren war ich an der Entwicklung eines Ernährungsprogrammes im Auftrag der National Institutes of Health (NIH) beteiligt. Der Grundgedanke an der Sache war, medizinische Substanzen wie zum Beispiel pflanzliche Östrogene (Phytoöstrogene) zu identifizieren, die anscheinend das Risiko für Brustkrebs verringern, beziehungsweise diese Substanzen in Nahrungsmittelpflanzen zu züchten und zu vermehren.

Alle an dem Programm Beteiligten waren ziemlich intelligent, nett und guten Willens, dennoch vertraten wir unterschiedliche Standpunkte. Einige wollten pflanzliche Substanzen (Phytochemikalien) in die Nahrungsmittel pumpen, wohingegen ich der Ansicht war, daß die wohltuenden Substanzen bereits darin enthalten waren – wenn man nur wußte, wo man suchen mußte. So stecken zum Beispiel in den meisten Bohnen Phytoöstrogene. Wenn Sie einen großen Schritt in Richtung Brustkrebsvorsorge tun wollen, dann sollten Sie mehrmals pro Woche eine Bohnensuppe oder einen Bohnensalat essen, mexikanische Gerichte mit Bohnen genießen und jedes Gericht mit Tofu krönen.

Je mehr, desto besser

Viele an dem Nahrungsmittelprogramm des NIH Beteiligten billigten das 'Fit-mit-Fünf-Programm', das durch das NIH unterstützt wurde. Es sollte alle Mitbürger motivieren, täglich fünf Portionen Obst oder Gemüse zu essen. Eine überwältigende Menge an Untersuchungen hat gezeigt, daß das Risiko für die wichtigsten Tumorarten mit steigendem Obst- und Gemüsekonsum sinkt. Auch das Risiko für Herzerkrankungen, Diabetes und viele andere Krankheiten nimmt ab. Auf diesen Studien basierend kam das NIH zu dem Schluß, daß es angebracht war, *mindestens* fünf Portionen Obst und Gemüse pro Tag zu empfehlen.

Unglücklicherweise befolgen diesen Rat nur sehr wenige Menschen. Und ich bin sogar der Meinung, daß dieses Ziel ein wenig kurzsichtig ist. Meine persönliche Meinung ist, daß man nach mindestens zehn Portionen pro Tag streben sollte – fünf Stück Obst, fünf Portionen Gemüse, die mit fünf verschiedenen Kräutern gewürzt und fünf verschiedenen Nußsorten garniert werden.

Schon Hippokrates empfahl: „Laß Medizin Deine Nahrung sein." Ich kann darunter nur ein Amen setzen, vor allem, wenn man dem noch eine Menge medizinischer Kräuter hinzufügt.

Um Sie zu so vielen Portionen heilender Speisen wie möglich zu ermuntern, habe ich verschiedene Rezepte in dieses Buch eingearbeitet. Ich würde jedoch niemals vorgeben, ein guter Koch zu sein: Zu Hause wiege ich meine Zutaten nur selten ab, und ich koche praktisch nie zweimal ein identisches Gericht. Ich nehme ein wenig hiervon und eine Handvoll davon, vertraue auf meine Geschmacksnerven und die Weisheit, ein so breit wie möglich gestreutes Spektrum von Obst, Gemüse und Kräutern zu verwenden.

Meine 'Rezepte' mögen manchmal ein wenig unpräzise erscheinen, aber meine Absicht ist, Sie so viel wie möglich mit diesen leckeren Kräutern experimentieren zu lassen. Was Ihrem Gaumen schmeckt, muß mir nicht unbedingt munden, was natürlich auch umgekehrt gilt.

Wie man einen heilenden Tee kocht

Sie können einen guten Tee aus getrockneten Kräutern kochen. Sie können sogar Kapseln mit gemahlenen Kräutern aufmachen und den Inhalt zum Teekochen verwenden. Aber ich persönlich bevorzuge – wann immer möglich – frische Kräuter, zumindest in Frühling, Sommer und Winter.

Warum? Einfach, weil frische Kräuter mehr Spaß machen und einen volleren Geschmack haben.

Der wichtigste Unterschied zwischen frischen und getrockneten Kräutern ist ihr Wassergehalt. Blatt für Blatt bewahren Kräuter ihren Gehalt an pflanzlichen Substanzen, selbst wenn sie schon vor einem Weilchen getrocknet wurden. Diese Phytochemikalien sind jedoch in getrockneten Kräutern konzentrierter, weil diese weniger Wasser enthalten. Frische Kräuter bestehen etwa zu 80 Prozent aus Wasser, getrocknete dagegen nur zu etwa 20 Prozent. Deshalb sind getrocknete Kräuter Gramm für Gramm potenter, und wenn Sie diese zu Wasser geben, brühen Sie mehr Phytochemikalien im Wasser auf.

Rezepte für Kräutertees gehen in der Regel davon aus, daß getrocknete Kräuter verwendet werden. Wenn Sie dagegen frische Kräuter zur Hand haben, müssen Sie etwa viermal mehr Kräuter verwenden als im Rezept angegeben, um die gleiche Potenz zu erhalten.

Aufguß oder Auszug?

Es gibt zwei verschiedene Teearten: den Aufguß und den Auszug. Ein Aufguß ist das, was die meisten Menschen als Tee bezeichnen. Es besteht jedoch ein großer Unterschied zwischen 'Trinktees' und medizinischen Aufgüssen. Bei einem 'Trinktee' tauchen Sie wahrscheinlich einen Teebeutel ein paar Minuten lang in heißes Wasser und trinken das entstandene Gebräu. Wenn Sie einen Aufguß aus Kräutern herstellen, sollte der Tee 10 oder 20 Minuten lang ziehen, damit die therapeutisch wirksamen Phytochemikalien aus den Kräutern in das Wasser gelangen können.

Es gibt eine Faustregel, wie man eine gute Tasse medizinischen Tees herstellen kann: Nehmen Sie kochendes Wasser und lassen Sie die medizinischen Kräuter darin ziehen, bis das Wasser kalt ist. Wenn Sie den Tee lieber heiß trinken möchten, sollten Sie ihn erneut sanft erhitzen.

Ein Auszug dagegen bedeutet, daß man das Kräutermaterial in kaltes Wasser gibt und den Sud mit den medizinischen Kräutern danach 10 bis 20 Minuten kochen oder köcheln läßt. Ein Aufguß eignet sich vor allem für Blätter und Blüten, weil diese ihre Phytochemikalien in der Regel leichter abgeben. Die Auszugmethode dagegen wird typischerweise bei Wurzeln und Zweigen verwendet, weil es schwierig sein kann, die Phytochemikalien aus diesen zu extrahieren.

In diesem Buch gebe ich stets Empfehlungen bezüglich der zu verwendenden Menge an Kräutern für einen Aufguß oder Auszug. Die Mengenangabe 'eine Tasse' entspricht dabei jeweils 250 ml. Ich muß jedoch zugeben, daß ich meine Kräutertees genauso zubereite, wie ich koche – eine Prise hiervon, eine Handvoll davon.

Im Sommer schlendere ich durch meinen Garten und greife mir die aromatischen Kräuter, an denen ich gerade vorbeikomme. Das sind mitunter mehr als ein Dutzend verschiedene, wobei ich von den fein duftenden Kräutern mehr und von den stärker duftenden Kräutern wie zum Beispiel Oregano, Kollinsonie oder Thymian etwas weniger nehme. Wie bei meinen Suppen und Salaten sind auch meine Kräutertees stets etwas unterschiedlich.

Ratschläge und Sicherheitsmaßnahmen

Was mir in diesem Abschnitt am Herzen liegt, ist folgendes: Betrachten Sie die Ratschläge in diesem Buch wirklich nur als Ratschläge. Ich habe mich auf Kräuter konzentriert, die selbst in Mengen, die beträchtlich über den in den Rezepten vorgeschlagenen Dosierungen liegen sicher sind, deshalb können Sie unbesorgt ein wenig mehr oder weniger nehmen als im Rezept angegeben ist. (Wenn eine exakte Dosierung wichtig ist, dann habe ich das stets ausdrücklich betont. Und wenn besondere Vorsichtsmaßnahmen erforderlich sind, dann ist auch das vermerkt.)

Wenn für ein bestimmtes Kraut kein Rezept angegeben ist, können Sie aus dem Kraut einen Aufguß oder Sud mit ein oder zwei Teelöffeln des Krauts herstellen. Danach probieren Sie mit der Menge ein wenig herum, bis Sie die Idealdosis für Ihre persönlichen Bedürfnisse gefunden haben. Sie dürfen nicht erwarten, daß alle medizinischen Tees gut schmecken, einige davon sind im Gegenteil sogar ziemlich bitter.

Wenn Sie jedoch Gefallen an dem Geschmack finden und einen stärkeren Tee möchten, können Sie das nächste Mal ein wenig mehr von dem Kraut verwenden. Ich überdecke einen unangenehmen Geschmack mit Brausepulver oder richtiger Limonade. Die Säure kann mitunter sogar bewirken, daß mehr von bestimmten medizinischen Komponenten extrahiert werden. Sie sollten jedoch gleichzeitig nie vergessen, daß diese Kräuter Medizin sind. Sie müssen darauf achten, wie Ihr Körper auf das Kraut reagiert und die Dosis entsprechend anpassen. Wenn Sie sich zum Beispiel gerne entspannen möchten und nach der Behandlung völlig übermüdet sind, sollten Sie sich das nächste Mal einen schwächer konzentrierten Tee mit dem entsprechenden Kraut kochen. Unsere körpereigene Chemie kann genauso variieren wie die des Krauts.

Bezüglich der Frequenz empfehle ich eine bis drei Tassen pro Tag, aber auch dies ist nur ein Vorschlag. Ganz allgemein würde ich pro Tag nicht mehr als vier Tassen von den meisten Kräutertees empfehlen.

Tinkturen und Essig

Klassischerweise wird eine Tinktur hergestellt, indem man das Kräutermaterial in trinkbarem Alkohol ziehen läßt, wie zum Beispiel Ethylalkohol (Ethanol). Mein persönlicher Favorit bei der Herstellung eigener Tinkturen ist preiswerter Wodka, der ausgezeichnet funktioniert.

Der Alkohol extrahiert eine große Menge der medizinischen Essenzen des Krauts. Tinkturen halten sich länger als getrocknete Kräuter oder Kapseln.

Sie können in den meisten Geschäften, die Kräuter anbieten, auch vorgefertigte Tinkturen kaufen. Sie können sich jedoch Ihre eigenen Tinkturen auch relativ einfach selbst herstellen.

Zur Herstellung von Tinkturen können Sie alles verwenden – vom wenig konzentrierten bis zum fast reinen Alkohol. Die meisten Kräuterexperten empfehlen, etwa 60 Gramm getrockneter Kräuter (oder eine lockere Handvoll frischer Kräuter) pro 500 Milliliter Alkohol zu nehmen. Lassen Sie die Kräuter-Alkoholmischung etwa eine Woche lang ziehen und schütteln Sie sie währenddessen gelegentlich auf. Danach werden die Kräuter abgeseiht. Werfen Sie die Pflanzenreste weg (vorzugsweise auf den Kompost) und heben Sie die Tinktur in einer Tropfflasche auf.

Die Dosierungen von Tinkturen können von 5 bis 50 Tropfen oder von einem Bruchteil einer Pipette bis hin zu mehreren Pipetten rangieren. Manchmal werden die Tinkturen auch in Teelöffeln oder Eßlöffeln gemessen. Ich gebe die Tinkturen in der Regel zu 'Trinktees' oder Säften.

Ein Vorteil des Kaufs von Tinkturen ist, daß die richtige Dosis in aller Regel auf dem Etikett vermerkt ist.

Alkohol ist zwar ein tolles Konservierungsmittel, aber man möchte schließlich das Kraut und nicht den Anwender in Alkohol baden. Eine nicht alkoholische Alternative, die heutzutage weithin erhältlich ist, sind Glyzeride, sprich Tinkturen, die mit Glyzerin statt Alkohol zubereitet wurden. Diese sind eine gute Wahl bei Neugeborenen oder trocken gewordenen Alkoholikern, die Alkohol in jeglicher Form meiden wollen.

Eine weitere gute Möglichkeit ist Kräuteressig, den Sie ebenfalls selbst herstellen können. Dafür müssen Sie die Kräuter einfach nur in Essig statt in Alkohol ziehen lassen. Auch hier wird das gleiche Verhältnis verwendet: 500 Milliliter Essig kommen auf 30 bis 60 Gramm getrocknete Kräuter oder eine lockere Handvoll frischer Kräuter.

Sie können viele Kräuteressigsorten als Salatdressing verwenden, was besonders Übergewichtigen eine große Hilfe sein kann. Man kann den Kräuteressig auch zu Suppen oder gekochtem Gemüse geben.

Die Anwendung von Umschlägen und Kompressen

Ein Umschlag besteht aus einem Klumpen gehacktem, frischem (oder getrocknetem und erneut angefeuchtetem) pflanzlichen Materials, der direkt auf die Wunde oder den Infektionsherd auf der Haut gelegt und in der Regel durch eine feuchte Auflage mit aufliegendem Verband an Ort und Stelle gehalten wird.

Es empfiehlt sich, die Kräuter zunächst aufzuweichen, um mehr von den medizinischen Phytochemikalien zu extrahieren. Dies können Sie erreichen, indem Sie die Kräuter kochen, dämpfen, kauen oder klopfen. Danach formen Sie das Material zu einem kleinen Klumpen in Form von einer Münze, der flach auf der Wunde aufliegt.

Viele Kräuterexperten empfehlen, einen Teil Kräuter mit drei Teilen Wasser, Alkohol oder Essig zu mischen und die Mixtur mit Mehl anzudicken, damit der Umschlag leichter zu bearbeiten und aufzulegen ist. Wenn es schnell gehen muß, können Sie einfach ein großes Blatt aufrollen und es direkt verwenden. Umschläge wirken vor allem dort, wo sie aufgelegt werden: an der Applikationsstelle. Sie verhindern typischerweise eine Infektion und beschleunigen die Heilung einer Wunde. In für Umschläge geeigneten Pflanzen stecken jedoch fraglos diverse Substanzen, die in die Haut eindringen und auch innerlich eine gute Wirkung haben.

Kompressen bestehen aus sauberen Tüchern, die in eine Kräuterlösung getaucht worden sind – einen Aufguß, einen Auszug, eine Tinktur oder Essig. Kompressen können auf zwei verschiedene Arten verwendet werden. Sie können einen Umschlag mit Hilfe einer Kompresse an ihrem Platz halten, so daß diese zugleich als Verband wirkt. Sie können die Kompresse jedoch auch direkt auf die Haut legen. Diese Art von Kompresse wird auch als feuchte Packung bezeichnet.

Lindernde Salben

Viele kommerziell erhältliche Salben enthalten Kräuter, und wahrscheinlich fahren Sie besser damit, wenn Sie sich Salben kaufen, statt diese selbst herzustellen. Die Herstellung einer Salbe ist – deutlich gesagt – eine ziemliche Schweinerei, aber wenn Sie möchten, können Sie diesen Weg gerne einschlagen. Die Herstellung von Salben beinhaltet das Mischen medizinischer Kräuter mit Wasser, Bienenwachs, Tierfett (Schmalz oder Lanolin), Pflanzenfett (Maisöl, Margarine, Oliven- oder Safloröl) sowie anderen Zutaten, mit denen man eine streichbare Lotion kreiert.

Ich muß zugeben, daß ich bei der Herstellung von Salben nie sehr erfolgreich war. Meine Salben sind entweder zu dünnflüssig oder zu trocken. Andere Kräuterexperten sind in diesem Fach sehr viel besser.

Wenn Sie gerne mal versuchen möchten, eine eigene Salbe herzustellen, dann beginnen Sie mit einem pulverisierten Kraut, das Sie mit Wasser bedecken. Kochen oder köcheln Sie das Ganze etwa 15 bis 20 Minuten, danach lassen Sie den Sud abkühlen. Geben Sie ein wenig Öl dazu und erhitzen Sie die ölige Mischung sanft, bis das Wasser verdampft ist, was etwa 15 bis 30 Minuten in Anspruch nimmt.

Schließlich geben Sie das Bienenwachs und/oder ein Fett zur Salbe, um die richtige Konsistenz zu erhalten. Lassen Sie die Salbe vor dem Gebrauch abkühlen. Eine gut zubereitete Salbe hält sich etwa ein Jahr. Salben können wie Umschläge verwendet werden, allerdings mit dem Unterschied, daß Sie keinen Verband darüber wickeln müssen. Wenn Sie die Salbe nicht von Grund auf selber herstellen möchten, können Sie auch pulverisiertes, geköcheltes Kräutermaterial zu jeder kommerziell erhältlichen Salbenbasis geben, die Sie in der Drogerie oder Apotheke kaufen.

Das Heilen mit Aromatherapie

Die Aromatherapie dient zur Behandlung medizinischer Beschwerden mit Hilfe aromatischer Öle aus duftenden Kräutern. Aromatherapeuten verwenden häufig Angehörige der Minzfamilie, und dazu gehören natürlich auch die Aromatherapie-Superstars wie Lavendel (ein beruhigendes Mittel) und Rosmarin (ein stimulierendes Mittel).

Die in der Aromatherapie verwendeten ätherischen Öle sind in kleinen Fläschchen in extrem konzentrierter Form erhältlich. Sie können direkt an der Flasche schnüffeln oder das Öl zur Massage verwenden.

Da diese Öle so stark konzentriert sind, können sie hautreizend wirken. Wenn Sie für eine Massage ein ätherisches Öl verwenden, sollten Sie zuvor ein paar Tropfen davon in Pflanzenöl oder Massageöl verdünnen. Wenn Sie Zweifel haben, daß die ätherischen Öle Ihre Haut durchdringen können, dann haben wir hier ein Experiment für Sie zum Ausprobieren: Massieren Sie ein paar Tropfen verdünnten Lavendelöls in Ihre Haut. Innerhalb kurzer Zeit werden Ihre Freunde feststellen, daß ihr Atem nach Lavendel riecht.

Eine weitere, schöne Möglichkeit für die Anwendung ätherischer Öle ist, ein paar Tropfen in das Badewasser zu geben. (Sie können, falls gewünscht, auch eine Handvoll frischer oder getrockneter Kräuter in das Badewasser streuen.) Da viele der duftenden Inhaltsstoffe gut in die Haut eindringen, ist dies ein besonders angenehmer Weg, Medizin zu sich zu nehmen. Wenn Sie zum Beispiel unter Schlaflosigkeit leiden, empfehle ich, ein wenig Lavendel und Melisse zum Badewasser zu geben. Ich bin mir sicher, daß Sie leichter einschlafen und besser schlafen werden.

Was auch immer Sie vorhaben, Sie sollten die ätherischen Öle nicht einnehmen. Viele davon sind nämlich ziemlich giftig, und bereits ein halber Teelöffel kann tödlich wirken. Ein paar ätherische Öle können in verdünnter Form eingenommen werden, aber damit sollten Sie nicht auf eigene Faust herumexperimentieren. Ein erfahrener Kräuterheiler wird gelegentlich empfehlen, ein verdünntes ätherisches Öl einzunehmen.

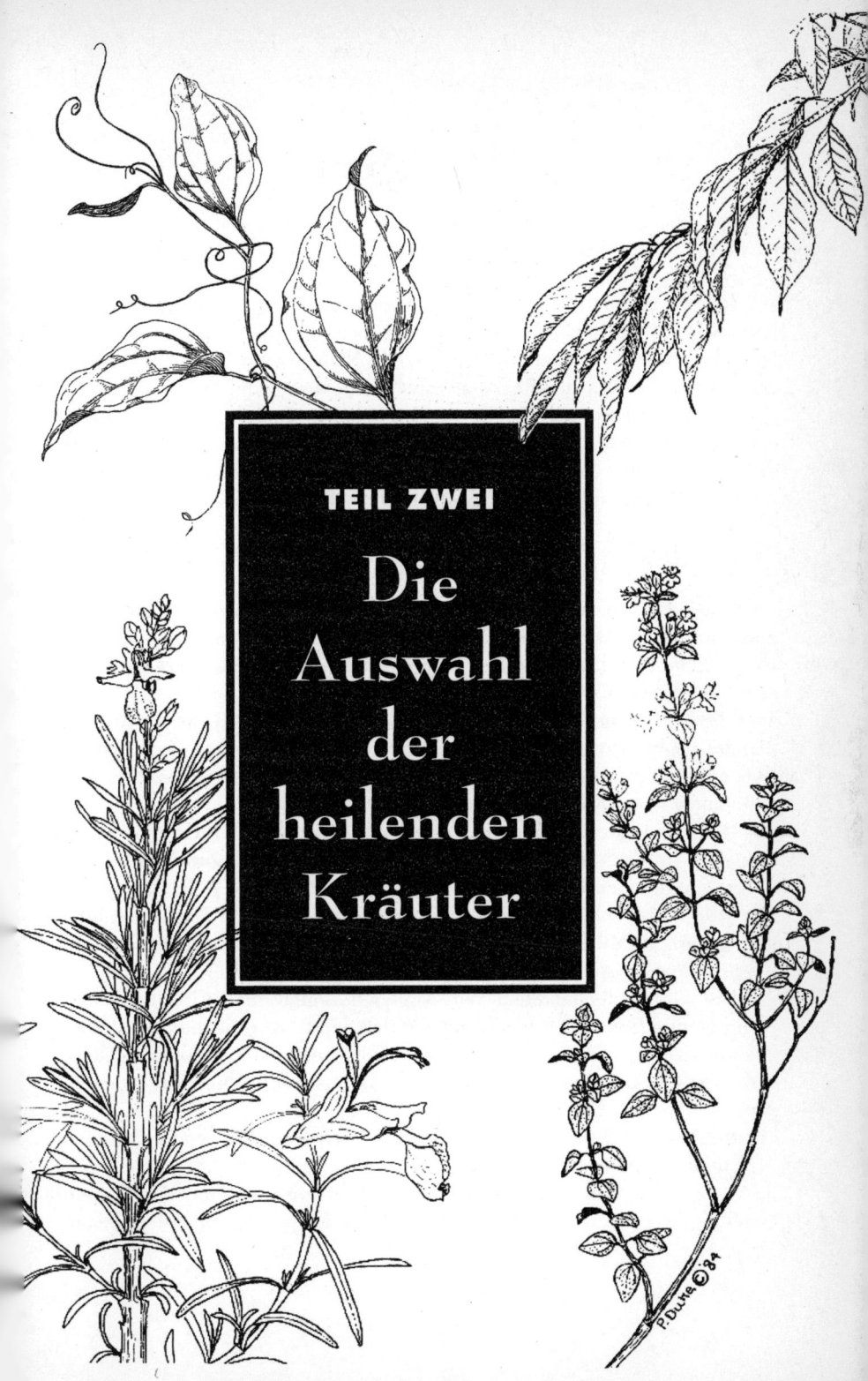

TEIL ZWEI

Die Auswahl der heilenden Kräuter

Allergien

Wenn Sie jemals während eines Frühjahrsputzes einen Niesanfall durchleben mußten, dann haben Sie das wahrscheinlich auf den aufgewirbelten Staub geschoben. Ein Allergologe (Arzt für Allergien) oder Immunologe (Arzt für Immunerkrankungen) wäre da wahrscheinlich anderer Meinung. Nicht der Staub verursacht das Niesen – so hat man herausgefunden – sondern die Reaktion Ihres Körpers und die Substanzen, die dabei freigesetzt werden. Es stimmt, daß manche Menschen empfindlicher als andere auf Staub, Hausstaubmilben und Schimmelsporen reagieren. Aber das bedeutet nur, daß Ihr Körper ein wenig über das Ziel hinausschießt, wenn er auf die Eindringliche aus der Luft reagiert.

Streß, Staub und Verdruß

Eine Allergie ist eine abnormale Reaktion auf ganz alltägliche Substanzen. Sie wird durch eine Überreaktion des Immunsystems auf Histamin verursacht. Histamin wiederum ist eine Substanz, die der Körper ausschüttet, um mikrobielle Eindringlinge zu bekämpfen. Bei einer Allergie sind diese Eindringlinge jedoch keine Viren oder Bakterien, sondern völlig harmlose Substanzen: Pollen, Staub, Schimmel, Schimmelsporen oder harmlose, mikroskopisch kleine Parasiten, die sogenannten Hausstaubmilben, die in Teppichen, der Kleidung und den Betten leben.

Heuschnupfen – eine der häufigsten Allergieformen – wird durch Pollen ausgelöst. In den Vereinigten Staaten sind zum Beispiel Ambrosiapollen für 75 Prozent der Heuschnupfenfälle verantwortlich. Allein in den Staaten leiden etwa 25 bis 30 Millionen Amerikaner alljährlich unter Heuschnupfen, und weitere 12 Millionen sind auf andere Substanzen als Pollen allergisch (Bienenstiche, bestimmte Nahrungsmittel oder Medikamente).

Die Standardbehandlung bei Allergien umfaßt die Einnahme von Schnupfenmitteln (Dekongestionsmitteln) und Antihistaminika. Die Schnupfenmittel dienen dem Freiräumen der verstopften Nasenwege und wirken austrocknend auf die Schleimhaut. Antihistaminika unterdrücken die Ausschüttung von Histamin im Körper.

In schweren Fällen kann der Arzt eine Hyposensibilisierungstherapie verschreiben, die besser als 'Allergiespritzen' bekannt ist. Die Spritzen enthalten winzige Mengen der Substanzen (Allergene), auf die die Person empfindlich reagiert. Mit der Zeit wird der Körper durch die langsam

Allergie-Notfall

Das Schreiben über die Kräuterbehandlung von Allergien erinnert mich an eine Frau, die ich Anfang der 70er Jahre getroffen habe. Sie war eine attraktive, energiegeladene junge Dame von der Smithsonian Institution in Washington, D.C. Sie kam eines Tages im Dezember in mein Büro in Beltsville, Maryland, um sich einen langen Bericht auszuleihen, den ich über Mohngewächse vorbereitet hatte. Wir sprachen über eine Zusammenarbeit für eine überarbeitete Version des Berichts und trennten uns danach in der Annahme, daß wir nach Weihnachten weiter darüber sprechen würden. Ich sah sie jedoch niemals wieder.

Wie ich später erfuhr, starb diese Frau an einer sehr seltenen Allergie gegen Erdnüsse. (Durchschnittlich sterben etwa zwei Menschen pro Jahr an so einer Erdnußallergie.) Die Frau wußte um ihre tödliche Allergie und vermied stets, Erdnüsse zu essen. Dann jedoch, so erzählte man mir, aß sie versehentlich ein Weihnachtsplätzchen mit gemahlenen Erdnüssen, und das reichte aus, um sie zu töten.

Solch fatale Reaktionen sind jedoch nicht das, was wir gemeinhin als Allergie bezeichnen. Viel häufiger ist eine Allergie einfach nur lästig. Dazu gehören Symptome wie Niesen, Juckreiz, tränende Augen und ein Nesselausschlag.

Lebensbedrohliche Allergien dagegen sind eine eigene Klasse für sich. Die medizinische Bezeichnung für diese Art allergischer Reaktionen ist Anaphylaxie.

Wenn eine Allergie eine Feuerwerksrakete ist, dann ist eine anaphylaktische Reaktion eine Dynamitstange. Jedermann sollte wissen, was eine anaphylaktische Reaktion ist, weil eine Person, die darunter leidet, innerhalb von 30 Minuten ärztlich versorgt werden muß.

Eine Anaphylaxie entwickelt sich unvermittelt und schnell nach der Aufnahme einer Substanz, auf die der Betreffende extrem allergisch ist. Zu den Symptomen zählen zum Beispiel Schwierigkeiten beim Atmen, Kollaps und Krämpfe. Wenn Sie solche Symptome bemerken, sollten Sie sofort die Notrufnummer (110) anrufen und 'Verdacht auf Anaphylaxie' sagen. Wenn Sie wissen, daß Sie stark allergisch reagieren, sollten Sie mit Ihrem Arzt besprechen, ob Sie nicht ein Allergiker-Notfallset mit dem Wirkstoff Adrenalin bei sich tragen sollten. Wahrscheinlich stimmen Sie beide darin überein, daß es empfehlenswert ist, so ein Set im Notfall bei der Hand zu haben.

steigende Dosis an Allergenen desensibilisiert und hört auf, mit allergischen Symptomen zu reagieren.

Dekongestionsmittel, Antihistaminika und Allergiespritzen wirken bei manchen Menschen ganz gut, ich persönlich bin jedoch kein allzu großer Freund davon. Damit behandelt man nur die Symptome und nicht die Ursache der Allergie, nämlich ein verwirrtes Immunsystem.

Dekongestionsmittel können Schlaflosigkeit verursachen und den Blutdruck steigern. Antihistaminika können schläfrig machen. Beide können zudem nach einer Weile ihre Wirksamkeit verlieren. Sie beeinträchtigen – und schwächen, nach Aussage mancher Experten – ferner das Immunsystem. Eine Hyposensibilisierung wirkt nicht bei jedem Patienten, und wenn die Therapie funktioniert, dann muß man sich oft jahrelang behandeln lassen.

Grüne Apotheke für Allergien

Sie werden wohl kaum überrascht sein, daß ich 'grünere', natürlichere Methoden bevorzuge. Einige dieser Vorschläge helfen gegen die Allergiesymptome. Hier sind die hilfreichen Kräuter.

Knoblauch (*Allium sativum*) und Zwiebel (*Allium cepa*). Diese sind möglicherweise aufgrund der hohen Konzentrationen an Substanzen wie zum Beispiel Quercetin wirksam, die entzündliche Reaktionen hemmen. Wenn Sie unter Allergien leiden, dann empfehle ich, Ihre Mahlzeiten großzügig damit zu bereichern.

Ginkgo (*Ginkgo biloba*). Der Blattextrakt des Ginkgobaumes enthält mehrere einzigartige Substanzen (die sogenannten Ginkgolide), die eine Wechselwirkung mit den vom Körper produzierten Substanzen eingehen – unter anderem dem Thrombozyten-aktivierenden Faktor (PAF). Dieser Faktor spielt eine Schlüsselrolle bei der Auslösung von Allergien, Asthma und Entzündungen. Meine eigene Allergie war nie so schwer, daß ich zu Ginkgo greifen mußte, aber wenn meine Probleme größer werden würden, würde ich es wahrscheinlich damit versuchen. Sie können mit der Einnahme von 60 bis 240 Milligramm eines standardisierten Extraktes pro Tag beginnen. Diese Dosis sollten Sie nicht mehr erhöhen, da Ginkgo in großen Mengen Durchfall, Gereiztheit und Ruhelosigkeit verursachen kann.

Große Brennessel (*Urtica dioica*). Einige fundierte Untersuchungen haben ergeben, daß Brennesselpräparate allergische Symptome im Nasenbereich sehr wirksam kurieren können. Jedes Frühjahr graben die Besucher meines Kräutergartens die Wurzeln meiner Brennesseln aus, um ihren Heuschnupfen zu behandeln. So sollte uns eigentlich nicht überraschen, daß Brennesseln in der Tat eine Linderung der Allergiesymptome bewirken können. Seit Jahrhunderten haben Kulturen auf der ganzen Welt dieses Kraut zur Behandlung von Problemen im Nasenraum und Atmungstrakt verwendet: Husten, laufende Nasen, verschleimter Brustraum, Asthma, Keuchhusten und sogar Tuberkulose. Dr. Andrew Weil sagte auf einem Arbeitstreffen für Botanische Medizin für Ärzte, daß er keine so dramatische Besserung kennen würde wie die Linderung einer Allergie (Heuschnupfen) durch gefriergetrocknete Brennesselblätter.

➤ **Kamille (*Matricaria recutita*).** In ganz Europa empfehlen Aromatherapeuten Massagen mit Kamillepräparaten zur Behandlung von Hautallergien wie zum Beispiel Nesselauschlag (Urtikaria) und Juckreiz. Diese Empfehlung scheint mir vernünftig zu sein. Dieses Kraut enthält nämlich Substanzen, die erhebliche entzündungshemmende und allergiehemmende Eigenschaften haben. Sie können Kamille in Form ätherischer Öle und Cremes in reichlicher Auswahl in Apotheken und Drogerien kaufen.

Wenn Sie unter Heuschnupfen leiden, sollten Sie jedoch beim Umgang mit Kamillenprodukten ein wenig Vorsicht walten lassen. Kamille gehört zur Familie der Korbblütengewächse und kann bei einigen Menschen allergische Reaktionen fördern. (Dokumentierte Fälle sind jedoch extrem selten.) Wenn Sie das erste Mal Kamille verwenden, sollten Sie daher auf Ihre Reaktion achten. Wenn das Kraut zu helfen scheint, machen Sie ruhig weiter damit. Wenn sich der Juckreiz zu verschlimmern scheint, dann hören Sie einfach auf, Kamille zu verwenden. [Bitte blättern Sie für Informationen zur Linderung von Juckreiz bei Hautallergien auf Seite 381 zum Kapitel Nesselausschlag (Urtikaria).]

➤ **Mutterkraut (*Tanacetum parthenium*).** Mutterkraut ist heutzutage am besten für seinen bewährten therapeutischen Einsatz gegen Migränekopfschmerzen bekannt. Dieses Kraut kann jedoch auch Allergien lindern. Wenn Sie es verwenden, sollten Sie getrocknetes Blattpulver oder ein anderes kommerziell erhältliches Präparat kaufen. Ich habe die Blätter probiert, was keine sehr angenehme Erfahrung war. Wenn ich sehr lästige Allergiesymptome bekommen würde und keine anderen Medikamente zur Verfügung hätte, würde ich wahrscheinlich Mutterkraut probieren.

Schwangere Frauen dürfen kein Mutterkraut einnehmen, weil eine geringe Gefahr besteht, daß dadurch eine Fehlgeburt ausgelöst werden könnte. Stillende Frauen sollten das Kraut nicht einnehmen, weil es über die Milch an den Säugling abgegeben werden könnte. Und schließlich berichten Menschen, die das Kraut über lange Zeit verwendet haben, von einer milden beruhigenden oder sedierenden Wirkung, was je nach Temperament erwünscht oder unerwünscht sein kann.

➤ **Meerrettich (*Armoracia rusticana*).** Es geht nichts über ein wenig frischen Meerrettich (oder einen Löffel voll Meerrettichdressing), um die Stirnhöhlen freizublasen. Wenn Sie gerne Japanisch essen, können Sie japanischen Meerrettich probieren, der auch Wasabi genannt wird. Diese Empfehlung habe ich dem ausgezeichneten Buch von Dr. Glenn W. Geelhoed (*siehe Anhang*) entnommen. In dem Buch steht, daß 'eine tägliche Dosis nötig ist, bis die Symptome nachlassen. Danach muß man nur ein paar Teelöffel Meerrettich pro Monat zu sich nehmen, um erneuten Allergieschüben vorzubeugen.' Ich mag Meerrettich als Gewürz, deshalb würde ich nicht zögern, es zur Linderung bei Allergien auszuprobieren. Sie sollten jedoch wissen, daß Meerrettich scharf, Wasabi dagegen noch schärfer ist. Wenn Sie keine scharfen, würzigen Gerichte mögen, sollten Sie besser eine andere Therapie anstreben.

➤ **Vitamin C.** Vor nicht allzu langer Zeit besuchte mich Dr. C. Leigh Broadhurst in meinem Büro, um mit mir über Allergien zu sprechen.

Zur Vorbeugung und Behandlung von Allergien empfiehlt Dr. Broadhurst dreimal täglich die Einnahme von 1000 Milligramm Vitamin C in Kombination mit Bioflavoinoiden. Das hört sich für mich sinnvoll an. In einem Übersichtsartikel, der 40 Studien über Vitamin C zusammenfaßte, stand, daß Menschen, die regelmäßig Vitamin C einnahmen, weniger unter Allergieproblemen, Atemwegsinfektionen und Asthmaanfällen litten. Vitamin C ist ein potentes natürliches Antihistaminikum ohne bekannte Nebenwirkungen (mit Ausnahme von Durchfall.)

Manche Menschen bekommen bereits Durchfall, wenn sie 1200 Milligramm Vitamin C einnehmen, aber das ist selten. Wenn Sie diese Therapie ausprobieren möchten, verringern Sie die Vitamin-C-Dosis, wenn Sie Durchfall bekommen. Verlassen Sie sich auch nicht nur auf Supplemente. Vitamin-C-reiche Pflanzen sind zum Beispiel chinesische Bittermelonen, Paprikaschoten, Cayennepfeffer, Kermesbeeren, Guave und Brunnenkresse.

Älterwerden

Während ich diese Zeilen schreibe, komme ich in die späten Sechziger, und ich muß gestehen, daß ich vor dem Älterwerden Angst habe.

Ich mußte miterleben, wie meine 101jährige Großmutter die letzten zehn Jahre ihres Lebens ans Bett gefesselt war, und auch meine 98jährige Mutter blieb von diesem Schicksal nicht verschont. Ich möchte meine letzten zehn Jahre nicht im Bett verbringen!

Altersfaktoren

Als Botaniker habe ich ein besonderes Interesse an Pflanzen, die den Alterungsprozeß verlangsamen können. Aber ich muß zugeben, daß Änderungen im Lebensstil weit wichtiger sind als Kräuter – und noch wichtiger als Hormon-Ersatztherapien, wenn es darum geht, jugendlich zu bleiben. Bevor ich deshalb die hilfreichsten Kräuter bespreche, möchte ich mich mit den Umstellungen des Lebens ein wenig näher befassen. Sie sollten die Grundlage jeglicher versuchsweisen Anti-Alterungstherapie mit Kräutern bilden, für die Sie sich entscheiden.

Ich bin kein Arzt, deshalb verschreibe ich keine Rezepte, aber ich würde nicht zögern, meiner 30jährigen Tochter die folgenden Ratschläge zu erteilen, damit sie ihre kostbare Jugend ein wenig länger bewahren kann. Bei näherer Betrachtung ist dies ein guter Rat für alle Männer und Frauen jeder Altersstufe, die versuchen, die biologische Uhr anzuhalten.

Trinken Sie zwei Tees mit Antioxidantien pro Tag. Antioxidantien sind Substanzen, die freie Radikale neutralisieren. Das sind natürlicherweise vorkommende Sauerstoffmoleküle, die den Körper schädigen und denen eine große Rolle beim Alterungsprozeß zugeschrieben wird. Die meisten Obst- und Gemüsesorten enthalten erhebliche Mengen an Antioxidantien, und das gilt auch für Kräuter. Wenn Sie viel Kaffee trinken, dann sollten Sie einmal in Erwägung ziehen, zwei Tassen Kaffee pro Tag durch zwei Tassen Kräutertee zu ersetzen. Fundierte Untersuchungen geben Hinweise darauf, daß Oregano, Rosmarin, Scharlachmonarde, Melisse, Pfefferminze, Salbei, grüne Minze, Bohnenkraut und Thymian erhebliche Mengen an Antioxidantien enthalten.

Essen Sie mindestens einen großen Salat pro Tag. Sie können sowohl wildwachsendes Grün – wie zum Beispiel Portulak – verwenden (falls Sie daran kommen), als auch eine ganze Reihe domestizierter Salatgemüse, wie zum Beispiel Spinat und Chicorée. Grüne Blätter strotzen nur so vor Antioxidantien, die Sie vor Herzerkrankungen, Tumoren und anderen degenerativen Erkrankungen schützen helfen, die des Weges kommen, wenn wir älter werden. In der Regel gilt: Je grüner das Blatt, desto mehr Antioxidantien enthält es. Greifen Sie deshalb bei dunklen Blättern tüchtig zu.

Essen Sie ein oder zwei Brasilnüsse pro Tag. Die durchschnittliche Brasilnuß enthält mehr als den offiziell empfohlenen Tagesbedarf des antioxidativ wirkenden Spurenelements Selen, der mit etwa 70 Mikrogramm angegeben wird.

Essen Sie eine Handvoll Sonnenblumenkerne und andere Nüsse pro Tag. Unter den Nüssen und Samen sind Sonnenblumenkerne die besseren Vitamin-E-Quellen. Außerdem sind sie billig.

Eine Warnung sei jedoch ausgesprochen: Wenn Sie auf Ihre schlanke Linie achten müssen, dann sollten Sie nicht mehr als 30 Gramm Nüsse pro Tag essen, da Nüsse sehr viel Fett enthalten.

Essen Sie mindestens ein Brokkoliröschen, eine Möhre und eine Stange Sellerie pro Tag. Alle der genannten Gemüsearten enthalten sehr viel Rohfaser. In Brokkoli und Mohrrüben steckt außerdem viel Beta-Karotin, das ein starkes Antioxidans ist und vom Körper in Vitamin A umgewandelt wird. Stangensellerie enthält ferner viel Apigenin – eine Substanz, die die Blutgefäße erweitert (dilatiert) und Bluthochdruck vermeiden helfen kann.

Täglich einen Fruchtsaftcocktail. Nehmen Sie alle Früchte, die Sie anlachen – Äpfel, Orangen, Bananen, Grapefruit, Melonen oder Beeren, und werfen Sie sie in den Mixer. Verwenden Sie keine Saftmaschine, weil in diesen Maschinen der Saft gewonnen wird, indem die Ballaststoffe abgetrennt werden.

Geben Sie die Rohfasern mit ins Glas, sie sind eine Wohltat für Ihren Darm. Nach Belieben können Sie ein wenig Magerjoghurt und Zimt zugeben. Oder imitieren Sie meine persönliche 'Fit-mit-Fünf-Manie' und mixen Sie einen Apfel, zwei Möhren und die gewürfelten Segmente von je einer Grapefruit und einer Limone. Das Ganze wird kombiniert mit ein wenig Wasser und ein wenig Stevie (*Stevia*). Stevie ist als Tee in Apotheken und vielen Reformhäusern erhältlich. Sie können einen Teebeutel öffnen und eine Prise des Krautes statt eines künstlichen Süßstoffes verwenden.

Ersetzen Sie einen Gang Fleisch pro Tag durch einen Gang Gemüse. Eine meiner Lieblingsköstlichkeiten ist Guacamole – Avocadopüree. Sie können Ihre Guacamole mit Zwiebeln, scharfen Chilis, Knoblauch und Zitronensaft würzen und mit gehackten Nüssen wie zum Beispiel Haselnüssen, Macadamia, Pistazien, Cashewnüssen, Erdnüssen oder Brasilnüssen krönen. Alle diese Nüsse sind reich an einfach ungesättigten Fettsäuren, das sind gute Fettsäuren für Ihr Herz und andere Organe. (Jeder, der ein paar überflüssige Pfunde mit sich herumschleppt, sollte jedoch auf die Nüsse verzichten, weil sie Kalorienbomben sind.)

Verwenden Sie Olivenöl. Maisöl und andere Pflanzenöle enthalten mehrfach ungesättigte Fettsäuren. Olivenöl dagegen ist ein einfach ungesättigtes Öl. Die Erklärung des Unterschiedes zwischen beiden ist sehr komplex, aber Sie müssen eigentlich nur wissen, daß einfach ungesättigte Fettsäuren für den Körper viel besser sind. In Salatsoßen sollten Sie mehrfach ungesättigte Fettsäuren durch Olivenöl ersetzen.

Essen Sie eine große Auswahl an Obst und Gemüse. Essen Sie auch reichlich Kräuter, Hülsenfrüchte, Nüsse und Gewürze. Das sind die Speisen, die unsere Vorfahren vor der Einführung von Frikadellen, Currywurst,

Pizza, Eiskrem und all dem Müll, den wir heutzutage in uns hineinstopfen, verspeisten. Unsere Ahnen ernährten sich besser, als wir das tun.

Legen Sie regelmäßig mit einer geliebten Person ein Schäferstündchen ein. Sie brauchen wohl keine Erklärung hierfür, ich will nur soviel sagen: das ist gut für Sie.

Gehen Sie jeden Tag spazieren. Sobald das Wetter es zuläßt, sollten Sie vor die Tür gehen und eine halbe Stunde lang flott marschieren, wobei Sie sich vor der Sonne (beziehungsweise den ultravioletten Strahlen) gut schützen sollten. Nützen Sie die Zeit zur Entspannung und Kommunikation mit der Natur. Bestaunen Sie das wunderbare Ökosystem und überlegen Sie sich, wie Sie – und alles um Sie herum – funktionieren. Respektieren Sie das Mysterium um Sie herum, aber fürchten Sie sich nicht davor.

Ich liste ferner noch einige Tabus auf, die zusammen mit den Empfehlungen bei Ihnen auf fruchtbaren Boden fallen sollten.

Nicht rauchen. Hier erübrigt sich jedes weitere Wort.

Keinen Alkohol trinken. Wenn Sie dennoch Alkohol trinken, sollten es nicht mehr als zwei Gläser pro Tag sein. Gönnen Sie Ihrer Leber ab und zu eine Ruhepause. Ein paar Wochen pro Jahr sollten Sie weder Alkohol noch Medikamente zu sich nehmen (natürlich gilt das nicht für Medikamente, die Ihr Arzt als lebenswichtige Therapie verschreibt). Ihre Leber muß harte Arbeit leisten, um Alkohol, Medikamente und Umweltgifte in Ihrem Körper abzubauen, deshalb wird sie eine Verschnaufpause zu schätzen wissen.

Nicht sonnenbaden – niemals. Sie bekommen wahrscheinlich bei Ihren Aktivitäten im Freien genug Sonne ab, um eine gesunde Menge Vitamin D zu produzieren, deshalb müssen Sie die pralle Sonne nicht aktiv suchen.

Nehmen Sie das Leben und den Tod nicht zu ernst. Dadurch können Sie nur altern oder sterben.

Seien Sie kein Diät-Purist. Es ist niemals eine gute Idee, die Ernährung nur auf ein paar Speisen basieren zu lassen, selbst wenn das nur Obst oder Möhren sind. Variieren Sie Ihre Ernährung, Ihre Nahrungsmittelquellen, die Zubereitungsart und selbst die Gesellschaft beim Essen.

Lassen Sie die Industrie nicht über die Umweltschützer siegen. Wenn das geschehen sollte, werden wir alle irgendwann den Preis dafür zahlen müssen.

Die Grüne Apotheke gegen Älterwerden

Ich bin überzeugt, daß alle diese Änderungen im Lebensstil wichtiger sind als die Kräuter. Es gibt jedoch ein paar Kräuter, von denen Sie etwas wissen sollten, wenn Sie dem Wüten der Jahre Einhalt gebieten möchten.

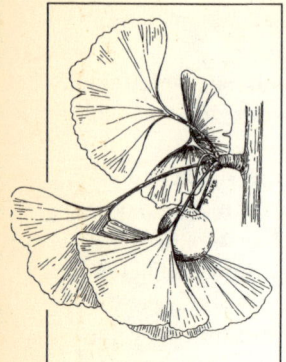

Ginkgo

Die Blätter des Ginkgobaumes werden für medizinische Zwecke zu standardisierten Extrakten verarbeitet.

❧❧❧Ginkgo (*Ginkgo biloba*). Das ist das faszinierendste Kraut, wenn es darum geht, den neurologischen Haken und Ösen des Älterwerdens entgegenzuwirken. Es gibt ausgezeichnete Untersuchungen aus Europa, die belegt haben, daß Ginkgo dabei hilft, die Durchblutung des Gehirns zu verbessern. Einige Studien geben Hinweise darauf, daß Ginkgo Menschen mit der Alzheimer-Krankheit und anderen Formen der Demenz (geistigem Verfall) dabei hilft, wacher und sozial verträglicher zu werden, sich besser zu fühlen und sich an mehr zu erinnern. In ganz Europa nehmen viele ältere Menschen regelmäßig einen standardisierten Extrakt von diesem Kraut ein, um geistig fit zu bleiben.

Die Fähigkeit von Ginkgo, die Durchblutung des Gehirns zu verbessern, bietet älter werdenden Menschen eine ganze Reihe von Vorteilen. Das Kraut verbessert die Aufmerksamkeit, das Gedächtnis und die Fähigkeit zur Konzentration, es hebt die Stimmung und lindert Tinnitus (Ohrklingeln), Schwindelanfälle und Angstgefühle.

Die großen Ginkgobäume sind in Europa hier und da zu sehen, man braucht jedoch ganze Wagenladungen voll, um einen Extraktvorrat für ein paar Tage zu produzieren.

Der beste Weg, dieses Kraut zu nutzen, ist der Kauf von einem standardisierten Extrakt oder Kapseln, die in Apotheken und Reformhäusern sowie Drogerien erhältlich sind. Ich muß dennoch beichten, daß ich immer wieder ein paar Blätter davon in meinen Fruchtcocktail gebe und offensichtlich keine unangenehmen Nebenwirkungen davon verspüre. Probieren Sie die Einnahme von 60 bis 240 Milligramm eines standardisierten Extraktes pro Tag. Diese Dosis sollten Sie nicht weiter erhöhen, da Ginkgo in großen Mengen Durchfall, Gereiztheit und Ruhelosigkeit verursachen kann.

❧❧ Fünfblättrige Kraftwurz (*Panax quinquefolius*) und asiatischer Ginseng (*P. ginseng*). Die Chinesen und Koreaner verehren Ginseng als Jungbrunnen. Sie betrachten dieses Kraut als Tonikum für ältere Menschen, weil es Haut und Muskulatur kräftigt, den Appetit, die Verdauung sowie die sexuelle Energie stimulieren hilft.

Auf einer Reise durch China, die ich 1978 unternahm, um Ginseng zu untersuchen, gab mir ein älterer Chinese den Rat, das Kraut nicht an jüngere Menschen zu verschwenden. Er empfahl mir, das Kraut für später aufzuheben, weil ich mich dann damit wieder jung fühlen würde. Ich bin mittlerweile fast soweit. Das Haus ist abbezahlt, und fünf verschiedene Ginseng-spezies wachsen in meinem 2,4 ha großen Kräutergarten.

Ginseng gewinnt mittlerweile langsam auch die Unterstützung amerika-nischer Ärzte. Einer der großen Befürworter ist der Kräuterfan Dr. Andrew Weil. Er empfiehlt Ginseng häufig zur Kräftigung von Menschen, die durch ein hohes Alter oder Krankheiten geschwächt sind.

❧❧ **Sonnenhut (*Echinacea*, verschiedene Spezies).** Das Kraut ist in den Vereinigten Staaten heimisch und ein großartiges Stimulans der Abwehrkraft. Zutiefst beeindruckt haben mich deutsche Untersuchungen, die seine antimikrobielle Aktivität nachweisen konnten und außerdem zeigten, daß es bei der Behandlung von Erkältungen, Grippeerkrankungen und allen möglichen viralen, bakteriellen und Pilzinfektionen eingesetzt werden kann.

❧❧ **Nachtkerze (*Oenothera*).** Die Samen dieser lieblichen, am Abend blühenden Pflanze enthalten ein Öl, das reich an Gamma-Linolensäuren (GLS) ist. Das ist eine Substanz, die während der letzten Jahre ein ziemliches Interesse bei den Wissenschaftlern erregte. GLS scheinen alle möglichen Symptome zu kurieren: das prämenstruelle Syndrom (PMS), Ekzeme, (eine chronische Hauterkrankung, bei der die Haut stellenweise juckt und gerötet sowie schuppig wird), diabetische Polyneuropathie (eine Nervenschädigung, die in Zusammenhang mit der Zuckerkrankheit steht) und möglicherweise Alkoholismus und Übergewicht. GLS sind außerdem vielversprechend beim Einsatz gegen die wichtigsten Todesursachen Herzerkrankungen und Krebs.

❧❧ **Knoblauch (*Allium sativum*).** Hierbei haben wir nicht nur ein potentes antibiotisch und antiviral wirksames Kraut – Knoblauch reduziert auch einen hohen Cholesterinspiegel und senkt Bluthochdruck.

Ich habe außerdem eine faszinierende japanische Studie gelesen, in der die Vermutung ausgesprochen wurde, daß Knoblauch die physiologische Alterung und die altersbedingte Vergeßlichkeit bei Versuchstieren ver-langsamen würde. Nun glaube ich nicht an nur eine einzige Untersuchung – vor allem nicht, wenn es sich um einen Tierversuch handelt – aber nachdem ich Knoblauch sowieso empfehle, dachte ich, ich könnte diese Veröffent-lichung erwähnen.

❧❧ **Gotu kola (*Centella asiatica*).** Gotu kola wird in ganz Indien zur Verbesserung des Gedächtnisses und zur Verlängerung des Lebens ein-genommen. Wenn Sie es selber verwenden möchten, geben Sie ein frisches Blatt beziehungsweise ein oder zwei Teelöffel des getrockneten Krautes zu Ihrem Tee. Sie können auch ein paar frische Blätter über Ihren Salat streuen.

❧❧ **Mariendistel (*Silybum marianum*).** Das ist mein Lieblings-Leberschutz. Die Leber baut Medikamente und Umweltgifte ab, deshalb ist sie ständig den Anforderungen unserer modernen Welt ausgesetzt. Jeder, der Alkohol trinkt, Medikamente oder Drogen nimmt oder in Kontakt mit Umweltverschmutzung kommt, könnte von diesem Kraut profitieren.

Pfefferminze (*Mentha piperita*). Wir sollten für die Eigenschaft von Pfefferminze, Verdauungsstörungen und gastrointestinale Beschwerden zu lindern, dankbar sein. Sie enthält ferner Antioxidantien, die vor Krebs, Herzerkrankungen und anderen Erkrankungen, die in Zusammenhang mit dem Älterwerden stehen, schützen helfen.

Portulak (*Portulaca oleracea*). Portulak ist besonders reich an Antioxidantien und kommt mir immer dann in den Sinn, wenn ich ein Kraut suche, das die Kombination der Antioxidantien Vitamin A, E und C enthält. Das Gemüse enthält außerdem reichlich Glutathion, ein potentes Antioxidans, das auch das Abwehrsystem auf Vordermann bringt. Wenn wir gerade von Glutathion sprechen, weitere Gemüse, die viel von dieser Anti-Alterungs-Substanz enthalten, sind zum Beispiel Spargel, Brokkoli, Kohl, Blumenkohl, Kartoffeln und Tomaten. Zu den Glutathion-haltigen Obstsorten gehören zum Beispiel Avocados, Grapefruit, Orangen, Pfirsiche und Wassermelonen.

Thymian (*Thymus vulgaris*). Thymian ist eine weitere gute Quelle für die wohltuenden Anti-Alterungs-Substanzen. Sie können sogar davon profitieren, wenn Sie in Thymian baden. Ich würde regelmäßig eine Handvoll getrockneter Blätter zum Bad geben, wenn ich nicht normalerweise eher duschen als baden würde. Die ätherischen Öle des Thymian helfen dabei, meine Rückenkrämpfe zu lindern.

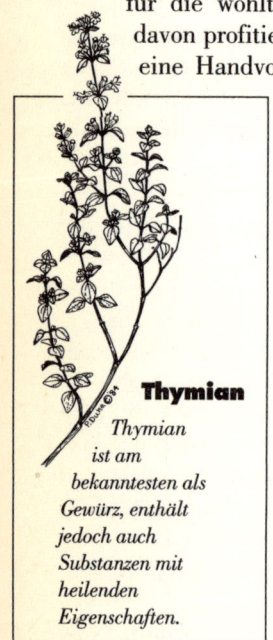

Thymian

Thymian ist am bekanntesten als Gewürz, enthält jedoch auch Substanzen mit heilenden Eigenschaften.

Weide (*Salix*, verschiedene Spezies). Die Rinde dieses Baumes war die ursprüngliche Quelle für Azetylsalizylsäure (zum Beispiel als Aspirin® zu kaufen). Man kann einen Tee daraus herstellen, der Kopfschmerzen, Zahnschmerzen, Arthritiden und andere schmerzhafte Beschwerden lindert. Man kann damit auch Herzinfarkten, Schlaganfällen und kolorektalem (Dick/Enddarm-) Krebs vorbeugen.

Kamille (*Matricaria recutita*). Dieses beliebte Kraut ist ein mildes Beruhigungsmittel mit entzündungshemmenden Bestandteilen, das bei Arthritis lindernd wirkt.

Schachtelhalm (*Equisetum arvense*). Mit dem Älterwerden und der abnehmenden Hormonaktivität sinkt auch der Spiegel des Mineralstoffes

Silizium in den Arterien und der Haut. Silizium spielt eine Rolle bei der Regeneration der Knochen, Knorpel und Bindegewebe. Schachtelhalm ist eine gute pflanzliche Quelle der siliziumhaltigen Kieselsäure und ist schon seit langem ein Hausmittel bei Knochenbrüchen, gerissenen Bändern und ähnlichen Verletzungen. Ich bin von diesem Kraut fasziniert, aber da ich nicht ganz davon überzeugt bin, daß es tatsächlich die Anti-Alterungswirkung hat, wie so manche Quelle behauptet, nehme ich es nur selten ein. Wenn Sie es damit versuchen möchten, können Sie dies nach einer Beratung mit einem holistisch arbeitendem Arzt in Angriff nehmen.

Alzheimer-Krankheit

Vor fast einem Jahrzehnt traten unabhängig voneinander mehrere Personen mit der Frage an mich heran, ob ich ihnen nicht chinesisches Bärlappkraut besorgen könnte. Sie alle hatten gehört, daß Huperzin, die aus dem Kraut gewonnene Substanz, das Fortschreiten der Alzheimer-Krankheit verlangsamen könnte. Jede dieser Personen hatte Eltern mit dieser Erkrankung und sie waren verzweifelt auf der Suche nach einer Substanz, die ihnen helfen würde.

Ich habe nie von der Verwendung von *Huperzia serrata* (Teufelsklaue) bei der Alzheimer-Krankheit gehört, deshalb vergrub ich mich ein wenig – in der Literatur, nicht in meinem Garten – und fand heraus, daß *Huperzia* der andere Name für *Lycopodium* ist, der alle Bärlappgewächse beinhaltet – und dazu gehörte auch das Kraut, das in meinem Kräutergarten in Maryland wächst.

Bärlappgewächse für das Gehirn

Ich konnte mich schwach erinnern, daß ein indianischer Stamm *Lycopodium* gegessen hatte, und tatsächlich, nach einer kurzen weiteren Suche fand ich, daß es der Stamm der Chippewa aus dem Osten der Vereinigten Staaten war. Ich sammelte ein wenig Bärlappkraut in meinem Garten und fand es herzlich wenig ansprechend. Aber als ich meine Suche fortsetzte, stolperte ich über eine interessante Information: Die zwei Spezies, die von den Chippewa verzehrt wurden, enthielten Huperzin.

Wissenschaftler haben herausgefunden, daß Huperzin den Abbau von Azetylcholin, eines Botenstoffes der Nerven (Neurotransmitter) im Gehirn, hemmt, das eine Schlüsselrolle beim Erkennen und logischen Denken spielt. Patienten mit der Alzheimer-Krankheit haben häufig einen Mangel an Azetylcholin. Es ist derzeit noch nicht geklärt, ob dieser Mangel die Krankheit verursacht oder eine Folge davon ist. Aber die Forscher, die sich mit der Alzheimer-Krankheit befassen, suchen aktiv nach Behandlungen, die entweder den chemischen Abbau von Azetylcholin verhindern oder seinen Vorläufer Cholin in das Gehirn abgeben. Es scheint, daß alles, was das Azetylcholin fördert, also auch eine ganze Reihe von Kräutern, unsere derzeit beste Annäherung an den Umgang mit dieser Krankheit ist.

Gehirn-Drainage

Die Alzheimer-Krankheit ist die Hauptursache für geistigen Abbau, wenn man älter wird. Das Nationale Institut für Altersforschung schätzt, daß etwa vier Millionen Amerikaner von der Alzheimer-Krankheit betroffen sind. Das bedeutet, daß etwa 10 Prozent der Personen über 65 Jahren und etwa die Hälfte der Einwohner über 85 Jahren daran erkranken.

Bis vor ein paar Jahren gab es überhaupt keine Therapie für die Alzheimer-Krankheit. Dann ließ die Arzneimittel-Zulassungsbehörde Tacrin-Hydrochlorid zu, ein Medikament, das erwiesenermaßen das Fortschreiten der Krankheit verlangsamt, weil es das Azetylcholin im Gehirn erhält. Das Problem an diesem Medikament besteht darin, daß es für die Leber giftig ist und deshalb ein hohes Risiko eines Leberschadens besteht.

Andere Medikamente sind noch auf dem Zulassungsweg. Wie gewöhnlich handelt es sich dabei um synthetische Stoffe. Und wie gewöhnlich scheinen die Pharmakonzerne und die Arzneimittel-Zulassungsbehörden einige vielversprechende Kräuteralternativen zu übersehen, das heißt all die Kräuter, die Substanzen enthalten, die den Abbau von Azetylcholin verhindern helfen.

Grüne Apotheke für die Alzheimer-Krankheit

Zum Glück gibt es neben den Bärlappgewächsen noch ein ganze Reihe anderer Kräuter, die bezüglich der Vorbeugung und Behandlung dieser zerstörerischen Krankheit vielversprechend sind.

Kollinsonie (*Collinsonia*, verschiedene Spezies). Kollinsonie enthält die nützliche Substanz Carvacrol. Australische Wissenschaftler haben entdeckt, daß diese Substanz den Abbau von Azetylcholin verhindern hilft. Das Kraut enthält außerdem Thymol, das ebenfalls den Abbau von Azetylcholin verhindern hilft.

Einige Bestandteile in der Kollinsonie können offensichtlich die Blut-

Hirnschranke überwinden. Normalerweise hilft diese schützende Barriere im Körper zu verhindern, daß schädliche Substanzen in die Gewebe des Gehirns gelangen können. Aber weil diese Blut-Hirnschranke manchmal zu gut funktioniert, kann sie auch verhindern, daß nützliche Medikamente das Gehirn erreichen. Die Substanzen in Kollinsonien scheinen dieses große Hindernis überwinden zu können, was bedeutet, daß das Kraut bereits eine Wirkung haben kann, wenn man es in Form eines Shampoos oder als Hautlotion verwendet.

Aufgrund dieser Tatsache möchte ich meinen Kopf voller Haare, wenn nicht gar mein Gehirn darauf verwetten, daß ein Shampoo mit Kollinsonia fast so gut wirkt wie das von der Arzneimittel-Zulassungsbehörde erlaubte Tacrin. Wahrscheinlich wäre es sicherer, leberverträglicher und außerdem viel billiger.

Sie werden wahrscheinlich kein Shampoo mit dem Kraut kaufen können, aber Sie können es leicht selbst herstellen. Geben Sie einfach ein paar Pipetten Kollinsonia-Extrakt zu Ihrem Lieblings-Kräutershampoo.

Rosmarin (*Rosmarinus officinalis*). Es gibt einige Hinweise darauf, daß der oxidative Schaden, der durch die hochreaktiven Sauerstoffmoleküle (freien Radikale) im Körper verursacht wird, eine Rolle bei der Alzheimer-Krankheit spielt. Wenn das stimmt, dann müßte Rosmarin helfen. Das Kraut enthält ein paar Dutzend Antioxidantien – das sind Substanzen, die bei der Be-seitigung der freien Radikale helfen. Unter den Antioxi-dantien befindet sich ein besonders potentes, nämlich Rosmarinsäure.

Rosmarin enthält ferner ein halbes Dutzend Bestand-teile, von denen berichtet wurde, daß sie den Abbau von Azetylcholin verhindern hel-fen. Es ist doch sehr interes-sant, daß Aromatherapeuten

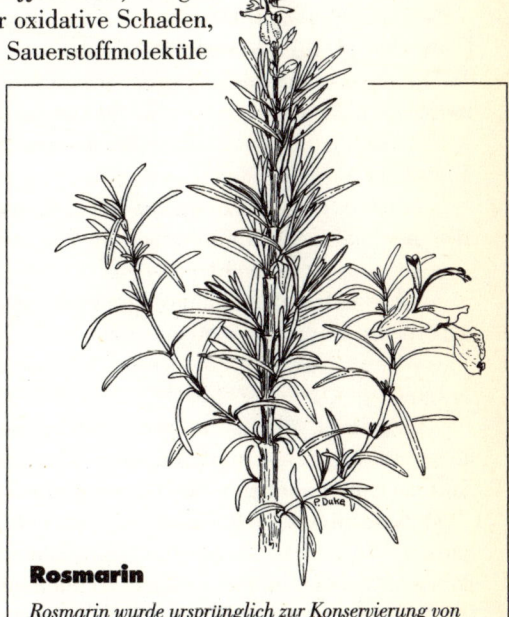

Rosmarin

Rosmarin wurde ursprünglich zur Konservierung von Fleisch verwendet, man sagt ihm aber auch nach, daß das Kraut das Gedächtnis verbessert.

41

Rosmarinöl zur Behandlung der Alzheimer-Krankheit empfehlen. (Sie empfehlen außerdem Öle mit Melisse, Fenchel und Salbei.)

Rosmarin hat eine lange Tradition als gedächtnisförderndes Kraut, und zwar in so einem Ausmaß, daß es als das 'Kraut der Erinnerung' bezeichnet wird. Ich denke, daß Rosmarin-Shampoo, Rosmarin-Tee und Rosmarin als Badewasserzusatz eine ähnliche Wirkung gegen die Alzheimer-Krankheit hätten wie Tacrin oder Huperzin.

Das Gute an dieser Empfehlung ist, daß Rosmarin in all diesen Formen sicher und angenehm ist. Wenn ich Unrecht habe, dann fügt man sich keinen oder allenfalls wenig Schaden zu. Und wenn ich richtig liege, dann ist es um so besser. Von den Bestandteilen in Rosmarin, die den Abbau von Azetylcholin verlangsamen helfen, können einige – wenn nicht alle – über die Haut aufgenommen werden, und einige davon können womöglich die Blut-Hirnschranke überwinden.

Deshalb kann die Verwendung eines Rosmarin-Shampoos vermutlich den Abbau von Azetylcholin im Gehirn genauso wie Tacrin verhindern helfen. Sie können Shampoos mit Rosmarin kaufen, oder sich Ihr eigenes Shampoo herstellen, indem Sie ein wenig Rosmarintinktur in Ihr Lieblings-Kräutershampoo mischen.

Brasilnuß (*Bertholettia excelsa*). Zusätzlich zu der Suche nach Behandlungen, die sich darauf konzentrieren, den Abbau von Azetylcholin verhindern zu helfen, haben die Wissenschaftler mögliche Therapien untersucht, die für einen Vorrat an Cholin im Menschen sorgen. Cholin ist ein Baustein von Azetylcholin.

Lezithin enthält Cholin, und laut meinen Unterlagen sind Brasilnüsse die reichhaltigste Nahrungsquelle für Lezithin (bis zu 10 Prozent des Trockengewichts).

Viele andere pflanzliche Nahrungsmittel und Kräuter enthalten ebenfalls Lezithin in großzügigen Mengen. Zu diesen gehören (in absteigender Reihenfolge ihres Gehalts) Löwenzahn, Mohnsamen, Sojabohnen und Mungobohnen.

Es gibt außerdem eine ganze Reihe von Pflanzen, inklusive der Blätter des Bockshornklees und gemeinen Hirtentäschels, die direkt Cholin enthalten. Andere pflanzliche Nahrungsmittel, die geringe Mengen an Cholin enthalten, sind zum Beispiel Andorn, Ginseng, Mungobohnen, Schwammgurke, Linsen und Engelwurz, das auch als *Dang-Quai* bekannt ist. Die Wissenschaftler haben versucht, Patienten mit der Alzheimer-Krankheit cholinreiche und lezithinreiche Nahrungsmittel zu verabreichen. Die vorläufigen Ergebnisse waren ermutigend, aber jüngere Untersuchungen konnten keinen zwingenden Zusammenhang mit einer Verbesserung des

Biblische Gehirnfutter-Suppe

Diese Suppe besteht hauptsächlich aus Pflanzen, die in der Bibel erwähnt sind. Sie ist eine gute Wahl für jeden Patienten mit der Alzheimer-Krankheit. Viele der Zutaten sind reich an Cholin, einem Bestandteil, von dem die Wissenschaftler annehmen, daß er für Patienten mit dieser Erkrankung hilfreich ist.

Die Zutaten dieser Suppe sind: Gerste, Flaschenkürbis, Löwenzahnblüten und -blätter, Favabohnen, Zwergleinöl, Linsen, Mohnsamen, Brennesseln, gemahlene Walnüsse und geschroteter Weizen. (Sie sollten bei der Ernte der Brennesseln Handschuhe tragen, die fusseligen Brennhärchen brennen jedoch nicht mehr, wenn die Blätter gekocht werden.)

Würzen Sie die Suppe mit Melisse, Rosmarin, Salbei und Bohnenkraut. Diese Kräuter helfen dem Gehirn, sein Azetylcholin zu bewahren, das eine weitere Substanz ist, der die Forscher eine helfende Rolle zuschreiben.

Sie werden ein wenig mit den Zutaten herumprobieren müssen, um eine Suppe zu bekommen, die Ihnen schmeckt. Man muß nicht alle Zutaten auf einmal nehmen, ganz im Gegenteil, wahrscheinlich werden Sie gar nicht alle auf einmal bekommen. Halten Sie diese Liste einfach griffbereit und geben Sie so viele Zutaten wie möglich zu anderen Suppen, die Sie vielleicht kochen.

Erinnerungsvermögens feststellen. Ich bleibe vorsichtig optimistisch, daß der Genuß von Nahrungsmitteln, die Cholin und Lezithin enthalten, helfen könnte.

Löwenzahn (*Taraxacum officinale*). Diese Blumen sind eine der reichhaltigeren Lezithinquellen, und sie enthalten außerdem noch eine beträchtliche Menge an Cholin (die beiden Bestandteile sind häufig gemeinsam in einem Nahrungsmittel zu finden). Lezithin steigert die Konzentration an Azetylcholin im Gehirn und verbesserte bei Labormäusen das Erinnerungsvermögen. Bisher gibt es noch keinen Beweis dafür, daß diese Behandlung beim Menschen wirkt, aber ich bin bezüglich dieser Möglichkeit optimistisch. Außerdem ist Löwenzahn sehr nahrhaft.

Favabohnen (*Vicia faba*). Diese Bohnen enthalten ziemlich viel Lezithin und sind der Hauptbestandteil meiner 'Biblischen Gehirnfutter-Suppe'. In der Tat haben viele Bohnen einen hohen Lezithin- und Cholingehalt und sollten deshalb auf jedem Speisezettel stehen, und zwar nicht nur bei Personen, die der Alzheimer-Krankheit vorbeugen oder sie behandeln möchten.

Bockshornklee (*Trigonella foenum-graecum*). Ich wußte lange Zeit nicht, daß ich mit meinem Gericht *Alu methi*, das ich in einem indischen Restaurant aß, in gedämpftem Bockshornklee schwelgte. Dieser gehört nämlich zu den besseren Nahrungsmittelquellen für Cholin (bis zu 1,3 Prozent des Trockengewichts). Wie wir gesehen haben, kann Cholin vermutlich bei der Vorbeugung und Behandlung der Alzheimer-Krankheit helfen.

Bockshornklee ist außerdem eine gute Quelle für Beta-Karotin, ein Antioxidationsmittel, das ebenfalls dabei helfen könnte, der Alzheimer-Krankheit vorzubeugen oder möglicherweise ihr Fortschreiten zu verlangsamen.

Ginkgo (*Ginkgo biloba*). Hunderte von europäischen Studien haben den Nutzen von standardisierten Extrakten aus Ginkgo-Blättern für ein breites Spektrum an altersbedingten Beschwerden bestätigt. Dazu gehören Vergeßlichkeit und eine mangelhafte Durchblutung. Es gibt bisher noch nicht viele Daten über die Behandlung der Alzheimer-Krankheit mit Ginkgo, aber ich wäre nicht überrascht, wenn Ginkgo helfen würde. Einen Versuch ist es allemal wert. Sie können 60 bis 240 Milligramm eines standardisierten Extraktes pro Tag einnehmen. Diese Dosis sollten Sie nicht mehr erhöhen, da Ginkgo in großen Mengen Durchfall, Gereiztheit und Ruhelosigkeit verursachen kann.

Salbei (*Salvia officinalis*). Der im 17. Jahrhundert lebende Kräuterexperte John Gerard beschrieb, daß Salbei „einem schwachen Gehirn oder Gedächtnis hilft und es... binnen kürzester Zeit regeneriert." Britische Wissenschaftler haben bestätigt, daß Salbei das Enzym hemmt, das dem Azetylcholin-Abbau dient, und dadurch enthält Salbei die Substanz, die offensichtlich bei der Vorbeugung und Behandlung der Alzheimer-Krankheit eine Rolle spielt. Wie Rosmarin ist übrigens auch Salbei gut mit Antioxidantien bestückt. Ein wenig Umsicht ist jedoch geboten: Salbei enthält einen beträchtlichen Gehalt an Thujon, einer Substanz, die in sehr großen Dosen Krämpfe auslösen kann.

Große Brennessel (*Urtica dioica*). Dieses Kraut enthält beträchtliche Mengen des Mineralstoffes Bor, das zur Verdopplung des im Körper zirkulierenden Östrogens führen kann. Das weibliche Hormon Östrogen hilft – wie bereits in mehreren Studien belegt wurde – bei der Verbesserung des Kurzzeitgedächtnisses. Es half außerdem, die Stimmung bei einigen Patienten mit der Alzheimer-Krankheit zu heben.

Weide (*Salix*, verschiedene Spezies). Einige Studien haben eine niedrigere Inzidenz (Häufigkeit) der Alzheimer-Krankheit bei Personen ergeben, die viele entzündungshemmende Medikamente gegen Arthritis einnahmen. Wenn diese Medikamente helfen würden, der Alzheimer-Krankheit vorzubeugen, dann sollte Weidenrinde, die pflanzliche Quelle der Azetylsalizylsäure, genauso gut helfen. Bitte denken Sie jedoch daran: Wenn Sie gegen Azetylsalizylsäure allergisch sind, dann sollten Sie wahrscheinlich auch keine Kräuter einnehmen, die der Azetylsalizylsäure ähnliche Substanzen enthalten.

❦ **Gotu kola (*Centella asiatica*).** Dieses Kraut genießt seit Jahrhunderten den Ruf als Gedächtniskraut, das hilft, einen lebendigen Geist zu erhalten. Ich wage zu bezweifeln, daß es diesen Ruf hätte bewahren können, wenn nicht irgend etwas Wahres an der Sache wäre.

❦ **Gärtnern im Kräutergarten.** Wenn die Alzheimer-Krankheit in Ihrer Familie bereits vorgekommen ist oder Sie sich aus anderen Gründen wegen dieser Erkrankung Sorgen machen, sollten Sie sich überlegen, ob Sie nicht einen Kräutergarten anlegen möchten. Damit hätten Sie eine immerwährende Quelle an den Kräutern, die sich als vielversprechend gegen die Alzheimer-Krankheit hervortun. All diese Kräuter gedeihen in gemäßigtem Klima, zumindest als einjähriges Kraut. Und nicht nur das, Gärtnern erfordert darüber hinaus ein paar Überlegungen, Kreativität und körperliche Aktivität, und ich bin überzeugt, daß diese Anforderungen die Gehirnfunktion bewahren. (Detaillierte Informationen über das Anlegen eines Kräutergartens finden Sie auf den Seiten 14–17.)

Amenorrhoe (Ausbleibende Menstruationsblutung)

Sie war unter 40, nicht schwanger und hatte während der letzten sechs Monate keine Menstruationsblutung. Die Ärzte hatten sie auf alles mögliche untersucht – inklusive Endometriose und Krebs – und nichts gefunden.

Amenorrhoe – die medizinische Bezeichnung für ausbleibende Menstruationsblutungen bei Frauen, die eigentlich regelmäßig ihre Periode haben sollten – ist ein Zeichen, daß im Körper etwas nicht stimmt. Die Ursache kann alles sein – von einer Streßreaktion bis hin zu Störungen im

Hormonhaushalt oder ernsthafteren Problemen, und manchmal braucht man ziemlich lange, um das Problem zu identifizieren.

Diese Frau rief mich verzweifelt an, nachdem ich ihr vom Washingtoner Mind-Body-Institute empfohlen worden war. Sie dachte, daß ihr Problem möglicherweise in einem von ihr eingenommenen Medikament bestehen würde, weil es womöglich den Östrogenspiegel in ihrem Körper änderte.

Ich erklärte ihr, daß sie ihren Östrogenspiegel eventuell durch die Einnahme Östrogen-ähnlicher Substanzen, sogenannter Phytoöstrogene, normalisieren konnte. Phytoöstrogene sind in vielen Pflanzen enthalten, unter anderem in Sojabohnen und Yamswurzeln. Ich erwähnte außerdem Mönchspfeffer (*Vitex agnus castus*), ein Kraut, das in dem wohlverdienten Ruf steht, die Menstruationsblutung wieder in Gang zu bringen. Sie sagte, sie würde es mit Mönchspfeffer und Phytoöstrogenen probieren. Ein paar Monate später rief sie mich an, um mir zu berichten, daß sie mit den Ergebnissen sehr zufrieden war.

Grüne Apotheke für Amenorrhoe

Kräuter, die die Menstruationsblutung auslösen – aus welchem Grund auch immer – werden als Emmenagoga bezeichnet. In den Tagen vor unserer modernen Medizin verwendeten Frauen aus zwei Gründen häufig diese Emmenagoga. Einige gebrauchten die Kräuter als 'Verhütungsmittel am Morgen danach', weil ja sonst nichts verfügbar war. Andere nahmen die Kräuter, um eine Amenorrhoe zu behandeln.

Emmenagoga werden nicht mehr länger als Verhütungsmittel benötigt, können jedoch immer noch zur Therapie einer Amenorrhoe eingesetzt werden. Es finden sich Dutzende, wenn nicht gar Hunderte Emmenagoga und Pflanzensubstanzen (Phytochemikalien) in meinen verschiedenen Datensammlungen.

Gehen Sie bei Vorliegen einer Amenorrhoe zum Arzt, damit die richtige Diagnose gestellt werden kann. Die medizinische Standardtherapie besteht aus der Verabreichung von Hormonen, wobei diese Hormonbehandlungen jedoch knifflig sind, eine genaue Überwachung erfordern und in vielen Fällen erfolglos verlaufen. Meiner Erfahrung nach können Emmenagoga häufig die normale Menstruationsblutung wieder in Gang bringen und eine deutliche emotionale Erleichterung bringen. Sie sollten mit Ihrem Arzt einen Versuch mit diesen sicheren und sanften Kräutern besprechen, bevor Sie es mit Hormonen probieren.

Ich habe hier aus der langen Liste meiner Datensammlung meine Lieblingskräuter zusammengestellt.

❀❀❀ **Mönchspfeffer (*Vitex agnus castus*).** In einer kleinen Untersuchung wurde einer Gruppe von 20 Frauen mit Amenorrhoe täglich 40 Tropfen eines *Vitex*-Extraktes verabreicht und die Gruppe danach 6 Monate lang beobachtet. Fünfzehn Teilnehmerinnen hielten bis zum Ende der Studie durch, und bei zehn der Patientinnen waren die Menstruationszyklen wieder in Ordnung.

Eine Amenorrhoe geht häufig mit einem erhöhten Prolaktinspiegel im Blut einher, und Medikamente, die den Spiegel dieses weiblichen Hormons senken, lösen oft wieder einen normalen Menstruationszyklus aus. Mönchspfeffer hat genau die gleiche Wirkung wie diese Medikamente.

Die typische Dosis besteht in täglich 20 Milligramm einer Tinktur, die aus den Beeren hergestellt wurde. Gerade in Deutschland sind solche Kräutermedikamente weit verbreitet und werden von Ärzten häufig empfohlen. Ein bekanntes deutsches Amenorrhoe-Präparat ist Femisana® (rezeptpflichtig!), eine Tinktur, die aus

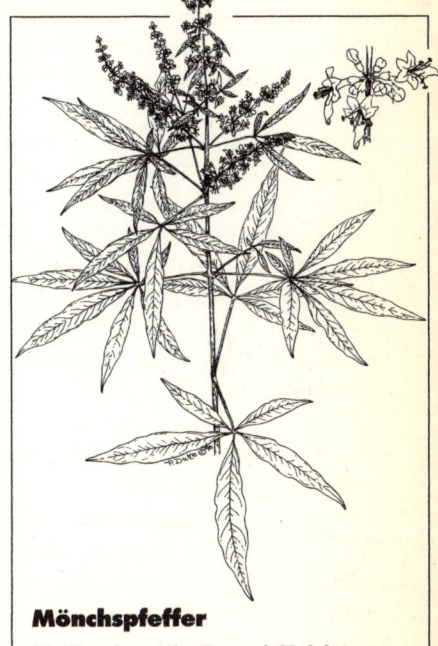

Mönchspfeffer

Ein Extrakt aus den Beeren hilft dabei, wieder normale Menstruationsblutungen zu bekommen.

einer Mischung aus Mönchspfefferbeeren (Keuschlammfrüchten), Cimifuga-wurzelstock, Schöllkraut und Phosphorus D4 besteht.

❀❀ **Traubensilberkerze (*Cimicifuga racemosa*) und Frauenwurzel (*Caulophyllum thalictroides*).** Diese beiden waren die beliebtesten Kräuter der Indianer bei gynäkologischen Beschwerden. Es hat sich herausgestellt, daß die traubige Silberkerze eine starke Östrogen-ähnliche Wirkung hat und Frauenwurzel Kontraktionen (ein Zusammenziehen) der Gebärmutter fördert.

❀❀ **Möhre (*Daucus carota*).** Viele in Pennsylvania ansässige Holländer haben wilde Möhrensamen verwendet, die offensichtlich sowohl als Emmenagogum als auch als Verhütungsmittel am Morgen danach wirksam sind. Indische Wissenschaftler haben bestätigt, daß die Möhrensamen bei Labortieren eine implantationshemmende Wirkung besitzen (das bedeutet, daß die Einnistung eines befruchteten Eis verhindert wird).

❧ **Sellerie (*Apium graveolens*).** Selleriesamen enthalten Butylidenephthalid – eine Substanz, die die Auslösung der Menstruationsblutung fördert.

❧ **Dill (*Anethum graveolens*).** Die in Dill enthaltene Substanz Apiol ist so ein potentes Emmenagogum, daß die meisten von mir geschätzten Kräuterexperten schwangere Frauen davor warnen, Dill in medizinischen Konzentrationen einzunehmen. (Kein Grund zur Panik – der Genuß dillgewürzter Essiggurken ist völlig in Ordnung). Wenn Sie die Menstruationsblutung fördern wollen, können Sie sich einen Tee mit zwei Teelöffeln zerdrückter Samen kochen.

❧ **Echter Eibisch (*Althea officinalis*).** Dieses Kraut enthält bis zu vier Prozent Betain. Betain ist ein Phytoöstrogen und Emmenagogum, das auch in Rüben, Möhren, Kohl, Chicorée, Hafer, Orangen und Schafgarbe (*Achillea*) steckt.

Sie könnten einmal einen Tee aus Eibisch und Schafgarbe versuchen. Ein leckeres Gericht, das eine gute Portion Betain enthält, erhalten Sie mit Möhren, Kohl und Rüben.

❧ **Safranwurz (*Curcuma longa*).** Traditionell arbeitende chinesische und indische Ärzte empfehlen Safranwurz (auch als Kurkuma bezeichnet) zur Behandlung einer Amenorrhoe. Ich habe keinen Grund, an der Sicherheit dieser Therapie zu zweifeln, kann aber nichts über ihre Wirkung sagen. Wahrscheinlich ist sie jedoch einen Versuch wert. Um eine medizinische Dosis zu erhalten, können Sie sich ein indisches Gericht mit reichlich Safranwurz kochen oder sich einfach einen starken Tee daraus zubereiten.

❧ **Weitere ausgewählte Kräuter.** Es gibt noch so viele und weithin erhältliche Kräuter zur Behandlung einer Amenorrhoe, daß ich das Gefühl hätte, meine Aufgabe nicht richtig erfüllt zu haben, wenn ich nicht wenigstens einige davon aufzählen würde. Sie können diese Kräuter beliebig miteinander kombinieren, kochendes Wasser darüber gießen und den Tee 15 Minuten lang ziehen lassen. Die Kräuter sind: Odermennig, Engelwurz, Betonie, Bergminze, Kümmel, Katzenminze, Koriander, Kreuzkümmel, Engelwurz, Fenchel, Mutterkraut, Ingwer, Andorn, Ysop, Wacholderbeeren, Lavendel, Melisse, Liebstöckel, Studentenblume, Majoran, Herzgespann, Erdmandel, Oregano, Petersilie, Hedeoma, Rosella-Hanf, Rosmarin, Raute, Saffran, Rainfarn, Estragon, Thymian, wilder Kälberkropf, Scheinbeere, Gänsefuß, Schafgarbe, und Ylang-Ylang.

Ich möchte ferner noch anmerken, daß Früchte und Wurzeln, die Enzyme zum Abbau von Protein (Proteolytika) enthalten, ebenfalls volkstümliche Emmenagoga sind. Dazu gehören Feigen, Ingwer, Papaya und Ananas.

Angina pectoris

Es ist erstaunlich, wieviele Informationen man beim Besuch eines Landwirtschaftsministeriums sammeln kann. Viele meiner dort arbeitenden Kollegen fragten mich bei Kräutern um Rat und suchten nach Lösungen für bestimmte gesundheitliche Probleme.

Einer meiner etwas konservativer eingestellten Kollegen – also nicht der Charakter, den es unwiderstehlich zur Kräutermedizin zog – überraschte mich eines Tages mit der Frage, welches Kraut ich bei Angina empfehlen würde. Dieses Problem hatte ihm nämlich schon seit Monaten auf der Seele gelegen.

Ich erwähnte ein paar der in diesem Kapitel besprochenen Kräuter – Weißdorn (*Crataegus*) und Knoblauch – und er dankte mir. Dann erzählte er mir, daß er bereits eine Woche lang Ingwer eingenommen hätte und sich bereits beträchtlich besser fühlen würde.

Das war mir neu. Ich wußte, daß Ingwer bei der Senkung des Cholesterinspiegels und des Blutdrucks hilft, was ja eine Wohltat für das Herz ist, aber ich wußte nicht, daß Ingwer auch 'Anti-Angina'-Eigenschaften hat. Es stellte sich heraus, daß er Recht hatte.

Angina, beziehungsweise korrekter gesagt Angina pectoris, ist eine Herzerkrankung, die mäßige bis starke Brustschmerzen auslöst. Bei einer stabilen Angina entwickeln sich die Schmerzen nach ein wenig körperlicher Anstrengung, was alles von einem flottem Marsch bis hin zu einem entspannten Spaziergang sein kann. Bei einer instabilen Angina pectoris schlagen die Schmerzen bereits zu, wenn der Patient sich im Ruhezustand befindet.

Angina pectoris wird durch Arteriosklerose verursacht, das ist eine Krankheit, bei der cholesterinreiche Ablagerungen, die sogenannte Plaque, dazu führen, daß sich die Koronararterien (Herzkranzgefäße) verengen. Die Arteriosklerose schränkt die Blutzufuhr zum Herzen ein, und die daraus entstehende Unterversorgung und der Sauerstoffmangel lösen die Anginaschmerzen aus. Beide Formen der Angina pectoris (aber vor allem die instabile) zeigen an, daß der Betreffende ein stark erhöhtes Risiko für einen Herzinfarkt hat.

Grüne Apotheke für Angina pectoris

Jeder, der an Angina pectoris leidet, sollte sich unter ärztlicher Aufsicht befinden, und es ist außerordentlich wichtig, sich genau an die Anweisungen des Arztes zu halten. Typische Empfehlungen beinhalten zum Beispiel die Einnahme von Nitroglyzerin, Azetylsalizylsäure (zum Beispiel Aspirin®) und häufig auch anderen Medikamenten, die den Cholesterinspiegel oder Blutdruck senken.

Zusätzlich zu diesen Maßnahmen gibt es eine Vielzahl medizinischer Kräuter, die helfen können. Vor der Einnahme jeglicher Kräuter sollten Sie sich jedoch unbedingt mit Ihrem Arzt absprechen.

Weißdorn (*Crataegus*). Präparate mit Weißdornbeeren werden in ganz Europa gerne eingenommen, um milde Anginaformen zu behandeln.

Intensive Untersuchungen kamen zu dem Ergebnis, daß Weißdornextrakte die Herzfunktion verbessern, indem sie die Koronararterien öffnen. Dies wiederum verbessert die Blut- und Sauerstoffversorgung des Herzens. Weißdorn senkt ferner den Cholesterinspiegel im Blut, was ebenfalls für das Herz vorteilhaft ist. Die Anwendung ist nach europäischen klinischen Erfahrungen auch über einen längeren Zeitraum sicher.

Dr. Varro Tyler schreibt in seinem hervorragendem Buch über Kräuter (*siehe Anhang*), daß die Vorteile von Weißdorn für das Herz auf speziellen Bestandteilen dieser Pflanze beruhen, nämlich oligomeren Procyanidinen. Zusätzliche positive Wirkungen beruhen auf mehreren anderen Komponenten, die als Flavoinoide bezeichnet werden, welche die empfindlichen Gefäße der Koronararterien öffnen (dilatieren).

Die deutsche Kommission E ist das deutsche Expertenteam, das medizinische Kräuter für die deutsche Regierung prüft (*siehe Anhang*). Sie empfiehlt Weißdorn für eine ganze Reihe von Herzproblemen. Naturheilpraktiker schlagen eine tägliche Dosis von 240 bis 480 Milligramm des standardisierten Extraktes vor. Weißdorn ist ein potentes Herzmittel, deshalb dürfen Sie es nicht ohne Rücksprache mit Ihrem Arzt einnehmen.

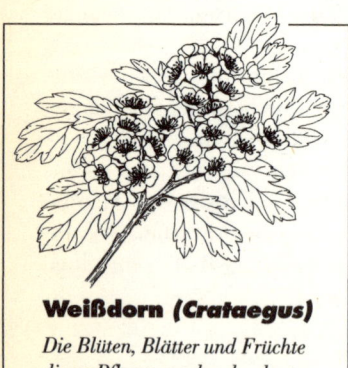

Weißdorn (Crataegus)

Die Blüten, Blätter und Früchte dieser Pflanze werden durchweg für medizinische Zwecke genutzt.

Echte Engelwurz (*Angelica archangelica*) und andere Kräuter der Möhrenfamilie. Calciumkanalblocker sind die Standardmedikamente bei einer Angina pectoris, und echtes Engelwurzkraut enthält 15 Bestandteile, die eine sehr ähnliche Wirkung entfalten. Ähnliche Bestandteile finden sich auch in anderen Mitgliedern der Möhrenfamilie: Mohrrüben, Sellerie, Fenchel, Petersilie und Pastinaken.

Wenn ich unter Angina pectoris leiden

würde, würde ich all diese Gemüse in einem Cocktail kombinieren, der aus zu Saft verarbeiteter Engelwurz, Mohrrüben, Sellerie, Fenchel, Petersilie und Pastinaken sowie ein wenig Wasser und Gewürzen bestünde.

Es ist wohlbekannt, daß Vegetarier weniger häufig an Herzerkrankungen leiden. In der Regel macht man die fettärmere Ernährung dafür verantwortlich. Ich würde aber behaupten, daß ein Teilgrund auch darin besteht, daß sie viele Mitglieder der Möhrenfamilie verzehren.

✎ Heidelbeeren (*Vaccinium myrtillus*) und andere Früchte. Heidelbeeren enthalten die sogenannten Anthocyane, die eine Senkung des Cholesterinspiegels bewirken. Das Kraut ist ferner ein Vasodilatator, der die Blutgefäße erweitert und den Blutdruck senkt. Anthocyane beugen außerdem der Bildung von Blutgerinnseln vor, die die Entstehung eines Herzinfarktes fördern.

Bis die Pharmakonzerne die Anthocyane genauer unter die Lupe genommen haben, werden wir nicht erfahren, wie wirksam diese Bestandteile bei der Vorbeugung von Herzproblemen sind. Heidelbeeren sind jedoch nicht die einzigen Früchte mit diesem Inhaltsstoff. Andere gute Quellen sind zum Beispiel Brombeeren, Apfelbeeren, schwarze Johannisbeeren, Rauschbeeren, Kirschen, Preiselbeeren, rote Trauben und rote Himbeeren. Ich glaube, daß alle diese Früchte bei der Vorbeugung und Behandlung einer Angina pectoris helfen können.

✎ Knoblauch (*Allium sativum*) und Zwiebel (*Allium cepa*). Diese beiden würzigen Heilpflanzen helfen bei der Behandlung von Herzerkrankungen, weil sie den Cholesterinspiegel und Blutdruck senken und der Bildung von Blutgerinnseln vorbeugen, die die Entstehung eines Herzinfarktes fördern.

Laut einer Untersuchung senkt der tägliche Konsum von einer Knoblauchzehe pro Tag den Cholesterinspiegel um neun Prozent. Jede Senkung des Cholesterinspiegels um ein Prozent läßt sich übersetzen in ein um zwei Prozent gesenktes Risiko für einen Herzinfarkt. Eine Knoblauchzehe pro Tag senkt folglich das Risiko für einen Herzinfarkt um 18 Prozent. Zwiebeln haben eine ähnliche, wenn auch nicht ganz so herausragende Wirkung.

✎ Ingwer (*Zingiber officinale*). Nachdem mich mein Kollege vom Landwirtschaftsministerium überzeugt hatte, die Anti-Angina-Vorzüge von Ingwer zu erforschen, las ich, daß der Kräuterexperte Paul Schulick es in seinem Buch über Ingwer (*siehe Anhang*) zur Vorbeugung vor Herzinfarkten empfiehlt. Er schreibt, daß eine israelische Klinik für Herzerkrankungen mittlerweile einen halben Teelöffel Ingwer pro Tag empfiehlt.

Es scheint, daß Ingwer ein Antioxidationsmittel ist, das den Blutgefäßen einigen Schutz vor den durch einen hohen Cholesterinspiegel bedingten Schäden bietet. (Antioxidantien sind Substanzen, die die Zellen vor Schädigungen durch freie Radikale (hoch reaktiven Sauerstoffmolekülen) im Körper schützen.) Ingwer fördert außerdem ähnlich wie der Wirkstoff Digitalis die Kraft des Herzmuskelgewebes. Wenn ich unter Angina pectoris leiden würde, würde ich regelmäßig Ingwer einnehmen und meine Gerichte großzügig damit würzen.

❧ Knorpelmöhre (*Ammi majus*). Im Jahre 1951 wurde in einer medizinischen Fachzeitschrift (dem *New England Journal of Medicine*) ein Artikel veröffentlicht, der die Anti-Angina-Wirkung von Khellin, einem Bestandteil der Knorpelmöhre, pries, weil es die Blutzufuhr zum Herzen fördert. In dem Artikel wurde Khellin als „ein sicheres und wirksames Medikament zur Behandlung von Angina pectoris" gelobt.

Bereits 30 Milligramm Khellin pro Tag können helfen, aber der hoch angesehene Naturheilpraktiker Dr. Michael Murray empfiehlt die tägliche Einnahme von 250 bis 300 Milligramm eines Knorpelmöhrenextraktes mit einem standardisierten Khellingehalt (der in der Regel 12 Prozent beträgt). Wenn Sie Knorpelmöhren in Form eines standardisierten Extraktes kaufen, dann werden Sie die entsprechende Information auf dem Etikett finden.

❧ Kopou-Bohne (*Pueraria lobata*). Klinische Studien aus China bescheinigen Kopou-Bohnen eine Wirkung gegen Angina pectoris. In einer Untersuchung nahmen 71 Testteilnehmer 4 bis 22 Wochen lang täglich 10 bis 15 Gramm eines Wurzelextraktes ein. In diesem Zeitraum bemerkten 29 eine deutliche Verbesserung, 20 eine leichte Verbesserung, und 22 stellten kaum eine oder gar keine Verbesserung fest.

Kopou-Bohnenextrakte erweitern die Koronargefäße (Herzkranzgefäße), verbessern die Durchblutung und senken den Blutdruck. Sie helfen außerdem bei der Stabilisierung des Herzrhythmus. Kopou-Wurzelpräparate haben bisher in Untersuchungen am Menschen keine Nebenwirkungen verursacht.

❧ Portulak (*Portulaca oleracea*). Antioxidantien sind wie erwähnt Substanzen, die die Zellen vor Schädigungen durch freie Radikale (hoch reaktiven Sauerstoffmolekülen) im Körper schützen. Außerdem scheinen sie eine Schlüsselrolle bei der Vorbeugung vor Herzkrankheiten zu spielen. Ich empfehle Portulak, weil dieses Kraut besonders reichlich mit Antioxidantien gesegnet ist und zusätzlich die beste blattförmige Quelle für Omega-3-Fettsäuren (nützliche Öle, die ebenfalls Herzerkrankungen vorbeugen helfen) ist.

❧ Weide (*Salix*, verschiedene Spezies). Untersuchungen haben ergeben, daß eine tägliche, niedrige Dosis an Azetylsalizylsäure – angefangen von 30 Milligramm bis hin zur 325-Milligramm-Tablette (zum Beispiel Aspirin®) – Herzinfarkten vorbeugt, weil es der Entstehung von Blutgerinnseln entgegenwirkt.

Weidenrinde ist die pflanzliche Form der Azetylsalizylsäure. Ein oder zwei Tassen Weidenrindentee pro Tag würden Sie wahrscheinlich mit dem Äquivalent einer niedrigen Dosis Azetylsalizylsäure versorgen, die zur Vorbeugung vor Herzerkrankungen empfohlen wird. (Kürzlich veröffentlichte Studien kamen zu dem Ergebnis, daß Azetylsalizylsäure und vermutlich damit auch Weidenrinde ebenfalls bei der Vorbeugung vor Kolonkrebs eine Rolle spielt. Es gibt also mehr als nur einen Grund für diese Therapie.) Bitte denken Sie jedoch daran: Wenn Sie gegen Azetylsalizylsäure allergisch sind, dann sollten Sie wahrscheinlich auch keine Kräuter einnehmen, die der Azetylsalizylsäure ähnliche Substanzen enthalten.

❧ **Nachtkerze (*Oenothera biennis*).** Nachtkerzen sind eine ausgezeichnete Quelle für Gamma-Linolensäuren (GLS), die sowohl den Cholesterinspiegel als auch den Blutdruck senken. GLS haben ferner eine gerinnungshemmende Wirkung. Mein Freund C. Leigh Broadhurst empfiehlt, Nachtkerzen zusammen mit den weiter unten besprochenen Leinsamen einzunehmen.

❧ **Lein (*Linum usitatissimum*).** Leinsamen enthalten reichlich Alpha-Linolensäuren, von denen viele Experten behaupten, daß sie das Herz schützen.

❧ **Mutterwurz (*Ligusticum chuanxiong*).** Dieses asiatische Kraut hilft bei der Vorbeugung vor Blutgerinnseln, welche letztendlich zu Herzinfarkten führen, erklären Dr. Albert Leung und Stephen Foster in ihrem Buch über natürliche Zutaten (*siehe Anhang*). Ihrer Auskunft nach enthält das Kraut ähnliche Bestandteile wie der echte Engelwurz. Diese Substanzen erweitern die Koronararterien und erhöhen somit den Blutstrom zum Herzen. Kein Wunder, daß Mutterwurz in China zur Behandlung von Angina pectoris und anderen Herzerkrankungen eingesetzt wird. Leider ist es hierzulande (noch) nicht sehr einfach, das Kraut zu bekommen. Versuchen Sie es in asiatischen Supermärkten.

Arthritis

Ich spiele die Baßgeige in einer Band, die sich *Durham Station* nennt. In den letzten Jahren haben drei der vier Bandmitglieder oder ihre Angehörigen die große Brennessel zur Linderung ihrer Arthritisschmerzen verwendet. Auch wenn sich die Brennessel zu einem wohlschmeckendem Gemüse zerkocht, essen meine Musiker dieses Kraut nicht, sondern verbrennen die Haut damit, indem sie das Kraut mit durch Handschuhen geschützten Händen ergreifen und dann die steifen, geschwollenen Gelenke damit peitschen.

Diese Praxis wird auch als Urtikation bezeichnet, was vom botanischen Namen der Pflanze *Urtica dioica* herrührt. Sie kann auf biblische Zeiten – mindestens 2000 Jahre – zurückdatiert werden. Auch wenn sich diese Therapie ein wenig ungewöhnlich anhört, kann man um die Tatsache nicht herumkommen, daß sie vielleicht deshalb bereits so lange besteht, weil sie so vielen Menschen hilft.

Unser Banjospieler hat nicht nur eine Pflanze in seiner Küche, so daß er sich selbst therapieren kann, wenn die Arthritisschmerzen wieder einmal auflodern. Er und seine anderen von der Arthritis geplagten Bandmitglieder versuchen auch Nicht-Mitspieler von diesem Rezept zu überzeugen. Die Schwiegermutter des Gitarrenspielers konnte wegen der Arthritis in ihrer Hand nicht mehr schreiben, aber diese Beschwerden konnten durch die Behandlung mit Brennesseln gebessert werden. Die Mutter des Geigenspielers hat mittlerweile eine große Anzahl von Brennesseln in ihrem Garten, und ihrer Auskunft nach hat sich ihre Arthritis stark gebessert.

Und damit Sie nicht glauben, daß die Urtikation nur eine Praxis verrückter Musiker sei: Meine frühere Sekretärin am Landwirtschaftsministerium zog diese Pflanze in ihrem Büro. Sie zupfte die Blätter ab und brannte sich heimlich selbst damit, wenn die Arthritis wieder einmal ihre Finger steif werden ließ. Die Methode schenkt oft beträchtliche Linderung. Manchmal wirkt die Therapie ziemlich schnell. Ich habe mit eigenen Augen gesehen, wie eine arthritische Schwellung innerhalb von ein paar Minuten nach dem Peitschen mit Brennesseln zurückging.

Die Sache mit dem Brennen

Ich will nicht ableugnen, daß die anti-arthritische Wirkung der Brennesseln auf Ablenkung basiert, was bedeutet, daß die Reizung durch das

Brennen die Leute schlicht von den Arthritisschmerzen ablenkt. Das ist die Erklärung, die Sie vielleicht von einem Arzt hören könnten. Als Botaniker muß ich jedoch hinzufügen, daß ich überzeugt bin, daß mehr chemische als psychologische Vorgänge ablaufen.

Die kleinen Brennhaare der Nesselpflanzen sorgen in der Tat für das Einspritzen kleinster Mengen (Mikroinjektion) von verschiedenen Chemikalien, die für das brennende Gefühl verantwortlich sind, das diese Pflanze verursacht. Ein Arzt erzählte mir, daß viele dieser Substanzen auch eine entzündungshemmende Wirkung haben, die bei der Linderung von Arthritis helfen.

Es gibt ferner volkstümliche Überlieferungen, daß Brennesseln spezifisch anti-arthritische Eigenschaften haben. Auf jedem Kontinent, auf dem Brennesseln wachsen, hat sich die Pflanze einen Ruf als Therapeutikum gegen Arthritis erobert. Das kann natürlich Zufall sein, aber das glaube ich nicht.

Wenn Sie es einmal mit einer Urtikation versuchen möchten, werden Sie kaum Probleme haben, eine Brennessel ausfindig zu machen, da sie sehr weit verbreitet sind. (Bitte blättern Sie auch zu der Abbildung auf Seite 95.) Wenn Sie nicht sicher wissen, wie Sie das Kraut erkennen können, sollten Sie jemand fragen, der sich damit auskennt, zum Beispiel eine Person, die in einer Gärtnerei arbeitet oder Pflanzen-Exkursionen leitet.

Gelenke in Schwierigkeiten

Arthritis bedeutet wörtlich übersetzt Gelenkentzündung. Laut Auskunft der Arthritis-Stiftung gibt es mehr als 100 verschiedene Krankheiten, die Gelenkschmerzen und -entzündungen nach sich ziehen – angefangen von Erkältungen bis hin zu bestimmten Tumorarten. Mit dem Begriff 'Arthritis' meint man jedoch in der Regel eine Osteoarthritis.

Diese auch unter der Bezeichnung degenerative Gelenkserkrankung bekannte Krankheit ist die häufigste der mehr als ein Dutzend verschiedenen Arthritisformen. Allein in den Vereinigten Staaten leiden 16 Millionen Bürger darunter. Hüften, Knie, Wirbelsäule und die kleinen Gelenke an Händen und Füßen sind am häufigsten betroffen. Eine Osteoarthritis entwickelt sich normalerweise allmählich und beginnt mit geringfügigen Beschwerden, die langsam zu Schmerzen, Steifheit, Schwellungen und einer eingeschränkten Beweglichkeit führen. Manchmal verschwinden die Symptome bei leichter körperlicher Betätigung, das ist jedoch nicht immer der Fall.

Eine weitere häufige Arthritisform ist die rheumatoide Version. Die rheumatoide Arthritis (RA) hat einen unangenehmen Ruf, weil sie ver-

Die Gin-und-Rosinen-Kur

Vor einigen Jahren empfahl der Reporter Paul Harvey in Gin eingelegte Rosinen für alle Arten von Schmerzen und Beschwerden, Arthritis mit eingerechnet. Hier ist ein Brief, den ich zu diesem Thema von einem Mann aus Mesa, Arizona, erhalten habe: „Nachdem ich einen Bericht von Paul Harvey über in Gin eingelegte Rosinen gelesen hatte, entschloß ich mich mit einer Gruppe von Freunden, einen diesbezüglichen Versuch zu wagen. Und es funktioniert tatsächlich. Wir alle haben eine großartige Linderung der Arthritisschmerzen und -beschwerden verspürt. Nach 15 schmerzerfüllten Jahren bin ich nun fast schmerzfrei. Jahrelang habe ich Schmerztabletten mit nur minimalem Erfolg genommen. Einige der Schmerzen, die durch die in Gin eingelegten Rosinen gelindert oder völlig verschwunden sind, sind zum Beispiel Migräne-Kopfschmerzen, Gicht und arthritische Schmerzen in den Gelenken. Einige Bekannte berichteten von einer Linderung von Schmerzen, die sie sonst des Nachts aufweckten, so daß sie nun einen ungestörten Schlaf genießen. Haben Sie in Ihren Untersuchungen herausgefunden, warum dieser Trick so gut wirkt?"

Ich antwortete folgendes: „Nein, aber ich fahre jetzt nach Hause zu einem Gin Collins mit Traubensaft, da ich Trauben den Rosinen vorziehe."

Wenn Sie von den in Gin eingelegten Rosinen profitieren, werden Ihnen die Rosinen wahrscheinlich mehr Nutzen erweisen als der Gin. Trauben und Rosinen enthalten viele schmerzlindernde, anti-arthritische und entzündungshemmende Substanzen. Wenn ich mir die lange Liste der Bestandteile in Trauben so ansehe, finde ich Schmerzkiller wie Ferulsäure, Gentisäure, Kampher-Glukoside und die der Azetylsalizylsäure ähnliche Salizylsäure. Trauben und Rosinen enthalten ferner verschiedene entzündungshemmende Bestandteile: Ascorbinsäure, Zimtsäure, Kumrin, Myricetin, Quercetin und Quercitrin. 1997 gab es einen großen Wirbel um Resveratrol, ebenfalls eine entzündungshemmende Substanz, die in Trauben reichlich vorhanden ist. Gramm für Gramm enthalten Rosinen entsprechend mehr von diesen Bestandteilen, weil sie weniger Wasser enthalten.

Alle diese Schmerzmittel sind nur in geringen Mengen in Rosinen enthalten, deshalb wage ich zu bezweifeln, daß die von Harvey gepriesenen, in Gin eingelegten Rosinen tatsächlich nennenswerte Dosen enthalten würden. Meine Briefbekanntschaft hat möglicherweise von einem Placeboeffekt profitiert: Wenn man an ein Mittel nur fest genug glaubt, kann es tatsächlich durchaus helfen. Eine große Menge Rosinen könnte jedoch tatsächlich wirksame Mengen an schmerzlindernden und entzündungshemmenden Bestandteilen enthalten. Persönlich wäre ich versucht, Rosinen auszuprobieren, bevor ich zu nichtsteroidalen entzündungshemmenden Mitteln greifen würde.

Die Rosinen schädigen Sie sicher weniger als der Gin, in den sie eingelegt werden, vor allem, wenn Sie zu Gicht neigen. Alkohol ist nämlich ein Hauptauslöser entsetzlich schmerzhafter Gichtanfälle. Ich weiß, daß meine große Zehe garantiert anschwillt, wenn ich vier Flaschen Bier trinke und mein Gichtmedikament Allopurinol nicht einnehme. Wenn Sie aber nicht unter Gicht leiden (und kein Alkoholiker sind), kann moderater Alkoholgenuß bei der Linderung der Arthritisschmerzen hilfreich sein.

krüppelnde Gelenksdeformationen nach sich ziehen kann. Viele der Millionen Deutschen mit rheumatoider Arthritis – wovon etwa 75 Prozent weiblich sind – haben mildere, nicht verkrüppelnde Verlaufsformen, die immer wieder auflodern und nachlassen, ohne daß man weiß, warum.

Häufig sind beide Hände betroffen, die rheumatoide Arthritis kann aber auch andere Gelenke befallen. Zusätzlich zu den Gelenkschmerzen, der Schwellung und der Wärme gehören zu den möglichen Symptomen Müdigkeit, Fieber, Appetitmangel, vergrößerte Lymphknoten, Knoten unter der Haut und eine Muskelsteifheit nach dem Schlaf oder Inaktivität. Die Steifheit läßt in der Regel bei mäßiger körperlicher Bewegung nach.

Grüne Apotheke für Arthritis

Zum Glück existieren neben der Brennessel eine ganze Reihe weiterer Kräuter, die Hilfe bieten können.

Ingwer (*Zingiber officinale*) und Safranwurz (*Curcuma longa*). In einer Untersuchung verabreichten indische Wissenschaftler 18 Patienten mit Osteoarthritis und 28 Patienten mit rheumatoider Arthritis drei bis sieben Gramm Ingwer pro Tag. Mehr als 75 Prozent der Teilnehmer an der Studie berichteten, daß sie zumindest eine gewisse Linderung der Schmerzen und Schwellungen bemerkten. Selbst zwei Jahre nach der Einnahme dieser hohen Ingwerdosen stellte keiner der Teilnehmer irgendwelche Nebenwirkungen fest. Diese Erhebung ist ein Grund, warum die Buchautorin Jean Carper (*siehe Anhang*) Ingwertee gegen ihre Osteoarthritis trinkt.

Das im Kurkuma enthaltene Curcumin ist ein naher chemischer Verwandter von einigen Substanzen, die in Ingwer gefunden wurden, deshalb überrascht es mich nicht, daß dieses Kraut ebenfalls einen großartigen Ruf als Arthritistherapeutikum genießt.

Sie können beide Gewürze zu einer Vielzahl verschiedener Gerichte geben, aber auch Tees daraus zubereiten.

Ananas (*Ananas comosus*). Äußerst beeindruckende Unter-

Arthritis-Suppe

Hier habe ich etwas für Leser, die quantitative Rezepte bevorzugen. Beginnen Sie, indem Sie die Hauptzutaten miteinander mischen, danach würzen Sie die Suppe mit je einer Prise der Gewürze, die Sie ansprechen. Sie brauchen nicht alle Gewürze zu nehmen, und Sie können mit den Geschmacksrichtungen und Proportionen ein wenig experimentieren, wenn Sie gerne möchten. Wenn Ihnen eine Zutat nicht zusagt oder nicht erhältlich ist, dann lassen Sie diese einfach weg.

3 bis 4 Liter Wasser
200 Gramm gehackter Kohl
150 Gramm Schnittbohnen
150 Gramm gehackter Stangensellerie
50 Gramm Brennesselblätter
100 Gramm in Scheiben geschnittene Möhren
100 Gramm gehackter Spargel
25 Gramm Löwenzahnblätter
50 Gramm fein gehackte Löwenzahnwurzeln
25 Gramm gehackter Spinat
40 Gramm gewürfelte Aubergine
25 Gramm gehackter Chicorée
4 Eßlöffel zerdrückter Knoblauch
4 Eßlöffel Safranwurz
4 Eßlöffel Süßholz
4 Eßlöffel Nachtkerzensamen
gemahlener Paprika
gemahlener schwarzer Pfeffer
Senf
Leinsamen
Bockshornklee
Zitronensaft
Sarsaparille

Geben Sie das Wasser in einen großen Topf und fügen Sie Kohl, Bohnen, Sellerie, Brennesseln, Möhren, Spargel, Löwenzahnblätter und -wurzeln, Spinat, Aubergine, Knoblauch, Safranwurz, Süßholz und Nachtkerzensamen hinzu. Mit Paprika, Pfeffer, Senf, Leinsamen, Bockshornklee, Zitronensaft und Sarsaparille abschmecken. Lassen Sie die Suppe bei großer Hitze aufkochen, danach die Hitze reduzieren und 20 bis 30 Minuten köcheln lassen, bis das Gemüse gar ist.

ERGIBT 4 PORTIONEN

suchungen geben Hinweise darauf, daß Bromelaine, ein in der Ananas enthaltenes Enzym, Entzündungen vorbeugen hilft. Leichtathletiktrainer empfehlen bereits seit einer ganzen Weile ihren Athleten, zur Vorbeugung und Behandlung von Sportverletzungen Ananassaft zu trinken. Ich denke, daß dies auch ein guter Rat für Arthritispatienten ist. Bromelaine kann den Körper dabei unterstützen, Immun-Antigenkomplexe loszuwerden, die bei manchen arthritischen Formen beteiligt sind. Die Frucht hilft ferner bei der Verdauung von Fibrin, einer weiteren Substanz, die in dem Verdacht steht, bei manchen Arthritisformen eine Rolle zu spielen. Wenn Sie eine Ausrede brauchen, um sich mit einer frischen, reifen Ananas zu verwöhnen, dann dürfte das wohl reichen.

◥◥◥**Paprika (*Capsicum*, verschiedene Spezies).** Paprika (der auch als spanischer Pfeffer bezeichnet wird) verursacht zwar einige Schmerzen auf der Zunge, greift aber ironischerweise am restlichen Körper in die Fähigkeit der Schmerzempfindung ein. Capsaicin, die schmerzlindernde Substanz in Paprika, stimuliert den

**Ananas
(Ananas comosus)**

Diese schmackhafte Frucht ist reich an Vitamin C und immunstimulierenden Mineralstoffen.

Körper zur Ausschüttung von Endorphinen, den natürlichen Wohlfühlhormonen des Körpers. Paprika enthält ferner Azetylsalizylsäure-ähnliche Komponenten, die sogenannten Salizylate.

Sie können einen Tee kochen, indem Sie Paprika mit Wasser mischen, aber es bereitet sicherlich mehr Vergnügen, den spanischen Pfeffer zu einer Reihe würziger Gerichte zu geben. Ganz schnell geht es, wenn Sie ein paar Spritzer Tabascosoße in Tomatensaft rühren.

Die in Paprika enthaltenen Substanzen können auch für Linderung bei einer Arthritis sorgen, wenn Sie die Haut mit dem Kraut einreiben. Wissenschaftler haben entdeckt, daß man sich eine deutliche Schmerzlinderung verschaffen kann, wenn man eine capsaicinhaltige Creme viermal täglich direkt auf die schmerzenden, arthritischen Gelenke streicht. In einer Studie über diese Therapie konnte gezeigt werden, daß die Capsaicin-Creme rheumatoide Arthritisschmerzen um mehr als die Hälfte reduzieren konnte. Osteoarthritische Schmerzen wurden um etwa ein Drittel gelindert.

Capsaicinhaltige Cremes werden als sicher und wirksam bei Arthritiden

Multi-Minz-Antioxidationsmittel-Arthritis-Tee

Rosmarin und Oregano sind beides antioxidative Minzen. Wenn Sie noch ein paar weitere antioxidative Kräuter dazugeben, erhalten Sie meinen Multi-Minz-Antioxidationsmittel-Arthritis-Tee. Diese Minzen sind: Basilikum, Scharlachmonarde, Andorn, Ysop, Melisse, Majoran, Oregano, Pfefferminze, Rosmarin, Salbei, Bohnenkraut, grüne Minze und Thymian. Es empfiehlt sich, den Tee mit einer Prise Ingwer und Safranwurz zu krönen.

Ich habe in meiner Datensammlung gesucht, ob diese Kräuter neben ihrer antioxidativen Wirkung womöglich auch anti-arthritische Substanzen enthalten. Basilikum enthält deren fünf, wohingegen Majoran, Oregano und Rosmarin mit jeweils ein paar Substanzen aufwarten konnten.

Wieviel sollen Sie nun von jedem Kraut für Ihren Tee nehmen? Die Leute stellen mir diese Frage immerzu, und ich weiß nie, was ich darauf antworten soll. Meine Tees sind niemals gleich, ich nehme stets ein wenig hiervon und eine Prise davon. Um Menschen zufriedenstellen, die ein Rezept brauchen, antworte ich, daß man von den Zutaten, die man mag, jeweils zwei Teile nehmen soll, ein Teil stammt jeweils von den Kräutern, die man nicht so ansprechend findet. Man gießt kochendes Wasser über die Kräuter und läßt sie 10 bis 20 Minuten lang ziehen, bevor man den Tee trinken kann.

eingestuft. Lassen Sie sich vom Apotheker eine capsaicinhaltige Creme oder Lotion geben (zum Beispiel Capsamol®) oder bitten Sie den Arzt, Ihnen ein solches Präparat zu verschreiben. Wenn Sie eine capsaicinhaltige Creme verwenden, müssen Sie darauf achten, sich nach dem Einreiben die Hände gründlich zu waschen, weil Sie den Wirkstoff nicht in Ihre Augen bringen sollten. Da manche Menschen auf die Substanz ziemlich empfindlich reagieren, sollten Sie zuerst auf einer kleinen Hautstelle ausprobieren, ob ihre Anwendung möglich ist, bevor Sie größere Hautpartien damit einreiben. Wenn Ihre Haut dadurch gereizt wird, sollten Sie die Behandlung abbrechen.

Große Brennessel (*Urtica dioica*). Es gibt neben der Urtikation schmerzhafter Gelenke noch eine weitere Methode, dieses Kraut zur Behandlung einer Arthritis einzusetzen: Man dämpft die frischen Blätter und genießt sie als Gemüse. Sie werden wahrscheinlich erleichtert sein zu erfahren, daß man zwar bei der Ernte der Blätter Handschuhe tragen muß, daß die Brennhaare jedoch beim Kochen der Blätter ihre Aggressivität verlieren.

Die Stiftung für Rheumatoide Erkrankungen gab bekannt, daß drei

Milligramm Bor pro Tag bei der Behandlung einer Osteoarthritis und rheumatoiden Arthritis helfen können. Eine Analyse der Brennesseln, die durch Wissenschaftler des Landwirtschaftsministeriums für mich durchgeführt wurde, zeigte, daß dieses Kraut auf das Trockengewicht bezogen 47 ppm (das ist die Anzahl der Wirkstoffanteile bezogen auf eine Million Lösungsstoffanteile) Bor enthält. Das bedeutet, daß eine Portion mit 100 Gramm Brennesseln, die durch das Dämpfen von ein paar Gramm junger, zarter Blätter schnell zubereitet ist, leicht mehr als die empfohlenen drei Milligramm Bor enthalten könnte. (Sie erhalten übrigens eine gute Portion Nesseln in meiner Arthritis-Suppe auf Seite 58).

Laut der Stiftung für Rheumatoide Erkrankungen wirkt Bor, weil es den Knochen dabei hilft, das Calcium zu behalten. Bor hat außerdem einen günstigen Einfluß auf das endokrine System (Hormonsystem) des Körpers, die Hormone haben ja bekanntlich eine Rolle bei der Erhaltung gesunder Knochen und Gelenke inne.

⤫ Oregano (*Origanum vulgare*). Derzeit häufen sich Untersuchungen, die zu dem Ergebnis kommen, daß das 'Pizzagewürz' (das übrigens auch als Dost oder wilder Majoran bezeichnet wird) ein potentes Antioxidationsmittel ist. Wie andere Antioxidantien in Obst und Gemüse können die in Oregano enthaltenen Substanzen Zellschäden durch freie Radikale – äußerst instabile Sauerstoffmoleküle, die von anderen Molekülen, die sie angreifen, Elektronen abziehen – verhindern. Reaktionen mit freien Radikalen sind mög-

Arthritis-Brühe

Zur Herstellung dieser Brühe nehmen Sie zwei Tassen Wasser und geben Paprika, Klette, schwarzen Pfeffer, Selleriesamen, Löwenzahn, Knoblauch, Ingwer, Meerrettich, Wacholderbeeren, Zitronengras, Oregano, Petersilie, Sarsaparille, Thymian, Safranwurz, Baldrian, Brunnenkresse, Senf und Weidenrinde dazu. Aufkochen lassen, danach die Hitze zurücknehmen und ein paar Minuten lang köcheln lassen.

Ich muß zugeben, daß ich diese Brühe niemals vollständig gekocht habe. Ich nehme immer nur die Gewürze, die ich gerade zur Hand habe. Wenn Sie unbedingt ein Rezept haben möchten, dann würde ich sagen, daß Sie vier Prisen Klette, Löwenzahn, Petersilie, Gelbwurz und Brunnenkresse; zwei Prisen Selleriesamen, Knoblauch, Ingwer und Safranwurz; und jeweils eine Prise der anderen – falls zur Hand – nehmen sollen. Das kann für Ihren Geschmack vielleicht etwas zu würzig sein, aber Sie haben meine Erlaubnis, das Rezept nach eigenem Gusto zu abzuändern.

61

licherweise an Entzündungsreaktionen, degenerativer Arthritis und ganz allgemein am Alterungsprozeß beteiligt. Außerdem gibt es vermehrt Hinweise darauf, daß Antioxidantien bei einer Osteoarthritis und rheumatoiden Arthritis Linderung bringen könnten.

In einem Test, dem fast 100 Mitglieder der Minzfamilie unterzogen wurden, war das 'Pizzakraut' dasjenige, das insgesamt die höchste antioxidative Wirkung hatte. Untersuchungen haben gezeigt, daß die antioxidative Aktivität von Oregano und anderen medizinischen Minzen auf Rosmarinsäure beruht, die antibakterielle, entzündungshemmende, antioxidative und antivirale Eigenschaften besitzt.

Wenn Sie bedenken, wie hoch Oregano bei diesem Schutzmechanismus punktet, dann lohnt es sich sicherlich, dieses Gewürz auf Ihre Pizza oder andere Gerichte zu streuen, wenn Sie unter Arthritis leiden. Sie können auch gerne meinen Multi-Minz-Antioxidationsmittel-Arthritis-Tee ausprobieren.

Weide (*Salix*, verschiedene Spezies), Knoblauch (*Allium sativum*) und Süßholz (*Glycyrrhiza glabra*). Weidenrinde war die ursprüngliche Azetylsalizylsäure in Kräuterform. Sie enthält Salizin, eine Substanz, die die Bayer AG in kleine weiße Tabletten mit Azetylsalizylsäure umformte – das ist das als Aspirin® verkaufte Schmerzmittel, das so viele Menschen mit Arthritis täglich einnehmen.

Weidenrindentee hat ähnlich wie Azetylsalizylsäure eine schmerzlindernde und entzündungshemmende Wirkung. Nachdem jedoch die reizende Substanz der Aspirin®-Tabletten im Tee verdünnt wird, ist das Risiko für Magenreizungen, Magengeschwüre und eine Überdosis viel geringer, wenn man den Tee trinkt, statt Pillen zu schlucken. Dennoch kann die Weidenrinde Ihren Magen reizen. Deshalb habe ich Süßholz in diese Empfehlung aufgenommen. Süßholz hat nicht nur entzündungshemmende Eigenschaften, sondern kann auch eine Hilfe bei der Behandlung von durch Weidenrinde verursachten gastrointestinalen Problemen sein.

Die Rezeptur ist jedoch ohne Knoblauch einfach nicht vollständig. Die längerfristige Anwendung oder Einnahme großer Mengen Süßholz kann bei einigen Menschen den Blutdruck erhöhen oder andere Probleme nach sich ziehen (Kopfschmerzen, Abgeschlagenheit, Natrium- und Wasserretention (Speicherung), übermäßiger Kaliumverlust). Knoblauch dagegen unterstützt die Blutdrucksenkung. Deshalb ist dies die Rezeptur für einen ausgewogenen Anti-Arthritis-Tee: etwa drei Teile getrocknete Weidenrinde, zwei Teile getrocknete Süßholzwurzel und ein Teil zerdrückter Knoblauch. Gießen Sie kochendes Wasser über die Mischung und lassen Sie den Tee etwa 15 Minuten lang ziehen.

Wenn Sie den Geschmack nicht mögen, können Sie nach Belieben Zitrone und/oder Honig, Ingwer sowie Safranwurz zugeben.

✒ **Brasilnuß (*Bertholettia excelsa*) und Sonnenblume (*Helianthus annuus*).** SAM ist die Abkürzung für S-Adenosyl-Methionin. Das ist eine Substanz mit schmerzlindernden und entzündungshemmenden Eigenschaften, die denen des rezeptfreien Schmerzmittels Ibuprofen ähneln.

SAM steckt in methioninreichen Samen und Nüssen, und zwar vor allem in Brasilnüssen und Sonnenblumenkernen. Man müßte etwa 250 Gramm Sonnenblumenkerne oder 500 Gramm Brasilnüsse essen, um eine Dosis SAM zu bekommen, die wirksamer als die Standarddosis Ibuprofen ist. Natürlich ist es unmöglich, so viele Nüsse und Kerne zu essen, aber ich bin überzeugt, daß bereits geringste Mengen helfen – vor allem, wenn Sie zusätzlich die anderen natürlichen Tips aus diesem Kapitel anwenden.

Deshalb sollten Sie gleich jetzt ein paar Sonnenblumenkerne über Ihren Salat streuen. Und wenn Sie Ihre Nüsse in Gesellschaft knabbern, sollten Sie sich nicht dafür entschuldigen, daß Sie sich ausschließlich auf die Brasilnüsse stürzen.

✒ **Brokkoli (*Brassica oleracea*) und andere glutathionhaltige Kräuter.** Untersuchungen geben Hinweise darauf, daß Menschen, die einen niedrigen Spiegel an dem antioxidativ wirkenden Glutathion im Körper haben, wahrscheinlicher unter Arthritis leiden als Personen mit einem höheren Spiegel. Zu den glutathionreichen Obst- und Gemüsesorten gehören: Spargel, Kohl, Blumenkohl, Kartoffeln, Tomaten und Portulak, Avocados, Grapefruit, Orangen, Pfirsiche und Wassermelonen.

✒ **Rosmarin (*Rosmarinus officinalis*).** In der Antike kannte man Rosmarin als das Kraut der Erinnerung. Ich finde, daß dieser Name ziemlich gut paßt, da Rosmarin Antioxidantien enthält, die die Zellen vor der Alterung schützen, und der Alterungsprozeß steht sicherlich mit einem schlechter werdendem Gedächtnis in Zusammenhang.

Eine griechisch-amerikanische Kräuterzüchterin erzählte mir, daß ihre Verwandten auf Fischgerichte schworen, die stark mit Rosmarin gewürzt waren. Selbst ohne Kühlung blieben die Gerichte mehrere Tage lang frisch, und das ist wohl teilweise den Antioxidantien des Rosmarins zu verdanken. Kann ein Kraut, das Fisch vor dem Verderben bewahrt, auch Ihre Jugend konservieren? Die Antwort auf diese Frage steht noch aus, man weiß jedoch, daß Rosmarin ähnlich konservierende Eigenschaften wie manche kommerziell erhältlichen Konservierungsstoffe hat. Und da wir wissen, daß Antioxidantien bei der Behandlung einer Arthritis tatsächlich hilfreich sind, erscheint es nur logisch, daß dieses antioxidantienreiche Kraut bei der Bekämpfung dieser Krankheit hilft.

Vitamin C. Vitamin C hemmt das Fortschreiten der Osteoarthritis bei Meerschweinchen. Hilft diese Therapie dann auch beim Menschen? Es gibt bisher noch keinen Beweis dafür, aber es kann sicherlich nicht schaden, sich mit mehr Vitamin C zu versorgen. Paprika und viele der anderen Kräuter und Gewürze, die in diesem Kapitel erwähnt wurden, sind gute Vitamin-C-Quellen.

Asthma

Martha war mir sehr sympathisch – sie war eine große, hübsche, emanzipiert denkende Frau von etwa 30 Jahren, die mit mir als technische Assistentin am Forschungslabor für medizinische Pflanzen des US-Landwirtschaftsministeriums (USDA) arbeitete. Wir nahmen beide am Pflanzen-Suchprogramm des USDA/National Cancer Institutes teil, bei dem wir auf der Suche nach Pflanzen mit Anti-Tumor-Potential waren.

Martha liebte es, durch die Wälder zu streifen, und gelegentlich wanderten wir zusammen. Ich kann sie vor meinen Augen sehen, wie sie glücklich mit ihren großen Cowboystiefeln in meinem Ingwerbeet im Kräutergarten werkelte. Ich hätte mir nie träumen lassen, daß sie eine der tausend Amerikanerinnen sein würde, die jedes Jahr an Asthma sterben.

Bei Asthma bleibt Ihnen die Luft weg

Asthma ist eine chronische Atemwegserkrankung, die mit Atemnot, Husten, einer verschleimten Brust, Kurzatmigkeit und häufig einer starken Erstickungsangst einhergeht.

Mehr als 4.000 Personen sterben jedes Jahr an den Komplikationen nach einem schweren Asthmaanfall, und diese Zahl ist seit 1980 um 30 Prozent gestiegen. Aus bisher ungeklärter Ursache sterben Kinder eher im Sommer, wohingegen Personen über 65 Jahren häufiger im Winter sterben.

Viele Menschen stufen Asthma als eine Erkrankung von Kindern ein, und es gibt sicherlich keinen Mangel an Kindern mit dieser Krankheit. Ein Beispiel aus den Vereinigten Staaten: 1995 litten etwa 3,7 Millionen Kinder und Teenager daran, während es 1980 nur 2,4 Millionen waren. Asthma kann aber in jeder Altersstufe zuschlagen, und es ist eine Tatsache, daß die meisten Asthmapatienten erwachsen sind. Derzeit leiden etwa 14 Millionen Amerikaner unter Asthma, was etwa knapp 11 Milliarden D-Mark an Kosten

Die Huflattich-Diskussion

Huflattich (*Tussilago farfara*) ist schon seit Jahrhunderten ein volkstümliches Hausmittel bei Asthma und Husten. Sein lateinischer Name *Tussilago* bedeutet übersetzt 'Husten', und das Kraut enthält tatsächlich einige Bestandteile, die sich bei Husten und Asthma als wirksam erwiesen haben.

Huflattich wirkt als Expektorans, das heißt, das Kraut stimuliert die mikroskopisch feinen Flimmerhärchen, den Schleim aus den Luftwegen zu befördern. Wie Knoblauch und Ginkgo unterdrückt es die Produktion des Thrombozyten-aktivierenden Faktors (PAF). Dieses Protein spielt eine Schlüsselrolle bei der Auslösung von Bronchospasmen, die zur Verengung der Atemwege führen und so die Asthmasymptome auslösen.

In den letzten Jahren wurde die Diskussion um Huflattich jedoch kontrovers geführt. Das Kraut enthält nämlich Pyrrolizidinalkaloide (PAs), das sind Substanzen, die lebertoxisch (giftig) und möglicherweise krebsauslösend sind. Viele Kräuterpraktiker und noch mehr Botaniker, die sich lieber auf Nummer Sicher gehen, sprechen sich gegen die Einnahme von Kräutern aus, die PAs enthalten. Zu den wichtigsten Kräutern zählen hierbei Huflattich und Beinwell.

Auf der anderen Seite veröffentlichte der hochangesehene Biochemiker Bruce Ames in der Fachzeitschrift *Science* Daten, die den Schluß zulassen, daß eine Tasse Huflattichtee weniger karzinogen ist als die gleiche Menge Bier. Offiziell müßte ich vor der Einnahme von Huflattich und Beinwell warnen. Privat muß ich zugeben, daß ich gelegentlich eine Tasse Huflattich- oder Beinwelltee trinke, genauso wie ich mir ab und zu ein Bierchen genehmige.

pro Jahr, die durch Behandlungen und den Produktionsausfall entstehen, verursacht.

Die Ärzte geben zu, daß sie nicht wissen, was nun die Ursachen für Asthma sind oder warum die Anzahl der Patienten ständig steigt. Auch ich habe keine Antwort auf diese Fragen. Aber es scheint so zu sein, daß die Asthma-Rate mit steigender Umweltverschmutzung und der Entfernung von natürlichen Nahrungsmitteln steigt. Ich bin überzeugt, daß die Umweltverschmutzung im Freien und die 'kranken Gebäude' mit ungesunder Luft einen großen Teil des um sich greifenden Asthmaproblems ausmachen.

Die Symptome von Asthma werden durch Bronchialspasmen ausgelöst, das ist eine plötzliche Verengung der luftführenden Röhren, die in die Lungen ziehen. Asthma und Heuschnupfen-ähnliche Allergien sind zwar prinzipiell zwei Paar Stiefel, dennoch gibt es vor allem bei Kindern unter 15

Jahren Überschneidungen. Neunzig Prozent der Kinder mit Asthma leiden auch unter Allergien, und diese Allergien wiederum können Asthmaanfälle auslösen.

Der Grund, warum Bronchialkrämpfe durch Allergien ausgelöst werden können, heißt Histamin. Histamin ist die Substanz, die hauptsächlich für Allergiesymptome verantwortlich ist, und sie scheint auch bei Asthmaanfällen eine Rolle spielen.

Neben Histamin können auch zahlreiche andere Faktoren einen Anfall auslösen: starke körperliche Anstrengung, Zigarettenrauch, Infektionen des Atemtraktes, industrielle Chemikalien, Azetylsalizylsäure, Tierschuppen, Luftverschmutzung in Räumen und die vielen Nahrungsmitteln beigemengten Sulfite.

Auch Streß spielt bei Asthma eine Rolle. Starke Angstgefühle können die Anfälle auslösen, und Streß verschlimmert die Symptome in der Regel.

Grüne Apotheke für Asthma

Die Ärzte behandeln Asthma mit einer Vielzahl von Medikamenten – darunter auch Theophyllin (Aerobin®, Euphyllin®) – die die Bronchien weitstellen. Diese Medikamente werden als Bronchodilatatoren bezeichnet und häufig mit einer Einatemhilfe (Inhalator) eingenommen.

Wenn ich unter Asthma leiden würde, würde ich mich sicherlich an die Anweisungen meines Arztes halten, da Asthma eine möglicherweise tödliche Erkrankung ist. Wenn mein Arzt als Behandlung Theophyllin vorschlagen würde, würde ich es vorziehen, diese Substanz aus den vielen natürlichen Quellen zu beziehen, wovon die wichtigsten koffeinhaltige Pflanzen sind.

Koffein, Tee, koffeinhaltige Colagetränke, Kakao und Schokolade. Alle diese weit verbreiteten Getränke stammen genau wie Schokoladenbonbons von Pflanzen ab und können im weitesten Sinn zu den Kräuterprodukten gezählt werden. Alle enthalten Koffein sowie andere Substanzen, die bei der Abwehr von Asthma helfen können.

Der Apotheker und Zeitungskolumnist Joe Graedon schrieb einmal in einem seiner Artikel, daß Patienten, wenn sie ohne ihre Medikamente überrascht werden würden, schnell ein paar Tassen Kaffee trinken könnten, da Kaffee die Bronchien stark erweitert. Einige Monate später erhielt er ein Dankschreiben von einer frisch verheirateten Frau mit Asthma, die auf ihrer Hochzeitsreise nach Hawaii ihre Medikamente mitzunehmen vergessen hatte. Irgendwann begann sie zu keuchen, bemerkte, daß sie ihre Medikamente nicht bei sich trug und verfiel in Panik, was natürlich die Atemnot verstärkte. Dann erinnerte sie sich an den Artikel, der Kaffee als wirksamen

Ersatz empfahl. Sie trank ganz schnell drei Tassen, und ihr Anfall ließ nach. Damit waren die Flitterwochen gerettet – und möglicherweise auch ihr Leben.

Kaffee, Tee, koffeinhaltiges Cola, Kakao und Schokolade haben sogar mehr als Koffein aufzuweisen. Alle enthalten erwiesenermaßen zwei weitere wichtige Anti-Asthma-Komponenten, nämlich Theobromin und Theophyllin, die genauso wie Koffein zur chemischen Familie der Xanthine gehören. Diese Substanzen helfen dabei, Krämpfe in den Bronchien zu beenden und verengte Atemröhren zu öffnen.

Der Gehalt dieser Anti-Asthma-Komponenten schwankt jedoch abhängig von der Stärke des Gebräus und anderen Faktoren. Als Faustregel gilt: Eine Tasse Kaffee hat den höchsten Gehalt, nämlich etwa 100 Milligramm Koffein pro Tasse, wohingegen eine Tasse Tee oder Kakao beziehungsweise eine Dose Cola (330 Milliliter) etwa die Hälfte davon enthalten. Ein 50-Gramm-Riegel Schokolade weist etwa die halbe Dosis einer Dose Cola auf.

Natürlich sind Koffein und die anderen Anti-Asthma-Komponenten der Xanthine nicht völlig risikofrei. Wie jeder starke Kaffeetrinker weiß, kann Koffein zu Schlaflosigkeit und Herzklopfen führen. In ihrer natürlichen Form verursachen die Anti-Asthma-Komponenten jedoch weniger Nebenwirkungen als das pharmazeutische Theophyllin.

In einer Umfrage berichteten 81 Prozent der Lehrer, daß die Eltern Bedenken bezüglich der Nebenwirkungen der Asthmamedikamente ihrer Kinder hegten, und zwar vor allem wegen der Ruhelosigkeit und Konzentrationsschwierigkeiten, die viele Kinder verspüren. In hoher Dosierung können die pharmazeutischen Medikamente gegen Asthma ferner Kopfschmerzen, Schlaflosigkeit, Reizbarkeit, Übelkeit, Appetitmangel, Magenverstimmungen und sogar Krämpfe verursachen.

Ich möchte an dieser Stelle eines ganz deutlich sagen: Wenn ich von lebensbedrohlichem Asthma geplagt wäre, würde ich auf meinen Arzt hören und meine Medikamente schlucken, die natürlichen Annäherungen würde ich ausschließlich als zusätzliche Behandlung ansehen.

Meerträubchen (*Ephedra sinica*). Viele medizinische Botaniker sind überzeugt, daß dies eines der ältesten Medikamente der Welt ist. Die Chinesen, die das Kraut als *Ma-Huang* bezeichnen, setzen es seit Jahrtausenden zur Behandlung von Asthma und anderen respiratorischen Beschwerden ein.

Wissenschaftler haben bereits im Jahr 1887 seine chemisch aktiven Substanzen extrahiert, nämlich die Alkaloide Ephedrin (Adrenalin) und Pseudoephedrin. Jedoch erst nach dem 2. Weltkrieg begannen amerikanische Ärzte, diese Substanzen zu verschreiben. Zu dieser Zeit wurden sich die Ärzte seiner Wirkung als Bronchodilatatoren (Mittel zur Bronchienerweiterung), Dekongestionsmittel (Schnupfenmittel) und Stimulantien des zentralen Nervensystems bewußt. Seitdem ist Pseudoephedrin ein beliebtes rezeptfreies Dekongestionsmittel für die Nase geworden. Die Substanz ist unter dem Markennamen Actifed® erhältlich.

Ganze Meerträubchenpflanzen – wie auch die chemischen Inhaltsstoffe Ephedrin und Pseudoephedrin – haben Nebenwirkungen wie Schlaflosigkeit, Beklemmungen und möglicherweise die Förderung von Bluthochdruck. Deshalb müssen Sie bei diesem Kraut ein wenig Vorsicht walten lassen. Um genau zu sein: Wenn Sie hohe Dosen dieses Krautes einnehmen, können seltsame Dinge passieren. Mittlerweile sind 20 Fälle von Ephedrinpsychosen veröffentlicht worden, und die Arzneimittel-Zulassungsbehörden einiger Länder haben Schritte eingeleitet, um die Verbreitung und den Verkauf von Ephedrinsupplementen einzuschränken. Sie erhalten Ephedrakraut in Deutschland jedoch in der Apotheke.

Dieses Kraut ist beim Umgang mit Asthma sehr wertvoll, wenn Sie vorsichtig sind. Sie könnten zum Beispiel einen Tee aus dem getrockneten Kraut kochen, statt Medikamente einzunehmen, die die wirksamen Bestandteile enthalten. Für den Tee nehmen Sie einen gestrichenen Teelöffel Ephedrakraut oder einen halben bis einen Teelöffel einer Tinktur aus der Apotheke.

Weil Meerträubchen eine stimulierende Wirkung haben, werden manche dieser Produkte als Energiestimulantien verkauft. In den letzten Jahren mußten sogar einige Menschen sterben, die dieses Kraut mißbräuchlich eingenommen haben. Da es tatsächlich stimulierende Eigenschaften besitzt, würde ich nicht empfehlen, es zur Behandlung von Asthma bei Kindern anzuwenden, bevor Sie mit dem Kinderarzt Rücksprache gehalten haben.

Große Brennessel (*Urtica dioica*). Vor 400 Jahren behauptete der britische Kräuterexperte Nicholas Culpepper, daß die Brennesselblätter oder -wurzeln in Form von Saft oder Tee „eine sichere und wirksame Medizin zur Öffnung der Röhren und Atemwege in der Lunge" seien.

Viele Jahre lang haben die Australier dieses Kraut als gute Therapie bei Asthma eingestuft. Sie trinken den Saft der Blätter und Wurzeln mit Honig oder Zucker gesüßt, und sie glauben fest daran, daß es Probleme in den Atemwegen beseitigen kann. Die Amerikaner sind erst vor fünf Jahren auf diesen Zug aufgesprungen, als eine wissenschaftliche Studie publiziert wurde, die bewies, daß Brennesseln ein potentes Antihistaminikum sind. Mittlerweile wird das Kraut immer mehr zur Behandlung von

Heuschnupfen und Asthma empfohlen. Allergie- und asthmageplagte Freunde besuchen regelmäßig meinen Kräutergarten, um die Brennesseln auszugraben. (Sie sollten bei der Ernte der Brennesseln Handschuhe tragen, die fusseligen Brennhärchen brennen jedoch nicht mehr, wenn die Blätter gekocht werden.)

Anis (*Pimpinella anisum*) und Fenchel (*Foeniculum vulgare*). Die Griechen verwenden Tees aus diesen Kräutern bei Asthma und anderen respiratorischen Beschwerden. Beide Kräuter enthalten nützliche Substanzen – Kreosol und Alpha-Pinene – die dabei helfen, die Bronchialsekrete zu lösen. Fenchelsamen (die eigentlich die Früchte der Pflanze sind) können bis zu 8.800 ppm (das ist die Anzahl der Wirkstoffanteile bezogen auf eine Million Lösungsstoffanteile) Alpha-Pinen enthalten. Ironischerweise ist Anis trotz seinem althergebrachten Einsatz bei respiratorischen Beschwerden kein Superstar, weil darin nur 360 ppm Alpha-Pinene enthalten sind.

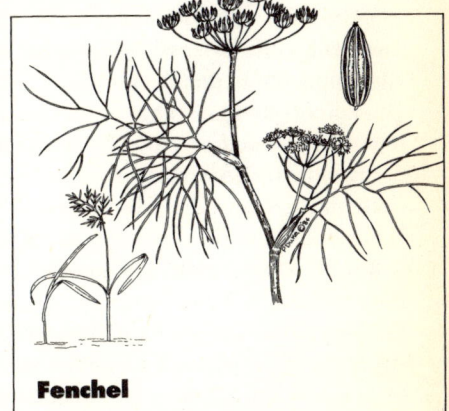

Fenchel

Dieses Kraut entstammt der gleichen Familie wie Mohrrüben und Petersilie.

Viele andere Pflanzen sind ebenfalls reichhaltige Quellen und sollten bei Asthma eine gute Linderung bringen. In absteigender Reihenfolge sind dies: Petersiliensamen, Koriander, Wacholderbeeren, Beifuß, Kardamom, Fenchelholzkraut, Kollinsonie, Ingwer, Engelwurz, Dill, Estragon und Schafgarbe. Sie könnten sich aus einigen oder allen der genannten Kräuter einen ziemlich guten Asthmatee kochen, vor allem, wenn Sie noch ein wenig Süßholz dazugeben.

Süßholz (*Glycyrrhiza*). Süßholztee beruhigt den Hals und wird häufig bei Halsschmerzen, Husten und Asthma empfohlen. Süßholz und seine Extrakte sind bei vernünftiger Anwendung in moderaten Mengen – das heißt bis zu drei Tassen pro Tag – unbedenklich. Die längerfristige Anwendung oder die Einnahme sehr hoher Dosen kann jedoch Kopfschmerzen, Antriebslosigkeit (Lethargie), Natrium- und Wasserretention (Speicherung) sowie einen übermäßigen Kaliumverlust nach sich ziehen.

Wenn Sie sich dafür entscheiden, ständig Süßholz zur Stabilisierung Ihres Asthmas zu verwenden, sollten Sie deglycyrrhizinierte Süßholzextrakte (DGLE) nehmen. Es gibt verschiedene rezeptfreie Präparate. Ich selbst nehme Süßholz in vernünftiger Menge ein, vor allem in starken Streßphasen, indem ich ein Stück getrocknete Wurzel zum Umrühren meiner Tees verwende.

Ginkgo (*Ginkgo biloba*). Asiatische Heiler haben Extrakte von Ginkgoblättern bereits seit Tausenden von Jahren zur Behandlung von Asthma, Allergien, Bronchitis und Husten eingesetzt. In der westlichen Welt wurde Ginkgo vor allem wegen seiner Vorzüge für ältere Menschen populär: Zur Förderung der Durchblutung des Gehirns und als Therapie bei Schlaganfällen und anderen Schicksalsschlägen in hohem Alter. In China wird Ginkgo jedoch immer noch weithin als Therapie bei Asthma eingesetzt.

Ginkgo wirkt, weil dadurch der Thrombozyten-aktivierende Faktor gehemmt wird. Dieses Protein spielt eine Schlüsselrolle bei der Auslösung von Krämpfen in den Atemwegen.

Leider sind die aktiv wirksamen Substanzen in Ginkgo – die sogenannten Ginkgolide – in den Blättern nur in sehr niedriger Konzentration enthalten. Um eine vernünftige medizinische Dosis zu erhalten, müßte ein Asthmapatient etwa 50 frische Blätter verspeisen. Ich esse eine ganze Menge Pflanzen, die andere Menschen noch nicht einmal anfassen würden, aber selbst ich könnte nicht so einen Berg Ginkgoblätter bewältigen.

Die beste Möglichkeit, dieses Kraut einzunehmen, besteht im Kauf eines 50:1-Extraktes (50 Pfund Blätter ergeben ein Pfund Extrakt). Halten Sie sich dabei an die Dosierungsempfehlung des jeweiligen Herstellers. Sie können 60 bis 240 Milligramm eines standardisierten Extraktes pro Tag einnehmen. Diese Dosis sollten Sie nicht weiter erhöhen, da Ginkgo in großen Mengen Durchfall, Gereiztheit und Ruhelosigkeit verursachen kann.

Tomaten (*Lycopersicon lycopersicum*), Zitrusfrüchte und andere Vitamin-C-haltige Nahrungsmittel. Ein Übersichtsartikel, der mehr als 40 ausgezeichnete Untersuchungen über Vitamin C berücksichtigte, kam zu dem Ergebnis, daß Vitamin C – und zwar 1.000 Milligramm pro Tag – bei der Vorbeugung vor Asthmaanfällen, Bronchospasmen, Atemnot, Infektionen des Respirationstraktes, verstopften Nasen, tränenden Augen und anderen Allergiesymptomen hilft. Warum? Vitamin C hemmt die Freisetzung von Histamin.

Ich empfehle, mehr Pflanzen zu essen, die viel Vitamin C enthalten – und zwar nicht nur Zitrusfrüchte und Tomaten, sondern auch Paprikaschoten und Erdbeeren. Sie können ferner ein Supplement einnehmen. Das Gute am Genuß der Zitrusfrüchte ist jedoch, daß diese nicht nur Vitamin C, sondern auch Flavonoide enthalten. Dies sind Substanzen, die ebenfalls die Ausschüttung von Histamin verhindern, und auf diese Weise Allergiesymptome und ein allergisch bedingtes Asthma in den Griff bekommen.

❧ **Diverse Kräuter.** Meine Suche in der Datenbank nach Anti-Asthma-Komponenten förderte noch einige Kräuter zutage, die einer Erwähnung wert sind. Ich fand mindestens sechs Anti-Asthma-Komponenten in Tee, Fenchel und Cayenne; Zwiebeln, Koriander und Paprikaschoten punkteten mit jeweils fünf Substanzen. Eine weitere große Gruppe wartet mit vier Substanzen auf: Kohl, Kakao, Möhren, Preiselbeeren, Johannisbeeren, Auberginen, Grapefruit, Orangen, Oregano (Dost), Salbei und Tomaten.

Auf der Suche nach Kräutern mit den größten Mengen fand ich heraus, daß Süßholz und Tee die großen Gewinner waren. Kakao, Kardamom, Kaffee, Cola, Zwiebeln und Portulak sind vergleichsweise reichhaltig.

Sie könnten mit den Genannten einige interessante Anti-Asthma-Gerichte kreieren. Wie wäre es mit einem Orangen-Grapefruit-Preiselbeer-Fruchtsalat mit Fenchel? Oder Auberginen mit Zwiebeln, Tomaten und Salbei?

Schließlich lohnt auch das japanische Gewürz Wasabi einen Versuch. Die Japaner genießen Wasabi so, wie wir Bewohner der westlichen Welt Meerrettich nehmen. Es reinigt auf alle Fälle die Stirnhöhlen. Forschungen geben Hinweise darauf, daß ein Löffel pro Tag Allergien – vor allem Heuschnupfen – lindern kann. Daraus schließe ich, daß es eigentlich auch zur Therapie von Asthma geeignet sein müßte.

Wenn ich Asthma hätte, würde ich Wasabi probieren. Sie können Wasabi in allen Feinkostläden mit einer asiatischen Abteilung oder asiatischen Supermärkten kaufen. Sie können es genauso wie Meerrettich verwenden. Streuen Sie Wasabi auf Kräcker, mischen Sie es unter eine Soße oder genießen Sie es wie die Japaner mit Sushi.

Sie sollten jedoch wissen, daß Wasabi *extrem* scharf ist. Wenn Sie keine scharfen Gerichte mögen, dann sollten Sie keinen Gedanken an seinen Einsatz als Asthmatherapie verschwenden.

❧ **Vitamin B$_6$.** Dr. Melvyn Werbach zitiert in seinen Büchern zum Thema Alternativmedizin mehrere Fälle von Kindern, die die Dosis ihrer Asthmamedikamente – Bronchodilatatoren und Steroide – reduzieren konnten, weil sie zusätzlich zu den Medikamenten täglich 200 Milligramm Vitamin B$_6$ eingenommen hatten. Erwachsene konnten durch die Einnahme von 50 Milligramm Vitamin B$_6$ zweimal täglich eine erniedrigte Häufigkeit und Intensität der Asthmaanfälle verzeichnen.

Der offiziell empfohlene Tagesbedarf für diesen Nährstoff beträgt für Männer nur 1,8, beziehungsweise 1,6 Milligramm für Frauen, und sehr hohe Dosen können das Nervensystem schädigen. Wenn ich unter Asthma leiden würde, dann würde ich wahrscheinlich einen Versuch mit Vitamin B$_6$ wagen, aber wenn Sie die Einnahme von Vitamin B$_6$-Supplementen probieren oder Ihrem Kind davon geben möchten, sollten Sie zuvor Ihren Arzt fragen.

Ballenzeh
(Hallux valgus)

Da ich sehr darauf achte, wann immer möglich barfuß zu laufen, konnte ich bisher schmerzhaften Beschwerden wie Hühneraugen und Ballenzehen, die Schuhträger so häufig plagen, buchstäblich davongehen. Ich hatte tatsächlich mit Ausnahme von gichtbedingten und kleineren Beschwerden wie Fußpilz nie irgendwelche Probleme.

Ein Ballenzeh oder Hallux valgus ist eine Deformierung der großen Zehe. Die große Zehe knickt im Grundgelenk nach der Kleinzehenseite hin ab, so daß der Rest der Zehe nach innen ragt und manchmal die anderen Zehen sogar überlappt. Der Ballenzeh ist die Beule an der Basis (Grundgelenk) der großen Zehe.

Manchmal entsteht der Ballenzeh oder Hallux valgus aufgrund einer vererbten Schwäche. *Hallux* bedeutet übrigens Großzehe, *valgus* heißt übersetzt 'gebeugt'. Aber vor allem bei Frauen ist die Ursache viel häufiger der Versuch, den Fuß in einen engen, spitzen und hochhackigen Schuh zu quetschen. Der Ballenzeh reibt am Schuh, und dann entsteht eine dicke Schwiele.

Grüne Apotheke für Ballenzeh (Hallux valgus)

Der beste Rat bei einem Hallux valgus ist, Schuhe mit viel Freiraum für die Zehen zu tragen, damit der Ballenzeh nicht scheuern kann. Auch gepolsterte Einlagen helfen. Ihr Arzt für Fußheilkunde wird Ihnen diese Maßnahmen ganz selbstverständlich verschreiben, aber es gibt auch noch ein paar Kräuteralternativen zur Linderung bei einem Ballenzeh. Hier sind einige der Kräuter, die manchen Menschen helfen können.

Ringelblume (*Calendula officinalis*). Auch wenn es viel häufiger für Prellungen, Schnittwunden und Entzündungen Verwendung findet, so wird dieses Kraut doch ab und zu auch bei einem Ballenzeh empfohlen. Ich würde eine Salbe oder Tinktur aus der Apotheke probieren, die direkt auf den Ballenzeh aufgetragen wird, so etwa eine Woche lang zwei- bis dreimal täglich. Bis dahin wissen Sie, ob die Behandlung hilft.

Ananas (*Ananas comosus*). Naturheilpraktiker empfehlen bei entzündlichen Gelenkproblemen wie einem Hallux valgus die Einnahme von Bromelaine, dem eiweißabbauenden (proeteolytischen) Enzym in Ananas.

Ganz allgemein ziehe ich die Anwendung des ganzen Nahrungsmittels stets vor, aber man kann auch die Reinsubstanz Bromelaine kaufen (Produktname zum Beispiel Bromelaine-POS®). Der Naturheilpraktiker und Buchautor Dr. Michael Murray (*siehe Anhang*) empfiehlt die Einnahme von 250 bis 750 Milligramm dreimal täglich. Bisher hat sich kein Hinweis darauf ergeben, daß Bromelaine schädlich sein könnte. In Versuchen mit Testpersonen verursachten selbst Dosierungen mit 2.000 Milligramm keine Nebenwirkungen.

Sie können wie gesagt kommerzielle Produkte mit Bromelaine schlukken. Ich liebe jedoch Ananas und würde mein Bromelaine lieber aus einer natürlichen Quelle beziehen. Wenn ich einen Ballenzeh hätte, würde ich viel Ananas mit Papaya in Fruchtsalaten schlemmen. Papaya enthält ebenfalls reichlich von einem eiweißabbauendem Enzym, in diesem Fall Papain. Die Fruchtsalate werden mit Ingwer (der ebenfalls sowohl proteolytische als auch entzündungshemmende Substanzen enthält) großzügig gewürzt.

Paprika (*Capsicum, verschiedene Spezies*). Capasaicin ist die feurige Substanz in Paprika oder spanischem Pfeffer, und sie ist auch medizinisch gesehen ein 'heißer' Tip zur Linderung entzündlicher Beschwerden. Das Capsaicin blockiert nach dem Auftragen auf die Haut bestimmte schmerzleitende Nerven, indem sie die sogenannte Substanz P erniedrigt, einem der für das Schmerzempfinden zuständigen Botenstoffe. Viele Studien haben belegt, daß Cremes mit einem Gehalt von 0,025 Prozent Capsaicin nach mehrwöchiger Behandlung alle möglichen Schmerzarten lindern konnten.

Wenn ich einen schmerzhaften Ballenzeh hätte, würde ich es damit versuchen. Zu Hause würde ich von einer Paprika abbeißen, den Bissen kauen und mit dem Rest der Schote direkt auf dem Ballenzeh reiben. Unterwegs würde ich mich mit einem Produkt aus der Apotheke, zum Beispiel Capsamol®, begnügen.

Wenn Sie eine capsaicinhaltige Creme verwenden, müssen Sie darauf achten, sich nach dem Einreiben die Hände gründlich zu waschen, weil Sie den Wirkstoff nicht in Ihre Augen bringen sollten. Da manche Menschen auf die Substanz ziemlich empfindlich reagieren, sollten Sie zuerst auf einem kleinen Hautareal ausprobieren, ob ihre Anwendung möglich ist, bevor Sie größere Hautpartien damit einreiben. Wenn Ihre Haut dadurch gereizt wird, sollten Sie die Behandlung abbrechen.

Safranwurz (*Curcuma longa*). Forschungen geben Hinweise darauf, daß Safranwurz (auch als Kurkuma bezeichnet) ähnlich wie spanischer Pfeffer den Vorrat an der Substanz P in den Nervenendungen senkt. Möglicherweise würde es helfen, zweimal täglich einen Teelöffel frisch geriebenen Kurkuma direkt auf den Ballenzeh zu häufen. Andere Studien lassen den Schluß zu, daß die im Kurkuma enthaltene Substanz Curcumin bei innerlicher Aufnahme wirksame entzündungshemmende Eigenschaften hat, so daß diese Maßnahme ebenfalls zur Schmerzlindung bei einem Ballenzeh beitragen könnte.

Die Standarddosis beträgt 400 Milligramm Curcumin dreimal täglich, was ungefähr sechs bis acht Teelöffeln Kurkuma entspricht. Das ist viel mehr Safranwurz, als Sie in einem indischen Gericht verwenden würden, deshalb müssen Sie wahrscheinlich Kapseln mit dem Kraut einnehmen, um in den Genuß seiner Wirkung zu kommen.

Weide (*Salix*). Weidenrinde enthält die ursprüngliche Azetylsalizylsäure (zum Beispiel Aspirin®) in Kräuterform, nämlich Salizin. Eine nah verwandte chemische Substanz, das Salizylat, wird in Form vieler rezeptfreier Produkte zur Entfernung von Schwielen und Hühneraugen verwendet. Salizylate werden über die Haut aufgenommen. Wenn ich einen verhornten Ballenzeh hätte, würde ich eine Packung mit frischer Weide anwenden und ein Stück Weidenrindeninnenseite um den Hallux valgus wickeln. Außerdem würde ich ein wenig getrocknete Rinde in meine Kräutertees rühren. Bitte denken Sie jedoch daran: Wenn Sie gegen Azetylsalizylsäure allergisch sind, dann sollten Sie wahrscheinlich auch keine Kräuter einnehmen, die der Azetylsalizylsäure ähnliche Substanzen enthalten.

Arnika (*Arnica montana*). Die Blüten dieser Pflanze, die auch so wohlklingende Namen wie Bergwohlverleih, Wolfsbume oder Ochsenwurz trägt, sind laut Auskunft der Kommission E bei der Behandlung von Muskel- und Gelenkbeschwerden nützlich. Da braucht man wenig Phantasie, um sich zusammenzureimen, daß die Heilpflanze auch bei einem Ballenzeh Linderung verspricht.

Nehmen Sie ein bis zwei Teelöffel des getrockneten Krauts pro Tasse mit kochendem Wasser und lassen Sie den Tee 10 Minuten lang ziehen. Sie sollten nicht länger als drei Tage lang mehr als zwei Tassen pro Tag trinken. Für eine längere Anwendung empfehle ich Arnikasalbe, die von Homöopathen für alle Arten von Muskel-, Gelenk- und Sportverletzungen empfohlen wird. Arnikapräparate erhalten Sie nicht nur in der Apotheke, sondern auch in vielen Drogerien. Halten Sie sich dabei an die Dosierungsempfehlung des jeweiligen Herstellers.

Kamille (*Matricaria recutita*). Ätherisches Kamillen-, Zypressen- und Wacholderbeerenöl wird von Aromatherapeuten zur Behandlung von Bursitiden (Schleimbeutelentzündungen) empfohlen und könnte auch bei einem Ballenzeh nützlich sein. Von den dreien wäre Kamillenöl meine bevorzugte Wahl, weil es eine gut untersuchte entzündungshemmende Aktivität aufweist, die auch einen Hallux valgus unter Kontrolle halten könnte. Wenn Sie Ihren Kamillentee getrunken haben, können Sie den gebrauchten Teebeutel direkt auf die geplagte Zehe legen.

Wenn Sie unter Heuschnupfen leiden, sollten Sie jedoch beim Umgang mit Kamillenprodukten ein wenig Vorsicht walten lassen. Kamille gehört zur Familie der Korbblütengewächse und kann bei einigen Menschen allergische Reaktionen fördern. (Dokumentierte Fälle sind jedoch extrem selten.) Wenn Sie das erste Mal Kamille verwenden, sollten Sie daher auf Ihre Reaktion achten. Wenn das Kraut zu helfen scheint, machen Sie ruhig weiter damit. Wenn sich der Juckreiz zu verschlimmern scheint, dann hören Sie einfach auf, Kamille zu verwenden.

➤ **Nelke (*Syzygium aromaticum*).** Nelkenöl besteht fast nur aus Eugenol, einem stark wirkendem Betäubungsmittel, das von Zahnärzten gerne zur Behandlung von Zahnschmerzen genommen wird. Wenn ich einen Ballenzeh hätte und Capsaicin entweder nicht verfügbar oder wirkungslos wäre, würde ich es wahrscheinlich mit Nelkenöl probieren, indem ich ein paar Tropfen auf ein Pflaster gebe, das direkt auf den Ballenzeh gelegt und zwei- bis dreimal täglich gewechselt wird.

➤ **Ingwer (*Zingiber officinale*).** Der würzige Ingwer wirkt nicht nur eiweißabbauend, sondern hat auch schmerzlindernde, entzündungshemmende Eigenschaften, die die Unannehmlichkeiten eines Hallux valgus lindern können – zumindest laut der Überzeugung indischer Wissenschaftler. Sie verabreichten nämlich 28 Patienten mit schmerzenden und entzündeten Gelenken drei bis sieben Gramm (1½ bis 3½ Teelöffel) gemahlenen Ingwer pro Tag. Mehr als 75 Prozent der Testpersonen verspürten eine deutliche Linderung der Schmerzen und Schwellungen. Selbst nach 30 Monaten berichtete keiner der Testteilnehmer über irgendwelche Nebenwirkungen der Pflanze in dieser Dosierung.

Bei einem Ballenzeh empfehle ich, für einen Ingwertee einen Teelöffel frisch geriebenen Ingwer pro Tasse mit kochendem Wasser zu nehmen. Ich würde den Tee jeden Tag trinken und zusätzlich ein- bis zweimal täglich frisch geriebenen Ingwer direkt auf die kranke Zehe geben.

➤ **Sonnentau (*Drosera*, verschiedene Spezies).** Dieses Kraut genießt in der Volksmedizin seit langem einen Ruf als Therapeutikum für Hallux valgus, Hühneraugen und Warzen. Vor etwa 15 Jahren fanden die Wissenschaftler den Grund dafür heraus: es kann Eiweiß aufschlüsseln. Um dieses Kraut zu verwenden, sollten Sie die frische Pflanze zerstoßen und bis zu einer Woche lang ein- bis zweimal täglich direkt auf den Ballenzeh legen. Die in Hochmooren heimische Pflanze ist in Deutschland geschützt und darf nicht gesammelt werden, deshalb sollten Sie Sonnentau am besten in der Apotheke kaufen oder im eigenen Garten ziehen.

Blähungen

Vor kurzem haben meine Frau und ich Favabohnen ausprobiert, die den etwas kleineren Limabohnen ähnlich sind. Wir erwarteten, daß wir wie bei anderen Bohnen eine Menge Gas produzieren würden. Stellen Sie sich unsere Überraschung vor, als das Thema Blähungen kein Problem wurde.

Vielleicht war der Grund dafür, daß ich mich auf ein altes Hausmittel besonnen hatte, um die bohnenbedingte Flatulenz zu minimieren. Ich habe die trockenen Bohnen über Nacht eingeweicht, das Wasser danach abgeschüttet und die Bohnen in frischem Wasser gekocht. Das ist eine uralte Strategie gegen Blähungen oder, medizinisch gesprochen, 'Flatulenzen'.

Zusätzlich verwendete ich eine alte chinesische Methode, die ich dem Buch von Albert Leung (*siehe Anhang*) entnommen hatte. Die Chinesen weichen ihre Bohnen in Wasser ein, dem Beifuß (*Artemisia annua*) beigegeben ist.

Schließlich befolgte ich als weitere Schutzmaßnahme ein altes Appalachen-Rezept und kochte meine Bohnen mit einer kleinen, ganzen Möhre.

Wenn ich Gänsefuß (*Chenopodium ambrosioides*) zur Hand gehabt hätte, hätte ich auch davon eine Prise in das Wasser gegeben. Die Mexikaner kochen nämlich ihre Bohnen zur Reduzierung der Blähungen mit diesem Kraut.

Mit all diesen Maßnahmen – nächtliches Einweichen, Möhre und Beifuß – blieben Peggy und ich vor schlimmen Blähungen verschont.

Bakterien bei der Arbeit

Die meisten Gase entstehen im Darm durch unverdaute Kohlenhydrate. Manche Stärken gelangen in den Dünndarm, ohne vorher im Magen aufgeschlüsselt zu werden. Der Darm produziert nicht die Enzyme, die zur Verdauung zweier spezifischer Kohlenhydrate, der Raffinose und Stachyose, nötig sind. Deshalb bleiben sie einfach an Ort und Stelle, bis die normale Bakterienflora des Darmes sie fermentiert (zersetzt), und dabei wird Gas freigesetzt.

Nun raten Sie einmal, welche Nahrungsmittel besonders viel Raffinose und Stachyose enthalten? Ja, genau: Bohnen. Und bei den Bohnen sind die drei Sorten mit dem höchsten Gehalt der beiden Kohlenhydrate Erbsen,

Das Gas verbannen

Neben der Einnahme von Kräutern können Sie auch eine Reihe von anderen Methoden ausprobieren, die die Gasfabrik in Ihrem Körper Pause machen lassen.

Eine Möglichkeit ist, keine Bohnen mehr zu essen, aber das würde ich nicht empfehlen. Bohnen sind eine preiswerte Quelle für qualitativ hochwertiges Protein, Rohfasern und andere Nährstoffe.

Sie könnten es aber auch mit Enzymen aus der Apotheke versuchen. Diese Produkte enthalten Verdauungsenzyme, die die aufgenommenen Kohlenhydrate Raffinose und Sachyose verdauen, die unser Körper nicht produziert. Eine Untersuchung hat belegt, daß dieser Trick wirkt.

Es hilft auch, wenn Sie ein wenig langsamer essen und jeden Bissen sorgfältig kauen. Wenn Sie schnell essen und Ihre Speisen hinunterschlingen, schlucken Sie größere Brocken ab, die den Darm wahrscheinlicher unverdaut erreichen.

Eine Laktose-Intoleranz ist eine weitere sehr häufige Ursache von Blähungen. Versuchen Sie einmal, ein oder zwei Wochen lang keine oder nur wenig Milchprodukte zu essen und beobachteten Sie, ob Sie dann weniger Magenbeschwerden haben. Wenn dem so ist, dann gehören Sie vielleicht zu den Menschen, die Probleme bei der Verdauung von Milchzucker (Laktose) haben und deshalb Laktose-intolerant sind. Sie haben jetzt zwei Möglichkeiten: Entweder Sie schränken sich bei Milchprodukten drastisch ein (wobei Joghurt in der Regel gut vertragen wird) oder Sie geben Enzyme zum Vorverdauen in die Milch. Diese Produkte enthalten das Enzym Laktase, das den Milchzucker aufspaltet.

Einige Menschen stellen vermehrt Flatulenzen an sich fest, wenn sie Nahrungsmittel essen, die mit dem künstlichen Süßstoff Sorbitol gesüßt wurden. Lesen Sie sich die Etiketten sorgfältig durch und versuchen Sie einmal, ein Weilchen kein Sorbitol zu sich zu nehmen. Wenn Sie merken, daß Sie jetzt weniger Blähungen haben, werden Sie vielleicht künftig diesen Süßstoff immer zu vermeiden suchen.

Sojabohnen und Augenbohnen. Aber das sind nicht die einzigen: Lima-, Pinto- und schwarze Bohnen sowie andere Hülsenfrüchte enthalten ebenfalls genug von den unverdaulichen Kohlenhydraten, um Gas zu produzieren.

Wenn Sie das Gefühl haben, mehr Blähungen zu bekommen als früher, dann könnten Sie recht haben. Wenn Sie Ihre Ernährung kürzlich auf eine gesündere Diät umgestellt haben und weniger Fleisch, Fett und mehr

Kohlenhydrate essen (vor allem Bohnen) dann kann es gut sein, daß Sie mehr Nahrungsmittel zu sich nehmen, die Blähungen verursachen.

Die meisten Menschen, die sich über zuviel Blähungen beklagen, produzieren jedoch nur soviel Gas, wie Spezialisten für das Verdauungssystem (Gastroenterologen) als völlig normal ansehen würden.

Studien haben gezeigt, daß der durchschnittliche Erwachsene jede wach verbrachte Stunde etwa 8 bis 20 Blähungen hat. Mit anderen Worten: es ist nicht ungewöhnlich, öfter als einmal pro Stunde eine Blähung zu haben.

Grüne Apotheke bei Blähungen

Nur weil Blähungen normal sind, muß das noch lange nicht heißen, daß sie auch willkommen sind. Das Gas kann nicht aus dem Körper verbannt werden, aber man kann die Wahrscheinlichkeit der unerwünschten Lautäußerungen deutlich reduzieren. Eine Vielzahl von Kräutern kann da Abhilfe schaffen.

Verschiedene karminative Kräuter. Jedes Kraut, das den Verdauungstrakt beruhigt und in dem Ruf steht, entblähend zu wirken, wird als Karminativum bezeichnet.

Dutzende von Kräutern fallen unter diese Kategorie, deshalb ist es schwer, nur ein paar herauszupicken. Die nützlichsten sind diejenigen, die die meisten blähungsreduzierenden Substanzen enthalten, und zwar vor allem Kampfer, Eugenol, Menthol und Thymol. Diese Bestandteile sind vor allem in Piment, Nelken, Ackerminze, Kümmel, Dill, Fenchel, Kollinsonie, Pfefferminze, Salbei und Thymian zu finden.

Außerdem sind die meisten Kräuter der Minz- und Möhrenfamilie gute Karminativa, inklusive Anissamen, Basilikum, Bergamotte, Kamille, Zimt, Koriander, Knoblauch, Ingwer, Ysop, Wacholderbeeren, Lavendel, Zitrone, Majoran, Muskatnuß, Zwiebeln, Oregano, Rosmarin, Bohnenkraut und Estragon. Würzen Sie einmal Ihre stärkereichen Gerichte mit diesen Gewürzen, und zwar vor allem Bohnengerichte.

Sie können Blähungen auch mit meiner 'Karmineata' den Wind aus den Segeln nehmen, die aus Kamille, Kümmel, Dill, Fenchel, Melisse sowie Pfefferminze besteht und mit Süßholz gesüßt wird.

Blaseninfektionen

Wahrscheinlich möchten Sie gleich zu Beginn dieses Kapitels wissen, ob Preiselbeersaft wirklich bei der Vorbeugung von Blaseninfektionen hilft. Diese Frage ist leicht zu beantworten: Ja, es gibt Grund zu der Annahme, daß dies stimmt. Und es gibt einige andere Kräuterrezepte, die ebenso helfen können.

Eine Blaseninfektion oder Zystitis beziehungsweise Urogenitaltraktinfektion (UTI) ist eine bakterielle Infektion, bei der das Wasserlassen schmerzhaft wird und man das Gefühl hat, daß sich die Blase nie vollständig leert. Auch Fieber und Schmerzen im unteren Rückenbereich können präsent sein. Der aus einer entzündeten Blase stammende Urin riecht streng und kann Blutspuren enthalten. (Wenn Sie eines der genannten Symptome bekommen, sollten Sie Ihren Arzt aufsuchen.)

Etwa 80 Prozent der Blaseninfektionen werden durch Bakterien aus dem Analbereich verursacht, allem voran *Escherichia coli*, einem Mikroorganismus, der im Verdauungstrakt lebt.

Obwohl auch Männer unter einer Blaseninfektion leiden können – und zwar vor allem, wenn sie eine vergrößerte Vorsteherdrüse haben – müssen sich hauptsächlich Frauen mit diesem Problem herumschlagen. Frauen haben eine viel kürzere Harnröhre (das ist der Verbindungsgang zur Blase, durch den der Urin den Körper verläßt) als Männer, deshalb können *E. coli* leichter in die weibliche Harnblase wandern.

Blaseninfektionen treten bei etwa 20 Prozent der Frauen auf, wobei viele Patientinnen unter chronischen, immer wiederkehrenden Infektionen leiden. Mehr als 20 Prozent der Frauen mit Blaseninfektionen schlagen sich dreimal oder häufiger pro Jahr damit herum.

Grüne Apotheke für Blaseninfektionen

Die Ärzte behandeln Blaseninfektionen mit Antibiotika. Aber häufig genug wirken natürliche Alternativen – Nahrungsmittel und Kräuter – genauso gut.

➤➤➤**Heidelbeere (*Vaccinum*, verschiedene Spezies) und Preiselbeere (*V. macrocarpon*).** Ich bin von diesen zwei Früchten begeistert. Naturheiler behaupten schon seit langer Zeit, daß sie wirken. Eine in der medizinischen Fachzeitschrift *Journal of the American Medical Association* veröffentlichte Untersuchung hat gezeigt, daß bestimmte Substanzen in Preiselbeer- und Heidelbeersaft die Bakterien daran hindern, sich an der

Schleimhaut der Blasenwand festzusetzen. Und wenn die Bakterien nicht an der Schleimhaut haften können, können sie dort auch keine Infektion verursachen.

Sowohl Preiselbeeren als auch Blaubeeren enthalten Arbutin, eine chemische Substanz, die sowohl antibiotisch als auch diuretisch (entwässernd) wirkt und eine übermäßige Wasserretention (Zurückhalten von Wasser im Gewebe) verhindern hilft. In einer anderen Untersuchung mit sieben Säften hemmten Preiselbeer- und Blaubeersaft die Anheftung von Bakterien, wohingegen Grapefruit-, Guave-, Mango-, Orangen- und Ananassaft diese Wirkung nicht aufweisen konnten.

Das einzige Problem an der Preiselbeersaft-Therapie? Sie müssen ziemlich viel davon trinken. Naturheilpraktiker schlagen zur Behandlung einer UTI täglich 500 Milliliter Saft vor. Der Saft ist natürlicherweise sauer und muß gesüßt werden, damit er schmeckt – das bedeutet, daß die Therapie ziemlich kalorienreich ist. Wenn Sie es damit versuchen möchten, sollten Sie darauf achten, Ihre restliche Ernährung entsprechend darauf abzustimmen.

≫≫≫ Joghurt. Dabei handelt es sich zwar nicht um ein Kraut, aber ich habe trotzdem nichts dagegen einzuwenden. Joghurt ist ein zu gutes Naturheilmittel, um in diesem Kapitel ausgeschlossen zu werden. Studien haben belegt, daß die lebenden Bakterienkulturen in Joghurt sowohl Blasen- als auch Hefepilzinfektionen vorbeugen. Der Trick an der Sache ist natürlich, Joghurt mit lebenden Kulturen zu essen, was durch einen entsprechenden Vermerk auf der Packung ersichtlich ist.

Wie wäre es denn mit einem Joghurt mit Blaubeeren und Preiselbeersaft als Anti-Infektions-Frühstück?

≫≫ Petersilie (*Petroselinum crispum*) und andere Gemüse. Nach Blaubeeren und Preiselbeeren gehören zu den häufig bei einer Blaseninfektion vorgeschlagenen Säften zum Beispiel Möhren-, Sellerie-, Gurken- und Petersiliensaft. Vor allem Petersilie wird schon lange bei Blaseninfektionen verwendet, und das ist kein Wunder. Fundierte Untersuchungen kamen zu dem Ergebnis, daß dieser Saft ein Entwässerungsmittel ist, das die Entleerung der Blase unterstützt.

≫ Bärentraube (*Arctostaphylos uva ursi*). Für diese Kräuterempfehlung übergebe ich das Wort an meinen Freund

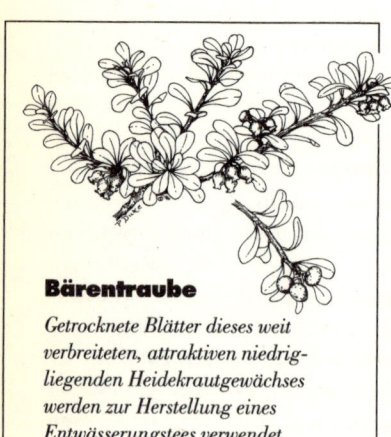

Bärentraube

Getrocknete Blätter dieses weit verbreiteten, attraktiven niedrigliegenden Heidekrautgewächses werden zur Herstellung eines Entwässerungstees verwendet.

Dr. Varro Tyler. In seinem hervorragenden Buch über Kräuter (*siehe Anhang*) stützt sich Dr. Varro Tyler auf die Empfehlungen der Kommission E, dem Phytotherapie-Expertengremium des deutschen Bundesgesundheitsministeriums. Die Liste von Dr. Tyler wird von Bärentraube angeführt, einem nahen Verwandten von Preiselbeeren und Blaubeeren, der ebenfalls reichlich Arbutin enthält, welches auf natürliche Weise entwässernd und antibiotisch wirkt.

Dr. Tyler bezeichnet Bärentraube als das „wirksamste antibakterielle Kraut bei Urogenitaltraktinfektionen" und zitiert die Dosierungsempfehlung der deutschen Kommission E: Man nehme zehn Gramm täglich zur Behandlung von Blaseninfektionen. Diese Menge Bärentraubenkraut enthält etwa 400 bis 700 Milligramm Arbutin. Die maximale antibakterielle Wirkung entsteht etwa drei bis vier Stunden nach der Einnahme des Krautes.

✒ Birke (*Betula*, verschiedene Spezies). Die Kommission E ermuntert zur Einnahme von Birkenblättern als wertvollem Entwässerungsmittel sowohl bei der Behandlung von Nieren- als auch Urogenitaltraktinfektionen. Als Flavoinoide bezeichnete Substanzen (vor allem Hyperosid und Quercetin) scheinen hauptsächlich für diese diuretische Wirkung verantwortlich zu sein.

Holen Sie sich eine Birkenblättertinktur aus der Apotheke und nehmen Sie zwei bis drei Gramm (etwa ein Teelöffel) mehrmals täglich. Wenn Sie eine Birke im Garten stehen haben, können Sie Ihre eigene Tinktur herstellen, indem Sie zwei Teelöffel Rinde in eine Tasse mit Wodka geben und die Tinktur ein paar Tage lang ziehen lassen.

Ich persönlich ziehe einen Tee aus Zierbirkenrinde vor, den Sie aus einer Handvoll Birke pro ein oder zwei Tassen mit kochendem Wasser erhalten.

✒ Duftraute (*Agathosma betulina*). Duftraute wird schon seit langem als Hausmittel zur Entwässerung und Behandlung von Entzündungen und Infektionen der Nieren sowie des Urogenitaltraktes geschätzt. Erstaunlicherweise hat die Kommission E dieses Kraut nicht aufgelistet. Andere Quellen, denen ich vertraue, sind diesbezüglich ein wenig positiver und geben an, daß Duftraute in milden Fällen einer Urogenitaltraktinfektion als Antiseptikum und Entwässerungsmittel angewendet werden kann. Ich neige dazu, Duftraute als hilfreich einzustufen. Das Kraut enthält Diosphenol, welches eine antibakterielle Wirkung entfalten kann.

✒ Kriechende Quecke (*Agropyron repens* oder *Elymus repens*). Die Empfehlung der kriechenden Quecke zur Behandlung von Infektionen im Urogenitaltrakt stammt ebenfalls von der Kommission E. Ich mag den Namen Quecke so gerne, daß ich das Kraut einfach empfehlen muß, besonders da ich weiß, daß es schon seit langem als Hausmittel für die Blase und bei Nierensteinen eingesetzt wird. Dieses weit verbreitete Gras wächst in gemäßigtem Klima.

✒ **Löwenzahn (*Taraxacum officinale*).** Löwenzahnwurzel ist ein besonders potentes Diuretikum. Mit so einem Entwässerungsmittel kann man zwar keine Blaseninfektion auskurieren, aber es spült die Blase durch, und damit wäscht man auch einige Bakterien aus. Langjährige klinische Erfahrungen lassen darauf schließen, daß diese Maßnahme bei der Behandlung von Blaseninfektionen sehr hilfreich ist.

Warum wirkt Löwenzahn so stark entwässernd? Die Wissenschaftler sind sich nicht wirklich sicher. Man konnte zwei Substanzgruppen aus der Pflanze isolieren, und zwar zum einen die sogenannten Eudesmannolide und die Germacranolide, die eine Rolle zu spielen scheinen. Auch das in dem Kraut enthaltene Kalium kann zu seiner diuretischen Wirkung beitragen.

✒ **Sonnenhut (*Echinacea*, verschiedene Spezies) und Orangenwurzel (*Hydrastis canadensis*).** Echinacea bringt das Immunsystem auf Vordermann. Die gleichzeitige Einnahme von Echinacea und einem Antibiotikum kann bei UTIs eine sinnvolle Therapie sein. Wenn Sie außerdem ein natürliches Antibiotikum probieren möchten, sollten Sie es mit Orangenwurzel versuchen. Sie können Echinacea- und Orangenwurzeltinkturen zusammen oder getrennt anwenden. Nehmen Sie zwei- bis dreimal täglich ein bis zwei Pipetten voll (das entspricht etwa einem Teelöffel). (Echinacea kann auf der Zunge prickeln oder vorübergehend ein taubes Gefühl verursachen, diese Nebenwirkung ist jedoch harmlos.)

✒ **Goldrute (*Solidago virgaurea*).** In ganz Europa wird Goldrute als eines der sichersten und wirksamsten diuretisch-antiseptischen Kräuter geschätzt. Es gibt gute klinische Anhaltspunkte für seine entwässernde Wirkung und außerdem deutliche wissenschaftliche Hinweise darauf, daß es bei der Behandlung von Nierenentzündungen (Nephritiden) dienlich ist. Alle diese Befunde sagen mir, daß dieses Kraut tatsächlich bei der Behandlung von Blaseninfektionen hilfreich ist.

Europaweit werden verschiedene Goldrutenspezies zur Linderung von Entzündungen im Urogenitaltrakt und zur Vorbeugung vor und leichteren Ausscheidung von Nierensteinen eingesetzt. Die Kommission E empfiehlt Goldrutenkraut zur Vorbeugung und Behandlung verschiedener Formen von Problemen im Blasen- und Nierenbereich.

✒ **Liebstöckel (*Levisticum officinale*).** Liebstöckel riecht und schmeckt praktisch wie Sellerie, und das Kraut ist nach Angaben der Kommission E ebenfalls ein wirksames Entwässerungsmittel zur Behandlung von Urogenitaltraktinfektionen.

Wie man Blaseninfektionen verbannt

Kräuter sind bestens für die Behandlung von Blaseninfektionen geeignet, aber das Kapitel wäre nicht vollständig, wenn ich nicht ein paar allgemeingültige natürliche Grundsätze zur Vorbeugung vor diesen Infektionen anführen würde. Alle Frauen, egal ob sie nun zu Blaseninfektionen neigen oder nicht, sollten:

- Acht Gläser Wasser pro Tag trinken.
- Auf die Toilette gehen, wann immer sich die Blase meldet (eine volle Blase ist für Infektionen anfälliger).
- Keine Intimspülungen durchführen.
- Mit Klopapier von vorne nach hinten wischen, um keine Bakterien aus dem Afterbereich in die Harnröhre einzubringen.

Frauen mit immer wiederkehrenden Blaseninfektionen sollten:

- Duschen statt baden.
- Vor und nach dem Geschlechtsverkehr ein Glas Wasser trinken.
- Innerhalb von 15 Minuten nach dem Geschlechtsverkehr Wasser lassen.

Echter Eibisch (*Althea officinalis*). Sie können einen Kaltwasserauszug zur Linderung des Brennens bei einer Blaseninfektion herstellen, meint Christopher Hobbs, seines Zeichens kalifornischer Kräuterexperte in der vierten Generation sowie Botaniker und Autor verschiedener Bücher. Sie können den Auszug zubereiten, indem Sie etwa vier Teelöffel getrocknete Eibischblätter über Nacht in einem Liter kaltem Wasser ziehen lassen. Den daraus gewonnenen Tee nippen Sie über den nächsten Tag verteilt.

Große Brennessel (*Urtica dioica*). Die Kommission E empfiehlt die Einnahme von Brennesseln zur Vorbeugung und Behandlung von Nierensteinen. Weil das Kraut entwässernd wirkt, denke ich, daß es genauso gut auch bei Blaseninfektionen nützlich sein müßte. In einer Untersuchung steigerte eine 14tägige Einnahme frischen Nesselsaftes das Urinvolumen bei den Testteilnehmern ganz erheblich.

Bluthochdruck

Vor einigen Jahren verbrachte ich einige Tage mit Filmaufnahmen und hoffte, daß daraus mein erstes Video über gesunde Nahrung werden würde. Aber wie das Schicksal so spielt – die Zeit war vergeudet, weil eine Fehlfunktion meiner Ausstattung das Band ruinierte.

Ich muß mich berichtigen: Die Zeit war nicht völlig verschwendet, weil ich dabei den Kameramann gut kennenlernte. Er litt unter Bluthochdruck (Hypertension) und ich schlug ihm einige natürliche Therapien vor. Nachdem wir auseinandergingen, hörte ich ein ganzes Weilchen nichts von ihm, bis er mir eines Tages schrieb: „Ich ziehe seit einem Jahr durch, was Sie mir predigten. Ich trinke keinen Alkohol mehr, esse weder Schweine- noch Rindfleisch, ernähre mich mit mehr pflanzlicher Nahrung und Kräutern und nehme außerdem Supplemente ein: Beta-Karotin, Vitamin C, Vitamin E und B-Komplex-Vitamine. Ein kürzlicher Gesundheitscheck war sehr überraschend. Mein diastolischer Blutdruck war um etwa 30 Prozent gesunken, und mein Cholesterinspiegel fiel von 192 auf 159."

Wenn ein Herz zu schwer arbeitet

Hypertension wird ganz allgemein als ein Blutdruck definiert, der höher als 140/90 ist. Der erste (systolische) Wert steht für die Kraft, mit der das Blut die Arterienwände ausdehnt, wenn das Herz schlägt. Der zweite (diastolische) Wert ist die Mukelkraft, die bestehen bleibt, wenn das Herz sich zwischen zwei Schlägen entspannt. Jeglicher Blutdruckwert, der noch unter einem 'hohen' Wert – sagen wir einmal 138/88 – liegt, ist sicherer, aber man sollte dennoch versuchen, auf einen Wert zu kommen, der als normal betrachtet wird, das heißt 120/80. Der Grund: Jede Erhöhung im Blutdruck steigert das Risiko für einen Herzinfarkt und Schlaganfälle.

Viele Millionen Deutsche leiden unter Bluthochdruck, der häufig ein leiser Killer ist. Die Krankheit verursacht an und für sich keine Symptome, öffnet aber Tür und Tor für einen Herzinfarkt oder Schlaganfall. In den letzten Jahrzehnten haben Ärzte und andere Gesundheitsexperten sich dafür eingesetzt, Bluthochdruck schnell zu diagnostizieren und aggressiver zu therapieren, und die Herzinfarktrate ist tatsächlich gesunken. Meiner Ansicht nach besteht das Problem jedoch darin, daß die Ärzte zu schnell zur Behandlung mit synthetisch hergestellten Medikamenten schreiten. Etwa die Hälfte der Patienten mit Bluthochdruck hat grenzwertige bis leicht erhöhte

Werte. Es gibt genügend Hinweise darauf, daß eine Umstellung der Ernährung und des Lebensstils, unter anderem auch regelmäßige Bewegung, Streßmanagement und die eigene Überwachung des Blutdrucks zu Hause mit der entsprechenden Ausrüstung genauso gut wirkt, jedoch ohne Nebenwirkungen.

Umstellungen in der Ernährung und im Lebensstil verleihen in der Regel das Gefühl einer Kontrolle, die für sich schon vorteilhaft sein kann. Aber Sie dürfen nicht erwarten, daß die Pharma-Industrie den natürlichen Weg unterstützt – damit wäre ein Markt mit einem Umfang von mehreren Milliarden D-Mark für blutdrucksenkende Medikamente gefährdet.

Grüne Apotheke für Blutdruck

Der regelmäßige Genuß herzhafter Gemüsesuppen kann mehr als nur helfen, den Blutdruck zu normalisieren und Herzerkrankungen vorzubeugen. Man kann damit außerdem Übergewicht, Krebs, Diabetes und Verstopfung in den Griff bekommen. Eine Gemüsesuppe ist so gesund, daß ich sie nicht mehr als Minestrone, sondern häufiger als Medistrone bezeichne.

Was sollen Sie nun in Ihre Medistrone geben? Sie können praktisch jedes Gemüse verwenden, allem voran die in diesem Kapitel erwähnten.

Es gibt ferner zahlreiche Kräuter, die bei der Kontrolle von Bluthochdruck helfen, aber diese müssen Sie nicht in die Suppe geben, sondern können sich tolle Tees daraus kochen.

Sellerie (*Apium graveolens*). Sellerie wird schon seit langem in der chinesischen Medizin zur Senkung von Bluthochdruck empfohlen, und experimentelle Untersuchungen haben diese Empfehlung unterstrichen. In einer Studie senkte die Injektion von Sellerieextrakt bei Labortieren den Blutdruck ganz erheblich. Beim Menschen hat der Genuß von nur vier Selleriestangen die gleiche Wirkung.

Knoblauch (*Allium sativum*). Diese Wunderknolle normalisiert nicht nur den Blutdruck, sondern senkt auch den Cholesterinwert. In einer außergewöhnlichen wissenschaftlichen Untersuchung wurde Patienten mit Bluthochdruck 12 Wochen lang täglich eine Knoblauchzehe verabreicht. Danach hatten die Teilnehmer deutlich niedrigere diastolische Blutdruckwerte und Cholesterinspiegel.

„Wir wissen mittlerweile, daß Knoblauch Bluthochdruck bekämpft, und zwar bereits in so geringen Mengen wie 15 Gramm pro Woche", meint Dr. Varro Tyler dazu. Fünfzehn Gramm pro Woche lassen sich in eine Zehe pro Tag umrechnen. Wenn Sie mit Knoblauch kochen und das Gewürz in Salaten verwenden, ist diese Menge überhaupt kein Problem. Wenn Ihnen der Geschmack nicht zusagt, können Sie den Knoblauch auch in Kapselform einnehmen. Da Knoblauch für die Gesundheit so viele Vorteile bietet, empfehle ich Ihnen, die Knolle auf vielerlei Art in Ihren Gerichten zu genießen.

Weißdorn (*Crataegus*, verschiedene Spezies). Weißdornextrakt kann laut einem in der angesehenen Zeitschrift *Lawrence Review of Natural Products* veröffentlichtem Artikel die Blutgefäße weit stellen, und zwar besonders die Herzkranzgefäße. Weißdorn wird bereits seit Jahrhunderten als Tonikum für das Herz eingesetzt.

Wenn Sie diese potente Herzmedizin ausprobieren möchten, sollten Sie sich mit Ihrem Arzt absprechen. Sie können einen Tee versuchen, der aus einem Teelöffel der getrockneten Kräuter pro Tasse mit kochendem Wasser gekocht wird, und bis zu zwei Tassen pro Tag trinken.

Kuzu (*Pueraria lobata*). Chinesische Untersuchungen geben Hinweise darauf, daß man mit diesem in Naturkostläden erhältlichen Stärkemehl den Blutdruck normalisieren kann. In einer Studie wurde ein Tee mit einem Gehalt von etwa acht Teelöffeln Kuzu zwei bis acht Wochen lang 52 Personen verabreicht. Bei 17 Teilnehmern sank der Blutdruck deutlich ab. Dreißig weitere Patienten stellten eine erhebliche Besserung fest. Kuzu enthält eine Substanz (Puerarin), die bei Labortieren den Blutdruck um 15 Prozent senkte. Puerarin besitzt die hundertfache antioxidative Aktivität von Vitamin E und hilft folglich bei der Vorbeugung von Herzerkrankungen und Krebs. (Antioxidantien sind Substanzen, die die Zellen vor Schädigungen durch freie Radikale (hoch reaktive Sauerstoffmoleküle) im Körper schützen.)

Zwiebel (*Allium cepa*). In einer Untersuchung senkten zwei bis drei Eßlöffel einer Zwiebelölessenz den Blutdruck bei 67 Prozent der Patienten mit mäßiger Hypertension. Ihre systolischen Spiegel fielen durchschnittlich um 25 Einheiten, die diastolischen Werte sanken um 15 Einheiten.

Der Nachteil an der Sache ist nur, daß Sie dieses Öl nicht bekommen, und daß Sie außerdem nicht in der Lage wären, so viele Zwiebeln zu essen, um diese Wirkung zu erzielen. In meinem Fall müßte ich das Dreifache meines Körpergewichts essen. Nein, danke. Aber ich bin dennoch überzeugt, daß genug für Zwiebeln spricht, um mehr davon auf dem Speiseplan zur Blutdrucksenkung zu integrieren.

Tomate (*Lycopersicon lycopersicum*). Eine typische Minestrone basiert auf Tomaten. Das ist auch die perfekte Basis für eine Medistrone, weil Tomaten viel Gamma-Amino-Buttersäure (GABA) enthalten – eine Substanz, die bei der Senkung des Blutdrucks unterstützend wirkt. Laut meiner Datensammlung enthalten Tomaten außerdem sechs weitere Substanzen, die das Gleiche bewirken.

Brokkoli (*Brassica oleracea*). Dieses Gemüse enthält mindestens sechs Substanzen, die den Blutdruck senken.

❧ **Möhre (*Daucus carota*).** Nach meiner Datensammlung enthalten Möhren acht Substanzen, die den Blutdruck senken.

❧ **Portulak (*Portulaca oleracea*) und andere Magnesium-haltige Nahrungsmittel.** Bluthochdruck kann auch auf Magnesiummangel zurückzuführen sein. Viele Bürger unserer Wohlstandsgesellschaft leiden unter solch einem Mangel und wissen es noch nicht einmal. Eine im Jahr 1994 durchgeführte Umfrage kam zu dem Schluß, daß 72 Prozent der Teilnehmer eine unzureichende Aufnahme von Magnesium angaben.

Um an Magnesium zu kommen, müssen Sie sich an Blattgemüse, Hülsenfrüchte und Vollkornprodukte halten. Laut meiner Datensammlung sind Portulak, Mohnsamen und Fisolen die besten Nahrungsmittelquellen. Ernährungswissenschaftler meinen, daß die tägliche Einnahme eines Supplementes mit 400 Milligramm Magnesium ebenfalls hilfreich sein kann, ich empfehle jedoch stets, die Nährstoffe aus Nahrungsmitteln zu beziehen.

❧ **Safran (*Crocus sativus*).** Dieses teure Gewürz enthält die blutdrucksenkende Substanz Crocetin. Manche Experten hängen sogar der Theorie an, daß die niedrige Rate von Herzerkrankungen in Spanien durch den hohen Safrankonsum der Nation bedingt ist. Sie können Safran beim Kochen verwenden oder sich einen Tee daraus zubereiten.

Safran

Safran ist ein seltenes Gewürz, das aus den Blütennarben einer Krokusplanze hergestellt wird, etwa 75.000 Blüten ergeben rund ein Pfund des Gewürzes.

❧ **Baldrian (*Valeriana officinalis*).** Eingangs dieses Kapitels erwähnte ich, daß GABA bei der Kontrolle von Bluthochdruck hilft. Nun, Baldrian enthält Baldriansäure, die wiederum die Enzyme hemmt, die GABA abbauen. Deshalb würde die Einnahme von Baldriansäure in höheren GABA-Spiegeln und einem niedrigeren Blutdruck resultieren. Baldrian ist ferner ein Tranquilizer/Beruhigungsmittel, was ebenfalls den Blutdruck senkt.

❧ **Verschiedene Gewürze.** Was nun Gewürze anbelangt, die Sie zu Ihrer Medistrone geben können, so enthält Fenchel mindestens zehn Substanzen, die den Blutdruck senken, Oregano besitzt deren sieben, und schwarzer Pfeffer, Basilikum und Estragon enthalten jeweils sechs.

Borreliose
(Lyme-Erkrankung)

Plinius der Ältere, ein römischer Naturalist im Jahre 100 A.D., hielt mit seiner Abscheu nicht hinter dem Berg: „Zecken sind die faulsten und lästigsten Kreaturen, die es gibt", so sagte er. Stellen Sie sich einmal vor, wieviel er heutzutage für Zecken übrig hätte, wo man weiß, daß sie die Überträger der Borreliose oder Lyme-Erkrankung sind.

Mein Kräutergarten in Maryland ist eine großzügige Anlage von 2,4 ha und Heimstatt von bis zu 300 verschiedenen Spezies von Kräutern, Sträuchern, Bäumen und willkommenen Unkräutern. Er hat schon Besucher (und Fernsehteams) aus der ganzen Welt angelockt. Davon angezogen wurden aber auch weniger willkommene Gäste wie Rehe, die die noch weniger willkommenen Anhalter Zecken mitbringen.

Vor nicht allzu langer Zeit verbrachte ich drei Stunden mit Filmaufnahmen für ein Video in meinem Ginsengbeet, in dem ich sibirische Ginsengpflanzen vorstellte und etwas über das Kraut erzählte. Irgendwann klatschte ich als eine Art Reflex auf ein Prickeln an meinem Oberschenkel. Es machte *Platsch*, und danach war zwar nicht mehr allzu viel zur Identifikation vorhanden, aber die Überreste erinnerten mich vage an eine Zecke.

Einen Tag später zeigte sich ein roter Punkt an meinem Oberschenkel. Der Punkt wuchs sich verdächtig schnell zu der charakteristischen kreisrunden Hautrötung aus, die durch das von Zecken übertragene Bakterium *Borrelia burgdorferi*, dem Erreger der Lyme-Erkrankung, verursacht wird. Am nächsten Tag war die Hautveränderung noch deutlicher und maß bereits etwa 7,5 cm im Durchmesser. Deshalb begann ich mit der Einnahme von Echinacea und Knoblauch.

Wieder einen Tag später überredete meine Frau Peggy mich zum Arztbesuch. Ohne Zecke war kein Borreliennachweis möglich, deshalb konnte man nicht mit Sicherheit sagen, ob ich tatsächlich Borreliose hatte, aber alle Symptome deuteten schwer darauf hin. Der Arzt verschrieb mir sicherheitshalber eine Therapie mit Doxycyclin, einem bakteriziden Antibiotikum.

Antibiotika und Kräuter zur Rettung

Wir holten das Medikament ab, ich zögerte jedoch mit der Einnahme.

Doxycyclin kann die Haut sonnenempfindlich werden lassen und zu Hautrötungen führen. Und ich konnte mich wirklich nicht der Sonne fernhalten, weil sich noch ein weiteres Videoteam angesagt hatte, das meinen Kräutergarten filmen wollte.

Ich wog meine Möglichkeiten ab. Ich konnte das Antibiotikum nehmen und mich der Sonne aussetzen. Ich konnte mich für eine Kräuteralternative entscheiden – zum Beispiel Echinacea – und hoffen, daß ich meine Abwehrkraft so ankurbeln würde, daß es für den Kampf gegen die Borrelien gerüstet war, und zusätzlich antibiotisch wirkende Knoblauchtabletten einnehmen, um die Bakterien zu bekämpfen. Oder ich konnte die Schulmedizin mit der Kräutermedizin kombinieren.

Nach einer gründlichen Erforschung meiner Seele wählte ich die Kombinationsroute: Doxycyclin plus täglich Knoblauchkapseln, die das Äquivalent von 1.200 Milligramm frischem Knoblauch enthielten. Ich nahm ferner sechs Echinacea-Kapseln pro Tag ein, die je 450 Milligramm von der abwehrkraftanregenden Wurzel enthielten, außerdem bereitete ich mir einen Saft aus Möhren und Tomaten zu. Diese Gemüse sind reich an den Karotinoiden der Vitamin-A-Familie, und es gibt ausreichend Untersuchungen, die belegen, daß Karotinoide den Körper beim Kampf gegen Infektionen unterstützen. Natürlich würzte ich den Saft mit reichlich Knoblauch.

Ich beendete meine dreiwöchige Antibiotikumkur in Nashville und sang in Opryland sogar ein Lied über das Antibiotikum. Zu dem Zeitpunkt war die Hautrötung verschwunden, und ich verspürte keinerlei Symptome einer Borreliose. Wir werden niemals erfahren, ob ich den Knoblauch oder das Doxycyclin wirklich benötigt hätte. Aber ich brauchte ganz sicher nicht die stark beeinträchtigende Arthritis, die oft mit einer Lyme-Erkrankung einhergeht.

Vorsicht vor der Hautrötung

Der Name Lyme-Erkrankung stammt von dem Ort Lyme in Connecticut, USA, ab, wo die Krankheit vor rund 20 Jahren erstmals auftrat. Die Borreliose ist eine Zoonose, das heißt eine Infektion des Menschen, die durch ein von Tieren übertragenes Pathogen oder infektiöses Agens ausgelöst wird. Wie entstand nun diese relativ junge Krankheit? Schieben Sie es ruhig auf die baulichen Entwicklungen. Mehr und mehr Häuser werden in oder an den Rändern von Wildzonen gebaut, und damit entstand ein engerer Kontakt zwischen Wild und Mensch. Da das Wild relativ wenige Feinde hatte, konnte es sich ziemlich stark vermehren, und es gibt in der Tat immer mehr hungrige Tiere, die sich an unserem Kräutergarten gütlich tun.

Eine Lyme-Erkrankung resultiert häufig in einer typischen kreisrunden, geröteten Hautveränderung, aber in 10 Prozent der Fälle zeigt sich keine solche Rötung. Nach ein paar Wochen bis hin zu mehreren Monaten leiden 70 Prozent der unbehandelten Opfer unter einem bakteriellen Befall der Gelenke und möglicherweise auch anderen Organen, wie zum Beispiel dem Zentralnervensystem, was zu einer chronischen Arthritis führen kann.

In Amerika zum Beispiel haben etwa 1 bis 2 Prozent der Bevölkerung in Regionen ohne besondere Borrelioseproblematik Antikörper gegen Borrelien, was anzeigt, daß sie irgendwann einmal mit dem Bakterium konfrontiert waren. In einigen endemischen Gebieten dagegen beläuft sich diese Zahl auf zehn Prozent. In Deutschland sind deutliche regionale Unterschiede erkennbar: Die südliche Hälfte der Nation weist einen weitaus höheren Befall der Zecken mit Borrelien auf. Insgesamt wird geschätzt, daß in Deutschland etwa 20 Prozent der Zecken Träger der Borrelien sind.

Wegen des ganzen Wirbels um die Borreliose haben wir nicht nur eine Epidemie dieser Infektion, sondern auch eine Epidemie an Überdiagnosen. Die Ärzte diagnostizieren nur allzu bereitwillig eine Borreliose, offensichtlich deshalb, weil die frühen Symptome wie Hautrötung, Kopfschmerzen, Fieber, Übelkeit und Muskelschmerzen auch bei anderen Krankheiten häufig vorhanden sind.

Die American Medical Association führte im Jahr 1995 eine Erhebung durch, bei der sich herausstellte, daß nur etwa die Hälfte der Patienten mit der Diagnose Borreliose tatsächlich darunter litt. Wenn das stimmt, dann sind die Zahlen an Infizierten deutlich niedriger als häufig angegeben. Hatte ich wirklich die Lyme-Erkrankung? Ich glaube schon, aber diese Statistik bringt mich dennoch ein wenig zum Nachdenken.

Grüne Apotheke für Borreliose

Eine Überlegung, die ich nicht neu überdenken muß, ist meine Entscheidung, die konventionelle Schulmedizin mit Kräutern zu kombinieren. Es gibt eine ganze Reihe hilfreicher Kräuter, die Sie und Ihr Arzt zusätzlich zu jeglicher Therapie, mit der Sie sich wegen der Krankheit behandeln, in Erwägung ziehen können. Und zwei davon, nämlich Knoblauch und Dickblume (*Pycnanthemum muticum*) können dieser Krankheit sogar vorbeugen, weil sie natürlich zeckenabwehrend wirken.

➤➤➤ **Sonnenhut (*Echinacea*, verschiedene Spezies).** Dr. Varro Tyler ist ein ausgesprochener Fan von Echinacea und gibt an, daß dieses Kraut ausführlich auf seine immunstimulierenden Eigenschaften hin untersucht und als Stimulant der körperlichen Abwehrkraft gegenüber bakteriellen Infektionen befunden wurde.

Vor einem Jahrhundert betrug die empfohlene Echinacea-Dosis (Rhizom und Wurzel) ein Gramm, was etwa einem halben Teelöffel pro Tag entspricht. Während meiner Borreliose-Therapie nahm ich etwa vier Gramm (zwei Teelöffel) ein – das zeigt wohl, wieviel Angst ich vor einer Lyme-Erkrankung hatte.

Echinacea wird in Form von Tees, Tinkturen und Kapseln angeboten, und ich gebe häufig eine Pipette voll zu meinen Säften oder Tees. (Echinacea kann auf der Zunge prickeln oder vorübergehend ein taubes Gefühl verursachen, diese Nebenwirkung ist jedoch harmlos.) Zur Behandlung meiner vermuteten Infektion nahm ich Kapseln, um so viel wie möglich so schnell wie möglich einzunehmen.

Knoblauch (*Allium sativum*). Louis Pasteur war der erste, der die antibakteriellen Eigenschaften von Knoblauchsaft beschrieb. In jüngerer Zeit fand man heraus, daß Knoblauch sogar gegen viele Antibiotika-resistente Bakterienstämme wirkt, und wenn man sich überlegt, wie schnell manche Bakterien unempfindlich werden, befürchte ich, daß Doxycyclin bald nichts mehr gegen Borrelien ausrichten kann.

Studien aus den Niederlanden gaben Hinweise darauf, daß sich die beste antibiotische Wirkung bei einem Knoblauchkonsum von 5 bis 15 Zehen pro Tag entfalten kann. Es ist schwer, soviel frischen Knoblauch zu essen, aber man kann die Zehen gut zu einem Saft mit Möhren verarbeiten.

Wenn Sie einfach nicht soviel Knoblauch essen können, sollten Sie nicht verzweifeln. Ich bin überzeugt, daß auch niedrigere Dosen zwar möglicherweise die Infektion nicht auslöschen, aber in Kombination mit anderen Kräutern und Antibiotika dabei helfen können.

Dickblume (*Pycnanthemum muticum*). Diese Pflanze ist ein willkommenes Unkraut in unserem Kräutergarten, das mich jeden Sommer Tag für Tag mit meiner Waffe zur Zecken-Abwehr versorgt. Wenn ich meine Zeit im Freien verbringe, zerstoße ich die Blätter der Dickblume und reibe meine Beine mit dem Saft ein, der reichlich von der Zecken- und Parasiten-abwehrenden Substanz Pulegon enthält.

An dem schicksalhaften Nachmittag meiner Zeckenbegegnung hatte ich nicht erwartet, so viel Zeit mit dem Kamerateam im Freien zu verbringen, und deshalb verzichtete ich auf das Kraut. Diesen Fehler mache ich bestimmt nicht noch einmal.

(Möglicherweise ist es übrigens nicht das beste Kraut für Ihre Haut, wenn Sie schwanger sind!)

Süßholz (*Glycyrrhiza*). Einmal durchsuchte ich meine Datenbank nach der Pflanze, die die meisten antibakteriell wirksamen Substanzen enthält. Die Antwort darauf war Süßholz, bei dem die antibakteriellen

Komponenten bis zu 33 Prozent des Trockengewichtes ausmachen. Da ist es kein Wunder, daß die Chinesen Süßholz bereits seit Jahrhunderten zur Behandlung bakterieller Infektionen wie der Tuberkulose einsetzten. Ich verwende häufig Süßholzwurzeln, die zudem antiviral wirken, um sowohl virale als auch bakterielle Infektionen zu bekämpfen. Als Saponine bezeichnete Substanzen, die auch in Süßholz nachgewiesen wurden, erhöhen die Verfügbarkeit antibiotischer Komponenten.

Zu den anderen Kräutern, die mit antibakteriellen Substanzen reich gesegnet sind, zählen (in absteigender Potenz) Thymian, Hopfen, Oregano und Rosmarin. Das hört sich wie ein tolles Rezept für einen Tee an, der mit Süßholz gesüßt werden kann.

Bronchitis

Ich kenne den Fernsehreporter Walter Cronkite nicht persönlich, aber er und ich haben einige Gemeinsamkeiten. Vor gut einem Jahrzehnt befanden wir uns unabhängig voneinander auf einer Reise nach China, und unsere jeweiligen Gastgeber boten uns Heckenkirschen-Tee an. Mir wurde der Tee wegen einer Grippe verabreicht, er litt unter einer Bronchitis, das heißt einer Entzündung der Bronchien, die mit einem hartnäckigem Husten, einer verschleimten Brust und häufig der Produktion eines dicken, klebrigen Schleims einhergeht.

Wir erholten uns beide recht schnell, und ich neige dazu, zu glauben, daß dieses uralte Heilmittel geholfen hat. Ärzte runzeln bei solchen Behauptungen meist die Stirn. Unsere zwei Fallstudien sind nämlich das, was die Wissenschaftler gerne als Anekdoten abtun.

Studien bestätigen Volkskuren

Gut, unsere Fälle beweisen also gar nichts. Aber es gibt noch mehr zum Thema Heckenkirsche – und anderen Kräutern – als nur Anekdoten. Und heutzutage stehen uns eine ganze Reihe wissenschaftlicher Untersuchungen zur Verfügung, die die Sache untermauern. Im Jahr 1993 teilten zum Beispiel chinesische Forscher 96 Kinder mit Bronchiolitis, der kindlichen Form der Bronchitis, in drei Gruppen ein.

Ein Drittel der Kinder wurde mit der Kräuterformel *Shuang-Huang-Lian*, die aus Heckenkirsche, Forsythie und Helmkraut besteht, therapiert.

Das zweite Drittel wurde mit Antibiotika behandelt, und der dritten Gruppe wurden sowohl die Kräuter als auch die Antibiotika verabreicht.

Die mit den Kräutern therapierten Gruppen zeigten bei den Symptomen in der Brust, dem Husten, Fieber und der Atemnot eine Besserung. Im Vergleich zur Antibiotikagruppe fuhren die Kräutergruppen in mancher Hinsicht besser: Sie mußten weniger Tage unter Fieber leiden und kämpften weniger mit Husten und Atemnot. In den Kräutergruppen wurden keine Nebenwirkungen verzeichnet.

Das ist die gute Seite. Die meiner Ansicht nach schlechte Nachricht: Der Kräuteraufguß wurde sieben Tage lang intravenös verabreicht. Ich empfehle keinesfalls die Injektion von Kräuterzubereitungen. Zur Behandlung einer Bronchitis ist die Einnahme von Kräutern in Form von Tee oder Tinkturen sicher und häufig äußerst wirksam.

Bitten Sie Ihren Arzt, die Antibiotika für Notfälle aufzuheben. Der Nachteil an Antibiotika ist nämlich, daß Bakterien, die eine Therapie überleben, resistent (unempfindlich) gegen das Medikament werden.

Diese chinesische Studie reicht aus, daß ich voller Überzeugung Heckenkirsche und Forsythie als Therapie bei respiratorischen Problemen vorschlage, weil sie die Jahrhunderte während Anwendung als Hausmittel bestätigt. Offensichtlich wurde die Arzneimittel-Zulassungsbehörde der USA nicht von dieser Zuversicht angesteckt, weil sie weder Heckenkirsche noch Forsythie auf der Liste der Kräuter anführt, die als sicher eingestuft werden, und natürlich schon gar nicht als Therapie bei einer Bronchitis angibt. Die Wege der Arzneimittel-Zulassungsbehörden sind mir ein Rätsel. Ich schätze Heckenkirsche und Forsythie als sicher ein, und ich würde nicht zögern, die beiden bei einer Bronchitis, beziehungsweise einer verschleimten Brust bei Erkältungen oder Grippe einzusetzen. Aber nachdem die Kräuter keinen 'Listenplatz' haben, kann ich jedem nur sagen, daß er die Kräuter auf eigenes Risiko einnehmen muß.

Eine Bronchitis hat mehrere mögliche Ursachen, die bakteriell oder viral sein können, aber auch chemische Reizstoffe wie Zigarettenrauch oder die Exposition gegenüber bestimmten Chemikalien können schuld sein. Kinder bekommen leichter eine Bronchitis (und Asthma), wenn ihre Eltern rauchen oder wenn sie größeren Mengen Formaldehyd ausgesetzt werden – das ist einer der Stoffe, der Autos und Möbeln den 'neuen' Geruch verleiht. Manchmal arbeiten Reizstoffe und Keime Hand in Hand: Ein Raucher erkältet sich und die Erkältung wächst sich zu einer Bronchitis aus.

Grüne Apotheke für Bronchitis

Eine Bronchitis kann auch ohne Behandlung von ganz alleine verschwinden, sie kann aber auch hartnäckig bestehen bleiben und manchmal chronisch werden. Deshalb ziehe ich eine Behandlung vor. Heckenkirsche (*Lonicera japonica*) und Forsythie (*Forsythia suspensa*) sind dabei zwei meiner bevorzugten natürlichen Bronchitisrezepte, aber es gibt noch zahlreiche andere. Hier sind einige Vorschläge zum Ausprobieren.

Eukalyptus (*Eucalyptus globulus*). Eukalyptusöl ist ein gutes Expektorans (schleimlösendes Mittel). Die Kommission E empfiehlt die Inhalation von Eukalyptusdämpfen zur Behandlung von Bronchitiden und Husten.

Bei innerlicher Einnahme kann ein Tee aus Eukalyptusblättern die gleiche Wirkung haben. Ich sage das, weil Teile der ätherischen Öle nach dem Abschlucken und Verdauen durch die Lunge abgeatmet werden. Deshalb gelangen die antiseptischen, kühlenden und schleimlösenden Substanzen genau dahin, wo man sie braucht.

Knoblauch (*Allium sativum*). Der Konsum großer Mengen Knoblauch kann eine Bronchitis verhindern helfen, weil Knoblauch vollgepackt mit Substanzen ist, die antivirale und antibakterielle Eigenschaften haben.

Knoblauch kann Sie außerdem vor Erkältungen und Grippeerkrankungen schützen, weil der Knoblauchatem jeden davon abhält, Ihnen zu nahe zu kommen. (Das war nur ein Scherz!) In Wahrheit ist am Knoblauchatem durchaus eine ernsthafte Seite, die Ihnen zeigt, wie nützlich die Knolle bei der Behandlung respiratorischer Beschwerden ist. Im Körper werden aus dem Knoblauch aromatische Substanzen freigesetzt, darunter auch Allicin, eines der potentesten pflanzlichen Breitspektrum-Antiseptika.

Diese aromatischen Substanzen werden über die Lunge ausgeschieden – den Knoblauchatem. Das Vorhandensein dieser Substanzen in der Lunge ist eine gute Sache. Es bedeutet, daß man wie bei Eukalyptus die aktiven Bestandteile genau da hat, wo man sie braucht.

Um den Knoblauchatem in Schranken zu halten, können Sie auf ein wenig Petersilie herumkauen.

Echte Königskerze (*Verbascum thapsus*). Echtes Königskerzen- oder Wollblumenkraut wurde von der Kommission E, dem Phytotherapie-Expertengremium des deutschen Bundesgesundheitsministeriums, aufgrund seiner schleimlösenden Wirkung bei Beschwerden in den Atemwegen empfohlen. Das Kraut kann dabei helfen, den klebrigen Schleim hochzubringen und ist schon seit Tausenden von Jahren der Kräuterfavorit bei Problemen im Atemtrakt. Zusätzlich zu seiner Wirkung als Expektorans beruhigt es den Hals, wirkt antibakteriell und hilft dabei, die Muskelkrämpfe zu beenden, die den Husten auslösen.

✺ Große Brennessel (*Urtica dioica*). In den letzten Jahren wurden Brennesseln mehr und mehr zur Behandlung von Bronchitiden, Asthma und Heuschnupfen angepriesen – und das mit gutem Grund. Der Saft von den Blättern und Wurzeln, kann – gemischt mit Honig oder Zucker – sowohl Asthma als auch eine Bronchitis lindern. Nehmen Sie zwei Teelöffel des getrockneten Krauts pro Tasse mit kochendem Wasser und lassen Sie den Tee ziehen, bis er abgekühlt ist.

✺ Kriechende Quecke (*Agropyron repens* oder *Elymus repens*). Auch wenn die anderen, ebenfalls gebräuchlichen Namen wie Hundsgras oder Wurmgras Schlimmstes befürchten lassen, wird das Kraut schon seit langem bei respiratorischen Problemen eingesetzt. Die Kommission E erkennt das Kraut als eine wirksame Therapie bei Entzündungen im Atemtrakt, inklusive Bronchitiden an.

✺ Spitzwegerich (*Plantago lanceolata*). Dieses Kraut und andere Plantagospezies haben sich weltweit einen Ruf als Hustenstiller geschaffen. Als zusätzlicher Bonus wirkt das Kraut antibakteriell. Sie können etwa einen Teelöffel des getrockneten Krauts pro Tasse mit kochendem Wasser nehmen und den Tee ziehen lassen, bis er abgekühlt ist.

✺ Andorn (*Marrubium vulgare*). Ich meine, daß man heutzutage zu Unrecht in der Schulmedizin auf die Verwendung dieser Heilpflanze verzichtet, die nach den Ägyptern und Römern auch von Sebastian Kneipp als Hustenmittel sehr geschätzt wurde. Bei einer Bronchitis empfehle ich einen starken Andorntee mit Zitrone und Süßholz. Nehmen Sie zwei Teelöffel Andorn pro Tasse mit kochendem Wasser.

✺ Efeu (*Hedera helix*). Efeu ist laut Angaben der Kommission E bei der Behandlung einer Bronchitis und anderen respiratorischen Problemen nützlich.

✺ Vogelknöterich (*Polygonum aviculare*). Hier haben wir ein weiteres Kraut, das die Unterstützung der Kommission E findet. Die

Große Brennessel

Diese Pflanze brennt tatsächlich, aber die Blätter, Wurzeln und sogar die Brennhärchen (wenn sie durch Kochen unschädlich gemacht wurden) besitzen heilende Eigenschaften.

Kommission empfiehlt Knöterich bei Halsschmerzen und respiratorischen Beschwerden, wozu auch eine Bronchitis zählt.

➣ **Echter Eibisch (*Althea officinalis*) und andere Altheaspezies.** Eibisch ist laut Auskunft der Kommission E gut zur Beruhigung des Atemtraktes (was als Demulcens bezeichnet wird) geeignet. Echter Eibisch tut sich dabei besonders hervor, weil seine lindernden Wurzeln zudem entzündungshemmende Eigenschaften besitzen. Das erklärt vielleicht, warum dieses Kraut schon seit Jahrhunderten bei Bronchitiden, Erkältungen, Husten und Halsschmerzen verwendet wird.

➣ **Wiesenprimel (*Primula veris*).** Hier ist noch eine weitere Empfehlung der Kommission E. Mir ist bewußt, daß ich viele ihrer Empfehlungen bei verschiedenen Erkrankungen erwähne, aber eine Zustimmung von dieser aus Wissenschaftlern bestehenden Gruppe sollte mit Respekt betrachtet werden.

Die Kräuterheilkunde ist in Deutschland schon seit langem auf dem Vormarsch, und die Empfehlungen der Kommission E beruhen auf ernstzunehmenden wissenschaftlichen Untersuchungen. Im Fall der Wiesenprimel kam die Kommission E zu einer Empfehlung von einem Teelöffel getrockneter Primel oder einem halben Teelöffel der Wurzel dieser Pflanze als Tee zur schleimlösenden Therapie bei Bronchitiden, Erkältungen und Husten. Ich möchte ferner betonen, daß diese Empfehlung für die Wiesenprimel und nicht für die Nachtkerze (*Oenothera biennis*) gilt, die häufig an anderer Stelle in diesem Buch auftaucht.

➣ **Echtes Seifenkraut (*Saponaria officinalis*).** Die Wurzel dieses Krauts ist laut der Kommission E eine gute schleimlösende Therapie bei respiratorischen Beschwerden, unter anderem Bronchitiden. Bestimmte Substanzen in der Pflanze, die sogenannten Saponine, haben neben anderen Bestandteilen, die diese Eigenschaften noch unterstützen, eine schmerzlindernde und entzündungshemmende Wirkung. Nehmen Sie einen Teelöffel des getrockneten Krauts pro Tasse mit kochendem Wasser und lassen Sie den Tee ziehen, bis er kalt ist.

➣ **Kräutermischungen.** Sie können jedes in diesem Kapitel erwähnte Kraut falls gewünscht einzeln verwenden, die meisten Kräuterexperten empfehlen jedoch Kombinationen daraus. David Hoffman ist ein hochangesehener, von mir sehr geschätzter Kräuterpraktiker, der ein Buch über Kräuter verfaßt hat (*siehe Anhang*). Er empfiehlt eine Mischung aus gleichen Teilen Andorn, echter Königskerze und großem Alant. Alant wird schon seit langem als Antiseptikum und Expektorans verwendet.

Eine weitere Rezeptur, die ich bei einer Bronchitis nehmen würde, enthält Andorn, echte Königskerze, Wegerich, Cayenne, Hornkraut, Seetang,

Süßholz, Serenoa repens, Rotulme und Süßkirschenbaumrinde. Die Indianer verwendeten diese Kräuter bei Beschwerden in den Atemwegen.

Zusätzlich zu den Kräutern würde ich zur Behandlung einer Bronchitis Echinacea empfehlen, welches die Abwehrkraft anregt.

Eine kleine Zwischenmahlzeit, die Sie zusammen mit Ihrer Lieblings-Kräuterrezeptur naschen können, ist ein Aufstrich, der sogenannte 'Bronchien-Brenner-Aufstrich'. Mischen Sie Knoblauch, Ingwer, Senf, Gelbwurz, Chilischoten und Meerrettich oder Wasabi. Nehmen Sie anfangs nur ganz wenig von jeder Zutat und probieren Sie solange, bis Sie eine Kombination gefunden haben, mit der Sie leben können. Ich muß Sie jedoch warnen, denn diese Rezeptur ist extrem scharf. Sie öffnen damit sowohl Ihre Stirnhöhlen als auch Ihre Bronchien.

Ich meine es jedoch trotzdem ernst. Wenn Sie mit der Schärfe umgehen können, sollten Sie ein wenig von dem Aufstrich auf einen Kräcker oder ein Stück Brot schmieren, das hilft Ihnen garantiert. Sie können sich auch einen dampfend kochenden Tee aus einigen oder all den genannten Zutaten kochen.

➤ **Vitamin-C-haltige Pflanzen.** In Untersuchungen erholten sich Krankenhauspatienten schneller, wenn sie Supplemente mit Vitamin C einnahmen. Die tägliche Einnahme eines Supplementes mit 500 Milligramm Vitamin C erwies sich ferner als hilfreich bei Allergien und Asthma, so daß ein klarer Zusammenhang zwischen diesem Vitamin und einer Linderung von respiratorischen Infektionen, einer verstopften Nase und tränenden Augen erkennbar ist.

Ich finde es in Ordnung, Supplemente mit Vitamin C zu empfehlen, ziehe es jedoch vor, pflanzliche Nahrungsmittel, die reichlich mit diesem Vitamin C gesegnet sind, anzupreisen. Dazu gehören rote und grüne Paprikaschoten, Zitrusfrüchte und Peperoni.

➤ **Vollkornprodukte, Nüsse und andere Magnesium-haltige Nahrungsmittel.** Wenn wir schon beim Thema Vitamine und Mineralstoffe sind: Das Risiko für Erkrankungen der Atemwege wie Bronchitiden steigt mit fallenden Magnesiumspiegeln. Je mehr Magnesium sich im Körper befindet, desto weniger muß man unter Atemnot und anderen respiratorischen Problemen leiden. Naturheilpraktiker empfehlen die vorbeugende Einnahme von 300 bis 600 Milligramm pro Tag, was mir eine vernünftige Angabe zu sein scheint. Sie können auch mehr Nahrungsmittel essen, die reichlich Magnesium enthalten, wie zum Beispiel Vollkornprodukte, Sojabohnen, Nüsse, Fisch, Milchprodukte und mageres Fleisch.

Brustvergrößerung

Vor ein paar Jahren schrieb ich einen Artikel für eine ausgezeichnete Zeitschrift (*HerbalGram*) der Amerikanischen Botanischen Vereinigung in Austin, Texas. Mein Freund Mark Blumenthal ist der leitende Direktor dort. Ich faßte Forschungsergebnisse zusammen, die belegten, daß Bockshornklee (*Trigonella foenum-graecum*), ein schmackhaftes und leicht bräunlich gefärbtes Kraut, bei der Blutzuckerkontrolle von Zuckerkranken helfen kann – und daß die Pflanze außerdem möglicherweise zur Brustvergrößerung bei der Frau führt.

Einige Zeit später wurde ich zu einem Treffen von Kräuterexperten in Arkansas, USA, eingeladen. Als ich am Flughafen abgeholt wurde, erzählte mir meine Fahrerin die folgende Geschichte: Ein paar Monate zuvor hatten sie und ein paar Freunde ziemlich viele Samen keimen lassen, um den Geschmack der Sprossen für ein Kräuterfestival zu testen. Unter den Samen befanden sich auch Bockshornkleesamen.

Nachdem sie mehrere Tage in Folge verschiedene ordentliche Portionen Bockshornklee verzehrt hatte, fiel einer der Frauen auf, daß ihre Brüste irgendwie größer waren als sonst. Dieses Phänomen wird als mastogener Effekt bezeichnet. Sie verstand nicht, was da vor sich ging, bis eine andere Frau aus der Gruppe ihr eine Kopie meiner Veröffentlichung gab.

Grüne Apotheke für eine Vergrößerung der Brüste

Ich möchte nicht zum Thema Brustvergrößerung Stellung beziehen. Ich weiß nur, daß eine ganze Reihe von Frauen von größeren Brüsten träumt, und viele entscheiden sich für ein Silikonimplantat. Sie haben sicher schon gelesen, daß diese Implantate auch ihre Schattenseiten haben. Viele Frauen und Wissenschaftler bezeichnen sie schlicht als gefährlich, während andere Frauen und Wissenschaftler behaupten, daß sie keinerlei Probleme verursachen.

Nun, ich kann nicht entscheiden, ob Brustimplantate aus Silikon gefährlich sind oder nicht. Ich weiß jedoch, daß ich, sollte meine Tochter eine Brustvergrößerung wünschen, sie sicherlich zunächst zu natürlichen Annäherungen ermutigen würde. Hier finden Sie verschiedene Kräuter, die sich für eine moderate Vergrößerung als hilfreich erweisen könnten.

➤➤➤Bockshornklee (*Trigonella foenum-graecum*). Die Samen und Sprossen genießen seit Jahrhunderten den Ruf, brustvergößernd zu wirken. Das Kraut war vor 100 Jahren sogar Hauptbestandteil in einer Kräuterformel

(*Lady Lydia's Vegetable Compound*), die ein beliebtes Volksmittel für 'Frauenprobleme' war – das heißt alles von Menstruationsbeschwerden bis hin zur Scheidentrockenheit nach den Wechseljahren.

Wie ich in Arkansas erfahren habe, gibt es auch moderne wissenschaftliche Beweise für die Wirkung von Bockshornklee auf die Brust und guten Grund zu der Annahme, daß das Kraut tatsächlich wirkt.

Bockshornkleesamen enthalten reichlich von der Substanz Diosgenin, die häufig zur Herstellung synthetischer Produkte des weiblichen Hormons Östrogen verwendet wird.

Östrogen hat ziemlich viele Auswirkungen auf den Körper, und davon führen prinzipiell zwei zur Vergrößerung der Brust. Das Hormon führt zu einem Wachstum der Brustzellen und trägt zu einer Speicherung von Körperflüssigkeiten bei. Deshalb verspüren viele Frauen, die ein Verhütungsmittel (die 'Antibabypille') schlucken, als Nebenwirkung ein Völlegefühl in der Brust, die durch die Ansammlung von Wasser entsteht.

Pflanzliches Östrogen (Phytoöstrogen) führt nicht zu einem unangenehmen Völlegefühl in den Brüsten, wenn es aus Quellen wie zum Beispiel Bockshornklee stammt. Wenn meine Tochter Bockshornklee versuchen möchte, würde ich ihr empfehlen, meine speziell zu diesem Zweck entwickelte Rezeptur zu probieren, die ich Brusttee getauft habe.

Brusttee

Sie möchten Ihre Brüste vergrößern? Trinken Sie meinen Brusttee! Hier verrate ich ein Teerezept, das Sie mit einer reichlichen Dosis bruststützender Kräuter versorgt.

Gießen Sie zwei Tassen Wasser in einen Topf mit 60 Gramm Bockshornkleesprossen. Geben Sie jeweils ein oder zwei Prisen Anis, Basilikum, Kümmel, Dill, Fenchel, Süßholz, Majoran und Zitronengras dazu. Lassen Sie den Tee aufkochen und danach abkühlen. Geben Sie je nach Geschmack Zitronensaft und Honig dazu. Trinken Sie ein bis zwei Tassen pro Tag.

Fenchel enthält Phytoöstrogene, das sind pflanzliche Stoffe, die ähnlich wie das weibliche Hormon Östrogen wirken. Laut Überlieferung helfen auch die anderen in diesem Tee enthaltenen Kräuter bei der Vergrößerung der Brüste.

Auch das Einmassieren gemahlenen Bockshornklees in die Brüste ist einen Versuch wert, da das Gewebe der Brust offensichtlich eine bestimmte Menge an Pflanzensubstanzen über die Haut aufnehmen kann. Vor nicht allzu langer Zeit veröffentlichten zwei bekannte Pharmakologen für Naturprodukte (sogenannte Pharmakognologen) einen Artikel mit dem Titel

„Höhere Pflanzen als mögliche Quellen für Galactogoga" (ein Galactogogum ist eine Substanz, die den Milchfluß fördert). Diese zwei Wissenschaftler schienen überrascht zu sein, daß 68 der 255 Pflanzen, die traditionell als Galactogoga eingesetzt werden, damals wie heute auf die Haut aufgetragen wurden.

Um den gemahlenen Bockshornklee zu verwenden, sollten Sie die Samen oder Sprossen in einem Mixer pürieren, ein wenig Pflanzenöl dazugießen und die Paste als Breiumschlag auftragen.

Fenchel (*Foeniculum vulgare*). Fenchel ist ein weiteres Kraut mit Östrogenwirkung, das seit Jahrhunderten zur Förderung der Milchproduktion genutzt wird. Sie können Fenchel zur Unterstützung des Bockshornklees zu meinem Brusttee geben. Verwenden Sie jedoch bitte kein Fenchelöl, da das Öl bei schwangeren Frauen eine Fehlgeburt auslösen könnte. Außerdem kann eine Dosis, die einen Teelöffel übersteigt, giftig werden.

Sägepalme (*Serenoa repens*). Diese Pflanze ist heutzutage vor allem wegen ihrer Eigenschaft, eine vergrößerte Vorsteherdrüse schrumpfen zu lassen, bekannt. Aber vor einem Jahrhundert wurde das Kraut weithin als Volksmittel zur Vergrößerung der Brüste geschätzt. Mit Naturheilverfahren arbeitende Ärzte empfehlen das Kraut weiterhin für diesen Zweck. Die meisten Menschen verwenden Kapseln aus der Apotheke (zum Beispiel Sita®) oder alkoholische Extrakte. Halten Sie sich dabei an die Dosierungsempfehlung des jeweiligen Herstellers.

Yamswurzel (*Dioscorea villosa*). Hier haben wir ein weiteres Kraut, dem eine Östrogenwirkung nachgesagt wird. Ich persönlich habe mich von den Yamswurzeln nie sonderlich beeindrucken lassen, da sie laut meiner Datensammlung weit weniger Diosgenin als Bockshornklee enthalten. Aber ich beuge mich praktizierenden Kräuterexperten wie der Buchautorin Susan Weed (*siehe Anhang*), die berichtet, daß sie Salben aus Yamswurzel hergestellt hat: Sie erklärt, daß diese Salben bei Frauen den gewünschten Effekt erzielten. Zur Herstellung der Salbe sollten Sie die äußere Rinde der Wurzel abschaben und die innere Wurzel im Mixer zu einer Paste verarbeiten.

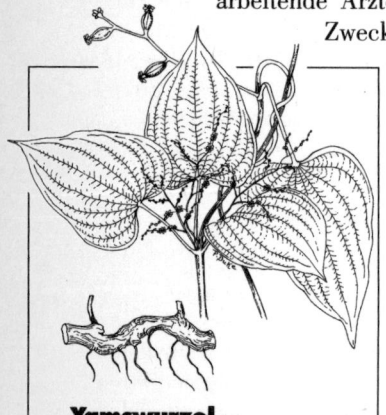

Yamswurzel

Die Wurzel wird in manchen Ländern auch als Rheumawurzel oder Kolikwurzel bezeichnet und ist ein mehrjähriges Gewächs, das einst von den Indianern Amerikas zur Linderung der Schmerzen während der Entbindung verwendet wurde.

Kreuzkümmel (*Cuminum cyminum*). Sowohl Kümmel als auch Schwarzkümmel (*Nigella sativa*) haben erwiesenermaßen die Anzahl der Brustzellen bei Versuchstieren erhöht. Die Wirkung des Krautes auf die menschliche Brust ist noch nicht erforscht, aber in der Regel reagieren Säugetiere auf die gleichen Substanzen mit einer ähnlichen Reaktion. Sie können meinen Brusttee mit ein wenig gemahlenem Kreuzkümmel würzen oder das Kraut beim Kochen großzügig verwenden.

Bursitis (Schleimbeutelentzündung) und Tendinitis (Sehnenentzündung)

Vor ein paar Jahren veröffentlichte die *New York Times* einen Artikel über meine lebenslange Liebelei mit medizinischen Pflanzen. Einige Zeit nach der Veröffentlichung rief mich einer der Angestellten dieser Zeitschrift an, um mir zu erzählen, daß etwa 20 Prozent der Mitarbeiter des Blattes, die täglich auf die Computertastaturen einhacken mußten, mit entzündeten Gelenken und Tendinitiden (Sehnenentzündungen) in den Handgelenken oder Schultern sowie Bursitiden (Schleimbeutelentzündungen) in den Schultern zu kämpfen hatten.

Er erzählte mir, daß er auf der Suche nach einer naturheilkundlichen Behandlung in den Archiven der *Times* über meinen Namen gestolpert war und mich deshalb angerufen hatte. Ich schickte ihm zusammen mit meinem Mitgefühl alles, was ich dazu hatte. Ich hatte selbst bereits einmal eine Bursitis gehabt und kann mich gut an die Schmerzen und Behinderungen erinnern, die damit einhergehen. Wie der Angestellte der *Times* verbringe auch ich endlose Stunden vor dem Computer. Ich spiele außerdem gerne Gitarre und Baßgeige, fahre zudem viel Auto und mähe meinen Rasen, was alles zu einer Bursitis und Tendinitis beitragen kann.

Die zwei Bezeichnungen tauchen häufig im gleichen Zusammenhang auf, es handelt sich jedoch um zwei verschiedene Erkrankungen. Eine Bursitis ist eine Entzündung der Schleimbeutel, das sind die flüssigkeitsgefüllten

Säckchen, die die Gelenke schmieren, wo die Muskeln und Sehnen am Knochen ansetzen. Eine Tendinitis ist eine Entzündung der Sehnen, das heißt der elastischen, bindegewebigen Stränge, die Muskeln und Knochen miteinander verbinden.

Diese beiden Begriffe werden häufig miteinander verwechselt, weil die Schleimbeutel in der Nähe der Knochen-Sehnen-Verbindungen gelegen sind und sich beide Beschwerden in Schmerzen in den und um die Gelenke herum äußern. Tendinitiden und Bursitiden können die gleiche Ursache haben – eine übermäßige Beanspruchung des entsprechenden Gelenkes. Diese Probleme entstehen als Ergebnis von sportlicher Betätigung, wie zum Beispiel bei einem Tennisarm und bei Berufen, die wiederholte Bewegungen erfordern, wie zum Beispiel bei Schreinern oder Metzgern. Wie auch immer Sie dazu sagen, eine Bursitis und Tendinitis tun richtig weh. Und interessanterweise sprechen beide auf die gleiche Behandlung an.

Die Ärzte behandeln in der Regel eine Bursitis, Tendinitis und ähnliche Beschwerden mit Ruhe und Medikamenten zur Linderung der Schmerzen und Entzündungshemmung – zum Beispiel mit Azetylsalizylsäure (Produktname unter anderem Aspirin®) und anderen nichtsteroidalen Medikamenten sowie Kortikosteroiden.

Grüne Apotheke für Bursitis und Tendinitis

Ich denke, daß Ruhe für ein Gelenk, das mit einer Tendinitis oder Bursitis behaftet ist, eine ausgezeichnete Idee ist. Auch Eispackungen können sowohl die Schmerzen als auch die Entzündung kontrollieren helfen.

Aber ich würde mich nicht darauf verlassen, mit einer Eispackung komplette Linderung zu bekommen. Und auch wenn die Einnahme von Azetylsalizylsäure und ähnlichen Medikamenten in Ordnung ist, sollten Sie wissen, daß Ihnen auch eine Reihe natürlicher Alternativen zur Verfügung stehen.

Weide (*Salix*, verschiedene Spezies) und andere natürliche Schmerzmittel. Weidenrinde ist die natürliche Form der Azetylsalizylsäure, desgleichen Mädesüß und Scheinbeere. Alle diese Pflanzen enthalten Salizylate, die natürlichen Vorläufer das Azetylsalizylsäure. Nehmen Sie zur Herstellung eines Tees jeweils ein bis zwei Teelöffel des getrockneten Krauts pro Tasse mit kochendem Wasser und lassen Sie den Tee 20 Minuten lang kochen.

Trinken Sie zwei bis drei Tassen pro Tag, Sie können aber auch zwei- bis dreimal täglich einen Teelöffel einer Tinktur von jedem dieser Kräuter einnehmen. Bitte denken Sie jedoch daran: Wenn Sie gegen Azetylsalizylsäure allergisch sind, dann sollten Sie wahrscheinlich auch keine Kräuter einnehmen, die der Azetylsalizylsäure ähnliche Substanzen enthalten.

❧❧ **Ingwer (*Zingiber officinale*).** Ingwer wird in den Vereinigten Staaten schon seit langem als Therapeutikum bei Bursitiden geschätzt. Da ich Ingwer gerne mag, schlage ich einen Behandlungsversuch bei immer wiederkehrenden Schleimbeutelentzündungen mit Ananas und ein wenig Süßholz vor (die beide weiter unten besprochen werden).

❧ **Sonnenhut (*Echinacea*, verschiedene Spezies).** Dieses Kraut ist eine Wohltat für Bindegewebsverletzungen wie einen Tennisarm, Skifahrerknie und Joggerknöchel, meint Dr. Michael Moore in seinem Buch über Heilpflanzen (*siehe Anhang*). Alle diese Verletzungen sind tatsächlich verschiedene Tendinitisformen. Er empfiehlt die Einnahme von bis zu 15 Milliliter einer Echinaceatinktur pro Tag, bis sowohl Schwellung als auch Schmerzen nachlassen. Das ist zwar eine ganze Menge, aber Echinacea ist nicht gefährlich (kann jedoch auf der Zunge prickeln oder vorübergehend ein taubes Gefühl verursachen), deshalb ist diese Behandlung sicherlich einen Versuch wert.

❧ **Schachtelhalm (*Equisetum arvense*).** Dieses Kraut ist eine der reichhaltigsten Quellen der Natur für das Element Silizium (in Form von Kieselsäure), und manch einer behauptet, daß es in einer Form vorliegt, die vom Körper besonders leicht genutzt werden kann. Eine ganze Reihe von Studien zeigt, daß Silizium eine wichtige Rolle bei der Gesundheit und Unverwüstlichkeit sowohl der Knorpel als auch der Bindegewebe wie zum Beispiel der Sehnen spielt. (Die Knorpel sind ein wichtiger Bestandteil der Gelenke.) Ich kann nicht behaupten, daß ich von kieselsäurehaltigen Kräutern und Nahrungsmitteln als Therapie einer Tendinitis oder Bursitis restlos überzeugt bin, aber zwei von mir geschätzte Wissenschaftler, der Kräuter-Pharmakologe Dr. Daniel Mowrey und Dr. Forrest Nielson, schwören auf Silizium. Deshalb denke ich, daß die Sache einen Versuch wert ist, Sie sollten das Kraut jedoch nur unter Aufsicht eines holistisch arbeitenden Praktikers einnehmen.

Wenn Ihnen zur Einnahme des Krautes geraten wird, können Sie sich einen Tee aus fünf Teelöffeln getrocknetem Schachtelhalm mit einem Teelöffel Zucker pro Liter Wasser kochen. (Der Zucker zieht mehr Kieselsäure aus der Pflanze.) Bringen Sie den Tee zum Kochen, danach nehmen Sie etwas Hitze zurück und lassen den Tee etwa drei Stunden lang köcheln. Gießen Sie den Tee ab und lassen Sie ihn abkühlen, bevor Sie ihn trinken.

Andere kieselsäurereiche Pflanzen sind zum Beispiel Gerste, Hornkraut, Gurken, Petersilie, Brennessel, Walnüsse, Brasilnüsse, Cashewnüsse, Pistazien, Fisolen und Steckrüben.

❧ **Süßholz (*Glycyrrhiza*).** Nach Überzeugung von Dr. Mowrey kann Süßholz zur Behandlung einer Tendinitis oder Bursitis genau so wirksam sein wie das häufig verschriebene Medikament Hydrokortison.

Das Kraut bewirkt jedoch keine der üblichen Nebenwirkungen wie Gewichtszunahme, Magenprobleme, Schlaflosigkeit und eine geschwächte Abwehrkraft, die so häufig bei der Anwendung von Kortison und Hydrokortison auftreten. Aufgrund meiner Informationen über die entzündungshemmenden Eigenschaften von Süßholz denke ich, daß eine Therapie damit einen Versuch wert ist.

(Süßholz und Extrakte daraus sind bei normaler Anwendung in moderaten Mengen sicher – das heißt etwa bis zu drei Tassen pro Tag –, eine Langzeitanwendung kann jedoch Kopfschmerzen, Antriebslosigkeit (Lethargie), Natrium- und Wasserretention (Speicherung), übermäßigen Kaliumverlust und Bluthochdruck nach sich ziehen.)

❧ **Ananas (*Ananas comosus*).** Diese schmackhafte Frucht enthält Enzyme, die Proteine abbauen. Eines dieser Enzyme, das Bromelaine, ist besonders wichtig, weil es zugleich entzündungshemmende Eigenschaften besitzt. Ananas lindert Schwellungen, Prellungen und Schmerzen und beschleunigt die Heilung von Gelenk- und Sehnenverletzungen.

Viele Sportler sind davon überzeugt, daß Ananas die Heilung von Verstauchungen und Tendinitiden unterstützt. Einige Athleten essen vor und nach anstrengenden Trainingseinheiten reichlich Ananas, um ihre Sehnen zu schützen, da eine Tendinitis für viele Sportler ein großes Problem darstellt. Und, wirkt das auch? Ich habe keine definitive Antwort auf diese Frage, aber mein Kollege Dr. James Gordon erzählte mir, daß er staunte, wie Ananas seine chronischen Rückenbeschwerden linderte, zu denen auch Schmerzen und Entzündungen zählten.

Der Bromelainegehalt von Ananas ist nicht allzu hoch, aber wenn ich unter einer Tendinitis oder Bursitis leiden würde, würde ich es damit versuchen.

Es schadet sicher nicht, den Speisezettel mit frischer Ananas und Ananassaft zu bereichern, während man sich durch eine Tendinitis oder Bursitis kämpft. Papayas enthalten übrigens ähnliche Enzyme, deshalb sollten Sie vielleicht auch diese Früchte auf Ihre Speisekarte setzen.

❧ **Portulak (*Portulaca oleracea*) und andere magnesiumhaltige Nahrungsmittel.** Magnesium ist ein wichtiger Mineralstoff für die Muskeln, Knochen und Bindegewebe. Und da grüne Blätter eine gute Magnesiumquelle darstellen, habe ich einen Magnesium-Mix-Salat kreiert. Für seine Zubereitung mischen Sie jede der folgenden Zutaten, die Sie ergattern können, und zwar in den Mengen, die Ihnen munden: frischen Portulak, grüne Bohnen, Spinat und grünen Salat. Streuen Sie ein paar Mohnsamen in die Salatsoße, da auch sie Magnesium enthalten.

➤ **Große Brennessel (*Urtica dioica*).** Dieses kieselsäurereiche Kraut hat bei Gicht und Rheumatismus eine breite Anhängerschaft gefunden, was bedeutet, daß es schon lange zur Behandlung entzündlicher Erkrankungen der Gelenke genutzt wird. Deshalb erscheint ein Therapieeinsatz bei einer Tendinitis oder Bursitis ebenfalls vielversprechend.

➤ **Safranwurz (*Curcuma longa*).** Dr. Joseph Pizzorno und der Naturopath Michael Murray sind nur zwei der lehrenden Kräuterexperten, die feststellten, daß Curcumin, die natürliche Substanz in Safranwurz (Kurkuma), sich als genauso wirksam wie Kortison bei verschiedenen Entzündungsformen erwiesen hat. Sie empfehlen die Einnahme von 250 bis 500 Milligramm Safranwurz und 250 Milligramm Bromelaine dreimal täglich zwischen den Mahlzeiten.

Sie können feinpulvrigen Kurkumawurzelstock in Apotheken kaufen, aber vielleicht habe ich einen Vorschlag, der Ihnen mehr zusagt. Kosten Sie einmal eine reif werdende Ananas (für das Bromelaine) mit Safranwurz (für eine großzügige Dosis Curcumin). Wenn ich es mir recht überlege, dann können Sie sich einen Fruchtcocktail aus Ananas und Papaya zubereiten, der mit Ingwer und Safranwurz gekrönt wird, das schmeckt bestimmt toll.

Ich ziehe stets die 'Ganze-Nahrungsmittel-Ernährung' vor, wann immer das möglich ist. Allgemein denke ich, daß ganze Nahrungsmittel mehr Heilkraft enthalten als einzelne Bestandteile, die daraus isoliert wurden.

Chronisches Müdigkeitssyndrom

Müdigkeit wurde lange Zeit nur als Symptom angesehen, aber während der letzten zehn Jahre hat sich das chronische Müdigkeitssyndrom (CMS) zu einer der kontroversen Krankheiten unserer Nation gemausert. Abhängig davon, mit wem Sie sich unterhalten, existiert die Krankheit entweder überhaupt nicht oder sie ist eine Epidemie.

Alle möglichen Faktoren wurden bereits als Ursachen herangezogen: Allergien, Nahrungsmittel-Unverträglichkeiten, Medikamenten-Unverträglichkeiten, Hefepilzinfektionen, psychologische Probleme und eine chronische

Infektion mit dem Eppstein-Barr-Virus (dem Schuldigen der Infektiösen Mononukleose oder dem Pfeiffer'schen Drüsenfieber), um nur ein paar zu nennen.

Laut Schätzungen leiden weltweit 90 Millionen Menschen unter der gut definierten Gruppe von Symptomen, die mit dem CMS in Zusammenhang stehen. Diese Symptome, so erklären die Ärzte, sind unter anderem eine profunde Müdigkeit, die durch Schlaf nicht gelindert wird, plus Depressionen, Kopfschmerzen, Fieberschübe, Unwohlsein, Gedächtnisschwund, geistige Verwirrung, mangelndes Konzentrationsvermögen, Schmerzen und Schwäche in den Gelenken und Muskeln, wiederholte Infektionen, starke Erschöpfung bei leichten Aktivitäten, Halsschmerzen, Magenbeschwerden und geschwollene Lymphknoten. Seltsamerweise erscheinen selbst Personen, die unter allen genannten Symptomen leiden, nicht krank – die Ärzte können bei einer Untersuchung keinen oder kaum Befunde erheben, und Laboruntersuchungen ergeben häufig keine abnormen Blutwerte.

Laut Angaben des Nationalen Instituts für Gesundheit gehören weiße Frauen der Mittelschicht der höchsten Risikogruppe an.

Ich bin überzeugt, daß das chronische Müdigkeitssyndrom tatsächlich eine Krankheit ist. Ich stimme jedoch mit vielen Experten überein, daß es sich um eine äußerst verwirrende Angelegenheit handelt. Eine ganze Reihe von Infektionen, Allergien, Nahrungsmitteln, Medikamenten, Nährstoffmängeln und andere Krankheiten können dazu beitragen. Weil das CMS so viele Facetten hat, bin ich bei jedem vorsichtig, der behauptet, *die* Ursache oder *die* Kur völlig zu durchschauen.

Ich rate jedem mit dem chronischen Müdigkeitssyndrom, sich einen guten Arzt zu suchen, der die Krankheit versteht und sich dann an den Rat dieses Arztes zu halten, um alle möglichen Ursachen zu erforschen. Damit Sie sehen, was Ihnen hilft und was Ihnen nicht gut tut, muß Ihr Arzt Sie unbedingt auf Allergien – das heißt auch Nahrungsmittelallergien – testen.

Eine weitere Bemerkung, bevor wir uns den Kräutern zuwenden: fast jeder CMS-Experte empfiehlt eine ganzheitliche, vegetarische oder fast vegetarische Ernährung, um herauszufinden, ob dieser Schritt hilft.

Selbst wenn Sie damit Ihre Müdigkeit nicht überwinden können, reduzieren Sie zumindest Ihr Risiko für Herzerkrankungen, Krebs, Übergewicht, Bluthochdruck und viele andere ernsthafte Erkrankungen.

Und jede dieser Erkrankungen kann definitiv zum chronischen Müdigkeitssyndrom beitragen, selbst wenn sie nicht die eigentliche Ursache dafür ist.

Grüne Apotheke für das chronische Müdigkeitssyndrom

Es gibt eine ganze Reihe von Kräutern, die sich als hilfreich erweisen könnten.

❦ Ausgesuchte antivirale Kräuter. Mehrere von mir geschätzte Kräuterexperten behaupten, daß sie das chronische Müdigkeitssyndrom bei einem hohen Prozentsatz der Patienten erfolgreich mit einer Kombination der folgenden antiviralen Kräuter kurieren können: Echinacea, Orangenwurzel, Süßholz, Melisse und Ingwer. Ich bin überzeugt, daß diese Behandlung auf alle Fälle einen Versuch lohnt. Sie können sich eine Mischung aus gleichen oder verschiedenen Anteilen der jeweiligen Kräuter herstellen und die Mischung Ihrem persönlichen Geschmack anpassen. Nehmen Sie einen oder zwei Teelöffel Ihrer Lieblingsmischung und trinken Sie zwei bis drei Tassen pro Tag. Diese Kräutertees können Ihnen ziemlich viel Energie schenken.

❦ Asiatischer Ginseng (*P. ginseng*) und Stachelstrauch (*Eleutherococcus senticosus*). Die Kommission E, das Phytotherapie-Expertengremium des deutschen Bundesgesundheitsministeriums, empfiehlt Ginseng als „Tonikum zur Überwindung von Gefühlen wie Mattigkeit und Schwäche, Energielosigkeit und mangelndem Konzentrationsvermögen sowie während Rekonvaleszenzphasen." Die empfohlene Dosierung beträgt ein Teelöffel pro Tasse kochenden Wassers.

Klinische Studien geben Hinweise darauf, daß Ginseng die Leistung von Sportlern verbessert, auch wenn man das Kraut bis zu einem Monat lang einnehmen muß, um eine positive Wirkung erkennen zu können. Ginseng stimuliert zudem die Abwehrkraft – eine Wirkung, die wiederholt in Tierversuchen bestätigt wurde.

Ginseng wurde schon seit Tausenden von Jahren als ein die Energie stimulierendes Tonikum verehrt, und heutzutage wird Ginseng von russischen Astronauten und

AR. PHARM.

Asiatischer Ginseng

Die Wurzel wird primär aus China und Korea importiert. Diese Ginsengart hat sich einen Ruf als lebensverlängerndes Tonikum verschafft.

asiatischen Olympiateilnehmern als 'Adaptogen' (das ist ein Mittel, das die allgemeine Widerstandsfähigkeit gegenüber Streß erhöht) genommen. Diese Wirkung besteht neben einer Reduktion der Müdigkeit in einer Verbesserung der Aufmerksamkeit, Koordination, des Gedächtnisses und einem besserem Umgang mit Streß.

Vor einigen Jahren fragte ein Mitarbeiter, ob in dem von ihm eingenommenen Energiepräparat, das er zur Überwindung seiner Müdigkeit schluckte, Koffein enthalten sei. Die Rezeptur enthielt Chrysactinia, Ginseng, Gelee royal und Serenoa repens. Er sagte, daß ihm das Tonikum wirklich gut half, aber daß er befürchtete, davon morgens früher aufzuwachen. Und wenn er aufgewacht war, so erzählte er weiter, hatte er ein enormes Bedürfnis, zur Arbeit zu gehen.

Nein, so konnte ich ihn beruhigen, in der Mixtur war kein Koffein. Aber ich erklärte ihm weiter, daß Ginseng ziemlich stimulierend wirken kann. Ich riet ihm, das Tonikum weiterhin einzunehmen und aufzustehen und zu arbeiten, wann immer ihn das Verlangen überkam. (Man sollte solche Energien doch nicht ungenutzt verpuffen lassen!)

➤ **Mate (*Ilex paraaguayensis*).** Die Kommission E befürwortet die Verwendung von ein bis zwei Teelöffeln pro Tag in Form von Tee, um geistige und körperliche Müdigkeit zu vertreiben. Die energiestimulierende Wirkung des Stechpalmengewächses beruht vor allem auf seinem Koffeingehalt. Diese Therapie ist sicherlich gut für einen gelegentlichen Energieschub, ich rate aber von einer täglichen Anwendung beim chronischen Müdigkeitssyndrom ab.

➤ **Portulak (*Portulaca oleracea*) und andere magnesiumhaltige Nahrungsmittel.** Menschen, die auf Säfte zur Förderung der Gesundheit schwören, betonen häufig die Bedeutung von Magnesium aus pflanzlichen Quellen zur Förderung von Durchhaltevermögen und Energie. Wenn Sie Ihrem Körper mehr Magnesium zuführen möchten, können Sie in Portulak, Fisolen, Spinat, Kichererbsen, grünem Salat, Brennesseln, Mohnsamen, Süßholzwurzel und Koriander schwelgen.

Sie können aber auch einfach nur ein Supplement mit Magnesium einnehmen (der offiziell empfohlene Tagesbedarf für diesen Nährstoff beträgt 350 beziehungsweise 300 Milligramm), aber ich persönlich würde einen Salat mit Portulak, Bohnen und Spinat, der mit Mohnsamen garniert ist, bevorzugen. Mit einem Supplement erhält man einen Mineralstoff oder pflanzlichen Bestandteil, aber wenn man das ganze Kraut ißt, führt man dem Körper sämtliche therapeutischen Phytochemikalien der Pflanze zu – und das sind möglicherweise mehrere hundert.

➤ **Spinat (*Spinacia oleracea*) und andere Nahrungsmittel mit Folsäure.** Auch wenn ich stets betone, daß man seine Vitamine und Mineralstoffe vorzugsweise aus Nahrungsmitteln statt aus Supplementen beziehen sollte, ist ein Folsäuremangel relativ häufig, und man benötigt möglicherweise ein Supplement mit Folsäure. Der durchschnittliche Wohl-standsbürger konsumiert pro Tag nur etwa 61 Prozent des täglich emp-fohlenen Tagesbedarfs von 400 Mikrogramm Folsäure. Ob Sie nun ein Supplement einnehmen oder nicht – Sie sollten gute Folsäure-Nahrungs-mittelquellen wie Spinat, Pintobohnen, Spargel, Brokkoli, Okraschoten (*Hibiscus esculentus*) und Rosenkohl nicht vergessen.

➤ **Quecken (*Agropyron*, verschiedene Spezies) und andere Gräser.** Saft-Fans empfehlen häufig einen Agropyronsaft gegen Müdigkeit. Ich persönlich denke, daß jegliche Säfte aus Gräsern wie zum Beispiel Gerste, Weizen, kriechender Quecke oder Hafer hilfreich sein könnten.

Claudicatio intermittens (Schaufensterkrankheit)

Nachdem ich nun das reife Alter von 67 erreicht habe, weiß ich, daß ich auf viele Erscheinungsformen von Herz-Kreislauf-Erkran-kungen achten muß. Ich bin gerne aktiv, deshalb wären Schmerzen in der Brust oder den Beinen, die mich zu einem langsameren Tempo zwingen, wirklich das letzte, was ich mir wünschen würde.

Wenn die mit Cholesterin vollgepackten Beläge die Herzkranzgefäße deutlich einengen, dann entsteht daraus eine Angina pectoris – Brust-schmerzen, die durch Anstrengung verursacht werden. Wenn der gleiche Vorgang in den Arterien der Beine abläuft, dann ist das Ergebnis eine Claudicatio intermittens – das heißt die Beine schmerzen während einer Anstrengung. Die Schmerzen tauchen gerne auf, nachdem man ein kurzes Stück gegangen ist, weshalb die Erkrankung im Volksmund als Schaufenster-krankheit bezeichnet wird.

Claudicatio intermittens ist das häufigste Symptom der sogenannten 'peripheren Gefäßerkrankungen'. Die Schmerzen entstehen aufgrund der mangelhaften Sauerstoffversorgung der Beinmuskulatur, weil in den verengten Venen der Beine weniger Blut strömt. Unter den Herz-Kreislauf-Erkrankungen sind Herzinfarkt, Schlaganfall, Angina pectoris und Herz-Kreislauf-Versagen diejenigen, von denen wir am häufigsten hören müssen. Claudicatio intermittens erhält nicht gar so viele Schlagzeilen, aber dieses Phänomen ist die führende Ursache von Schmerzen und einer Einschränkung der Mobilität bei älteren Menschen, und jährlich kommen ein paar hunderttausend Deutsche neu dazu.

Grüne Apotheke für Claudicatio intermittens

Wenn Sie unter einer Claudicatio intermittens leiden, sollten Sie sich in die Obhut eines Arztes begeben, der in der Regel Medikamente für den Umgang mit dieser Krankheit verschreiben wird. Ich bin überzeugt davon, daß viele Menschen von den Medikamenten loskommen und sich besser fühlen könnten, wenn sie ein paar Kräuteralternativen kennen würden. Sie sollten diese Möglichkeit mit Ihrem Arzt durchsprechen, aber hören Sie nicht einfach nur so mit der Einnahme Ihrer Medikamente auf. Hier sind die Kräuter, die helfen können:

Knoblauch (*Allium sativum*). In einer intensiven, 12 Wochen dauernden Studie wurde einer großen Gruppe von Patienten mit Claudicatio intermittens 800 Milligramm Knoblauch pro Tag verabreicht. Im Durchschnitt konnten die Teilnehmer in der fünften Testwoche deutlich besser laufen. Sie hatten ferner einen niedrigeren Blutdruck und Cholesterinspiegel. Knoblauch ist ein tolles Kraut für die Behandlung jeglicher Herz-Kreislauf-Symptome. Zur Vorbeugung oder Therapie einer Claudicatio intermittens sollten Sie mindestens eine rohe Zehe pro Tag essen. Es gibt unzählige leckere Wege, rohen Knoblauch zu genießen. Ich empfehle, den Knoblauch fein zu hacken und über einen Salat oder ein Nudelgericht zu streuen.

Ginkgo (*Ginkgo biloba*). Ginkgo ist die Pflanze Nummer Eins bei einer Claudicatio intermittens. Ginkgo verbessert die Durchblutung der Beine genauso wie im Herzen und im Gehirn, indem es die Arterien erweitert (dilatiert).

Neun hervorragende Studien, die ich begutachtet habe, haben ergeben, daß die Einnahme von 40 Milligramm Ginkgo-Extrakt zweimal täglich eine bessere Linderung bringt als Pentoxifyllin (Markenname Trental®), das Standardmedikament bei Claudicatio intermittens. Patienten mit Claudicatio intermittens fanden heraus, daß sie während der Einnahme des Extraktes 75 bis 110 Prozent weiter ohne Schmerzen gehen konnten. Personen dagegen, die Pentoxifyllin einnahmen, konnten die schmerzfreie Gehdistanz nur um 65 Prozent erhöhen.

Nicht nur das – Ginkgo ist zudem billiger, und zwar erheblich. Die Nebenwirkungen von Ginkgo sind minimal – gelegentliches Magendrücken, Kopfschmerzen oder Schwindel.

Wenn Sie sich für Ginkgo entscheiden, sollten Sie die Einnahme eines Extraktes den Blättern vorziehen. Die aktiven Bestandteile sind in den

Blättern in zu niedriger Konzentration enthalten, um eine Wirkung zu haben. Die beste Möglichkeit, dieses Kraut einzunehmen, besteht im Kauf eines 50:1-Extraktes (50 Pfund Blätter sind in einem Pfund Extrakt vereint). Sie erhalten die standardisierten Extrakte sowohl in Apotheken als auch in Reformhäusern.

➤➤ **Ingwer** (*Zingiber officinale*). In verschiedenen Studien konnte gezeigt werden, daß Ingwer fast oder genauso wirksam wie Azetylsalizylsäure und Knoblauch zur Vorbeugung von Blutgerinnseln ist, die einen Herzinfarkt fördern. Eine ähnliche Entstehung von Gerinnseln in den Beinen kann eine Claudicatio intermittens fördern. Wenn ich unter diesen Beschwerden zu leiden hätte, würde ich eine Menge Ingwer zu mir nehmen.

➤➤ **Weißdorn** (*Crataegus*, **verschiedene Spezies**). In Untersuchungen wiesen Patienten mit Claudicatio intermittens eine bessere Durchblutung und Gehleistung auf, nachdem ihnen ein Weißdorn-Extrakt injiziert wurde. Ich persönlich denke, daß man Weißdorn nicht spritzen muß, um einen Nutzen daraus zu ziehen.

Naturheilpraktiker empfehlen dreimal täglich eine Dosis von 120 bis 240 Milligramm eines Extraktes mit 1,8 Prozent Vitexin-4-Rhamnosid oder 10 Prozent oligomeren Procyaniden. Weißdorn ist ein potentes Herzmittel, deshalb dürfen Sie es nicht ohne Genehmigung Ihres Arztes einnehmen. Bitte sprechen Sie sich mit Ihrem Arzt ab, wenn Sie das Mittel gerne einnehmen möchten.

➤➤ **Portulak** (*Portulaca oleracea*). Gesättigte Fettsäuren sind die Hauptschuldigen bei jeglicher Form von Herz-Kreislauf-Erkrankungen, wozu auch die Claudicatio intermittens zählt. Es gibt jedoch auch nützliche Fettsäuren, die sogenannten Omega-3-Fettsäuren, die bei der Vorbeugung dieser sogenannten kardiovaskulären Erkrankungen helfen. Portulak ist unsere beste pflanzliche Quelle für Omega-3-Fettsäuren. Das Kraut ist außerdem extrem reich mit Antioxidantien gesegnet. (Antioxidantien sind Substanzen, die die Zellen vor Schädigungen durch freie Radikale (hoch reaktive Sauerstoffmoleküle) im Körper und somit vor Herzerkrankungen schützen.)

Portulak ist ein köstliches Gemüse. Ich dämpfe die Blätter und esse sie wie Spinat oder gebe sie zu einem Rohkostsalat oder Suppen.

Darmparasiten

Freunde, Bekannte und Fremde wenden sich häufig an mich, um einen Rat zur Heilung mit Kräutern einzuholen. Eine meiner interessantesten Anfragen stammte vor ein paar Jahren von einer holistisch arbeitenden Freundin, die unter Amöbiasis, die häufig auch als Amöbenruhr bezeichnet wird, litt.

Ursprünglich war bei ihr eine falsche Diagnose gestellt worden, und als ihr Arzt dann endlich herausfand, was ihr fehlte, ging es ihr nicht mehr besonders gut – sie hatte Durchfall, Blähungen und heftige Beschwerden in der Bauchgegend. Ihr Arzt verschrieb ihr das Standardmedikament Metronidazol, aber wie so viele Menschen machte auch sie sich wegen möglicher Nebenwirkungen Sorgen. Ihre Frage an mich war nun, was ich von einem Versuch mit dem chinesischen Kraut *Qing Hao* halten würde?

Ich antwortete, daß *Qing Hao*, das wir auch als Beifuß kennen, von drei mir bekannten Ärzten aus New York City verschrieben worden war, und zwar mit gutem Erfolg. Ich wußte davon, weil ihre Patienten auf der Suche nach einer kostenlosen Quelle für dieses Kraut zu mir gekommen waren. Eine Frau, die unter einem besonders schweren Befall mit Darmparasiten (Giardien) litt, erfuhr das erste Mal in zwei Jahren Linderung, nachdem sie *Qing Hao* in Kombination mit einer anderen chinesischen Zutat, nämlich Gossypol, eingenommen hatte.

Amöben unter uns

Schätzungen zufolge sind weltweit etwa 500 Millionen Menschen mit Darmparasiten infiziert, und diese Mikroorganismen tragen alljährlich zu Tausenden von Todesfällen bei. Amöbiasis und Giardiose, die beide durch winzig kleine Parasiten – den Amöben – verursacht werden, sind auch in den Industrieländern auf dem Vormarsch.

Viele Reisende bringen sie als 'Souvenirs' mit, aber man muß gar nicht über die Grenze fahren, um sich damit zu infizieren, da Giardien auch in der einheimischen Tierwelt endemisch (das heißt, ständig vorhanden) sind. Noch vor 20 Jahren konnte man bedenkenlos aus Bächen trinken, ohne das Wasser abkochen zu müssen, aber das ist Vergangenheit. Giardien-verseuchte Ausscheidungen von Wildtieren haben die Parasiten in nahezu jedes Gewässer eingeschleppt.

Metronidazol ist der Wirkstoff der Wahl, mit dem man die Darmparasiten wieder los wird. Das Mittel ist wirksam und in der Regel sicher, aber die Frau, die mich um Rat fragte, hatte dennoch recht, vorsichtig zu sein. Das Medikament kann nämlich heftige Nebenwirkungen haben, darunter Beschwerden im Bauchraum, Übelkeit und Erbrechen (vor allem, wenn Sie während der Behandlung Alkohol trinken). Auch schwerwiegendere Nebenwirkungen sind nicht ausgeschlossen, wie zum Beispiel Krämpfe und Nervenschädigungen in den Extremitäten, die als periphere Neuropathie bezeichnet werden.

Grüne Apotheke für Darmparasiten

Ich würde niemanden kritisieren, der Metronidazol einnimmt. Schließlich möchte man, daß die Darmparasiten *verschwinden*, wenn man damit infiziert ist. Wenn Sie dieses Medikament jedoch lieber nicht einnehmen möchten, ist es doch nett zu wissen, daß ein paar Kräuteralternativen zur Verfügung stehen.

Einige der in diesem Kapitel besprochenen Kräuter können Nebenwirkungen wie Übelkeit verursachen, wenn sie in einer Dosierung eingenommen werden, die ausreicht, um die Parasiten abzutöten. Auf der anderen Seite jedoch können die Parasiten lebensbedrohlich werden, wenn man nicht aggressiv dagegen vorgeht. Wofür auch immer Sie sich entscheiden, sprechen Sie sich unbedingt mit Ihrem Arzt ab, auch wenn Sie die Kräuterroute einschlagen. Hier sind die Kräuter, die Ihnen möglicherweise helfen könnten.

Chinarinde (*Cinchona*, verschiedene Spezies). Chinarinde ist die pflanzliche Quelle für das Anti-Malariamittel Chinin. Amöben sind mit den Mikroben, die eine Malaria verursachen, nah verwandt, und die gleichen Substanzen scheinen bei beiden wirksam zu sein.

Chinarinde enthält neben Chinin und Chinidin mehr als 20 aktive Wirkstoffe, von denen viele auch gegen Amöben wirksam sind. Chinarinde ist bei Kräuterexperten sowie in Apotheken erhältlich und kann zu Tee verarbeitet werden, der ziemlich bitter schmecken kann. Wenn Sie es trotzdem probieren möchten, lassen Sie etwa einen halben Teelöffel gemahlene Rinde zehn Minuten lang in einer Tasse mit kochendem Wasser ziehen. Ich schlage vor, zwei bis drei Tassen pro Tag zu trinken.

Orangenwurzel (*Hydrastis canadensis*). Der Bestandteil Berberin, ein getestetes Amöbizid (ein Mittel, das Amöben abtötet), ist in fünf Kräutern enthalten, die gelbe Wurzeln haben. Namentlich sind dies Orangenwurzel, Goldfaden, Berberitze, gemeine Mahonie (*Mahonia aquifolians*) und Gelbwurz. Sie müssen jedoch ein wenig Vorsicht walten lassen. Die LD 50 (das heißt die Dosis, die die Hälfte derjenigen tötet, die das Kraut einnehmen) ist nur etwa zehnfach höher als die therapeutische Dosis, die benötigt wird, die Darmparasiten loszuwerden. Was lernen wir daraus? Tun Sie mit Orangenwurzel nicht des Guten zuviel.

Wenn Sie dieses Kraut probieren möchten, sollten Sie sich bitte mit Ihrem Arzt absprechen. Die empfohlene Dosis zum Abtöten der Parasiten beträgt 10 bis 15 Gramm des getrockneten Krauts in Form von Tee oder Kapseln auf dreimal täglich verteilt.

Ein weiteres Wort der Warnung: weil diese Menge Orangenwurzel zu Fehlgeburten führen könnte, sollten Sie diese Behandlung nicht während einer Schwangerschaft durchführen. Nachdem ich all dies gesagt habe, möchte ich anmerken, daß keiner meiner Bekannten jemals ernsthafte Nebenwirkungen durch das Kraut erleiden mußte, und die Forschung hat klar ergeben, daß viele Menschen davon profitiert haben.

In einer Untersuchung wurde reines Berberin mit Metronidazol verglichen. Von 40 Kindern mit Giardiose hörten die Symptome bei 48 Prozent der mit Berberin behandelten Kindern auf, wohingegen nur 33 Prozent der mit Metronidazol behandelten Patienten eine vergleichbare Linderung erfuhren. Einige Pharmakognologen (Pharmazeuten für natürliche Produkte) bevorzugen die Einnahme von Berberinsulfat, raten aber von einer Therapie mit Orangenwurzel und anderen Kräutern, die diesen Bestandteil enthalten, ab. Wenn ich unter diesen Darmparasiten zu leiden hätte, würde ich dennoch die Kräuterannäherung versuchen. Ich bin überzeugt, daß sie wirkt.

Brechwurzel (*Cephaelis ipecacuanha*). In den Vereinigten Staaten und früher auch in Deutschland ist, beziehungsweise war, Brechwurzel die Notfallbehandlung zur Einleitung von Erbrechen bei kleinen Kindern, die Gift geschluckt hatten. Aber diese Kräuterwurzel spielt eine weitere wichtige Rolle in den Tropen, woher sie auch stammt: sie tötet Amöben ab, da sie mindestens drei amöbizide Bestandteile enthält, nämlich Cephalin, Dehydroemetin und Emetin. Die Kommission E, das Phytotherapie-Expertengremium des deutschen Bundesgesundheitsministeriums, empfiehlt die Einnahme von 30 Tropfen einer Brechwurzeltinktur (ein Teil Alkohol, ein Teil Brechwurzel). Diese Behandlung wird nur einmalig durchgeführt.

Großer Alant (*Inula helenium*). Dieses weit verbreitete Kraut enthält zwei Wirkstoffe gegen Amöben, nämlich Alantolacton und Isoalantolacton. Wenn ich unter einer Darmamöbiose leiden würde, würde ich es sicherlich mit Alant versuchen, da dieses Kraut ungefährlich zu sein scheint. Wie üblich lautet die Empfehlung der Kräuterexperten, einen Teelöffel des getrockneten Krauts pro Tasse mit kochendem Wasser zu nehmen und den Tee 20 Minuten köcheln zu lassen. Sie können bis zu drei Tassen pro Tag trinken.

✹ Papaya (*Carica papaya*). Die Frucht des Melonenbaumes enthält sowohl antiseptische als auch antiparasitäre Bestandteile, unter anderem Carpain. Ich habe die pikanten Samen bereits gelegentlich gekaut. Wenn ich unter Amöbiose leiden würde, würde ich nicht zögern, ein paar zerstoßene Samen zu meinen Fruchtsäften zu geben. Die wirksamen Bestandteile lassen die Samen scharf schmecken.

✹ Beifuß (*Artemisia annua*). Soweit ich weiß, wurden weder Beifuß noch seine wirksamen Bestandteile Artemisin zur Behandlung von Darmparasiten als sicher oder wirksam anerkannt. Dennoch werden sowohl das Kraut als auch seine wirksamen Komponenten genau für diesen Zweck erfolgreich verwendet.

Beifuß hat sich in Forschungen in China und vom Walter Reed Army Research Institute in Washington, D.C., als wirksam im Kampf gegen die malariaverursachenden Organismen, die den Amöben nahe verwandt sind, erwiesen. Deshalb ist es logisch, dieses Kraut auch zur Behandlung einer Amöbiasis einzusetzen.

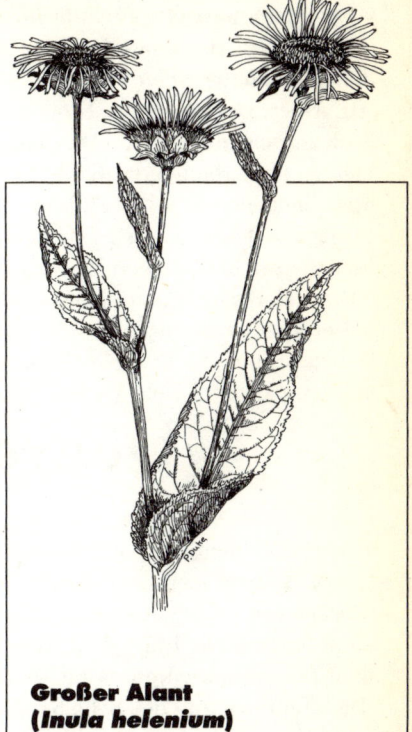

**Großer Alant
(*Inula helenium*)**

Großer Alant ist auch unter dem Namen Edelwurz oder Helenenkraut bekannt und wurde im Mittelalter sowohl in der Tier- als auch Humanmedizin eingesetzt.

Es ist schwer, die Sicherheit und wirksame Dosis des Krautes genau festzulegen, da mir alle Ärzte, Verkäufer und Konsumenten, mit denen ich gesprochen habe, unterschiedliche Mengenangaben gemacht haben. Die Kommission E lehnt die Verwendung von Beifuß ab, da die Heilanzeigen als nicht belegt eingestuft werden. Aus diesem Grund wäre Beifuß nicht unter den Top-Favoriten zur Behandlung einer Amöbiasis. Aufgrund seines Rufes würde ich dieses Kraut zudem vorsichtig probieren, wenn ich unter den Beschwerden einer Amöbiasis zu leiden hätte und keine wirksamen Medikamente beziehungsweise keinen Arzt zur Hand hätte. Ich empfehle, einen Tee aus zwei bis fünf Teelöffeln des Krautes zu kochen und ein bis drei Tassen pro Tag zu trinken.

➤ **Kubeben (*Piper cubeba*).** Diese auch als Schwanzpfeffer bezeichnete Pfeffersorte ist mit dem schwarzen Pfeffer verwandt, jedoch nicht so gut bekannt. Meine guten Freunde, der auf Kräuter spezialisierte Pharmakologe Dr. Albert Leung und der Kräuterexperte Steven Foster aus Arkansas, haben sich zusammengetan, um Dr. Leungs Buch über Heilpflanzen (*siehe Anhang*) neu zu überarbeiten. In dieser Neuauflage zitieren sie Studien, die belegen, daß gemahlener Kubeben sehr wirksam bei der Behandlung von einer Amöbien-Dysenterie ist. Das Gewürz wird schon seit langem in der traditionellen Ayurvedischen Medizin Indiens eingesetzt. Und es scheint mir, als ob seine Popularität zunehmen würde. Sie können das gemahlene Pulver beim Kochen genauso wie schwarzen Pfeffer verwenden.

Depressionen

Auf meiner ersten Reise nach Macchu Picchu, Peru, gestand mir einer meiner Kollegen, daß er unter äußerst beeinträchtigenden Phasen von Depressionen leiden würde. Er hatte alle klassischen Symptome: eine tiefgehende Traurigkeit, Gefühle der Hilflosigkeit und Hoffnungslosigkeit, mangelndes Konzentrationsvermögen, Störungen im Eßverhalten, der Darmfunktion und des Schlafes sowie eine Unfähigkeit, Vergnügen bei ganz normalen angenehmen Tätigkeiten zu empfinden.

Alle modernen Medikamente hatten bisher nichts geholfen. Ich stellte mir die übliche Frage: „Kenne ich irgendwelche Kräuter, die helfen könnten?" Als er mich fragte, gab ich ihm meine übliche vorsichtige Antwort: „Wenn ich unter einer Depression leiden würde, würde ich es mit Johanniskraut versuchen." Aber ich hätte genauso gut 'Süßholz' darauf antworten können, da beide große Stars der grünen Apotheke sind.

Grüne Apotheke für Depressionen

Es versteht sich wohl von selbst, daß jeder von Zeit zu Zeit einmal einen Tiefpunkt durchmacht. Eine Depression dagegen ist eine ernsthafte Erkrankung, die den Betroffenen überhaupt nicht mehr aus dem Tief auftauchen läßt. Wenn Sie unter einer hartnäckigen Depression leiden, dann sollten Sie sich in ärztliche Behandlung begeben. In der Zwischenzeit gibt es jedoch auch ein paar hilfreiche Kräuter.

➤➤➤ **Süßholz (*Glycyrrhiza*).** In meiner Datenbank enthält keine Pflanze mehr antidepressiv wirksame Bestandteile als Süßholz, aber diese Wurzel hat als Hausmittel bei Depressionen nicht die historische Bedeutung wie Johanniskraut. Das ist merkwürdig: Süßholz enthält mindestens acht Bestandteile, die als Mono-Amino-Oxidase-Hemmer (MAO) wirken, das sind potente antidepressive Substanzen.

Wenn Sie eine Depression mit Hilfe von Süßholz besiegen möchten, dann geben Sie einfach ein wenig davon zu einem beliebigen, in diesem Kapitel vorgeschlagenen Tee. Süßholz und seine Extrakte

Aufgepaßt bei MAO-Hemmern

Personen, die regelmäßig einen MAO-Hemmer einnehmen oder MAO-Hemmer-haltige Kräuter verwenden, müssen bestimmte Nahrungsmittel und Medikamente meiden. Dazu gehören alkoholische Getränke und alle geräucherten beziehungsweise gepökelten Speisen. Medikamente, bei denen es aufzupassen gilt, sind Erkältungs- und Heuschnupfenmittel, Amphetamine ('Weckamine'), Narkotika, Tryptophan und Tyrosin.

sind bei vernünftiger Anwendung in moderaten Mengen – das heißt bis zu drei Tassen pro Tag – unbedenklich. Die längerfristige Anwendung oder die Einnahme sehr hoher Dosen kann jedoch Kopfschmerzen, Antriebslosigkeit (Lethargie), Natrium- und Wasserretention (Speicherung) sowie einen übermäßigen Kaliumverlust nach sich ziehen.

➳➳➳Johanniskraut (*Hypericum perforatum*). Diese Pflanze hat ihren Namen daher, daß sie am 24. Juni, dem Johannistag, blüht. Sie hat sternförmige gelbe Blüten, die sich bei Beschädigung rot verfärben, und ist so schön, daß selbst Deprimierte sich einfach besser fühlen müssen. Das Kraut wird seit langem als Hausmittel zur Behandlung von Angstgefühlen und Depressionen verwendet. Die moderne Wissenschaft hat bewiesen, daß Generationen volkstümlicher Kräuterexperten recht hatten.

Klinische Untersuchungen haben belegt, daß eine Behandlung mit nur einem der wirksamen Bestandteile dieses Krautes, nämlich Hyperizin, bei Angstgefühlen, Depressionen und Gefühlen der Wertlosigkeit eine erhebliche Besserung bewirkt. Einige Untersuchungen kamen zu dem Ergebnis, daß es eine stärkere antidepressive Wirkung als so manches Medikament wie zum Beispiel Amitryptilin und Imiprimin hat. Darüber hinaus verursacht es weniger Nebenwirkungen. Einige Wissenschaftler behaupten sogar, daß es überhaupt keine Nebenwirkungen mit sich bringt.

Untersuchungen haben ferner belegt, daß Johanniskraut die Schlafqualität verbessert, die häufig ein Riesenproblem für Patienten mit einer ernsthaften Depression darstellt.

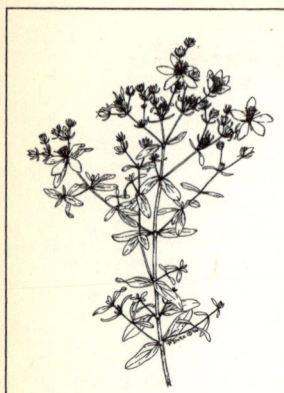

Johanniskraut

Dieses Hartheugewächs, das einst zum Vertreiben böser Geister und zur Behandlung von Schlangenbissen verwendet wurde, wurde in Deutschland und der früheren Sowjetunion gründlich auf seine antidepressive Wirkung hin untersucht.

Deutsche Forscher verabreichten 105 Patienten mit milden Depressionen Johanniskraut. Im Vergleich zu einer ähnlichen Gruppe, die das Kraut nicht bekam, konnte die 'Kräutergruppe' besser schlafen und litt weniger unter Traurigkeit, Hilflosigkeit, Hoffnungslosigkeit, Erschöpfung und Kopfschmerzen. Es wurde von keinerlei Nebenwirkungen berichtet.

Einige Wissenschaftler sind der Ansicht, daß die Vorzüge von Johanniskraut seinen MAO-Hemmern zuzuschreiben ist, andere wiederum spielen diese Wirkung herunter. Dr. Jerry Cott erklärte mir, daß Johanniskraut ein führendes Antidepressivum ist, auch wenn es eine geringere MAO-Hemmer-Aktivität besitzt als früher angenommen.

Die Kommission E schwört auf Johanniskraut zur Behandlung von Depressionen. Wenn Sie es gerne damit versuchen möchten, empfehle ich einen Johanniskraut-Tee. Nehmen Sie ein bis zwei Teelöffel des getrockneten Krauts pro Tasse mit kochendem Wasser und lassen Sie den Tee zehn Minuten lang kochen. Das Kraut scheint am wirksamsten zu sein, wenn man vier bis sechs Wochen lang ein bis zwei Tassen pro Tag trinkt, lautet die Empfehlung von Dr. Varro Tyler. Dr. Tyler ist überzeugt, daß die verschiedenen chemischen Substanzen im Johanniskraut zusammenarbeiten, um eine Depression auf verschiedenen Wegen zu bekämpfen. Der Vorteil dieser 'Kombinationstherapie' sind weniger Nebenwirkungen, weil die Gesamtreaktion nicht von einer einzigen starken Wirkung abhängt. Sie dürfen Johanniskraut nicht während einer Schwangerschaft einnehmen. Vermeiden Sie während seiner Einnahme außerdem pralles Sonnenlicht, da die Haut durch das Kraut sonnenempfindlicher werden kann.

➤➤ **Ingwer (*Zingiber officinale*).** Ingwer besitzt nicht nur stimmungshebende Eigenschaften, es gibt auch noch weitere Argumente, die für die Einnahme dieser Heilpflanze in Kombination mit den anderen antidepressiven Kräutern sprechen, die Sie einnehmen. Ingwer wird schon seit langem als Volkstherapeutikum zur Behandlung von Angstgefühlen und Depressionen verwendet, und ich habe genug über seine vorteilhafte Wirkung gehört, um mich zu seinem Anhänger werden zu lassen.

Wie man den Tryptophanschalter aktiviert

Kann man mit Hilfe der Ernährung eine Depression überwinden? Unternehmen Sie mit mir einen kleinen Ausflug in die Biochemie: der Körper wandelt Kohlenhydrate – sprich die Zucker und Stärken in unserer Nahrung – zu Glukose um, das ist eine Zuckerform, die gewöhnlich als Blutzucker bezeichnet wird. Die Glukose stimuliert die Bauchspeicheldrüse zur Ausschüttung von Insulin. Insulin wiederum erhöht den Tryptophanspiegel (eine Aminosäure) im Gehirn, dem Rohmaterial zur Produktion des chemischen Botenstoffes (Neurotransmitters) Serotonin.

Neurotransmitter werden von den Nerven zur Kommunikation untereinander und zur richtigen Funktionsweise benötigt. Hohe Serotoninspiegel haben eine ganz besondere Wirkung: Sie heben die Stimmung und fördern Gefühle des Wohlbefindens und der Zufriedenheit.

Wenn Sie diesem logischen Gedankengang jetzt nur noch einen weiteren Schritt folgen, dann scheint es, als ob eine kohlenhydratreiche Ernährung eine Depression lindern können sollte. Eine Untersuchung läßt genau diesen Schluß zu. Nach dem Genuß kohlenhydratreicher Biskuits berichteten Patienten mit einer milden Depression – zum Beispiel Personen, die das Rauchen aufzugeben versuchten oder Frauen mit dem prämenstruellen Syndrom –, daß sie sich ein wenig besser fühlten.

Deshalb sollten Sie das Gelernte in die Tat umsetzen: Essen Sie mehr Biskuits, Hörnchen und Nudeln und warten Sie ab, ob Sie sich danach nicht besser fühlen.

Sie können genauso gut Ihre Tryptophanaufnahme steigern: Sonnenblumenkerne, Kürbiskerne und sogar Nachtkerzensamen sind reichlich mit dieser Wohlfühl-Aminosäure ausgestattet.

Die Erhöhung des Serotoninspiegels im Körper ist übrigens einer der akzeptierten medizinischen Wege zur Behandlung einer Depression. Fluoxetin ist ein bekanntes Antidepressivum und wirkt, weil es dem Körper hilft, seinen Serotoninspiegel zu halten.

Portulak (*Portulaca oleracea*). Viele Menschen verspüren den Drang zu essen, wenn sie depressiv sind. Und diese Maßnahme kann tatsächlich helfen – wenn Sie zu den richtigen Nahrungsmitteln greifen. Magnesium- und kaliumreiche Nahrungsmittel besitzen erwiesenermaßen antidepressive Eigenschaften. Portulak ist mit diesen Mineralstoffen reich gesegnet, enthält aber zudem weitere Bestandteile von antidepressivem Wert, wie zum Beispiel Calcium, Folat (die natürliche Form der Folsäure) sowie

119

Lithium. Insgesamt enthält Portulak bezogen auf sein Trockengewicht stolze 16 Prozent antidepressive Bestandteile. Laut meiner Datensammlung wird klar, daß Portulak nur eine der Salatzutaten ist, die eine Depression lindern helfen können. Hier ist er also, mein Nicht-traurig-sein-Salat: grüner Salat, Mengel (*Axyris amaranthoides*), Portulak und Brunnenkresse. Ich würde ferner unbedingt ein wenig Thymian für das Dressing verwenden, da Thymian sehr viel von dem antidepressiv wirkenden Mineralstoff Lithium enthält.

Rosmarin (*Rosmarinus officinalis*). Ätherisches Rosmarinöl ist unter Aromatherapeuten ein Lieblingsöl zur Behandlung von Depressionen. Eine Massage mit ein paar Tropfen Rosmarinöl in Pflanzenöl oder einer Massagelotion verdünnt kann wohl kaum schaden. Rosmarin enthält Cineol, von dem gezeigt wurde, daß es das zentrale Nervensystem stimuliert.

Andere von Aromatherapeuten empfohlene Kräuteröle zur Therapie einer Depression sind zum Beispiel Bergamotte, Basilikum, Kamille, Salbei, Jasmin, Lavendel, Neroli, Muskat und Ylang-Ylang. Bitte denken Sie jedoch daran, daß diese Öle ausschließlich für die äußere Anwendung bestimmt sind.

Ginkgo (*Ginkgo biloba*). Untersuchungen haben gezeigt, daß Ginkgo die Linderung einer Depression unterstützen kann, und zwar vor allem bei älteren Menschen, die an einer Mangeldurchblutung des Gehirns leiden.

In einer Untersuchung rekrutierten europäische Wissenschaftler eine Gruppe von 40 depressiven älteren Personen mit Durchblutungsproblemen im Gehirn, die auf medikamentelle Antidepressiva nicht ansprachen. Die Wissenschaftler verabreichten den Testteilnehmern dreimal täglich 80 Milligramm Ginkgoextrakt. Sowohl die Depressionen als auch die geistigen Fähigkeiten besserten sich erheblich. In der Tat haben europäische Studien den Gebrauch standardisierter Ginkgoextrakte für eine Bandbreite von Beschwerden, die mit dem Älterwerden in Zusammenhang stehen, bestätigt, darunter auch Gedächtnisschwund und eine mangelnde Durchblutung. Die beste Möglichkeit, dieses Kraut einzunehmen, besteht im Kauf eines 50:1-Extraktes (50 Pfund Blätter sind in einem Pfund Extrakt vereint). Halten Sie sich dabei an die Dosierungsempfehlung des jeweiligen Herstellers. Sie können 60 bis 240 Milligramm eines standardisierten Extraktes pro Tag einnehmen. Diese Dosis sollten Sie nicht weiter erhöhen, da Ginkgo in großen Mengen Durchfall, Gereiztheit und Ruhelosigkeit verursachen kann.

Stachelstrauch (*Eleutherococcus senticosus*). In Untersuchungen mit Labortieren konnte gezeigt werden, daß Stachelstrauch als MAO-Hemmer wirkt. Bei depressiven Personen kann das Kraut das Wohlbefinden der Betroffenen steigern. Sie können entweder Kapseln oder standardisierte Extrakte probieren.

Andere Kräuter mit einer MAO-hemmenden Wirkung sind zum Beispiel Kümmel, Sellerie, Koriander, Dill, Fenchel und Muskat.

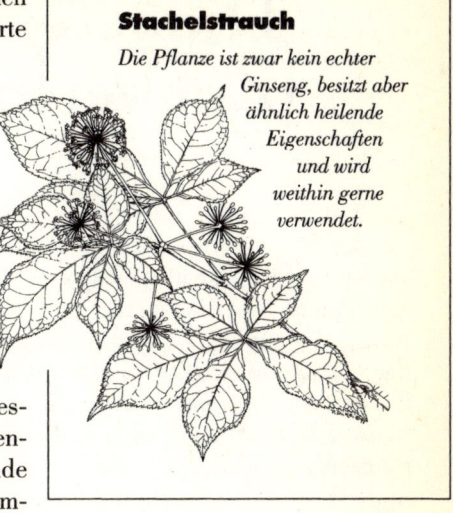

Stachelstrauch

Die Pflanze ist zwar kein echter Ginseng, besitzt aber ähnlich heilende Eigenschaften und wird weithin gerne verwendet.

❧ Vitamin-B-reiche Nahrungsmittel. Neurotransmitter, das heißt Substanzen, die für die Kommunikation und korrekte Funktionsweise der Nervenzellen erforderlich sind, spielen bei Depressionen eine Rolle. Ernährungswissenschaftler empfehlen, ausreichende Mengen bestimmter B-Vitamine – nämlich Folat sowie die Vitamine B_6 und B_{12} zuzuführen, um die Spiegel der Neurotransmitter hoch zu halten.

Gute Folsäurequellen sind zum Beispiel Pintobohnen, weiße Bohnen, Spargel, Spinat, Brokkoli, Okraschoten (*Hibiscus esculentus*) und Rosenkohl. Was nun Vitamin B_6 anbelangt, so haben Blumenkohl, Brunnenkresse, Spinat, Bananen, Okraschoten, Zwiebeln, Brokkoli, Kürbis, Kohlrabi, Rosenkohl, Erbsen und Rettich einen hohen Gehalt.

Sie können ferner versuchen, Ihren Speisezettel mit der Aminosäure Phenylalanin zu bereichern. In einer Untersuchung zeigten 75 Patienten mit schweren Depressionen eine drastische Verbesserung, sobald sie Supplemente mit Phenylalanin und Vitamin B_6 einnahmen. Da ich es allgemein vorziehe, die Nährstoffe aus den ganzen Nahrungsmitteln zu beziehen, empfehle ich die vier reichhaltigsten Quellen – Sonnenblumenkerne, schwarze Bohnen, Brunnenkresse und Sojabohnen. Wie wäre es denn mit einer Sojabohnensuppe mit Brunnenkresse, die mit Sonnenblumenkernen garniert ist?

Diabetes mellitus (Zuckerkrankheit)

Im Jahr 1989 schrieb ein Arzt aus Florida an Dr. Walter Mertz, den damaligen Leiter des Human Nutrition Research Center am US-Landwirtschaftsministerium in Beltsville: „Ich lege Ihnen eine Samenprobe bei. Eine meiner zuckerkranken Patientinnen brachte mir die Samen von der Insel Trinidad mit. Sie leidet unter Erwachsenen-Diabetes und therapierte sich mit Insulin, bis sie mit der Verwendung dieser Pflanze begann. Nun berichtet sie mir, daß sie die Samen in Wermut einlegt und zweimal täglich ein wenig von dieser Mixtur nippt. Dadurch hat sich ihr Blutzucker in den letzten sechs Monaten normalisiert. Ich hoffe, daß Sie in der Lage sein werden, die Pflanze und ihre wirksamen Bestandteile zu identifizieren."

Da Dr. Mertz mein Interesse an der Kräutermedizin kannte, schickte er mir den Brief samt Probe, die ich als *Neurolaena lobata*, eine große, mehrjährige Pflanze, die entfernt an beifußblättrige Ambrosia erinnert, identifizierte. Die daraus hergestellte Tinktur wird seit langem als kreolisch-karibianische Therapie bei der Zuckerkrankheit und verschiedenen anderen Beschwerden, darunter Erkältungen, Fieber, Malaria und Menstruations-krämpfen geschätzt.

Ich bin mir nicht sicher, ob das Kraut wirklich bei allen aufgezählten Problemen hilft, aber es gibt einige gute Untersuchungen, die belegen, daß das Kraut die Regulierung des Blutzuckers unterstützt. Folglich hilft es wirklich beim Umgang mit Diabetes. In verschiedenen Tierversuchen erwies sich die Tinktur als anti-hyperglykämisch, das ist die medizinische Bezeichnung für alles, was (inklusive Insulin) den Blutzucker senkt. Der hohe Blutzucker ist nämlich schuld an den Komplikationen, die Diabetes-Patienten durchstehen müssen.

Wenn die Tierdosis auf den Menschen umgerechnet werden kann, dann müßte eine ca. 65 kg schwere Person etwa 30 Gramm von dem Kraut einnehmen, um eine deutliche anti-hyperglykämische Wirkung, die einem zu hohen Zuckerwert entgegenwirkt, zu verspüren. Aber laut dem Brief von Dr. Mertz profitieren einige Menschen offensichtlich schon von einer deutlich geringeren Dosis. Das Kraut ist hierzulande leider (noch) nicht erhältlich.

Probleme beim Brennstoffnachschub

Vor mehr als 2.000 Jahren fiel schon unseren Vorfahren auf, daß einige Menschen beträchtliche Mengen eines seltsam süß schmeckenden Urins produzierten, der Ameisen anzog. (Das Schmecken von Urin war in vielen altertümlichen Kulturen ein diagnostisches Mittel). Sie bezeichneten das Phänomen als *Diabetes mellitus*, was sich vom griechischen Wort für 'Brunnen' und dem lateinischen Wort 'Honig' ableitet.

Ein Diabetes mellitus entsteht, wenn die Bauchspeicheldrüse die Produktion des Hormons Insulin einstellt oder wenn der Körper nicht mehr in der Lage ist, das von ihm produzierte Insulin zu nutzen. Glukose, der wichtigste Brennstoff des Körpers, kann ohne dieses Hormon nicht in die Zellen gelangen und dort wirken. Ohne Insulin häuft sich die Glukose im Blut an und wird mitunter im Urin ausgeschieden, was den von unseren Vorfahren erkannten süßen Geschmack verursacht. Die Störung im Zucker-Stoffwechsel zieht ferner eine erhöhte Urinproduktion und vermehrten Durst nach sich.

Die Zuckerkrankheit verursacht außerdem eine Verengung der kleinen Blutgefäße im ganzen Körper. Es scheint, daß sich um so mehr Blutgefäße verengen, je höher der Zuckerspiegel ist. Wenn dies passiert, dann strömt weniger Blut durch diese Gefäße, und die Durchblutung ist dementsprechend behindert.

Eine mangelhafte Durchblutung wiederum führt zu den Komplikationen eines schlecht eingestellten Diabetes: Nierenerkrankungen, eine schlechte Wundheilung sowie Fuß- und Augenprobleme.

Diabetische Probleme in den Extremitäten sind übrigens in den Vereinigten Staaten für etwa die Hälfte der Amputationen verantwortlich, die nicht aufgrund von Verletzungen durchgeführt werden. Durch die Zuckerkrankheit ändert sich auch der Fettstoffwechsel, und das Risiko für den Aufbau einer cholesterinreichen Plaque in den großen Blutgefäßen steigt. Das bedeutet, daß Diabetiker ein beträchtliches Risiko für Herzerkrankungen tragen.

Zwei Erkrankungen, zwei Lösungen

Es gibt zwei verschiedene Diabetes-Typen – zum einen den Typ I (insulin-abhängig) und zum anderen den Typ II (den inslinunabhängigen).

Patienten mit Diabetes Typ I müssen sich zur Kontrolle des Blutzuckers täglich Insulin spritzen. Diabetiker mit dem Diabetes Typ II produzieren zwar eigenes Insulin, aber die Zellen reagieren nicht entsprechend darauf.

Typ II ist die bei weitem vorherrschende Diabetesform, die in etwa 85 bis 90 Prozent der Fälle vorliegt. Typischerweise geht diese Form mit Übergewicht einher. Betroffene mit dem Typ II-Diabetes können in der Regel ihren Blutzucker über eine Gewichtsabnahme und eine entsprechende Diät kontrollieren, manchmal in Kombination mit Tabletten, die die Wirkung des körpereigenen Insulins fördern.

Häufig können Typ II-Patienten die Einnahme von Medikamenten vermeiden, und ich ziehe diese Lösung – falls möglich – natürlich bei weitem vor. Meine Durchsicht der Literatur ergab, daß die diätetische Lösung billiger, wirksamer und angenehmer ist als die meisten medikamentellen Alternativen.

Derzeit werden allein in den Vereinigten Staaten etwa sechs Millionen Menschen wegen Diabetes behandelt. Und fast genau so viele haben die Erkrankung und wissen gar nichts davon. Wie bei Herzerkrankungen und vielen Tumorformen ist die Zuckerkrankheit sehr eng mit unserer westlichen Kultur und Ernährung verknüpft. Als Mitglieder einer nicht-westlichen Kultur, vor allem amerikanische Indianer und australische Eingeborene, sich von ihrer traditionellen Ernährung auf eine westlichere Diät umstellten, erhöhte sich entsprechend auch ihre Diabetikerrate.

Natürliche Taktiken für den Sieg über Diabetes

Die Zuckerkrankheit ist eine ernsthafte Erkrankung. Wenn Sie unter dieser Erkrankung leiden, sollten Sie sich unbedingt unter ärztlicher Aufsicht befinden. Aber Sie können selbst sehr viel dazu beitragen, mit der Krankheit besser fertig zu werden.

Da Übergewicht so eng mit dem Typ II-Diabetes verknüpft ist, ist die Gewichtskontrolle ein wichtiger Bestandteil der Selbstbehandlung bei Diabetes. Eine fettarme Ernährung und regelmäßige körperliche Betätigung sind dabei die Eckpfeiler. Ich empfehle, sich allmählich soweit zu steigern, bis man jeden Tag eine Stunde lang flott marschieren kann. Sie wissen bereits, wie man gehen muß, und Sie müssen sich weder eine teure Ausrüstung kaufen noch einem Fitneßcenter beitreten. Wenn Sie niemals zuvor körperlich aktiv waren, dann dürfen Sie nicht verzweifeln. Gehen und andere mäßige Sportprogramme bieten denjenigen die meisten Vorzüge, die zuvor überhaupt nicht aktiv waren.

Es gibt außerdem gute Hinweise darauf, daß ein Ersatz bestimmter Nährstoffe (Supplementierung) einige Komplikationen beim Diabetes unterbinden kann. Ich schlage vor, daß Sie Ihren Arzt bitten, Sie an eine klinische Ernährungsberatung zu überweisen. Die Beratung kann Ihnen dabei helfen, Ihnen ein Supplementierungsprogramm auf den Leib zu schneidern. Die möglicherweise hilfreichen Supplemente sind dabei unter anderem Vitamin B$_6$, C und E, Chrom-Piccolinat, Magnesium, Mangan, Phosphor und Zink sowie Omega-3- und Omega-6-Fettsäuren.

Grüne Apotheke für Diabetes mellitus

Zusätzlich zu einem sportlichem Programm und der Einnahme von Supplementen können Sie ein paar Kräuter probieren, die Sie bei der Normalisierung des Blutzuckers unterstützen. Das erste, *Neurolaena lobata*, habe ich bereits zu Beginn dieses Kapitels besprochen. Hier sind noch einige weitere.

➤➤➤**Bockshornklee (*Trigonella foenum-graecum*).** Bockshornklee-samen bestehen zu etwa 50 Prozent aus einer löslichen Faser, nämlich Muzilago. Diese Faser enthält sechs Bestandteile, die bei der Regulation des Blutzuckers hilfreich sind. Bockshornklee erhöht außerdem den Blutspiegel an HDL – dem 'guten' Cholesterin – und senkt gleichzeitig den Gesamt-Cholesterinspiegel. Deshalb kann es bei der Vorbeugung von Herz-Kreislauferkrankungen helfen, die für Diabetiker ein besonderes Risiko darstellen.

➤➤➤**Zwiebel (*Allium cepa*).** Zwiebeln werden bereits seit langem in Asien, Europa und dem mittleren Osten als Ernährungssupplement zur Behandlung von Diabetes geschätzt. Das überrascht mich keineswegs. Zwiebeln – vor allem die Häute – sind eine der besten Quellen für Quercetin, das sich bei Augenproblemen, die häufig mit der Zuckerkrankheit einher gehen sind, als hilfreich erwiesen hat. Solche Augenprobleme sind zum Beispiel diabetische Retinopathien (zuckerbedingte Netzhautveränderungen).

➤➤ **Bohnen (*Phaesolus*, verschiedene Spezies).** Viele Unter-suchungen kamen zu dem Ergebnis, daß der Konsum von Nahrungsmitteln, die reich an löslichen Fasern sind, allem voran Bohnen, den Anstieg des Blutzuckers nach einer Mahlzeit reduzieren und den späteren Blutzucker-abfall abschwächen; somit helfen sie dabei, den Blutzucker nahe an den gewünschten Werten zu halten.

Wenn ich Diabetiker wäre, würde ich reichlich Bohnen und Bohnen-suppen essen. (Kosten Sie einmal meine Diabetes-Bohnensuppe, um in den Genuß ihrer Vorzüge zu kommen).

➤➤ **Balsamapfel (*Momordica charantia*).** Dieses Kraut hat wegen seiner Fähigkeit zur Blutzuckerregulation beträchtliches Interesse erregt. Diesbezügliche Untersuchungen wurden erstmals in den 60er Jahren in Indien veröffentlicht, und seitdem haben mehrere Studien belegt, daß Balsamapfel bei der Blutzuckerkontrolle eine wertvolle Hilfe ist.

Diabetes-Bohnen-Suppe

Bohnen enthalten eine Faserart, die besonders nützlich bei der Blutzucker-kontrolle ist, und die Häute von Zwiebeln sind besonders reich an der wert-vollen Substanz Quercetin, die den gleichen Zweck erfüllt. Wenn man während des Kochens die Zwiebelhäute in der Suppe läßt, dann wird während des Garvorganges mehr von dieser Substanz in der Suppenschüssel landen, wo Sie sie schließlich haben möchten.

500 Milliliter Wasser
1 ungeschälte Zwiebel, in Viertel geschnitten
1 Dose (400 Gramm) Kidneybohnen, abgespült und abgetropft
1 kleine Möhre, gewürfelt
80 Gramm Erdnüsse
30 Gramm Bockshornkleesprossen oder ½ Teelöffel
  Bockshornkleesamen
2 Lorbeerblätter
4 Knoblauchzehen, gehackt
1 Prise gemahlener Zimt
1 Prise gemahlene Nelken
1 Prise Gelbwurz

Bringen Sie das Wasser und die Zwiebeln in einem großen Topf bei mittlerer Hitze zum Kochen. Bohnen, Möhren, Erdnüsse, Bockshornkleesamen oder -sprossen, Lorbeerblätter, Zimt, Nelken und Gelbwurz zugeben.

Aufkochen lassen. Zudecken und 30 Minuten lang (beziehungsweise bis die Zwiebeln sehr zart sind) kochen. Zwiebeln mit einem Kochlöffel aus der Suppe holen, schälen und die Häute wegwerfen. Zwiebeln leicht mit einer Gabel zerdrücken und in den Topf zurückgeben. Lorbeerblätter herausnehmen und wegwerfen.

ERGIBT 4 PORTIONEN

In einem Versuch senkte die Gabe von fünf Gramm (etwa zwei Teelöffeln) gemahlenem Balsamapfel den Blutzucker um 54 Prozent. In einer weiteren Studie senkte die Einnahme von 50 Millilitern (etwa ¼ Tasse) eines Balsam-apfelextraktes den Blutzucker um etwa 20 Prozent.

Wenn Sie sich lieber nicht mit Extrakten herumschlagen möchten, ist es völlig in Ordnung, sich damit als Beilage zu begnügen, meinen Dr. Melvyn Merbach und Dr. Michael Murray in ihrem Buch über die Heilung von Krankheiten mit Hilfe von Pflanzen (*siehe Anhang*). Sie können die Heilpflanze auch zu Saft verarbeiten oder einen Auszug daraus herstellen, indem Sie 120 Gramm frische, gehackte Balsamäpfel in einem Liter Wasser leicht kochen, bis etwa die Hälfte der Flüssigkeit verdampft ist. Nehmen Sie den Auszug einmal täglich ein.

❧❧ Knoblauch (*Allium sativum*). Wie Zwiebeln hat auch Knoblauch eine ganz beträchtliche Fähigkeit zur Blutzuckerregulation. Essen Sie mehr Knoblauch – roh, falls möglich, oder nur wenig gekocht in Gerichten.

❧❧ Macadamianüsse (*Macadamia*, verschiedene Spezies). Seit 1986 stellten die Diätvorschriften für Diabetiker mit dem Typ II folgende Anforderungen: 15 bis 20 Prozent der Kalorien sollten vom Protein stammen, weniger als 35 Prozent aus Fett und 55 bis 60 Prozent von Kohlenhydraten. Jüngere Untersuchungen haben gezeigt, daß der Ersatz einiger Kohlenhydrate durch gesunde Öle – sogenannte einfach ungesättigte Fettsäuren – den Blutzuckerspiegel verbessern kann, wobei gleichzeitig der Cholesterinspiegel nicht ansteigt.

Olivenöl ist die am besten bekannte Quelle für diese Fettsäuren. Wenn Sie jedoch kein Olivenöl mögen oder nur Ihren Horizont an einfach ungesättigten Fettsäuren erweitern möchten, sollten Sie Macadamianüsse probieren. Sie bestehen zu 59 Prozent aus einfach ungesättigten Fettsäuren. Weitere gute Quellen für einfach ungesättigte Fettsäuren sind zum Beispiel Avocados, Pistazien, Cashewnüsse, Erdnüsse und Brasilnüsse.

❧❧ Echter Eibisch (*Althea officinalis*). Eibischwurzel besteht aus hochlöslichen Pflanzenfasern, die als Pektine bezeichnet werden. (Auf das Trockengewicht bezogen 35 Prozent). Der Konsum von Pektin ist ein wirksamer Weg, den Blutzuckerspiegel niedrig zu halten.

Ich würde die ziemlich faserigen Wurzeln über Nacht einweichen oder, was noch besser wäre, bereits vorbereitete Wurzeln kaufen. Andere gute Pektinquellen sind zum Beispiel Möhren, Grapefruit, Äpfel und Feigen.

❧❧ Erdnuß (*Arachis hypogaea*). Wie Bohnen besitzen auch Erdnüsse die Fähigkeit, den Blutzuckerspiegel niedrig zu halten. Sie werden gerne aufgrund ihres hohen Fettgehaltes kritisiert, aber ich liebe sie, nasche sie häufig und freue mich, die Nachrichten von ihrem Wert verbreiten zu können.

❧❧ Teestrauch (*Camellia sinensis*). Indische Wissenschaftler konnten bei schwarzem Tee eine antidiabetische Aktivität nachweisen. In Untersuchungen konnten Schwarztee-Extrakte die Blutzuckerwerte bei Labortieren deutlich senken. Wenn ich zuckerkrank wäre, würde ich ziemlich viel Tee trinken. Sie können als weitere Hilfe ein paar blutzuckersenkende Gewürze dazugeben oder meine Insulinade versuchen.

❧ Echter Lorbeer (*Laurus nobilis*). Mein früherer Kollege vom US-

Insulinade

Es gibt eine ganze Reihe von Gewürzen, bei denen nachgewiesen werden konnte, daß sie den Körper bei der besseren Verwertung der Glukose unterstützen. Dazu gehören Lorbeer, Zimt, Nelken und Gelbwurz.

Ich würde einfach ein oder zwei Prisen in eine Kanne schwarzen Tee geben und den Tee zehn Minuten lang ziehen lassen, bevor ich einen Eistee daraus machen würde. Ich würde vielleicht auch ein wenig Koriander oder Kreuzkümmel zugeben. Die Wissenschaft hat bei diesen beiden Gewürzen noch keine klare Meinung gefunden, aber in Tierversuchen haben beide gezeigt, daß sie den Blutzucker senken konnten. Wer Bockshornklee mag, darf auch davon eine Prise unterrühren.

Landwirtschaftsministerium, Dr. Richard Anderson, konnte beweisen, daß Lorbeerblätter bereits in Konzentrationen von 500 Milligramm (was etwa einem halben Teelöffel entspricht) den Körper bei der Insulinverwertung unterstützen. Ich gebe in meine Diabetes-Bohnen-Suppe neben Zimt, Nelken und Gelbwurz auch Lorbeerblätter, weil alle gut zur Kontrolle des Blutzuckers geeignet sind.

Gymnema sylvestre. Es gibt mindestens vier indische Untersuchungen zu dem Kraut, das ein indisches Hausmittel zur Diabetestherapie ist. Der Tee scheint die Insulinproduktion anzukurbeln. Es gibt außerdem vielversprechende Hinweise, daß das Kraut die Anzahl der Langerhans-Zellen steigert (das sind die Zellen der Bauchspeicheldrüse, die Insulin produzieren). Ein paar zukunftsorientierte Kräuterhändler haben beispielsweise in den Vereinigten Staaten bereits mit der Vermarktung des Krautes begonnen. Bis es auch in Deutschland soweit ist, werden wir wohl noch ein wenig warten müssen.

Divertikulitis

Im Jahr 1972 hatte ich während meiner Verwaltungstätigkeit am US-Landwirtschaftsministerium eine hart arbeitende Sekretärin, die von einer Divertikulitis (siehe unten) geplagt wurde. Die Beschwerden äußerten sich als Bauchschmerzen und Krämpfe, und zwar in der Regel im linken Bauchbereich, plus gelegentlichem Fieber und blutigen Stühlen. Ich konnte gut mit ihr mitfühlen, da mein jüngerer Bruder auch schon einmal eine Divertikulitis durchzustehen hatte.

Zu dieser Zeit wurde eine Therapie über die Ernährung ziemlich kontrovers diskutiert. Die Ärzte hatten die letzten 50 Jahre als Behandlung eine rohfaserarme Ernährung empfohlen, und die Ärzte rieten meiner Sekretärin, Obst und Gemüse zu meiden. Das ergab für die damals noch so kleine Gruppe der Naturheilpraktiker – darunter auch mich – keinen Sinn, die für ballaststoffreichere Nahrungsmittel plädierte.

Auch ein oberflächlicher Blick auf die Ernährung der Menschen in der ganzen Welt zeigte, daß die Kulturen, die sich rohfaserreich ernährten, wenig oder keine Divertikulitisfälle zu beklagen hatten (und nur wenig oder keine Verstopfungsraten). In der westlichen Kultur mit ihrer Konservennahrung und ballaststoffarmen Ernährung waren Divertikulitiden dagegen relativ weit verbreitet (und auch Verstopfungen waren ziemlich häufig).

Meine Sekretärin war zwischen den Menschen, die ihr zu einer ballaststoffreichen beziehungsweise -armen Diät rieten, hin- und hergerissen und wußte nicht, was sie tun sollte, was ihr in ihrer bereits unangenehmen Situation zusätzlichen Streß bereitete. Wie es das Glück so wollte, veröffentlichte der britische Wissenschaftler Dr. Neil Panter vom Manor House Hospital in London just in dem Jahr einen Artikel im *British Medical Journal*, in dem er zu dem Schluß kam, daß eine Divertikulitis durch eine rohfaserarme Ernährung bedingt wird. Er rekrutierte etwa 70 Patienten mit Divertikulitis und setzte sie auf eine Diät mit Vollkornweizenbrot, kleiereichem Müsli sowie viel Obst und Gemüse. Diese rohfaserreiche Ernährung kurierte oder linderte zumindest ganz wesentlich die Symptome bei 89 Prozent der an der Studie Teilnehmenden.

Ich zeigte die Studie meiner Sekretärin und hoffe, daß sie sich den Artikel zu Herzen nahm. Aber wie das Leben so spielt, entwickelten sich unsere Karrieren in unterschiedliche Richtungen. Ich verlor sie aus den Augen, deshalb weiß ich nicht, wie es ihr später erging.

Vorbeugung mit Faser

Heutzutage wissen die Ärzte natürlich, daß eine rohfaserreiche Kost der Weg ist, den es bei dieser Erkrankung zu beschreiten gilt. Ich habe mich seit jeher so ernährt – viel Obst, Gemüse, Brot und Kräuter –, was der Grund dafür ist, warum ich im Gegensatz zu meiner Sekretärin und meinem Bruder noch nie unter einer Divertikulitis oder einer Verstopfung zu leiden hatte.

Unsere Vorfahren aßen reichlich Fasern, und unser Dickdarm (Kolon) hat sich darauf eingestellt. Ohne genug Fasern beginnen in unseren Gedärmen seltsame Dinge zu passieren, das ist bekannt. Der Nahrungsbrei bewegt sich langsam durch den Dickdarm und verursacht eine Verstopfung, und kleine Taschen, die sogenannten Divertikula, entstehen in den Wänden des Kolons. Manchmal verstopfen diese Taschen mit kleinen Stückchen verdauter Nahrung und häufig auch kleinen Samen. Wenn diese Divertikula sich entzünden und anschwellen, verursachen sie Schmerzen und die anderen Symptome einer Divertikulitis.

Mehr als die Hälfte der über 60jährigen hat nicht-entzündete, schmerzlose Divertikula, wohingegen Schätzungen zufolge 10 Prozent eine Entzündung in Form einer Divertikulitis bekommen.

Die zwei wichtigsten Faktoren zur Senkung Ihres persönlichen Divertikulitis-Risikos sind eine ballaststoffreiche Ernährung und Sport, weiß Dr. Walid H. Aldoori. Aber während Sie mehr Körner sowie frisches Obst und Gemüse essen, sollten Sie auch auf ein paar andere Ernährungsfaktoren achten.

Sie sollten darauf achten, reichlich nichtalkoholische Getränke zu sich zu nehmen, um den Nahrungsbrei in Gang zu halten, damit er problemlos durch Ihren Darm rutscht. Und wenn Sie bereits einmal eine Divertikulitis hatten, sollten Sie die Finger von kleinen, unverdaulichen Samen – Mohn, Sesam, Himbeeren und Erdbeeren – lassen, weil diese die Aussackungen im Darm verstopfen und die Beschwerden verstärken können.

Schließlich empfiehlt der Experte für Naturmedizin und Kräuteradvokat Dr. Andrew Weil, Tabak aus dem Leben zu streichen, was übrigens auch ein guter Rat ist, wenn man keine Divertikulitis hat.

Grüne Apotheke für Divertikulitis

Es gibt viele Kräuter, die gegen eine Divertikulitis gewachsen sind. Hier sind meine Favoriten.

Lein (*Linum usitatissimum*). Die Kommission E, das Phytotherapie-Expertengremium des deutschen Bundesgesundheitsministeriums, empfiehlt zur Behandlung einer Divertikulitis die Verwendung von einem bis drei Teelöffeln zerstoßener Leinsamen zwei bis dreimal täglich (mit reichlich Wasser).

Psyllium (*Plantago ovata*). Gemahlene, rohfaserreiche Psylliumsamen sind der Hauptbestandteil von Metamucil® und einigen anderen stuhlformenden Abführmitteln. Wenige Eßlöffel pro Tag (mit reichlich Wasser eingenommen) versorgen den Körper mit einer gesunden Menge an divertikulitisvorbeugenden Fasern. Sie sollten Ihre Reaktion auf das Kraut beobachten, weil Sie möglicherweise allergisch darauf reagieren könnten. Sollte dies bei der ersten Einnahme der Fall sein, dürfen Sie das Kraut nicht nochmals einnehmen.

Weizen (*Triticum aestivum*). Dr. Painter, dessen Studie eine rohfaserreiche Ernährung als Kur für Divertikulitis angab, schätzte, daß Weizenkleie fünfmal soviel Rohfaser wie Vollkornweizenbrot enthält, und dadurch wird die Kleie zur Faser aller Ballaststoff-Liebhaber. Dr. Painter ist mit seinen Lobeshymnen über Weizenkleie übrigens nicht allein.

„Kleie sind die sicherste, billigste und wirksamste Methode zur Behandlung und Vorbeugung einer Verstopfung", stimmt auch der Gastroenterologe Dr. W. Grant zu. Und, so möchte ich hinzufügen, wenn Sie eine Verstopfung vermeiden, gehen Sie auch einer Divertikulitis aus dem Weg.

Rotulme (*Ulmus rubra*). Dr. Weil empfiehlt, die gemahlene innere Rinde der amerikanischen Rotulme zur Behandlung einer Divertikulitis zu verwenden. Die faserige Rinde enthält große Mengen eines sanften Abführmittels, das den Verdauungstrakt beruhigt und gleichzeitig den Darmtrakt in Schwung hält.

Die deutsche Arzneimittel-Zulassungsbehörde hat erklärt, daß Ulme unbedenklich und ein wirksames Mittel zur Darmberuhigung ist. Verwenden Sie Ulmenrinde wie Hafermehl mit heißer Milch oder heißem Wasser, so daß ein Brei ensteht.

Kamille (*Matricaria recutita*). Der britische Kräuterexperte und Buchautor David Hoffman (*siehe Anhang*) schlägt vor, über den Tag verteilt Kamillentee zu nippen. Dieses Kraut ist besonders wertvoll bei der Behandlung einer Divertikulitis, weil der entzündungshemmende Tee laut seiner Auskunft den gesamten Verdauungstrakt beruhigt. Nehmen Sie ein bis zwei Teelöffel des getrockneten Krauts pro Tasse mit kochendem Wasser und lassen Sie den Tee fünf bis zehn Minuten lang ziehen.

Pflaume (*Prunus dulcis*). Trockenpflaumen vereinigen einen großen Gehalt an Fasern mit einem süßen, köstlichen Geschmack in sich. Sie sind schon seit ewigen Zeiten ein Hausmittel gegen Verstopfung. Wenn ich unter einer Divertikulitis leiden würde, würde ich reichlich Trockenpflaumen essen oder Pflaumensaft trinken.

Yamswurzel (*Dioscorea villosa*). Laut der kalifornischen Kräuterpraktikerin Kathi Keville, auf die ich große Stücke halte, können Yamswurzeln die Schmerzen und Entzündung bei einer Divertikulitis zurückdrängen. Ich mag ihre Rezeptur: Zwei Teile Yamswurzel (entzündungshemmend und krampflösend), ein Teil Baldrian (ein entspannendes Mittel zur Darmberuhigung), ein Teil Amerikanischer Schneeball (krampflösend) und ein Teil Pfefferminze (entzündungshemmend und krampflösend).

Wenn ich eine Divertikulitis zu bekämpfen hätte, würde ich ein paar Teelöffel dieser Kräutermischung in einem Liter Wasser aufbrühen.

Durchfall

Als ich noch Musikus war, verbrachte ich einmal einen Sommer als Baßgeigenspieler mit einem Trio im Ocean Forest Hotel in der Nähe von Myrtle Beach in South Carolina. Unser Sänger war gleichzeitig der Schlagzeuger, aber aus irgendeinem sonderbaren Grund wollte uns die Musikervereinigung nicht erlauben, drei Instrumente zu spielen. Deshalb verwendete unser Sänger einfach nur die Trommelschlegel auf einer auf dem Klavier liegenden Zeitung. Wir erklärten der Vereinigung, daß wir so nur zwei Instrumente hatten, nämlich eine Geige und ein Klavier.

Was war das für ein Sommer! Meine Bandkollegen und ich hatten Tagesjobs, bei denen wir Schilder anmalten, und abends machten wir Musik. Wir tranken zuviel und aßen zu wenig vollwertige Kost. Unsere Stoffwechsel waren so aus der Bahn geworfen, daß wir alle einen starken Durchfall bekamen. Wir verewigten unseren Zustand, indem wir der Band den Namen *Drei Spritzer im Brunnen* gaben.

Gräßliche Unannehmlichkeiten

Jeder weiß, was Durchfall oder Diarrhö ist. Viele ernsthafte Erkrankungen können die Ursache dafür sein. Und eine infektiöse Diarrhö, die durch ein Virus oder Bakterium verursacht wurde, ist bei Kindern in Entwicklungsländern immer noch die vorherrschende Todesursache. Dieses Kapitel ist jedoch dem gewöhnlichen, aus dem Nichts herkommendem Durchfall gewidmet, der in der Regel innerhalb von 48 Stunden wieder verschwindet.

Die wichtigste Maßnahme bei einer Diarrhö ist das Trinken von Flüssigkeiten, aber viele Menschen tun genau das Gegenteil. Sie trinken weniger in dem Irrglauben, daß eine Einschränkung bei den Flüssigkeiten dem Körper hilft, diese nicht mehr zu produzieren.

Ich kann mich zum Beispiel sehr gut an eine unserer Exkursionsteilnehmerinnen in Machu Picchu erinnern. Sie war so überzeugt, daß ihr Durchfall durch das Wasser verursacht worden war, daß sie sich weigerte, jegliches Wasser zu trinken. Der uns begleitende Arzt mußte ein hartes Stück Überzeugungsarbeit leisten, bis sie endlich Wasser aus der Flasche trank.

Tatsache ist: Das Hauptrisiko bei einem Durchfall besteht in einer Austrocknung (Dehydratation) des Körpers. Deshalb sollte man dem Körper den ganzen Tag über Flüssigkeit zuführen, sei es nun in Form von adstringierendem Eistee, der bewirkt, daß sich die Schleimhäute ein wenig zusammenziehen, oder Wasser.

Grüne Apotheke für Durchfall

Es gibt eine ganze Reihe von Kräuterlösungen, um einen Durchfallschub zu überwinden. Alle der genannten Kräuter enthalten drei oder mehr der natürlichen Bestandteile Tannin, Pectin und Muzilago.

Tannine sind Substanzen, die manchen Kräutern ihre adstringierende Wirkung verleihen, das heißt ihre Fähigkeit, Gewebe zu binden oder zusammenzuziehen. Die adstringierende Wirkung der Tannine hemmt die Entzündung im Darm. Die Tannine binden sich an die Proteinschicht der entzündeten Schleimhaut und lassen sie dicker werden, damit wird die Resorption der giftigen Substanzen verlangsamt und die Sekretion eingeschränkt.

Pektine sind lösliche Fasern, die den Stuhl formen und den Darm beruhigen. Auch einige Durchfallmedikamente enthalten Pektine (zum Beispiel Kaoprompt®).

Muzilago beruhigt den Verdauungstrakt und formt den Stuhl, indem die Fasern Wasser binden und beträchtlich aufquellen.

Hier sind einige der zahlreichen Kräuter, die Hilfe bieten können.

❧ **Gemeiner Odermennig (*Agrimonia eupatoria*).** Die Kommission E, das Phytotherapie-Expertengremium des deutschen Bundesgesundheitsministeriums, empfiehlt bei gewöhnlichem Durchfall Odermennig, wahrscheinlich aufgrund seines hohen Tanningehaltes. Bereiten Sie sich aus zwei bis drei Teelöffeln der Blätter einen Tee zu.

❧ **Apfel (*Malus domestica*).** Das Fruchtfleisch von Äpfeln enthält reichlich Pektin. Das ist der Grund, warum Äpfel und Apfelmus ein geschätztes Hausmittel bei Durchfall sind. (Apfelpektin hilft übrigens auch bei der Behandlung einer Verstopfung, weil es ganz allgemein der Stuhlauflockerung dient.) Wie Psyllium ist es amphoter, das heißt es wirkt in beiden Richtungen: es festigt Durchfall und lockert die Fäzes bei einer Verstopfung.

❧ **Rauschbeeren und Heidelbeeren (*Vaccinium*, verschiedene Spezies).** Getrocknete (keine frischen) Rauschbeeren und Heidelbeeren lindern einen Durchfall, weil sie sowohl viel Tannin als auch Pektin enthalten.

❧ **Brombeeren und Himbeeren (*Rubus*, verschiedene Spezies).** Die Kommission E empfiehlt, sich einen adstringierenden Tee aus zwei Teelöffeln Brombeerblättern zu kochen. Erstaunlicherweise erwähnt die

Kommission keine Himbeerblätter, die ein naher botanischer Verwandter und ebenfalls reich mit Tannin gesegnet sind. Ich habe beide ausprobiert und für hilfreich befunden.

Johannisbrotbaum (*Ceratonia siliqua*). Vor Jahren hatte ich in Panama eine akute Salmonelleninfektion, also eine Art Lebensmittelvergiftung, nachdem ich Wasserschildkröten angefaßt hatte, die diese Bakterien beherbergen. Mein Arzt in Panama verschrieb mir Johannisbrotbaumpulver gegen den Durchfall, und das schien zu helfen.

Vor nur wenigen Monaten beurteilte ich eine Studie, an der 41 Säuglinge mit bakterieller oder viraler Diarrhö teilgenommen hatten. Die Kinder, denen ein Placebo (das heißt eine unwirksame Substanz) verabreicht wurde, litten durchschnittlich fast vier Tage unter dem Durchfall. Die Babys, die mit Johannisbrotbaumpulver behandelt wurden, hatten die Symptome nur zwei Tage lang.

Möhre (*Daucus carota*). Ich mag die Idee, eine Säuglingsdiarrhö mit Möhren zu behandeln. In gekochtem Zustand scheinen Karotten den Verdauungstrakt zu beruhigen und den Durchfall zu lindern, während sie dem Körper zugleich die verlorengegangenen Nährstoffe ersetzen.

Bockshornklee (*Trigonella foenum-graecum*). Die Samen dieses Krauts enthalten bis zu 50 Prozent Muzilago, deshalb quellen sie im Darm auf, was wiederum den Durchfall lindert. (Sie helfen gleichzeitig bei Verstopfungen, weil sie die Fäzes auflockern.) Sie dürfen nur nicht mehr als zwei Teelöffel auf einmal verwenden, da eine höhere Dosis zu Beschwerden im Bauchraum führen kann.

Eiche (*Quercus*, verschiedene Spezies). Die Kommission E empfiehlt die Verwendung von ein bis zwei Teelöffeln getrockneter Eichenrinde zur Zubereitung eines adstringierenden Tees.

Granatapfel (*Punica granatum*). Granatapfel wird bereits in der Bibel erwähnt und ist ein beliebtes Durchfalltherapeutikum. Das überrascht mich nicht, da die Samen adstringierend wirken.

Psyllium (*Plantago ovata*). Psyllium lindert Verstopfungen, sein hoher Gehalt an Muzilago macht die Heilpflanze jedoch auch zu einem wertvollem Helfer bei Durchfall. Da Psyllium ziemlich viel Wasser aufsaugt, wird der Stuhl geformt. (Bei Verstopfungen beschleunigt das Kraut die Darmpassage, weil das Volumen der Fäzes erhöht wird). Sie sollten bei der Einnahme darauf achten, ob Sie möglicherweise allergisch darauf reagieren. Sollte dies bei der ersten Einnahme der Fall sein, dürfen Sie das Kraut nicht nochmals einnehmen.

Teestrauch (*Camellia sinensis*). Eine der adstringierendsten Pflanzen, die um uns herum wachsen: Konventioneller Tee in konven-

tionellen Teebeuteln. Unter der Aufsicht der Arzneimittel-Zulassungsbehörden können die kleinen Beutelchen jedoch keine medizinischen
Behauptungen von sich geben. Das nächste Mal, wenn Sie Durchfall haben,
sollten Sie trotzdem eine gute Tasse Tee trinken.

Emphyseme

Es ist nicht ungewöhnlich für mich, verzweifelte Anrufe von Personen
zu bekommen, die von meiner Erfahrung bei Kräutern wissen und
sich von mir Hilfe bei der einen oder anderen ernsthaften Krankheit erhof-
fen. Einer dieser Anrufe stammte von einer meiner entfernten Verwandten.
Ihre Mutter litt im Alter von 72 Jahren unter einem Emphysem.

Ein Freund der Familie hatte lebensmittelgeeignetes Wasserstoffperoxid
(H_2O_2) empfohlen, um dadurch „mehr Sauerstoff in die Lungen zu bekommen". Der behandelnde Arzt ging fast an die Decke, als er dies hörte. Meine
Verwandte wollte nun wissen, was ich von der Idee hielt, und ich mußte
zugeben, daß ich keine Ahnung hatte, was das war. Ich wußte nur, daß H_2O_2
eine Flüssigkeit war, die als lokales Antiseptikum und zur Haaraufhellung
dient.

Ich hatte ein starkes Gefühl im Bauch, daß der Arzt richtig lag und daß
lebensmittelgeeignetes Wasserstoffperoxid keine so gute Idee war. Ich hatte
so eine Ahnung, daß meine Bedenken mehr als berechtigt waren. Mich haben
all die Forschungsergebnisse beeindruckt, die zeigten, daß Antioxidantien,
die im Übermaß in Obst, Gemüse und Kräutern vorhanden sind, viele
Erkrankungen heilen können, unter anderem auch viele gesundheitliche
Probleme älterer Menschen.

Antioxidantien sind Substanzen, die die Zellen vor Schädigungen durch
natürlich vorkommende freie Radikale (hoch reaktive Sauerstoffmoleküle) im
Körper schützen. Aber Wasserstoffperoxid ist das Gegenteil eines *Anti*-
oxidans. Es ist ein 'Pro*oxidans*', was bedeutet, daß es die Anzahl der freien
Radikale im Körper erhöht und durchaus mehr Zellschäden verursachen
kann. Ich stellte mich auf die Seite des Arztes und erklärte meiner Verwandten, daß ich das Wasserstoffperoxid nicht anrühren würde, es sei denn,
um es als lokales Antiseptikum zu verwenden.

Dennoch, die Frage weckte mein Interesse am Thema Antioxidantien
und Emphysem. Ich durchwühlte meine bewährte Datenbank, und wer hätte
das gedacht – es gibt tatsächlich einige vielversprechende Forschungs-

ergebnisse, die darauf hindeuten, daß Antioxidantien wirklich helfen! Offensichtlich schützen sie das Lungengewebe vor den durch das Rauchen verursachten Schäden, das meist die zugrundeliegende Ursache eines Emphysems ist.

Die Krankheit, die Sie atemlos werden läßt

Ein Emphysem ist eine Form des langsamen Erstickens. Die kleinen Luftsäckchen in der Lunge (die sogenannten Alveolen) werden beschädigt und verlieren ihre Fähigkeit zur Abgabe von Sauerstoff in das Blut und Aufnahme von Kohlendioxid aus dem Blut. Das Ergebnis: die Lunge arbeitet nur unzureichend.

Das Hauptsymptom eines Emphysems ist Kurzatmigkeit, die sich verschlimmert, wenn die Krankheit voranschreitet. Wegen des ständigen Ringens nach Luft wird der Brustkorb faßförmig. Bei einem fortgeschrittenem Emphysem kann der Betroffene Sauerstoff aus der Flasche benötigen und nicht mehr in der Lage sein, auch nur kleine körperliche Anstrengungen auszuführen. Die Erkrankung ist sehr schwierig zu behandeln und verläuft häufig tödlich.

Ein Emphysem entsteht durch eine chronische Reizung des Atemtraktes. Rauchen ist praktisch immer verantwortlich, aber auch eine Langzeitexposition gegenüber Staub, Luftverschmutzung und chemischen Dunststoffen können eine Rolle spielen.

Rauchen ist ferner für die Mehrheit der Fälle einer eng verwandten Erkrankung, der chronischen Bronchitis verantwortlich. Bei einer chronischen Bronchitis verlieren die feinen Flimmerhärchen (Zilien), die den Atemtrakt auskleiden, ihre Fähigkeit, Schleim nach draußen zu befördern. Der nicht entfernte Schleim wird dick, klebrig und häuft sich an. Er wirkt somit reizend, was zur Entstehung des Emphysems beiträgt. Die Kombination aus einer chronischen Bronchitis und einem Emphysem wird in der Fachsprache als chronisch obstruktive Lungenerkrankung (COPD) bezeichnet.

Grüne Apotheke für Emphyseme

Ganz klar, der beste Umgang mit einem Emphysem, einer chronischen Bronchitis oder COPD ist, das Rauchen aufzugeben. Wenn ein Emphysem erst einmal diagnostiziert wurde, ist es nicht mehr rückgängig zu machen. Dennoch kann die verbleibende Lungenfunktion durch die Vermeidung respiratorischer Reizstoffe und die Verwendung von zusätzlichem Sauerstoff maximal unterstützt werden. Zusätzlich können Kräuter, die den Schleim verdünnen oder aus den Lungen transportieren helfen, besonders nützlich sein.

✄✄✄ Echte Königskerze (*Verbascum thapsus*). Der Kräuter-Pharmakologe Dr. Daniel Mowrey preist Verbascum aufgrund seiner Fähigkeit zur Behandlung von Beschwerden im Atemtrakt, darunter auch Emphyseme. Königskerzenkraut enthält reichlich lindernden Muzilago. Ich konnte dermaßen beeindruckende Ergebnisse mit Muzilago zur Behandlung von Erkältungen, Grippeerkrankungen und Bronchitiden erzielen, daß ich das Kraut versuchen würde, wenn ich ein Emphysem hätte.

Nehmen Sie einen oder zwei Tee-löffel der getrockneten, zerstoßenen Blüten oder Blätter pro Tasse mit kochendem Wasser. Gießen Sie den Tee sorgfältig ab, bevor Sie ihn trinken. Dr. Mowrey empfiehlt ferner eine Kombination aus Königskerzenkraut, Paprika und Süßholz (die gleich im Anschluß besprochen werden).

✄✄✄ Paprika (*Capsicum*, verschiedene Spezies). Der britische Arzt Dr. Irwin Zement drängt seine Patienten, täglich eine scharf gewürzte Mahlzeit zu essen oder ein Glas Wasser, dem 10 bis 20 Tropfen Tabascosoße zugesetzt werden, zu trinken. Dafür gibt es zwei Gründe: Erstens, Paprika ist eine reichhaltige Quelle für Anti-

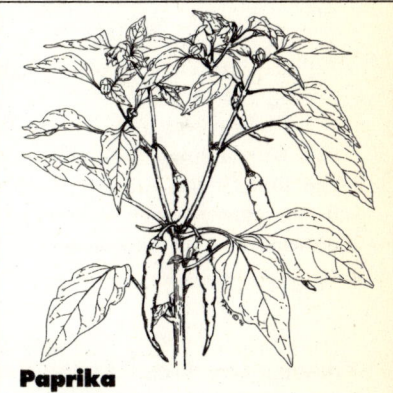

Paprika

Bereits die Indianer Amerikas verwendeten dieses medizinische Gewürz, und seit Kolumbus hat es die Küche und Medizin auf der ganzen Welt verändert.

oxidantien, die das Lungengewebe auf zellulärer Ebene vor Schäden schützen helfen. Zweitens hilft Paprika, den Schleim zu verdünnen und aus dem Atemtrakt zu entfernen.

Paprika ist dabei bei weitem nicht die einzige Pflanze mit schleimlösendem Wert. Schon die Völker des Altertums verwendeten scharfe Gewürze zur Schleimverdünnung und Unterstützung des Schleimabtransportes aus der Lunge. Dabei kamen vor allem Knoblauch, Zwiebeln, Ingwer, Senf und Meerrettich zum Einsatz. Ich würde alle genannten Kräuter empfehlen, ich habe sogar die meisten davon in meinem Schleimlöser-Tee verwendet (siehe bitte Seite 138).

✄✄ Myrciaria dubia und andere Vitamin-C-reiche Kräuter. Es gibt eine ganze Reihe von Untersuchungen, die belegen, daß Vitamin C schleimverdünnend wirkt und bei der Behandlung aller möglichen respiratorischen

Schleimlöser-Tee

Dieser Schleimlöser-Tee hat eine ziemlich durchschlagende Wirkung, deshalb sollten Sie ein wenig darauf achten, wieviel Sie von den einzelnen Zutaten verwenden. Ein schleimlösendes Kraut unterstützt auch den Abtransport des Schleims aus den Lungen. Die meisten der in diesem Tee verwendeten Kräuter wirken schleimlösend, die medizinische Bezeichnung dafür heißt Expektorans.

Beginnen Sie mit einer kleinen Menge der Kräuter und nehmen Sie mehr, wenn Ihre Stirnhöhlen und Geschmacksknospen mitmachen. Die Kräuter sind Knoblauch, Ingwer, Pfeffer, Meerrettich und Senf. Lassen Sie die Zutaten in zwei Tassen mit kochendem Wasser zwei Minuten lang ziehen. Sie können auch ein wenig von einer Vitamin-C-haltigen Frucht zugeben, wie zum Beispiel eine Zitrone oder Orange.

Trinken Sie den Tee langsam und vorsichtig! Er ist *sehr* scharf und kann Sie zum Würgen bringen. Wenn Sie den Tee vertragen, wird er den Schleim lösen und zum Fließen bringen. Wenn Sie den Tee einfach nicht hinunterbringen, dann sollten Sie sich nicht zwingen und statt dessen einige der anderen, in diesem Kapitel besprochenen Kräuter probieren.

Erkrankungen hilft. In diesem Fall würde ich mich für Myrciaria entscheiden, eine aus dem Amazonasgebiet stammende Frucht mit dem weltweit höchsten Gehalt an Vitamin C. Bezogen auf das Trockengewicht enthält sie nahezu vier Prozent Vitamin C. Das hört sich vielleicht nicht allzu viel an, aber Zitronen haben zum Beispiel nur 0,56 Prozent aufzuweisen, und keine andere Vitamin-C-reiche Frucht oder Gemüsesorte kommt Myrciaria nahe.

Nun muß ich jedoch zugeben, daß diese Frucht bei uns sehr schwer zu beschaffen ist. Bis das Obst im Gemüseladen um die Ecke erhältlich ist, sollten Sie sich bei Zitrusfrüchten, Paprikaschoten, Guave, Brunnenkresse und all dem anderen Obst und Gemüse mit einem hohen Gehalt an Vitamin C großzügig bedienen. Hagebutten sind ebenfalls eine gute Quelle.

Kardamom (*Elettaria cardamomum*). Dieses Gewürz ist sehr reich mit Cineol gesegnet, einer potenten schleimlösenden Substanz. Wenn ich unter einem Emphysem leiden würde, würde ich ein bis zwei Teelöffel zerstoßenen Kardamom zu Fruchtsaft oder Tee geben.

Andere cineolreiche Kräuter (in absteigender Reihenfolge ihrer Potenz) sind zum Beispiel grüne Minze, Rosmarin, Beifuß, Ingwer, Lavendel, Muskat, Scharlachmonarde, Pfefferminze, Rainfarn, Schafgarbe, Zimt, Basilikum, Gelbwurz, Ysop, Estragon, Zitronenkraut und Fenchel. Eukalyptus sollte eigentlich ganz am Anfang dieser Liste stehen, ich möchte dieses Kraut jedoch gesondert besprechen.

✎ Eucalyptus (*Eucalyptus globulus*). Eukalyptusöl enthält sehr viel Cineolöl. Dieses Kraut ist ein potenter Schleimlöser und Bestandteil mehrerer Halspastillen und Mittel zum Einreiben der Brust.

Studien geben Hinweise darauf, daß die Wirkung einer Einreibung der Brust mit Eukalyptus nur Illusion sein könnte. Beim Inhalieren stimuliert das Kraut die Kälterezeptoren in der Nase, und dann hat man das Gefühl, daß mehr Luft in die Lunge strömt, wobei jedoch keine nachweisbare schleimlösende Wirkung gezeigt werden konnte.

Andere Untersuchungen dagegen kamen zu dem Ergebnis, daß Cineol sowohl eine schleimlösende als auch eine freiräumende Wirkung in der Brust hat, wenn es eingeatmet wird. Ich persönlich würde die Brusteinreibungen einfach vergessen und mir einen Tee mit ein oder zwei Teelöffeln der getrockneten, zerstoßenen Blätter pro Tasse mit kochendem Wasser zubereiten. Trinken Sie bis zu drei Tassen pro Tag.

✎ Süßholz (*Glycyrrhiza*). Süßholz enthält neun schleimlösende Bestandteile plus zehn antioxidative Wirkstoffe. Wenn ich unter einem Emphysem leiden würde, würde ich einen Teelöffel süße, gemahlene Süßholzwurzel zu meinen Kräutertees geben. Süßholz und seine Extrakte sind bei vernünftiger Anwendung in moderaten Mengen – das heißt bis zu drei Tassen pro Tag – unbedenklich. Die längerfristige Anwendung oder die Einnahme sehr hoher Dosen kann jedoch Kopfschmerzen, Antriebslosigkeit (Lethargie), Natrium- und Wasserretention (Speicherung) sowie einen übermäßigen Kaliumverlust nach sich ziehen.

✎ Pfefferminze (*Mentha piperita*). Pfefferminze enthält neun schleimlösende Wirkstoffe. Zusätzlich hat der Hauptbestandteil, Menthol, erwiesenermaßen schleimverdünnende Eigenschaften. Sie können Pfefferminze in Form von Tees, Tinkturen oder Kapseln zu sich nehmen, Sie sollten das ätherische Öl jedoch nicht schlucken, da es nur für die äußere Anwendung bestimmt ist.

✎ Polygala senega. Die Kommission E, ein Expertengremium des deutschen Bundesgesundheitsministeriums, empfiehlt ein bis zwei Teelöffel der Tinktur als Expektorans. Das Kraut eignet sich zur Therapie von Emphysemen und Bronchitiden, lautet die Auskunft von Dr. Norman Bisset.

✎ Basilikum (*Ocimum basilicum*). Auch wenn Basilikum als Schleimlöser nicht allzu bekannt ist, enthält es sechs Bestandteile, die eine solche Wirkung entfalten. Ich mag Pesto so gerne, daß ich dieses Kraut gerne erwähne. Pesto ist eine köstliche Nudelsoße, die aus frischem Knoblauch und Basilikum angerührt wird, und meiner Ansicht nach ist dies eine besonders angenehme Art, eine medizinische Dosis beider Kräuter zu sich zu nehmen.

❧ **Großer Alant (*Inula helenium*).** Der hoch angesehene britische Kräuterexperte David Hoffman (*siehe Anhang*) berichtet, daß dieses Kraut sowohl schleimlösende als auch lungenschützende Eigenschaften hat. Mit diesem Wissen würde ich das Kraut womöglich auch bei einem Emphysem probieren. Nehmen Sie ein bis zwei Teelöffel des getrockneten Krauts pro Tasse mit kochendem Wasser und trinken Sie bis zu zwei Tassen pro Tag. Alant schmeckt bitter, deshalb können Sie je nach Geschmack ein wenig Zitrone oder Honig zugeben oder sich einen Tee aus einer Kombination mit anderen, in diesem Kapitel erwähnten Kräutern kochen.

❧ **Oregano (*Origanum*).** Oregano enthält sechs schleimlösende Komponenten. Wie Basilikum ist seine Wirkung als Expektorans nicht allzu bekannt, aber genau wie Basilikum ist es ein wunderbares kulinarisches Gewürz.

❧ **Teestrauch (*Camellia sinensis*).** Wenn wir schon von schleimlösenden Tees sprechen: der gute alte grüne oder schwarze Tee enthält sechs schleimlösende Komponenten. Eine davon – genauer gesagt Theophyllin – hilft dabei, den Schleim aus der Tiefe der Lunge nach oben zu befördern. Tee enthält ferner ein wenig Koffein, bei dem in Studien eine antidepressive Wirkung nachgewiesen werden konnte. Diese und seine stimulierende Wirkung können dazu führen, daß Patienten mit einem Emphysem sich besser fühlen.

Endometriose

B ei Frauen, die unter einer Endometriose leiden, wächst Gewebe, das der Gebärmutterschleimhaut sehr ähnlich ist, an verschiedenen Stellen außerhalb der Gebärmutter (Uterus) im Beckenbereich. Diese Gewebe schwellen und bluten in Übereinstimmung mit dem monatlichen Zyklus. Eine Endometriose kann Schmerzen, Übelkeit, heftige Menstruationsblutungen, Schmerzen beim Geschlechtsverkehr und in manchen Fällen auch eine Unfruchtbarkeit nach sich ziehen.

Schätzungen über die Häufigkeit dieser Erkrankung schwanken, aber die meisten Experten vermuten, daß etwa 2 bis 5 Prozent der Frauen darunter leiden. Meist macht sich die Erkrankung im Alter zwischen 25 und 40 Jahren bemerkbar.

Soweit ich sagen kann, können weder Schulmediziner noch mit Naturheilverfahren arbeitende Ärzte große Erfolge bei der Endometriosetherapie für sich verbuchen. Die Schulmediziner verschreiben häufig synthetisch hergestelltes Östrogen, und zwar meist in Form von Verhütungsmitteln zum Einnehmen ('Antibaby-Pille'). Mit Naturheilverfahren arbeitende Ärzte bevorzugen Kräuter und Nahrungsmittel mit natürlichen Pflanzenhormonen (Phytoöstrogenen), die mit den Östrogenen verwandt sind. Phytoöstrogene sind viel weniger potent als die körpereigenen Östrogene. Sie blockieren die Östrogen-Rezeptoren im Körper (das sind die 'Andockstellen' der Zellen für das weibliche Hormon) und hemmen somit die Wirkung der körpereigenen Hormone.

Es gibt viele verschiedene Theorien über die Ursachen einer Endometriose. Laut manchen Quellen besteht ein Zusammenhang mit einem Schaden im Immunsystem, die bei östrogenähnlichen Umweltverschmutzungen wie zum Beispiel bestimmten Pestiziden auftreten. Andere die Abwehrkraft schwächende Medikamente und Giftstoffe sind ebenso verdächtig. Einige Experten befürchten, daß die Anwendung von Tampons, Spiralen oder Pessaren das Risiko einer Endometriose erhöht. Offensichtlich weiß aber niemand etwas Genaues.

Grüne Apotheke für Endometriose

Wenn Sie sich mit einer Endometriose herumschlagen, dann empfehlen verschiedene Experten, Alkohol, Koffein, Vollmilchprodukte, Eier, fritierte Speisen, rotes Fleisch, Salz und Zucker zu meiden. Ich kann nicht beschwören, daß diese Ernährungsumstellungen tatsächlich helfen, aber sie sind auch dann sinnvoll, wenn Sie nicht unter einer Endometriose leiden.

Und auch wenn ich nicht versprechen kann, daß irgendeine Kräuteralternative eine Endometriose auskurieren kann, bin ich davon überzeugt, daß die im folgenden beschriebenen Kräuter helfen können. Deshalb glaube ich, daß sie einen Versuch wert sind.

➤➤➤ **Sojabohne (*Glycine max*) und andere Bohnen.** Viele Vertreter des 'Naturheilkunde-Lagers' schwören zur Behandlung einer Endometriose und anderen mit Östrogen in Zusammenhang stehenden Erkrankungen, allem voran Brustkrebs, auf Sojaprodukte.

Die Soja-Fans schätzen Sojabohnen, weil sie einen hohen Gehalt an zwei dem Östrogen ähnlichen Komponenten haben, nämlich Genistein und Daidzein. Beide dieser Phytoöstrogene schützen den Körper vor der Aufnahme der schädlichen Östrogenformen, die im Blut zirkulieren. Sie nehmen den Platz von Östrogen ein und binden an die Zellrezeptoren. Damit wird verhindert, daß sich mehr schädliches Östrogen an die gleichen Rezeptoren binden kann. Sie

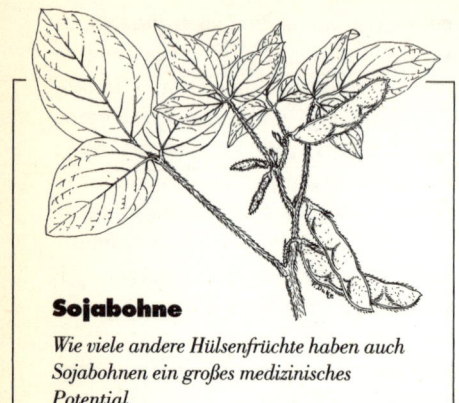

Sojabohne

Wie viele andere Hülsenfrüchte haben auch Sojabohnen ein großes medizinisches Potential.

schützen den Körper ferner vor Umweltverschmutzungen, die Östrogen imitieren.

Die Sojafans haben recht. Soja *ist* reich an Genistein und Daidzein, aber auch viele andere Bohnen enthalten reichlich Genistein, welches offensichtlich das aktivere der beiden Phytoöstrogene ist.

Ich sage voraus, daß die Wissenschaftler, die jetzt behaupten, daß Soja eine einzigartige Quelle für Genistein ist, schon bald damit aufhören werden. Ich wage auch zu behaupten, daß in Zukunft den Bohnensprossen mehr Bedeutung zukommen wird. Wenn eine Bohne keimt, steigt auch ihr Genesteingehalt (und der Gesamtgehalt an Phytoöstrogen). Und wenn die Sprossen verpilzt sind (wie das bei vielen selbstgezogenen Pflanzen der Fall ist, kann der Genesteingehalt um das Hundertfache ansteigen.

Pintobohnen enthalten fast soviel Genestein und Daidzein wie Sojabohnen. Bitte denken Sie auch daran, daß manche Bohnen zwar nicht soviel Daidzein wie Sojabohnen, dafür aber einen etwas höheren Genesteingehalt haben. Dazu gehören zum Beispiel gelbe Splittererbsen, Limabohnen, schwarze Bohnen, rote Kidneybohnen und rote Linsen, ferner Augenbohnen, Mungobohnen, Adzukibohnen und Favabohnen. Unsere Analyse einer Kleesorte (*Psoralea bituminosa*) ergab, daß ihr Genesteingehalt 50fach höher war als der von Sojabohnen.

Wenn Sie unter einer Endometriose leiden, dann lautet meine Empfehlung, so häufig wie möglich Bohnen zu essen. Verwenden Sie außerdem großzügige Mengen an Bohnensprossen in Ihren Salaten und schwelgen Sie in Bohnensuppen, gebackenen Bohnen und mexikanischen Bohnengerichten wie Burritos. Ich mag all diese Gerichte lieber als Tofu.

☙ Lein (*Linum usitatissimum*). Leinsamen enthalten reichlich Lignane, die bei der Kontrolle von Gebärmutterschleimhaut- und möglicherweise Brustkrebs helfen. Eine Endometriose ist nicht das gleiche wie endometrialer Krebs, aber bei beiden ist das unkontrollierte Wachstum von Endometrialschleimhaut beteiligt. Ich würde vorschlagen, daß Sie es zur Vorbeugung oder Behandlung einer Endometriose mit Leinsamen probieren sollten.

Leinsamen können bei Menschen, die keine Vegetarier sind, besonders hilfreich sein. Vegetarier haben hohe Blut- und Urinspiegel an Lignanen, wohingegen der Konsum von rotem Fleisch die Lignane stark unterdrückt. Wenn Sie deshalb an Fleisch auf Ihrem Speisezettel gewöhnt sind, brauchen Sie womöglich eine Extraquelle für Lignan, um diese hemmende Wirkung wieder wettzumachen. Manche Brote enthalten gemahlenen Leinsamen, lesen Sie sich einfach die Etiketten durch. Ich habe die Samen schon selbst gemahlen und zu meinem Maisbrotteig gegeben. Ich schlage vor, daß Sie selbst ein paar Wege finden, wie Sie den Leinsamen regelmäßig in Ihren Speiseplan integrieren können.

Erdnuß (*Arachis hypogaea*). Ich liebe Erdnüsse. Ich nasche sie praktisch jeden Tag, und ich halte immer Ausschau nach Veröffentlichungen, die ihre Vorteile für die Gesundheit bestätigen. Bei der Analyse von Erdnüssen ergab sich, daß sie viele der gleichen für die Gesundheit wertvollen Substanzen enthalten wie Sojabohnen und andere Bohnen.

Wenn Sie sich zwei Nahrungsmittel mit den gleichen potentiellen Vorteilen für die Gesundheit vorstellen, dann wird das, das Sie mehr genießen, besser für Sie sein. Warum? Die Immunologen (Fachärzte für Erkrankungen des Immunsystems) nehmen an, daß Vergnügen eine Wohltat für die Abwehrkraft ist. Und, lassen Sie uns doch einmal ehrlich sein, wer mag schon Sojabohnen lieber als Erdnüsse?

Sie tun sich übrigens etwas besonders Gutes, wenn sie spanische Erdnüsse aussuchen. Die papierähnliche rote Haut um die spanischen Erdnüsse ist die Originalquelle der oligomeren Procyanide, das heißt Substanzen, die ebenfalls bei der Kontrolle von schleimhautabhängigen Tumorformen und einer möglichen Endometriose helfen.

Alfalfa (*Medicago sativa*). Alfalfasprossen enthalten Phytoöstrogene, deshalb sollten Sie sie großzügig über Ihren Salat streuen. Selbst wenn Sie dadurch nicht die Symptome einer Endometriose lindern können, gehören sie zu den grünen Gemüsesorten, und ein vermehrter Konsum von Gemüse senkt das Krebsrisiko. Wenn Sie oder ein Familienmitglied an der Autoimmunkrankheit Lupus erythematodes erkrankt sind, sollten Sie jedoch die Finger von den Alfalfasprossen lassen. Es gibt Hinweise darauf, daß sie Lupus bei dafür empfänglichen Personen fördern können.

Nachtkerze (*Oenothera*). Ich betrachte Nachtkerzenöl mehr als eine Behandlung für die Symptome des prämenstruellen Syndroms als für Endometriose. (Bitte blättern Sie für mehr Informationen zum Thema Nachtkerzenöl und prämenstruelles Syndrom auf Seite 416.) Aber Naturheilführer, denen ich Vertrauen schenke, erwähnen Nachtkerzenöl als Therapie dieser Erkrankung fast so häufig wie Soja und Leinsamen. Nachtkerzenöl enthält Gamma-Linolensäuren und Tryptophan, die beide den allgemeinen Gesundheitszustand bei Frauen zu unterstützen scheinen.

Erektionsprobleme

V or nicht allzu langer Zeit glaubten Ärzte und Psychologen, daß 90 Prozent der Erektionsprobleme psychologisch bedingt seien und daß eine stimulierende Partnerin alles sei, was ein Mann bräuchte. Nun stimmen die Experten überein, daß die meisten Erektionsprobleme eine körperliche Ursache haben: verstopfte Arterien, Alkohol oder Medikamente, Diabetes, Beckenverletzungen, Rauchen oder Operationen an der Vorsteherdrüse.

Wie kann ein Mann nun herausfinden, ob sein Erektionsproblem körperlicher oder psychologischer Natur ist? Ich mag den Briefmarkentest von Dr. Andrew Weil. Er beruht auf der Tatsache, daß ein normaler Mann jede Nacht im Schlaf spontane Erektionen bekommt.

Für diesen Test befestigen Sie einen Streifen Briefmarken vor dem Schlafengehen um Ihren Penisschaft. Wenn der Streifen am nächsten Morgen noch intakt ist, hatten Sie während des Schlafs keine Erektion, und möglicherweise liegt eine körperliche Ursache vor. Wenn der Streifen jedoch aufgrund einer nächtlichen Erektion angerissen ist, arbeitet Ihr Penis ganz normal, und das Problem kann psychologischer Natur sein. Dieser Test ist natürlich nicht absolut sicher, aber ein guter Ansatzpunkt. Der nächste logische Schritt ist nun, das Testergebnis mit Ihrem Arzt zu diskutieren.

Der Begriff Impotenz umschreibt die Unfähigkeit, eine Erektion zu bekommen oder aufrechtzuerhalten, die für einen Geschlechtsverkehr und eine Ejakulation ausreicht. In Deutschland leiden bereits 7,5 Prozent der Männer in der Altersgruppe zwischen 20 und 39 Jahren unter dem Problem in irgendeiner Form, und viele davon befinden sich derzeit in Behandlung. Einige nehmen verschreibungspflichtige Medikamente, andere bekommen Penisimplantate. Die neueste Annäherung beinhaltet die Eigeninjektion eines Hormons, das unter dem Namen Prostaglandin E bekannt ist und innerhalb von wenigen Minuten eine 90 Minuten andauernde Erektion verursacht. Und natürlich ist derzeit die Potenzpille Viagra® in aller Munde.

Grüne Apotheke für Erektionsprobleme

Bevor Sie irgendwelche Nadeln in Ihren Penis stecken, sollten Sie vielleicht meine Kräuterannäherungen versuchen. Leider sind derzeit nicht alle der genannten Kräuter in Deutschland problemlos erhältlich, aber interessant sind sicher alle. Fragen Sie einfach Ihren Apotheker, ob er Ihnen das gewünschte Kraut besorgen kann.

❦❦❦**Favabohnen (*Vicia faba*).** Es wird behauptet, daß Favabohnen den altrömischen Dichter Cicero leidenschaftlich werden ließen – und tatsächlich, Favabohnen sind unsere beste Quelle für L-Dopa, eine Substanz, die häufig zur Behandlung der Parkinson-Krankheit verwendet wird. Große Mengen an L-Dopa können einen Priapismus verursachen, das heißt eine schmerzvolle, hartnäckige Erektion, die nichts mit einer sexuellen Erregung zu tun hat.

Ich empfehle keine Dosen an L-Dopa, die groß genug sind, um einen Priapismus auszulösen, aber Sie werden es kaum schaffen, so viele Favabohnen zu essen, um jemals dieses Problem zu bekommen. Favabohnen haben seit Ewigkeiten einen Ruf als Aphrodisiakum. Ich denke, daß eine große Portion – etwa 240 bis 500 Gramm – wahrscheinlich eine gerade ausreichende Menge L-Dopa enthält, um der Erektion einen schönen Schub zu verleihen.

Wenn die Bohnen zu helfen scheinen, können Sie versuchen, sie keimen zu lassen, da die Sprossen sogar noch mehr L-Dopa enthalten.

❦❦❦**Ginkgo (*Ginkgo biloba*).** Die gehirndurchblutungsfördernden Eigenschaften von Ginkgo sind am bekanntesten, aber das Kraut scheint auch den Blutstrom zum Penis zu fördern und dadurch schwache Erektionen zu stützen.

In verschiedenen kleineren Untersuchungen konnten Ärzte sehr gute Ergebnisse mit einer täglichen Dosis von 60 bis 240 Milligramm des standardisierten Extraktes erzielen. In einer neun Monate dauernden Studie berichteten 78 Prozent der Teilnehmer, die aufgrund einer arteriosklerotischen Verengung der das Herz versorgenden Gefäße unter Impotenz litten, über eine erhebliche Verbesserung ohne Nebenwirkungen.

Die Menschen stellen sich eine Arteriosklerose normalerweise als eine Erkrankung vor, bei der die das Herz versorgenden Blutgefäße verstopfen, was zu Herzinfarkten führt. Die gleiche Erkrankung kann jedoch auch die Gefäße, die den Penis versorgen, verengen und damit Erektionsprobleme verursachen.

In einer weiteren, sechs Monate dauernden Untersuchung erlangten 50 Prozent der mit Ginkgo behandelten Männer ihre Erektionen wieder. Die aktiven Wirkstoffe sind in den Blättern jedoch zu stark verdünnt, um wirksam zu sein. Die beste Möglichkeit, dieses Kraut einzunehmen, besteht im Kauf eines 50:1-Extraktes (50 Pfund Blätter sind in einem Pfund Extrakt vereint). Halten Sie sich dabei an die Dosierungsempfehlung des jeweiligen Herstellers. Sie können 60 bis 240 Milligramm eines standardisierten Extraktes pro Tag einnehmen. Diese Dosis sollten Sie nicht weiter erhöhen, da Ginkgo in großen Mengen Durchfall, Gereiztheit und Ruhelosigkeit verursachen kann. Nach etwa sechs Monaten wissen Sie, ob Ginkgo bei ihrem Problem hilft.

➤➤➤ **Kratzbohne (*Mucuna*, verschiedene Spezies).** Als ich vor vielen Jahren in Panama arbeitete, erzählten mir mehrere Informanten, daß die Samen dieser Bohne als Aphrodisiakum dienen. Das war, bevor ich wußte, daß die Samen genauso viel L-Dopa wie Favabohnen – und vielleicht noch mehr – enthalten.

➤➤➤ **Yohimbe (*Pausinystalia yohimbe*).** Während der letzten zehn Jahre war ich stets der festen Überzeugung, daß Krappgewächse die wahren Förderer einer Erektion sind. Meine Meinung basiert auf jahrhundertealten Überlieferungen über die Rinde des afrikanischen Baumes. Einige kleinere Studien zeigten tatsächlich, daß das Kraut bei etwa der Hälfte der Patienten mit einer psychologisch bedingten Impotenz und etwa 40 Prozent der Männer mit einer körperlich bedingten Impotenz Erektionen auslöste.

Leider sind die Nebenwirkungen ziemlich störend: Dazu gehören nämlich Angstgefühle, eine gesteigerte Herzschlagrate, erhöhter Blutdruck, Erröten, Halluzinationen und Kopfschmerzen. Das ist deshalb wirklich kein Kraut, bei dem man Fehler machen sollte.

Dann kamen die Pharmakonzerne auf die Bühne. Sie fanden heraus, wie der aktive Bestandteil extrahiert werden kann, und bekamen die Zulassung für Yohimbin-Hydrochlorid (Präparatnamen zum Beispiel Yocon-Glenwood®, Yohimbin Spiegel®) als verschreibungspflichtiges Medikament. Nach einem Monat berichteten 14 Prozent der Männer, die das Medikament einnahmen, von vollständigen und bleibenden Erektionen, 20 Prozent konnten teilweise eine Reaktion verzeichnen, und 65 Prozent erfuhren keine Verbesserung. Immerhin kam es bei einem Drittel zu einer Besserung, was nicht schlecht ist.

Allgemein rate ich eher zur Einnahme des ganzen Krauts und nicht zu seinem pharmakologischen Abkömmling, aber Ausnahmen bestätigen die Regel. Im Vergleich zum 'Rohkraut' verursacht das verschreibungspflichtige Medikament weniger Nebenwirkungen, und falls welche auftreten, dann in der Regel gutartige. Wenn ich Erektionsprobleme hätte, würde ich meinen Arzt wahrscheinlich bitten, mir Yohimbin-Hydrochlorid zu verschreiben.

➤➤ **Anis (*Pimpinella anisum*).** Anis enthält mehrere Komponenten mit Östrogenwirkung, deshalb scheint es eigentlich ein ungewöhnliches Kraut für Erektionsprobleme zu sein. Östrogen ist ein weibliches Hormon, und eine ganze Reihe von Pflanzen enthält Substanzen, die sich wie das Hormon im Körper verhalten. Deshalb werden sie als Pflanzen mit Östrogenwirkung bezeichnet. Seltsamerweise jedoch haben manche Menschen, die solche

Steife Drinks für die Potenz

Ich reise sehr viel in Lateinamerika herum, und die Kräuterrezepte, die ich dort finde – und der Glaube der Menschen daran – erstaunen mich stets.

Beim Thema Förderung der sexuellen männlichen Potenz gibt es eine lange Liste von Kräutern, denen eine stimulierende Wirkung nachgesagt wird. Ich finde zwei alkoholische Getränke, die auf einer Kräuterrezeptur auf Wein- oder Rumbasis beruht, besonders interessant.

Ein Drink heißt *siete raices* oder zu deutsch 'Sieben Wurzeln', was ziemlich seltsam ist, da der Cocktail aus sieben verschiedenen Rinden gemixt wird. Der andere heißt *rompe calzon*, zu deutsch 'Hosenzerreißer'. (Ganz im Ernst, das ist nicht etwa eine Erfindung von mir!)

Es gibt nur überlieferte Erzählungen, daß *rompe calzon* das erotische Interesse weckt, aber gerade diese Anekdoten sind sicherlich in Lateinamerika stark verkaufssteigernd. Ich muß zugeben, daß ich das Gebräu selbst ausprobiert habe und keinerlei stimulierende Wirkung feststellen konnte.

Sie werden beide Rezepturen kaum in Deutschland kaufen können, aber eine Zutat beider Drinks trägt den schönen lateinischen Namen *Tynnanthus panurensis*. Das ist eine aromatische Kletterpflanze, die im Amazonasgebiet Perus beheimatet ist, wo ich meine Regenwald-Pharmakologie-Kurse abhalte.

Einer der ersten Teilnehmer meiner Kurse für Ärzte war selbst ein überzeugter Kräuterexperte. Er erzählte, daß er am eigenen Leib die Erfahrung gemacht hätte, daß die Tinktur aus dem Kraut, ein sehr angenehmer und wärmender Likör, sowohl Männer als auch Frauen sexuell erregen würde – sprich seine Frau und ihn.

Fragen Sie Ihren Apotheker, ob er Ihnen das Kraut besorgen kann. Wenn Sie das Kraut gerne probieren möchten, müssen Sie vielleicht ein wenig danach suchen – aber es wäre noch viel schwieriger, *rompe calzon* oder *siete raices* aufzutreiben.

Kräuter verwendet haben, von einer androgenen Wirkung (Androgene sind männliche Sexualhormone) berichtet. Und Anis hat den Ruf, die männliche Libido anzukurbeln.

Ich denke, daß Anis einen Versuch wert ist, deshalb ist das Kraut auch eine Zutat in meinem Erektions-Tee: Nehmen Sie je nach Geschmack ein oder zwei Prisen Anis, Kardamom, Sockenblume, Ingwer und Ginseng. Süßen Sie den Tee mit Süßholzwurzel.

➤ **Kardamom (*Elettaria cardamomum*).** Dieses Kraut enthält mindestens zwei androgene Komponenten. Jahrhundertelang haben die Araber dieses Gewürz sehr als Aphrodisiakum geschätzt, deshalb mischen arabische Kaffeehäuser häufig ein wenig davon in den Kaffee.

Was ist nun für seinen Ruf als Aphrodisiakum verantwortlich? Laut meiner Datensammlung ist Kardamom die beste Quelle für Cineol, welches das zentrale Nervensystem stimuliert. Viele Menschen sind der Ansicht, daß jede Stimulation auch eine sexuelle Stimulation ist. Es schadet sicher nicht, wenn Sie Ihren Kaffee oder Tee mit ein wenig Kardamom würzen, zumal das Gewürz auch noch lecker schmeckt.

Zimt (*Cinnamomum*, verschiedene Spezies). Dr. Alan Hirsch, Leiter der Stiftung für Geruch und Geschmack in Chicago, befestigte an den Penissen von Studenten Meßeinrichtungen, um ihre Reaktionen auf verschiedene Aromen zu testen. Der Geruch heißer Zimtbrötchen erzeugte den stärksten Blutstrom, was ein Anhaltspunkt ist, daß dies auch die größte Hilfe für eine Erektion sein könnte. Eine Kombination der Aromen von Kürbiskuchen (Kürbis mit Muskat) und Lavendel stimulierte ebenfalls die Penisdurchblutung.

Gut, ich weiß, das sich dies alles ein wenig weit hergeholt anhört, aber wir sprechen wirklich über ernsthafte Studien. Wie kann man nun aus diesen Forschungen einen Vorteil ziehen? Wenn der Weg zum Herzen eines Mannes wirklich über den Magen führt – und Sie möchten wahrscheinlich auch andere Körperteile erreichen – warum sollte man diesen Weg dann nicht mit Zimtbrötchen und Kürbiskuchen pflastern?

Ingwer (*Zingiber officinale*). In einem Artikel mit dem Titel „*Studien über Kräuter-Aphrodisiaka, die in der arabischen Medizin verwendet werden*", der in einer medizinischen Fachzeitschrift (*American Journal of Chinese Medicine*) veröffentlicht wurde, bestätigten einige arabische Wissenschaftler, daß Ingwerextrakte die Spermienbeweglichkeit und Gesamtzahl der Spermien deutlich erhöhten.

Ingwer ist botanisch gesehen ein enger Verwandter von Kardamom und hat sicherlich einen pikanten Geschmack, der möglicherweise genug sexuelles Interesse entfacht, um eine Erektion zu fördern. Ich kann nichts versprechen, aber ich hege großen Respekt vor überlieferten medizinischen Traditionen, und deshalb sind sowohl Ingwer als auch Kardamom Bestandteile meines Erektor-Tees.

Ginseng (*Panax*, verschiedene Spezies). Fünfblättrige Kraftwurz (*Panax quinquefolius*) ist wahrscheinlich das berühmteste – und möglicherweise auch das am meisten überschätzte – Aphrodisiakum Nordamerikas. Auch wenn Studien belegt haben, daß die sexuelle Aktivität von Tieren durch die Aufnahme von Ginseng steigt, bin ich nicht völlig davon überzeugt, daß dieses Kraut tatsächlich den sexuellen Funken zu entfachen vermag.

Dennoch züchte ich mehrere Arten – fünfblättrige Kraftwurz (*Panax quinquefolius*), asiatischen Ginseng (*P. ginseng*) und Stachelstrauch (*Eleutherococcus senticosus*). Derzeit verwende ich kein einziges dieser Kräuter, da sie teuer sind. Aber ich bereite mich auf mein Alter vor, indem ich für den Fall, daß die Chinesen recht haben mit ihrer Behauptung, daß Ginseng einen alten Mann wieder jung machen kann, eine Reserve bereithalte. Allein in die Vereinigten Staaten werden übrigens Jahr für Jahr Ginsengprodukte im Wert von 180 Millionen DM importiert, und zwar meist für Asiaten, die großes Vertrauen zu Ginseng haben und es als Jungbrunnen betrachten.

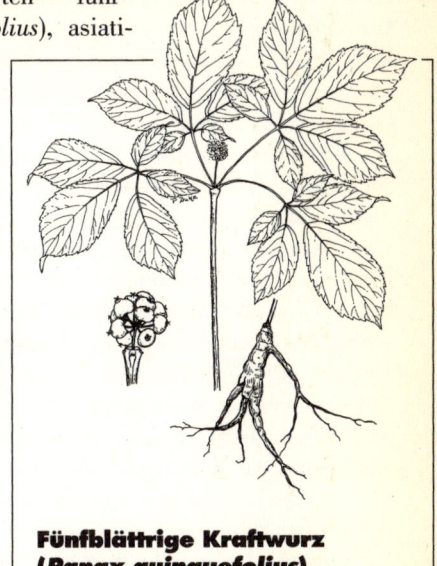

Fünfblättrige Kraftwurz (*Panax quinquefolius*)

Die Heilpflanze wurde erstmalig im südlichen Kanada entdeckt. Kraftwurz ist ein teures, seltenes Kraut, dem nachgesagt wird, daß es die Manneskraft belebt.

❧ Puamabaum (*Ptychopetalum*, verschiedene Spezies). Es gibt eine Studie, die belegt, daß dieser wenig bekannte Baum aus dem Amazonasgebiet „wirksam bei der Wiederherstellung der Libido und zur Behandlung erektiler Dysfunktionen" (sprich Erektionsproblemen) sein kann, erzählen die Buchautoren Dr. Melvyn Werbach und Dr. Michael Murray, die diese Studie in einem ihrer Bücher (*siehe Anhang*) zitieren. Von 262 Männern, die zwischen 1 und 2,5 Gramm (½ bis 1¼ Teelöffel) eines Puamabaumextraktes einen Tag bis zwei Wochen lang einnahmen, berichteten 51 Prozent der Teilnehmer mit Erektionsproblemen von einer Verbesserung, ebenso wie 62 Prozent der Patienten mit Libidoverlust. Ich gebe zu, die Originalveröffentlichung nicht nachgelesen zu haben, aber wenn ich mit Erektionsproblemen zu kämpfen hätte, würde ich vielleicht dieses Kraut probieren.

Sie können das Kraut als Urtinktur in Apotheken unter der Bezeichnung Muira puama kaufen, und bisher habe ich noch von keinerlei Nebenwirkungen gehört.

❧ Hafer (*Avena sativa*). Hengste, die mit Hafer gefüttert werden, werden offensichtlich verspielter und triebhafter, und daher stammt auch die Bezeichnung 'vom wilden Hafer gestochen'. Einige Untersuchungen geben

Hinweise darauf, daß Hafer auch für Männer als sexuelles Stimulans wirkt. Die hochangesehene kalifornische Kräuterpraktikerin und Buchautorin Kathi Keville (*siehe Anhang*) empfiehlt Männern den folgenden Tee: jeweils 15 Gramm wilden Hafer, Ginkgoblätter, Ginsengwurzel, Krappgewächsrinde und getrocknete Blätter von Turmera diffusa.

Ich würde eine ähnliche Mischung empfehlen, würde aber die Yohimbinrinde weglassen, und zwar aus den zuvor genannten Gründen. (Wenn Sie in den Genuß der Wirkung von Yohimbin kommen möchten, sollten Sie sich vom Arzt statt dessen ein entsprechendes Präparat verschreiben lassen.) Kochen Sie die Mischung in einem halben bis einem Liter Wasser und lassen Sie den Tee abkühlen, bevor Sie ihn trinken.

Quebrachobaum (*Aspidosprema quebracho-blanco*). In Südamerika wird dieses Kraut, das zumindest von der US-Arzneimittel-Zulassungsbehörde auf die Liste der generell als unbedenklich eingestuften Kräuter genommen wurde, als männliches Aphrodisiakum geschätzt. In der Tat enthält das Kraut Yohimbin, bei dem eine erektionsfördernde Wirkung nachgewiesen werden konnte, aber wegen der zuvor besprochenen Gründe bin ich bei Yohimbin ein wenig vorsichtig. Wenn Sie es verwenden möchten, dann nehmen Sie etwa fünf Teelöffel der Rinde und süßen den Tee mit Süßholzwurzel.

Bitte nehmen Sie das Kraut nicht, wenn Sie unter Bluthochdruck leiden, und falls Sie irgendwelche Nebenwirkungen wie zum Beispiel Schwindel verspüren sollten, dann sollten Sie es nicht mehr einnehmen. Sie erhalten die Urtinktur auch unter der Bezeichnung Aspidosperma quebracho blanco in der Apotheke.

Bocksdorn (*Lycium chinese*). Kann Bocksdorn tatsächlich aus einem alten einen jungen Bock machen? In einer Studie aßen Männer über 59 Jahren zehn Tage lang täglich 50 Gramm Bocksdorn und hatten am Ende der Studie tatsächlich deutlich höhere Testosteronspiegel. Ein höherer Spiegel an diesem Hormon versetzt der männlichen Sexualität nur dann einen Schub, wenn ein Mangel daran besteht, aber manche ältere Männer entwickeln tatsächlich solch einen Mangel. Vielleicht ist das der Grund, warum Chinesen dem Kraut Anti-Alterungseigenschaften zusprechen.

Withanie (*Withania somnifera*). Ayurvedische Praktiker, die diese traditionelle Medizin aus Indien anwenden, halten dieses Kraut für die indische Antwort auf Ginseng für die männliche Libido. Sie behaupten, daß Withanie Impotenz und männliche Unfruchtbarkeit kurieren kann. Ich würde jedoch nicht die tägliche, sondern nur gelegentliche Einnahme empfehlen. Nehmen Sie fünf Teelöffel des getrockneten Krauts pro Tasse mit kochendem Wasser und trinken Sie ein oder zwei Tassen davon.

❧ **Sammetpappel (*Sida cordifolia*).** Hier haben wir ein weiteres stimulierendes Kraut mit dem überlieferten Ruf als erektionsförderndes Aphrodisiakum. Sein stimulierender Bestandteil heißt Ephedrin, das ist die gleiche Substanz, die auch in Meerträubchen (*Ephedra sinica*), dem Kraut gegen Asthma, enthalten ist. In Sammetpappel stecken etwa 850 ppm (das ist die Anzahl der Wirkstoffanteile bezogen auf eine Million Lösungsstoffanteile) Ephedrin, was möglicherweise seine Verwendung bei Impotenz erklärt. Wie Koffein kann auch Ephedrin den Körper in Schwung bringen, und manche Männer empfinden diese Stimulation als sexuelle Erregung.

❧ **Guarana (*Paullinia cupana*).** Die Brasilianer trinken das Kraut literweise in Form von Tee und Limonaden und erwähnen es häufig als Aphrodisiakum. Der Grund: Guarana enthält ziemlich viel Koffein, und traditionsgemäß wird jedes allgemeine Stimulans auch als sexuelles Stimulans angesehen. Sie können das Kraut gerne trinken, wenn Sie möchten. Nehmen Sie ein paar Teelöffel pro Tasse mit kochendem Wasser, dann werden Sie ja sehen, wie sehr Sie zu Liebesabenteuern aufgelegt sind. (Sie können einfach auch Tee, Cola oder Kaffee trinken, aber das hat natürlich nicht den gleichen exotischen Hauch. Beim Thema sexuelle Stimulation kann alles helfen, was den Verstand mit einbezieht.)

❧ **Sägepalme (*Serenoa repens*).** Diese kleine, in den küstennahen Südstaaten der USA heimische Pflanze hilft erwiesenermaßen bei der Verkleinerung der Vorsteherdrüse (Prostata). Aber noch vor einem Jahrhundert glaubte man auch an seine Wirkung als Behandlung von Impotenz und Libidoverlust. Die Hauptwirkung von Serenoa repens ist jedoch, daß die Vorsteherdrüse ein wenig schrumpft, so daß ältere Männer leichter Wasser lassen können. Eine Vergrößerung der Prostata muß nicht zwangsläufig die Sexualfunktionen beeinträchtigen, aber eine Linderung der Beschwerden kann dazu führen, daß ein Mann sich mit seiner sexuellen Ausstattung wohler fühlt, was bei einer Erektion hilfreich sein kann.

❧ **Verschiedene ätherische Öle.** Aromatherapeuten empfehlen bei Erektionsproblemen häufig eine Ganzkörpermassage mit einer Kombination aus wenigen Tropfen der ätherischen Öle Salbei, Jasmin und Rose, die zu einer Pflanzenölbasis gemischt werden. (Bitte denken Sie daran, daß man ätherische Öle nicht einnehmen darf, da bereits kleinste Mengen giftig sein können.) Ich persönlich empfinde eine Massage selbst ohne ätherische Öle als wundervolles Aphrodisiakum.

Erkältungen und Grippeerkrankungen

Eine Freundin von mir, Cathy Wilkinson Barash, lebt in Cold Spring Harbor, New York. Sie hat ein Buch über eßbare Pflanzen verfaßt (*siehe Anhang*). In einem Brief bat sie mich, ihre Liste der eßbaren Pflanzen zu überprüfen, bevor ihr Buch in den Druck ging, und meinte dazu: „Ich habe Deinen Rat über Echinacea befolgt, den Du mir bei unserem Abendessen in dem Restaurant in Manhattan gegeben hast." Meine Empfehlung war, Echinacea beim ersten Anzeichen einer Schnupfennase einzunehmen, und meine Freundin berichtete, daß sie keine einzige Erkältung mehr gehabt hatte, seit sie diesen Rat befolgte.

Jahrhundertelang haben die Indianer Amerikas Echinaceawurzeln gekaut oder in Form von Tees zur Behandlung von Erkältungen, Grippe-erkrankungen und vielen anderen Beschwerden verwendet. Während der letzten Jahre hat die Publicity in vielen Zeitschriften dazu geführt, daß Echinacea als Erkältungsmittel der Renner aus dem Reformhaus wurde.

Vor nicht allzu langer Zeit sang ein führendes Gesundheitsmagazin ein Loblied auf Echinacea als Erkältungsmittel, und in dem Artikel wurden kleine Erlebnisse von vielen meiner Kräuterfreunde zitiert. Mark Blumenthal sagte: „Ich habe dank Knoblauch, Echinacea, Tragant und Orangenwurzel seit vier Jahren keine Erkältung gehabt."

Der bekannte Kräuterexperte Steven Foster erzählte, daß er „zwei oder drei Jahre aufgrund der Einnahme von Echinacea keine Erkältung oder Grippe gehabt hätte." Auch der Kräuterpapst Dr. Andrew Weil stimmt zu: „In manchen Jahren bekomme ich keine Grippe… ich esse rohen Knoblauch und nehme Echinacea."

Das große Schnüffeln und Niesen

Die gemeine Erkältung, das heißt eine Infektion des oberen Respirationstraktes, wird durch etwa 200 verschiedene Viren verursacht. Die virale Infektion und der dagegen gerichtete Kampf des Immunssystems führen zu den allzu bekannten Symptomen: Halsschmerzen, verstopfte Nase, laufende Nase, tränende Augen, quälender Husten und manchmal Fieber.

Erkältungen werden direkt von Mensch zu Mensch durch Husten,

Niesen oder Händeschütteln weitergereicht. Das Virus gelangt auf die Hand der einen Person und kann auf die Hände anderer Personen weitergegeben werden. Wenn diese virusbeladene Hand die Nase oder Augen berührt, kann sich die Erkältung festsetzen. Die Viren können ferner stundenlang auf ganz alltäglichen Oberflächen wie Türknäufen und Küchenanrichten überleben, was bedeutet, daß die Hände es buchstäblich von dort aufschnappen können. (Das ist ein guter Grund, sich während der Schnupfen-Hochsaison häufig die Hände zu waschen.)

Der durchschnittliche westliche Bürger leidet zwei- bis dreimal pro Jahr unter einer Erkältung, das durchschnittliche Kind schnupft sogar neunmal jährlich. Insgesamt ergibt das Milliarden von Erkältungen pro Jahr.

Wenn Sie mehr als nur Ihren Anteil an Erkältungen ertragen müssen, könnte Ihr Immunsystem ein wenig Unterstützung brauchen. Vielleicht können Ihnen ja die gleichen Kräuter helfen, die auch mir guttun. Ich nehme diese Kräuter eisern ein und schnappe mir weniger Erkältungen als meine Frau, Kinder und Enkel auf.

Grüne Apotheke für Erkältungen und Grippeerkrankungen

Es gibt eine ganze Reihe von Kräutern, die Ihre Abwehrkraft für den Kampf gegen Erkältungen auf Vordermann bringen.

Sonnenhut (*Echinacea*, verschiedene Spezies). Ich nehme das weithin als Echinacea bekannte Kraut auch selbst ein. Es gibt reichlich Untersuchungen (wovon die meisten in Deutschland durchgeführt wurden), die belegen, daß das Kraut das Immunsystem für die Abwehr von Erkältungsviren und anderen Keimen kräftigt. Purpursonnenhut oder Echinacea erhöht die Spiegel des sogenannten Properdins im Körper, das den Teil des Immunsystems aktiviert, der für die Steigerung der Abwehr von Viren und Bakterien verantwortlich ist. Echinaceawurzelextrakte entfalten ferner eine antivirale Wirkung gegen Influenza-, Herpes- und andere Viren. In einer Studie mit 180 erkälteten Personen fand ein Wissenschaftler heraus, daß 900 Milligramm eines Echinaceaextraktes die Symptome deutlich mildern konnten.

Es gibt nur einen kleinen Nachteil, den man über das gute Echinacea wissen sollte: Es kann auf der Zunge prickeln oder vorübergehend ein taubes Gefühl verursachen, diese Nebenwirkung ist jedoch harmlos.

Auch wenn das Echinacea noch so wirksam ist, ist es keine Wunderkur. Selbst wenn Sie das Kraut regelmäßig einnehmen, können Sie hin und wieder eine Erkältung aufschnappen. Einige Kräuterexperten warnen sogar vor der täglichen Einnahme als Immunstimulans und empfehlen vielmehr, das Kraut nur dann einzunehmen, wenn eine Erkältung im Anzug ist. Ich bin mir bezüglich dieser Frage noch nicht ganz im klaren.

✦✦✦ Knoblauch (*Allium sativum*). Sie brauchen nur genug Knoblauch zu essen, dann halten sich die meisten Menschen (samt ihren Keimen) von Ihnen fern. Scherz beiseite, es gibt tatsächlich ausgezeichnete Gründe, die Knoblauchknolle zur Vorbeugung vor Erkältungen und Grippeerkrankungen einzunehmen. Knoblauch vereinigt mehrere hilfreiche Substanzen in sich, darunter Allizin, das eines der potentesten Breitspektrumantibiotika des Pflanzenreichs ist.

Wie jeder weiß, der schon einmal unter einem Knoblauchatem zu leiden hatte, werden die aromatischen Substanzen des Krautes leicht über die Lunge und den Atemtrakt abgegeben, und damit gelangen die Wirkstoffe genau dahin, wo sie ihre größte Wirkung gegen Erkältungsviren entfalten können.

✦✦✦ Ingwer (*Zingiber officinale*). Die Zubereitung eines heißen Tees aus kochendem Wasser und zwei Eßlöffeln frischer, geriebener Ingwerwurzel ist ein sinnvolles Erkältungsmittel, da dieses Kraut mit fast einem Dutzend antiviraler Substanzen aufwarten kann.

Wissenschaftler konnten mehrere Substanzen (die sogenannten Sesquiterpene) aus Ingwer isolieren, die eine spezifische Wirkung gegen die am häufigsten vertretene Familie der Erkältungsviren, die sogenannten Rhinoviren, entfalten. Einige dieser Bestandteile haben eine bemerkenswerte Potenz gegen diese Rhinoviren.

Außerdem unterstützen weitere Bestandteile von Ingwer, die Gingerole und Shogaole, die Linderung von Erkältungssymptomen, weil sie sowohl Schmerzen als auch Fieber zurückdrängen, Husten stillen und eine leicht beruhigende Wirkung haben, die eine bessere Erholung fördert.

Es gibt noch etwas, das für Ingwer spricht: das Gewürz ist sehr lecker. Ich finde, das sind eine ganze Menge Gründe, warum Sie Ingwer in Ihr Standardrepertoire gegen Erkältungen aufnehmen sollten.

✦✦ Traubenkirsche (*Prunus serotina*). Im Sommer rühre ich die zerstoßenen Traubenkirschen in meine Limonaden. Auch Tees wurden bereits gegen Erkältungen eingesetzt, ich ziehe jedoch die Früchte vor. Sie enthalten Vitamin C und Benzaldehyd, schmecken köstlich und verbessern meine rosafarbene Limonade.

Traubenkirsche

Die Traubenkirsche, ein nordamerikanisches Mitglied der Rosenfamilie, ist eine vitaminreiche Zutat für Limonade.

Zitrusfrüchte und andere Vitamin-C-haltige Früchte. Wie der verstorbene Nobelpreisträger Linus Pauling empfehlen viele Kräuterexperten und Mediziner die Einnahme von 500 Milligramm Vitamin C viermal täglich zur Linderung der Symptome. Einige von Dr. Elliot Dick durchgeführte Studien haben belegt, daß diese Taktik funktioniert. (Manche Menschen bekommen bereits Durchfall, wenn sie 1.200 Milligramm Vitamin C einnehmen, aber das ist selten. Wenn Sie diese Therapie ausprobieren möchten, verringern Sie die Vitamin-C-Dosis, falls Sie Durchfall bekommen.)

Ich nehme Vitamin C bei Erkältungen, aber das geschieht ohne viele Pillen. Ich ziehe eine Frucht aus dem Amazonasgebiet, *Myrciaria dubia*, vor. Sie werden diese erstaunliche Frucht hierzulande sicherlich nicht kaufen können, deshalb seien an dieser Stelle einige andere gute Quellen für Vitamin C genannt: Azerola, Paprikaschoten, Honigmelonen, Zitrusfrüchte und Ananas.

Schwarzer Holunder (*Sambucus nigra*). Dieses Kraut enthält zwei gegen Viren wirksame Bestandteile und verhindert außerdem das Eindringen der Viren in die Zellen des Respirationstraktes.

Ein in Israel zugelassenes Medikament (Sambucol®) mit Holunderbeeren ist gegen verschiedene Virusstämme wirksam. Eine Grippeepidemie im israelischen Kibuzz Aza bot eine gute Gelegenheit, dieses Medikament zu testen. Zwanzig Prozent der Grippepatienten, die das Medikament einnahmen, verspürten innerhalb von 24 Stunden eine deutliche Linderung des Fiebers, der Muskelschmerzen und anderen Symptome, und weitere 73 Prozent fühlten sich nach dem zweiten Tag besser. Nach drei Tagen gaben 90 Prozent der Teilnehmer an, völlig auskuriert zu sein. In einer vergleichbaren Gruppe, die ein unwirksames Medikament (Placebo) bekommen hatte, fühlten sich nach zwei Tagen nur 26 Prozent besser, und die meisten Grippekranken brauchten sechs Tage, bis sie wieder gesund waren.

Der aus dieser Veröffentlichung stammende Rummel führte in Israel innerhalb eines Jahres zum Absatz von 30.000 Flaschen Sambucol®. Das Präparat stimuliert zudem das Immunsystem und hat in vorläufigen Studien auch eine Aktivität gegen andere Viren, darunter das Eppstein-Barr-Virus, andere Herpesviren und sogar das AIDS-Virus gezeigt.

Sie können das Kraut in Deutschland als Tee in Apotheken kaufen (Präparatname zum Beispiel Hevert®-Erkältungs-Tee). Wenn ich mich das nächste Mal mit einer Erkältung herumschlagen muß, werde ich das Kraut ausprobieren.

Hängende Forsythie (*Forsythia suspensa*) und Heckenkirsche (*Lonicera japonica*). Diese Kräuter sind traditionelle chinesische Hausmittel bei Erkältungen, Grippeerkrankungen und Virusinfektionen. Wenn ich mir die Forschungsergebnisse so betrachte, dann bin ich überzeugt, daß sie wirklich antivirale Aktivitäten besitzen. Wenn ich fühle, daß eine Erkältung oder Grippe im Anmarsch ist, mische ich Heckenkirsche und Forsythie mit Melissentee, der ebenfalls antiviral wirkt. Ich empfinde diese Teemischung vor dem Schlafengehen als besonders wohltuend.

Zwiebel (*Allium cepa*). Zwiebeln sind enge Verwandte des Knoblauchs und enthalten viele ähnliche antivirale Substanzen. Ein altes Hausmittel gegen Erkältungen lautet, rohe Zwiebelscheiben über Nacht in Honig ziehen zu lassen. Die daraus resultierende Mischung wird wie Hustensirup eingenommen. Sie können natürlich auch einfach mehr Zwiebeln beim Kochen nehmen, wenn Sie eine Erkältung haben.

Anis (*Pimpinella anisum*). Die Kommission E, das Phytotherapie-Expertengremium des deutschen Bundesgesundheitsministeriums, empfiehlt Anissamen als schleimlösendes Expektorans zum leichteren Abhusten von Schleim. In großen Dosen hat das Kraut ferner eine antivirale Wirkung.

Sie können sich einen Tee kochen, indem Sie ein bis zwei Teelöffel zerstoßene Anissamen 10 bis 15 Minuten lang in ein bis zwei Tassen Wasser kochen und den Tee dann abseihen. Der Tee hilft beim Abhusten locker sitzenden Schleims und unterstützt Ihren Kampf gegen die Erkältung (außerdem schmeckt er gut).

Meerträubchen (*Ephedra sinica*). Das Kraut wird auch als *Ma Huang* bezeichnet und ist ein potentes Dekongestationsmittel – sprich ein Mittel, das die Verschleimung in der Brust löst. Es enthält Substanzen, nämlich Ephedrin (Adrenalin) und Pseudoephedrin, die als Bronchodilatatoren (bronchienerweiternd) wirken. Pseudoephedrin wirkt so ausgezeichnet, daß es zu einem beliebten rezeptfreien Dekongestionsmittel für die Nase geworden ist. Die Substanz ist unter dem Markennamen Actifed® erhältlich.

Ephedrin ist aber nicht nur ein potentes Dekongestionsmittel, sondern auch ein wirkungsvolles Stimulans, das Bluthochdruck, Schlaflosigkeit oder Beklemmungen verursachen kann. In den letzten Jahren mußten sogar einige Menschen sterben, die dieses Kraut mißbräuchlich wegen seiner stimulierenden Wirkung eingenommen haben. Die US-Arzneimittel-Zulassungsbehörde hat sogar Schritte eingeleitet, um die Verbreitung und den Verkauf von Ephedrinsupplementen einzuschränken. Wegen der stimulierenden Eigenschaften von Ephedrin und der Unglücksfälle wird das Kraut kontrovers diskutiert, einige Kräuterexperten raten sogar ganz davon ab.

Dennoch ist dieses Kraut meiner Ansicht nach das Mittel der Wahl als Dekongestionsmittel. Bei vernünftiger Anwendung ist es unbedenklich, aber wegen seiner Nebenwirkungen zögere ich, es ohne diese Sicherheitsmaßgabe zu empfehlen: Sprechen Sie sich vor der Einnahme von Ephedrin bitte mit

Ihrem Arzt ab. Um ganz sicher zu gehen, sollten Sie mit einem schwachen Tee beginnen.

🌿 **Orangenwurzel (*Hydrastis canadensis*).** Orangenwurzel wirkt sowohl antiseptisch als auch immunstimulierend und fördert erwiesenermaßen die Durchblutung der Milz, des Organs, das die Zentrale für die Abwehrzellen des Immunsystems ist.

Die hauptsächlich für die Heilung verantwortliche Substanz der Orangenwurzel heißt Berberin. Sie aktiviert spezialisierte weiße Blutkörperchen, die sogenannten Makrophagen, die für die Zerstörung von Bakterien, Pilzen, Viren und Tumorzellen verantwortlich sind. Einige in dem Kraut vorhandene chemische Verwandte scheinen Berberin bei seiner Aufgabe zu unterstützen.

🌿 **Süßholz (*Glycyrrhiza glabra*).** Süßholz enthält antivirale Substanzen, die die Freisetzung von Interferon – einer körpereigenen antiviralen Waffe – stimulieren. Süßholz schmeckt angenehm süß und kann den bitteren Geschmack anderer Erkältungstees (zum Beispiel aus Orangenwurzel und Weide) überdecken. Deshalb eignet es sich gut zur Kombination mit diesen beiden Kräutern.

🌿 **Echter Eibisch (*Althea officinalis*) und andere Eibischsorten.** Eibisch wird schon seit Jahrtausenden als linderndes Kraut bei erkältungsbedingtem Husten, Halsschmerzen und anderen Problemen in den Atemwegen verwendet. Eibischwurzeln enthalten ein schwammiges Material, nämlich Muzilago, das die entzündeten Schleimhäute beruhigt. Möglicherweise beruht diese Eigenschaft auf antiseptischen und entzündungshemmenden Substanzen, die in der Pflanze nachgewiesen wurden.

Die Kommission E empfiehlt echten Eibisch und andere Eibischsorten bei Halsschmerzen und Husten.

Die meisten Mitglieder der Eibischfamilie – das heißt auch Okraschoten (*Hibiscus esculentus*) und Roselle – enthalten lindernden Muzilago. Ich empfehle, daß Sie zumindest einen Versuch wagen und Ihre Hühnersuppe großzügig mit Okraschoten bereichern sollten. Dadurch fügen Sie den erkältungslindernden Eigenschaften dieser Suppe noch einen Bonus hinzu.

🌿 **Echte Königskerze (*Verbascum thapsus*).** Ein Tee mit Königskerzenblüten versorgt Sie mit dem den Hals beruhigenden Muzilagoschleim, der zudem eine schleimlösende Wirkung hat. Die Pflanze enthält ferner erwiesenermaßen Substanzen, die Grippeviren hemmen. Auch ich konnte mit einem Tee aus Königskerzenblüten schon gute Erfolge verzeichnen.

🌿 **Kreuzblume (*Polygala senega*).** Die Kommission E empfiehlt das Kraut als Expektorans, um den Schleim im oberen Atemtrakt einzudämmen. Nehmen Sie etwa einen Teelöffel pro Tasse mit kochendem Wasser. (Das

Kraut wird übrigens auch zur Behandlung von Emphysemen und Bronchitiden empfohlen.)

❧ **Rotulme (*Ulmus rubra*).** Nun haben die amerikanischen Arzneimittel-Zulassungsbehörden doch noch einmal etwas richtig gemacht. Sie haben erklärt, daß die innere Rinde dieses amerikanischen Baumes ein sicheres und wirksames Mittel zur Linderung von Beschwerden in Hals und Respirationstrakt ist. Rotulme ist in den Vereinigten Staaten schon seit 150 Jahren eine der großen Heilpflanzen und als wirksames Mittel zur Linderung von Halsschmerzen und Hustenstillung bekannt. In Europa ist seine Anwendung noch nicht ganz so weit verbreitet.

❧ **Brunnenkresse (*Nasturtium officinale*).** Die Kommission E empfiehlt, zwei bis drei Teelöffel getrocknete Brunnenkresse für einen Tee zu verwenden, der eine erkältungsbedingte laufende Nase und Husten lindert. Sie können auch 30 Gramm frische Brunnenkresse verwenden, das ist eine tolle Krönung für Ihren Salat.

Ingwer und Brunnenkresse ergeben eine pikante Kombination. Ich empfehle bei einer Erkältung im Sommer – wenn die Pflanze im Überfluß erhältlich ist – eine Kombination aus beiden.

❧ **Weide (*Salix*, verschiedene Spezies).** Weidenrinde ist die Kräuterquelle für Azetylsalizylsäure (zum Beispiel Aspirin®) und enthält Salizin – den Vorläufer der Azetylsalizylsäure – mit praktisch gleicher Wirkung. Die Kommission E erkennt Weidenrinde als schmerzlinderndes und fiebersenkendes Mittel an, das bei der Linderung vieler Symptome von Erkältungen und Grippeerkrankungen Hilfe bietet, darunter auch Halsschmerzen, Fieber, Kopfschmerzen und andere Beschwerden.

Viele Kräuterexperten empfehlen die Rinde der Silberweide (*S. alba*), die jedoch nicht viel Salizin enthält, nämlich bezogen auf das Trockengewicht nur 0,5 bis 1 Prozent. Andere Weiden enthalten viel mehr Salizin, wie zum Beispiel *S. daphnoides*, *S. fragilis* und *S. purpurea*. Wenn möglich sollten Sie diese Spezies mit einem höheren Salizingehalt verwenden, zur Not geht jedoch auch Silberweide. Sie müssen nur einen halben bis einen Teelöffel des getrockneten Krauts nehmen, um 100 Milligramm Salizin zu erhalten, was zur Linderung der erkältungsbedingten Beschwerden ausreichen sollte. Bitte denken Sie jedoch daran: Wenn Sie gegen Azetylsalizylsäure allergisch sind, dann sollten Sie wahrscheinlich auch keine Kräuter einnehmen, die der Azetylsalizylsäure ähnliche Substanzen enthalten.

Bitte denken Sie auch daran, daß Sie Kindern mit Erkältungen weder Azetylsalizylsäure noch der Azetylsalizylsäure ähnliche Kräuter geben dürfen. Wenn ein Kind solche Wirkstoffe gegen virale Infektionen (vor allem Erkältungen, Windpocken und Grippeerkrankungen) einnimmt, dann könnte es unter Umständen am Reye-Syndrom erkranken, einer möglicherweise tödlichen Krankheit, die sowohl Gehirn als auch Leber schädigt.

➤ **Hühnersuppe mit Knoblauch und Zwiebeln.** Ich stimme der althergebrachten Tradition aus ganzem Herzen zu, daß eine heiße, würzige Hühnersuppe ein gutes Mittel gegen Erkältungen oder Grippeerkrankungen ist. Sie sollten nur darauf achten, reichlich Knoblauch und Zwiebeln zu verwenden. Und werfen Sie neben Ihrem Gemüse auch ein wenig Ingwer und Paprika in die Suppe. Gute Suppe – gute Medizin.

Falten

Als das Grab von König Tut-ench-Amun, dem ägyptischen Pharao, geöffnet wurde, fanden die Archäologen eine ganze Schatzkammer von Grabbeigaben. Wissenschaftler, die eher am Alterungsprozeß interessiert waren, fanden etwas anderes: Eine Papyrusrolle mit der Anti-Falten-Rezeptur des Königs: Kokosnußöl sowie die Kräuter Balsam und Baldrian, mit Tierfett gemischt.

Diese Geheimformel des Pharaos unterschied sich nicht allzu sehr von den vielen anderen, die im Lauf der Jahrhunderte angepriesen wurden, und die alles von Bärentran und Gänsetran bis hin zu Teer und Terpentin enthielten. Die große Frage ist nun natürlich: Wirken auch nur einige davon?

Der Verlust der Elastizität

Um diese Frage zu beantworten, müssen wir uns einmal überlegen, warum die Haut überhaupt faltig wird. Falten entstehen aufgrund von Veränderungen im Kollagen, dem Protein, das den 'faserigen' Teil der Haut ausmacht. Das Kollagen hält den Körper praktisch zusammen. Kollagen macht etwa ein Drittel des Gesamtproteins eines Körpers und 70 Prozent des Bindegewebes aus.

Junge Haut und Bindegewebe bestehen vor allem aus elastischem oder löslichem Kollagen, die folglich Feuchtigkeit aufnehmen und voller aussehen können. Dieser ständig ablaufende Prozeß aus Feuchtigkeitsaufnahme und Aufquellen läßt die junge, elastische Haut geschmeidig und glatt aussehen. Aber durch Sonnenexposition, das Rauchen von Zigaretten und den normalen Alterungsprozeß entstehen oxidative Schäden in der Haut. Dieser Schaden ist die gleiche chemische Reaktion wie bei rostendem Eisen. Im

Körper verursachen diese chemischen Reaktionen die Bildung von un-
löslichem Kollagen, das nicht elastisch ist, Wasser nur schlecht aufnehmen
kann und nicht aufquillt.

Mit dem Verlust der Elastizität und Feuchtigkeit bilden sich Fältchen
und Linien, und zwar vor allem in den Bereichen, die Sonnenlicht ausgesetzt
waren – dem Gesicht, Hals und den Handrücken.

Viele Feuchtigkeitscremes werden mit der Behauptung verkauft, daß sie
das lösliche Kollagen wieder aufbauen und die Haut verjüngen würden, und
deshalb könnten die Hautzellen mehr Feuchtigkeit aufnehmen, was zur
Verdrängung der Falten führen würde. Ganz ehrlich, ich weiß nicht, ob diese
Cremes wirken. Aber bevor Sie ein Vermögen für diese Produkte ausgeben,
schlage ich Ihnen ein paar natürliche Alternativen vor.

Grüne Apotheke für Falten

Die meisten natürlichen Therapien gegen Falten basieren auf Antioxidantien und Emollentien. Antioxidantien sind Substanzen, die die Zellen
vor Schädigungen durch freie Radikale (hoch reaktiven Sauerstoffmolekülen)
im Körper schützen. Emollentien schützen die Haut vor Trockenheit, versorgen sie gleichzeitig mit Feuchtigkeit und machen sie weicher. Hier sind
einige natürliche Therapien, die sich als nützlich erweisen könnten.

**Roßkastanie (*Aesculus hippocastanum*) und Zaubernuß
(*Hamamelis virginiana*).** Japanische Wissenschaftler testeten 65 Pflanzenextrakte und fanden heraus, daß sieben davon erhebliche antioxidative
Eigenschaften mit einer möglichen Wirkung gegen Falten hatten. Die vier
Pflanzen, die Sie möglicherweise kaufen können, sind Roßkastanie, Zaubernuß, Rosmarin und Salbei. Die Wissenschaftler zeigten, daß Roßkastanie
und Zaubernuß am besten abschnitten, da beide starke Antioxidantien sind.
Lindernde und adstringierende Salben mit diesen Kräutern sind in Drogerien
zu finden, ich persönlich mische sie mir jedoch lieber selbst.

Möhre (*Daucus carota*). Möhren enthalten viel Vitamin A, und ein
Mangel an diesem Vitamin kann die Haut austrocknen und Fältchen verur-
sachen. Karotten enthalten ferner das Antioxidans Beta-Karotin. Ich
empfehle, täglich ein bis zwei Möhren zu knabbern, und zwar nicht nur zur
Vorbeugung vor Falten, sondern auch wegen all der krebsvorbeugenden
Stoffe, die dieses Gemüse enthält.

Möglicherweise denken Sie auch an das Auftragen von Möhrenöl direkt
auf die Haut. Wegen seines hohen Gehaltes an Vitamin A ist dies laut
Überzeugung der Buchautorin Aubrey Hampton ein ausgezeichneter
Sonnenschutz. Ich muß zugeben, daß ich Möhrenöl nie ausprobiert habe,
aber gelegentlich habe ich Karotten im Mixer kleingerührt und das Püree als

Maske auf die Haut geschmiert. Jemand hat mich sogar einmal als hübsche Rothaut bezeichnet (Sie sollten die Möhrenmaske nach etwa 15 bis 30 Minuten abwaschen!).

~~ Kakao (*Theobroma cacao*). Kakaobutter ist ein wichtiges Emollentium, das in Hautlotionen und Kosmetika verwendet und von dem auf Kräuter spezialisierten Pharmakologen Dr. Albert Leung als *die* Kur gegen Falten angepriesen wird. Kakaobutter schmilzt bei Körpertemperatur und versorgt trockene Haut mit Feuchtigkeit, vor allem um die Augen herum (Krähenfüße), den Mundwinkeln und am Hals (Putenhals). Ich mag das Produkt, weil es aus dem Amazonasgebiet stammt. Ein weiteres tropisches Emollentium ist übrigens Kokosöl.

~~ Gurke (*Cucumis sativus*). Eine kühle, feuchte Gurke wird schon seit langer Zeit zur Linderung von Verbrennungen und Sonnenbränden und zur Vorbeugung vor Falten verwendet. Gurken sind billiger und möglicherweise genau so wirkungsvoll wie viele käufliche Feuchtigkeitscremes. Schneiden Sie sich dünne Scheiben von der Gurke ab und wischen Sie damit über die Haut. Sie können die Gurken auch im Mixer verarbeiten und das Püree als Gesichtsmaske verwenden. Spülen Sie die Maske nach 15 bis 30 Minuten ab.

~~ Portulak (*Portulaca oleracea*). Diese Pflanze ist eines meiner Liebling-Antioxidantien. Wenn Sie frischen Portulak erwischen können, sollten Sie die Pflanze als Salatzutat verwenden oder als lindernde Gesichtsmaske auflegen. Geben Sie das Kraut in diesem Fall in den Mixer und tragen Sie das Püree als Gesichtsmaske auf. Spülen Sie die Maske nach 15 bis 30 Minuten ab.

~~ Rosmarin (*Rosmarinus officinalis*). Rosmarin ist ein weiteres potentes Antioxidans, das von japanischen Forschern als vielversprechend bei der Vorbeugung und Behandlung von Falten erkannt wurde. Verwenden Sie Rosmarin als kulinarisches Gewürz oder kochen Sie sich einen Tee mit einem oder zwei Teelöffeln der getrockneten, zerstoßenen Blätter pro Tasse mit kochendem Wasser. Sie können Rosmarin auch mit Portulak mischen.

~~ Salbei (*Salvia officinalis*). Neben Roßkastanien, Zaubernuß und Rosmarin ist auch Salbei ein häufiges Kraut, das von den japanischen Wissenschaftlern identifiziert wurde, selbst wenn es nicht ganz so wirksam wie die anderen drei ist. Verwenden Sie das Kraut als kulinarisches Gewürz oder lassen Sie für einen Tee ein bis zwei Teelöffel der getrockneten, zerstoßenen Blätter in einer Tasse mit kochendem Wasser ziehen. Man sollte jedoch ein wenig Vorsicht walten lassen, da Salbei einen relativ hohen Gehalt an Thujon hat, das in sehr hohen Dosen Krämpfe auslösen kann.

Lac-Hydrin. Hier haben wir zwar eigentlich kein Kraut, aber zumindest ein natürliches Produkt. Lac-Hydrin ist eine Alpha-Hydroxysäure (AHA), die in Früchten, Sauermilch und Zuckerrohr zu finden ist. Die häufig auch als Fruchtsäuren bezeichneten AHAs lösen die sogenannten Ceramide auf, die die Hautzellen zusammenhalten. Sie helfen auf diese Weise, daß abgestorbene Hautzellen abgestoßen werden können. Wenn die toten Zellen von der Hautoberfläche entfernt sind, kommen die darunter liegenden frischen, lebendigen Zellen zum Vorschein und tragen so zu einem jüngeren Aussehen bei. Dermatologen empfehlen für ein Haut-Peeling stark konzentrierte AHA-Produkte.

Lac-Hydrin steigert außerdem das Volumen der obersten, lebenden Hautschicht (der Epidermis), und dadurch erhöht sich die Fähigkeit der Haut, Feuchtigkeit zu speichern, was wiederum dazu führt, daß feine Fältchen und Linien geglättet werden.

Im Unterschied zu manchen Anti-Alterungstherapien – wie zum Beispiel Retin-A – verursacht Lac-Hydrin keine Sonnenempfindlichkeit. In einer Studie trugen die Teilnehmer sechs Monate lang zweimal täglich Lac-Hydrin auf, und bei 90 Prozent der Testpersonen wurden die Fältchen deutlich verringert.

Mandel (*Prunus dulcis*). Mandelöl, das schon in der Bibel erwähnt wird und einst zur Salbung von Königen und Priestern verwendet wurde, hat sich immer mehr in die Welt der Kosmetika und Parfums vorgearbeitet. Sie können es als Emollentium nehmen und zur Verlangsamung der Faltenbildung in die Haut massieren.

Aloe (*Aloe vera*). Es ist schwer, Erfindung und Wahrheit bei Aloe zu trennen. Man sagt, daß Kleopatra ihr Gesicht einmal täglich mit Aloe-Gel eingerieben haben soll. Josephine, die Gemahlin von Napoleon, rührte das Gel in Milch, um sich eine Gesichtslotion herzustellen. Außerdem ist Aloe ein Bestandteil vieler moderner Hautpflegeprodukte. Hilft es wirklich bei der Vorbeugung vor Falten? Ein Versuch kann wohl kaum schaden.

Avocado (*Persea americana*). Das angenehm duftende Avocadoöl ist ein Emollentium, das besonders für Personen mit trockener Haut eine Wohltat ist. Tragen Sie das Öl direkt auf Ihre Haut auf.

Gemeiner Wunderbaum (*Ricinus communis*). Das Öl der Früchte dieses Baumes findet schon seit biblischen Zeiten als Gesichtsöl und Zutat von Make-up Verwendung. Es ist sicherlich ein Emollentium, und ich denke, man hätte es schon längst vergessen, wenn es nicht irgend etwas Gutes bringen würde.

Echte Weinrebe (*Vitis vinifera*). Trauben enthalten AHAs, das sind die Substanzen, die beim Abschälen toter Hautzellen helfen. AHAs sind in

Dutzenden von frei verkäuflichen Hautlotionen enthalten, das heißt auch in denen, die behaupten, feine Fältchen und Linien wegzuzaubern. Aber warum nicht nach der Natur statt zu rezeptfreien Mitteln greifen? Sie können Trauben – sogar kernhaltige Sorten – in einer Saftmaschine verarbeiten und das Püree als Gesichtsmaske auftragen. Spülen Sie die Maske nach 15 bis 30 Minuten ab.

➤ **Olive (*Olea europea*).** Der Prophet Hosea sagte: „Schönheit soll wie ein Olivenbaum sein." Er sagte jedoch nicht „Falten sollen mit Olivenöl entfernt werden." Aber seit biblischen Zeiten wird Olivenöl häufig zum Weichmachen und Verschönern der Haut verwendet. Es kann als Emollentium genausogut die Bildung von Falten verzögern. Viele Frauen gönnen ihrem Gesicht vor dem Auftragen ein nicht zu heißes Dampfbad.

➤ **Ananas (*Ananas comosus*).** Wenn die in Ananas enthaltenen AHAs tatsächlich – wie ich gelesen habe – Hühneraugen und Schwielen beseitigen können, würde ich nicht zögern, die Schale in meinem Mixer zu Flüssigkeit zu verarbeiten und das Püree auftragen, um die oberste Schicht abgestorbener Hautzellen zu entfernen. Spülen Sie die Maske nach 15 bis 30 Minuten ab. (Zur Hühneraugenentfernung würde man die Masse sehr viel länger auf der Haut lassen.)

Fieber

Das schlimmste Fieber, das ich je hatte, streckte mich 1961 in Darien, Panama, nieder. Ich war Mitglied eines Teams, das aus einem Geographen, einem Hydrologen und dem weltweit bekannten Ökologen Dr. Les Holdridge bestand.

Zwischen den Exkursionen in den Busch, wo wir die Vegetation dieser wilden Grenzregion studierten, residierten wir in einem bescheidenen, gelben Haus, das wir von einem deutschen Ölmagnaten gemietet hatten.

Manchmal gab es reines Regenwasser zum Trinken, und selten hatten wir auch Elektrizität, wenn der Generator in El Real in Betrieb war. Eines Tages kam ich zum Haus zurück und litt abwechselnd unter Schüttelfrost und Fieber. Meine Freunde erzählten mir, daß ich stundenlang im Delirium lag.

In meinen wachen Momenten nahm ich an, daß ich Malaria hatte, da das Abwechseln von Schüttelfrost und Fieber eines der Kardinalsymptome dieser tropischen Plage ist. Es gab jedoch keinen Arzt in der Nähe, und deshalb konnte ich nicht sicher sein. Ich nahm ein Medikament gegen Malaria ein und dachte, daß Pillen, die Malariaerreger abwehren konnten, auch mit anderen Mikroorganismen fertig werden müßten, die möglicherweise den Weg in meinen Körper gefunden hatten. Was auch immer mein Fieber verursacht hatte – die Malariatabletten schalteten den Erreger aus, bevor er mich besiegen konnte.

Diese Begebenheit trug sich vor mittlerweile 35 Jahren zu. Vor kurzem bin ich von der Arbeit am US-Landwirtschaftsministerium, die mich an so viele exotische Stätten gebracht hat, pensioniert worden. Aber meine geliebte Datensammlung bleibt im Internet und ist somit für jeden zugänglich, der sich dafür interessiert. Sie können dort Hunderte von Pflanzen finden, die fiebersenkend wirken sollen. Um Ihnen jedoch eine wilde Jagd durch die Wildnis des Internets zu ersparen (was einen leicht in ein Fieber stürzen kann), führe ich in diesem Kapitel die wichtigsten 'Glanzlichter' auf.

Linderung für die glühende Stirn

Auf der ganzen Welt wird eine außerordentliche große Zahl von Pflanzen zur Fiebersenkung verwendet. Allein in Indonesien gibt es 256 volkstümliche Fieberbekämpfer. Ich habe viele dieser Pflanzen niemals gesehen, obwohl ich mich ein Leben lang mit Pflanzen beschäftigt habe.

Meiner Erfahrung nach verdient etwa die Hälfte der als Heilkräuter bezeichneten Pflanzen tatsächlich ihren Ruf. Ich denke jedoch, daß diese Zahl bei den fiebersenkenden Kräutern sogar höher ist, da man relativ einfach erkennen kann, ob eine Pflanze tatsächlich eine überhöhte Temperatur senkt. Die Pflanzen, die nicht wirken, hätten sich wohl kaum einen solchen Ruf erhalten können.

Wenn ich an einem abgelegenen Ort Fieber bekommen würde und kein Arzt in der Nähe wäre, können Sie sicher sein, daß ich die Ortsansässigen aufsuchen und ihnen durch Zeichensprache zu verstehen geben würde, daß sie die Hitze an meiner Stirn fühlen sollen. Und ich bin überzeugt, daß ich jemand finden würde, der mir eine fiebersenkende Pflanze zeigt, die möglicherweise ganz in der Nähe wächst.

Ein bitteres Geschenk der Natur

Das weltweit bekannteste Mittel gegen Fieber heißt Azetylsalizylsäure, die aus den Salizylaten der Weidenrinde und vielen anderen Pflanzen gewonnen wird. Ich habe Weidenbäume schon fast überall wachsen sehen, von Maine in Amerika, wo ich meine Pflanzenkurse im Sommer abhalte, bis hin zum Amazonas, wo meine Winterexkursionen stattfinden. Weiden wuchsen in der Arktis und in den Tropen, lange bevor die Firma Bayer sich entschloß, die natürliche Azetylsalizylsäure in eine Pille mit dem Namen Aspirin® zu verwandeln.

Auch wenn mir als Botaniker Salizylate sehr vertraut sind, muß ich doch zugeben, daß sie gleichzeitig irgendwie unergründlich sind. Salizylsäuren senken meine Temperatur, aber die gleichen chemischen Substanzen können zu einer Erwärmung um fast 7 Grad Celsius über die Umgebungstemperatur führen. Salizylate sind der Grund, warum Schnee im Februar um die Pflanze *Veratrum californicum* herum schmilzt. Bitte fragen Sie mich nicht nach einer Erklärung, ich kann nur sagen, daß es so ist.

Salizylate schmecken wie die Mehrheit der fiebersenkenden Pflanzen bitter, was anscheinend mit den heilenden Eigenschaften zusammenhängt. Meine Datensammlung enthält eine Liste mit 25 Pflanzen, die in Oaxaca, Mexico, zur Behandlung von Malaria verwendet werden, und alle schmecken bitter. Wenn Sie ein Fieber mit Kräutern behandeln wollen, müssen Sie sich deshalb stets auf eine bittere Pille der Natur gefaßt machen.

In der Regel betrachtet man Fieber als ein Zeichen einer Infektion, und der Versuch, es zu senken, ist manchmal ein Fehler. Bis zu einem gewissen Grad ist das Fieber nämlich sogar ein Freund des Körpers. Die meisten krankmachenden Mikroorganismen sterben ab, wenn sie höheren Temperaturen ausgesetzt werden, deshalb ist das Fieber ein Weg des Immunsystems, die Eindringlinge zu töten. Das Problem daran ist nur, daß uns ein längeres Fieber selbst töten kann.

Eine gute Faustregel ist: Behandeln Sie das Fieber nicht sofort, sondern dann, wenn Sie beginnen, sich unwohl zu fühlen. Bei hohem Fieber – über 39,5 Grad Celsius – sollten Sie so schnell wie möglich einen Arzt aufsuchen. Bei niedrigeren Temperaturen – 37,2 bis 38,3 Grad Celsius – können Sie eine Tablette Azetylsalizylsäure, Paracetamol oder Ibuprofen einnehmen. Ein Wort der Warnung sei jedoch angefügt: Die meisten gutartigen Fieberanfälle lassen nach einem oder zwei Tagen nach. Wenn ein Fieber, das heißt selbst ein leichtes, länger als 48 Stunden bestehen bleibt, sollten Sie zum Arzt gehen.

Grüne Apotheke für Fieber

Es gibt einige Kräuter, die fiebersenkend wirken. Allgemein gilt jedoch, daß Sie fiebernden Kindern mit viralen Infektionen wie zum Beispiel Erkältungen, Grippe oder Windpocken weder Azetylsalizylsäure noch der Azetylsalizylsäure ähnliche Kräuter geben dürfen. Wenn ein Kind solche Wirkstoffe einnimmt, dann könnte es unter Umständen am Reye-Syndrom erkranken, einer möglicherweise tödlichen Krankheit, die sowohl Gehirn als auch Leber schädigt. Wenn Sie gegen Azetylsalizylsäure allergisch sind, dann sollten Sie wahrscheinlich auch keine Kräuter einnehmen, die der Azetylsalizylsäure ähnliche Substanzen enthalten.

Weide (*Salix*, verschiedene Spezies). Als der im 18. Jahrhundert lebende britische Minister Edward Stone sich auf die Suche machte, um einen preiswerten Ersatz für die teure importierte Chinarinde zu finden, die zur Behandlung von Malaria und anderen Fiebererkrankungen verwendet wurde, fiel ihm auf, daß Weidenrinde genau so bitter schmeckte und er entschloß sich, einen Versuch damit zu wagen.

Weide erwies sich tatsächlich als gutes schmerzlinderndes und fiebersenkendes Mittel, und man begann, es in England, Europa und Amerika zu verwenden. Salizin, die aktive Substanz, wurde 1830 isoliert, und die Firma Bayer bastelte am Salizin herum, bis das Aspirin® entstanden war. Das neue Aspirin® von Bayer kam 1890 auf den Markt und wurde schnell zum weltweit beliebtesten Medikament. Sie können aber immer noch Weidenrinde nehmen – so wie ich.

Nehmen Sie ein oder zwei Teelöffel der getrockneten Rinde, die Sie 20 Minuten lang in einer Tasse mit kochendem Wasser ziehen lassen. Der bittere Geschmack läßt sich durch Zimt, Ingwer, Kamille und andere würzige Kräuter überdecken.

Echter Mädesüß (*Filipendula ulmaria*). Hier haben wir eine weitere ausgezeichnete Quelle für Salizin, die fiebersenkende Substanz der Weidenrinde. Die Kommission E, das Expertengremium zum Thema Pflanzenheilkunde des deutschen Gesundheitsministeriums, empfiehlt, einen Tee aus ein bis zwei Teelöffel Mädesüß-Blüten zu kochen. Sie können bis zu drei Tassen pro Tag trinken.

Schwarzer Holunder (*Sambucus nigra*). Die Kommission E empfiehlt, täglich einen Tee aus zwei bis drei Teelöffeln Holunderblüten zu trinken.

Ingwer (*Zingiber officinale*). Laut Dr. Varro Tyler hatten die Substanzen in Ingwer in Tierversuchen eine fiebersenkende Wirkung. Weder er noch ich kennen Versuche mit Menschen, die Ingwer zur Fiebersenkung testeten. Ingwer ist jedoch eine unbedenklich verwendbare Pflanze, deshalb wird es kaum schaden, sich einen Ingwertee zu kochen, kandierten Ingwer zu essen oder Ginger Ale zu nippen. Der Geschmack von Ingwer kann außerdem helfen, andere fiebersenkende Tees für den Gaumen etwas angenehmer zu machen. Und vielleicht wirkt das Kraut ja tatsächlich fiebersenkend.

Pfefferminze (*Mentha piperita*). Viele Kräuterexperten empfehlen Pfefferminze zur Fiebersenkung, wobei sie Kombinationen aus Holunder mit

Pfefferminze oder Weide und Pfefferminze vorschlagen. Wenn ich Fieber hätte, würde ich Pfefferminze zu meinen fiebersenkenden Tees geben, was sicherlich den Geschmack verbessert.

➤ **Paprika (*Capsicum*, verschiedene Spezies), Zimt (*Cinnamomum*, verschiedene Spezies) und Preiselbeeren (*Vaccinium macrocarpon*).** Laut meiner Datensammlung ist Paprika eine recht gute Quelle für Salizylate. Auch Zimt und Preiselbeeren eilt ein fiebersenkender Ruf voraus. Das nächste Mal, wenn mich ein Fieber plagt, werde ich ein Preiselbeermus, gekrönt mit Cayenne und Zimt, probieren.

Fußpilz

Vielleicht würden Sie nicht denken, daß Barfußlaufen ein Heilmittel ist, aber das stimmt tatsächlich. Ärzte empfehlen zur Vorbeugung und Behandlung von Fußpilz häufig, die Füße trocken zu halten, indem man die Socken wegläßt und vorne offene Sandalen trägt. Ich habe sogar noch einen besseren Vorschlag: Ich empfehle ein Barfuß-Wochenende an einem Salzwasserstrand.

Ich persönlich praktiziere diese besondere Therapieform so oft wie möglich. In der Tat laufe ich auch im Amazonasdschungel Perus barfuß, auch wenn sich das ein wenig sonderbar anhört. Und ich schaffe es tatsächlich, mir diese durch Pilze verursachte Hauterkrankung, die als Fußpilz bezeichnet wird, vom Leib zu halten.

Fußpilz, der medizinisch korrekt als Tinea pedis bezeichnet wird, ist eine oberflächliche Pilzinfektion. Die Pilze (von denen es verschiedene Spezies gibt) können nicht nur die Füße, sondern auch andere Körperstellen in Form einer Tinea corporis befallen, was auch als Trichophytie bezeichnet wird. Wenn die Pilze sich in der Leistengegend oder am Oberschenkel breit machen, spricht man von Tinea cruris. Fußpilze brauchen zum Wachsen Feuchtigkeit und Dunkelheit. Deshalb empfehlen sowohl Schulmediziner als auch Heilpraktiker, die Füße möglichst trocken zu halten. Natürlich sind die Füße trockener, wenn man barfuß läuft, statt in dunklen, geschlossenen und feuchten Schuhen eingesperrt zu sein.

Grüne Apotheke für Fußpilz

Wenn meine Hauptform der Vorbeugung – das Barfußlaufen – jemals versagt, und die Haut zwischen meinen Zehen brennt, juckt oder rissig wird, bin ich darauf vorbereitet: Mein Kräutergarten in Maryland steckt voller stark wirksamer Antipilz-Kräuter. Hier sind die Kräuter, die ich bei Fußpilz empfehle.

Knoblauch (*Allium sativum*). Das ist das Mittel meiner Wahl. Knoblauch ist eines der am häufigsten empfohlenen pilzbekämpfenden (antimykotischen) Antiseptika, und das aus gutem Grund. Viele gründliche wissenschaftliche Studien haben belegt, daß die Knolle bei der Behandlung von Fußpilz und anderen Pilzinfektionen, vor allem Hefepilzinfektionen der Scheide, wirksam ist.

Ein Fußbad mit Knoblauch mag nicht allzu gut duften, aber in der Regel lindert es den Juckreiz und das Brennen zwischen den Zehen. Ich empfehle, mehrere zerdrückte Knoblauchzehen in ein mit warmem Wasser und ein wenig medizinischem Alkohol gefülltes Becken zu rühren.

Wenn Ihnen dieser Vorschlag nicht besonders zusagt, dann können Sie die traditionelle chinesische Methode probieren: Lassen Sie einige zerdrückte Knoblauchzehen ein bis drei Tage lang in Olivenöl ziehen. Seihen Sie die Knoblauchreste ab und tragen Sie das Knoblauchöl mit einem Wattebausch oder einem sauberen Tuch zweimal täglich zwischen Ihren Zehen auf.

Einige von mir geachtete Kräuterexperten empfehlen sogar, eine Scheibe Knoblauch direkt auf stark befallene Fußpilz-Stellen zu kleben. Das kann zwar besser wirken als so manches käuflich erwerbbare Produkt, aber ich sehe da doch ein kleines Problem: Wenn Sie mit Knoblauchscheiben zwischen den Zehen herumlaufen, könnte sich die eine oder andere Augenbraue heben – und der eine oder andere Nasenflügel erbeben. Sie können die Therapie jedoch während der samstäglichen Bundesliga-Berichterstattung probieren, vorausgesetzt, Sie sitzen alleine vor dem Fernseher.

Ein Wort der Warnung sei jedoch angemerkt: Wenn Sie diese Therapie mit ganzem Knoblauch wählen und Ihre Haut mit Reizungen darauf zu reagieren scheint, dann sollten Sie die Therapie abbrechen und wieder zum Knoblauchöl oder Fußbad mit Knoblauch zurückkehren.

Ingwer (*Zingiber officinale*). Laut meiner Datensammlung rangiert Ingwer mit 23 Punkten auf Rang zwei der Kräuter mit pilzbekämpfenden Substanzen. Eine Substanz – nämlich Caprylsäure – ist so stark, daß ein mir bekannter Chemiker rät, bei allen möglichen Pilzinfektionen drei Kapseln pro Tag einzunehmen. Wenn Sie kein Chemiker sind, werden Sie natürlich kaum an reine Caprylsäure kommen, deshalb empfehle ich, statt dessen Ingwer zu nehmen. Ich bin bezüglich isolierter Pflanzensubstanzen, die aus ihrem evolutionären Zusammenhang gerissen wurden, immer noch ein wenig skeptisch.

Sie können sich einen starken Sud aus 30 Gramm Ingwer pro Tasse mit kochendem Wasser zubereiten. Lassen Sie den Tee 20 Minuten lang kochen und legen Sie einen darin getränkten Wattebausch oder ein Gazetuch zweimal täglich auf die befallenen Hautregionen auf.

✍✍✍ Süßholz (*Glycyrrhiza glabra*). Knoblauch mag zwar meine Nummer Eins zur Behandlung von Fußpilz sein, aber ironischerweise ist die Knolle weit davon entfernt, einen Platz auf der Liste meiner Kräuter mit den meisten pilzbekämpfenden Substanzen zu ergattern. Diese Ehre gebührt Süßholz, in dem erwiesenermaßen 25 pilzabtötende (fungizide) Substanzen stecken. (Knoblauch enthält übrigens deren 10, die jedoch dafür ziemlich stark sind.)

Die deutliche Wirkung von Süßholz gegen Pilze erklärt die chinesische Tradition, eine Trichophytie damit zu behandeln. Ich würde in das zuvor erwähnte Fußbad mit Knoblauch einfach ein wenig zerkleinertes Süßholz geben.

Sie können sich auch einen starken Sud zubereiten. Lassen Sie fünf bis sieben Teelöffel des getrockneten Krauts pro Tasse mit kochendem Wasser 20 Minuten lang kochen und den Sud danach abkühlen. Legen Sie einen darin getränkten Wattebausch oder Gazetuch auf die befallenen Hautbezirke auf.

✍✍✍ Myrtenheide (*Melaleuca*, verschiedene Spezies). Das auch unter dem Namen Teebaumöl bekannte, gut wirksame Antiseptikum ist bei Fußpilz äußerst nützlich. Verdünnen Sie das Öl mit der gleichen Menge Wasser oder Pflanzenöl und tragen Sie die Mischung dreimal täglich direkt mit einem Wattebausch oder einem Gazetuch auf die befallenen Hautzonen auf. Sie dürfen das Teebaumöl jedoch nicht einnehmen. Wie so viele andere ätherische Öle können schon geringe Mengen Teebaumöl – das heißt wenige Teelöffel – verheerende Folgen haben.

✍✍ Kamille (*Matricaria recutita*). Auch Kamillenöl hat eine fungizide Wirkung. In ganz Europa ist es deshalb Bestandteil vieler rezeptfreier Antiseptika. Ich empfehle, Kamillenöl genauso wie Teebaumöl zu verwenden, sie können beide Öle gerne auch miteinander mischen.

Wenn Sie unter Heuschnupfen leiden, sollten Sie bei Kamillenprodukten ein wenig vorsichtig sein. Kamille gehört zur Ambrosiafamilie, die bei manchen Menschen allergische Reaktionen hervorrufen kann. Achten Sie deshalb auf Ihre Reaktion, wenn Sie das Öl zum ersten Mal verwenden. Wenn das Öl zu helfen scheint, dann können Sie es unbesorgt weiterverwenden. Wenn sich der Juckreiz oder die Hautreizung verschlimmert, dann brechen Sie die Behandlung ab.

✍✍ Sonnenhut (*Echinacea*, verschiedene Spezies). Die immunstimulierende Wirkung dieses Krautes ist bei Hefepilzinfektionen besonders vorteilhaft, aber ich empfehle Echinacea auch bei Fußpilz. Kaufen Sie sich in der Drogerie eine Tinktur, um Ihre Abwehrkraft auf Vordermann zu bringen. Geben Sie die empfohlene Menge dreimal täglich zu einem Saft, um die anderen Kräuterkuren zur Behandlung von Fußpilz zu unterstützen. (Echinacea kann auf der Zunge prickeln oder vorübergehend ein taubes Gefühl verursachen, diese Nebenwirkung ist jedoch harmlos.)

Orangenwurzel (*Hydrastis*). Das Kraut ist ein ausgezeichnetes Antibiotikum, weil es Berberin, eine starke antimykotische (gegen Pilze gerichtete) und antiseptische Substanz, enthält. Aber das ist nicht die einzige Quelle für Berberin. Auch Berberitze, Goldfaden, gemeine Mahonie und Gelbwurzel enthalten die Substanz, und deshalb werden sie als traditionelle Mittel gegen Hefe- und andere Pilzinfektionen verwendet.

Sie können sich eine Orangenwurzeltinktur besorgen und sich an die Packungsanweisungen des jeweiligen Herstellers halten. In der Regel lautet die Anwendungsempfehlung, die Tinktur dreimal täglich mit Saft vermischt zu trinken. Für den äußerlichen Gebrauch können Sie sich einen stark konzentrierten Sud herstellen. Lassen Sie fünf bis sieben Teelöffel des getrockneten Krauts pro Tasse Wasser aufkochen und 20 Minuten lang köcheln, danach lassen Sie den Sud auf eine angenehme Temperatur abkühlen. Legen Sie einen darin getränkten Wattebausch oder ein Gazetuch auf die befallenen Hautzonen auf. Wiederholen Sie die Behandlung dreimal täglich.

Zitronengras (*Cymbopogon*, verschiedene Spezies). Wissenschaftler konnten in Zitronengrasöl eine erhebliche fungizide Wirkung gegen verschiedene häufige Erreger von Pilzinfektionen nachweisen.

Genießen Sie ein- bis viermal täglich einen Tee aus Zitronengras. Für eine zusätzliche antimykotische Therapie können Sie die gebrauchten Teebeutel als Kompressen direkt auf die befallenen Hautbezirke legen.

Pfeilwurzelmehl (*Maranta arundinacea*) und andere pflanzlichen Pulver. Da Feuchtigkeit und Dunkelheit das Wachstum von Pilzen unterstützen, können Sie den Pilzen einen Riegel vorschieben, wenn Sie ein wenig austrocknendes Pulver in Ihre Socken und sogar in Ihre Schuhe streuen. Es gibt verschiedene Pulver, die aus getrockneten Blättern, Stengeln oder Wurzeln von Kräutern hergestellt sind – unter anderem aus Pfeilwurz, Beinwell und Orangenwurzel.

Zimt (*Cinnamomum*, verschiedene Spezies) und andere fungizide Kräutertees. Die bisher empfohlenen Kräuteröle und Tees werden äußerlich aufgetragen, es gibt jedoch auch einige Tees zum Trinken, die aus Kräutern mit pilzabtötenden Eigenschaften gekocht werden und nützlich sein könnten. Ich durchforstete meine Datensammlung und druckte mir eine Liste mit all den Pflanzen aus, die mehr als zehn fungizide Substanzen enthalten.

Es dauerte nicht lange, da spuckte mein Computer 38 verschiedene Spezies aus, darunter Zimt, Fenchel, Pfefferminze, Dill, Estragon, Basilikum, Tee, Orange, schwarze Johannisbeere, Salbei, Thymian, Rotklee, Zitrone und grüne Minze. Suchen Sie sich eine beliebige Kombination aus, die Ihnen zusagt, und brühen Sie sich einen Tee auf, dann versetzen Sie Ihrem Körper zusätzlich zu den anderen Behandlungsmethoden einen weiteren Anti-Pilz-Schub.

Safranwurz (*Curcuma longa*). Pakistanische Studien enthüllten, daß Safranwurzöl selbst in niedrigen Konzentrationen viele weit verbreitete Pilze hemmt. Ich würde mir Safranwurzöl kaufen, mit Wasser verdünnen (ein Teil Öl kommt auf zwei Teile Wasser) und das Öl mit einem darin getränkten Wattebausch oder Gazetuch direkt auf die befallenen Hautregionen auftragen.

Tomaten-Kräutersoße. Hier habe ich eine weitere Methode für Sie, wie Sie Kräuter mit antimykotischen Eigenschaften nutzen können. Kochen Sie eine Tomatensoße, die Sie kräftig mit Basilikum, Sellerie, Möhren, Dill, Fenchel, Salbei und Thymian würzen. So erhalten Sie mit einer schnellen Mahlzeit Dutzende an fungiziden Wirkstoffen: Sie brauchen die Soße nur zu erhitzen und zu Nudeln servieren. (Ich wage kaum, diesen Vorschlag zu machen, aber falls Ihnen ein bißchen Matschkram nichts ausmacht, können Sie ein wenig von der Soße ein paar Stunden lang direkt auf Ihren Zehen einwirken lassen. Das hört sich wie das Tomatenfestival in Spanien an, auf dem jeder mit Tomaten beworfen wird.)

Gallensteine und Nierensteine

Im Gegensatz zu meinem Vater habe ich nie Nierensteine gehabt. Das überrascht mich ein wenig, da bei diesen Erkrankungen eine familiäre Häufung nachgewiesen wurde.

Ich bin wirklich froh, daß ich die Nierensteine bisher vermeiden konnte. Man sagt, daß das Ausscheiden eines Nieren- oder Blasensteins Schmerzen verursacht, die Männer ahnen läßt, wie es ist, ein Kind zu bekommen.

Auch die Tatsache, daß ich niemals einen Gallenstein hatte, ist ein großes Glück, zumal ich auch hier ein gewisses Risiko trage. Ein wichtiger

Risikofaktor ist Übergewicht, und ich muß zugeben, daß ich ein paar Pfunde zuviel auf die Waage bringe.

Was hat mich bisher geschützt? Nun, ich denke, daß meine fast vegetarische Ernährung mit vielen Kräutern und Flüssigkeiten mich vor Gallen- und Nierensteinen bewahrt hat.

Schmerzhafte Geburt (meist) für Männer

Nierensteine entstehen, wenn bestimmte Substanzen, die sogenannten Calciumoxalate, Calciumphosphate, Magnesium-Ammonium-Phosphate, Urinsäuren oder Cystin sich im Urin so stark konzentrieren, daß sie verklumpen und harte, feste Gebilde entstehen. Das Hauptsymptom bei Nierensteinen sind Schmerzen im linken oder rechten unteren Rücken- oder Beckenbereich, die schier unerträglich werden, wenn der Stein die Nieren durch die engen Harnleiter (Ureteren) zu verlassen versucht. Andere Symptome sind zum Beispiel Blut im Urin und ständiger Harndrang.

Nierensteine sind vornehmlich ein Problem von Männern im mittleren bis höheren Alter. Eine phosphat- oder proteinreiche Ernährung oder der Verzehr vieler Nahrungsmittel, die Oxalate enthalten, steigern das Risiko. Oxalathaltige Nahrungsmittel sind zum Beispiel Kaffee, schwarzer Tee, Rhabarber, Sauerampfer, Spinat, weißer Gänsefuß und Portulak. Kräuterrezepte mit Rhabarber oder Sauerampfer könnten mehr Oxalate enthalten, als gut für Sie ist.

In der Regel behandeln Ärzte nicht die Nierensteine, sondern nur die Schmerzen, bis die Steine von alleine den Körper verlassen. Bis vor kurzem war eine Operation erforderlich, wenn der Stein nicht herauskam. Mittlerweile steht eine Methode, die sogenannte Lithotripsie, zur Verfügung, mit deren Hilfe die Steine ohne große Operation zertrümmert werden, so daß sie ausgeschieden werden können. Während einer Lithotripsie – die übrigens unter Narkose vorgenommen wird – werden die Steine Stoßwellen ausgesetzt, die sie zu Pulver zerkleinern.

Rückenschmerzen (meist) für Frauen

Gallensteine entstehen, wenn sich Gallenpigmente und Cholesterin so stark konzentrieren, daß sie innerhalb der Gallenblase verklumpen. Diese Gebilde können Stecknadelkopf- oder Golfballgröße haben. Man verspürt nur selten Symptome, wenn die Steine in der Gallenblase liegenbleiben. Größere Probleme entstehen dann, wenn die Gallensteine entweder den Gallenblasengang (der von der Gallenblase in den D. choledochus mündet) oder den Ductus choledochus (der von der Leber oder Gallenblase zum Darm zieht) verlegen. Zu den Symptomen von Gallensteinen zählen plötzliche, intensive Schmerzen, die in der Regel in rechten Oberbauch lokalisert sind. Die Schmerzen werden von Fieber, Übelkeit und manchmal Erbrechen begleitet. Wenn die Anfälle nachlassen, was gewöhnlich nach ein bis vier Stunden der Fall ist, kann etwa einen Tag lang eine gewisse Empfindlichkeit bestehen bleiben.

Etwa jede fünfte Frau und acht Prozent der Männer über 40 Jahren haben Gallensteine, und diese Zahl erhöht sich mit steigendem Alter.

Die Mediziner gehen in der Regel operativ gegen Gallensteine vor, dabei wird zur Elimination der Wurzel des Problems häufig die Gallenblase entfernt. Während der letzten Jahre haben die Ärzte jedoch vielversprechende Ergebnisse mit einer weniger einschneidenden Methode, der sogenannten Laparaskopie, erzielen können. Bei dieser Methode werden eine winzige Kamera und kleine Instrumente durch einen kleinen Hautschnitt eingeführt. Außerdem können die Gallensteine mit Hilfe von Medikamenten in Tablettenform (zum Beispiel mit dem Wirkstoff Ursodeoxycholsäure, Präparatname zum Beispiel Ursochol®), die die Gallensäuren auflösen, bekämpft werden.

Grüne Apotheke für Nierensteine und Gallensteine

Der beste Weg zur Vorbeugung vor Nierensteinen ist, pro Tag sechs bis acht Gläser Wasser zu trinken. Dadurch wird der Urin so stark verdünnt, daß sich keine Steine bilden können. Auch eine vegetarische Ernährung hilft, weil sie magnesiumreich ist, und es konnte gezeigt werden, daß Magnesiumsupplemente die Häufigkeit von Nierensteinen reduzieren.

Zur Vorbeugung von Gallensteinen sollte man sich fettarm und cholesterinarm ernähren, was mehr oder weniger einer vegetarischen Ernährung entspricht.

Wenn Sie das Pech haben, einen Nieren- oder Gallenstein zu bekommen, rate ich Ihnen dringend, die Ratschläge Ihres Arztes zu befolgen. Ich schlage aber auch einige Kräuter vor, die nützlich sein können.

🌿 **Wandelklee (*Desmodium styracifolium*).** Dieses Gewächs hat kleine, lose sitzende Früchte, die an der Kleidung haften bleiben. Es wird in der chinesischen Medizin schon seit langem zur Behandlung von Nierensteinen verwendet, und japanische Forscher haben den Grund für seine Wirksamkeit herausgefunden. Eine in der Pflanze enthaltene Substanz senkt die Menge des über den Urin ausgeschiedenen Kalziums und erhöht die Menge des ausgeschiedenen Zitrats, was die Wahrscheinlichkeit der Bildung von Nierensteinen senkt.

Schöllkraut (*Chelidonium majus*). Schöllkraut hat eine Tradition als Lebertherapeutikum, und zwar mit gutem Grund. In einer Studie verabreichten Wissenschaftler 60 Patienten mit Gallensteinsymptomen sechs Wochen lang Tabletten, die den aktiven Wirkstoff von Schöllkraut, nämlich Chelidonin, enthielten. Die Ärzte konnten von einer erheblichen Verbesserung der Symptome berichten.

Chelidonin und andere Bestandteile im Schöllkraut beruhigen die glatte Muskulatur der Gallengänge erwiesenermaßen, dadurch steigert sich der Gallefluß, und die Beschwerden im Bauch lassen nach.

Kriechende Quecke (*Agropyron repens* oder *Elymus repens*). Die Kommission E, das Phytotherapie-Expertengremium des deutschen Gesundheitsministeriums, empfiehlt dieses Kraut zur Vorbeugung vor Nierensteinen und zur Behandlung entzündlicher Erkrankungen des Urogenitaltraktes. Nehmen Sie zwei bis zehn Teelöffel der unterirdischen Teile des Krautes und hacken Sie sie klein. Lassen Sie das Kraut fünf bis zehn Minuten lang in ein bis zwei Tassen mit kochendem Wasser ziehen. Trinken Sie bis zu vier Tassen pro Tag.

Ingwer (*Zingiber officinale*). Heiße Kompressen mit konzentriertem Ingwertee scheinen die Schmerzen bei Nierensteinattacken etwas lindern.

Die Kompressen wirken in diesem Fall über eine Gegenreizung, da sie eine oberflächliche Hautreizung verursachen, die von den tiefer sitzenden Nierenschmerzen ablenkt.

Schachtelhalm (*Equisetum arvense*). Die Kommission E befürwortet die Verwendung von Schachtelhalm bei Nierensteinen. Eine weitere Heilanzeige ist die Förderung der Allgemeingesundheit des Urogenitaltraktes, weil das Kraut das Urinvolumen steigert. (Sie sollten das Kraut jedoch nur nach Rücksprache mit einem holistisch arbeitendem Arzt verwenden.)

Pfefferminze (*Mentha piperita*), grüne Minze (*M. spicata*) und andere Minzen. Minzen werden schon seit langem zur Behandlung von Gallensteinen verwendet. Eine Mixtur zur 'Steinlinderung', ein Präparat namens Rowachol®, enthält Substanzen von mehreren

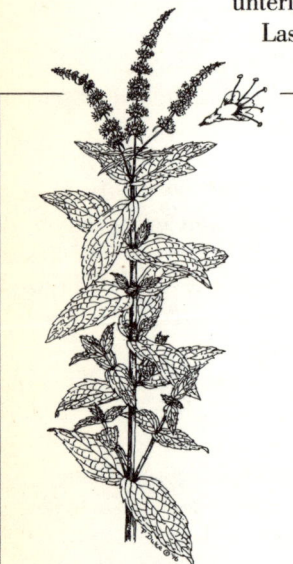

Grüne Minze

Grüne Minze ist eines der vielen Mitglieder der Minzfamilie und hilft bei der Behandlung von Husten, einer verschleimten Brust sowie Gallensteinen.

Mitgliedern der Minzfamilie. In einer Studie nützte das Produkt einem Viertel der Anwender.

Wenn ich während eines akuten Gallensteinanfalls keinen Arzt greifbar hätte, würde ich mir meinen sogenannten Steintee kochen, der aus so vielen Minzen – vorzugsweise Pfefferminze und grüner Minze (meinem alten Liebling) – wie möglich besteht, die Sie im Geschäft kaufen oder im eigenen Garten sammeln können. Ich würde ferner Kardamom, die reichhaltigste Quelle für das ebenfalls nützliche Borneol, dazugeben.

➤➤ **Safranwurz (*Curcuma longa*).** Safranwurz ist laut Ansicht der Kommission E bei der Vorbeugung und Therapie von Gallensteinen nützlich. Diese Meinung überrascht mich nicht, da Safranwurz Curcumin enthält, eine Substanz, die auf ihre Wirkung bei Gallensteinen getestet wurde. In einer Studie wurden Mäuse mit künstlich verursachten Gallensteinen auf eine Diät mit mäßigem Curcumin-Gehalt gesetzt, und innerhalb von fünf Wochen verkleinerte sich das Volumen ihrer Gallensteine um 45 Prozent. Nach zehn Wochen hatten die behandelten Mäuse um 80 Prozent weniger Gallensteine als die unbehandelten Tiere.

Curcumin erhöht die Löslichkeit der Galle, was bei der Vorbeugung von Gallensteinen und der Ausscheidung bereits entstandener Steine hilft. Wenn ich Gallensteine hätte, würde ich mir sicherlich viele indische Gerichte kochen – und mit Safranwurz kräftig zuschlagen.

➤ **Goldrute (*Solidago virgaurea*).** Goldrute enthält Leiocarposide, das heißt stark entwässernde Substanzen, die dem Körper helfen, überschüssiges Wasser auszuscheiden. Ich habe guten Grund zur Annahme, daß Goldrute bei der Behandlung chronischer Nierenerkrankungen (Nephritiden) wirksam ist. Aus diesen beiden Gründen überrascht es kaum, daß die Kommission E Goldrute zur Behandlung und Vorbeugung vor Nierensteinen empfiehlt.

Die Empfehlung der Kommission lautet, fünf Teelöffel gehackte, getrocknete Goldrute pro Tasse mit kochendem Wasser zu nehmen. Trinken Sie drei bis vier Tassen pro Tag zwischen den Mahlzeiten.

Es hat mich jedoch überrascht zu sehen, daß die Kommission E das Kraut auch bei Gallensteinen empfiehlt. Ich schlage vor, daß Sie das Kraut einen Monat lang ausprobieren, wenn Ihre Schmerzen nicht zu heftig sind. Zur Vorbeugung sollten Sie sich einen Tee kochen, für den Sie etwas weniger von dem Kraut nehmen.

➤ **Javatee (*Orthosiphon aristatus*).** Die Blätter des auch als Indischer Blasen- und Nierenteestrauch bezeichneten Halbstrauches werden von der Kommission E zur Behandlung von Nierensteinen empfohlen. Kochen Sie einen Tee aus drei bis sechs Teelöffeln pro Tasse mit kochendem Wasser und trinken Sie den Tee einmal täglich. Auch wenn man die genaue

175

Wirkungsweise des indischen Blasen- und Nierentees nicht kennt, vermutet man, daß er die Öffnung der Harnleiter unterstützt, und dadurch können kleinere Steine ausgeschieden werden.

➤ **Liebstöckel (*Levisticum officinale*).** Die Kommission E empfiehlt, zur Behandlung von Nierensteinen einen Tee aus zwei bis vier Teelöffeln des getrockneten Krauts pro Tasse mit kochendem Wasser zu kochen und den Tee einmal täglich zu trinken. Liebstöckel ist ein potentes Entwässerungsmittel.

➤ **Mariendistel (*Silybum marianum*).** Die Pflanze enthält reichlich Silymarin und ist vor allem für ihre Wirkung als Leberschutz bekannt. Laut einigen Studien erhöht Silymarin die Löslichkeit der Galle und hilft auf diese Weise bei der Vorbeugung und Therapie von Gallensteinen.

➤ **Petersilie (*Petroselinum crispum*).** Petersilie ist ein Entwässerungsmittel, das bei der Vorbeugung und Behandlung von Nierensteinen nützlich ist. Die Empfehlung der Kommission E lautet, einen Teelöffel der getrockneten Wurzel pro Tasse mit kochendem Wasser zu nehmen und zwei bis drei Tassen des Tees pro Tag zu trinken. Lassen Sie den Tee 10 bis 15 Minuten lang ziehen, bevor Sie ihn abgießen.

➤ **Große Brennessel (*Urtica dioica*).** Der letzte Vorschlag der Kommission E lautet, mehrere Tassen Brennesseltee pro Tag zu trinken, um Nierensteinen vorzubeugen oder diese zu behandeln. Lassen Sie einen Teelöffel fein gehackte Blätter in einer Tasse mit kochendem Wasser ziehen. Sie können die Brennesseln auch als Gemüse kochen und mit einer Prise Essig gewürzt einmal pro Tag genießen. Bei der Ernte der Brennesseln müssen Sie Handschuhe tragen, aber die Brennhärchen verlieren durch das Kochen ihre Reizwirkung, und das Gemüse schmeckt einfach köstlich.

Gerstenkorn (Hordeolum)

Wenn man sich überlegt, wie häufig Gerstenkörner sind, dann ist es doch erstaunlich, wie sehr die Kräuterwelt dieses Phänomen ignoriert hat. Ich habe meine 20 besten Kräuterratgeber überprüft, und nicht ein einziger erwähnt Gerstenkörner. Deshalb habe ich das Gefühl, daß ich mit diesem Kapitel Neuland betrete. Es ist wohl an der Zeit, daß dies geschieht, da es in der Tat mehrere ausgezeichnete Kräuter gegen Gerstenkörner gibt.

Ein Gerstenkorn ist eine bakterielle (in der Regel durch Staphylokokken verursachte) Infektion der Talgdrüsen am Lid. Durch die Infektion entsteht entweder an der Innen- oder Außenseite des Augenlides ein eitergefüllter Abszeß. Der Abszeß wächst etwa eine Woche lang und verschwindet dann in der Regel, wobei er möglicherweise während des Heilungsvorganges spontan aufplatzt.

Man darf ein Gerstenkorn nicht wie einen Pickel ausdrücken, weil man durch das Quetschen die Infektion verbreiten kann. Manche Menschen bekommen niemals ein Gerstenkorn. Aber wer dazu neigt, der leidet in der Regel immer wieder darunter.

Die Mediziner empfehlen häufig, zur Beschleunigung der Drainage eine warme, feuchte Kompresse an das betroffene Auge zu halten. Sie verschreiben ferner gerne ein Antibiotikum zur Bekämpfung der Bakterien.

Grüne Apotheke für Gerstenkörner

Kräuterexperten kennen zwei Behandlungsarten – antibiotische Kräuter und Kräuter, die das Immunsystem kräftigen, so daß der Körper wirksamer gegen die Infektion angehen kann.

Sonnenhut (*Echinacea*, verschiedene Spezies). Dieses vielmehr unter dem Namen Echinacea bekannte Kraut ist eines meiner Lieblingskräuter zur Stimulation der Abwehrkraft. Schon in den Tagen vor den Antibiotika wurde es weithin zur Behandlung von Infektionen verwendet, und das ist kein Wunder: Forschungen haben eindeutig die immunstimulierenden Eigenschaften dieser Pflanze nachgewiesen.

Zusätzlich hat das ursprünglich aus Amerika stammende, aber auch in Europa heimische Kraut noch antibiotische Qualitäten. Bereits sechs Milligramm der aktiven Wirkstoffe (Echinacoside) entsprechen dem antibiotischen Äquivalent von einer Einheit Penizillin, erklärte der Pharmakologe Dr. David Mowrey, der ein Buch über Kräutermedizin verfaßt hat (*siehe Anhang*). (Die Standarddosis Penizillin beträgt übrigens etwa 180 Einheiten.)

Sie können das Kraut vorzugsweise in Form von Tee oder Kapseln einnehmen oder es als Kompressen auflegen. (Echinacea kann auf der Zunge prickeln oder vorübergehend ein taubes Gefühl verursachen, diese Nebenwirkung ist jedoch harmlos.)

Orangenwurzel (*Hydrastis canadensis*). Wie Echinacea wirkt auch Orangenwurzel immunstimulierend und antibiotisch. In einer Studie erwies sich sein Wirkstoff Berberin als wirksamer gegen Staphylokokkeninfektionen (die häufigste Ursache von Gerstenkörnern) als das Antibiotikum Chloramphenicol. Dabei ist Berberin nur eine der medizinischen Substanzen von Orangenwurzel und seinen medizinischen Verwandten Berberitze,

Goldfaden sowie Gelbwurz. Sie können Orangenwurzelkraut einnehmen (als Tee oder Kapseln), es hat sich aber auch in Form von Kompressen als nützlich erwiesen.

❦❦❦Kartoffel (*Solanum tuberosum*). Ich zitiere gerne die Kräuterkapazität Dr. Varro Tyler: „Zur Behandlung eines Gerstenkorns nehmen Sie frische Kartoffelschnitze, legen diese auf ein sauberes Tuch und legen die Kompresse auf das Gerstenkorn. Wechseln Sie die Kartoffelschnitze ein oder zweimal durch frische aus... Das war überraschend wirksam. Innerhalb von ein paar Stunden war die Schwellung verschwunden, und das Gerstenkorn war deutlich besser. Am Abend war es praktisch weg." Wenn die Therapie gut genug für Dr. Tyler ist, dann ist sie es auch für mich.

❦❦❦Thymian (*Thymus vulgaris*). Wenn ich ein Gerstenkorn hätte, würde ich zusätzlich zu Echinacea und Orangenwurzel wahrscheinlich einen Wattebausch oder eine Kompresse, die in konzentriertem Thymiantee getränkt sind, direkt auf das Gerstenkorn legen. Thymian enthält reichlich Thymol, ein gutes Antiseptikum, aber es finden sich auch noch Dutzende anderer antiseptischer Substanzen in diesem Kraut.

❦ Kamille (*Matricaria recutita*). Kamillenblüten sehen, ebenso wie Margeriten, wie lauter kleine, der Sonne zugewandten Augen aus, daher überrascht es eigentlich nicht, daß traditionelle Kräuterexperten Augenbäder mit Kamille bei Gerstenkörnern empfehlen. Viele Behandlungen der frühen Kräuterexperten basierten auf den äußeren Erscheinungsformen von Pflanzen, die Körperteilen ähnlich sahen.

Aber – Überraschung! – die modernen Wissenschaftler haben herausgefunden, daß Kamille tatsächlich bei Gerstenkörnern hilft. Dr. Rudolf Fritz Weiß, Autor mehrerer Bücher über Kräutermedizin (*siehe Anhang*), empfiehlt die Verwendung heißer Kamillentee-Kompressen.

❦ Knoblauch (*Allium sativum*). Naturheilpraktiker scheinen Knoblauch fast für jede Infektion zu empfehlen, und ich muß dem zustimmen, da Knoblauch ein wirksames Antibiotikum ist. Mein Vorschlag: essen Sie ein Dutzend gehackte Knoblauchzehen. Wenn Sie einfach nicht soviel Knoblauch essen können, dann verwenden Sie mehr Knoblauch als sonst, wenn Sie ein Gerstenkorn haben.

❦ Obst und Gemüse. Naturheilpraktiker raten, für den Kampf gegen Infektionen mehr Obst und Gemüse zu essen. Sie enthalten viele Vitamine, vor allem Beta-Karotin (den Vorläufer von Vitamin A) sowie Vitamin C und E. Sie können auch ein Vitaminsupplement einnehmen, wenn Sie das nicht sowieso bereits tun. Eine Studie mit älteren Menschen kam zu dem Schluß, daß die tägliche Einnahme eines Multivitaminpräparates die Abwehrkraft deutlich verbesserte.

Geschwüre (Ulzera)

Ich möchte dieses Kapitel mit zwei erstaunlichen Begebenheiten einleiten, was Kräuter bei der Heilung von Geschwüren oder – medizinisch ausgedrückt Ulzera – bewirken können.

Ich habe eine Freundin, deren Vater zuckerkrank ist. Wie so viele Diabetiker bekam er so schlimme Fußprobleme, daß die Ärzte ihm zur Amputation seiner stark geschwürig veränderten Zehen rieten. Meine Freundin kam zu mir und fragte, ob ich irgendwelche Kräuter kennen würde, die ihrem Vater helfen und so eine drastische Behandlung vermeiden könnten.

In meiner üblichen vorsichtigen Art erklärte ich ihr, daß ich ein Botaniker sei, der keine Rezepte ausstellen würde. Ich fügte jedoch hinzu, daß ich vor der Amputation einer Zehe zur Behandlung eines diabetischen Geschwürs Beinwell versuchen würde, und zwar entweder als Umschlag oder konzentriertes Bad. Nachdem ihr Vater etwa eine Woche lang Beinwellbäder angewendet hatte, so berichtete sie mir später, sah seine Zehe deutlich besser aus. Sein Arzt sagte die geplante Amputation ab.

Hier eine weitere wahre Begebenheit: ein Fernsehteam aus Baltimore drehte an einem Freitagnachmittag in meinem Kräutergarten einen Film über medizinische Kräuter. Der Interviewer entdeckte Beinwell und fragte mich, wofür das Kraut gut sei. Ich antwortete ihm „Geschwüre und andere Wunden, vor allem indolente Geschwüre – sprich langsam heilende Wunden."

Ich wollte schon weitergehen, da fiel mir ein, daß ich auf dem rechten Unterschenkel solch eine hartnäckige Wunde hatte. Es handelte sich um eine verkrustete Hautstelle mit erhöhten Wundrändern, die weder besser noch schlechter wurde und wochenlang in etwa gleich geblieben war.

Vor laufender Kamera zog ich mein Hosenbein hoch und zeigte das Geschwür. Danach rieb ich die Wunde mit ein paar frischen Beinwellblättern, die ich zuvor zerpflückt und in der Hand geknetet hatte, ein. Die dermaßen bearbeitete Wunde begann zu bluten, und vor immer noch laufender Kamera griff ich mir ein wenig adstringierende Geranie und rieb damit auf der Haut, um die Blutung zu stillen. Es funktionierte tatsächlich. Wir machten mit anderen Kräutern weiter, und nach nur drei Tagen, das heißt am darauffolgenden Montag, war die Stelle abgeheilt.

Ich würde diese Geschichte nicht glauben, wenn sie nicht mir selbst passiert wäre. Als Wissenschaftler kann ich nicht sagen, ob Beinwell, das Rubbeln der Wunde, der Sonnenschein, die Geranie, die Kombination aus Beinwell und Geranie oder einfach nur Glück die Heilung bewirkt haben.

Aber Sie können Ihren letzten Heller darauf verwetten, daß ich das nächste Mal, wenn ich wieder ein hartnäckiges Geschwür habe, zurück in meinen Kräutergarten gehen werde, um Beinwell und Geranie zu holen.

Grüne Apotheke für Geschwüre

Gut. Ich habe meine kleinen Erlebnisse erzählt und meinen Standpunkt klargemacht. Jetzt muß ich nur noch hinzufügen, daß es neben Beinwell noch eine ganze Reihe von Kräutern gibt, die sich zur Behandlung von Geschwüren eignen.

Ringelblume (*Calendula officinalis*). Die Kommission E, das Phytotherapie-Expertengremium des deutschen Bundesgesundheitsministeriums, hat erklärt, daß Ringelblume bei der Eindämmung von Entzündungen und der Beschleunigung der Abheilung von Geschwüren wirksam ist. Die Blüten werden äußerlich in Form von Aufgüssen, Salben und Tinkturen angewendet. Ringelblüten helfen zudem bei der Vorbeugung vor Infektionen mit Staphylokokken.

Vor einiger Zeit gab mir der Kräuterexperte Jim Foltz aus West Virginia ein wenig Ringelblumensalbe. Wie die Kommission E glaubt auch er fest daran, daß das Kraut zur Behandlung von Geschwüren gut geeignet ist. Ich fand auf einer Reise zum Amazonas heraus, wie gut. Um ein paar Kursteilnehmern zu demonstrieren, wie der peruanische Feuerbaum zu seinem Namen gekommen war, band ich mir ein Stückchen Rinde an meinen Knöchel. Schon bald zeigte sich da, wo die Rinde meine Haut berührt hatte, eine kreisrunde Verbrennung. Später warf die Stelle Blasen und infizierte sich. Nun gab ich ein wenig Ringelblumensalbe darauf und entdeckte, wie gut die Salbe wirkte. Die verbrannte Partie heilte wunderbar ab.

Ringelblumensalben sind in reichlicher Auswahl rezeptfrei in Apotheken und Drogerien erhältlich. Halten Sie sich bitte an die Anwendungsvorschrift des jeweiligen Herstellers.

Beinwell (*Symphytum officinale*). Beinwell wird schon seit langem zur Behandlung von Geschwüren und anderen Wunden verwendet. Für diese Wirkung ist das darin enthaltene Allantoin verantwortlich, das das Wachstum neuer Zellen fördert. Allantoin wirkt ferner entzündungshemmend und immunstimulierend. Auch die in dem Kraut enthaltenen adstringierenden Tannine tragen sicherlich etwas dazu bei.

Ich bin mir nicht sicher, ob Beinwell nun ein strahlender Held oder ein Schwindler ist. Experten haben das Kraut diffamiert, weil Beinwell karzinogene (möglicherweise krebserregende) Substanzen, die sogenannten Pyrrolizidinalkaloide, enthält, die bei einer Einnahme des Krautes die Leber schädigen können. Andere Kapazitäten wiederum schätzen seine mögliche

Wirkung bei der Heilung von Geschwüren und Schnittwunden, einschließlich Operationsnarben bei äußerlicher Anwendung.

Ich finde, daß es ausreichend Gründe und wenig Sicherheitsbedenken zur äußerlichen Anwendung von Beinwell gibt. Auch ich bin der Meinung, daß das Risiko bei der Einnahme des Krautes deutlich höher ist. Aber die Warnungen bezüglich einer innerlichen Anwendung sollten uns nicht davon abhalten, das Kraut äußerlich zu verwenden. Wir würden eine tolle Heilpflanze verlieren, wenn wir uns die äußerliche Anwendung von Beinwell versagen würden, nur weil das Schlucken des Krautes möglicherweise gefährlich ist.

Sie können frischen Beinwell in Form von Umschlägen anwenden oder einen starken Tee daraus kochen, den Sie zum Waschen der Hautstelle verwenden. Zur Behandlung etwas ernsthafterer Hautgeschwüre empfiehlt Dr. Rudolf Fritz Weiß, Autor mehrerer Bücher über Heilpflanzen (*siehe Anhang*), während der ersten paar Tage einen Umschlag aus Beinwellblättern oder -wurzeln. Danach können Sie auf Beinwellsalben oder eine selbst hergestellte Beinwellpaste umsteigen und die Stelle mit einem festen Verband abdecken.

Krebsblume (*Croton lechleri*). Dies ist einer der aufstrebenden Kräuterstars aus dem Amazonasgebiet. Sie werden hierzulande vielleicht ein wenig Schwierigkeiten haben, das Kraut zu erhalten, aber ich bin zuversichtlich, daß sich das bald ändern wird.

Krebsblumenkraut ist die Quelle für zwei Medikamente, die derzeit in klinischen Untersuchungen getestet werden. Diese Studien werden von einem amerikanischen Pharmakonzern (Shaman Pharmaceuticals aus San Francisco, USA) finanziell unterstützt, der mit eingeborenen Heilern in der Dritten Welt zusammenarbeitet. Leider strebt auch diese Firma – wie so viele in der Pharmaindustrie – nach den isolierten chemischen Reinsubstanzen, statt das ganze pflanzliche Produkt zu verwenden.

Mein peruanischer Freund und Medizinmann Antonio Montero Pisco zieht die Verwendung des ganzen Krautes der Anwendung isolierter Substanzen vor. Dem kann ich nur zustimmen. Wenn ich mich im tropischen Peru aufhalte, nehme ich Krebsblume, sobald ich mir Hautabschürfungen zuziehe.

Kamille (*Matricaria recutita*). Die meisten Leser werden jetzt an einen wohlschmeckenden Tee denken, wenn sie den Namen Kamille sehen. Aber Kamille wirkt auch entzündungshemmend, immunstimulierend und antiseptisch. In ganz Europa ist das Kraut ein beliebtes Therapeutikum für Geschwüre an den Beinen.

Die bevorzugte Anwendungsform sind Kamillenextrakte, aber auch die

Verwendung von Kompressen, die in einen starken Tee getaucht wurden, ist sinnvoll. Geben Sie eine großzügige Handvoll frischer Kamillenblüten in eine Tasse und gießen Sie kochendes Wasser darüber. Lassen Sie den Tee ziehen, bis er kalt ist, danach seihen Sie die Blüten ab und tauchen eine sterile Kompresse darin ein.

Wenn Sie unter Heuschnupfen leiden, sollten Sie jedoch beim Umgang mit Kamillenprodukten ein wenig Vorsicht walten lassen. Kamille gehört zur Familie der Korbblütengewächse und kann bei einigen Menschen allergische Reaktionen fördern. Wenn Sie das erste Mal Kamille verwenden, sollten Sie daher auf Ihre Reaktion achten. Wenn das Kraut zu helfen scheint, machen Sie ruhig weiter damit. Wenn sich der Juckreiz zu verschlimmern scheint, dann hören Sie einfach auf, Kamille zu verwenden.

Sammetpappel (*Sida cordifolia*). Die Blätter dieses mehrjährigen Krautes enthalten eine wasserlösliche Faser, den sogenannten Muzilago, der Geschwüre lindern hilft, wenn man Umschläge damit macht. Laut mir zur Verfügung stehenden, unveröffentlichten Daten scheint die Pflanze außerdem breit gestreute antiseptische Eigenschaften zu haben, was ebenfalls die Heilung von Geschwüren unterstützt.

Ginkgo (*Ginkgo biloba*). Ganz Deutschland schluckt hohe Dosen Ginkgo zur Behandlung von Beingeschwüren, und das mit guten Ergebnissen und ohne Toxizität. Die beste Möglichkeit, dieses Kraut einzunehmen, besteht im Kauf eines 50:1-Extraktes (50 Pfund Blätter sind in einem Pfund Extrakt vereint). Die Wirkstoffe sind nämlich in den Blättern zu niedrig konzentriert, als daß eine Einnahme der Blätter sinnvoll wäre. Halten Sie sich an die Dosierungsempfehlung des jeweiligen Herstellers. Sie können 60 bis 240 Milligramm eines standardisierten Extraktes pro Tag einnehmen. Diese Dosis sollten Sie nicht weiter erhöhen, da Ginkgo in großen Mengen Durchfall, Gereiztheit und Ruhelosigkeit verursachen kann.

Myrtenheide (*Melaleuca*, verschiedene Spezies). Der weitaus gebräuchlichere Name für diese Pflanze ist Teebaum. Ich bin einer der wachsenden Schar der Kräuterexperten, die Teebaumöl fertig zum Gebrauch als handliches Antiseptikum in ihrem Notfallkoffer mit sich herumtragen. Ich bin überzeugt, daß Teebaumöl sehr gut wirkt, weil es sich gegenüber einer großen Bandbreite von Bakterien als wirksam erwiesen hat.

Da Teebaumöl bei manchen Menschen hautreizend wirkt, sollten Sie das Öl mit der gleichen Menge Wasser oder Pflanzenöl verdünnen. Wenn sich eine Hautreizung zeigt, dann beenden Sie die Therapie. Sie dürfen Teebaumöl jedoch nicht einnehmen. Wie so viele andere ätherische Öle können schon geringe Mengen Teebaumöl – das heißt wenige Teelöffel – verheerende Folgen haben.

➤ **Gotu kola (*Centella asiatica*).** In klinischen Studien, die in Brasilien und anderen Ländern durchgeführt wurden, hat sich Gotu kola bei der Behandlung von Hautgeschwüren, Operationswunden, Gangränen, Hauttransplantaten und traumatischen Hautverletzungen als wirksam erwiesen. Das Kraut stimuliert das Wachstum von regenerativem Bindegewebe, das unter der Haut liegt. Die wirksame Komponente scheint asiatische Säure zu sein. Ich empfehle, einen standardisierten Extrakt aus der Apotheke zu verwenden.

Zur äußerlichen Anwendung des Extraktes tauchen Sie einen Wattebausch in die Flüssigkeit und wischen damit über die betroffene Hautpartie. Sie können Gotu kola auch in Form eines Tees trinken: Halten Sie sich dabei an die Dosierungsempfehlung des jeweiligen Herstellers. Sie erhalten die Urtinktur auch unter der Bezeichnung Hydrocotyle asiatica in der Apotheke.

➤ **Teestrauch (*Camellia sinensis*).** Tee enthält viele der gleichen Substanzen, die auch in Krebsblumenkraut zu finden sind. Schwarzer Tee wirkt antiseptisch, adstringierend und fördert die Heilung der Haut. Machen Sie sich eine Tasse Tee und legen Sie anschließend den feuchten, gebrauchten Teebeutel auf Ihr Geschwür.

Gicht

Ich leide unter Gicht. Schließlich und endlich habe ich dem Drängen meines Arztes nachgegeben und nehme Allopurinol (Zyloric®) ein. Ich müßte für den Rest meines Lebens täglich eine Pille schlucken, um die Krankheit in Griff zu haben.

Zum Glück habe ich nun in Sellerieextrakt eine Kräuteralternative gefunden, die ich wahrscheinlich einnehmen werde, solange das Damoklesschwert namens Gicht über mir schwebt. Ich weiß aus Erfahrung, daß ein Gichtanfall so schmerzhaft ist, daß ich niemals mehr erneut darunter leiden möchte.

Mein erster Gichtanfall traf mich im blühenden Alter von nur 50 Jahren. Eines Tages arbeitete ich im Garten, eine meiner Lieblingstätigkeiten. Am nächsten Tag erwachte ich aus heiterem Himmel mit den klassischen Gichtschmerzen und einer angeschwollenen großen Zehe. Die Zehe tat so scheußlich weh, daß – genau wie in den Lehrbüchern beschrieben – selbst das Gewicht meiner Bettdecke unerträglich war. Ich konnte kaum gehen.

Mein Arzt verschrieb mir ein Mittel, das die schmerzverursachenden Harnsäurekristalle aus dem Körper spült. Als Patient, der stets dann vorbildlich ist, wenn ihm etwas weh tut, schluckte ich meine Medizin. Und schon bald verwandelte ich mich vom Invaliden, der kaum humpeln konnte, in den ursprünglichen Mann, der fröhlich im Kräutergarten werkelte.

Bei all meinem Respekt für verschreibungspflichtige Medikamente muß ich doch sagen, daß ich mittlerweile eine Kräuteralternative gefunden habe, die zu wirken scheint.

Kristalle sind schuld

Gicht ist eine Arthritisform, weil sie Schmerzen in den Gelenken verursacht, und zwar in der Regel in der großen Zehe, auch wenn andere Gelenke ebenfalls betroffen sein können. Die Ursache ist eine Anhäufung von Harnsäuren im Blut. Wenn der Spiegel einen bestimmten Schwellenwert überschreitet, dann entstehen Harnsäurekristalle, die sich in dem betroffenem Gelenk oder verschiedenen Gelenken ablagern, was extreme Schmerzen verursacht. Diese Kristalle können übrigens auch in den wichtigsten Körperorganen entstehen und dort beträchtlichen Schaden anrichten, deshalb ist die Vermeidung von Schmerzen nicht der einzige Grund, warum man diese Krankheit unter Kontrolle bringen sollte.

Gicht tritt mit einer familiären Häufung auf. Vor 300 Jahren war die Erkrankung mit Wohlstand verknüpft, weil man dachte, daß die Gichtanfälle durch eine reichhaltige Kost verursacht würden. Mittlerweile wissen wir, daß die Krankheit bei arm *und* reich zuschlägt. Mehr als 95 Prozent der Gichtpatienten sind Männer über 30 Jahren. Etwa 10 bis 20 Prozent der Bevölkerung weisen einen erhöhten Harnsäurespiegel auf, aber nur 3 von 1000 Menschen bekommen tatsächlich Gicht.

Grüne Apotheke für Gicht

Wenn Sie unter Gicht leiden, dann müssen Sie unbedingt die vom Arzt verschriebenen Medikamente einnehmen. Sie können zusätzlich jedoch ein paar natürliche Wege versuchen, um diese schmerzhafte Erkrankung zu lindern.

Sellerie (*Apium graveolens*). Nachdem ich herausgefunden hatte, daß Sellerieextrakt die Ausscheidung von Harnsäure unterstützt, begann ich mit der täglichen Einnahme von zwei bis vier Tabletten Selleriesamenextrakt und ließ das Allopurinol weg. Während ich dieses Buch schreibe, sind bereits sechs Monate vergangen, ohne daß ich einen einzigen Gichtfall durchstehen mußte. Eine Woche lang aß ich übrigens täglich vier Stangen Sellerie statt des Extraktes.

Diese durch Eigentherapie gemachten Erfahrungen lassen mich zu dem Schluß kommen, daß die Werbung, die mich auf Selleriesamen brachte, stimmte. Damals war ich skeptisch, mittlerweile glaube ich jedoch daran: Selleriesamen (oder mein Spürsinn) haben meinen Harnsäurespiegel unter den kritischen Wert gebracht.

Schwarznessel (*Perilla frutescens*). Dieses aromatische Unkraut wurde mehr oder weniger versehentlich vor langer Zeit aus Asien exportiert. Im Orient ist es ein beliebtes Nahrungsmittel und Heilkraut. In Amerika wuchert es üppig, wird aber in manchem Kräutergarten auch als erwünschte Pflanze zu finden sein. Japanische Forscher machen bestimmte Substanzen in der Schwarznessel für ihre gichtlindernde Wirkung verantwortlich. Das Kraut hat einen relativ hohen Gehalt an vier Substanzen, die als Xanthinoxidase-Hemmer bezeichnet werden und die die Synthese der Harnsäure hemmen. Ich würze meine Minztees gerne mit ein wenig Schwarznessel, die Japaner würzen damit ihre Sushi-Gerichte.

Süßholz (*Glycyrrhiza glabra*). Wie Schwarznessel enthält auch Süßholz mehrere Xanthinoxidase-Hemmer, aber in weitaus geringeren Konzentrationen. Dennoch ist eine Kombination aus Schwarznessel und Süßholz interessant, und die beiden Kräuter könnten zusammen sogar noch besser wirken.

Safranwurz (*Curcuma longa*). Eine Substanz in Safranwurz oder Kurkuma, das Kurkumin, hemmt, ähnlich wie Azetylsalizylsäure und Ibuprofen (allerdings ein wenig schwächer), die Synthese der sogenannten Prostaglandine im Körper, die für das Schmerzgeschehen zuständig sind. In hohen Dosen stimuliert Kurkuma den Körper zur Freisetzung von körpereigenem Kortison, das eine stark wirksame entzündungshemmende und schmerzlindernde Substanz ist.

In Indien wird Safranwurz geradezu verehrt und häufig in Currygerichten verwendet. Wenn Sie mich fragen, ist das ist ein besonders angenehmer Weg, eine Medizin zu schlucken. Sie können sich auch einen Kurkumatee zubereiten oder – noch einfacher – Kapseln einnehmen.

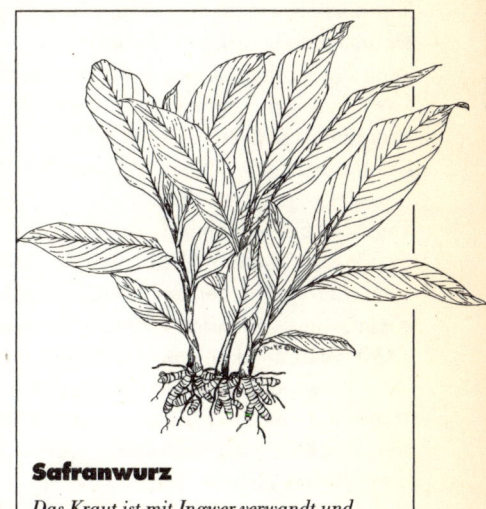

Safranwurz

Das Kraut ist mit Ingwer verwandt und stammt wahrscheinlich aus Ostindien.

🌱 **Avocado (*Persea americana*).** Meine botanischen Freunde am Amazonas sind überzeugt, daß Avocados bei der Behandlung einer Gicht hilfreich sind, da die Frucht erwiesenermaßen den Harnsäurespiegel im Blut senkt.

Mir ist leider keine wissenschaftliche Veröffentlichung bekannt, die diese Annahme untermauert, aber ich hege großen Respekt vor dem Kräuterwissen der Amazonasbewohner, und Avocados sind zumindest sehr lecker. Das ist doch ein guter Grund, ab und zu eine Avocado auf den Speiseplan zu setzen. Aber bitte tun Sie nicht zuviel des Guten, da Avocados ziemlich kalorienhaltig sind.

🌱 **Uncaria (*Uncaria*, verschiedene Spezies).** Als ich mich einmal am Amazonas aufhielt, wurde ich von einem Gichtanfall überrascht, trug jedoch meine verschreibungspflichtigen Medikamente, die ich normalerweise während solch einer Krise einnehme, nicht bei mir. Ich hatte aber ein paar Uncaria-Tabletten dabei – ein Kraut, das entzündungshemmende Eigenschaften hat.

Ich nahm zwei Tabletten. Keine Linderung. Ich versuchte es mit vier Tabletten. Wieder kein Erfolg. Nach der Einnahme von sechs Tabletten begann ich eine gewisse Wirkung zu spüren, aber erst nach fast einem Dutzend Pillen konnte ich ungefähr die gleiche Wirkung wie mit meinem normalen Medikament erzielen. Natürlich werfe ich meine rezeptpflichtigen Tabletten nicht wegen Uncaria weg, aber bei einem Notfall würde ich das Kraut sofort wieder verwenden. Vor allem in den Vereinigten Staaten wird das Kraut weithin verkauft und mir ist nur ein Bericht von einer Nebenwirkung nach der Einnahme des Krautes bekannt.

🌱 **Kirsche (*Prunus*, verschiedene Spezies).** Viele Menschen behaupten, daß sie einen Gichtanfall durch den täglichen Genuß von 250 Gramm Kirschen (frisch oder aus dem Glas) abwehren könnten. Ich habe zum Beispiel einen Freund, der überzeugt ist, sich die Gichtanfälle mit Hilfe von Traubenkirschen vom Leib halten zu können. Diese Therapie wurde nie wissenschaftlich überprüft, aber da so viele Menschen darauf schwören, ist sie sicherlich einen Versuch wert. (Es gibt allerdings einen Nachteil: So viele Kirschen sind ziemlich teuer und übersteigen mitunter den Eigenanteil für verschriebene Medikamente). Andere Patienten ziehen übrigens Erdbeeren vor.

Ich würde meinem Kirschcocktail eine Chance geben: Das ist eine Mischung aus Kirsch-, Ananas-, Erdbeer- und Heidelbeersaft, der mit ein wenig Süßholz und reichlich Ingwer sowie Kurkuma gewürzt wird.

🌱 **Teufelskralle (*Harpagophytum procumbens*).** Verschiedene Veröffentlichungen geben Hinweise darauf, daß dieses auch unter dem Namen Trampelklette bekannte Kraut den Harnsäurespiegel senkt und entzündungshemmend wirkt, was bei der Behandlung einer Gicht natürlich von Vorteil ist. Andere Untersuchungen kamen zu dem Ergebnis, daß es zur Linderung arthritischer Erkrankungen beiträgt, und Gicht ist schließlich eine Arthritisform.

Leider basieren die Untersuchungen auf Injektionen eines Kräuterextraktes, und Injektionen werden direkt in das Blut aufgenommen, ohne vorher den Magen passieren zu müssen. Das Kraut verliert im Magen an Wirkstoffen, deshalb kann ich nichts über die Wirksamkeit (oder Unwirksamkeit) des Krautes in Form von Tee oder Kapseln (zum Beispiel Harpagoforte ASmedic®) sagen. Ich denke jedoch, einen Versuch ist das Kraut allemal wert.

❧ **Hafer (*Avena sativa*).** Man sagt Tees, die aus den kieselsäurereichen grünen oberirdischen Teilen der Haferpflanze gekocht sind, eine diuretische Wirkung nach, die den Harnsäurespiegel im Blut senken soll. (Ein Diuretikum ist übrigens ein Wirkstoff, der überflüssiges Wasser aus dem Körper schwemmt.) Wenn meine anderen natürlichen Annäherungen scheitern würden, würde ich es damit versuchen.

❧ **Olive (*Olea Europa*).** Der entwässernde Ruf von Oliven kann bis zur Bibel zurückverfolgt werden. Im Jahre 1993 konnte ein japanischer Wissenschaftler zeigen, daß etwa vier Tassen Olivenblättertee pro Tag die Harnsäurespiegel im Blut senkten und im Urin erhöhten. Ich würde nicht zögern, das selbst auszuprobieren.

❧ **Ananas (*Ananas comosus*).** Ananas enthält Bromelaine, ein Enzym, das den Eiweißabbau unterstützt. Naturheilpraktiker empfehlen häufig reines Bromelaine, das in verschiedensten Präparaten in der Apotheke erhältlich ist und sowohl Entzündungen als auch Schwellungen lindert.

Bromelaine hilft sicherlich, wenn es direkt in geschwollenes Gewebe gespritzt wird, die Wirkung nach der Einnahme von Tabletten oder Kapseln wird jedoch kontrovers diskutiert. Dennoch ist Bromelaine wohl einen Versuch wert. Meine bevorzugte Methode, um an Bromelaine zu kommen, ist ein Glas Ananassaft.

❧ **Große Brennessel (*Urtica dioica*).** Eine wissenschaftliche Studie kam zu dem Ergebnis, daß Brennesseln – zumindest bei Enten – die Harnsäureausscheidung fördern. Die im Versuch eingesetzten Tiere hatten niedrigere Blutwerte, nachdem ihnen ein Brennesselsaft verabreicht worden war. Wenn meine große Zehe das nächste Mal schmerzt, werde ich Brennesseltee in meinen Behandlungsplan aufnehmen.

❧ **Weide (*Salix*, verschiedene Spezies).** Weidenrinde ist das pflanzliche Äquivalent der Azetylsalizylsäure, da sie die sogenannten Salicylate enthält, aus denen letztendlich Azetylsalizylsäure hergestellt wird.

Wie Azetylsalizylsäure kann auch ein Weidenrindentee Schmerzen und Entzündungen lindern. Einige Untersuchungen geben übrigens Hinweise darauf, daß Salicylate zudem die Harnsäurespiegel senken. Nehmen Sie zwei Teelöffel Weidenrinde pro Tasse mit kochendem Wasser und lassen Sie den Tee 20 Minuten lang köcheln. (Wenn Sie gegen Azetylsalizylsäure allergisch sind, dann sollten Sie auch keine Kräuter einnehmen, die der Azetylsalizylsäure ähnliche Substanzen enthalten.)

Gingivitis

Die Indianer Nordamerikas verwendeten Blutwurz als Antiseptikum für die Mundhöhle. Die moderne Wissenschaft hat gezeigt, daß diese uralte Praxis tatsächlich einen soliden wissenschaftlichen Hintergrund hat. Die rote Wurzel des Krauts – von der auch der Name der Pflanze abstammt – enthält die antiseptische Substanz Sanguinarin. Diese Substanz wird mittlerweile einigen Produkten für die Mundhygiene (zum Beispiel Viadent®, Terio-Gard®) zugesetzt und hat die erstaunliche Fähigkeit, die bakterielle Plaquebildung zu reduzieren.

Das ist eine ziemliche wirkungsvolle Form der Zahnpflege, denn Bakterien, die Zahnbeläge bilden, verursachen Erkrankungen des Zahnfleisches, die sogenannte Gingivitis. Deshalb sind alle Methoden, die Zahnbeläge loszuwerden, wirklich gute Mittel, Zahnprobleme zu vermeiden.

Das sind die Fakten. Ich mußte mich jedoch einer Diskussion stellen, als ich für eine stärkere Verwendung von Blutwurz in Zahnpasta und Mundspülungen plädierte. Als ich einen Artikel, der sich für Blutwurz aussprach, an eine Zeitschrift über Wildblumen einschickte, sandte der Herausgeber die Veröffentlichung zur Begutachtung an einen führenden pflanzenkundigen Zahnarzt, der Pflanzen der ganzen Welt auf ihre Tauglichkeit zur Behandlung von Zahn- und Zahnfleischproblemen hin untersucht. Dieser Mann empfahl, die Veröffentlichung des Artikels abzulehnen. Da diese Reaktion völlig überraschend für mich kam, stellte ich ein paar eigene Nachforschungen an. Offensichtlich war mein Gutachter eifrig dabei, Werbung für ein anderes antiseptisches Kraut für die Mundhöhle, Neemkraut (*Azadiracta indica*), zu machen, und deshalb völlig gegen Blutwurz eingenommen.

Der Zahnarzt erklärte, daß der aktive Wirkstoff von Blutwurz, das Sanguinarin, Krebs und Glaukome verursacht, was mir eine ziemliche Übertreibung zu sein scheint. Sanguinarin ist weniger giftig und wahrscheinlich weniger karzinogen (möglicherweise krebsverursachend) als Koffein. Und nicht nur das, wenn die Substanz in Mundspülungen und Zahnpasten verwendet wird, spuckt man sie sowieso wieder aus und schluckt sie nicht. Es fällt mir schwer zu glauben, daß Sanguinarin sehr schädlich sein könnte – zumindest unter diesen Umständen.

Ich habe sanguinarinhaltige Zahnpasta verwendet – ohne Angst, möchte ich hinzufügen. Ich finde, daß sowohl Blutwurz als auch Neemkraut erhältlich sein sollten, aber persönlich ziehe ich Sanguinarin vor. (Neemhaltige Zahnpasten sind zum Beispiel unter dem Produktnamen Duromed Neem® erhältlich).

Zahnfleischpflege

Der Begriff *Gingivitis* bedeutet 'Zahnfleischentzündung' und verursacht Schwellungen, Rötungen, eine Veränderung der normalen Zahnfleischkonturen, wäßrige Sekretionen (Absonderungen) und Blutungen. In schwereren Fällen entsteht daraus eine Pyorrhö, das heißt eine eitrige Degeneration des Zahnfleisches, in dem die Zähne verankert sind. Heutzutage werden Gingivitis und Pyorrhö unter der Bezeichnung Paradontose zusammengefaßt – ein Problem, mit dem man mehr oder weniger häufig zu tun hat, wenn man älter wird.

Schätzungen zufolge leiden etwa 10 Prozent der 15jährigen unter einer milden Gingivitisform, wohingegen diese Zahl bei den 20jährigen auf 38 Prozent ansteigt. Mit 50 Jahren leidet etwa jeder Zweite unter einer Gingivitis. Personen, die die Zähne nicht putzen, keine Zahnseide verwenden und keine regelmäßige Zahnvorsorge vornehmen lassen, tragen natürlich das größte Risiko. Aber man kann eine Gingivitis selbst dann bekommen, wenn man mit Zahnbürste und Zahnseide arbeitet, weil man mit diesen Maßnahmen nicht die tief sitzenden Taschen zwischen Zahn und Zahnfleisch, die die Bakterien beherbergen, erreicht. Für diese Bereiche braucht man daher ein wenig zusätzliche Hilfe.

Grüne Apotheke für Gingivitis

Die Zahnärzte behandeln eine Gingivitis, indem sie die tiefen Taschen mit einem Antiseptikum ausspülen. Wenn Sie für Ihre Zahnpflege eine Alternativroute einschlagen möchten, habe ich einige Kräuter für Sie, die Ihnen dabei behilflich sein können.

Blutwurz (*Sanguinaria canadensis*). Meine Begeisterung für Sanguinarin, die in Blutwurz enthaltene Substanz, wird durch viele ausgezeichnete Studien gestützt. Die Forschung hat gezeigt, daß Sanguinarin eine milde Wirkung gegen verschiedene in der Mundhöhle ansässige Bakterienarten zeigt und daß es ferner innerhalb von nur acht Tagen die Menge an Zahnbelägen in der Mundhöhle reduziert.

Wenn Sie es mit dem Kraut versuchen möchten, dann suchen Sie auf den Packungsaufschriften von Zahnpasten und Mundspülungen nach dem Bestandteil. Sanguinarin ist nicht nur in rezeptfreien Produkten (zum Beispiel Viadent®) enthalten, manche Zahnärzte verwenden Blutwurzextrakte auch zur Behandlung von Parodontose.

Kamille (*Matricaria recutita*). Die Kommission E stuft Kamille als wirksame Gurgellösung oder Mundspülung zur Behandlung einer Gingivitis ein. Kamille enthält mehrere entzündungshemmende und antiseptische Substanzen.

Man kann mit Kamille eine Gingivitis nicht nur behandeln, sondern der Krankheit damit auch vorbeugen. Nehmen Sie zwei bis drei Teelöffel des Krauts pro Tasse mit kochendem Wasser und lassen Sie den Tee 10 Minuten lang ziehen, bevor Sie die Kamille abseihen. Trinken Sie den Tee nach den Mahlzeiten oder verwenden Sie den Sud als Mundspülung. Manche kräuterkundigen Zahnärzte warnen vor Kamille, weil das Kraut zur Familie der Korbblütengewächse gehört und bei einigen Menschen allergische Reaktionen fördern kann. (Solche Fälle sind meiner Erfahrung nach jedoch extrem selten.) Wenn Sie tatsächlich eine allergische Reaktion bemerken – Juckreiz oder sonstige Beschwerden, dann beenden Sie die Behandlung mit dem Kraut.

Sonnenhut (*Echinacea*, verschiedene Spezies). Der Botaniker und Buchautor Christopher Hobbs (*siehe Anhang*) empfiehlt Echinacea neben vielen anderen Krankheiten zur Behandlung einer Gingivitis. Das Kraut wirkt antibakteriell und immunstimulierend. Geben Sie ein oder zwei Pipetten einer Echinaceatinktur zu Ihren Anti-Gingivitis-Tees oder Mundspülungen. (Echinacea kann auf der Zunge prickeln oder vorübergehend ein taubes Gefühl verursachen. Diese Nebenwirkung ist jedoch harmlos.)

Süßholz (*Glycyrrhiza glabra*). Süßholz versüßt das Leben, ohne Karies oder Gingivitiden zu verursachen. Nehmen Sie die Wurzel statt Zucker oder Honig für Ihren Tee. Süßholz hat zudem einen hohen Gehalt an Magnesium und Glycyrrhicin. Einige Studien geben Hinweise darauf, daß diese Substanz Zahnfleischentzündungen und Zahnsteinbildung kontrollieren hilft.

Süßholz und seine Extrakte sind bei vernünftiger Anwendung in moderaten Mengen – das heißt bis zu drei Tassen pro Tag – unbedenklich. Die längerfristige Anwendung oder die Einnahme sehr hoher Dosen kann jedoch Kopfschmerzen, Antriebslosigkeit (Lethargie), Natrium- und Wasser-

retention (Speicherung) sowie einen übermäßigen Kaliumverlust nach sich
ziehen.

**Portulak (*Portulaca oler-
acea*).** Magnesium- und Vitamin-C-
reiche Nahrungsmittel wurden schon
häufig zur Behandlung von Zahnfleischentzündungen empfohlen. Da
ich ein großer Fan von Portulak,
einem Vewandten des Spinat bin,
kann ich nicht anders – ich muß
Portulak einfach als gute Magnesiumquelle erwähnen. Verschiedene
andere Pflanzen, darunter Koriander,
Augenbohnen, Löwenzahn, Süßholzwurzel, grüne Salatblätter, Mohnsamen, Spinat, Brennesselblätter
und Fisolen, haben ebenfalls einen
hohen Magnesiumgehalt aufzuweisen.

Das bringt mich zu meinem
Magnesium-Mix-Salat: Für seine Zubereitung mischen Sie die folgenden
Zutaten: Löwenzahn, Brennessel-
blätter, frischen Portulak und Blattspinat. (Sie sollten bei der Ernte der
Brennesseln Handschuhe tragen, die fusseligen Brennhärchen brennen
jedoch nicht mehr, wenn die Blätter gekocht werden.)

Salbei (*Salvia officinalis*). Die rauhen Salbeiblätter haben in Europa
eine lange Tradition als Heilkraut. Man reibt Zahnfleisch und Zähne mit
dieser stimulierenden 'Zahnpasta' ein. Ich habe die Methode schon selbst
ausprobiert, und sie scheint – dank der adstringierenden Tannine und
mehrerer im Salbei enthaltenen aromatischen und antiseptischen Substanzen
– zu wirken. Der hierzulande wildwachsende Salbei ist jedoch für Arznei-
zwecke nicht zu gebrauchen, da die darin enthaltenen ätherischen Öle in zu
geringer Konzentration enthalten sind. Die Arzneipflanze kann aber im
eigenen Garten kultiviert und die Blätter für medizinische Zwecke verwendet
werden. Möglicherweise ist Salbeitee genauso wirksam wie kommerziell
erhältliche Sanguinarin-Zahnpasta.

Moderne Forschungen bestätigen die volkstümliche Verwendung von
Salbei als Heilpflanze. Die Kommission E, das Phytotherapie-Expertengremium des deutschen Bundesgesundheitsministeriums, empfiehlt, zwei bis

Süßholz (*Glycyrrhiza*)

*Bereits mittelalterliche Kräuterheiler
verwendeten das Kraut, das heutzutage gerne
zur Linderung von Erkältungen,
Halsschmerzen, Geschwüren und Zahnfleischentzündungen verwendet wird.*

drei Teelöffel getrocknete Salbeiblätter pro Tasse mit kochendem Wasser für einen Anti-Gingivitis-Tee zu nehmen. Sie sollten jedoch nicht zuviel von dem Tee trinken: Salbei enthält eine deutliche Menge Thujon, das in sehr hohen Dosen Krämpfe auslösen kann.

Teestrauch (*Camellia sinensis*). Wie Salbei wirkt auch schwarzer Tee adstringierend, was bei der Abwehr von Bakterien hilft, die für Zahnverfall und Gingivitiden verantwortlich sind. Tee enthält außerdem mindestens fünf antibakteriell wirksame Komponenten. Süßen Sie den Tee mit Süßholz.

Ringelblume (*Calendula officinalis*). Mit ihren antibakteriellen, antiviralen und immunstimulierenden Eigenschaften sind Ringelblumenextrakte womöglich auch bei der Behandlung einer Gingivitis sinnvoll. Wenn Sie unter Heuschnupfen leiden, sollten Sie jedoch beim Umgang mit Kamillenprodukten ein wenig Vorsicht walten lassen. Ringelblume gehört zur Familie der Korbblütengewächse und kann bei einigen Menschen mit Heuschnupfen allergische Reaktionen fördern. Wenn Sie tatsächlich eine allergische Reaktion bemerken – Juckreiz oder sonstige Beschwerden – dann beenden Sie die Behandlung mit dem Kraut.

Pfefferminze (*Mentha piperita*). Sie können sich nicht darauf verlassen, daß die in Zahnpasta enthaltene 'Pfefferminze' irgend etwas für die Vorbeugung einer Gingivitis leistet, da viele Produkte heutzutage künstliche Geschmacksstoffe beigemischt bekommen. Die echte Pfefferminze dagegen bekämpft die kariesverursachenden Bakterien.

Nehmen Sie zwei Teelöffel zerstoßene Pfefferminze pro Tasse mit kochendem Wasser und lassen Sie den Tee 10 Minuten lang ziehen. Den mit Süßholz verfeinerten Tee können Sie trinken oder als Mundspülung verwenden. Sie können auch statt dessen Minzkaugummis und Bonbons oder frische Minzblätter kauen.

Ratanhia (*Krameria triandra*). Die Kommission E empfiehlt die Anwendung der Ratanhia-Rinde zur Therapie von Gingivitiden. Wie Tee enthält das Krameriengewächs reichlich das adstringierend (zusammenziehende) und antiseptisch wirkende Tannin. Nehmen Sie einen Teelöffel des getrockneten Krauts pro Tasse mit kochendem Wasser. Sie können den Tee trinken oder als adstringierende Mundspülung verwenden.

Große Brennessel (*Urtica dioica*). Laut der Ergebnisse russischer Studien enthalten Brennesseln nicht nur Magnesium, Brennesseltee soll zudem antibakteriell wirken. Brennesselhaltige Mundspülungen und Zahnpasten reduzieren Zahnbeläge und Gingivitis, und die Wirkung wird durch die Zugabe von Wacholderbeeren noch verstärkt. Suchen Sie in Ihrer Drogerie nach Produkten, die beide Komponenten enthalten.

❧ **Myrtenheide (*Melaleuca*, verschiedene Spezies).** Das allgemein als Teebaumöl bekannte Öl dieser Pflanze ist ein wirksames Antiseptikum, und für viele Kräuterexperten ist es das Desinfektionsmittel der Wahl zur äußerlichen Anwendung. Wenn Sie zur Behandlung einer Gingivitis oder Mundfäule Teebaumöl verwenden, sollten Sie darauf achten, das Öl nicht zu schlucken.

Um gegen eine Gingivitis vorzugehen, geben Sie zwei, drei Tropfen Teebaumöl in ein Glas Wasser und spülen damit den Mund aus. Sie sollten Teebaumöl wie alle ätherischen Öle niemals innerlich anwenden. Viele dieser Öle sind nämlich ziemlich giftig, und bereits ein Teelöffel kann schlimme Folgen haben.

❧ **Brunnenkresse (*Nasturtium officinale*).** Der auf Kräuter spezialisierte Pharmakologe und Buchautor Dr. Albert Leung (*siehe Anhang*) erzählt, wie Brunnenkresse vor wenig mehr als 100 Jahren in China eingeführt wurde. Im China des 19. Jahrhunderts war der Name für San Francicso Gum-San, was übersetzt 'goldener Berg' bedeutet. Viele junge Männer machten sich auf zum goldenen Berg, um dort Glück und Wohlstand zu finden.

Sobald sie in San Francicso erst einmal angelangt waren, wurden sie zur Arbeit an der Eisenbahn verpflichtet, und viele Einwanderer starben an Tuberkulose. Laut Überlieferung entdeckten sie bei ihrer verzweifelten Suche nach Tuberkulosemitteln Brunnenkresse. Einige, die sich nach der Einnahme dieser Heilpflanze erholten, brachten das Geheimnis nach China mit. Sie kehrten mit ihren Ersparnissen und ein paar Samen der lebensrettenden Pflanze nach Hause zurück.

Heutzutage kaut man in Südchina Brunnenkresse zur Behandlung von schmerzendem Zahnfleisch. Wenn Sie den Geschmack von Brunnenkresse mögen, können Sie das Kraut gern zur Behandlung einer Gingivitis ausprobieren.

Grauer Star (Katarakt)

Vor einiger Zeit veröffentlichte ich einen Artikel mit dem Titel 'Katzenminze und Katarakt', in dem ich über das Kraut, das so viele Katzen unwiderstehlich finden und die Möglichkeit, daß es bei der Vorbeugung der weit verbreiteten – und möglicherweise zur Erblindung führenden – Augenerkrankung eine Rolle spielen könnte. Es war ein ziemlich spekulatives Werk, und ich ließ mich nicht zu irgendwelchen Versprechungen hinreißen.

Die Aussage ist immer noch rein theoretisch, aber mit der Zeit bin ich immer mehr davon überzeugt, daß Katzenminze drei Sternchen bei der Vorbeugung von Grauem Star verdient. Außerdem glaube ich, daß sich auch andere Kräuter Lorbeeren verdienen. Ich muß gleich zu Anfang sagen, daß Kräuter diese ernsthafte Augenerkrankung nicht heilen können. Jeder sollte sich beim ersten Anzeichen von grauem Star unverzüglich in ärztliche Hände begeben. Aber ich bin überzeugt, daß Kräuter helfen können.

Bewölkte Aussichten

Grauer Star (oder Katarakt) ist die Bezeichnung für verschattete Bereiche in der normalerweise durchsichtigen Linse des Auges. Etwa 20 Prozent der Weltbevölkerung – darunter meist ältere Menschen – leiden darunter. Auch hierzulande sind mehrere Millionen Bürger betroffen, und -zigtausend Patienten erblinden vollständig, bevor sie operiert werden.

In Deutschland sind knapp 5 Prozent der Menschen zwischen 65 und 74 Jahren betroffen. Diese Zahl steigt bei den über 75jährigen auf knapp 50 Prozent an. Die ersten schwachen Anzeichen dieser Erkrankung können jedoch bei 75 Prozent der Bevölkerung entdeckt werden.

Meist wird eine Katarakt chirurgisch behandelt – allein in den Staaten werden pro Jahr 500.000 Operationen durchgeführt. Die undurchsichtige Linse wird dabei herausgenommen und durch eine künstliche Linse ersetzt. Dadurch wird die Sehkraft normalerweise wieder hergestellt, aber die Behandlungskosten bewegen sich alljährlich in Milliardenhöhe.

Der Eintrübung vorbeugen

Früher dachten die Wissenschaftler, daß die Ursache für grauen Star ein hohes Alter in Kombination mit dem Pech, für die Krankheit empfänglich zu sein, wäre. Dann fiel den Forschern auf, daß bestimmte Personengruppen ungewöhnlich häufig eine Katarakt bekamen. Raucher haben ein sehr viel höheres Risiko, genauso wie Zuckerkranke und Patienten, die über eine längere Zeit Steroidmedikamente (Kortison) eingenommen haben.

Mittlerweile wissen wir, warum das so ist. Die Linse trübt ein, weil sie durch oxidative Vorgänge – biochemische Reaktionen, bei denen sich hoch reaktive Sauerstoffmoleküle innerhalb der Zellen verändern – geschädigt wird. Eine Untersuchung kam zu dem Ergebnis, daß zum Beispiel eine Gruppe von Frauen, die jeweils 30 Zigaretten pro Tag rauchten, ein um 60 Prozent erhöhtes Kataraktrisiko trug.

Kann man grauen Star irgendwie verhindern? Jawohl, mit Antioxidantien.

Antioxidantien sind Substanzen, die die Zellen vor Schädigungen durch freie Radikale (hoch reaktive Sauerstoffmoleküle) im Körper schützen. Vitamin A gehört zu den besten Antioxidantien. Man kann das Vitamin in Form von Karotinoiden wie zum Beispiel Beta-Karotin über die Nahrung zu sich nehmen. Auch Vitamin C und E sowie vitaminähnliche Flavoinoide und der Mineralstoff Selen sind Antioxidantien.

Verschiedene Studien haben belegt, daß eine Vitamin-E- und -C-reiche Ernährung bei der Vorbeugung vor grauem Star hilft. So kam zum Beispiel eine Untersuchung zu dem Ergebnis, daß die Einnahme von 1.000 Milligramm Vitamin C pro Tag die Entstehung einer Katarakt verlangsamen kann. Und damit bin ich wieder bei meinem Artikel über Katzenminze angelangt. Die Blätter des Krauts, aber auch die Blätter anderer Minzverwandten wie zum Beispiel Rosmarin, enthalten reichlich Vitamin C und E. Diese Vitamine können in einem Katzenminze-Tee oder einer anderen Teemischung wie meinem 'Katarakt-Tee' ausgezogen werden.

Neben Antioxidantien spielen anscheinend bei der Vorbeugung vor grauem Star die Spurenelemente Magnesium und Mangan eine Rolle. Enzyme, die diese Mineralstoffe enthalten, helfen beim Abtransport von Proteinen, die durch oxidative Reaktionen geschädigt wurden und zur Eintrübung der Linse beitragen. Katzenminze und andere Minzen enthalten übrigens beide dieser essentiellen Spurenelemente.

Schließlich und endlich sind Katzenminze und andere Minzen reich an den sogenannten Flavoinoiden, und mehrere Studien haben belegt, wie wichtig diese Flavoinoide sind.

Auch wenn die Flavoinoide erst kürzlich wegen ihrer Fähigkeiten gerühmt wurden, sind sie bereits vor Jahrzehnten identifiziert worden.

Der Wissenschaftler Albert Szent-Gyorgi, der 1928 das Vitamin C entdeckte, ist auch der 'Vater' der Flavoinoide, die er als Vitamin P bezeichnete.

Grüne Apotheke für Grauen Star

Es stehen eine ganze Reihe von Kräutern zur Vorbeugung einer Katarakt zur Verfügung.

Heidelbeeren (*Vaccinium myrtillus*). Bereits im Ersten Weltkrieg kauten die britischen Piloten vor ihren Kampfeinsätzen Heidelbeeren zur Schärfung der Sehkraft. Heidelbeeren haben viele botanische Verwandte, zum Beispiel Rauschbeeren, Preiselbeeren und Buckelbeeren. Ähnliche chemische Substanzen finden sich in anderen Fruchtsorten wie Brombeeren, Himbeeren, Trauben, Pflaumen und Süßkirschen. All diesen Früchten eilt der Ruf voraus, die Sehkraft zu unterstützen.

Jüngere Forschungen haben gezeigt, daß diese Früchte bestimmte Substanzen – die sogenannten Anthocyanoside – enthalten, die tatsächlich zur aktiven Sehkraft beitragen. Eine Gruppe italienischer Wissenschaftler konnte zeigen, daß eine Mischung der Anthocyanoisde aus Heidelbeeren und Vitamin E die Eintrübung der Linse bei bemerkenswerten 97 Prozent der Patienten mit grauem Star im Frühstadium aufhalten konnte.

Naturheilpraktiker empfehlen die Einnahme eines standardisierten Heidelbeerextraktes (mit einem Gehalt von 25 Prozent Anthocyanosiden) aus der Apotheke in einer Dosierung von dreimal täglich 80 bis 160 Milligramm. Bitte verlangen Sie hierfür die homöopathische Urtinktur Myrtillus.

Ich persönlich ziehe jedoch ein Schälchen Heidelbeeren vor, die meist leichter erhältlich sind als Rauschbeeren. Deutsche Kräuterexperten empfehlen ferner Heidelbeertees, die aus vier bis acht Eßlöffeln zerstoßener Beeren gekocht werden.

Echte Katzenminze (*Nepeta cataria*). Ich bin nicht bereit zu der Aussage, daß ein Tee aus Katzenminze grauem Star garantiert vorbeugen kann. Ich bin jedoch überzeugt, daß zwei Tassen Katzenminze- (oder Minz-)tee pro Tag Ihr Risiko für diese Erkrankung deutlich senken sollten.

Ein heißer Tee aus Katzenminze im Winter oder ein geeister Tee aus Katzenminze im Sommer sind eine wahre Köstlichkeit. Neben der Kataraktvorbeugenden Eigenschaften ist dieses Kraut übrigens ein leichtes Beruhigungs-

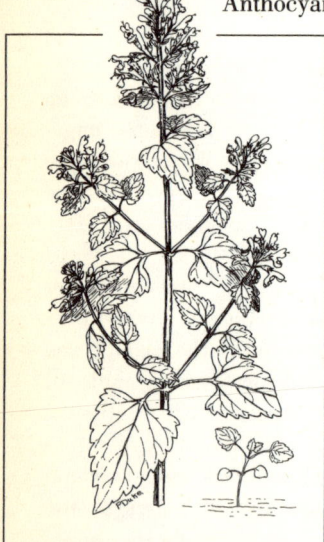

Echte Katzenminze

Katzenminze ist ein Mitglied der Minzfamilie und verströmt als Kräutertee ein typisches Aroma.

Karotinoidkur

Wenn Sie eine außergewöhnliche Methode suchen, um viele der augen-schützenden gelben Gemüsesorten zu genießen, dann ist dieses Rezept unübertroffen. Es eignet sich zum Beispiel gut für ein Erntedankfest, und gerade ältere Menschen, die unter den ersten Anzeichen von grauem Star leiden, werden sich für diesen Tip besonders interessieren.

450 Gramm Kürbis aus der Dose
2 Orangen, fein geschnitten
375 Milliliter rosa Grapefruitsaft
125 Gramm Möhren, fein geschnitten
125 Gramm Süßkartoffeln, fein geschnitten
2 Teelöffel geriebene Schale einer ungespritzten Orange
1 Prise Salz
1 Prise Paprika
1 Prise Kurkuma
Zucker (nach Belieben)
1 Teelöffel Kokosraspel

Geben Sie die ersten neun Zutaten in einen großen Topf. Bei mittlerer Hitze aufkochen lassen, zudecken und 20 Minuten lang leicht köcheln lassen, bis das Gemüse gar ist.

Mischung portionsweise in einen Mixer geben und pürieren. Püree in den Topf zurückgießen, und nach Belieben mit ein wenig Zucker abschmecken. Wenn die Suppe zu dünnflüssig ist, dann solange kochen lassen, bis die gewünschte Konsistenz erreicht ist. Mit Kokosraspeln garniert servieren.

ERGIBT 6 PORTIONEN

mittel, so daß Sie sich wahrscheinlich nicht nur weniger Sorgen wegen des grauen Stars machen werden, sondern sich auch allgemein unbeschwerter fühlen könnten.

Rosmarin (*Rosmarinus officinalis*). Hier haben wir einen Verwandten der Katzenminze, der mehr als ein Dutzend Antioxidantien und mindestens vier weitere Wirkstoffe gegen grauen Star enthält. Deshalb habe ich das Kraut in meinen 'Katarakt-Tee' aufgenommen. Ich empfehle ferner, beim Kochen nicht mit Rosmarin zu sparen. Besonders zu empfehlen ist das Kraut für Bratkartoffeln und Geflügelgerichte.

Brasilnuß (*Bertholettia excelsa*). Diese Nüsse haben einen hohen Gehalt an Vitamin E und dem Spurenelement Selen aufzuweisen, das die antioxidativen Vorzüge von Vitamin E noch fördert. Die Selenspiegel in den Augenlinsen von Patienten mit grauem Star betragen häufig nur 15 Prozent der Normwerte. Das läßt den Schluß zu, daß Selensupplemente oder der Verzehr selenreicher Brasilnüsse bei der Vorbeugung einer Katarakt nützlich sein könnten. Zumindest könnte man womöglich das Fortschreiten der Erkrankung verlangsamen. Die durchschnittliche Brasilnuß enthält übrigens den offiziell empfohlenen Tagesbedarf an Selen.

✎ **Möhre (*Daucus carota*).** Es gibt zahlreiche Überlieferungen, daß Möhren gut für die Sehkraft sind. Und wie sich herausstellte, handelt es sich hier um mehr als nur Anekdoten. Ein Wissenschaftler des pharmazeutischen Konzerns Hoffman-La Roche zitiert mehr als 30 Veröffentlichungen mit der Aussage, daß Karotinoide bei der Vorbeugung der drei großen, von ihm als 'K-Krankheiten' – Krebs, Katarakt und Kreislauferkrankungen – bezeichneten Beschwerden helfen. Karotinoide (einschließlich Beta-Karotin) sind übrigens für die orange-gelbe Farbe von Möhren verantwortlich.

Diese Schlußfolgerung wird ferner durch eine jahrzehntelange Untersuchung aus Harvard (USA) gestützt, die zu dem Ergebnis kam, daß das Risiko für Krebs, Katarakt und Kreislauferkrankungen durch die Einnahme von 50 Milligramm Karotinoiden alle zwei Tage deutlich gesenkt werden kann.

Man muß etwa sieben große Möhren essen, um 50 Milligramm Karotinoide zu erhalten. Wenn Sie jedoch lieber keine Karotten knabbern, können Sie es mit meiner Karotinoidkur versuchen – oder einfach mehr Orangen sowie gelbes und dunkelgrünes Obst und Gemüse verspeisen, weil darin viele Karotinoide enthalten sind.

✎ **Zwiebel (*Allium cepa*).** Zwiebeln sind eine der besten Quellen für Quercetin, eine Substanz, die sich in Untersuchungen als hilfreich bei der Vorbeugung von grauem Star bei zuckerkranken Patienten erwiesen hat. Ich bin überzeugt, daß man damit allen Kataraktformen vorbeugen kann, auch wenn es noch keine wissenschaftlichen Beweise dafür gibt.

Es ist in jedem Fall eine gute Idee, mehr Zwiebeln zu essen. Wenn Sie Eintopfgerichte und Suppen zubereiten, sollten Sie beim Kochen die Zwiebeln nicht schälen, damit soviel Quercetin wie möglich in die Gerichte gelangt. Werfen Sie die Zwiebelschale erst kurz vor dem Servieren weg.

✎ **Portulak (*Portulaca oleracea*).** Portulak enthält großzügige Mengen von allen Substanzen, die grauem Star vorbeugen helfen – Vitamin C, Vitamin E, Karotinoide und andere potente Antioxidantien, allem voran eine Substanz, die als Glutathion bezeichnet wird. Schon eine halbe Tasse frischer Portulak enthält gesunde Mengen an Beta-Karotin sowie Vitamin C und E.

Oft ist es nicht leicht, frischen Portulak zu bekommen, Sie können die Pflanze jedoch im kommenden Frühjahr im eigenen Garten ziehen. Ich habe vor kurzem ein großes Beet Portulaksamen im Hauptbereich meines Gartens ausgesät. Ich werde für den Rest des Jahres Portulak in Suppen und Salaten oder wie Spinat zubereitet essen.

Safranwurz (*Curcuma longa*). Safranwurz oder Kurkuma hat nicht nur reichlich Vitamin C, E und Karotinoide aufzuweisen, das Gewürz enthält zudem viele weitere Antioxidantien. Safranwurz ist eine der wichtigsten Zutaten bei Currymischungen. Experimentieren Sie beim Kochen damit herum.

Katarakt-Tee

Möchten Sie Ihre Sehkraft gerne schützen, wenn Sie älter werden? Gewöhnen Sie sich an, diesen Tee täglich zu genießen, dann erfüllen Sie sich wahrscheinlich diesen Wunsch.

Bringen Sie 2 Liter Wasser zum Kochen. Nehmen Sie den Topf von der Hitze und geben Sie jeweils eine Handvoll Katzenminze, Rosmarin und Melisse (auch als Zitronenkraut oder Frauenwohl bekannt) in das Wasser. Fügen Sie einige Teelöffel geraspelten Ingwer und ein oder zwei Prisen Safranwurz dazu. Lassen Sie den Tee 20 Minuten ziehen, und trinken Sie den Tee warm oder kalt mit Zitronensaft und Honig verfeinert.

Gemeiner Kapernstrauch (*Capparis spinosa*). Meine eigenen Nachforschungen, die ich zusammen mit dem Molekularbiologen Dr. Stephen Beckstrom-Sternberg am US-Landwirtschaftsministerium vorgenommen habe, ergaben, daß Kapern eine sehr reichhaltige Quelle für kataraktvorbeugende Substanzen, die sogenannten Aldose-Reduktase-Hemmer sind. Verwenden Sie Kapern deshalb stets, wenn Sie Ihren Gerichten einen besonders gesunden Hauch verleihen wollen.

Ingwer (*Zingiber officinale*). Ingwer ist eine weitere gute Quelle für Antioxidantien. Das Gewürz verfeinert außerdem meinen 'Katarakt-Tee'.

Grüner Star (Glaukom)

Glaukome sind die vorherrschende Ursache von Blindheit. In der Regel entsteht die Krankheit nach dem 40. Lebensjahr und häuft sich mit zunehmendem Alter. Dazu wieder ein Beispiel aus den Vereinigten Staaten: etwa 3 Prozent der Amerikaner über 65 Jahren sind an grünem Star erkrankt – das sind umgerechnet etwa 22 Millionen Menschen, von denen 60.000 völlig erblindet sind.

Glaukome gehören zu einer Gruppe von Augenerkrankungen, bei denen sich der Druck im Inneren des Auges erhöht. Das Problem entsteht, wenn der Abflußmechanismus für die Augenflüssigkeit (das sogenannte Kammerwasser) behindert wird. Der dadurch entstandene erhöhte Druck schädigt den Sehnerv, und im Gesichtsfeld entstehen sogenannte blinde Flecken (man kann dann zum Beispiel auf einem Uhrzeigerblatt die Zahl '3' nicht sehen).

Neben diesen blinden Flecken können bei grünem Star folgende Symptome auftreten: verschwommene Sicht, Verlust der Fernsicht, ein 'Heiligenschein' um Lichtquellen, sowie schmerzende und gerötete Augen. Man kann die Krankheit gut in den Griff bekommen, wenn sie erst einmal diagnostiziert und behandelt wird. Das Problem besteht in der unentdeckten und unbehandelten Krankheit, die zur Erblindung führen kann. Um bei unserem Beispiel aus den Staaten zu bleiben: Schätzungen zufolge leiden etwa 500.000 Amerikaner an einem nicht erkannten Glaukom.

Grüner Star ist eine ernsthafte Erkrankung, und wirklich jeder, vor allem aber Personen, in deren Familie die Krankheit bereits vorkam, sollten sich regelmäßig den Augendruck messen lassen. Jeder Patient mit einem Glaukom *muß* sich in ärztlicher Behandlung befinden. Die Ursache bleibt weiterhin unklar, aber offensichtlich wird eine Neigung zur Krankheit vererbt.

Schulmediziner behandeln grünen Star meist mit verschiedenen Medikamenten, die den Druck im Auge senken, und viele davon stammen von Kräutern ab. Bei einigen Patienten muß der Druck operativ gesenkt werden, indem die Abflußgänge im Auge erweitert werden.

Grüne Apotheke für Glaukome

Es gibt eine Vielzahl von Kräutern, die wahrscheinlich bei grünem Star wirksam sind.

➤➤➤Jaborandistrauch (*Pilocarpus*, verschiedene Spezies). Einer der Standardwirkstoffe zur Therapie von Glaukomen, Pilocarpin, stammt von diesem sehr giftigen, in Süd-amerika heimischen tropi-schen Strauch ab. Schon lange vor der Ankunft der spani-schen Entdecker wurde der Jaborandistrauch viel in der traditionellen Medizin ver-wendet, und auch die Spanier lernten die Heilpflanze bald zu schätzen.

Bereits im Jahr 1648 ver-wiesen spanische Naturheil-praktiker auf die Möglichkeit, mit diesem Kraut Augener-krankungen zu behandeln. Pilokarpin wurde schließlich 1875 aus dem Jaborandi-strauch isoliert und 1930 synthetisiert.

Da Pilokarpin den Druck im Auge senkt, wird es gern zur Behandlung verschiedener Glaukomerkrankungen in Form von Augentropfen ver-schrieben. Die Wirkung tritt bereits nach 15 Minuten ein und schützt das Auge etwa 24 Stunden lang. Wahrscheinlich werden Patienten mit grünem Star, die Pilokarpin verwenden, heutzutage in der Regel synthetische Produkte kaufen, aber dennoch stammt dieses Standardmedikament ursprünglich von Kräutern ab.

Rauch für die Augen

Menschen, die für die Legalisierung von Haschisch für medizinische Zwecke plädieren, argumentieren häufig, daß das Rauschgift zur Behandlung von grünem Star geeignet ist – und das mit gutem Grund. Marihuana (*Cannabis sativa*) senkt offensichtlich den Druck der Flüssigkeiten im Auge.

Natürlich ist der Anbau der Droge gesetzlich verboten, und ich würde die Verwendung von Rauschgift keinesfalls empfehlen. Über die Wirksamkeit von Marihuana zur Langzeitbehandlung von grünem Star läßt sich aufgrund der unzureichenden Forschungen zu diesem Thema nichts sagen.

Vielleicht werden in Zukunft dies-bezügliche Untersuchungen laufen, und möglicherweise 'verschreiben' die Ärzte das Rauschgift irgendwann. Aber die Glaukomtherapie ist nicht die einzige medizinische Verwendung dieses Krautes. Es kann auch die Neben-wirkungen einer Krebs-Chemotherapie lindern, vor allem die Übelkeit.

٭٭ Vitamin-C-haltiges Obst und Gemüse. Viele Studien haben belegt, daß Vitamin C den Augendruck senkt. Gute Quellen für Vitamin C sind zum Beispiel Paprikaschoten, Brokkoli, Kohl, Zitrusfrüchte, Rosenkohl, Guave, Grünkohl, Petersilie und Erdbeeren.

Ernährungsexperten und Naturheilpraktiker empfehlen häufig die Ein-nahme von Supplementen mit Vitamin C, wobei die Empfehlungen zwischen 2 und 35 Gramm pro Tag schwanken. Manche Menschen bekom-men bereits Durchfall, wenn sie 1.200 Milligramm Vitamin C einnehmen,

Augen auf beim Zahnpastakauf

Hier haben wir ein Kraut, das Glaukompatienten oder Personen, in deren Familie grüner Star bereits vorkam, meiden sollten. Es gibt Hinweise darauf – die zwar nicht zwingend, aber dennoch erwähnenswert sind –, daß die Einnahme von Sanguinarin, einem Bestandteil von Blutwurz – möglicherweise zu einem Glaukom beiträgt.

Sie treffen am wahrscheinlichsten bei Zahnpasten und Mundspülungen (zum Beispiel Viadent®) auf die Substanz, da dieses Kraut sich ganz ausgezeichnet zur Vorbeugung vor Zahnfleischerkrankungen eignet. Meist ist jedoch eher die Bezeichnung 'Sanguinarin' als der Name des Krautes auf der Packung angegeben.

Ich glaube nicht, daß das Risiko sehr hoch ist, schließlich schluckt man ja weder Zahnpasta noch Mundwasser. Aber wenn Sie sich wegen eines Glaukoms sorgen, sollten Sie die Bedenken bezüglich Blutwurzkraut kennen.

deshalb empfehle ich, zunächst bei einer geringen Dosis zu bleiben. Wenn Sie höhere Mengen einnehmen möchten, sollten Sie die Erlaubnis Ihres Arztes einholen. Wenn ich selbst oder ein Familienmitglied grünen Star hätte, würde ich Vitamin-C-Supplemente einnehmen.

Buntnessel (*Coleus forskohlii*). Dieses Kraut enthält die augendrucksenkende Substanz Forskolin. In Studien konnte belegt werden, daß Augentropfen mit Forskolin den Druck im Auge innerhalb von nur einer Stunde deutlich senken konnten. In diesen Untersuchungen war die maximale therapeutische Wirkung nach zwei Stunden erreicht und hielt mindestens fünf Stunden an. Dieses Kraut ist keine Pflanze für eine Therapie auf eigene Faust, aber wenn Sie grünen Star haben und Forskolin verwenden, dann interessiert es Sie wahrscheinlich, daß Sie ein Medikament vor sich haben, das von einem Kraut abstammt.

Oregano (*Origanum vulgare*). Keine wissenschaftliche Veröffentlichung scheint besondere Empfehlungen für die Vorbeugung geben zu können, deshalb finden Sie diese Informationen vielleicht besonders interessant, wenn in Ihrer Familie Glaukome vorgekommen sind.

Naturheilpraktiker empfehlen, zur Vorbeugung vor grünem Star viele Nahrungsmittel zu essen, die Antioxidantien enthalten. Antioxidantien sind Substanzen, die die Zellen vor Schädigungen durch natürlich vorkommende freie Radikale (hoch reaktive Sauerstoffmoleküle) im Körper schützen, die womöglich zur Entstehung dieser Krankheit beitragen.

Bei meiner Erforschung von 60 Minzen kam ich zu dem Schluß, daß wilder Oregano zu den reichhaltigsten Quellen für Antioxidantien gehört. Das Kraut ist leicht auf der Fensterbank zu ziehen, deshalb hat es einen Stammplatz in meinem 'Antioxidant-Tee': Nehmen Sie zwei Teelöffel des getrockneten Krauts pro Tasse mit kochendem Wasser. Wenn Sie sich noch mehr Gutes tun wollen, können Sie Rosmarin oder Pfefferminze zugeben.

Veilchen (*Viola*, verschiedene Spezies). Veilchen enthält eine als Rutin bezeichnete Substanz, die von Naturheilpraktikern häufig zur Glaukombehandlung empfohlen wird. Laut meiner Datenbank enthalten wilde Veilchen auf ihr Trockengewicht bezogen bis zu 23 Prozent Rutin. Diese Substanz trägt in Kombination mit anderen Standardmedikamenten zur Senkung des Augeninnendrucks bei grünem Star bei.

Die Dosierungsempfehlung der Heilpraktiker beträgt 20 Milligramm Rutin dreimal täglich. Ich habe einmal ausgerechnet, daß ein eßbares Veilchen etwa 20 Milligramm Rutin enthält. Es ist völlig ungefährlich, ein paar Veilchen zu kauen, und sie sind eine spektakuläre Bereicherung von Salaten.

Rutin steckt übrigens auch in Schnurbaumblüten, Stiefmütterchen, Eucalyptusblättern und Maulbeerblättern. Wenn ich ein Glaukom hätte, würde ich meine Obstsalate mit Veilchen krönen. Ein richtiggehendes 'Rutinfest' können Sie feiern, wenn Sie zwei Veilchen und ein paar Eucalyptusblätter in Fruchtsäfte mixen.

Heidelbeeren (*Vaccinium myrtillus*). Die Beere wird traditionell für fast jede Erkrankung des Auges empfohlen, und grüner Star bildet da keine Ausnahme. Es hat sich herausgestellt, daß Heidelbeeren als Wirkstoff die sogenannten Anthocyanoside enthalten, die den Abbau von Vitamin C verlangsamen. Dadurch unterstützen Sie das Vitamin C beim Schutz Ihrer Augen.

Dr. Joseph Pizzorno empfiehlt in seinem Buch über Naturmedizin (*siehe Anhang*) sowohl die Einnahme von Rauschbeeren als auch Heidelbeeren zur Vorbeugung und Behandlung eines Glaukoms.

Menschen, die die heilenden Eigenschaften von Säften anpreisen, empfehlen einen Cocktail aus Rauschbeeren, Heidelbeeren, Preiselbeeren und Buckelbeeren, die allesamt einen hohen Gehalt an Anthocyanosiden aufzuweisen haben.

Gemeines Hirtentäschel (*C. bursapastoris*). Dieses antioxidative Kraut wird seit langem als 'Sichtaufheller' verwendet, berichtet der auf Kräuter spezialisierte Pharmakologe Dr. Albert Leung. Ich empfehle, ein wenig Hirtentäschelkraut zu den Lieblingskräutertees zu geben.

Gürtelrose (Zoster)

Gürtelrose ist ein zurückgekehrtes Windpockenvirus, das Sie verfolgt. Wie diese häufige Kindererkrankung wird nämlich auch Gürtelrose durch eine Infektion mit einem Herpesvirus (Varicella-Zoster-Virus) verursacht. Wenn die Windpocken verschwinden, bleibt das Virus in einer Art Dornröschenschlaf in den Nervenzellen des Körpers. Aus bisher ungeklärter Ursache kann das Virus Jahrzehnte später in Form von Gürtelrose erneut zuschlagen.

Zu den Symptomen zählt ein schmerzhafter Hautauschlag, der sich in der Regel am Rumpf oder im Gesicht zeigt. Nach ein paar Tagen bilden sich Windpocken-ähnliche Bläschen, die später verkrusten und nach zwei bis drei Wochen abheilen. Bis hier hört sich die Geschichte ähnlich wie Windpocken an. Bei der Hälfte der von Gürtelrose Geplagten bleiben die Schmerzen jedoch über Monate beziehungsweise Jahre hartnäckig bestehen. Dies wird als die sogenannte Zosterneuralgie bezeichnet, die häufig extrem schmerzhaft verläuft.

Die Erkrankung ist bei Menschen über 60 Jahren oder immungeschwächten Personen wie zum Beispiel Patienten, die sich aufgrund einer Krebserkrankung einer Chemotherapie unterziehen mußten, besonders häufig. Wenn Sie eine Gürtelrose feststellen, sollten Sie sich unverzüglich von einem Arzt behandeln lassen.

Grüne Apotheke für Gürtelrose

Mutter Natur hat uns verschiedene Kräuter geschenkt, die bei der Behandlung dieser virusbedingten Erkrankung eine Hilfe sind. Wenn ich Gürtelrose bekommen würde, würde ich es mit diesen Annäherungen versuchen.

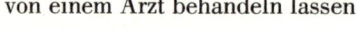

Melisse (*Melissa officinalis*). Kräuterkundige empfehlen zur Behandlung von Herpesinfektionen viele Kräuter, die zur Minzfamilie gehören, allem voran Melisse (auch als Zitronenkraut oder Frauenwohl bekannt). Dafür gibt es einen guten Grund: Melisse hat erwiesener-

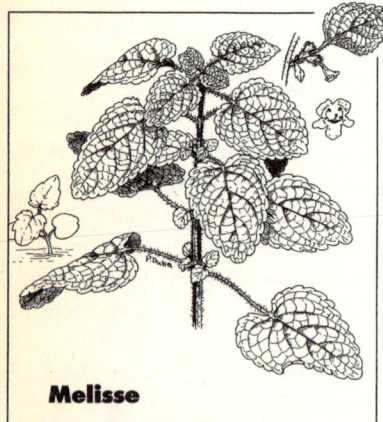

Melisse

Dieses Kraut, ein Mitglied der Minzfamilie, ist hilfreich bei der Bekämpfung von Herpesviren.

maßen eine Wirkung auf die Mitglieder der Herpesfamilie. Dr. Varro Tyler empfiehlt die Verwendung von Zitronenkraut zur Behandlung von Virusinfektionen.

Herpesbläschen im Mund werden übrigens durch ein Virus verursacht, das sich ganz ähnlich wie das Varicella-Zostervirus verhält, beide Viren gehören sogar zur gleichen Gattung. In einer ausgezeichneten Untersuchung mit 116 Patienten, die unter Herpesbläschen litten, heilten die Hautstellen mit Hilfe von Melissencreme deutlich besser ab als mit einer Creme ohne Wirkstoff (Placebo).

Ein europäisches Produkt gegen Herpes enthält 700 Milligramm Melissenblattextrakt pro Gramm Salbe. Es konnte gezeigt werden, daß dieses Produkt die Genesungsphase von Herpesbläschen um mehrere Tage verkürzte. Nach Auskunft von Dr. Tyler können Sie eine ähnliche Wirkung erzielen, wenn Sie sich einen Tee aus zwei Teelöffeln des getrockneten Krauts pro Tasse mit kochendem Wasser zubereiten. Befeuchten Sie den Hautausschlag mit Hilfe einer in den Tee eingetauchten Kompresse mehrmals täglich mit dem Tee.

Bei Gürtelrose empfehle ich eine Minzteemischung aus reichlich Melisse und anderen Minzarten, die Sie bekommen können: Ysop, Oregano (Dost), Pfefferminze, Rosmarin, Salbei, Braunelle, grüne Minze oder Thymian. Geben Sie auch ein wenig Süßholz in den Tee, der damit reichlich gegen Viren und Bakterien wirksame Bestandteile enthält. Ich rate, den Tee sowohl zu trinken als auch auf die Haut zu tupfen.

➤➤➤ **Paprika (*Capsicum*, verschiedene Spezies).** Die feurige Substanz in Paprika (auch als spanischer Pfeffer bezeichnet) heißt Capsaicin und ist der heißeste Tip für Zosterneuralgien. Capsaicin hemmt die Überleitung von Schmerzsignalen der unter der Haut liegenden Nerven. Untersuchungen mit einer capsaicinhaltigen Salbe brachten vor ein paar Jahren so ausgezeichnete Ergebnisse, daß mittlerweile capsaicinhaltige Produkte (zum Beispiel Capsamol®) in Apotheken erhältlich sind.

Sie können diese Präparate natürlich in der Apotheke holen. Wenn Sie jedoch Geld sparen möchten, rühren Sie einfach gemahlenen Paprika in eine beliebige Hautlotion, bis sie pinkfarben wird. Diese Mischung tupfen Sie auf die Haut. Sie müssen darauf achten, sich nach dem Einreiben die Hände gründlich zu waschen, weil Sie Paprika nicht in Ihre Augen bringen sollten. Da manche Menschen auf die Substanz ziemlich empfindlich reagieren, sollten Sie zuerst auf einem kleinen Hautareal ausprobieren, ob ihre Anwendung möglich ist, bevor Sie größere Hautpartien damit einreiben. Wenn Ihre Haut dadurch gereizt wird, sollten Sie die Behandlung abbrechen.

❧❧ **Baikal-Helmkraut (*Scutellaria baicalensis*).** Die Wurzel dieser Heilpflanze wird gemahlen und mit Wasser vermischt seit langem in China als Hausmittel zur Behandlung von Gürtelrose verwendet. Es hat eine bekannte Wirkung gegen Viren, deshalb denke ich, daß ein Versuch lohnt.

❧❧ **Engelwurz (*Angelica sinsensis*).** Das auch als Dang-Quai bezeichnete Kraut wird in Asien als eine der besten Heilpflanzen bei Menstruationsproblemen und anderen gesundheitlichen Beschwerden von Frauen geschätzt. Die Chinesen haben das Kraut ferner erfolgreich zur Behandlung von Gürtelrose verwendet. Man kann es in Form einer Tinktur oder als Tee anwenden. (Bitte nehmen Sie das Kraut nicht ein, wenn Sie schwanger sind.)

❧❧ **Süßholz (*Glycyrrhiza glabra*).** Die führende Kräuterkapazität Dr. Joseph Pizzorno hat selbst erlebt, wie bei Patienten mit Gürtelrose die Schmerzen und Entzündungen innerhalb von drei Tagen nach dem Auftragen einer Süßholzsalbe auf die schmerzhaften Bereiche verschwanden. Süßholz scheint sowohl antiviral wirksame als auch immunstimulierende Substanzen zu enthalten und eine gute Wahl zu sein. Wenn ich Gürtelrose hätte, dann würde ich einen schwachen Tee trinken und einen konzentrierten Tee direkt auf den Ausschlag tupfen.

❧❧ **Passionsblume (*Passiflora incarnata*).** Die Passionsblume oder Passiflora ist ein mildes Beruhigungsmittel und keine schlechte Wahl, wenn man sich von den Schmerzen einer Gürtelrose ablenken möchte. Bei der Heilpflanze konnte jedoch auch eine direkte Wirkung gegen die Zosterneuralgie festgestellt werden. Ich empfehle, ein wenig von dem Kraut zu einem Tee mit Melisse und Süßholz zu geben.

❧ **Bergamotte (*Citrus bergamotia*) und andere ätherische Öle.** Wenn Sie ein Anhänger der Aromatherapie sind, können Sie ein paar Tropfen von den bei Gürtelrose empfohlenen ätherischen Ölen verwenden. Dazu gehören Öle mit Bergamotte, Kamille, Eukalyptus, Geranie, Lavendel, Zitrone und Teebaum. Da voll konzentrierte Aromaöle hautreizend wirken können, sollten Sie die Öle verdünnen und jeweils ein paar Tropfen der ätherischen Öle zu rund vier Eßlöffeln Pflanzenöl mischen, bevor Sie die Mischung direkt auf die schmerzenden Bereiche auftragen. (Sie dürfen ätherische Öle niemals einnehmen, da bereits kleinste Mengen giftig sein können.)

❧ **Birne (*Pyrus*, verschiedene Spezies).** Birnensaft hat einen hohen Gehalt an der antiviral wirksamen Substanz Koffeinsäure. Ich würde reichlich Birnen in Form von Saft und Früchten zu mir nehmen, wenn ich Gürtelrose hätte.

❧ **Portulak (*Portulaca oleracea*).** Diese Kraut genießt in China den

Ruf als Hausmittel für Herpesinfektionen. Portulak ist ein köstliches Gemüse, das toll schmeckt, wenn es wie Spinat gedämpft wird. Ein Versuch lohnt allemal.

➤ **Sojabohne (*Glycine max*) und Brunnenkresse (*Nasturtium officinale*).** Die Buchautorin Jean Carper kam bei ihren Untersuchungen zu dem Schluß, daß die Einnahme von zwei Tabletten mit jeweils 500 Milligramm Lysin (eine Aminosäure) drei- bis viermal täglich die Symptome bei einer Gürtelrose lindern könnte.

Wenn das stimmt, dann lautet mein Vorschlag, einfach mehr Brunnenkresse und Sojabohnen zu essen. Laut meiner Datensammlung sind diese mit jeweils 2,7 Prozent Lysin bezogen auf das Trockengewicht die beiden lysinreichsten Nahrungsmittel. Andere lysinhaltige Nahrungsmittel sind in absteigender Reihenfolge ihres Gehalts: Schwarzbohnensprossen, Johannisbrot, Linsensprossen, Linsen, Spinat, Kratzbohnen, Erbsen, Kürbissamen, Spargel, Butterbohnen, Chinakohl, Favabohnen, Bockshornklee und Petersilie.

Vielleicht möchten Sie sogar meine Lysinsuppe nachkochen. Dafür nehmen Sie verschiedene lysinreiche Bohnen und Spargel, die mit Bockshornklee, Petersilie und reichlich Brunnenkresse verfeinert werden.

Haarausfall

Wieder ein Anruf mit einer verzweifelten Stimme, diesmal aus dem weit entfernten Kalifornien. Ich bekomme immer wieder Hilferufe von Menschen, die auf der Suche nach einem Heilkraut für ihre gesundheitlichen Probleme sind. Auch wenn ich nie herausgefunden habe, wie mich dieser Mann ausfindig gemacht hat, so kann ich mich dennoch gut erinnern, wie verstört er wegen seines Haarausfalls war.

Wir sprachen miteinander und schließlich schickte ich ihm ein Fax mit Informationen über Serenoa repens. Dieses Kraut wirkt, indem es die Umwandlung des männlichen Hormons Testosteron in Dihydrotestosteron (DHT) verhindert. Diese Substanz spielt ein wichtige Rolle bei der Vergrößerung der Vorsteherdrüse (Prostata). DHT ist aber auch das Hormon, das die männlichen Haarbälge abtöten und somit die männliche Glatze verursachen kann. Ich tröstete meinen Anrufer, daß Serenoa repens seinen Haarausfall möglicherweise verlangsamen könnte.

Haarausfall ist genetisch bedingt, aber nur schwer vorherzusehen.

Manchmal laufen alle männlichen Mitglieder einer Familie mit einer Glatze herum, manchmal trifft es nur wenige. Mehr als die Hälfte der Männer leidet ab einem Alter von 45 Jahren unter einem deutlichen Haarausfall. Auch Frauen haben – wenn auch sehr viel weniger – mit diesem Problem zu kämpfen.

Grüne Apotheke für Haarausfall

Ich kann zwar nicht versprechen, daß meine Kräutervorschläge Ihnen eine Löwenmähne bescheren, aber einen Versuch sind sie sicherlich wert.

Sägepalme (*Serenoa repens*). Diese Pflanze ist und bleibt mein Favorit, auch wenn Sie vielleicht eine Kombination verschiedener Therapiewege bevorzugen, die eine Behandlung mit dem Wirkstoff Minoxidil (Präparatname zum Beispiel Lonolox®-Tabletten) oder Finasterid (Präparatname zum Beispiel Proscar®-Filmtabletten) einschließt. Die Biochemie untermauert die Anwendung von Serenoa repens auf jeden Fall. Wir wissen, daß DHT die Haarbälge abtötet, und dieses Kraut verhindert die Entstehung von DHT. Wenn sich herausstellt, daß Serena repens tatsächlich Haarausfall vermeidet, dann wäre es *das* Kraut für Männer, da einige Studien zudem belegen konnten, daß das Kraut auch bei der Vorbeugung von Prostatavergrößerungen eine Rolle spielt.

Süßholz (*Glycyrrhiza glabra*). Süßholz enthält eine Substanz, die die Umwandlung von Testosteron zu DHT verhindert. Sie können sich ein 'Anti-Glatzenshampoo' herstellen, indem Sie beim Duschen Süßholz in Ihrem Lieblingsshampoo verwenden.

Rosmarin (*Rosmarinus officinalis*). Jahrhunderte- wenn nicht jahrtausendelang haben sowohl Männer als auch Frauen die Kopfhaut mit Rosmarin in Olivenöl massiert, um das Haar sowohl füllig als auch glänzend zu halten. Kann man dieses Volksmittel wirklich empfehlen, oder ist es nur Humbug? Die Massage der Kopfhaut stimuliert sicherlich die Durchblutung und das Haarwachstum, meint Dr. Wilma Bergfeld. Naturheilpraktiker empfehlen häufig eine abendliche Massage der Kopfhaut mit einem Teil Rosmarinöl auf zwei Teile Mandelöl.

Asiatischer roter Salbei (*Salvia miltiorrhiza*) und Salbei (*Salvia officinalis*). Beide Salbeiarten haben sich lange den Ruf als haarerhaltendes Mittel bewahrt. Salbeiextrakte werden gern in Haarspülungen und Shampoos verwendet. Das Kraut besitzt angeblich die Fähigkeit, Haarausfall zu vermeiden und die Haarfarbe zu erhalten. Dieser volkstümliche Gebrauch von Kräutern kann wohl kaum Schaden anrichten, deshalb empfehle ich, ihrem Lieblingsshampoo einige Teelöffel Salbeitinktur beizugeben.

Schachtelhalm (*Equisetum arvense*). Die Mineralstoffe Selen und

Silizium fördern laut Ansicht von Ärzten, die sich der Naturheilkunde bedienen, die Durchblutung der Kopfhaut, was zum Erhalt der Haarpracht beiträgt. Schachtelhalm ist mit beiden Elementen reichlich gesegnet. Ich würde etwa einen Teelöffel getrockneten Schachtelhalm zu meinen Kräutertees geben, Sie sollten sich jedoch vor der Beginn der Therapie mit einem Heilpraktiker absprechen.

➼ **Saflor (*Carthamus tinctorius*).** In der chinesischen Kräutermedizin wird das Kraut als Vasodilatator (gefäßerweiterndes Mittel) angesehen. Offensichtlich stellt es auch die Gefäße in der Kopfhaut weit, und chinesische Ärzte sind überzeugt, daß Saflor eine bessere Versorgung der Haarbälge mit Nährstoffen unterstützt. Sie können Ihre Kopfhaut mit Safloröl massieren oder ein paar Eßlöffel der ganzen Samen zerreiben und das Pulver in ein Kräutershampoo mischen.

➼ **Sesam (*Sesamum indicum*).** Sesamsamen sind eine weitere chinesische Therapie bei Haarausfall, berichtet der kräuterkundige Pharmakologe Dr. Albert Leung. Sie können alle möglichen Gerichte mit Sesamsamen verfeinern, und wenn die Samen Ihren Haaren helfen, dann umso besser.

➼ **Große Brennessel (*Urtica dioica*).** Brennesseltinkturen können bei Menschen mit dünner werdender Haarpracht eine Glatze verhindern, so die Überzeugung des Buchautors Dr. Rudolf Fritz Weiß (*siehe Anhang*). Ich kenne zwar keine Studien, die diese Aussage stützen, aber ich halte sehr viel von Dr. Weiß.

Vielleicht stammt seine Bewunderung für diese Pflanze von der alten Doktrin der Handschriften ab. Man dachte nämlich, daß das Aussehen einer Pflanze Hinweise auf ihre medizinischen Fähigkeiten geben würde. Brennesseln sind haarige Pflanzen, deshalb würde man sie dieser These entsprechend bei Haarproblemen einsetzen.

Auf der anderen Seite wird es vielleicht einmal mehr Anhaltspunkte geben, um diese Heilpflanze bei Haarausfall zu empfehlen. Je mehr die Wissenschaftler Brennesseln unter die Lupe nehmen, desto mehr Anwendungsbereiche scheinen sie zu finden. Die tägliche Einnahme von ein oder zwei Teelöffeln einer Brennesseltinktur – oder ein bis zwei Tassen Brennesseltee – kann wohl kaum schaden.

Halsschmerzen

Ich bin kein blinder Anhänger von Anwälten, aber mein Schwiegersohn, seines Zeichens ebenfalls Anwalt, steht hoch in meiner Achtung. Bei einem seiner Besuche traf er mit Halsschmerzen bei uns ein. Die rezeptfreien Halspastillen, die er lutschte, waren wirkungslos, deshalb gab ich ihm ein paar Rotulmen-Kapseln. Das wirkte. (Wenn nicht, hätte ich ihm geraten, auch noch Süßholz zu nehmen – übrigens mein Geheimtip, wenn ich mich selbst wegen Halsschmerzen behandeln muß).

Auch wenn Rotulmen hier ganz in der Nähe wachsen, ernte ich die Rinde nur selten, sondern kaufe das aufbereitete Material lieber ein.

Halsschmerzen sind die ersten typischen Anzeichen für eine Erkältung. (Sie finden deshalb viele meiner Kräuterempfehlungen aus diesem Kapitel auch im Abschnitt 'Erkältungen und Grippeerkrankungen ab Seite 152). Halsschmerzen können jedoch auch entstehen, wenn man reizenden Chemikalien oder bestimmten Bakterien, den sogenannten Streptokokken ausgesetzt war. Wenn Sie mit den Halsschmerzen Fieber, aber keine anderen Symptome bekommen, könnte es sich um eine Infektion mit Streptokokken, handeln, und deshalb sollten Sie in so einem Fall unbedingt zum Arzt gehen.

Grüne Apotheke für Halsschmerzen

Die meisten frei verkäuflichen Halspastillen enthalten betäubende Substanzen, die die Nervenzellen im Hals lahmlegen, so daß man die Schmerzen nicht mehr spürt. Ich ziehe die Kräuteralternative vor, die das entzündete Gewebe beruhigt. Hier sind die rettenden Kräuter.

Eukalyptus (*Eucalyptus globulus*). Die Kommission E, das Phytotherapie-Expertengremium des deutschen Bundesgesundheitsministeriums, empfiehlt die Verwendung von Eukalyptuspräparaten bei Halsschmerzen.

Das Kraut hilft auf zweierlei Art und Weise: das ätherische Öl hat eine kühlende Wirkung auf die entzündeten Schleimhäute, und die in Eukalyptus enthaltenen Tanninsäuren wirken adstringierend, das heißt, das entzündete Gewebe zieht sich zusammen. Nehmen Sie ein paar Teelöffel der zerstoßenen Blätter pro Tasse mit kochendem Wasser für einen lindernden Tee.

Heckenkirsche (*Lonicera japonica*). In der chinesischen Medizin wird das Kraut weithin zur Linderung von Halsschmerzen, Erkältungen, Grippeerkrankungen, Mandelentzündungen, Bronchitiden und Pneumonien (Lungenentzündungen) eingesetzt. In einer Studie mit 425 Studenten, die unter Halsschmerzen litten, konnten mit der folgenden Behandlung Erfolge erzielt werden: der Rachen der Testteilnehmer wurde mit einer Mischung aus gemahlenen, getrockneten Heckenkirschenblüten, Leopardenblumenblüten und einer kleinen Menge Borneol eingesprüht. (Borneol ist nur eine der über 20 antiseptischen Substanzen, die aus Heckenkirschen isoliert werden konnten.)

Ich glaube nicht, daß Sie unbedingt gemahlene Heckenkirschen nehmen müssen, um in den Genuß der therapeutischen Wirkung zu kommen. Extrakte aus Heckenkirschenblüten sind gegen viele Mikroorganismen wirksam, die Halsschmerzen und Beschwerden im Atemtrakt verursachen.

Heckenkirsche

Die Blüten dieser Pflanze enthalten mehr als zwei Dutzend antiseptisch wirksame Substanzen und finden bei Beschwerden im Atemtrakt eine breite Anwendung.

Ich selbst nehme bei Halsschmerzen gerne Heckenkirsche in Kombination mit Forsythie und trinke sie – vor allem im Winter – in einer mit Süßholz gesüßten heißen Limonade.

Süßholz (*Glycyrrhiza glabra*). Süßholz wird sowohl in Europa als auch in China bereits seit Jahrhunderten als Mittel gegen Halsschmerzen geschätzt. Die Kommission E empfiehlt Süßholz bei Halsschmerzen, und die Wirksamkeit wurde wissenschaftlich bewiesen, berichtet Dr. Albert Leung, seines Zeichens Pharmakologe für Naturprodukte.

Dr. Leung empfiehlt, pro drei Tassen Wasser fünf bis sieben Teelöffel mit Wurzelstückchen zu nehmen. Geben Sie die Pflanze in das Wasser, lassen Sie das Gemisch aufkochen und so lange weiterköcheln, bis die Hälfte des Wassers verdampft ist.

Süßholz kann nicht nur einen schmerzenden Hals beruhigen – das Kraut hat zudem eine schleimlösende Wirkung und ist bei der Behandlung von Erkältungen und anderen Atemwegserkrankungen eine Hilfe. (Wie die meisten Süßstoffe, die keine Nahrungsmittel im eigentlichen Sinn sind, hat Süßholz einen Beigeschmack, den viele Menschen als wenig ansprechend empfinden.)

Rotulme (*Ulmus rubra*). Diese Pflanze ist ein allgemeines Linderungsmittel und eine Wohltat für Hals, Atemtrakt und Verdauungstrakt. Und wie die meisten – wenn nicht sogar alle – holzigen Gewächse enthält die Rotulme Substanzen, die oligomeren Procyanidine, die sowohl antiseptisch als auch antiallergisch wirken.

❧❧ **Ballonglockenblume (*Platycodon grandiflorum*).** Die Chinesen hegen großen Respekt für die Wurzeln dieser Pflanze als Hausmittel bei Halsschmerzen und Husten. Es gibt zu Ehren dieses Heilkrauts sogar eine chinesische Briefmarke. Verschiedene patentierte japanische Medikamente enthalten den Wurzelextrakt, und pharmakologische Studien haben seine schleimlösende und hustenstillende Wirkung bestätigt. (Die Ballonglockenblume ist außerdem eine sehr attraktive Pflanze. Ich habe eine aus China mitgebracht, die in meinem Kräutergarten gut gedeiht.) Sie können das Kraut als Tee oder Tinktur anwenden.

❧❧ **Große Bibernelle (*Pimpinella major*).** Die Kommission E empfiehlt die Wurzeln der auch unter den Namen Bockwurz, Pimpernell und Steinpeterlein bekannten Pflanze zur Behandlung von Halsschmerzen und Infektionen im oberen Atemtrakt. Kochen Sie drei bis sechs Teelöffel des getrockneten Krauts pro Tasse etwa 20 Minuten lang und lassen Sie den Tee ziehen, bis er kalt ist. Ich empfehle die Zugabe von ein wenig Süßholz.

❧❧ **Knoblauch (*Allium sativum*).** Knoblauch ist ein beliebtes Naturheilmittel bei Infektionen in den oberen Atemwegen, weil er sowohl gegen Viren (bei Erkältungen) als auch Bakterien (bei einer Infektion mit Streptokokken) wirksam ist. Gurgeln Sie bei Halsschmerzen mit einem Knoblauchtee.

❧❧ **Ingwer (*Zingiber officinale*).** Ein weiteres Naturheilmittel zum Gurgeln bei Halsschmerzen. Rühren Sie Ingwer in Zitronensaft, Essig und Honig ein.

❧❧ **Echter Eibisch (*Althea officinalis*).** Das Kraut findet bereits seit Jahrtausenden zur Behandlung von Halsschmerzen und vielen anderen Beschwerden Verwendung. Es enthält eine wasserlösliche Faser (Muzilago), die ziemlich wirksam die Halsschmerzen lindern kann. Wissenschaftliche Nachforschungen haben belegt, daß die Pflanze zudem entzündungshemmende Eigenschaften besitzt.

Die Kommission E empfiehlt die Verwendung von Eibischwurzeln zur Beruhigung gereizter Schleimhäute im Mund- und Rachenbereich und als unterstützende Therapie bei trockenem Husten, der häufig eine Begleiterscheinung ist. Nehmen Sie drei Teelöffel der zerstoßenen Wurzel pro Tasse mit kochendem Wasser.

❧❧ **Scheinbeere (*Gaultheria procumbens*).** Scheinbeeren haben einen kühlenden, lindernden Geschmack. Sie enthalten die sogenannten Methylsalizylate, die Kräuterform der Azetylsalizylsäure (Aspirin®), die bei Halsschmerzen Erleichterung schenken kann. Verwenden Sie die Heilpflanze zur schnellen Kühlung der entzündeten Gewebe im Hals als Gurgellösung und als Tee zur Schmerzlinderung. Ich empfehle, 15 bis 25 Blätter pro Tasse für Gurgellösungen und Teezubereitungen zu nehmen.

Bitte denken Sie auch daran, daß Sie Kindern mit Erkältungen weder Azetylsalizylsäure noch der Azetylsalizylsäure ähnliche Kräuter geben dürfen. Wenn ein Kind solche Wirkstoffe gegen virale Infektionen (vor allem Erkältungen, Windpocken und Grippeerkrankungen) einnimmt, dann könnte es unter Umständen am Reye-Syndrom erkranken, einer möglicherweise tödlichen Krankheit, die sowohl Gehirn als auch Leber schädigt. Wenn Sie gegen Azetylsalizylsäure allergisch sind, dann sollten Sie besser auch keine Kräuter einnehmen, die der Azetylsalizylsäure ähnliche Substanzen enthalten.

❧ **Gemeiner Odermennig (*Agrimonia eupatoria*).** Die Kommission E empfiehlt Odermennig zur Beruhigung entzündeter Schleimhäute im Mund- und Rachenbereich. Kochen Sie sich einen Tee mit zwei bis drei Teelöffeln des getrockneten Krauts pro Tasse mit kochendem Wasser.

❧ **Anis (*Pimpinella anisum*).** Anis schmeckt ähnlich wie Süßholz und wird vielen Süßholzprodukten zur Geschmacksverstärkung beigemischt. Es beruhigt den Hals nicht ganz so gut wie Süßholz, die Kommission E empfiehlt Anis dennoch bei Problemen im Atemtrakt, vor allem bei einem produktivem Husten, bei dem man Schleim hochhustet. Anis hilft, den in der Brust sitzenden Schleim zu lösen.

Gießen Sie eine Tasse mit kochendem Wasser über ein bis zwei Teelöffel zerstoßene Anissamen und lassen Sie den Tee 10 bis 15 Minuten lang ziehen. Die empfohlene Trinkmenge beträgt bis zu zwei Tassen pro Tag.

❧ **Vogelknöterich (*Polygonum aviculare*).** Die Kommission nennt Halsschmerzen und milde Lungenleiden als mögliche Heilanzeigen für Vogelknöterich. Kochen Sie sich einen Tee aus zwei bis drei Teelöffeln des getrockneten Krauts pro Tasse mit kochendem Wasser. Knöterich bewirkt, daß die Schleimhäute sich ein wenig zusammenziehen (was als adstringierende Wirkung bezeichnet wird).

❧ **Myrrhe (*Commiphora*, verschiedene Spezies).** Hier ist ein weiteres, von der Kommission E für gut befundenes Kraut zur Behandlung von Halsschmerzen. Ganz Europa verdünnt Myrrhentinktur in Wasser und nimmt die entstandene Mischung zum Gurgeln sowie als Mundwasser.

❧ **Wegerich (*Plantago*, verschiedene Spezies).** Wegerich findet eine breite Anwendung als äußerliches Mittel zur Beruhigung der Haut. Die

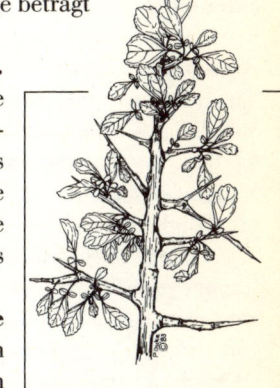

Myrrhe

Bereits die Ägypter der Antike mischten die Inhaltstoffe der Myrrhe in Parfums und insektenabwehrende Mittel.

213

Kommission E empfiehlt die Heilpflanze ferner bei Halsschmerzen und Entzündungen in der Mundhöhle und im Rachenraum. Das Kraut entfaltet eine Wirkung gegen Bakterien, die jedoch größtenteils beim Erhitzen verlorengeht. Geben Sie deshalb besser drei bis vier Teelöffel Wegerich in Saft oder kaltes Wasser. Wegerich enthält außerdem Allantoin, eine Substanz, die die Heilung verletzter Hautzellen und – wie ich überzeugt bin – der Zellen im Hals fördert.

Hämorrhoiden

Die Arzneimittel-Zulassungsbehörden sind dafür zuständig, welche Inhaltsstoffe in welchen rezeptfreien Produkten verkauft werden dürfen. Die Zulassung für die einzelnen Produkte wird immer wieder neu beantragt und angenommen oder abgelehnt. Hämorrhoidenprodukte bilden ein 250 Millionen DM schweres Stück aus dem Kuchen des Arzneimittelmarktes, und die Zulassung oder Ablehnung bestimmter Wirkstoffe wirkt sich sofort darauf aus, welche Produkte Sie in Ihrer Apotheke kaufen können.

Zu den zugelassenen Wirkstoffen zählen Lokalanästhetika (Betäubungsmittel) und Schmerzmittel, die dabei helfen, mit den Hämorrhoiden fertig zu werden; Vasokonstriktoren, die die ausgebeulten Gefäße der Hämorrhoiden verengen; Gleitmittel zur Linderung von Verstopfungen, der zugrundeliegenden Ursache von Hämorrhoiden; Adstringentien, die bewirken, daß sich das ausgeleierte Hämorrhoidengewebe zusammenzieht, und schließlich Keratolytika, die die Entfernung überschüssigen Hämorrhoidengewebes fördern. Einige der zugelassenen Produkte beruhen auf Kräuterbasis und werden aus pflanzlichen Quellen gewonnen: Benzylalkohol (ein Betäubungsmittel), Kakaobutter (ein Gleitmittel), Zaubernuß (ein Adstringens) und Menthol, Kampfer sowie Extrakte aus Roßkastanien zur Linderung von Juckreiz und Schmerzen. Das sind die guten Neuigkeiten.

Die schlechten Neuigkeiten: Immer wieder werden verschiedene bewährte Kräutermittel nicht erneut zugelassen, die schon seit langem für dieses nur allzu bekannte Leiden verwendet wurden. So hat die US-Arzneimittel-Zulassungsbehörde im Jahr 1990 zum Beispiel Orangenwurzelpräparate, die seit Jahrhunderten als Antiseptikum für den After verwendet wurden, nicht mehr zugelassen. Auch Königskerzenkraut, eine lindernde, den Juckreiz stillende Heilpflanze fiel dem Rotstift zum Opfer. Genauso Tanninsäuren, altbekannte Adstringentien, Menthol und Kampfer als

Gegenreizmittel, die ebenfalls leicht irritierend wirken und deshalb von den anderen Schmerzen ablenken (die jedoch in Deutschland zum Glück noch zugelassen sind!).

Aber selbst wenn die Arzneimittel-Zulassungsbehörden manche Kräutermittel erlauben und manche nicht, rate ich Ihnen, aufgeschlossen zu bleiben. Ich persönlich gebe nicht allzuviel auf die Maßgaben der Behörden. Sowohl Überlieferungen als auch wissenschaftliche Untersuchungen geben Hinweise darauf, daß die Auswahl an nützlichen Rezepten sehr viel größer ist, als die Regierung bestätigt.

Das Volksleiden Nummer Eins

Die Schätzungen schwanken, aber offensichtlich leidet ein Drittel der Bevölkerung an Hämorrhoiden. Alle vier Mitglieder meiner Familie mußten sich damit herumplagen, und zwar häufiger, wenn wir nicht unsere gute Hausmanns-Rohfaserkost bekommen.

Hämorrhoiden sind Krampfadern am After. Die Venen im Analbereich transportieren das Blut aus der Region normalerweise ab. Während des Stuhlgangs dehnen sie sich und schrumpfen danach wieder auf Normalgröße zurück. Wiederholtes Pressen beim Stuhlgang – eine häufige Begleiterscheinung von Verstopfungen – kann die normale Funktion dieser Venen behindern. Sie können dauerhaft anschwellen und schmerzen sowie jucken.

Zusätzlich können die geschwollenen Blutgefäße während des Abgangs der Fäzes reißen, was Blutungen nach sich zieht. Dies ist besonders bei schwangeren Frauen ein vorherrschendes Problem, weil der sich entwickelnde Fötus während der Schwangerschaft auf alle Venen im Unterbauch einen erhöhten Druck ausübt.

Der beste Weg zum Umgang mit Hämorrhoiden heißt Vorbeugung, und das wiederum bedeutet, Verstopfungen zu vermeiden. Sie werden in diesem Kapitel mehrere Kräuter finden, die zur Linderung einer chronischen Verstopfung gut geeignet sind. (Bitte blättern Sie für zusätzliche Informationen auf Seite 543).

Ein ganz normales Leben

Grundsätzlich läßt sich ein geregelter Stuhlgang wie folgt erreichen: eine ballaststoffreiche Ernährung mit reichlich Obst und Gemüse sowie das Trinken von reichlich alkoholfreien Getränken. Ich möchte behaupten, daß jeder, der regelmäßig fünf rohfaserreiche Früchte und fünf faserreiche Gemüse pro Tag ißt, nicht unter Verstopfung leiden muß. Mit anderen

Worten: 30 Gramm Möhren oder Äpfel zur Vorbeugung – und natürlich Pflaumen – wiegen ein Pfund später eingenommenen Kreuzdorn (ein Kräuterabführmittel) auf.

Eine andere Möglichkeit ist die Einnahme innerlicher 'Schmiermittel', damit die Fäzes leichter durch den Darm rutschen. Mineralöle sind hierbei die pharmazeutische Alternativen, Sie können statt dessen jedoch auch Oliven- oder Leinsamenöl nehmen.

Schließlich möchte ich neben den Tips zur Vorbeugung von Verstopfungen noch ein paar Ratschläge zur Umstellung des Lebens geben. Sie dürfen ein 'dringendes Bedürfnis' niemals ignorieren. Wenn Sie auf der Toilette sitzen, erzwingen Sie nichts, sondern versuchen Sie, sich zu entspannen. Pressen verursacht Hämorrhoiden. Bleiben Sie nicht länger als nötig auf der Toilette. Kauern Sie mehr auf der Toilette und stellen Sie die Füße auf einen kleinen Schemel. Diese Maßnahmen helfen vielen Menschen.

Grüne Apotheke für Hämorrhoiden

Wenn Sie Hämorrhoiden bekommen, finden hier einige Kräuter zum Ausprobieren.

Beinwell (*Symphytum officinale*). Beinwell hat einen hohen Gehalt an Allantoin, einer wundheilenden Substanz, die entzündungshemmend wirkt, das Immunsystem stimuliert und die Bildung neuer Hautzellen unterstützt. Sie können gemahlenen Beinwell mit ein wenig Pflanzenöl anfeuchten und die so entstandene Paste auftragen. Sie können die Blätter auch klopfen, um die fusseligen Härchen weicher zu bekommen, die die Blätter überziehen, und die Blätter direkt auf die Hämorrhoiden legen. Sie müssen sich nicht um das Abwaschen kümmern, weil die Überreste das nächste Mal, wenn Sie unter der Dusche stehen, von selbst weggespült werden.

Wegerich (*Plantago*, verschiedene Spezies). Wegerich ist für seine Verwendung als Hausmittel bei Hämorrhoiden berühmt. Das Kraut enthält ebenfalls Allantoin, das ist die gleiche Substanz, die auch in Beinwell steckt. Wenn ich mitten im Urwald ohne jegliche Medikamente von Hämorrhoiden überfallen werden würde, würde ich mir daraus einen Umschlag herstellen, den ich auf dem betroffenen Bereich auflegen würde.

Psylliumsamen (*Plantago ovata*). In einer Untersuchung bekamen 51 Patienten mit Hämorrhoiden ein Psylliumpräparat verabreicht. Mehr als drei Viertel (84 Prozent) der Testpersonen berichteten von einer Besserung – weniger Schmerzen, Juckreiz, Blutungen und Unannehmlichkeiten beim Stuhlgang. Die deutsche Kommission E empfiehlt, zwischen vier und zehn Teelöffeln Psylliumsamen pro Tag gegen Verstopfung einzunehmen. Es ist einfach, so eine Menge einzunehmen, wenn man sich psylliumhaltige Pro-

Was steckt in dem Namen?

Nur der Vollständigkeit halber: Hier die interessante Geschichte eines Krautes. Die frühen Kräuterheiler glaubten an die Wirksamkeit von Scharbockskraut (*Ranunculus ficaria*), weil sie der mittelalterlichen Idee nachhingen, daß das Aussehen einer Pflanze ihren medizinischen Zweck verraten würde. Die fleischigen Wurzelknollen sehen wie Hämorrhoiden aus.

Diese Praxis brachte offensichtlich Probleme mit sich, aber die Menschen hätten das Kraut wohl kaum Tausende von Jahren bei Hämorrhoiden benutzt, wenn es nicht – zumindest ein wenig – helfen würde.

Die Diskussionen um das Kraut sind widersprüchlich und Dr. Rudolf Fritz Weiß, Autor mehrerer Bücher über das Heilen mit Pflanzen (*siehe Anhang*), ist überzeugt: „In meinen eigenen Versuchen und Beobachtungen ist Scharbockskraut komplett gescheitert, und zwar sowohl bei innerlicher als auch äußerlicher Anwendung als Salbe." Die hochangesehene britische Kräuterkapazität David Hofman, ebenfalls Buchautor (*siehe Anhang*), ist dagegen etwas zuversichtlicher und der Ansicht, daß das Kraut wirkt. Da viele Ranunculusarten Bläschen auf der Haut verursachen können und die Vorzüge nur schwer faßbar sind, ist ein Verzicht darauf womöglich besser.

dukte aus der Apotheke holt (zum Beispiel Metamucil®). Halten Sie sich dabei an die Dosierungsempfehlung des jeweiligen Herstellers.

Psylliumsamen wirken, weil sie das Wasser im Darm aufsaugen und beträchtlich aufquellen. Dadrurch werden die Fäzes geformt und die Muskelkontraktionen (Bewegungen), die wir als 'das Bedürfnis' kennen, gefördert. Wenn Sie Psylliumsamen einnehmen, müssen Sie unbedingt darauf achten, genug zu trinken. Sie sollten mindestens acht Gläser Wasser à 250 Milliliter pro Tag trinken. Und achten Sie auf Ihre Reaktion auf die Samen, wenn Sie allergisch sind. Falls Sie nach der ersten Anwendung eine allergische Reaktion spüren, sollten Sie die Heilpflanze nicht noch einmal einnehmen.

Zaubernuß (*Hamamelis virginiana*). Lange Zeit dachte ich, daß das 'H' in dem Hämorrhoidenmittel Sperti® Präparation H für *Hamamelis* stehen würde. Das ist nämlich der lateinische Name der Zaubernuß, die in vielen Cremes und Reinigungstüchern enthalten ist. Ich hätte wohl eigentlich wissen müssen, daß das 'H' für Hämorrhoiden steht. Hamamelis ist jedoch tatsächlich in einigen Hämorrhoidenmitteln enthalten, wie zum Beispiel Posterine®.

Zaubernuß ist ein linderndes, kühlendes Adstringens (das bewirkt, daß sich die Schleimhäute zusammenziehen), das sowohl Schmerzen als auch Juckreiz mindern kann. Sie müssen jedoch kein teures Geld für irgendwelche Markennamen bezahlen. Machen Sie sich einfach eine Kompresse mit Zaubernußkraut, das Sie in der Apotheke sehr viel billiger bekommen. Legen Sie jedesmal eine frische Kompresse auf, wenn Sie das Gefühl haben, ein wenig zusätzliche Linderung zu benötigen. Dann vergessen Sie einfach, daß die Kompresse dort liegt, und gehen Sie Ihren Alltagsgeschäften nach.

 Aloe (*Aloe vera*). Aloe-Gel wirkt ebenfalls adstringierend und wundheilungsfördernd. Cremen Sie den Afterbereich damit ein. Bei innerlicher Anwendung wirkt das Kraut übrigens abführend. Die indischen Ayurveda-Praktiker empfehlen, dreimal täglich eine halbe Tasse Aloesaft zu trinken, bis die Hämorrhoiden sich ein wenig beruhigt haben. Sie bekommen Aloe in Form von Kapseln in Apotheken. (Versuchen Sie bitte nicht, sich selbst Aloepräparate herzustellen. Der innere Teil der Blätter wirkt so stark abführend, daß ein selbst hergestellter Saft ziemliche Probleme verursachen könnte.)

Auch die deutschen Ärzte geben den Ayurveden recht. Die Kommission E empfiehlt Aloe zum Aufweichen des Stuhlgangs bei Patienten mit Hämorrhoiden, Afterschrunden (Analfissuren) oder nach Operationen im After- oder Enddarmbereich. Die empfohlene Dosis beträgt 0,05 bis 0,2 Gramm gemahlene Aloe, auch als Trockenextrakt bezeichnet. Diese Dosis ist wirklich nur eine winzige Menge Pulver – eine Prise pro Tasse. (Das Kraut kann übrigens den Urin rot färben).

Ich würde nicht zögern, das gelbe Gel aus den Blättern meiner Aloepflanze auf dem Küchenfensterbrett auf meine Hämorrhoiden zu streichen. Ich würde auch ein wenig Gel (ein oder zwei Löffel voll) in ein wenig Pflaumensaft rühren.

 Stachliger Mäusedorn (*Ruscus aculeatus*). Das Kraut wird seit langem bei Venenproblemen wie Hämorrhoiden und Krampfadern verwendet. Die Pflanze enthält sogenannte Ruscogenine, die sowohl entzündungshemmende als auch gefäßverengende Eigenschaften haben.

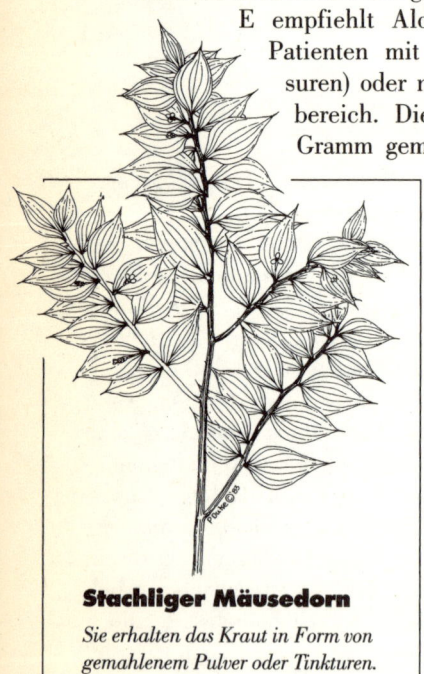

Stachliger Mäusedorn

Sie erhalten das Kraut in Form von gemahlenem Pulver oder Tinkturen.

218

Ich würde fünf gehäufte Teelöffel der Wurzel pro Tasse mit kochendem Wasser zur innerlichen Anwendung nehmen und den Tee nach Belieben mit Honig süßen. Zur äußerlichen Anwendung würde ich eine alkoholische Tinktur von dem Kraut verwenden.

❧ **Roßkastanie (*Aesculus hippocastanum*).** Die Rinde dieses Baumes enthält mehrere Substanzen, die bei der Behandlung von Hämorrhoiden nützlich sind. So kräftigen Aesculin und Aescin die Wände der Blutgefäße und reduzieren dadurch die Gefahr weiterer Hämorrhoiden. Andere Wirkstoffe in dem Kraut besitzen entzündungshemmende Eigenschaften.

Einige Untersuchungen haben belegt, daß Roßkastanien tatsächlich die Symptome bei Hämorrhoiden lindern. Wenn man das Kraut einnimmt, werden etwa 5 bis 10 Prozent vom Körper aufgenommen (absorbiert). Es gibt nur ein Problem: das Kraut enthält Tannine, die bei innerlicher Anwendung eine Verstopfung verschlimmern können. Sie können den Tee jedoch auch äußerlich auf die Hämorrhoiden geben oder einen Umschlag aus der angefeuchteten, gemahlenen Rinde oder den Samen herstellen und die entstandene Paste direkt auftragen.

❧ **Verschiedene ätherische Öle.** Aromatherapeuten empfehlen, ein oder zwei Tropfen von einer beliebigen Anzahl der folgenden ätherischen Kräuteröle zu Pflanzenöl zu geben und den Afterbereich mit der Mischung einzureiben. Ich rate, als Basis ein Emollentium (weiches Öl) wie zum Beispiel Mandelöl zu verwenden. Als ätherische Öle würde ich Zypressen-, Wacholderbeeren-, Lavendel-, Zitronen- oder Rosmarinöl vorschlagen. (Bitte denken Sie daran, daß man ätherische Öle nicht einnehmen darf, da bereits kleinste Mengen giftig sein können.)

❧ **Verschiedene Kräuter.** Ich verrate Ihnen noch zwei Hämorrhoidenmittel, die von zwei Kräuterkoryphäen empfohlen werden, die ich sehr schätze. Beide haben übrigens Bücher über Kräutermedizin verfaßt (*siehe Anhang*).

Der Kräuter-Pharmakologe Dr. Daniel Mowrey empfiehlt eine Packung aus Purpurglöckchen (adstringierend), Orangenwurzel (gefäßverengend), echter Königskerze (lindernd), Rotulmenrinde (lindernd) und Zaubernuß (adstringierend). Sie können beliebige Mengen dieser Zutaten verwenden.

Der britische Kräuterexperte David Hoffman empfiehlt, eine Salbe aus Ringelblume, Kamille, Schafgarbe, Wegerich und Johanniskraut nach jedem Stuhlgang aufzutragen. Mischen Sie jeweils einen Teelöffel der gemahlenen Kräuter mit soviel weichem Öl (zum Beispiel Mandelöl), bis daraus eine Paste entsteht, die Sie auftragen können.

Hautprobleme

Jeden Winter lassen die Heizungen in unserem Haus die Luft sehr trocken werden. Und jeden Winter bekomme ich eine gereizte Haut, die ich als 'Winterdermatitis' bezeichne. Im Lauf der Jahre habe ich tatsächlich eine Hautlotion gefunden, die hier hilft. Die Zutaten sind Wasser, Glyzerin und Aloe vera, das traditionelle und äußerst wirksame Kräutermittel für viele Hautprobleme. Das ist meine persönliche Erfolgsgeschichte in der grünen Apotheke.

Ich möchte noch einen Bericht wiedergeben, der in der medizinischen Fachzeitschrift *Lancet* veröffentlicht wurde. Die Hauptperson war ein Arzt, der von einer Region mit subtropischem Klima in die sehr trockene Wüste umzog. Er bekam einen starken Hautausschlag an seinen Händen. Er probierte es mit Kortison – einem Medikament, das mitunter verschrieben wird, um einen schlimmen Ausschlag abheilen zu lassen. Die Therapie half nichts, und deshalb kam er zu dem Schluß, daß er wohl oder übel mit dem Ausschlag leben müßte.

Vier Jahre später erschienen verschiedene Veröffentlichungen in der medizinischen Fachliteratur, die berichteten, daß Vitamin E das Herzinfarktrisiko bei Männern um etwa 35 Prozent senken kann. Weil er ein Risikopatient war, begann der Arzt, 400 Internationale Einheiten Vitamin E pro Tag für sein Herz einzunehmen. Das half auch seiner Haut. Innerhalb von weniger als zwei Wochen verschwand der Ausschlag, der zuvor vier Jahre lang vorhanden war.

Vitamin E wird bei Hautproblemen immer wieder gelobt, und es ist Bestandteil vieler Cremes und Kosmetika. Aber wie so viele Ärzte war dieser Mann bei Behauptungen über Supplemente skeptisch und nicht überzeugt, daß er die Heilung seiner Hände dem Vitamin E zu verdanken hatte. Im darauffolgenden Jahr unterbrach der Arzt während eines Winterurlaubs die Einnahme von Vitamin E, und schon war die Dermatitis wieder da. Nach seiner Rückkehr – er hatte zwei Wochen lang kein Vitamin E eingenommen – begann er wieder mit der Einnahme, und der Ausschlag verschwand erneut. Das bekehrte ihn endgültig. Bitte lassen Sie mich noch eine weitere Begebenheit erzählen, bevor wir uns den Kräutern zuwenden. Eine Videofilmerin, die mit mir am Amazonas arbeitete, bekam ein seltsames und stark juckendes Ekzem, während wir im Urwald waren. Ein Schamanen-Heiler, den ich kannte, schlug vor, einen Umschlag aus zerstoßenen Blütenblättern des roten Hibiskus aufzulegen. Die Behandlung wirkte.

Erstaunlicherweise kehrte die Hautveränderung zurück, nachdem meine Mitarbeiterin nach Hause zurückkam. Nichts, was ihr der Hautarzt verschrieb, brachte irgendeine Linderung. Sie importiert übrigens immer noch roten Hibiskus aus dem Amazonasgebiet, weil dies das einzig wirksame Mittel ist. Sie könnte jedoch als schnelle Maßnahme auch Hibiskustee auf ihre Haut geben, da dieser aus roten Hibiskusblüten hergestellt wird.

Grüne Apotheke für Hautprobleme

Zum Glück haben Kräutermittel – wie die erzählten Geschichten belegen – Patienten mit Hautproblemen eine ganze Menge zu bieten. In manchen Fällen helfen die Kräuter sogar, wenn Medikamente versagen. Hier sind einige der nützlichsten Kräuter.

➤➤➤**Aloe (*Aloe vera*).** Aloe wurde schon seit dem Ägypten der Antike zur Behandlung unterschiedlichster Hautprobleme verwendet. Aber Aloe ist noch mehr als nur ein uraltes Hausmittel. Seit den 30er Jahren dieses Jahrhunderts, als man erkannte, daß das im Inneren der ledrigen Blätter befindliche Gel die Heilung von Strahlungsschäden der Haut beschleunigt, haben viele Untersuchungen belegt, daß das Kraut bei der Behandlung einer ganzen Reihe von Hautproblemen wirksam ist. In einer Studie unterzogen sich die Patienten einer sogenannten Hautabtragung, das heißt einer medizinischen Therapie, bei der die obersten Hautschichten entfernt werden, und Aloe beschleunigte die Heilung um 72 Stunden.

Selbst wenn Sie keinen grünen Daumen haben, wird Ihre Aloepflanze in einem Blumentopf überleben. Sie braucht nur wenig Wasser und fast keine Pflege. Bei kleineren Verbrennungen, Schnitten und anderen Hautproblemen müssen Sie nur ein Blatt abzupfen, das Blatt aufschlitzen und das gelb-grüne Gel aus dem Blattinneren auf die Verbrennung auftragen. Sie können auch eines der zahlreichen Hautprodukte mit diesem pflanzlichen Wirkstoff aus der Apotheke oder Drogerie verwenden.

➤➤➤**Nachtkerze (*Oenothera biennis*).** Nachtkerzenöl enthält reichlich Gamma-Linolensäuren (GLS). In Großbritannien sind GLS zur Behandlung von Ekzemen zugelassen. Veröffentlichungen unterstützen seine Verwendung und kommen zu dem Schluß, daß diese Kräuteröle auch bei der Behandlung anderer Hautreizungen (Dermatitiden) nützlich sind.

Auch wenn die Nachtkerze in meinem Garten wächst, kaufe ich das Öl in Kapseln, weil ich finde, daß dies der einfachste Weg ist, dieses Kraut einzunehmen. Halten Sie sich bei der Einnahme der Kapseln an die Dosierungsempfehlung des jeweiligen Herstellers. Sie können auch Ölextrakte von Boretsch, Johannisbeeren und Hopfen nehmen, die ebenfalls reichlich mit GLS gesegnet sind. Wie Nachtkerzenöl sind diese ebenfalls in Kapselform erhältlich, und auch hier gilt: Halten Sie sich einfach an die Dosierungsempfehlung des jeweiligen Herstellers.

Avocado (*Persea americana*). Avocados sind mehr als nur Guacamole (das daraus hergestellte, köstliche Püree.) Avocadoöle sind vielmehr eine patentierte Therapie bei einigen Formen von Hautentzündungen (Dermatitiden) und Arthritiden. Laut Aubrey Hampton, seines Zeichens Buchautor (*siehe Anhang*), hilft eine Langzeitbehandlung mit Avocadoölen bei der Linderung von Hautekzemen. Das überrascht mich nicht, da Avocadoöl reich an den Vitaminen A, D und E ist, die die Erhaltung einer gesunden Haut unterstützen. Ich empfehle, das Avocadoöl direkt auf juckende, gerötete oder gereizte Hautpartien aufzutragen. Es kann auch helfen, wenn Sie das Öl einnehmen und über Salate geben.

Ringelblume (*Calendula officinalis*). Es nimmt wohl kaum Wunder, daß diese hübsche Pflanze den Ruf als Hausmittel zur Behandlung aller Arten von Hautproblemen genießt. Forschungen haben ergeben, daß dieses Kraut gegen Bakterien, Pilze, Viren und Entzündungen wirkt. Ringelblume stimuliert außerdem die weißen Blutkörperchen, schädliche Mikroben zu verschlingen, und beschleunigt die Wundheilung. In der Regel kaufe ich mir eine Ringelblumensalbe und trage diese bei Bedarf auf. Dies ist meines Erachtens ein guter Weg, das Kraut zur Behandlung der Haut zu nutzen.

Kamille (*Matricaria recutita*). Sie sollten Ihren Kamillentee nicht nur trinken – brühen Sie einen starken Tee auf und verwenden Sie den Tee als Kompresse zur Behandlung von Hautproblemen. Das würzige Kraut wird in ganz Europa als Mittel bei entzündlichen Hauterkrankungen geschätzt, allem voran Hefepilzinfektionen. Die in der Kamille enthaltenen Substanzen (Bisabolol, Chamzulene und zyklische Ätherverbindungen) wirken entzündungshemmend und töten Pilze sowie Bakterien ab.

Wenn Sie unter Heuschnupfen leiden, sollten Sie jedoch beim Umgang mit Kamillenprodukten ein wenig Vorsicht walten lassen. Kamille gehört zur Familie der Korbblütengewächse und kann bei einigen Menschen allergische Reaktionen fördern. (Dokumentierte Fälle sind jedoch extrem selten.) Wenn Sie das erste Mal Kamille verwenden, sollten Sie daher auf Ihre Reaktion achten. Wenn das Kraut zu helfen scheint, machen Sie ruhig weiter damit. Wenn sich der Juckreiz zu verschlimmern scheint, dann hören Sie einfach auf, Kamille zu verwenden.

Gurke (*Cucumis sativus*). Kühl wie eine Gurke? Das ist nicht nur eine bildhafte Umschreibung. Dr. Albert Leung erinnert daran, daß Gurken eine lange Vorgeschichte als Mittel zur Linderung von Dermatitiden, Verbrennungen und zur Behandlung von Falten haben. Wenn ich unter einem Hautproblem zu leiden hätte, würde ich ein paar Gurken schälen und mit oder ohne Avocado im Mixer pürieren, die Paste direkt auf dem betroffenen Bereich auftragen und 15 bis 60 Minuten lang einwirken lassen.

✿✿ **Gotu kola (*Centella asiatica*).** Dieses in Indien beheimatete Kraut stimuliert die Regeneration der Hautzellen und des darunterliegenden Bindegewebes. In klinischen Studien hat sich die Heilpflanze als wirksam bei der Behandlung von Ekzemen, Wunden und anderen Hauterkrankungen erwiesen. Die jüngsten Forschungsergebnisse geben Hinweise darauf, daß Substanzen in Gotu kola (die sogenannten Asiaticoside) eine der vielversprechendsten Behandlungen für eine der verheerendsten Hauterkrankungen, nämlich Lepra, sein könnten. Wenn ich in den Tropen eine Hauterkrankung bekommen würde, würde ich die Blätter zerstoßen und den Brei direkt auf die betroffenen Hautpartien legen. Da das Kraut hierzulande nur schwer zu bekommen ist, empfehle ich, auf eine Salbe aus der Apotheke (zum Beispiel Ekzevowen®-Salbe) zurückzugreifen, in der Centella asiatica enthalten ist. Halten Sie sich an die Anwendungsempfehlungen des jeweiligen Herstellers. Sie erhalten die Urtinktur übrigens auch unter der Bezeichnung Hydrocotyle asiatica in der Apotheke.

✿✿ **Stiefmütterchen (*Viola tricolor*).** Hier haben wir ein bewährtes Kräutermittel gegen Akne, Ekzeme, Impetigo (Eiterflechte), Juckreiz und andere Hautprobleme. Die moderne Forschung unterstützt übrigens seinen Einsatz bei Hautproblemen. Die Kommission E, das Phytotherapie-Expertengremium des deutschen Bundesgesundheitsministeriums, empfiehlt einen Stiefmütterchentee als Hauttherapeutikum. Nehmen Sie einen Teelöffel des getrockneten Krauts pro Tasse mit kochendem Wasser und lassen Sie den Tee 10 Minuten lang ziehen.

✿✿ **Zaubernuß (*Hamamelis virginiana*).** Zaubernuß enthält reichlich Tannine, das sind stark wirksame Adstringentien, die bewirken, daß sich die Haut zusammenzieht. Ergebnissen von Versuchen mit Labortieren zufolge erhöht Zaubernuß ferner den Druck der Hautgefäße, was zu einer verbesserten Blutversorgung der geschädigten Hautpartien führt. Eine Sonnenbrand-Studie verglich drei Präparate: eine Kombination der adstringierenden Zaubernuß mit Lezithin, eine Kamillen-

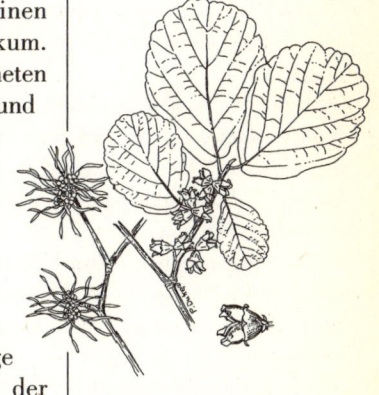

Zaubernuß

Die Blüten der Zaubernuß erscheinen erst im Herbst. Die Pflanze ist eine häufige Zutat in adstringierenden Lotionen.

creme und eine 1-prozentige Hydrokortisoncreme (ein entzündungshemmendes Standardmittel). Das Hydrokortison schnitt am besten ab, aber die Zaubernuß-Lezithin-Kombination belegte einen guten zweiten Platz.

Die Kommission E empfiehlt die äußerliche Anwendung von Zaubernuß zur Behandlung von Dermatitiden und anderen Erkrankungen, die die Haut schädigen.

❧ **Möhre (*Daucus carota*).** Möhren sind eine gute Quelle für die Vitamin-A-ähnlichen Karotinoide, die erwiesenermaßen die Hautgesundheit fördern und Hautschäden reparieren. Retin A, ein verschreibungspflichtiges Medikament, das zur Behandlung starker Akne verwendet wird, ist zum Beispiel ein karotinoidhaltiges Präparat.

Einige Kräuterheiler empfehlen, pürierte Möhren (und/oder Tomaten und Süßkartoffeln) zur Behandlung von Sonnenbrand und anderen kleineren Hautproblemen zu verwenden. Ich kann mir zwar nicht vorstellen, so etwas zu tun, aber es gibt keinen Grund, die Therapie nicht auszuprobieren, wenn Sie möchten. Ich esse viele Möhren und andere rote beziehungsweise orangefarbene Früchte und Gemüse, weil ich weiß, daß die Aufnahme von Karotinoiden nicht nur vor Hautschäden bewahrt, sondern auch bei der Abwehr von Krebs- und Herzerkrankungen eine Rolle spielt.

❧ **Wegerich (*Plantago lanceolata*).** Die äußerliche Anwendung der kühlenden, lindernden Blätter dieser Heilpflanze ist ein altbewährtes Hausmittel zur Behandlung von kleineren Hautproblemen. Die moderne Wissenschaft hat belegt, daß zwei Substanzen im Wegerich (Aucubin und Catapol) sowohl entzündungshemmende als auch bakterizide Eigenschaften besitzen.

❧ **Efeu (*Hedera helix*).** Die in Efeublättern enthaltenen und als Saponine bezeichneten Substanzen sind gegen verschiedene Bakterien und Pilze wirksam, die Hautprobleme verursachen. Die Kommission E empfiehlt Efeu zur Behandlung von Bronchitiden, was ein Hinweis auf die Sicherheit des Krautes ist.

Efeu hat einen weithin bekannten Ruf als Mittel zur Behandlung von Dermatitiden. Wenn ich ein Hautproblem hätte, würde ich ein paar Blätter im Mixer kleinhacken und die entstandene Paste direkt auf dem betroffenen Hautbereich auftragen.

❧ **Echter Eibisch (*Althea officinalis*).** Dieses Kraut enthält eine lindernde, wasserlösliche Faser, nämlich Muzilago, die seit langem zur Linderung bei Hautproblemen eingesetzt wird. In ganz Europa wird Eibischmuzilago Salben für rissige Haut beigemischt. Wenn ich ein Hautproblem hätte, würde ich die frische Wurzel in meine Saftmaschine geben und die gewonnene Flüssigkeit direkt auf die betroffenen Bereiche auftragen.

➤ **Ananas (*Ananas comosus*).** Eines der neuesten Zauberworte zum Thema Hautpflege heißt Alpha-Hydroxy-Säuren (AHAs). AHAs schälen tote Hautzellen ab, indem sie die Substanzen auflösen, die die Hautzellen zusammenhalten.

Hautärzte verwenden AHAs zur klinischen Behandlung von Akne, rauher Haut, feinen Linien, Fältchen und anderen Hauterkrankungen. Sie verwenden stark konzentrierte Lösungen zum Hautpeeling, niedrigere Konzentrationen tauchen in Dutzenden frei verkäuflicher Produkte zur Hautreinigung, in Lotionen und Hautstraffern auf.

Was nur wenige Menschen wissen ist, daß AHAs häufig Kräuterprodukte, die sogenannten Fruchtsäuren, sind. Wie der Name schon sagt, befinden sich diese Fruchtsäuren in vielen Früchten, insbesondere in Ananas, Tamarinden, Gardenien, Äpfeln und Trauben, aber auch in Sauermilch. Kleopatra badete laut Überlieferungen in Sauermilch, um den Glanz ihrer Haut zu verstärken. Ich kann mir zwar nicht vorstellen, in Sauermilch zu baden, aber ich liebe Ananas und esse viel davon, und ich könnte mir auch vorstellen, die Innenseite der Schale auf der angegriffenen Haut zu reiben.

➤ **Portulak (*Portulaca oleracea*).** Wie Möhren ist auch Portulak reich mit Karotinoiden gesegnet. Ich bin kein Typ für Gesichtsmasken, aber wenn dem so wäre, würde ich womöglich versuchen, eine Handvoll von dieser nützlichen Heilpflanze zusammen mit Möhren in den Mixer zu geben – möglicherweise sogar mit Ananas. Dies würde eine belebende Gesichtsmaske mit heilenden Eigenschaften ergeben. Ich würde vorschlagen, die Maske etwa 20 Minuten lang einwirken zu lassen.

➤ **Walnuß (*Juglans*, verschiedene Spezies).** Die Kommission E empfiehlt die Verwendung von Walnußblättern zur Behandlung milder, oberflächlicher Hautentzündungen. Lassen Sie zwei Teelöffel der zerstoßenen Blätter pro Tasse mit kochendem Wasser ziehen, und verwenden Sie den Tee, wenn er abgekühlt ist. Einige Kräuterheiler empfehlen, eine Handvoll gehackter Walnußblätter zur Behandlung von Ekzemen in das Badewasser zu geben.

Hefepilzinfektionen

Die meisten Menschen denken beim Wort Hefepilzinfektionen oder Candidiasis an eine Plage, mit der sich nur Frauen herumschlagen müssen. Aber auch Männer können davon befallen werden, vor allem unbeschnittene. Ein Mann mit einer Hefepilzinfektion verspürt in der Regel keine Symptome, aber jedesmal, wenn seine Partnerin behandelt wird und ihre eigene Infektion los wird, steckt er sie erneut an. Wenn Sie deshalb eine Frau sind, die häufig von Hefepilzinfektionen geplagt wird, sollte sich auch Ihr Partner untersuchen lassen, möglicherweise benötigen Sie nämlich beide eines der folgenden Kräutermittel.

Eine Hefepilzinfektion wird durch eine Gruppe von hefeähnlichen Pilzen verursacht, die Candida heißen. *Candida albicans* ist der häufigste Übeltäter, aber bei weitem nicht der einzige. Jede Person hat eine bestimmte Anzahl von Candida, die auf und in ihr leben, aber nicht jeder bekommt deshalb gleich eine Candidiasis.

Die Hefen leben in den feuchten Körperregionen, wie zum Beispiel den Mundwinkeln und der Scheide. In der Regel verursachen sie keine Probleme, aber manchmal wachsen sie übermäßig stark, und dann resultiert eine Infektion daraus.

Die Scheide ist der vornehmliche Infektionsherd (weitere Informationen über dieses Problem finden Sie im Kapitel Scheidenentzündungen ab Seite 444). Hefepilzinfektionen können sich aber auch in der Mundhöhle (Soor), im Atemtrakt (Bronchocandidiasis) und auf der Haut (Dermatocandidiasis) entwickeln.

Hefen sind heutzutage ein größeres Problem als vor noch, sagen wir einmal, 60 Jahren, weil verschiedene moderne Medikamente ein übermäßiges Wachstum von Hefen fördern. Unter den führenden Schuldigen befinden sich hier Antibiotika, Kortison und Verhütungsmittel (die 'Antibabypille').

In der Schulmedizin werden Hefepilzinfektionen mit Pilzmedikamenten behandelt, die in der Regel nur auf Verschreibung erhältlich sind. In jüngerer Zeit sind manche Medikamente wie Nystatin (zum Beispiel Moronal®) oder Miconazol (zum Beispiel Epi-Monistat®) auch ohne Rezept erhältlich, und sie werden weithin verwendet.

Es ist sehr schade, daß Kräuterpraktiker es sich nicht leisten können, im Fernsehen Werbefilme laufen zu lassen. Wenn sie es könnten, würde den Menschen nämlich klar werden, daß es mehr als nur einen Weg gibt, eine Hefepilzinfektion zu behandeln.

Grüne Apotheke für Hefepilzinfektionen

Es gibt eine ganze Reihe von Kräutern, mit deren Hilfe Sie eine Hefepilzinfektion bekämpfen können, aber Sie sollten sich erst vergewissern, was Ihnen fehlt, bevor Sie zur Selbstbehandlung schreiten. Wenn Sie glauben, eine Hefepilzinfektion zu haben, dann sollten Sie einen Arzt die Diagnose bestätigen lassen. Danach können Sie eine gewünschte Kräutertherapie mit dem Arzt absprechen. Sie können die beschriebenen Kräuter zusätzlich zu einer ärztlich verordneten Behandlung anwenden.

Sonnenhut (*Echinacea*, verschiedene Spezies). Die immunstimulierende Wirkung des Krautes scheint bei Hefepilzinfektionen besonders hilfreich zu sein.

Bei Versuchen mit Labortieren schützte eine Behandlung mit Echinacea Mäuse vor Infektionen mit Candida albicans. Das Kraut wirkt, indem die weißen Blutkörperchen stimuliert werden, die Hefepilzorganismen aufzufressen, was medizinisch als Phagozytose bezeichnet wird.

In einer beeindruckenden deutschen Studie wurde Frauen mit immer wiederkehrenden Hefepilzinfektionen entweder das Standardmedikament gegen Pilze oder das Standardmedikament gegen Pilze plus Echinacea verabreicht.

Bei den Frauen der ersten Gruppe erlitten 60 Prozent einen Rückfall. Unter den Frauen, die sowohl das Medikament als auch Echinacea einnahmen, infizierten sich nur 10 Prozent erneut. Deshalb erscheint es mir

---

Candida-Suppe

Wenn Sie sich immer wieder mit Hefepilzinfektionen herumschlagen müssen, dann ist eine der besten Möglichkeiten für Sie, Geschmack an Knoblauch und Zwiebeln zu finden. Hier eine leckere Suppe, die Ihnen helfen kann.

1 Liter Wasser
2 fein gehackte Zwiebeln
4 zerdrückte Knoblauchzehen
Salbei
Thymian
gemahlene Nelken
Salz
gemahlener schwarzer Pfeffer
Joghurt mit lebenden Kulturen

Geben Sie Wasser, Knoblauch und Zwiebeln in einen mittelgroßen Topf. Bei großer Hitze aufkochen lassen, dann die Hitze zurücknehmen, zudecken und 5 Minuten köcheln lassen (oder bis das Gemüse weich ist). Nach Belieben mit Salbei, Thymian, Nelken, Salz und Pfeffer abschmecken, verwenden Sie die Gewürze jedoch sparsam. Krönen Sie jede Portion mit einem Klecks Joghurt.

ERGIBT 4 PORTIONEN

vernünftig, Echinacea zu nehmen, und zwar unabhängig davon, mit welcher Hefepilzinfektion man es zu tun hat.

Knoblauch (*Allium sativum*). Knoblauch ist ein wohlbekanntes Antibiotikum gegen Bakterien, aber die Pflanze hemmt auch Pilze recht gut und kann sowohl bei Hefepilzinfektionen in der Scheide als auch der Mundhöhle gut eingesetzt werden. Die typische Dosis kann bis zu 12 rohe, gehackte Knoblauchzehen betragen, die zwei- bis dreimal täglich in Saft eingenommen werden. Sie müssen den Geschmack von Knoblauch wirklich sehr mögen, um diese Behandlung durchzuführen, aber ich denke, daß sie einen Versuch wert ist, da Knoblauch tatsächlich ein potentes Mittel gegen Hefepilzinfektionen darstellt. (Sie können den Knoblauch zum Beispiel zusammen mit Möhren in den Mixer geben – es ist erstaunlich einfach, den Knoblauch auf diese Weise einzunehmen.) Zwiebeln haben eine ähnliche, aber nicht ganz so starke Wirkung.

Preiselbeeren

Die köstliche Beere verleiht Säften und Soßen einen unverwechselbaren Geschmack und wurde schon im letzten Jahrhundert von Ärzten zur Linderung von Entzündungen verwendet.

Preiselbeeren (*Vaccinium macrocarpon*). Arbutin ist eine Substanz, die in Preiselbeeren (sowie Bärentrauben und Heidelbeeren) steckt. Sie unterstützt die Behandlung von Candidainfektionen, meinen die Naturheilpraktiker Dr. Joseph Pizzorno und Michael Murray, beides übrigens Buchautoren (*siehe Anhang*). Wenn Sie deshalb die Einnahme von Knoblauch in Erwägung ziehen, warum dann nicht in Kombination mit Preiselbeersaft? Sie können auch einfach Preiselbeersoße essen. Die farbenfrohen Beeren passen nicht nur zu Wildgerichten.

Orangenwurzel (*Hydrastis canadensis*). Das ist das bekannteste der 'gelben' Kräuter, die das Antibiotikum Berberin enthalten. Andere sind zum Beispiel Goldfaden, Gelbwurz, Berberitze und gemeine Mahonie. Berberin wirkt gegen viele Mikroorganismen, unter anderem Hefepilze. Zu Hause nehme ich eine Tinktur, wenn ich dagegen unterwegs bin, koche ich mir einen Tee. Sie können natürlich beide Therapiewege beschreiten.

Tabebuia (*Tabebuia*, verschiedene Spezies). Tabebuia enthält laut Auskunft von Dr. Murray, Dr. Pizzorno und anderen Wissenschaftlern die gegen Hefen wirksamen Substanzen Lapachol und Beta-Lapachol. Lapachol ist die schwächere Substanz, aber ihre Wirksamkeit gegen Hefen ist immer noch mit der von Ketokonazol (Präparatname zum Beispiel Nizoral®) vergleichbar. Ich habe eine lateinamerikanische Salbe mit Lapachol verwendet, um eine Hefepilzinfektion im Genitalbereich auszukurieren, und ich würde es wieder tun, wenn ich einen Rückfall erleiden würde. Solche Rückfälle sind vor allem in tropischem Klima häufig, wo ich mir einen konzentrierten Auszug kochen würde. Leider ist das Kraut hierzulande (noch) nicht erhältlich, ich hoffe aber, daß sich dies bald ändern wird.

Portulak (*Portulaca oleracea*). Vitamin A (und Beta-Karotin), C und E sind meine persönlichen Favoriten, um die Abwehrkraft auf Vordermann zu bringen. Man will ja schließlich dem Immunsystem helfen, wenn man – egal welche – Hefepilzinfektionen bekämpft. Portulak ist die beste Nahrungsmittelquelle für diese Nährstoffe, und ich empfehle, junge Sprossen von diesem delikaten Gemüse in Salaten oder die Blätter wie Spinat gedämpft zu genießen.

Goldrute (*Solidago virgaurea*). Die deutsche Kommission E empfiehlt die Verwendung der entzündungshemmenden Goldrute zur Vorbeugung und Behandlung verschiedener Beschwerden im Harn- und Geschlechtstrakt, und dazu zählen auch Hefepilzinfektionen. Die aktiven Substanzen in der Heilpflanze (die veresterten Saponine) sind gegen Candida-Organismen wirksam. Das Kraut kann als adstringierender Tee getrunken oder der Tee als Intimspülung verwendet werden.

Efeu (*Hedera helix*). Efeublätter sind sowohl gegen Hefepilze als auch gegen einige Bakterien wirksam. Die Empfehlung der Kommission E lautet, 0,3 Gramm (das ist gerade mal eine Prise von dem Kraut) bei verschiedenen entzündlichen Beschwerden einzusetzen, und das scheint auch mir eine vernünftige Dosis für den Kampf gegen Hefepilzinfektionen zu sein. Sie können das Kraut etwa 10 bis 15 Minuten lang in heißem Wasser ziehen lassen und danach den Tee trinken.

Süßholz (*Glycyrrhiza glabra*) und Stevie (*Stevia rebaudiana*). Viele Spezialisten raten Patienten, die unter immer wiederkehrenden Hefepilzinfektionen leiden, vom Alkoholkonsum ab, weil alkoholische Getränke Hefen und Einfachzucker enthalten. Wenn Sie bereits zuvor eine Hefepilzinfektion hatten und einem erneuten Rückfall vorbeugen möchten, sollten Sie sich außerdem von Zucker und Honig fernhalten. Zum Süßen Ihrer Anti-Candida-Tees sollten Sie Kräutersüßstoffe wie zum Beispiel Süßholz oder Stevie verwenden.

Salbei (*Salvia officinalis*). Salbei enthält eine Mischung verschiedener, gegen Hefen wirksame Substanzen. Sie können Salbeitee trinken oder als adstringierende Intimspülung verwenden. Wenn Sie den Tee als Intimspülung verwenden, können Sie ein oder zwei Tropfen Teebaumöl dazugeben, das ebenfalls ein hochwirksames, gegen Hefen gerichtetes Kräuterprodukt ist.

➥ **Wohlriechender Fieberstrauch (*Lindera benzoin*).** Amerikanische Wissenschaftler, die 54 verschiedene Pflanzenspezies auf ihre Eigenschaften gegen Mikroben testeten, fanden heraus, daß ein Extrakt aus Fieberstrauchrinde *Candida albicans*-Pilze stark hemmte. Bei den Appalachen-Indianern ist Fieberstrauch seit langem ein beliebtes Kräuterheilmittel, was wieder einmal die Weisheit der Volksmedizin bestätigt.

Herpes genitalis und Herpes labialis

Das Telefon klingelte. Am anderen Ende der Leitung war eine Frau, die wissen wollte, ob ein Saft aus Maiapfelrinde ihre Herpesinfektion im Genitalbereich auskurieren könnte. Ich bekomme viele Anfragen aus heiterem Himmel, und in der Regel sind diese nicht grundlos. Die Anruferin hatte ein paar Monate zuvor einen Vortrag von mir über die alternative Heilkunde der Schamanen gehört. Damals hatte ich vier in Maiapfel enthaltene Substanzen erwähnt, die zusammen gegen das *Herpes simplex*-Virus wirken.

Das Interessante an der Sache ist: Wenn man die einzelnen Substanzen isoliert anwendet, ist die Wirkung gegen das Herpesvirus sehr viel schwächer. Die 'magischen Pillen', die die Pharmaindustrie so gerne aus Kräutern extrahiert, sind in diesem Fall einfach nicht vorhanden. Mit anderen Worten, beim Maiapfel ist die Gesamtheit größer als die Summe der Einzelkomponenten. Das passiert bei Kräutern relativ häufig, und deshalb bin ich ein 'Ganz-Kräuter-Heiler'.

Ich riet ihr von der Verwendung des Maiapfelsaftes ab, da er ätzend sein kann und die Maiapfelfrucht schlicht gefährlich ist. Aber ich habe sie mit ihrem Problem dennoch nicht allein gelassen. Ich verriet ihr schließlich ein anderes Kraut – Melisse –, mit dem sie ihr Problem angehen konnte. Aber bevor wir nun alle Kräuter durchgehen, die ich für dieses Problem empfehle, lassen Sie uns das Herpesvirus erst einmal genauer betrachten.

Kenne Deinen Feind

Das *Herpes Simplex*-Virus existiert in zwei Formen, und zwar als Auslöser von Herpesinfektionen im Mund- und im Genitalbereich. Das Virus ist ein Verwandter des *H. zoster*, das für die schmerzhafte Gürtelrose – ebenfalls eine Hauterkrankung – verantwortlich ist. Die typischen Herpesbläschen eines Herpes labialis erscheinen am Mund, und zwar in der Regel an den Lippenrändern. Genitaler Herpes macht sich bei Frauen in und um die Scheide herum sowie am Muttermund, bei Männern dagegen auf und um den Penis herum bemerkbar. Bei beiden Geschlechtern können die Bläschen auch im Afterbereich entstehen.

Herpesinfektionen sind höchst ansteckend, und das Krankheitsmuster verläuft im Mund- und Genitalbereich ziemlich ähnlich.

Nach dem Erstkontakt mit dem Virus verspürt man in der Regel innerhalb von vier bis sieben Tagen die ersten Symptome. Dazu zählen ein Prickeln, Brennen oder hartnäckiger Juckreiz. Etwa einen Tag später erscheinen pickelähnliche Pusteln auf der geröteten Haut. Die Pusteln werden zu schmerzhaften Bläschen, die später platzen und Blut sowie gelblichen Eiter absondern. Fünf bis sieben Tage nach dem ersten Prickeln verkrusten die Pusteln und die Heilungsphase setzt ein.

Personen mit akuten Hautveränderungen scheiden das Virus aus und sind ansteckend. Die Virusausscheidung geschieht jedoch auch in der 'Prickelphase', bevor noch eine Hautveränderung erkennbar ist. Das ist ein Grund, warum so viele Menschen mit Herpesviren infiziert sind. Herpesträger können nie genau sagen, wann sie ansteckend sind. Selbst wenn die meisten Menschen innerhalb von einer Woche nach der Infektion die wunden Stellen bekommen, kann man auch schon eine ganze Weile infiziert sein, bevor sich Hautveränderungen zeigen.

Etwa 30 Prozent der Bevölkerung leiden entweder unter Lippen- oder Genitalherpes. Manche Läsionen zeigen sich relativ regelmäßig, manche erscheinen einmal und danach nie wieder. Und manchmal kehren sie eine Zeitlang wieder und verschwinden dann. Möglicherweise ist sogar jeder Virusträger, und das Virus ruht nur bei den meisten Infizierten. Technisch gesehen gibt es zwei verschiedene Herpesvirustypen, wobei ein Typ primär den Mund, der andere Typ vor allem den Genitalbereich befällt. Aber bei oralem Geschlechtsverkehr können beide Typen jeweils gegenseitig übertragen werden, deshalb ist die Unterscheidung praktisch bedeutungslos. Und beide Typen sprechen in jedem Fall auf die gleiche Behandlung an.

Grüne Apotheke für Herpes genitalis und Herpes labialis

Nun zu den Anti-Herpes-Strategien. Hier finden Sie die Anführer der virusbekämpfenden Kräutermeute.

➤➤➤**Melisse (*Melissa officinalis*).** Melisse ist auch unter den Namen Zitronenkraut oder Frauenwohl bekannt und hat erwiesenermaßen antivirale und insbesondere Anti-Herpes-Eigenschaften. Offensichtlich sind verschiedene Substanzen dafür verantwortlich – unter anderem Tannine, die als Polyphenole bezeichnet werden. Hier erfahren Sie, wie diese Substanzen es schaffen, einen Herpesausbruch zu bezwingen.

Die Zellen des Körpers besitzen Rezeptoren ('Andockstellen'), an denen sich die Viren anheften, wenn sie versuchen, eine Zelle zu infizieren. Die eben erwähnten Polyphenole können die Rezeptoren der Zellen besetzen und damit verhindern, daß sich die Viren an die Zellen anheften, und dadurch wird eine Ausbreitung der Infektion verhindert.

Melisse ist das Mittel der Wahl unter den Heilpflanzen. Ich erklärte meiner Anruferin, die auf der verzweifelten Suche nach einer Waffe gegen ihre genitale Herpesinfektion war, daß ich ihr einen Tee aus verschiedenen Minzen mit reichlich Melisse empfehlen würde. Sie sollte den Tee trinken und die gebrauchten Teebeutel direkt auf die veränderten Hautstellen legen.

Minzen, und hier vor allem Melisse, enthalten antioxidative Vitamine und Selen, die das Immunsystem kräftigen. (Antioxidantien sind Substanzen, die die Zellen vor Schädigungen durch natürlich vorkommende freie Radikale (hoch reaktive Sauerstoffmoleküle) im Körper schützen.) Alle Minzen enthalten ferner mindestens vier antivirale Substanzen, die gegen das Herpesvirus gerichtet sind.

Vor nicht allzu langer Zeit lehrte uns der Naturheilpraktiker Dr. Stephen Morris in einem unserer Amazonas-Lehrgänge, wie man sich selbst eine 'Herpessalbe' herstellen kann. Wir erhitzten vorsichtig ein wenig Oliven- oder Palmöl und rührten Bienenwachs im Verhältnis 1:4 ein. Zu dieser Creme gaben wir pulverisierte Melisse. Nach dem Abseihen ließen wir die Creme abkühlen. Unsere Gastgeberin Socorro lächelte vor sich hin, während wir in ihrer 'Küche' unter freiem Himmel über dem offenen Feuer unsere Cremes zubereiteten.

Man muß jedoch gar nicht soweit gehen. Dr. Varro Tyler, seines Zeichens Buchautor (siehe Anhang) und Pharmakologe für Naturmedizin, ist bei Kräutern eher konservativ. Er ist überzeugt, daß man die gleichen Ergebnisse erzielen kann, wenn man den Melissentee direkt auf die veränderten Hautpartien aufträgt. Der Tee wird aus zwei bis vier Teelöffeln des getrockneten Krauts pro Tasse mit kochendem Wasser hergestellt und mehrmals täglich mit einem Wattebausch aufgetupft.

„Diese Behandlung ist möglicherweise genauso wirksam wie jedes andere selbst ausgewählte Mittel gegen Lippenherpes", meint Dr. Tyler dazu.

Sonnenhut (*Echinacea*, verschiedene Spezies). Echinacea oder Sonnenhut hat in vielen Studien bewiesen, daß es sowohl antivirale als auch immunstimulierende Eigenschaften besitzt.

Europäisches Know-how

Glauben die Amerikaner nicht immer, auf allen Gebieten die besten zu sein? Diese Meinung muß überdacht werden. Bei Kräutern sind Europäer den Amerikanern nämlich meist weit überlegen.

Ein in Europa weit verbreitetes Kräuterprodukt zur Behandlung von Herpesinfektionen enthält Melisse als Wirkstoff. Das Produkt hat einen relativ hohen Kräuteranteil – etwa 700 Milligramm getrocknete Blätter pro Gramm Salbe.

In einer außergewöhnlichen Untersuchung mit 116 Herpespatienten war die Melissensalbe etwa 2,5 mal so wirksam wie eine identisch aussehende Salbe ohne Wirkstoff (Placebo). Das Kräuterprodukt war besonders wirksam, wenn die Therapie frühzeitig begonnen wurde, das heißt, wenn die Läsionen (Bläschen) gerade zum Vorschein kamen.

In einer anderen Studie mit 115 Teilnehmern, die Melisse verwendeten, waren 96 Prozent am achten Tag völlig auskuriert, und das ohne erkennbare Nebenwirkungen. Normalerweise zieht sich die Heilungsphase bei Herpes über 10 bis 14 Tage hin. Wenn ich Herpes hätte, würde ich es mit Melissencreme (zum Beispiel Lomaherpan®) aus der Apotheke versuchen.

Lesen Sie sich bitte außerdem den folgenden Fallbericht aus einer britischen Fachzeitschrift (*British Journal of Phytotherapy*) durch: ein Mann nahm Echinacea ein, nachdem er 12 Jahre lang unter genitalem Herpes zu leiden hatte. Er bemerkte, daß er viel weniger Schmerzen hatte und der Ausbruch gleich gestoppt wurde, wenn er das Echinacea innerhalb von ein bis zwei Stunden nach dem ersten typischen Prickeln einnahm.

Kräuterpraktiker empfehlen in der Regel, Echinacea in Form von Tinkturen anzuwenden. Geben Sie etwa dreimal täglich einen halben Teelöffel der Tinktur zu Tees oder Säften.

Manche Tinkturen bestehen aus einer Mischung von Echinacea und Orangenwurzel, da dieses Kraut ebenfalls antimikrobielle und immunstimulierende Eigenschaften aufweist. Echinacea kann auf der Zunge prickeln oder vorübergehend ein taubes Gefühl verursachen, diese Nebenwirkung ist jedoch harmlos.

Einige Kräuterheiler nehmen dieses Prickeln sogar als Beweis dafür, daß sie tatsächlich Echinacea und nicht etwas Gepanschtes bekommen haben. (Solche Panschereien sind leider ein zunehmendes Problem in der Kräuterheilkunde).

Kräuter der Minzfamilie. Melisse ist nicht das einzige Kraut mit einer Wirkung gegen Herpesviren und andere Viren. Eine Menge anderer Mitglieder der Minzfamilie sind fast genauso wirksam.

An dieser Stelle möchte ich meinen Happy-Herpes-Tee vorstellen, der aus verschiedenen Kräutern der Minzfamilie gekocht wird: Ysop, Melisse, Oregano, Rosmarin, Salbei, Braunelle und Thymian.

Füllen Sie für den Tee einen Topf halbvoll mit Wasser. Bringen Sie das Wasser zum Kochen, und dann geben Sie frische Melisseblätter dazu, bis der Topf zu drei Vierteln gefüllt ist. Wenn Sie keine frischen Blätter bekommen können, nehmen Sie eine Vierteltasse getrockneter Melisse. (Dieses Rezept enthält eine ungewöhnlich hohe Kräutermenge für einen Tee, aber in diesem Fall braucht man reichlich Kräuter, um die gewünschte antivirale Wirkung zu erzielen.) Zum Melissen-Wassergemisch geben Sie jetzt jeweils zwei Teile getrockneten Oregano und Braunelle sowie jeweils einen Teil Ysop, Rosmarin, Salbei und Thymian.

Mit Ausnahme der Melisse ist der Anteil der anderen Kräuter relativ egal, Sie sollten nur darauf achten, doppelt soviel Oregano und Braunelle wie Ysop, Rosmarin, Salbei und Thymian zu nehmen. Schließlich geben Sie noch ein wenig Süßholzwurzel dazu, damit der Tee süßer wird, und lassen Sie das Ganze 20 Minuten lang ziehen.

Diese Mischung enthält Dutzende von Substanzen, die gegen Herpesviren wirksam sind. Die Liste der in diesem Gebräu enthaltenen Substanzen ist ziemlich beeindruckend, und Sie sollten wissen, was Sie für all Ihren Aufwand bekommen: Koffeinsäuren, Geraniin, Glycyrrhicinsäure, Glycyrrhicin, Lysin, Protocatechinsäure, Quercetin, Rosmarinsäure, Tanninsäure, Thymol, Tocopherol und Zink.

Paprika (*Capsicum*, verschiedene Spezies). Die 'scharfe' Substanz in Paprika oder spanischem Pfeffer heißt Capsaicin. Untersuchungen mit Labortieren zeigen, daß Capsaicin Herpesausbrüche am Auge bis zu zwei Monate lang verhindern kann. Es gibt einige capsaicinhaltige Lotionen (zum Beispiel Capsamol®), die zur Linderung der Schmerzen bei Gürtelrose eingesetzt werden. Wenn Sie eine capsaicinhaltige Creme verwenden, müssen Sie darauf achten, sich nach dem Einreiben die Hände gründlich zu waschen, weil Sie den Wirkstoff nicht in Ihre Augen bringen sollten. Da manche Menschen auf die Substanz ziemlich empfindlich reagieren, sollten Sie zuerst auf einer kleinen Hautstelle ausprobieren, ob ihre Anwendung möglich ist, bevor Sie größere Hautpartien damit einreiben. Wenn Ihre Haut dadurch gereizt wird, sollten Sie die Behandlung abbrechen.

Ich würde nicht empfehlen, Cayenne auf eine Herpeswunde zu streuen, vor allem am Auge, da das wirklich scheußlich weh tun kann. Aber warum nicht den Happy-Herpes-Tee mit ein wenig Tabascosoße würzen? Auch wenn Sie den Tee nicht auftupfen, sondern trinken, werden Sie von den Wirkstoffen immer noch profitieren.

Johanniskraut (*Hypericum perforatum*). Eine im Johanniskraut enthaltene Substanz, das Hypericin, hilft dabei, *H. simplex* und verschiedene andere Viren abzutöten. Hypericinhaltige Salben sind zwar bei Herpesbläschen wirksam, aber Sie müssen sich diese Salben gar nicht kaufen. Kochen Sie sich einfach einen starken Tee aus dem Kraut, den Sie nach dem Abkühlen mit einem Wattebausch auftupfen.

Knoblauch (*Allium sativum*). In Reagenzglastests konnte Knoblauch sowohl gegen Herpesviren als auch gegen viele andere Viren – darunter auch die Erreger von Erkältungen und Grippeerkrankungen – virustötende Eigenschaften aufweisen. Sie können Knoblauch in Ihre Tees mischen, aber wahrscheinlich genießen Sie die Wunderknolle viel mehr, wenn Sie zerdrückten Knoblauch über Nudeln oder in einen gemischten grünen Salat geben.

Aminosäuren. Lassen Sie uns einmal einen Abstecher in die Ernährung unternehmen. Die Aminosäure Arginin soll für die Virusvermehrung erforderlich sein. Wenn eine weitere Aminosäure, nämlich Lysin, deutlich mehr vorhanden ist als Arginin, dann scheint dieses Ungleichgewicht die Virusvermehrung zu hemmen. Deshalb trachten Anhänger dieser Theorie danach, möglichst viele Nahrungsmittel mit einem hohen Lysin- und niedrigen Arginingehalt zu sich zu nehmen. Verschiedene Pflanzen weisen ein solches Verhältnis mit einem hohen Lysin- und niedrigen Arginingehalt auf, dazu zählen zum Beispiel Sternfrüchte (Lysin:Arginin = 4:1), Papayas (3:1), sowie Grapefruits, Aprikosen, Birnen, Äpfel und Feigen (etwa 2:1).

Manche Menschen nehmen täglich ein Supplement mit 1.300 Milligramm Lysin ein, wenn sie das erste Anzeichen eines Herpesausbruchs verspüren. Man müßte ein gutes Kilogramm frischer Brunnenkresse essen, um so eine Menge zu erhalten, aber nur eine halbe Tasse getrockneter Kresse. Natürlich werden Sie kaum soviel Brunnenkresse verzehren wollen, aber es gibt noch einige andere Nahrungsmittel, die Sie mit einer guten Portion Lysin versorgen.

Eine Tasse schwarze Bohnen, Linsen, Sojabohnen und Goabohnen (aus dem fernen Osten) versorgen Sie mit mehr als 2.500 Milligramm Lysin. Wenn Sie sich aus diesen Zutaten eine Suppe kochen, sollten Sie großzügig mit Tabascosoße würzen, um noch ein wenig mehr gegen die Herpesviren auf dem Löffel zu haben.

Verschiedene ätherische Öle. Aromatherapeuten sind der Ansicht, daß Kombinationen aus ätherischen Ölen, wie zum Beispiel Geranie und

Zitrone oder Eukalyptus und Bergamotte, gegen Herpesviren helfen können, wenn sie beim ersten Anzeichen eines Ausbruchs aufgetragen werden. Manche Aromatherapeuten sind der Meinung, daß Rosenöl und Melissenöl in einigen Fällen zu einer vollständigen Remission (das heißt einem Abklingen der Krankheitserscheinungen) der Herpesläsionen beitrugen, und zwar manchmal nach nur einer Anwendung.

Diese Annäherung scheint mir einen Versuch wert zu sein. Sie können alle diese Öle mit einem Wattebausch direkt auf die Haut auftragen.

Warnung: Ätherische Öle sind sehr stark konzentrierte Pflanzenextrakte. Sie dürfen diese Öle niemals einnehmen, es sei denn, ein fachkundiger Heilpraktiker oder Aromatherapeut hat dies ausdrücklich erlaubt. Bereits kleinste Mengen (etwa ein Teelöffel) ätherischer Öle können giftig sein.

❧ **Medikament-Kräuter-Kombination.** Hier habe ich überraschende Neuigkeiten von japanischen Wissenschaftlern für Sie. Sie kombinierten ein Anti-Herpesmedikament mit dem Wirkstoff Acyclovir (Produktname Zovirax®) mit jedem der vier tanninreichen Kräuterextrakte: Nelkenwurz (*Geum japonicum*), Sumach (*Rhus javonica*), Nelken (*Syzygium aromaticum*) und Almend (*Terminalia chebula*).

Die kombinierte Behandlung wirkte deutlich besser als die alleinige Therapie mit Acyclovir oder den Kräutern. Da Acyclovir verschreibungspflichtig ist, sollten Sie Ihren Arzt danach fragen.

❧ **Heilende Getränke.** Tee und Saft aus Äpfeln, Preiselbeeren, Trauben, Birnen, Pflaumen und Erdbeeren scheinen dabei zu helfen, die Viren abzutöten. In der Regel sind die in diesen Säften enthaltenen aktiven Wirkstoffe Tannine. Birnensaft enthält zudem reichlich Koffeinsäure und könnte daher die beste Wahl sein.

Herzerkrankungen

Der kalifornische Arzt Dr. Dean Ornish hat die medizinische Fachwelt vor ein paar Jahren in Staunen versetzt, weil er der erste Forscher war, der eine Herzerkrankung in der Tat rückgängig machen konnte. Und was noch erstaunlicher war: seine Kur bestand aus einer Kombination wenig technisierter Therapien wie Sport, Yoga, Meditation, Selbsthilfegruppen und einer sehr fettarmen vegetarischen Ernährung (bei der nur 10 Prozent der Kalorien vom Fett stammten).

Ich habe die Geschichte, die Dr. Ornish von einer Gruppe Kaninchen erzählt, immer sehr gemocht, weil sie ein Leckerbissen zum Thema Erforschung der Herzerkrankungen ist. Die genetisch ähnlichen Kaninchen wurden unter Laborbedingungen gehalten, erhielten das gleiche Futter, die gleiche Menge an Bewegung, und dennoch litt eine Gruppe 60 Prozent weniger unter Herzproblemen als die anderen Gruppen. Was machte den Unterschied aus? Es stellte sich heraus, daß die gesünderen Kaninchen in tiefer stehenden Käfigen gehalten wurden, und der Tierpfleger konnte diese Gruppe zum Füttern und Streicheln leichter erreichen. Liebe ist offensichtlich lebensverlängernd. Das habe ich mir doch schon immer gedacht.

Wie man der Verstopfung in den Gefäßen vorbeugt

Bei Herzerkrankungen – genauer gesagt Erkrankungen der Herzkranzgefäße – verstopfen die Arterien, die das Herz versorgen. Diese Erkrankung ist die Todesursache Nummer Eins. Dazu ein Beispiel aus den Vereinigten Staaten: etwa 7 Millionen herzkranker Amerikaner sind mit 1,5 Millionen Herzinfarkten pro Jahr davon betroffen, von denen 500.000 tödlich verlaufen.

Die Schulmedizin hat sich noch nicht so ganz an die sanfte, natürliche und sichere Therapie von Dr. Ornish gewöhnt. Statt dessen werden jedes Jahr mehrere hunderttausend Bypass-Operationen am Herzen ausgeführt, die den Steuerzahler pro Patient knapp 50.000 DM und insgesamt mehrere Milliarden DM kosten.

Bypass-Operationen, bei denen die verstopften Gefäße überbrückt werden, sind übrigens nur eine vorübergehende Lösung, da auch die 'Gefäßumleitung' nach ein paar Monaten oder Jahren verstopft. Wenn die Milliarden, die für Bypass-Operationen ausgegeben werden, statt dessen in Naturheilverfahren investiert werden würden, wäre unser Gesundheitssystem sicher besser beraten.

Vorbeugende Maßnahmen beinhalten die Behandlung von Bluthochdruck und erhöhten Cholesterinspiegeln und die bestmögliche Motivation der Bürger, das Rauchen aufzugeben, abzunehmen, mehr Sport zu treiben, den Streß besser in Griff zu bekommen und mehr soziale Unterstützung aufzubauen.

Auch in Amerika hat man den Wert der Vorbeugung erkannt. Die National Institutes of Health (NIH) faßten 1994 in einem Bericht zusammen: „Zur Senkung der Kosten im Zuge der Gesundheitsreform... muß Vorbeugung die *zentrale* Stellung im primären Gesundheitssystem einnehmen, mehr noch als therapeutische Maßnahmen." Ich würde mir wünschen, daß die Ärzte dieses Konzept annehmen würden.

Die Kraft von Gemüse

Eine meiner Lieblingsmaßnahmen zur Vorbeugung vor – oder Erholung nach – einem Herzinfarkt werden Sie wohl kaum in medizinischen Lehrbüchern finden. Eine Gemüsesuppe ist so gesund, daß ich sie nicht mehr als Minestrone, sondern häufiger als Medistrone bezeichne.

Es gibt kein starres Rezept für die Suppe. Nehmen Sie einfach die passenden Zutaten, die ich gleich beschreiben werde und kochen Sie daraus köstliche Suppen. Der Grundgedanke ist, sich auf die Gemüse der Saison zu konzentrieren und die Suppe jedesmal ein wenig abzuändern, so daß Sie dieses gesunde Gericht niemals über bekommen. Die Medistrone soll bald eine Gewohnheit werden, die Sie den Rest Ihres Lebens genießen.

Manche der in Gemüsesuppen verwendeten Gemüse und Kräuter – allem voran Knoblauch, Zwiebeln und Paprika – bewirken, daß das Blut weniger zur Gerinnselbildung neigt, und dadurch wird den Gerinnseln vorgebeugt, die die Entstehung eines Herzinfarktes fördern. Knoblauch und Zwiebeln helfen ferner bei der Senkung des Cholesterinspiegels und des Blutdrucks.

Andere Gemüsesorten, insbesondere Tomaten, enthalten Gamma-Amino-Buttersäure (GABA). Seit kurzem bin ich völlig fasziniert von dieser Substanz. Untersuchungen zufolge scheint die in Tomaten und anderen Gemüsen enthaltene GABA bei der Senkung des Blutdrucks unterstützend zu wirken und zudem den Herzmuskel zu kräftigen. Zur Tomatenbasis der Medistrone geben wir Kräuter, Gewürze und Gemüse, die den Blutdruck senken helfen, darunter die zuvor erwähnten Zwiebeln und Knoblauch sowie Reis, Sellerie und Safran.

Es gibt noch einige weitere cholesterinsenkende pflanzliche Zutaten für Ihre Medistrone: Artischocken, Gerste, Bohnen, Möhren, Aubergine und Spinat.

Meine Medistrone enthält ferner Gemüse mit einem hohen Glutathiongehalt. Glutathion ist ein wirkungsvolles Antioxidans. Antioxidantien wiederum sind Substanzen, die der Verstopfung der Arterien vorbeugen, weil sie die Ablagerung von Belägen an den Gefäßwänden verhindern. Der Gesundheit zuträgliche Mengen hiervon finden sich in Spargel, Brokkoli, Kohl, Blumenkohl, Kartoffeln, Portulak und Tomaten. (Die Antioxidantien stecken übrigens auch in Avocados, Grapefruits, Orangen, Pfirsichen und Wassermelonen, aber die würde ich nicht in meine Suppe tun.)

Alle Gemüse, die Sie möglicherweise in Ihre Suppe geben, sind fettarm und enthalten wenig oder kein Cholesterin, deshalb helfen sie bei der Kontrolle des Gewichts, des Blutdrucks und des Cholesterinspiegels. Gemüse kann Ihnen außerdem eine gute körperliche Betätigung verschaffen, wenn Sie es selber ziehen.

Wenn Sie Angst haben, einen Herzinfarkt zu bekommen, sollten Sie unbedingt ein- bis zweimal pro Woche – oder falls gewünscht häufiger – eine Medistrone schlemmen. Sie können am Wochenanfang einen großen Topf kochen, die Suppe portionsweise einfrieren und essen, wann immer Sie Lust darauf haben. Ich denke, daß Sie Ihr Herzinfarktrisiko um bis zu 20 Prozent senken können, wenn Sie einfach nur mehrmals wöchentlich eine Käse- oder Fleischmahlzeit durch meine Medistrone ersetzen.

Mehr Gründe, Gemüse zu essen

Hören Sie bei der Medistrone nicht auf. Es gibt so deutliche wissenschaftliche Anhaltspunkte, die dafür sprechen, daß Obst und Gemüse Herzerkrankungen vorbeugen, daß Sie diese zu einem regulären Bestandteil Ihrer Mahlzeiten machen sollten.

Obst und Gemüse sind die Hauptquellen für die wirksamen Antioxidantien Vitamin C und E, die Vitamin-A-ähnlichen Karotinoide sowie Folsäure (ein B-Vitamin). Viele Studien haben belegt, daß das Herzinfarktrisiko mit steigendem Konsum an diesen Nahrungsmitteln um bis zu 40 Prozent sinkt. (Das Krebsrisiko fällt übrigens um stolze 50 Prozent.)

Da verwundert es wohl kaum, daß viele Gesundheitsvereinigungen (zum Beispiel das National Research Council, das National Cancer Institute) und viele andere Gesundheitskapazitäten alle Bürger zum Wahlspruch 'Fit-mit Fünf' motivieren wollen. Das bedeutet, daß man mindestens fünf Portionen Obst und Gemüse pro Tag essen soll. Bitte denken Sie jedoch daran, die Zahl fünf ist hierbei nur das Minimum. Viele Ernährungsexperten fordern acht oder neun Portionen pro Tag. Das ist ziemlich hoch gegriffen, wenn man bedenkt, daß es laut Auskunft von Dr. Gladys Block nur etwa zehn Prozent unserer Mitbürger auf fünf Portionen täglich bringen.

Es scheint so, als wäre 'Das Ziel sind Zehn' ein viel besserer Wahlspruch. Im Jahr 1997 startete ich meinen eigenen Feldzug mit dem Motto 'Fünfmal Fünf' (Obst, Kräuter, Hülsenfrüchte und Vollkornprodukte, Nüsse sowie Gemüse). Ich bezweifle nicht, daß die oben erwähnten, von Bypass-Operationen verschlungenen Milliarden in einer Anzeigenkampagne viele motivieren könnten, mehr Obst und Gemüse zu essen, und dann würden wir auch weniger Herzinfarkte sehen.

Grüne Apotheke für Herzerkrankungen

Ich habe bereits erwähnt, daß Knoblauch, Zwiebeln, Ingwer und Paprika bei der Vorbeugung und Behandlung von Herzerkrankungen wertvolle Helfer sind, indem sie den Blutdruck senken. Knoblauch und Zwiebeln senken ferner den Cholesterinspiegel und machen die Bildung von Blutgerinnseln weniger wahrscheinlich. Wenn Sie ein wenig über Gemüse wissen, dann ist diese Information wahrscheinlich nicht neu für Sie. Vielleicht wissen Sie aber noch nicht, daß auch viele andere pflanzlichen Mittel ebenfalls bei der Vorbeugung und Behandlung von Herzerkrankungen eine Rolle spielen.

Amaranthgewächse (*Amaranthus*, verschiedene Spezies) und andere Calcium-haltige Pflanzen. Die Blätter dieser Heilpflanzen sind eine der besten pflanzlichen Quellen für Kalzium (etwa 5,3 Prozent Gehalt bezogen auf das Trockengewicht). Untersuchungen geben Hinweise darauf, daß Kalzium die Knochenfestigkeit fördert, was bei der Vorbeugung von Osteoporose wichtig ist. Aber an der Sache ist noch mehr: der Mineralstoff kann das Herzinfarktrisiko erheblich senken.

Andere, reich mit Kalzium gesegnete Pflanzen sind zum Beispiel weißer Gänsefuß, Dickbohnen, Brunnenkresse, Süßholz, Majoran, Bohnenkraut, rote Kleesprossen und Thymian.

Amaranth enthält neben Kalzium aber auch noch reichlich Rohfasern. Eine sechs Jahre andauernde Studie in Harvard (Boston, USA) mit mehr als 40.000 männlichen Teilnehmern ergab, daß diejenigen Männer, die die meisten Ballaststoffe zu sich nahmen, im Vergleich zu den sich rohfaserarm ernährenden Teilnehmern ein um 30 Prozent gesenktes Herzinfarktrisiko trugen. Mischen Sie Amaranth unter Salate, gemischtes Gemüse und in meine Medistrone.

Weide (*Salix*, verschiedene Spezies). Weidenrinde enthält Salizin, den Vorläufer der Azetylsalizylsäure (die zum Beispiel als Aspirin® vermarktet wird). Zahlreiche Untersuchungen haben bestätigt, daß eine niedrige Dosis Azetylsalizylsäure – das heißt etwa 100 bis 300 Milligramm pro Tag – das Herzinfarktrisiko ganz erheblich senken kann, weil dadurch der Bildung von gefährlichen Blutgerinnseln vorgebeugt wird.

Im Körper wird Salizin zu Salizylsäure umgewandelt, das heißt auch das Salizin aus der Weidenrinde wird zu Salizylsäure umgebaut. Wenn Azetylsalizylsäure in Tablettenform bei der Vorbeugung von Herzerkrankungen hilft, dann sollte Azetylsalizylsäure in Kräuterform den gleichen Zweck erfüllen. Bitte denken Sie jedoch daran: wenn Sie gegen Azetylsalizylsäure allergisch sind, dann sollten Sie wahrscheinlich auch keine azetylsalizylsäurehaltigen Kräuter einnehmen.

In der Regel wird die Rinde der Silberweide (*S. alba*) verwendet, die jedoch nicht soviel Salizin enthält wie andere Weidenarten, zum Beispiel *S. fragilis* und *S. purpurea*. Wenn möglich sollten Sie diese Spezies mit einem höheren Salizingehalt verwenden, zur Not geht jedoch auch Silberweide.

Sie müssen nur einen halben bis einen Teelöffel des getrockneten Krauts nehmen, um etwa 100.000 ppm (das ist die Anzahl der Wirkstoffanteile bezogen auf eine Million Lösungsstoffanteile) oder 100 Milligramm Salizin zu erhalten. Nach der Umwandlung zu Salizylsäure sollte diese Menge ausreichen, um die herzschützende Wirkung der Azetylsalizylsäure zu entfalten.

Ich empfehle die Zubereitung eines Tees aus etwa einem Teelöffel der Rinde pro Tasse mit kochendem Wasser. Lassen Sie den Tee etwa 15 Minuten lang ziehen, bevor Sie ihn abseihen. Sie können entweder täglich oder jeden zweiten Tag eine Tasse von dem Tee trinken.

❦ Echte Engelwurz (A*ngelica archangelica*). Ein routinemäßig zur Vorbeugung von Herzinfarkten verschriebenes Medikament enthält den Wirkstoff Verapramil (Präparatname zum Beispiel Isoptin®), der ein bekannter Kalziumkanalblocker ist. Diese Medikamentenklasse hilft bei der Senkung des Blutdrucks. Engelwurz enthält etwa 15 verschiedene Substanzen, die wie Kalziumkanalblocker wirken. Wenn Sie bereits einen verschreibungspflichtigen Kalziumkanalblocker einnehmen, würde ich davon abraten, das Medikament zugunsten von Engelwurz abzusetzen, aber ich bin der Ansicht, daß die Gesamtwirkung Ihrer Medikamente verbessert werden könnte, wenn Sie das Kraut in Ihren Therapieplan aufnehmen. Wenn Sie es mit dem Kraut probieren möchten, sollten Sie sich allerdings zuvor mit Ihrem Arzt absprechen.

Ich bereite mir selbst einen Auszug zu, den ich als Angelade bezeichne. Er besteht aus zu Saft verarbeiteten Engelwurzstangen, Möhren, Sellerie, Fenchel, Knoblauch, Petersilie sowie Pastinak und wird mit Wasser verdünnt. Der Cocktail ist sehr würzig, und alle darin befindlichen Zutaten enthalten entweder einen Kalziumkanalblocker, Antioxidantien oder Substanzen, die den Cholesterinspiegel oder Blutdruck senken und dadurch auf die eine oder andere Weise zur Vorbeugung vor Herzerkrankungen beitragen.

❦ Echte Weinrebe (*Vitis vinifera*). Einige Langzeitstudien kamen übereinstimmend zu dem Ergebnis, daß mäßiger Alkoholgenuß – das heißt ein oder zwei Gläser pro Tag – das Herzinfarktrisiko um etwa 25 bis 40 Prozent senkt. Mittlerweile diskutiert man, warum das so ist.

Einige Wissenschaftler sind der Überzeugung, daß der Alkohol selbst eine herzschützende Wirkung hat, und zwar wahrscheinlich, weil er den Spiegel an LDL-Cholesterin (dem 'schlechten' Cholesterin) senkt. Die Experten glauben, daß alle Alkoholsorten wie Bier, Wein und hochprozentige destillierte Getränke helfen.

Andere Forscher wiederum beharren darauf, daß Rotwein eine besondere Substanz enthält, und ich neige dazu, ihnen zuzustimmen. Bestimmte, als phenolische Komponenten bezeichnete, in Traubenschalen enthaltene Substanzen verleihen dem Rotwein seine Farbe. Sie schützen den Körper aber auch vor dem LDL-Cholesterin – und das besser als das mächtige Vitamin E.

Sie müssen jedoch keinen Rotwein trinken, um in den Genuß dieser Substanzen zu kommen. Sie sind nämlich auch in roten Trauben, rotem Traubensaft sowie vielen anderen Obst- und Gemüsesorten enthalten, wie zum Beispiel in Heidelbeeren, Brombeeren und Himbeeren sowie Knoblauch und Zwiebeln.

Wenn Sie sich dafür entscheiden, die Substanzen mit Hilfe von zwei Gläsern Rotwein pro Tag zu sich zu nehmen – gut. Bitte denken Sie nur daran, daß mehr als zwei Gläser pro Tag das Herz schädigen.

➤➤ **Weißdorn (*Crataegus*).** Weißdorn hat einen weithin bekannten und wohlverdienten Ruf als mildes Herztonikum. Das Kraut hilft besonders bei der Behandlung eines 'müden' Herzens, was als Kreislaufüberlastung bezeichnet wird. Forschungen haben jedoch ergeben, daß dieses Kraut auch bei der Vorbeugung vor Herzinfarkten eine Rolle spielt. Es verbessert die Durchblutung des Herzens, indem es die Herzkranzgefäße erweitert (dilatiert). Es steigert außerdem die Fähigkeit des Herzens, mit einem verringertem Sauerstoffangebot fertig zu werden. Dies ist der Fall, wenn die durch Plaques verstopften, arteriosklerotischen Herzkranzgefäße zu wenig durchblutet werden.

Weißdorn hilft dem Herzen ferner, richtig zu schlagen, und senkt den sogenannten peripheren Gefäßwiderstand. Das bedeutet, daß das Blut leichter strömen kann, was das Herz entlastet und den Blutdruck senkt.

In einer Untersuchung berichteten herzkranke Personen, die zwei Monate lang jeweils 600 bis 900 Milligramm Weißdorn pro Tag einnahmen, daß sie eine deutliche Besserung feststellten.

Weißdorn ist ein sehr wirksames Herzmittel, deshalb dürfen Sie es nicht ohne Genehmigung Ihres Arztes einnehmen, wenn Sie damit einem Herzinfarkt vorbeugen möchten. Sie bekommen standardisierte Extrakte in der Apotheke. Naturheilpraktiker raten übrigens von der Einnahme des 'Rohkrautes' zur Behandlung von Herzerkrankungen ab.

➤➤ **Portulak (*Portulaca oleracea*).** Ich preise den leckeren, spinatähnlichen Portulak bei jeder sich bietenden Gelegenheit an – und jetzt ist es wieder einmal soweit. Das Gemüse kann im eigenen Garten leicht gezogen werden und ist die beste pflanzliche Quelle für die wohltuenden, als Omega-3-Fettsäuren bezeichneten Substanzen. Omega-3-Fettsäuren beugen der

Bildung von Gerinnseln vor, die die Entstehung von Herzinfarkten fördern. Sie sind der Grund, warum so viele Menschen, die Kaltwasserfische wie Lachs essen (die eine wichtige Quelle für diese Fettsäuren darstellen), so niedrige Herzerkrankungsraten aufweisen.

Zusätzlich ist Portulak extrem reichlich mit Antioxidantien gesegnet, die ebenfalls nicht nur Herz-, sondern auch Krebserkrankungen vorbeugen können.

Schließlich enthält dieses Gemüse Kalzium und Magnesium im Verhältnis 1:1. Ich habe bereits erwähnt, daß Kalzium eine Wohltat für die Herzgesundheit ist, und es entfaltet seine schützende Wirkung am stärksten, wenn es im Verhältnis 1:1 mit Magnesium aufgenommen wird. Das ist doch ein ausgezeichnetes Argument, um viel frischen Portulak zu essen. Ich genieße ihn roh in Salaten oder gedämpft, wie Spinat.

◆◆ Rosmarin (*Rosmarinus officinalis*). Rosmarin ist eine der reichhaltigeren Kräuterquellen für Antioxidantien, deshalb wirkt das Kraut so gut als Konservierungsstoff für Nahrungsmittel. Seine Antioxidantien bewahren das Fett im Fleisch davor, ranzig zu werden.

Im übertragenen Sinn tun sie das Gleiche für Ihr Herz. Rosmarin ergibt einen sehr angenehm schmeckenden Tee. Sie können auch beim Kochen großzügig mit Rosmarin würzen.

◆ Gemeine Wegwarte (*Cichorium intibus*). Laut der kalifornischen Kräuterexpertin und Buchautorin Kathi Keville (*siehe Anhang*), die ich sehr schätze, haben ägyptische Wissenschaftler entdeckt, daß die Wurzel des auch unter dem Namen Zichorie bekannten Krautes dem Herzen zwei Vorzüge bieten kann. Es verlangsamt den Herzschlag und wirkt gleichzeitig wie der häufig verschriebene Wirkstoff Digitalis mild stimulierend auf das Herz. Und das Kraut ist sanft genug, um unbedenklich zu sein.

Einige Kaffeeröster verwenden Kaffee-Ersatz aus gerösteter Wegwarte. Außerdem werden die Pflanzen nicht nur als Getränk, sondern auch als Gemüse verzehrt. Probieren Sie doch einmal Zichorienkaffee, um herauszufinden, ob Sie das Gebräu mögen. Halten Sie sich dabei an die Anweisungen des jeweiligen Herstellers.

◆ Olive (*Olea europea*). Bei täglicher Einnahme kann Olivenöl einen erheblichen Schutz für das Herz bewirken, und zumindest im Mittelmeerraum nimmt es in der Ernährung eine zentrale Stellung ein. In der Bevölkerung der Mittelmeerländer, deren Hauptfettquelle das einfach ungesättigte Olivenöl ist, sind Herzinfarkte relativ selten, obwohl der Gesamtkonsum an Fett relativ hoch ist.

Sie sollten sich angewöhnen, hauptsächlich Olivenöl zu verwenden, falls Sie das nicht bereits sowieso tun.

▼ **Erdnuß (*Arachis hypogaea*).** Lassen Sie die papierartige rote Haut auf Ihren Erdnüssen, weil in den Schalen die herzschützenden Substanzen – die sogenannten oligomeren Procyanide – stecken. Dabei handelt es sich um starke Antioxidantien, die nicht nur Herzerkrankungen, sondern auch Tumoren und Schlaganfällen vorbeugen.

Da der Gehalt an oligomeren Procyaniden noch nicht ausreichend in Tabellen festgehalten wurde, kann ich leider nicht die beste Quelle dafür nennen. Ich esse meine oligomeren Procyanide gern in Form von Erdnußhäuten, roten Trauben und Rotwein.

Herzrhythmusstörungen

Ein sehr besorgter Vater bat mich um Hilfe. Bei seiner sechs Jahre alten Tochter waren ernsthafte Herzrhythmusstörungen (Herzarrhythmien) festgestellt worden.

Herzarrhythmien sind sehr viel schlimmer als die so weit verbreiteten Herzpalpitationen, bei denen das Herz vorübergehend einen oder zwei Schläge aussetzt. Dieses 'Stolpern' des Herzens ist häufig nur geringfügig und gibt sich von selbst.

Bei Herzarrhythmien sieht die Sache anders aus. Diese Beschwerden geben sich meist nicht von selbst, und sie können mitunter zu einem möglicherweise tödlichen Herzinfarkt führen. In der Regel werden Arrhythmien eher bei Personen über 50 Jahren diagnostiziert, aber hier hatte ich einen Vater, der sich für seine kleine Tochter mit dem Problem auseinandersetzen mußte.

Er erzählte mir, daß seine Tochter ein Herzmedikament, und zwar einen sogenannten Kalziumkanalblocker, eingenommen hatte, aber daß die Tabletten nichts geholfen hatten. „Oh, bitte nicht", dachte ich. „Nun möchten Sie zu einem Kräutermittel wechseln, und Sie möchten von mir wissen, was Ihre Tochter einnehmen soll."

Ich holte tief Luft und setzte zu meiner üblichen Erklärung an, daß ich keine Verschreibungen liefern könnte, und schon gar nicht bei so einer ernsthaften Angelegenheit wie Herzarrhythmien, und daß die Tochter sich besser in die Hände eines Arztes begeben sollte.

Aber es stellte sich heraus, daß der Arzt, als der Kalziumkanalblocker nicht wirkte, vorgeschlagen hatte, ein paar natürliche Alternativen mit in den Therapieplan aufzunehmen: Weißdorn, Coenzym Q_{10} und Magnesium.

Der natürliche Weg

Weißdorn ist ein altbewährtes Herztonikum, und Coenzym Q_{10} sowie Magnesium haben sich in verschiedenen Untersuchungen als nützlich für das Herz erwiesen. Der Vater hatte den ärztlichen Rat befolgt und konnte zusammenfassen, daß die natürliche Annäherung viel besser funktionierte als der Kalziumkanalblocker. Aber jetzt nahm seine Tochter regelmäßig Weißdorn ein, und der Vater sorgte sich wegen einer möglichen Toxizität (Giftwirkung) bei langdauernder Einnahme.

Ich vergrub mich in meiner Datensammlung sowie meinen Nachschlagewerken und faxte ihm zu, was ich

Helfen Sie Ihrem Herzen

Zusätzlich zu Kräutern kann auch ein gesunder Lebensstil Herzrhythmusstörungen vorbeugen und behandeln. Hier sind die Grundregeln.

- Ernähren Sie sich fettarm.
- Treiben Sie regelmäßig Sport.
- Rauchen Sie nicht.
- Lernen Sie, mit Ihrem Streß umzugehen.
- Bekommen Sie Ihren Blutruck und Cholesterinspiegel in den Griff.

Solange Sie keinen medizinischen Grund haben, Alkohol zu meiden, können Sie durchaus ein bis zwei alkoholische Getränke pro Tag trinken. Es gibt etwa 30 Untersuchungen, die Hinweise darauf geben, daß mäßiger Alkoholkonsum das Herzinfarktrisiko um 25 bis 40 Prozent senkt. Sie dürfen die Zwei-Gläser-Regel jedoch nicht überschreiten: Stärkeres Trinken kann das Herzinfarktrisiko erhöhen.

darüber finden konnte. Weißdorn scheint bei einer Langzeitanwendung sicher zu sein, aber ich erfuhr, daß die meisten Menschen, die das Kraut für Herzprobleme nehmen, ältere Erwachsene und keine Kinder sind. Interessanterweise ließ keine meiner Quellen etwas verlauten, daß Weißdorn auch bei Herzrhythmusstörungen helfen würde. Ganz im Gegenteil, eine Quelle warnte sogar, daß Weißdorn Arrhythmien verursachen könnte. Aber ich fand keinen Bericht, daß Weißdorn einen Herzinfarkt ausgelöst hätte, deshalb erklärte ich dem besorgten Vater, daß ich meiner Tochter lieber Weißdorn als einen Kalziumkanalblocker geben würde.

Ein paar Monate später rief der Mann erneut an, um mir seine guten Neuigkeiten mitzuteilen. Gerade rechtzeitig zu Weihnachten hörte die Tochter völlig mit der Einnahme des Kalziumkanalblockers auf, und zwar dank Weißdorn, Coenzym Q10 und Magnesium. Bei ihrer letzten Untersuchung konnte der Arzt überhaupt keine Arrhythmien mehr feststellen. Ich schlug ihm vor, einen Weißdornstrauch in seinem Garten zu pflanzen, um seinen Gästen die Geschichte anschaulich erzählen zu können.

Probleme mit dem Rhythmus

Der Begriff 'Herzarrhythmie' besagt schlicht und einfach, daß der Herzrhythmus unregelmäßig ist, und zwar entweder zu schnell oder zu langsam. Wenn das Herz zu schnell schlägt – das heißt mit mehr als 100 Schlägen pro Minute – dann wird das Phänomen als Tachykardie bezeichnet. Wenn es zu langsam – mit weniger als 60 Schlägen pro Minute – schlägt, dann wird die Angelegenheit als Bradykardie bezeichnet.

Arrhythmien werden ferner nach dem Abschnitt im Herzen bezeichnet, der betroffen ist. Atriale oder Vorhofarrhythmien behindern die Fähigkeit des Herzens, das Blut in die großen Hauptkammern zu pumpen, und dadurch staut sich das Blut an. Das aufgestaute Blut kann Gerinnsel bilden und auf diese Weise einen Herzinfarkt oder Schlaganfall fördern. Ventrikuläre oder Kammerarrhythmien betreffen die größeren Hauptkammern des Herzens und können zu einem als Kammerflimmern bezeichneten Problem führen, bei dem die Kammern nur noch schwach flattern, statt sich richtig zusammenzuziehen und zu pumpen. Kammerflimmern ist die zugrundeliegende Ursache bei Todesfällen durch Herzinfarkte.

Grüne Apotheke für Herzarrhythmien

Eine Herzrhythmusstörung ist eine ernsthafte Erkrankung, die unbedingt von einem Arzt behandelt werden muß. Wenn ich darunter leiden würde, würde ich die vom Arzt verschriebenen Medikamente peinlich genau einnehmen. Aber mit der Zustimmung meines Arztes – und zum Glück sind immer mehr Ärzte Kräutermitteln aufgeschlossen – würde ich möglicherweise auch einige Heilpflanzen ausprobieren.

➤➤➤ **Echte Engelwurz (*Angelica archangelica*).** Das Kraut enthält mindestens 14 anti-arrhythmische Substanzen, von denen eine so wirksam sein soll wie der Wirkstoff Verapramil (Präparatname zum Beispiel Isoptin®), ein bekannter Kalziumkanalblocker. Ich empfehle, Engelwurz in Form meiner anti-arrhythmischen 'Angelikade' einzunehmen. Für dieses würzige Mixgetränk verarbeiten Sie Engelwurz, Möhren, Sellerie, Fenchel, Knoblauch und Pastinak in der Saftmaschine. Möglicherweise müssen Sie ein wenig Saft und ein paar Gewürze zugeben, damit der Saft schmeckt. Er enthält viel Knoblauch und Möhren, kann aber sehr lecker sein. Ich empfehle, ein oder zwei Gläser à 250 Milliliter zu trinken.

Sellerie enthält Kalziumkanalblocker und andere pflanzliche Chemikalien (die sogenannten Phytochemikalien) wie zum Beispiel Apigenin, Apiin, Magnesium und Kalium, die bei der Vorbeugung und Behandlung von Arrhythmien hilfreich sind. Zusätzlich stecken im Sellerie weitere Substanzen, die den Blutdruck und Cholesterinspiegel senken. Auch Knoblauch scheint ein wirksames anti-arrhythmisches Mittel zu sein. In Versuchen wiesen Labortiere, die mit Knoblauchpulver gefüttert wurden, weniger Kammertachykardien und Kammerflimmern auf.

❧❧❧**Chinarinde** (*Cinchona*, **verschiedene Spezies**). Dies ist eine Quelle für Chinin, das sich einen Ruf als Malariamittel geschaffen hat. Vor etwa einem Jahrhundert wurde man auf die Substanz Chinin als Therapeutikum bei Herzproblemen aufmerksam. Laut Überlieferung soll ein holländischer Händler mit Kammerflimmern mehrere Ärzte aufgesucht haben, die ihm alle mitteilten, daß es kein Mittel dagegen gäbe. Er überlegte sich selbst eine Therapie und nahm ein Gramm Chinin ein. Als er am nächsten Tag erneut seinen Arzt aufsuchte, hatte er laut Überlieferung einen regelmäßigen Puls. Die Schlüsselsubstanz Chinin ist mittlerweile ein Standardmedikament zur Behandlung von Rhythmusstörungen. Chinin ist jedoch nicht die einzig nützliche Substanz im Chinarindenbaum, die Heilpflanze enthält vielmehr mehr als ein Dutzend davon. Da man dem Körper davon ein wenig zuführt, wenn man Tonic Water trinkt, würde ich reichlich von dieser Limonade trinken, wenn mein Herz stolpern würde.

❧❧❧**Weißdorn** (*Crataegus*). Weißdorn ist seit Jahrhunderten ein bewährtes Herztonikum, und die moderne Wissenschaft hat die traditionelle Verwendung bestätigt. Zahlreiche Studien haben belegt, daß das Kraut bei der Vorbeugung von Herzproblemen hilft, den Herzmuskel sanft kräftigt, die Durchblutung im Herzen verbessert und den Sauerstoffbedarf des Herzens senkt. Es hilft dem Herzen außerdem, das Blut mit weniger Anstrengung durch den Körper zu pumpen.

Naturheilkundlich orientierte Ärzte empfehlen die Einnahme standardisierter Extrakte. Die Art des Extraktes ist von Bedeutung, und ich werde Ihnen hier die Einzelheiten erklären, damit Sie die Angelegenheit mit Ihrem Arzt durchsprechen und sicherstellen können, daß Sie wirklich die richtige Kräutermedizin bekommen, wenn Ihr Arzt es erlaubt. (Bitte beachten Sie: Naturheilpraktiker empfehlen nicht die Verwendung von rohem Weißdorn. Außerdem muß ein Heilpraktiker nicht Medizin studiert haben, um als solcher tätig werden zu dürfen. Wenn Sie irgendeinen Hinweis auf eine Herzerkrankung verspüren, müssen Sie sich unbedingt einem Arzt anvertrauen. Wenn Sie sich über Ihr weiteres Vorgehen nicht im klaren sind, sollten Sie sich immer mit Ihrem Arzt absprechen.)

Die empfohlenen Extrakte enthalten 1,8 Prozent Vitexin-4-Rhamnosid oder 10 Prozent oligomere Procyanide in einer Dosierung von 120 bis 240 Milligramm. Der Extrakt wird dreimal täglich eingenommen. Wenn der Extrakt auf einen Gehalt von 18 Prozent oligomeren Procyaniden standardisiert ist, beträgt die empfohlene Dosis 240 bis 480 Milligramm pro Tag. Um diese Extrakte zu bekommen, müssen Sie sich an einen Arzt wenden.

Es gab vereinzelt Berichte, daß Weißdorn in einigen Fällen Herzarrhythmien verstärkt hat. Ich gebe zwar nicht allzuviel auf diese Meldungen, aber es ist immer besser, vorsichtig zu sein. Wenn Sie das Kraut probieren, müssen Sie sich unbedingt unter ärztlicher Aufsicht befinden.

Kohlgewächse (*Brassica*, verschiedene Spezies). Australische Kardiologen (Herzspezialisten) konnten zeigen, daß Rapsöl bei Labortieren Herzarrhythmien vorbeugen konnte. Ich würde meinen, daß es dann auch Menschen helfen müßte.

Knorpelmöhre (*Ammi majus*). Knorpelmöhren sind die pflanzliche Quelle für den Wirkstoff Amiodaron (Präparatname zum Beispiel Cordarex®), ein anti-arrhythmisches Standardmedikament. Der Londoner Herzspezialist Dr. Arthur Hollman erzählt die Entwicklungsgeschichte dieses Medikaments in seinem Buch (*siehe Anhang*), das ein Tribut an die Kräfte der Naturmedizin ist.

Im Jahr 1946 bekam ein Laborassistent im medizinischen Forschungslabor von Dr. G.V. Andrepin ein Nierenproblem und behandelte sich selbst mit einem Kraut aus dem mittleren Osten, nämlich Knorpelmöhren.

Wie das Schicksal es so wollte, litt der Laborant zusätzlich unter Angina pectoris, die sich während der Einnahme des Krautes erheblich verbesserte. Durch seinen unverhofften Erfolg angestachelt, untersuchte Dr. Anrepin die Pflanze und isolierte ihre aktive Substanz, das Khellin. Weitere, in anderen Labors durchgeführte Forschungen führten zur Entwicklung des aus dem Khellin gewonnenen Amiodaron, das ursprünglich zur Behandlung von Angina pectoris verwendet wurde. Erst 1974 wurden seine einzigartigen anti-arrhythmischen Eigenschaften entdeckt.

Man kann schon eine therapeutische Wirkung bei Herzrhythmusstörungen erzielen, wenn man das Kraut einnimmt. Die übliche Empfehlung lautet, eine Tasse mit kochendem Wasser über einen Viertel Teelöffel der gemahlenen Knorpelmöhren zu gießen. Man läßt den Tee etwa 5 Minuten ziehen und trinkt ihn nach dem Abseihen.

Tragant (*Astragalus*, verschiedene Spezies). Am bekanntesten sind die immunstimulierenden Eigenschaften des auch als Huang Qi bezeichneten Tragant. Laut der kalifornischen Kräuterpraktikerin Kathi Keville, die ein Buch über Kräuter verfaßt hat (*siehe Anhang*), ist Tragant zugleich ein Herztonikum, das bei der Vorbeugung und Therapie von

Herzarrhythmien wertvoll ist. Lassen Sie ein oder zwei Teelöffel des getrockneten Krauts in kochendem Wasser ziehen.

◟ **Gemeine Berberitze (*Berberis vulgaris*).** Das Kraut wird aufgrund seines Gehaltes an Berberin vor allem als antibiotische Heilpflanze geschätzt. Berberin steckt übrigens auch in Orangenwurzel und hilft zudem bei der Vorbeugung und Therapie von Herzarrhythmien, erklärt Dr. Melvyn Werbach, seines Zeichens Buchautor (*siehe Anhang*).

In einer chinesischen Studie konnte Berberitze Kammerarrhythmien bei mehr als der Hälfte der Versuchsteilnehmer, die das Kraut einnahmen, um mehr als 50 Prozent reduzieren. Neben Orangenwurzel gehören übrigens auch die gemeine Mahonie und Goldfaden zu den berberinhaltigen Kräutern.

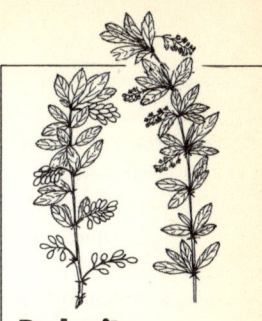

Berberitze

Neben seinem engen Verwandten Goldfaden kann Berberitze das Immunsystem stimulieren und den Körper vor Schäden durch freie Radikale schützen.

Der beste Weg, dieses Kraut zu nutzen, ist der Kauf eines standardisierten Extraktes aus der Apotheke. Halten Sie sich dabei an die Dosierungsempfehlung des jeweiligen Herstellers. Sie können sich auch einen Tee aus ein oder zwei Teelöffeln des getrockneten Krauts pro Tasse mit kochendem Wasser kochen.

◟ **Ginkgo (*Ginkgo biloba*).** Ginkgo ist das Lieblings-Herztonikum der Chinesen. Ich kenne zwar keine Studien, die die anti-arrhythmischen Eigenschaften von Ginkgo belegen, aber wie Weißdorn verbessert das Kraut den Blutstrom zum Herzen und verringert den Sauerstoffbedarf des Herzens, was zu einer Linderung der Kurzatmigkeit und der Brustschmerzen führt. Wenn ich unter Arrhythmien leiden würde, würde ich Ginkgo in meinen Kräuter-Therapieplan aufnehmen.

Sie können täglich 60 bis 240 Milligramm eines standardisierten Extraktes aus der Apotheke einnehmen. Diese Dosis sollten Sie nicht weiter erhöhen, da Ginkgo in großen Mengen Durchfall, Gereiztheit und Ruhelosigkeit verursachen kann.

◟ **Andorn (*Marrubium vulgare*).** Andorn ist wegen zwei der darin enthaltenen Substanzen, Marubiin und Marubinsäure, vor allem als Therapeutikum bei Husten und Erkältungen bekannt, weil diese Komponenten auswurffördernde Mittel (Expektoranzien) sind. Die Substanzen bewirken aber zugleich eine Normalisierung des Herzrhythmus. Nehmen Sie zwei bis drei Teelöffel des getrockneten Krauts und trinken Sie jeweils eine Tasse nach dem Mittag- und Abendessen.

◟ **Echtes Herzgespann (*Leonurus cardiaca*).** Bei einem Namen wie

Herzgespann erwartet man wohl gleich, daß das Kraut bei Herzproblemen hilft, und die Wissenschaft hat diese Vermutung bestätigt. Chinesische Studien belegten, daß Herzgespann einen schnellen Herzschlag verlangsamt und ganz allgemein die Herzaktionen verbessert. Das Kraut beruhigt ferner das Nervensystem, lindert Angstgefühle, nervöse Anspannungen und Streß, die Herzprobleme begleiten oder fördern können.

In China nimmt man pro Tag bis zu 250 Gramm von dem Kraut ein, was mir jedoch ein bißchen viel zu sein scheint. Ich empfehle vielmehr, etwa 15 Gramm pro drei Tassen mit kochendem Wasser zu nehmen und den Tee zwei bis drei Tage lang zu trinken. In diesem Zeitraum müßte sich herausstellen, ob das Kraut hilft.

✒ **Portulak (*Portulaca oleracea*) und andere magnesiumhaltige Nahrungsmittel.** Schätzungen zufolge erhalten etwa drei Viertel der Bürger unserer Wohlstandsgesellschaft zu wenig Magnesium – vielleicht ist das der Grund, warum so viele Menschen unter Herzrhythmusstörungen leiden. Wissenschaftler haben erkannt, daß Magnesium in einer Dosierung von 250 Milligramm pro Tag der Entstehung von Herzarrhythmien vorbeugen kann.

Portulak ist reichlich mit Magnesium gesegnet, er enthält bezogen auf sein Trockengewicht nämlich stolze zwei Prozent. Grüne Bohnen, Mohnsamen, Hafer, Augenbohnen und Spinat sind ebenfalls ausgezeichnete Quellen. Ich koche mir Portulak wie Spinat und esse großzügige Portionen davon.

✒ **Lackporling (*Ganoderma lucidum*).** Texte aus der Ming-Dynastie des 16. Jahrhunderts erwähnen, daß dieser erstaunliche chinesische Pilz das 'Herz heilen läßt'. Mein guter Freund Dr. Albert Leung schreibt in einem seiner Bücher (*siehe Anhang*), daß Porling beträchtlichen Wert bezüglich der Vorbeugung und Therapie von Herzarrhythmien besitzt.

Der Pilz ist wie Weißdorn und Ginkgo ein Herztonikum, das den Blutstrom zum Herzen fördert, den Sauerstoffbedarf des Herzens senkt und die Brustschmerzen bei einer Angina pectoris lindert. Ich würde mir einen Tee aus drei bis sechs Teelöffeln des getrockneten Pilzes pro Tasse mit kochendem Wasser zubereiten.

✒ **Gemeiner Besenginster (*Cytisus scoparius*).** Das Kraut ist laut Auskunft der Kommission E, dem Phytotherapie-Expertengremium des deutschen Bundesgesundheitsministeriums, ein gutes Herztonikum. Der aktiv gegen Rhythmusstörungen wirksame Bestandteil heißt in diesem Fall Spartein. Nehmen Sie einen Teelöffel des getrockneten Krauts pro Tasse mit kochendem Wasser und trinken Sie bis zu zwei Tassen pro Tag. Ein Wort der Warnung sei allerdings angefügt: Besenginster enthält außerdem Tyramin, was bedeutet, daß er nicht in Kombination mit bestimmten, gegen Depressionen wirksamen Medikamenten verwendet werden darf. Diese Medikamente enthalten die sogenannten MAO-Hemmer. Wenn Sie ein Medikament gegen Depressionen einnehmen, sollten Sie herausfinden, ob es einen MAO-Hemmer enthält. Wenn das der Fall ist, dürfen Sie Besenginster nicht einnehmen.

➤ **Baldrian (*Valeriana officinalis*).** Baldrian ist am bekanntesten für seine Wirkung als Einschlafhilfe, und das aus gutem Grund. Der Kräuter-Pharmakologe und Buchautor Dr. Daniel Mowrey (*siehe Anhang*) ist überzeugt, daß Baldrian zudem einige getestete anti-arrhythmische Substanzen enthält. Und tatsächlich, im alten Rom wurde das Kraut wirklich bei Herzrhythmusstörungen und Herzpalpitationen eingesetzt.

Baldrian hat noch zwei weitere Vorzüge aufzuweisen: das Kraut senkt den Blutdruck und verbessert den Blutstrom zum Herzen sowie die Schlagkraft des Herzens. Das Kraut riecht ziemlich übel, aber ich würde trotzdem einen Tee aus ein bis zwei Teelöffeln des getrockneten Krauts pro Tasse mit kochendem Wasser zubereiten und zwei bis drei Tassen pro Tag trinken. Wenn Sie den Geschmack nicht ertragen können, können Sie es statt dessen mit Kapseln oder Tinkturen aus der Apotheke versuchen. Halten Sie sich dabei an die Dosierungsempfehlung des jeweiligen Herstellers.

HIV-Infektion (AIDS)

Er war völlig verzweifelt, und würde bald an AIDS sterben. Sein Körper war geschwächt, sein Geld verloren, und einer seiner Freunde kam zu mir, um mir nur die eine Frage zu stellen: „Was können wir tun?" Sie hatten bereits jedes Standardmedikament probiert, aber die T-Zellzahlen des AIDS-Patienten wurden immer weniger. T-Zellen sind ein Teil des Immunsystems. Wenn jemand AIDS hat, werden diese T-Zellen völlig zerstört, und damit ist die Person sehr empfänglich für sogenannte opportunistische Infektionen mit Keimen, die normalerweise keine Probleme verursachen würden.

Ich gab ihm meine Standardantwort: „Ich bin Botaniker, kein Arzt. Ich kann keine Medikamente verschreiben." „Aber Jim", so bettelte der Freund. „Was würden Sie denn tun, wenn Sie AIDS hätten? Es muß doch ein Kraut geben, das Sie nehmen würden."

Kräuter und das Immunsystem

Da gab es tatsächlich ein paar Kräuter, die ich ihm auch verriet. Ich erklärte, wenn ich AIDS hätte, würde ich mir einen Tee aus Johanniskraut,

Oregano, Braunelle und Ysop zubereiten und den Tee großzügig mit Süßholz würzen. Ich würde ferner womöglich die bewährten Immunstimulantien Echinacea und Tragant einnehmen, auch wenn ihre Anwendung nicht mehr so stark empfohlen wird. Schließlich würde ich viel Knoblauch und Zwiebeln essen.

Ich weiß nicht, ob der AIDS-Patient irgendeinen meiner Vorschläge probierte, da ich niemals wieder von ihm gehört habe. Möglicherweise waren 'er' und 'sein Freund' ein und dieselbe Person.

Mit Kräutern kann man AIDS natürlich nicht heilen. Jeder, der mit seinem Erreger, HIV (Humanes Immundefizienz-Virus), infiziert ist, sollte sich unbedingt unter ärztlicher Aufsicht befinden. Die neuen Kombinationen aus antiviralen Medikamenten reduzieren mittlerweile tatsächlich die Virusmengen im Körper und helfen, das Leben zu verlängern. Auch bei einigen der opportunistischen Infektionen, darunter die mit AIDS in Zusammenhang stehenden Lungenentzündungen, besteht die Möglichkeit der Vorbeugung und Behandlung.

Aber zusätzlich zu den vom Arzt verschriebenen Therapien lautet mein Vorschlag, daß HIV-positive Menschen bestimmte Kräuter versuchen sollten, die das Immunsystem auf Vordermann bringen. Ich bin überzeugt, daß sie helfen. Sie sollten jedoch wissen, daß einige Wissenschaftler davon ausgehen, daß eine Stimulation des Immunsystems auch die Gewalt, mit der das HIV-Virus das körpereigene Abwehrsystem angreift, erhöht. Auf der Grundlage der bisher bekannten Daten finde ich dieses Argument jedoch nicht überzeugend.

Ich persönlich würde den Ernährungs- und immunstimulierenden Weg gehen, vor allem, wenn mein T-Zellwert gut darauf ansprechen würde. Ich würde jeden HIV-Infizierten ermutigen, sich bei den Forschungen immer auf dem neuesten Stand zu halten und entsprechend der jüngsten Forschungsergebnisse und besten Resultate zu handeln.

Grüne Apotheke für HIV-Infektionen

Sie sollten auf alle Fälle jedes Kraut, das Sie einnehmen möchten, mit Ihrem Arzt durchsprechen. Hier sind einige, die sich als hilfreich erweisen könnten.

⋙Süßholz (*Glycyrrhiza glabra*). Süßholztee zeigt gegen viele Viren eine Wirkung. Der aktive Bestandteil (Glycyrrhizin) kann eine ganze Reihe von Schritten, die bei der Virusvermehrung ablaufen, hemmen – wie zum Beispiel die Fähigkeit der Viren, in die Wirtszellen einzudringen und deren Erbgut zu verändern.

Bei Versuchen in Reagenzgläsern ergab sich eine ganze Reihe von

Hinweisen, daß Glycyrrhizin die Vermehrung des HIV-Virus hemmt. Auch ein paar klinische Studien haben vielversprechende, positive Ergebnisse gebracht.

In einer Untersuchung kamen japanische Wissenschaftler zu der festen Überzeugung, daß Süßholz das Auftreten der AIDS-Symptome bei HIV-infizierten Personen verzögern konnte.

In einer anderen Veröffentlichung wurde Bluterkranken, die durch Bluttransfusionen mit dem HIV-Virus angesteckt worden waren, länger als einen Monat lang Glycyrrhizin verabreicht. In diesem Zeitraum verringerte sich die in ihrem Blut nachweisbare Virusmenge ganz erheblich, was den Schluß zuläßt, daß diese Kräutersubstanz möglicherweise die HIV-Vermehrung beim Menschen hemmen kann. Und schließlich und endlich scheint Glycyrrhizin die Nebenwirkungen des häufig bei AIDS eingesetzten Medikamentes mit dem Wirkstoff AZT zu verringern.

Wenn ich mit HIV infiziert wäre, würde ich zu jedem meiner Kräutertees ein Stück Süßholz (etwa 30 Gramm pro Liter) geben oder einfach nur auf der Wurzel kauen. Manche Menschen bevorzugen möglicherweise die Einnahme eines standardisierten Extraktes mehrmals pro Tag. Süßholz und seine Extrakte sind bei vernünftiger Anwendung in moderaten Mengen – das heißt bis zu drei Tassen pro Tag – unbedenklich. Die längerfristige Anwendung oder die Einnahme sehr hoher Dosen kann jedoch Kopfschmerzen, Antriebslosigkeit (Lethargie), Natrium- und Wasserretention (Speicherung) sowie einen übermäßigen Kaliumverlust nach sich ziehen.

❦❦❦Oregano (*Origanum vulgare*) und Braunelle (*Prunella vulgaris*). Viele Menschen sterben wegen der sogenannten oxidativen Streßreaktion an AIDS, so meint der New Yorker AIDS-Forscher Dr. Howard Greenspan. Diese Art von Streß ist das Ergebnis erheblicher Schädigungen der Körperzellen durch hoch reaktive Sauerstoffmoleküle die (sogenannten freien Radikale).

Die Theorie von Dr. Greenspan lautet, daß eine erhöhte Menge an Antioxidantien die Aufrechterhaltung des Immunsystems bei HIV-Infizierten stützen kann. (Antioxidantien sind Substanzen, die die freien Radikale unschädlich machen, indem sie deren Fähigkeit, Schäden anzurichten, einschränken.) Ich finde seine Argumentation überzeugend. Wenn ich HIV-infiziert wäre, würde ich reichlich antioxidative Tees trinken, und zwar vor allem Tees aus Braunelle und Oregano, weil diese beiden von den 60 Kräutern, die ich untersucht habe, die zwei mit dem höchsten Gehalt an Antioxidantien sind. Sie können Ihre Tees zur Geschmacksverbesserung mit Süßholz würzen und auf diese Weise in den zusätzlichen Genuß von Glycyrrhizin kommen.

Gobo Gumbo

Alle Zutaten dieses scharfen Gemüsegerichtes enthalten Substanzen, die dem Immunsystem bei der Abwehr von Viren helfen. Wissenschaftler konnten bei Kletten Eigenschaften nachweisen, die speziell gegen HIV gerichtet waren. (Gobo ist übrigens das japanische Wort für Klette.)

3 Tassen Wasser
100 Gramm frische Kletten
triebe, fein geschnitten
1 gehackte Zwiebel
5 zerdrückte Knoblauchzehen
50 Gramm Okraschoten,
gewürfelt
Salz
Pfeffer
Kurkuma

Bringen Sie in einem großen Topf das Wasser mit den Klettentrieben, Zwiebelstückchen, Knoblauchzehen und Okraschoten zum Kochen. Hitze zurücknehmen, zudecken und so lange köcheln lassen, bis das Gemüse gar ist. Nach Geschmack mit Salz, Pfeffer und Kurkuma würzen.

ERGIBT 2 PORTIONEN

ⵣⵣⵣ Johanniskraut (*Hypericum perforatum*). Dieses Kraut enthält die antiviral wirksamen Substanzen Hyperizin und Pseudohyperizin. Man konnte zeigen, daß diese Substanzen gegen das HIV-Virus gerichtet sind – zumindest im Reagenzglas. Es wurde sogar eine Mischung aus Hyperizin und verschiedenen Abkömmlingen als Therapie von Cytomegalovirus-Infektionen patentiert. Diese Infektionen sind eine der vielen opportunistischen Infektionen bei AIDS-Kranken.

Offensichtlich müssen die Wissenschaftler noch ein ganzes Stück Arbeit leisten, bevor sie den vollen therapeutischen Wert dieser beiden Substanzen im Zusammenhang mit HIV verstehen. Im Reagenzglas und in Tierversuchen konnte Pseudohyperizin die Ausbreitung des HIV-Virus hemmen. Eine Studie mit AIDS-kranken Patienten gab zwar Hinweise auf den Wert von Hyperizin, aber diese Daten sind noch nicht bestätigt, deshalb müssen wir wohl oder übel noch abwarten.

Bis genaueres bekannt ist, können Sie sich an Johanniskraut halten. Ich würde eine aus dem Kraut hergestellte Tinktur verwenden und mehrmals täglich 10 bis 30 Tropfen in Saft aufgelöst trinken.

Johanniskraut enthält ferner MAO-Hemmer. Personen, die regelmäßig einen MAO-Hemmer oder Kräuter mit diesem Wirkstoff einnehmen, müssen bestimmte Speisen (darunter alkoholische Getränke und geräucherte beziehungsweise gepökelte Speisen) und Medikamente gegen Erkältungen und Heuschnupfen, Amphetamine, Narkosemittel, Tryptophan und Tyrosin meiden. Sie dürfen Johanniskraut nicht während einer Schwangerschaft einnehmen. Vermeiden Sie während seiner Einnahme außerdem pralles Sonnenlicht, da die Haut durch das Kraut sonnenempfindlicher werden kann.

Aloe (*Aloe vera*). Es gibt Hinweise darauf, daß Acemannan, die potente, immunstimulierende Substanz, die aus Aloe isoliert werden kann, zur Behandlung von AIDS eingesetzt werden könnte.

Im Reagenzglas wies Acemannan eine Wirksamkeit gegen das HIV-Virus auf. Die Substanz reduziert ferner den Bedarf für das AIDS-Medikament AZT, was natürlich die Nebenwirkungen dieser Therapie entsprechend einschränkt.

Die empfohlene Dosis beträgt bis zu 250 Milligramm viermal täglich. Auch sehr viel höhere Dosierungen (bis zu 1.000 Milligramm pro Kilogramm Körpergewicht und Tag) hatten weder bei Ratten noch bei Hunden giftige (toxische) Wirkungen. Und laut der amerikanischen Stiftung für AIDS-Forschung haben „Pilotstudien am Menschen keine toxischen Wirkungen ergeben."

Etwa ein Liter Aloesaft enthält 1.600 Milligramm Acemannan. Ich schaudere bei dem Gedanken, fast einen Liter Aloesaft pro Tag zu trinken. Aber wenn ich HIV infiziert wäre, würde ich vielleicht anders denken. Aloe ist in Form von Pillen, Dragees, Tabletten und Zäpfchen in der Apotheke erhältlich. Halten Sie sich dabei an die Dosierungsempfehlung des jeweiligen Herstellers. Bitte versuchen Sie nicht, den Aloesaft auf eigene Faust herzustellen, da Aloe stark abführend wirkt, was übrigens auch für die Präparate aus der Apotheke gilt.

Tragant (*Astragalus*, verschiedene Spezies). Das in China auch unter dem Namen *Huang Qi* bekannte Kraut ist die asiatische Antwort auf unser Echinacea. Tragant hat zwar, soweit mir bekannt ist, keine nachgewiesene Wirkung gegen das Immunschwäche-Virus, aber es ist zumindest ungefährlich.

Wenn ich HIV-infiziert wäre, würde ich im Zweifel für den Angeklagten entscheiden und seine bekannte Wirkung gegen viele andere Viren nutzen.

In einer Studie wiesen zehn Patienten mit schwerwiegenden Virusinfektionen niedrige Werte an natürlichen Killerzellen im Körper auf. Diese natürlichen Killerzellen sind spezialisierte weiße Blutkörperchen, die krankmachende Mikroorganismen angreifen. Den Teilnehmern an der Studie wurde vier Monate lang Tragant injiziert. Im Vergleich zur Kontrollgruppe, die den Extrakt nicht gespritzt bekam, erhöhte sich die Aktivität der natürlichen Killerzellen in der ersten Gruppe ganz wesentlich. Auch andere Komponenten des Immunsystems verbesserten sich, und die Symptome der Erkrankung ließen nach. Ich bin überzeugt, daß Präparate zum Einnehmen die gleiche Wirkung erzielen.

❦ Rauhaarige Rudbeckie (*Rudbeckia*, verschiedene Spezies). Aufgrund ihrer volkstümlichen Anwendung hegte ich schon lange den Verdacht, daß die auch als Sonnenhut bezeichnete und ursprünglich aus Amerika stammende Heilpflanze, die auch bei uns gerne in Gärten angepflanzt wird, das Immunsystem genauso stark stimulieren könnte wie Echinacea. Meine Vermutung bestätigte sich durch eine Veröffentlichung, in der stand, daß die Wurzeln der Pflanze in der Tat das Immunsystem besser stimulieren als Echinaceaextrakte.

Wenn ich AIDS hätte, würde ich mir einen Tee aus fünf Teelöffeln des getrockneten Krauts pro Tasse mit kochendem Wasser zubereiten und zwei- bis dreimal täglich eine Tasse davon trinken.

❦ Echtes Benediktenkraut (*Cnicus benedictus*). Bei den aus dieser Pflanze isolierten Substanzen konnte eine Wirkung gegen das HIV-Virus nachgewiesen werden. Ich würde nicht zögern, mir einen Tee aus fünf Teelöffeln des getrockneten Krauts pro Tasse mit kochendem Wasser zuzubereiten und zwei- bis dreimal täglich den Tee zu trinken.

❦ Große Klette (*Arctium lappa*). Laut einem hochangesehenen Nachrichtenmagazin, dem *Lawrence Review of Natural Products*, weisen Klettenextrakte im Reagenzglas eine Wirkung gegen HIV auf. Kürzlich entdeckte ich ein Gericht namens Gobo Gumbo (*Gobo* ist der japanische Name für Klette). Das Rezept finden Sie auf Seite 254.

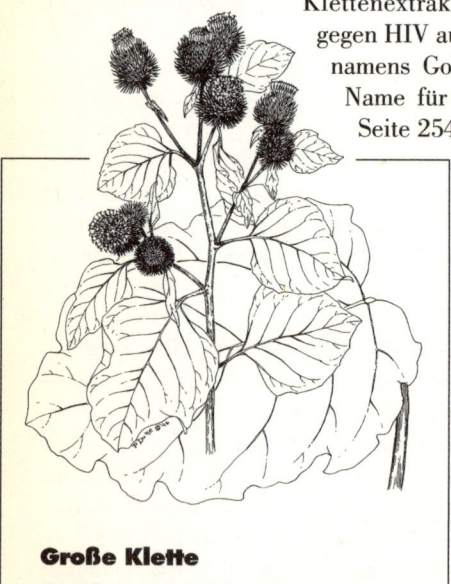

Große Klette

Die Pflanze enthält Substanzen, die gegen das Immunschwäche-Virus wirksam sein könnten.

❦ Sonnenhut (*Echinacea*, verschiedene Spezies). Die auch unter dem Namen Echinacea bekannte und ursprünglich in Amerika beheimatete Heilpflanze ist eines der besten immunstimulierenden Kräuter. Die wirksamen Bestandteile sind Koffeinsäure, Chicorinsäure und Echinacin, die alle ähnliche antivirale Eigenschaften wie Interferon besitzen. Interferon ist die körpereigene antivirale Waffe. Jüngere Forschungen mit Chicorinsäure waren äußerst vielversprechend, was die Behandlung dieser Krankheit anbelangt.

Echinacea erhöht ferner den

Spiegel einer heilenden Substanz im Körper, die als Properdin bezeichnet wird. Properdin hilft den infektionsabwehrenden weißen Blutkörperchen, die infizierten Gebiete im Körper zu erreichen.

Man ist sich nicht ganz einig, welche der drei Echinaceaspezies (*E. angustifolia*, *E. pallida* und *E. purpurea*) nun die wirksamste ist. Der Kräuterexperte Paul Bergner, Herausgeber einer Zeitschrift über Kräutermedizin (*Medical Herbalism*) schlägt vor, alle drei Arten zu mischen, und dem kann ich nur zustimmen.

Wenn ich HIV-infiziert wäre, würde ich nicht zögern, mir einen Tee aus fünf Teelöffeln der getrockneten Kräuter pro Tasse mit kochendem Wasser zuzubereiten und zwei- bis dreimal täglich den Tee zu trinken. Für die meisten Menschen ist es jedoch sicherlich einfacher, eine Pipette mit der Tinktur mehrmals täglich mit Saft vermischt zu trinken. (Echinacea kann auf der Zunge prickeln oder vorübergehend ein taubes Gefühl verursachen, diese Nebenwirkung ist jedoch harmlos.)

Die meisten Kräuterpraktiker sprechen sich gegen eine tägliche Einnahme von Echinacea aus. Sie fürchten, daß sich das Immunsystem sonst an das Kraut gewöhnen und die immunstimulierende Wirkung deshalb nachlassen könnte. Wenn ich mit HIV infiziert wäre, würde ich wahrscheinlich ein oder zwei Wochen lang täglich Echinacea einnehmen, danach ein paar Tage lang pausieren, um dann von neuem damit anzufangen.

Knoblauch (*Allium sativum*). Klinische Studien haben es belegt: Knoblauch ist gegen verschiedene opportunistische Infektionen (die sich nur festsetzen können, wenn der Körper bereits anderweitig geschwächt ist) bei AIDS wirksam. Dazu gehörten Herpesinfektionen und pneumozystische Pneumonien (eine Sonderform der Lungenentzündung). Wissenschaftler haben ferner herausgefunden, daß die in Knoblauch enthaltene Substanz Ajon die Ausbreitung des Immunschwäche-Virus im Körper einschränken könnte.

Der Konsum von drei bis fünf Knoblauchzehen pro Tag kann bei der Vermeidung opportunistischer Infektionen helfen, meint der Kräuterexperte und Buchautor Dr. Subhuti Dharmananda (*siehe Anhang*).

Gemeiner Ysop (Hyssopus officinalis). Ysoptee enthält eine Substanz namens MAR-10. Untersuchungen haben belegt, daß diese Substanz im Reagenzglas die Vermehrung der HIV-Viren ohne toxische Nebenerscheinungen in gesunden Zellen hemmen konnte. Die Wissenschaftler, die diese Wirkung entdeckten, glauben, daß Ysop sich bei der Behandlung von HIV-Patienten als wertvoll erweisen könnte.

Es ist zu früh, um sicher zu sein, aber ich habe keine Artikel mit der Aussage gefunden, daß Ysop selbst in großen Dosen irgendeinen Schaden

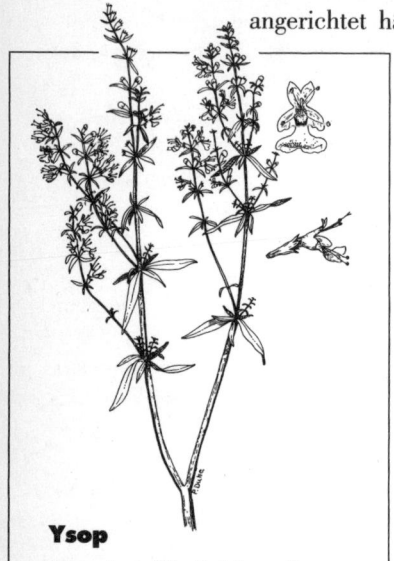

Ysop

Ein weiteres Mitglied der großen Minzfamilie, das im Europa des 17. Jahrhunderts gerne als Lufterfrischer verwendet wurde.

angerichtet hätte. Wenn ich mit dem Immunschwäche-Virus infiziert wäre, würde ich ein paar Teelöffel des getrockneten Krauts in meine Kräutertees rühren.

Zwiebel (*Allium cepa*). Zwiebeln sind eine der besten Quellen für die antioxidativ wirksame Substanz Quercetin, die sich in der Zwiebelschale in der höchsten Konzentration findet. Zwiebeln sind relativ nahe Verwandte des Knoblauchs und haben viele Gemeinsamkeiten bei der antiviralen Wirksamkeit.

Wenn ich HIV-infiziert wäre, würde ich viele Zwiebeln essen. Und jedesmal, wenn ich eine Suppe oder einen Eintopf mit Zwiebeln kochen würde, würde ich zunächst die Schalen dranlassen, um soviel Quercetin wie möglich in mein Gericht zu bekommen. (Man kann die Schale direkt vor dem Servieren herausfischen.)

Birne (*Pyrus communis*). Wenn ich mit dem HIV-Virus infiziert wäre, würde ich jeden Tag eine Birne essen, da diese Frucht eine der besseren Quellen für Koffein- und Chlorogensäure ist. Koffeinsäure wirkt immunstimulierend, und Wissenschafter haben herausgefunden, daß Chlorogensäure gegen HIV aktiv wird. (Die gleichen Substanzen sind übrigens in geringeren Konzentrationen in Äpfeln enthalten.)

Schwarzer Holunder (*Sambucus nigra*). Dem schwarzen Holunder eilt ein uralter Ruf als Heilmittel bei viralen Infektionen voraus, und die Pflanze wurde auch auf ihre Aktivität gegen das HIV-1 untersucht. Ich glaube, daß da durchaus eine Wirksamkeit vorhanden sein könnte.

Wenn ich HIV-infiziert wäre, würde ich viele schwarze Holunderbeeren essen. Der Strauch ist hierzulande recht häufig zu finden, und die Beeren werden gerne zu Marmeladen und Konfitüren verarbeitet. Ist das nicht eine angenehme Art, Medizin zu sich zu nehmen?

Nachtkerze (*Oenothera biennis*). Das Öl dieses Krauts hat einen hohen Gehalt an Gamma-Linolensäuren. In Untersuchungen von Forschern aus Tansania verdoppelte sich die Lebenserwartung HIV-Infizierter, wenn Gamma-Linolensäuren und andere gute Fettsäuren, die Omega-3-Fettsäuren, in den Ernährungsplan aufgenommen wurden.

Gamma-Linolensäuren stecken in vier verschiedenen eßbaren Pflanzen: Nachtkerze, Boretsch, Johannisbeeren und Hopfen. Die meisten Menschen nehmen zwei Kapseln mit Nachtkerzenöl pro Tag ein. Was würde ich tun? Ich würde die Samen mahlen und zu Brot oder Suppen geben.

Fisch ist die beste Quelle für Omega-3-Fettsäuren, aber die begehrten Säuren stecken auch in Pflanzen: Zwergleinöl, Portulak, Kürbis und Walnüsse (das ist doch etwas für Vegetarier!).

❧ **Isländisches Moos (*Cetraria islandica*).** Wissenschaftler von der Universität in Illinois konnten aus dem Moos Substanzen isolieren, die ein Enzym hemmen, das für die Vermehrung der HIV-Viren unbedingt erforderlich ist. Die Zulassungsbehörden haben AZT und drei weitere AIDS-Medikamente zugelassen, weil sie die gleiche Wirkung haben. Aber es hat sich gezeigt, daß diese Medikamente giftig sind und das Virus nicht völlig hemmen können.

Die Inhaltsstoffe im Moos dagegen haben sich in Laborversuchen bei Zellen als nicht toxisch erwiesen. Ich bin überzeugt, daß wir hier eine sichere pharmazeutische Pflanze vor uns haben, und ich würde nicht zögern, sie zu meinen Suppen oder Salaten zu geben.

❧ **Ausgewähltes Obst und Gemüse.** Ich würde nicht nur die in diesem Kapitel beschriebenen Kräuter zu mir nehmen, sondern auch besonders auf meine Ernährung achten und ganze Wagenladungen voll Obst und Gemüse essen, wenn ich mit dem HIV-Virus infiziert wäre. Eine Untersuchung von Wissenschaftlern der Universität von Berkeley in Kalifornien kam zu dem Ergebnis, daß HIV-Positive, die mehr Obst und Gemüse essen, erst später die opportunistischen Infektionen bekommen, die zu dem voll entwickelten AIDS-Stadium gehören.

❧ **Hülsenfrüchte-Knöllchen.** Wenn ich das AIDS-Medikament AZT einnehmen würde, würde ich zusätzlich die kleinen Knötchen essen, die an den Wurzeln von Hülsenfrüchten hängen.

Diese kleinen Knöllchen sind erwiesenermaßen die beste Quelle für das sogenannte Hämosiderin. Studien haben belegt, daß dieses Hämosiderin die Anti-HIV-Wirkung von AZT stark fördert. Ich habe nie gesehen, daß die kleinen Kapseln zum Verkauf angeboten werden, aber ich ziehe ziemlich viele Bohnen selbst, und ich habe die Wurzeln ausgegraben und die kleinen Knötchen wie Kapseln geschluckt.

Das macht keinen Spaß, weil die Dinger alles andere als gut schmecken. Aber das ist nun einmal der Weg der Natur, zu verhindern, daß man zuviel von den stark eisenhaltigen Knötchen schluckt. Natürlich müssen Sie auf diese Behandlungsmethode verzichten, falls Ihr Arzt feststellt, daß Sie zuviel Eisen im Blut haben.

➤ **Vitamine und Mineralstoffe.** Untersuchungen geben Hinweise darauf, daß eine Ernährung, die das Immunsystem unterstützt, das Leben AIDS-Kranker genauso wirksam verlängern kann wie manche Medikamente, mit denen die Krankheit behandelt wird.

Antioxidantien sind hier besonders zu empfehlen, einschließlich der Vitamine C und E, die Vitamin-A-ähnlichen Beta-Karotinoide, Lycopene und das Spurenelement Selen. Brasilnüsse haben einen hohen Gehalt an Selen, und die anderen erwähnten finden sich in Obst, Gemüse, Nüssen und Vollkornprodukten. Persönlich gesehen ziehe ich Nahrungsmittel Supplementen vor, aber diese Nährstoffe sind in Supplementen sicherlich gut verfügbar. Wenn ich HIV-infiziert wäre, würde ich auf alle Fälle einen Ernährungsberater aufsuchen.

Höhenkrankheit

Ich habe meinen 65. Geburtstag mit der Besteigung des Macchu Piccu gefeiert, dem berühmten 3.000 Meter hohen Berg in Peru. Und am Tag davor war ich auf den höheren Gipfel, gleich nebenan gekraxelt, den Huainu Pichu. Zwei Tage anstrengenden Kletterns fast 3.000 Meter über dem Meeresspiegel – da hätte ich durchaus einen schlimmen Anfall von Höhenkrankheit erleben können, die von den Bewohnern der Anden übrigens als *Soroche* bezeichnet wird.

Aber vor beiden Bergtouren wußte ich, wie ich die Symptome der Höhenkrankheit erkennen konnte: Kopfschmerzen, Durst, Schwindel, Schwäche, Herzstolpern und Kurzatmigkeit. Deshalb machte ich das, was peruanische Bergsteiger seit Tausenden von Jahren tun: Ich trank eine Tasse *Mate de Coca* oder Coca-Tee.

Der in Peru zugelassene Tee ist hierzulande illegal, weil die Blätter des Strauches (*Erythroxylum coca*) die Quelle für Kokain sind. Kokain ist ein stark verarbeiteter Abkömmling von Coca, und der Coca-Tee enthält nur ganz wenig davon. Aber der Tee ist stark genug, um stimulierend zu wirken, und deshalb trinken viele Peruaner ihn so, wie wir Kaffee trinken. Hotels in Cusco und La Paz bieten sogar Mate de Coca als wiederbelebende Erfrischung für Neuankömmlinge aus den tieferliegenden Gegenden an.

Für den eingeborenen Andenbewohner ist das starke, ungebraute Cocablatt der klassische Energiespender. Auf einer Tour nach Peru probierten 27 der 35 Teilnehmer (darunter auch ich), die Cocablätter zu kauen. Einige von uns waren tatsächlich mit Energie vollgepumpt. Einige Teilnehmer ließen sich hinterher zu dem Kommentar hinreißen, daß ich wie eine Bergziege zum Gipfel gestürmt wäre.

Natürlich empfehle ich nicht, sich hierzulande Coca zu besorgen. Die Verbindung mit dem Kokain hat seinen Ruf nachhaltig geschädigt, und die Linderung der Höhenkrankheit ist keinen Gefängnisaufenthalt wert. Aber überall da, wo Coca erlaubt ist, würde ich es als *die* Empfehlung für Höhenkranke weitergeben. Ich hatte nie irgendwelche Probleme nach dem Genuß von Coca-Tee, und ich habe auch nie erlebt, daß sich Peruaner nach dem Kauen der Blätter in Verbrecher verwandelt hätten.

Hierzulande können Sie sich auf Colagetränke oder Kautabletten aus der Apotheke (Kola-Dallmann®) verlegen, um die Höhenkrankheit zu lindern. Kokain enthalten diese Getränke ganz bestimmt nicht, mittlerweile werden zu ihrer Herstellung Cocablätter verwendet, denen das Kokain entzogen wurde. Aber die Cocablätter enthalten immer noch mehr als ein Dutzend Substanzen, die eng mit dem Kokain verwandt, aber völlig legal sind, und einige davon haben eine ähnliche Wirkung.

Warum das Streben zum Gipfel die Knie weich werden läßt

Die Höhenkrankheit hat eigentlich weniger mit zunehmender Höhe als vielmehr mit einer Veränderung des Sauerstoffgehaltes der Luft zu tun. Je höher man steigt, desto weniger Sauerstoff enthält die Luft. In etwa 2.700 m Höhe enthält die Luft nur etwa halb soviel Sauerstoff wie auf Meereshöhe.

Wenn man langsam aufsteigt (das heißt etwa 300 Meter pro Tag), dann kann sich der Körper an den niedrigeren Sauerstoffgehalt mit seinen unangenehmen Nebenwirkungen gewöhnen. Aber schnelles Aufsteigen – wie bei der Gipfelerstürmung von Bergen – vermindert die Verfügbarkeit des Sauerstoffs im Körper, und dann wird man höhenkrank.

Ein wichtiger Faktor bei der Höhenkrankheit heißt Dehydratation (Austrocknung). In größeren Höhen strömt die Körperflüssigkeit aus dem Blut in die Körpergewebe. Wenn das Blut zunehmend dickflüssig wird, behindert die Austrocknung die Verteilung von Nährstoffen und Sauerstoff sowie die Ausscheidung giftiger Stoffwechselabfallprodukte. Das Ergebnis: Kopfschmerzen, Müdigkeit und das Unbehagen der Höhenkrankheit, verbunden mit extremem Durst.

Sie können einiges tun, um die Höhenkrankheit zu minimieren oder vermeiden: Trinken Sie vor dem Start und während des Aufstiegs reichlich nichtalkoholische Getränke. Klares Wasser oder Säfte sind gut geeignet. In den Anden esse ich sehr viel Gemüsesuppe, um sowohl Flüssigkeiten als auch gekochtes Gemüse zu mir zu nehmen (rohes Gemüse könnte Probleme verursachen). Und außerdem trinke ich Kräutertees.

Grüne Apotheke für Höhenkrankheit

Da die Verwendung von Cocablättern auf den meisten Ihrer Reisen kaum möglich sein wird, biete ich hier ein paar andere Kräuter an, die bei der Vorbeugung der Höhenkrankheit helfen können.

Gewürznelke (*Syzygium aromaticum*). Nelken enthalten viel Eugenol – eine Substanz, die stark blutverdünnend (und gerinnungshemmend) wirkt. Andere eugenolreiche Kräuter aus meiner Datensammlung sind, in absteigender Reihenfolge ihres Gehaltes: Piment, Pimenta acris, Langula speciosa, Möhrensamen, Strauchbasilikum, Zimt, Lorbeerblätter und Majoran. Mischen Sie diese blutverdünnenden Kräuter miteinander, und schon haben Sie meinen Höhen-Tee: Lassen Sie Nelken, Piment, Selleriesamen, Zimt und Majoran je nach Geschmack in einem Topf ziehen. Danach geben Sie – je nach Verfügbarkeit – eine oder alle der folgenden Minzarten dazu: Basilikum, Cinula, Bohnenkraut und Thymian.

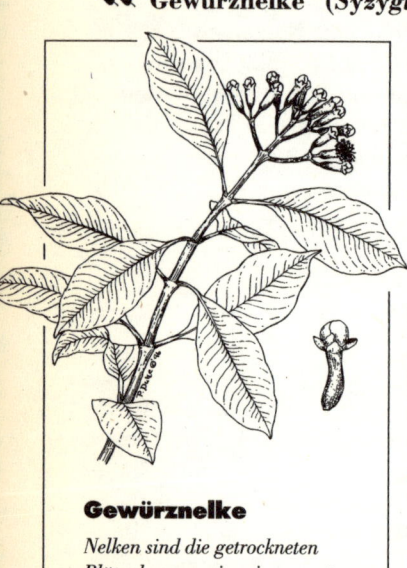

Gewürznelke

Nelken sind die getrockneten Blütenknospen eines immergrünen tropischen Baumes.

Knoblauch (*Allium sativum*). Knoblauch enthält mindestens neun Substanzen, die das Blut verdünnen. Diese Wirkung, die der Bildung von Gerinnseln vorbeugt, wird als Schutz vor Herzinfarkten sehr geschätzt, aber sie hilft auch Menschen, die unter der Höhenkrankheit leiden. Laut meiner Datensammlung gibt es noch weitere Pflanzen mit blutverdünnenden Eigenschaften: Tomaten, Dill, Fenchel mit jeweils sieben derartigen Substanzen; Zwiebeln, Peperoni und Sojabohnen warten mit jeweils sechs auf; Sellerie, Möhren und Petersilie besitzen jeweils fünf.

Sie können all diese Gemüse in einem großen Topf mit Wasser kochen, und schon haben Sie meine 'Anti-Gerinnsel-Suppe'. Wenn man diese Gemüse vor einer Bergtour in einer Suppe schlemmt, kann das wirklich dabei helfen, der Höhenkrankheit vorzubeugen.

ᖷᖷ Indianernessel (*Monarda*, verschiedene Spezies). Viele Minzen enthalten Thymol, Menthol oder Menthon – das sind alles Substanzen mit blutverdünnenden Eigenschaften. Laut meiner Datenbank gewinnt Indianernessel das Rennen um den höchsten Gehalt an diesen Substanzen. Hier noch einige Kräuter in absteigender Reihenfolge ihres Gehaltes: Thymian, Dickblume, wilde Bergamotte, Wintersalbei, Langula speciosa, Zitronenminze, Basilikum und kalifornischer Lorbeer.

ᖷᖷ Lackporling (*Ganoderma lucidum*). Die Bevölkerung in den Bergen Asiens verwendet diesen Pilz so, wie die Peruaner Cocablätter nutzen. Laut wissenschaftlicher Veröffentlichungen minderte der Pilz die Symptome der Höhenkrankheit bei chinesischen Arbeitern, die über einen Zeitraum von nur drei Tagen in Tibet 5.000 Höhenmeter erklommen, ganz beträchtlich. Die dazugehörige Theorie besagt, daß der Porling die Sauerstoffaufnahme des Körpers steigert.

ᖷ Ginkgo (*Ginkgo biloba*). Das Kraut steigert die Durchblutung im ganzen Körper, besonders im Gehirn. In Tierversuchen wiesen Ratten, die mit Ginkgoextrakten gefüttert wurden, eine deutliche Steigerung der Gehirndurchblutung und eine bessere Toleranz gegenüber niedrigen Sauerstoffwerten auf. Das hört sich für mich so an, als hätten wir damit ein mögliches Kräuterheilmittel zur Vorbeugung und Behandlung der Höhenkrankheit. Sie können 60 bis 240 Milligramm eines standardisierten Extraktes pro Tag einnehmen. Diese Dosis sollten Sie nicht weiter erhöhen, da Ginkgo in großen Mengen Durchfall, Gereiztheit und Ruhelosigkeit verursachen kann.

Hoher Cholesterinspiegel

Die 'Geburt' des Cholesterins war im Jahre 1951, als das amerikanische Pentagon Pathologen aussandte, um die Körper der Soldaten zu untersuchen, die im Koreakrieg umgekommen waren. Die Pathologen sezierten etwa 2.000 Soldaten.

Obwohl so gut wie niemand unter 35 Jahren an einer Erkrankung der Herzkranzgefäße starb, wiesen mehr als 75 Prozent der Soldaten gelbe Ablagerungen arteriosklerotischer Beläge an ihren Arterienwänden auf. Die Ärzte hatten irrtümlicherweise angenommen, daß diese arterienverengenden

Beläge nur bei älteren Männern vorhanden waren. Die Berichte der Armee-pathologen schockierten die medizinische Fachwelt. Vor den Autopsien in Korea hatten die Ärzte völlig verkannt, wie früh der Prozeß von Herz-erkrankungen einsetzt.

Nicht lange danach wurde eine wachsartige Substanz – das Cholesterin – als wesentlicher Faktor der Entstehung von Belägen und als Risiko für Herzerkrankungen identifiziert. Jede Senkung des Cholesterinspiegels um ein Prozent läßt sich übersetzen in ein um zwei Prozent gesenktes Risiko für einen Herzinfarkt.

Was Zahlen sagen

Der Gesamtcholesterinwert des durchschnittlichen Bürgers in der westlichen Kultur ist höher als 200 Milligramm pro Deziliter (mg/dl) Blut. Da sich das Herzinfarktrisiko ab diesem Wert stark erhöht, drängen Herz-stiftungen aller Länder jeden Erwachsenen, Maßnahmen zur Senkung des Cholesterinspiegels zu ergreifen, wenn die Werte auf diesem Bereich zu-steuern.

Wie weit sollte der Wert unter die genannten 200 mg/dl fallen, damit Sie Ihr Risiko als deutlich gesenkt einstufen können? Das ist nicht ganz geklärt, aber Untersuchungen geben Hinweise darauf, daß sehr niedrige Cholesterinspiegel, die etwa unter 150 liegen, das Risiko für andere tödliche Erkrankungen erhöhen, wie zum Beispiel Leberkrebs, Lungenerkrankungen und bestimmte Schlaganfallformen. Meiner Einschätzung nach sollte man nach einem Cholesterinwert streben, der sich zwischen 170 und 190 mg/dl bewegt.

Um die Dinge noch komplizierter zu gestalten, gibt es zwei verschiedene Cholesterinarten – zum einen das Low-Densitiy-Lipoprotein (LDL), welches das Herzinfarktrisiko erhöht, und das High-Densitiy-Lipoprotein (HDL), das dieses Risiko senkt. Der Gesamtcholesterinspiegel soll wie erwähnt unter 190 fallen, aber wenn dieser Wert höher liegt, kann der Arzt sich besonders auf das LDL konzentrieren und Ihnen raten, diesen Wert zu senken, da gerade das 'böse' LDL am deutlichsten mit Herzerkrankungen in Zusammen-hang steht.

Etwa 25 Prozent der westlichen Bevölkerung haben so hohe Cholesterinspiegel, daß sie ein deutliches Herzinfarktrisiko tragen, und etwa 10 Prozent haben so hohe Werte, daß die Ärzte sehr schnell aggressive, cholesterinsenkende Medikamente verschreiben. Aber es gibt kaum einen Arzt, der die Methoden der *Grünen Apotheke* erklärt, die das Herzinfarkt-risiko senken können.

Die Macht der Faser

Praktisch alle Pflanzenfasern können den Cholesterinspiegel senken. Das bedeutet eine Ernährung, die sich aus viel Obst, Gemüse und Vollkornprodukten zusammensetzt und einen möglichst geringen Fettgehalt hat. In einer Untersuchung wurden Laborhamster mit einem ballaststoffreichen Supplement (Fibercel®) gefüttert, der Anteil der Fasern betrug dabei 5 Prozent der täglich aufgenommenen Kalorien. Die Ballaststoffe senkten den Gesamtcholesterinwert um 42 Prozent, das 'schlechte' LDL sank um 69 Prozent. Das 'gute' HDL stieg dagegen um 16 Prozent.

Haferkleie hat einen guten Ruf als cholesterinsenkendes Nahrungsmittel, dabei ist es nur eines von vielen rohfaserreichen Nahrungsmitteln. Obst, Gemüse und Körner haben eine ähnliche Wirkung. Weizenkleie sind sogar weit davon entfernt, die beste cholesterinsenkende Faser zu sein. Bei Hamstern, die mit einer Diät mit einem Anteil von 5 Prozent Haferkleie gefüttert wurden, sanken der Gesamtcholesterinspiegel und LDL-Wert um nur 19 respektive 29 Prozent, was verglichen mit dem Fibercel®-Versuch ein schwaches Ergebnis ist.

Die Substanzen in der Haferkleie, die für die Senkung des Cholesterinspiegels verantwortlich sind, heißen Beta-Glukane. Aber auch hier gilt: Haferkleie haben nicht den höchsten Gehalt dieser Substanz. Gerste enthält bis zu dreimal mehr Beta-Glukane als Hafer, darüber hinaus sind Bohnen ebenfalls sehr reichhaltige Quellen.

Die gute Neuigkeit? Es ist häufig nicht nötig, sich an Medikamente zu halten. Es gibt eine reichliche Auswahl an Nahrungsmitteln und Kräutern, die den Cholesterinspiegel senken können.

Grüne Apotheke für einen hohen Cholesterinspiegel

Neben der Aufnahme von ausreichend Rohfaser über die Ernährung gibt es eine ganze Reihe verschiedener Nahrungsmittel und Kräuter, die sich als hilfreich erweisen können.

➤➤➤**Möhre (*Daucus carota*) und andere pektinhaltige Nahrungsmittel.** Studien aus Schottland haben ergeben, daß zwei Möhren pro Tag über einen Zeitraum von drei Wochen den Cholesterinspiegel bei den Versuchspersonen um 10 bis 20 Prozent senkten. Möhren sind reich mit Pektin gesegnet. Andere gute Pektinquellen sind zum Beispiel Äpfel und die innere weiße Schale von Zitrusfrüchten. Sie sollten diese Nahrungsmittel täglich essen. (Ich meine es ernst: Wenn Sie eine Orange essen, sollten Sie auch die weiße, faserige Haut knabbern!)

Mir ist bewußt, daß die Zubereitung von Säften heutzutage groß in Mode ist, deshalb möchte ich hierzu einen kleinen Ratschlag erteilen. Wenn Sie Obst und Gemüse in Form von Getränken zu sich nehmen möchten, ist das natürlich in Ordnung. Sie dürfen aber die Saftmaschine nicht einschalten, wenn Sie in den vollen Genuß ihres Pektingehaltes kommen möchten. Bereiten Sie statt dessen Ihren Saft lieber im Mixer zu. Saftmaschinen entfernen den größten Teil der Fasern, und nur etwa 10 Prozent der cholesterinsenkenden Pektine bleiben im Glas.

Sie können natürlich auch Supplemente einnehmen. Wissenschaftler der Universität von Florida berichteten, daß sechs Eßlöffel Grapefruit-Pektin pro Tag, die in Form von Kapseln oder als Nahrungsmittelzusatz eingenommen werden können, den Cholesterinspiegel bis zu acht Prozent senken. Wenn Sie den Supplementweg beschreiten, dann sollte Ihnen jedoch bewußt sein, daß diese Faserart die Aufnahme wichtiger Nährstoffe, wie zum Beispiel Beta-Karotin, Bor, Kalzium, Kupfer, Eisen und Zink einschränkt. Dies ist beim Verzehr der ganzen Pflanze kein solches Problem, weil die Pflanze selbst mit einem Extra an diesen Nährstoffen gesegnet ist. Wenn Sie Pektinkapseln einnehmen, sollten Sie es so einrichten, daß Sie Ihr Obst und Gemüse in einer späteren Mahlzeit essen, um sicherzustellen, daß Sie sich nicht irgendeinen Mangel aufhalsen.

➤➤ **Avocado (*Persea americana*).** Avocados gehören zu den fetthaltigsten Früchten, deshalb werden sie von herzkranken Menschen häufig gemieden. Aber laut einer Veröffentlichung in der angesehenen Zeitschrift *Lawrence Review of Natural Products* können Avocados den Cholesterinspiegel sogar senken.

In einer Studie wurde einer Gruppe von Frauen eine Ernährung, die reich an einfach ungesättigten Fettsäuren (Olivenöl) und Avocados war, der anderen Gruppe eine Diät, die reich an komplexen Kohlenhydraten (Zucker und Stärken) war, serviert. Nach sechs Wochen waren die Cholesterinspiegel der Olivenöl-Avocado-Gruppe um 8,2 Prozent gesunken. Damit möchte ich nicht sagen, daß Sie weniger komplexe Kohlenhydrate – die für eine ausgewogene Ernährung wichtig sind – essen sollen, aber ich schlage vor, daß Sie sich gelegentlich eine Avocado gönnen dürfen. Avocados enthalten einige einzigartige Substanzen, die Sie möglicherweise nicht durch andere Nahrungsmittel bekommen.

➤➤ **Bohnen (*Phaesolus*, verschiedene Spezies).** Bohnen haben einen hohen Gehalt an Fasern und nur wenig Fett – das ist genau das Rezept zur Senkung des Cholesterinspiegels. Außerdem enthalten sie Lecithin, eine weitere cholesterinsenkende Substanz. Eine Studie kam zu dem Ergebnis, daß ein großer Teller Linsen- oder Bohnensuppe pro Tag den Gesamtcholesterinspiegel um 19 Prozent senken kann.

Sellerie (Apium graveolens). In einer Untersuchung fütterten Wissenschaftler Laborratten acht Wochen lang mit fettreichem Futter, was eine Erhöhung der Cholesterinspiegel zur Folge hatte. Danach bekamen einige Tiere Selleriesaft verabreicht. Der Saft führte zu einer deutlichen Senkung der Cholesterin- und LDL-Spiegel bei den Tieren. Es ist noch nicht erwiesen, ob der Verzehr von Sellerie den Cholesterinspiegel auch beim Menschen senkt, aber es kann sicherlich nicht schaden, den Speisezettel mit diesem köstlichen Gemüse zu bereichern.

Knoblauch (*Allium sativum*) und Zwiebel (*Allium cepa*). Viele Studien haben belegt, daß das Äquivalent einer Knoblauchzehe (oder einer halben Zwiebel) pro Tag den Gesamtcholesterinspiegel bei den meisten Menschen um 10 bis 15 Prozent senkt. In einer Untersuchung wurde den Versuchsteilnehmern täglich 800 Milligramm Knoblauch (was etwa einer Zehe entspricht) verabreicht. Sowohl der Cholesterinspiegel als auch die Blutdruckwerte sanken bei den Testpersonen ab. In ganz Europa ist Knoblauch ein anerkanntes Mittel zur Behandlung von Herz-Kreislauferkrankungen und vor allem einem hohen Cholesterinspiegel.

In einer anderen Untersuchung halfen vier bis sechs Eßlöffel Zwiebelöl pro Tag bei der Hälfte der Teilnehmer mit mäßig erhöhten Cholesterinwerten, den Cholesterinspiegel abzusenken. Ihre Cholesterinspiegel fielen während der Einnahme des Zwiebelöls durchschnittlich um 7 bis 33 Prozent.

Es scheint mir daher eine gute Idee zu sein, den täglichen Speiseplan mit großzügigen Mengen der beiden köstlichen Kräuter zu bereichern.

Ingwer (*Zingiber officinale*). Viele Studien haben belegt, daß Ingwer den Cholesterinspiegel senkt. Warum würzen Sie Ihre cholesterinsenkenden Speisen nicht einfach mit ein wenig Ingwer?

Bockshornklee (*Trigonella foenum-graecum*). Das Kraut kann mit einem hohen Gehalt einer Faser, dem sogenannten Muzilago, aufwarten. Seine cholesterinsenkende Wirkung wurde sowohl in Laborversuchen mit Tieren als auch beim Menschen bewiesen.

Nüsse. Vielleicht denken Sie ja, daß Personen mit einem hohen Cholesterinspiegel fettreiche Nüsse meiden sollten, aber eine Erhebung mit mehr als 25.000 Amerikanern kam zu dem Ergebnis, daß diejenigen, die Nüsse aßen, am wenigsten zu Übergewicht neigten. Diese Teilnehmer waren alle gesund, deshalb würde ich bei Vorliegen von Bluthochdruck oder Herzerkrankungen keine Nüsse empfehlen. Aber bei gesunden Lesern werden Nüsse wahrscheinlich nicht allzu viel Schaden anrichten und besser als zuviel Fleisch sein. Möglicherweise schenken uns Nüsse das Gefühl, satt zu sein. Walnüsse enthalten zum Beispiel den Botenstoff Serotonin, der am Sättigungsgefühl beteiligt ist.

Schlemmen für einen niedrigen Cholesterinspiegel

Es gibt zahllose Nahrungsmittel und Kräuter, die den Cholesterinspiegel senken. Warum mischen Sie nicht alle zusammen, um eine leckere, gesunde Kost zu kreieren, damit der Spiegel auf den Wert fällt, den Sie haben wollen? Hier sind einige Vorschläge.

Morgens

- Statt einfachem Orangensaft im Mixer pürierte Orangen, Grapefruit, Äpfel und Möhren
- Vollkornbrot
- Frisches Obst der Jahreszeit
- Haferbrei

Mittags

- Cholesterinsenkende Suppe aus Bohnen, Gerste, Zwiebeln, Möhren und Knoblauch, mit anderen Gewürzen abgeschmeckt
- Vollkorn-Weizenbrot mit Nußbutter – sogar Erdnußbutter ist erlaubt (keine Butter oder Margarine)
- Rohfaserreicher Salat
- Fruchtsalat
- Hafermehlkekse oder Kleiekekse

Abends

- Mexikanischer Burrito aus Bohnen, Reis und Salsa-Soße, die in eine Vollkorn-Tortilla eingerollt werden

ODER

- Vegetarisches Chiligericht mit Tofu, Maismehlmuffins mit Nußbutter bestrichen

ODER

- 'Hot Doggin': Brötchen mit Krautsalat, Grillsoße, Senf und Zwiebeln (wenn Sie es nicht ohne Würstchen schaffen, nehmen Sie bitte vegetarische Würstchen); Linsensuppe oder Wildreis-Bohnen-Suppe

ODER

- Je eine Tasse kleingeschnittene Möhren, Kohl, Zwiebeln, Sellerie und Kartoffeln, mit einer Prise Kräuter gargekocht

UND

- Einen großen grünen Salat
- Fruchtsalat

Nach ein oder zwei Wochen einer solchen Ernährung wage ich zu behaupten, daß bei den meisten Personen mit einem erhöhten Cholesterinspiegel die Werte um 10 bis 20 Prozent fallen werden.

Ein hoher Konsum an Nüssen stand übrigens in Zusammenhang mit einer niedrigen Rate an tödlichen und nicht tödlichen Herzinfarkten. Das sollte eigentlich jeden interessieren, der aufgrund eines hohen Cholesterinspiegels zur Risikogruppe gehört.

❧ **Färber-Saflor (*Carthamus tinctorius*).** Eine Studie kam zu dem Ergebnis, daß ein Wechsel von anderen Ölen zu Safloröl über einen Zeitraum von acht Wochen den Gesamtcholesterinspiegel um 9 bis 15 Prozent, den LDL-Spiegel dagegen um 12 bis 20 Prozent senkte.

❧ **Sesam (*Sesamum indicum*).** Alle Pflanzen enthalten Phytosterole – Substanzen, die in die Blutbahn aufgenommen werden und ein wenig von dem dort befindlichen Cholesterin beiseite schaffen können. Laut meiner Datensammlung sind Sesamsamen das Nahrungsmittel mit dem höchsten Gehalt (bezogen auf das Trockengewicht) an Phytosterolen.

Andere Nahrungsmittel mit einem hohen Gehalt an Phytosterolen, in absteigender Reihenfolge: grüner Salat, Sonnenblumenkerne, Haselnüsse, Gurken, Spargel, Okraschoten (*Hibiscus esculentus*), Blumenkohl, Spinat, Feigen, Zwiebeln, Erdbeeren, Kürbis, Radieschen, Aprikosen, Tomaten, Sellerie und Ingwer.

Sie können aus diesen Zutaten cholesterinsenkende Salate und Suppen zaubern und damit das cholesterinreiche Fleisch ersetzen. Ein Salat mit vielen Phytosterolen könnte zum Beispiel Feigen, Erdbeeren und Aprikosen mit Ingwer enthalten.

❧ **Sägeblättling (*Lentinus edodes*).** Diese köstlichen Pilze enthalten die Substanz Lentinan. Laut einem in der angesehenen Zeitschrift *Lawrence Review of Natural Products* veröffentlichtem Artikel hat Lentinan eine cholesterinsenkende Wirkung – und darüber hinaus anti-tumoröse, antivirale und immunstimulierende Eigenschaften. Bei Versuchstieren, denen eine dem Lentinan verwandte Substanz in niedriger Dosierung verabreicht wurde, fielen die Cholesterinspiegel um 25 Prozent.

Hühneraugen

Das ist schon seltsam, dieses als Vererbung bezeichnete Phänomen. Mein Vater mußte sich ständig mit Hühneraugen herumschlagen, ich dagegen hatte nie irgendwelche Probleme. In diesem Fall jedoch kann auch der Lebensstil einen großen Unterschied machen. Mein Vater ging nie barfuß, ich immer.

Hühneraugen sind verhärtete, runde Stellen an den Zehen, an denen die Haut vermehrt wächst. Harte Hühneraugen bilden sich auf den Zehen, weiche Hühneraugen entstehen dazwischen.

Der beste Rat zum Thema Hühneraugen lautet: Vorbeugen. Fast immer sind die Ursache zu enge Schuhe, die die Zehen zusammenquetschen und die Haut reizen. Viele Menschen – vor allem Frauen – tragen Schuhe, die zu klein sind, weil sie glauben, daß kleine Füße sie weiblicher erscheinen lassen. Meiner Meinung nach sind die Schmerzen das einfach nicht wert. (Und ich persönlich mag eine gesunde, glückliche Frau mit passenden Schuhen lieber als eine Frau, die sich verkrüppelt, um zierlicher auszusehen.)

Grüne Apotheke für Hühneraugen

Wenn Sie den Hühneraugen nicht vorbeugen können, dann habe ich einige Vorschläge mit Kräutern für Sie, die Ihnen helfen können.

❧ **Großes Schöllkraut (*Chelidonium majus*).** Wo auch immer ich hinkomme, respektieren Kräuterexperten meine Hühneraugen-Therapie mit Schöllkraut. Ich muß zugeben, daß ich sie selbst noch nicht ausprobiert habe, aber ich bekomme eben nie Hühneraugen – und wenn doch, ist es Zeit für meine Tips. Ich habe sogar eine Rezeptur zur Hühneraugenentfernung parat.

❧ **Feige (*Ficus carica*), Papaya (*Carica papaya*) und Ananas (*Ananas comosus*).** Als König Salomon Furunkel bekam, legten seine Leibärzte Feigen darauf. Dies ist eine der wenigen Beschreibungen über die Anwendung medizinischer Kräuter in der Bibel. Feigen enthalten protein-auflösende Enzyme, die den Abbau unerwünscht gewachsener Haut unterstützen, wozu auch Hühneraugen gehören. Papaya und Ananas enthalten ähnliche Enzyme, und alle drei Früchte haben seit langem den Ruf, Hühneraugen und Warzen zu lindern.

Hier ist ein Rezept aus meiner Datensammlung, das ich probieren würde, wenn ich jemals meine Angewohnheit, barfuß zu laufen, aufgeben und ein Hühnerauge bekommen würde. Schneiden Sie eine frische Feige auf und kleben Sie das Fruchtfleisch auf das Hühnerauge. Sie können genauso gut ein Eckchen Ananasschale nehmen, das Sie über Nacht auf das Hühnerauge kleben. Am nächsten Morgen werden die Reste entfernt und der Fuß in heißem Wasser eingeweicht. Nach etwa einer Stunde können Sie versuchen, das Hühnerauge zu entfernen. Die Haut sollte jetzt relativ leicht zu entfernen sein, Sie können falls nötig auch einen Bimsstein zu Hilfe nehmen und sanft auf der Haut rubbeln.

„Einige hartnäckige Fälle können eine Behandlung über vier oder fünf Nächte erfordern", warnt der Buchautor Dr. John Heinerman (*siehe Anhang*).

Hühneraugenentfernung mit Schöllkraut

Hier ist ein sanftes Kräuterrezept für Sie, das Sie selbst zum Aufweichen und Entfernen von Hühneraugen herstellen können. Schöllkraut hat sich übrigens auf der ganzen Welt einen Ruf als Mittel zur Hühneraugenentfernung geschaffen.

1,5 Liter Wasser
1 Teelöffel Kaliumchlorid
120 Gramm frisches, gehacktes Schöllkraut
250 Milliliter Glyzerin

Geben Sie Wasser und Kaliumchlorid in einen mittelgroßen Topf. Erhitzen und rühren Sie solange, bis das Kaliumchlorid aufgelöst ist. Topf von der Hitze nehmen, Schöllkraut zugeben und zwei Stunden lang stehen lassen.

Topf erneut erhitzen und die Mischung aufkochen lassen. Hitze zurücknehmen und 20 Minuten lang köcheln lassen.

Flüssigkeit durch ein Sieb in eine mittelgroße Schüssel abgießen, Pflanzenreste wegwerfen.

Die Flüssigkeit erneut in den Topf gießen und solange köcheln lassen, bis das Volumen auf etwa 375 Milliliter reduziert ist. Jetzt das Glyzerin zugeben und solange köcheln, bis das Volumen etwa 500 Milliliter beträgt. Flüssigkeit abseihen, in eine Flasche gießen und an einem kühlen Ort aufbewahren. Zweimal täglich auf die Hühneraugen auftragen – zum Beispiel, bevor Sie zur Arbeit fahren oder ins Bett gehen.

Anmerkung: Kaliumchlorid erhalten Sie in der Apotheke.

Überlieferte Rezepte verwenden übrigens Papaya in ganz ähnlichen Prozeduren.

➤ **Weide (*Salix*, verschiedene Spezies).** Weidenrinde enthält die ursprüngliche Azetylsalizylsäure (Präparatname zum Beispiel Aspirin®) in Kräuterform. Sie enthält die schmerzlindernden Salizylate, die ebenfalls sehr wirksame Säuren sind und Hühneraugen und Warzen auflösen. Sie müssen mit diesem Kraut jedoch vorsichtig umgehen und die Rinde direkt auf das Hühnerauge legen, die umgebende Haut darf dabei nicht mit der Pflanze in Berührung kommen. Da Salizylate Säuren sind, können sie Hautreizungen verursachen.

➤ **Scheinbeere (*Gaultheria procumbens*).** Hier haben wir eine weitere gute Quelle für Salizylate. Einige Kräuterpraktiker empfehlen Schein-

271

beerenöl zur Entfernung von Schwielen, Hühneraugen, Zysten und Warzen. Ich würde die Heilpflanze wahrscheinlich bei Hühneraugen ausprobieren – sowohl um die verhärtete Haut aufzuweichen, als auch zur Schmerzlinderung. Auch in diesem Fall sollten Sie das Öl nur direkt auf das Hühnerauge und nicht auf die umliegende Haut auftragen, um Hautreizungen zu vermeiden.

Bitte bewahren Sie Scheinbeerenöl (und andere Produkte mit dem Kraut) außerhalb der Reichweite von Kindern auf. Der minzige Geruch kann äußerst verlockend wirken, aber bereits die Einnahme kleinster Mengen kann bei kleinen Kindern verheerende Folgen haben.

Husten

Der gewöhnliche Husten ist möglicherweise noch weiter verbreitet als die gewöhnliche Erkältung. Etwa die Hälfte der Personen, die im Winter ärztliche Hilfe aufsuchen, leiden unter einer Entzündung in den Atemwegen, und die Symptome sind Husten und andere Beschwerden, die damit in Zusammenhang stehen.

Unabhängig von der Ursache verläuft der Husten in zwei Formen: Produktiver Husten fördert im Gegensatz zu einem nichtproduktivem, trockenen und hackenden Husten Schleim zutage.

Sie sollten wissen, daß ein hartnäckiger Husten bedeutet, daß Ihr Körper Ihnen eine Botschaft übermitteln möchte. Es könnte so eine einfache Nachricht sein wie 'Bitte mit dem Rauchen aufhören' oder 'Bring diese Stirnhöhleninfektion endlich in Ordnung.' Während Sie einen Husten behandeln, sollten Sie unbedingt auf die Signale Ihres Körpers achten. Wenn Hausmittel nicht fruchten und der Husten einige Tage anhält, sollten Sie zum Arzt gehen.

Grüne Apotheke für Husten

Unabhängig von der Ursache können Kräuter durchaus Linderung schenken. Seit ewigen Zeiten werden bei Husten Kräuterbehandlungen verwendet. Hier sind einige, die ich empfehlen kann.

Huflattich (*Tussilago farfara*). Der Buchautor Christopher Hobbs (*siehe Anhang*) empfiehlt, einen Tee aus vier Teilen Huflattich, vier Teilen Wegerich, einem Teil Süßholz, einem Teil Eibisch und zwei Teilen Thymian plus ein wenig immunstimulierendes Echinacea zuzubereiten. Dieser Tee scheint mir eine hervorragende Mischung zu sein.

Huflattich wird schon seit sehr langer Zeit als Hustenmittel verwendet. Sein lateinischer Name *Tussilago* bedeutet übrigens 'Husten'. Huflattich enthält jedoch wie auch einige andere Kräuter Pyrrolizidinalkaloide, das sind Substanzen, die lebertoxisch (giftig) sind und möglicherweise Leberkrebs verursachen. Viele Kräuterexperten raten deshalb von der Einnahme von Kräutern wie Huflattich ab, die Pyrrolizidinalkaloide enthalten.

Die Kommission E, das Phytotherapie-Expertengremium des deutschen Bundesgesundheitsministeriums, erklärt jedoch, daß man bis zu drei Teelöffel pro Tag zur Herstellung eines Hustentees verwenden kann. Bei dieser Dosierung nimmt man nicht mehr als 10 Milligramm Pyrrolizidinalkaloide zu sich. Das ist eine Menge, die von der Expertengruppe bei gelegentlicher Anwendung gegen Husten als unbedenklich eingestuft wird.

Ich persönlich finde nichts dabei, ab und zu ein wenig Huflattich einzunehmen, auch ich selbst wende das Kraut gelegentlich an. Es beruhigt den Hals und stillt den Hustenreiz. Sie dürfen das Kraut dagegen nicht anwenden, wenn Sie viele Medikamente einnehmen, weil Ihre Leber durch den Abbau der Medikamente stärker beansprucht ist. Sie dürfen das Kraut auch nicht einnehmen, wenn Sie zuvor eine Leberererkrankung hatten oder Alkoholiker waren.

Schwarzer Holunder (*Sambucus nigra*). Israelische Wissenschaftler preisen das Kraut als Hausmittel zur Behandlung von Husten, Erkältungen und Fieber. Eine israelische Untersuchung belegte, daß ein Medikament (Sambucol®) das aus Holunderbeeren hergestellt wird, gegen Grippeerkrankungen und den damit einhergehenden Husten wirksam ist. Sie können sich auch eine Holundertinktur (bitte in der Apotheke zum Beispiel *Sambucus nigra*-Urtinktur verlangen) besorgen oder einen Tee aus dem getrockneten Kraut zubereiten.

Ingwer (*Zingiber officinale*). Bestandteile von Ingwer – genauer gesagt, Gingerole und Shogaole – linderten im Tierversuch Husten, wirkten fiebersenkend und schmerzlindernd. Eine ähnliche Wirkung beim Menschen ist bisher noch nicht nachgewiesen, aber ich bin überzeugt, daß Ingwer einen Husten stillen kann. Geben Sie einfach etwas Ingwer zu den Mitteln, die Sie gegen den Husten anwenden.

Zitrone (*Citrus limon*). Hier ist ein weiteres Hustenrezept von Christopher Hobbs. Lassen Sie zwei Teelöffel ungespritzte Zitronenschalen, einen Teelöffel Salbei und ½ Teelöffel Thymian 15 Minuten lang in kochendem Wasser ziehen. Jetzt rühren Sie den Saft einer halben Zitrone und zwei Eßlöffel Honig unter. Ich habe eine Schwäche für Limonaden, und ich denke, daß diesces Rezept auf alle Fälle einen Versuch wert ist. Sie sollten die Limonade zwei- bis dreimal täglich trinken. (Bitte achten Sie beim Einkauf darauf, tatsächlich ungespritzte Zitronen zu erhalten, weil es praktisch unmöglich ist, die Spritzmittel von der Schale abzuwaschen.)

❧❧ **Süßholz (*Glycyrrhiza glabra*).** Süßholz hat viele wohltuende Eigenschaften, unter anderem wirkt die Heilpflanze beruhigend auf die Schleimhäute, weshalb sie schon seit langem bei Husten und Asthma eingesetzt wird. Sie können sich einen Süßholztee zubereiten (aus einem Teelöffel der getrockneten Wurzel pro Tasse mit kochendem Wasser) oder ein wenig Süßholzwurzel zu anderen Kräuterrezepturen geben.

Süßholz und seine Extrakte sind bei vernünftiger Anwendung in moderaten Mengen – das heißt bis zu drei Tassen pro Tag – unbedenklich. Die längerfristige Anwendung oder die Einnahme sehr hoher Dosen kann jedoch Kopfschmerzen, Antriebslosigkeit (Lethargie), Natrium- und Wasserretention (Speicherung) sowie einen übermäßigen Kaliumverlust nach sich ziehen.

❧❧ **Rotulme (*Ulmus rubra*).** Ulmenrinde ist in Deutschland als sicheres und wirksames Hausmittel zur Linderung von Husten zugelassen. Die Rinde enthält größere Mengen Muzilagoschleim, der den Hals wirksam beruhigt und Husten unterdrückt. Bereiten Sie sich einen Tee aus der Rinde junger Bäume zu.

❧ **Anis (*Pimpinella anisum*).** Die Kommission E empfiehlt Anis als auswurffördernes Mittel (Expektorans), mit dem man Schleim aus den Atemwegen befördern kann, bescheinigten ihm aber auch hustenstillende Eigenschaften. Nehmen Sie ein oder zwei Teelöffel zerstoßene Anissamen pro Tasse mit kochendem Wasser und lassen Sie den Tee 10 bis 15 Minuten lang ziehen, bevor Sie die Samen abseihen. Die empfohlene Dosis beträgt eine Tasse morgens und abends.

❧ **Große Bibernelle (*Pimpinella major*).** Die Kommission E stimmt der Verwendung von Bibernellenwurzel (drei bis sechs Teelöffel) bei Beschwerden im oberen Atemtrakt zu. Studien haben belegt, daß die Heilpflanze auswurffördernde und hustenstillende Eigenschaften aufweist. Das Kraut wird gern zur Behandlung von Bronchitiden, Heiserkeit und Halsschmerzen verwendet.

❧ **Echter Eibisch (*Althaea officinalis*).** Ich finde, daß die lindernden Wurzeln und Extrakte von Eibisch, die ebenfalls Muzilago enthalten, zur Linderung von Husten und Halsschmerzen ziemlich nützlich sind. Die Kommission E empfiehlt Eibischwurzeln zur Behandlung gereizter Schleimhäute im Hals und bei trockenem Husten. Nehmen Sie zwei Teelöffel des getrockneten Krauts pro Tasse mit kochendem Wasser.

❧ **Echte Königskerze (*Verbascum thapsus*).** Wie Eibisch enthält auch diese Pflanze den halsberuhigenden Muzilagoschleim. Das Kraut hat ferner die sogenannten Saponine aufzuweisen, die auswurffördernde

Eigenschaften besitzen. Auch die Kommission E empfiehlt Königskerzenblüten zur Behandlung von Husten.

Mitglieder meiner Familie haben bereits Königskerzenblätter zur Behandlung ihres Hustens verwendet, und ich stufe die Pflanze als sicher und wirksam ein. Ich empfehle, den Tee abzuseihen, da die Härchen der Pflanze ziemlich störend sind. Verfeinern Sie den Tee mit Zitrone, Honig und anderen Kräutern, um den bitteren Geschmack zu überdecken.

Wiesenprimel (*Primula veris*). Die Kommission E befürwortet die Verwendung von ein bis zwei Teelöffeln getrockneter Wiesenprimeln pro Tasse mit kochendem Wasser zur Herstellung eines hustenstillenden Tees. Bitte beachten Sie, daß diese Empfehlung für Wiesenprimeln und nicht für Nachtkerzen (*Oenothera biennis*) gilt.

Große Brennessel (*Urtica dioica*). Ein Tee aus diesem Kraut ist ein altbewährtes Hustenmittel. Brennesseln werden seit langer Zeit zur Behandlung von Erkältungen, Keuchhusten (*Pertussis*) und Tuberkulose eingesetzt. Das Kraut ist sicherlich einen Versuch wert. Ich schlage vor, bei Husten und Heuschnupfen einen Tee aus den Blättern zuzubereiten.

Sonnentau (*Drosera*, verschiedene Spezies). Hier haben wir ein weiteres Kraut, das die Zustimmung der Kommission E findet. Nehmen Sie ein oder zwei Teelöffel des getrockneten Krauts pro Tasse mit kochendem Wasser und trinken Sie den Tee einmal täglich. Sonnentau wird seit Hunderten von Jahren bei Bronchitis, Husten, Keuchhusten und vor allem trockenem Reizhusten bei Kindern verwendet. Die moderne Wissenschaft hat diese Anwendung bestätigt und bewiesen, daß das Kraut auswurffördernde, hustenstillende und die Bronchien beruhigende Eigenschaften besitzt.

Indigestionen (Magen-Darm-Verstimmungen)

Vor etwa 30 Jahren verbrachte ich mit meiner Familie ziemlich viel Zeit in Panama. Während der Rest meiner Familie in Panama City blieb, wanderte ich im Regenwald herum und lebte mitunter von dem, was das Land mir zu bieten hatte.

Als ich wieder aus meiner Versenkung auftauchte und in die Zivilisation zurückkehrte, hatte die mittlerweile verstorbene, großartige Anthropologin

Reina Torres de Araus unsere Familie auf ihren Landsitz in Los Cumbres zu verschiedenen tollen Abendessen eingeladen. Danach servierte sie nie Kaffee, sondern stets Kamillentee. Ich muß zugeben, daß ich damals nicht erkannte, wie sinnvoll es ist, eine Mahlzeit mit diesem wunderbaren Getränk abzurunden.

Mittlerweile weiß ich es besser. Kamille ist das, was die Kräuterexperten als Karminativum bezeichnen, das heißt ein magenberuhigendes Mittel, das besonders gut für Magen-Darm-Verstimmungen geeignet ist. Es wirkt zudem beruhigend (sedierend). In Lateinamerika trinken manche Menschen vor dem Schlafengehen einen Kamillentee, damit sie leichter einschlafen können.

Grüne Apotheke für Indigestionen

Es gibt Hunderte von Kräutern, die einen aufgebrachten Magen beruhigen können. Hier sind einige, die ich empfehle.

Kamille (*Matricaria recutita*). Die deutsche Kommission E stuft Kamille als wirksames Mittel zur Linderung vieler Magen-Darm-Beschwerden ein, wozu auch Indigestionen gerechnet werden. Der Buchautor Dr. Andrew Weil *(siehe Anhang)* ist überzeugt, daß die besten Hausmittel für einen verdorbenen Magen Kamillen- und Pfefferminztee sind. Ich persönlich ziehe Pfefferminze vor, aber beide sind wirksam.

Natürlich ist das Trinken von Kamillentee völlig in Ordnung, aber eine Tinktur ist womöglich noch wirksamer. Kamillentee enthält nur etwa 10 bis 15 Prozent des karminativ wirksamen ätherischen Kamillenöls; Tinkturen, die aus reinem Alkohol hergestellt werden, besitzen dagegen einen weitaus höheren Gehalt.

Pfefferminze (*Mentha piperita*). Die meisten Kräuterheiler, darunter auch ich, schätzen besonders die Eigenschaft von Pfefferminze, Magen-Darm-Verstimmungen zu lindern. Seit 1990 habe ich Pfefferminze sehr viel häufiger verwendet, weil die US-Arzneimittel-Zulassungsbehörde mir damals schweres Magendrücken mit der Behauptung verursachte, daß Pfefferminze bei Magenbeschwerden unwirksam sei. Das bedeutet nicht, daß Pfefferminze nutzlos ist. Ganz frei heraus gesagt, glaube ich eher, daß diese Behauptung der Arzneimittel-Zulassungsbehörde nutzlos war.

Die Kommission E, das Phytotherapie-Expertengremium des deutschen Bundesgesundheitsministeriums, empfiehlt dagegen Pfefferminztee zur Behandlung von Magen-Darm-Verstimmungen. Wenn ich nun zwischen diesen beiden Aussagen wählen müßte, würde ich mich der Kommission E anschließen.

Pfefferminztee ist gut wirksam, aber ich bin auch ein Fan von Whisky mit Eis und frischer Minze, was – wie sich herausgestellt hat – noch besser wirkt. Dr. Varro Tyler (*siehe Anhang*) erklärte, daß die meisten der karminativen Öle der Pfefferminze und anderer Minzen in Wasser relativ unlöslich sind. Deshalb enthält Minztee nicht allzu viel von den lindernden Substanzen dieser Pflanzen. Der Tee enthält zwar ausreichend aktive Substanzen, um zu wirken, aber eine Pfefferminztinktur mit Alkohol enthält viel mehr. Wenn Sie aus irgendeinem Grund keinen Whisky mit Eis und frischer Minze trinken möchten, können Sie statt dessen eine Tinktur verwenden. Halten Sie sich dabei an die Dosierungsempfehlung des jeweiligen Herstellers.

Echte Engelwurz (*Angelica archangelica*). Engelwurz ist laut Meinung der Kommission E gut zur Behandlung von Magen-Darm-Verstimmungen, milden Magenkrämpfen und Appetitmangel geeignet. Die empfohlene Menge beträgt zwei bis drei Teelöffel des getrockneten Krauts pro Tasse mit kochendem Wasser oder bis zu einem Teelöffel der Tinktur.

Ingwer (*Zingiber officinale*). Die Vorzüge von Ingwer bei Reisekrankheit und Übelkeit sind hinreichend bewiesen, deshalb kann es wohl kaum überraschen, daß die Kommission E die Einnahme von zwei Gramm (etwa einem Teelöffel) Ingwer in Tee zur Behandlung von Magen-Darm-Verstimmungen empfiehlt. Ingwer enthält verschiedene Substanzen (die sogenannten Gingerole und Shogaole), die nicht nur den Darm beruhigen, sondern auch die Verdauung unterstützen, indem sie die wellenförmigen Bewegungen (Peristaltik) der Darmmuskulatur fördern, die den Nahrungsbrei durch den Verdauungstrakt befördern.

Majoran (*Origanum onites*). Die Briten kauen belegte Brötchen mit Majoran zur Behandlung von Magen-

Dyspepsiekola

Wenn ich häufig unter einer Magenverstimmung leiden würde, würde ich mir eine Tinktur mischen, die sicherlich besser schmeckt als ein Magenmittel aus der Apotheke. Ich kann kein Rezept bieten, da ich einfach die Kräuter mische, die ich grade zur Hand habe. Hier sind die Kräuter, unter denen ich wählen würde: jeweils eine Prise Engelwurz, Anis, Kamille, Koriander, Fenchel, Ingwer, Rosmarin und Safranwurz mit jeweils zwei Prisen einer beliebigen Minze, vor allem Majoran und Pfefferminze. Sie dürfen ruhig einige Kräuter weglassen und die Mischung nach persönlichem Gusto abändern.

Lassen Sie die Kräuter über Nacht in einer Mischung aus Alkohol und Wasser (ein Schuß Wodka kommt auf eine Tasse Quellwasser) im Kühlschrank ziehen. Sie können die Mixtur als Tee oder mit Ananassaft vermischt trinken.

Darm-Verstimmungen und verwenden verdünnten Majorantee zur Linderung von Koliken bei Säuglingen. Das Kraut ist eine aromatische Minze und besitzt deshalb darmberuhigende Eigenschaften, die denen der Minzen ähnlich sind.

➤ **Koriander (*Coriandrum sativum*).** Es ist kein Wunder, daß Koriander Magen-Darm-Verstimmungen lindert: sein ätherisches Öl ist ein Karminativum, das zudem antiseptisch, antibakteriell, pilztötend und muskelentspannend wirkt. Traditionelle Kräuterheiler schätzen Koriander vor allem, weil das Kraut den negativen Wirkungen auf den Magen von manchen abführenden Kräutern – vor allem *Rhamnus majus*, *Rhamnus purshianus*, Rhabarber und Sennakassie (*Cassia senna*) entgegenwirkt. Im Amazonasgebiet wird wilder Koriander (*Eryngium foetidum*), der praktisch die gleiche chemische Zusammensetzung wie unser Koriander aufweist, der täglichen Ration Bohnen zugesetzt – möglicherweise, um Blähungen zu lindern, die durch die Bohnen entstehen könnten.

➤ **Papaya (*Carica Papaya*) und Ananas (*Ananas comosus*).** Beide Früchte enthalten Enzyme, die Eiweiß abbauen. Naturheilpraktiker und andere Personen, die zur Förderung der Gesundheit auf Saft schwören – unter ihnen der Buchautor John Heinerman (*siehe Anhang*) sind der Überzeugung, daß Papaya- und Ananassaft gut zur Linderung von Magen-Darm-Verstimmungen geeignet sind. Wenn die Kräuterexperten recht haben, sollten Sie nach den Mahlzeiten auch vom Verzehr anderer Früchte, die diese Enzyme enthalten, profitieren. Dazu zählen zum Beispiel Kiwis und Feigen. Wenn ich unter einer chronischen Indigestion leiden würde, würde ich möglicherweise diese Obstsorten häufiger als Nachspeise essen.

➤ **Paprika (*Capsicum*, verschiedene Spezies).** Viele Menschen glauben, daß scharfe Gewürze den Magen verderben. Aber man weiß es mittlerweile besser: Scharfe Gewürze wie Paprika beruhigen den Magen, und Paprika stimuliert zudem die Verdauung.

➤ **Aspalathus linearis.** Die Ärzte Südafrikas empfehlen diese als Rooibos bezeichnete Teepflanze, die ein wirksames magenberuhigendes Mittel ist und zur Behandlung von Koliken bei Kindern eingesetzt werden kann, erzählt die Buchautorin Dr. Julia Morton. Sie erhalten den südafrikanischen Rooibos-Tee hierzulande in gut sortierten Teegeschäften.

➤ **Ausgewählte karminative Kräuter.** Wenn das überhaupt möglich ist, dann gibt es zu viele karminative Kräuter. In meiner Datensammlung sind mehr als 500 Einträge zum Stichwort Karminativum, und darunter befinden sich auch die in diesem Kapitel erwähnten Kräuter. Die meisten davon sind zumindest ein wenig erforscht. In der Datenbank stehen ferner Odermennig, Piment, Äpfel, Basilikum, Lorbeer, Scharlachmonarde (Indianernessel), Buchweizen, große Klette, Kümmel, Kardamom, echte Katzenminze, Sellerie, Kälberkropf, Schnittlauch, Nelken, Koriander, Kreuzkümmel, Dill, Fenchel, Knoblauch, Andorn, gemeiner Ysop, Melisse, Zitronengras, Liebstöckel, Majoran, Muskat, Zwiebeln, Oregano, Petersilie, Pastinak, Hedeoma, Rosmarin, Salbei, Bohnenkraut, Estragon, Tee, Thymian, Safranwurz, Vanille und Schafgarbe. Probieren Sie ruhig jedes beliebige dieser Kräuter aus, um eine Indigestion zu behandeln.

❧ **Ausgesuchte ätherische Öle.** Aromatherapeuten empfehlen häufig, an verschiedenen karminativen Kräutern zu schnüffeln, um einen verdorbenen Magen zu beruhigen. Empfohlen werden Öle aus Anissamen, Basilikum, Bergamotte, Kamille, Zimt, Nelke, Koriander, Fenchel, Knoblauch, Ingwer, Ysop, Wacholderbeeren, Lavendel, Zitrone, Zitronengras, Zwiebeln, Pfefferminze, Rosmarin, Salbei, Bohnenkraut, Estragon und Thymian. Bitte denken Sie daran, daß man ätherische Öle nicht einnehmen darf, da bereits kleinste Mengen giftig sein können. Ätherische Öle sind nur zur äußeren Anwendung bestimmt.

Insektenbisse und -stiche

Wenn man das Wort 'Insektenrepellent' oder Mittel zur Insektenabwehr erwähnt, dann schwirren in den Köpfen der meisten Menschen Markennamen herum, die eine Substanz enthalten, deren chemischer Name so lang ist, daß nur Chemiker in der Lage sind, den Begriff auszusprechen. Der Rest von uns bezeichnet die Substanz einfach als DEET.

Ich muß zugeben, daß ich von DEET nicht sehr viel halte. Die Substanz löst meine Plastikbecher auf, und sobald sie auf der Haut ist, wandert sie schnell durch die Haut in die Blutbahn, wo ich sicherlich keine synthetischen Chemikalien mit zungenbrecherischen Namen haben möchte.

DEET ist an manchen Orten und unter bestimmten Umständen völlig untersagt. Am Camp des Amazonaszentrums für Umwelterziehung und Forschung am Fluß Napo in Peru, wo ich meine Kurse abhalte, ist zum Beispiel jegliche Anwendung von DEET verboten. Das hat übrigens nichts mit seiner Wirkung auf den Menschen zu tun. Die Chemikalie wurde verbannt, weil sie den Abbau der synthetischen Fasern beschleunigt, die die Hängebrücke zusammenhalten, die sich etwa 30 Meter über dem Erdboden durch das Baumgewirr schlängelt.

Grüne Apotheke zur Abwehr von Insekten

Natürlich halte ich auch nicht viel von Insekten, selbst wenn ich das DEET nicht mag. Ich habe Jahre damit zugebracht, Kräutermittel zur Abwehr von Insekten (Insektenrepellents) zu suchen, und ich habe ziemlich gute Neuigkeiten zu berichten.

Dickblume (*Pycnanthemum muticum*) und Hedeoma (*Mentha pulegium* oder *Hedeoma pulegioides*). Beide Kräuter enthalten die Substanz Pulegon, die ein wirkungsvolles Insektenrepellent ist. Hedeoma ist die bekanntere der beiden Pflanzen und hat diesbezüglich eine lange und vertrauenswürdige Vergangenheit. Plinius bemerkte im ersten Jahrhundert vor Christus, daß es gegen Flöhe wirkte.

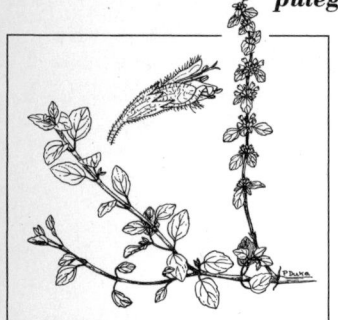

Hedeoma

Hedeoma wurde wegen seiner insektenabwehrenden Eigenschaften bereits als Flohbanner, Zeckenkraut und Moskitopflanze bezeichnet.

Die insektenabwehrende Eigenschaft hat sogar zur Namengebung beigetragen, da das lateinische *Pulegium* übersetzt 'Floh' heißt. Hedeoma ist Bestandteil vieler pflanzlicher Insektenschutzmittel.

Basierend auf meiner Erfahrung muß ich jedoch sagen, daß Dickblumen besser als Hedeoma wirken. Wenn Sie frische Dickblumen ergattern können, sollten Sie einfach nur ein paar Blätter abzupfen und auf Haut und Kleidung zerreiben. (Sie dürfen jedoch während einer Schwangerschaft weder Dickblumen noch Hedeoma anwenden, da beide bekanntermaßen das Risiko einer Fehlgeburt erhöhen.)

Basilikum (*Ocimum basilicum*). Basilikum wird hierzulande vornehmlich als Gewürzkraut genutzt, in anderen Ländern – vor allem in Indien – wird es dagegen weithin zu medizinischen Zwecken eingesetzt. Die Inder reiben die Blätter als Insektenrepellent auf die Haut, und auch Afrikaner kennen diese Sitte. Wenn die fliegenden Plagegeister in meinem Garten zu lästig werden und Basilikum gerade in der Nähe wachsen würde, würde ich wahrscheinlich ein paar Blätter als schnell wirkendes Mittel zur Insektenabwehr auf der Haut verreiben.

Citronella (*Cymbopogon*, verschiedene Spezies). Diese nach

Zitrone duftende Pflanze aus Asien wird schon seit langem als Insekten-repellent genützt. Das Kraut wird häufig Kerzen zugesetzt, die beim Ver-brennen einen insektenabwehrenden Duft verströmen.

Citronella ist ferner Bestandteil vieler pflanzlicher Insektenrepellents, die kein DEET enthalten. Die Produkte werden entweder auf der Haut oder Kleidung aufgetragen.

Wie so viele ätherische Öle kann auch Citronellaöl hautreizend wirken (und es darf niemals eingenommen werden). Wenn Sie das Öl verwenden möchten, sollten Sie ein paar Tropfen in Pflanzenöl verdünnen und das verdünnte Öl (in der Apotheke zum Beispiel die homöpathische Zubereitung Andropogon iwarancusa verlangen) direkt auf der Haut auftragen.

Der Nachteil an Citronellaöl ist, daß die Wirkung schneller als bei DEET nachläßt. In einem Versuch wehrte Citronellaöl Moskitos (die übrigens unter anderem Gelbfieber übertragen) nur wenig länger als eine Stunde ab, deshalb sollten Sie möglicherweise DEET verwenden, wenn Sie sich in exotischen Gebieten aufhalten, in denen Gelbfieber immer noch ein Problem ist. Im eigenen Garten reicht Citronellaöl jedoch völlig aus.

Vor einer Weile bekam ich einen höchst erfreulichen Brief von der Studentin Rachel Smith. Ich hatte ihr Informationen über ätherische Öle – auch über Citronella – zugeschickt, um ihr bei einer Arbeit über ätherische Öle als Alternative zu Pestiziden behilflich zu sein. Sie gewann einen Preis, weil sie gezeigt hatte, daß Citronellaöl und zu einem geringeren Grad auch Teebaumöl die Parasiten auf ihren Hibiskuspflanzen in Schach hielt. Das hat mich nicht überrascht.

Ätherische Zitrusöle. Irgend etwas am Zitrusduft und Pflanzen mit einem zitrusähnlichem Aroma stößt Insekten ab. Die *Citrosa*-Geranie zum Beispiel duftet stark nach Zitrus und besitzt etwa 30 bis 40 Prozent der insektenabwehrenden Kraft von DEET. Zerstoßener Zironenthymian (*Thymus citriodora*) besitzt sogar 62 Prozent der insektenabwehrenden Kraft von DEET.

Aus diesem Grund denke ich, daß die Anwendung von Zitrusölen, das heißt auch Öl aus Zitrusblättern, eine sinnvollere Alternative zu DEET ist. Schließlich wuchsen unsere Vorfahren mit Zitrusdüften auf, was man vom DEET sicherlich nicht behaupten kann.

Wenn Sie es mit Zitrusölen versuchen möchten, müssen Sie das Öl zuerst in Pflanzenöl verdünnen. Sie können ein wenig herumexperimentieren und zwei ätherische Öle zusammenmischen. Wahrscheinlich können Sie ein Insektenrepellent kreieren, das zugleich angenehm duftet. Die Öle sind auch für Männer geeignet, da männliche Parfums meist Zitrusdüfte bein-halten.

Wie man die Biester überlistet

Da ich viel Zeit im Dschungel verbringe, habe ich immer viel Aufmerksamkeit darauf verwendet, mir die Krabbeltiere vom Leib zu halten. Hier ein paar Tips, die sich als hilfreich erwiesen haben.

Experten raten stets, langärmelige Hemden und lange Hosen zu tragen, wenn man sich in einem zecken- und insektenreichen Land im Freien befindet. Wenn Sie sich an diesen Rat halten wollen, ist das natürlich in Ordnung, aber ich muß zugeben, daß ich diese Regel nicht befolge. Ich trage statt dessen kurze Hosen, so daß ich jede Zecke auf meinen Beinen leicht entdecken kann.

Wenn ich in einem Land mit einem großen Zeckenproblem unterwegs bin, streue ich zusätzlich Schwefelpulver in meine Socken. Ich weiß aus eigener Erfahrung, daß dies gut gegen Herbstmilben wirkt, die in den Brombeersträuchern meiner Heimat in North Carolina sitzen.

Ich habe in Panama auch gelernt, wie ein Indianer auf meinen Hacken zu sitzen, statt mich auf einem einladenden, umgefallenen Baumstamm niederzulassen, auf dem unzählige Zecken und anderes Getier auf ihre Opfer lauern.

❧ **Zitronengras (*Cymbopogon*, verschiedene Spezies).** Hier haben wir einen nahen Verwandten von Citronella, der viele der gleichen insektenabwehrenden Substanzen enthält. Wenn Sie das frische Kraut ergattern können, sollten Sie einfach ein wenig davon zerstoßen und direkt auf der Haut verreiben.

❧ **Verschiedene ätherische Öle.** Ich sollte wohl auch eine ätherische Kräuteröl-Kombination erwähnen, der ich 1995 auf einer Reise nach Peru begegnet bin.

Ich war über die Wirksamkeit eines Repellents verblüfft, das mir der Kräuterpraktiker John DuVall aus North Hollywood gegeben hatte. Es enthielt Citronella, Lavendel und Hedeoma in einer Basis aus Pflanzenöl und war das wirksamste Mittel zur Abwehr der Insekten am Fluß Napo, das ich je benutzt habe.

Ein Tropfen auf die Mitte meiner roten Schweißkappe gegeben ergab einen kreisrunden Fleck – eine hellrote, insektenfreie Stelle, die von einer braunen Horde Bienen umschwirrt wurde. Der Schamane, mit dem ich damals zusammenarbeitete, war durch das Aroma sehr beeindruckt und meinte, daß es den 'Geist der Welt' in sich vereinigen würde. Unglücklicherweise bin ich nicht in Besitz der vollständigen Rezeptur für dieses Mittel, aber Sie können selbst ein wenig herumprobieren und jeweils ein paar Tropfen der genannten Öle in Pflanzenöl mischen, um zu sehen, ob Sie ein Rezept finden, das bei Ihnen wirkt. Bitte denken Sie jedoch daran, daß ätherische Öle niemals eingenommen werden dürfen.

Grüne Apotheke für Insektenbisse und -stiche

In der Regel empfehlen die Ärzte zur Behandlung von Insektenbissen und -stichen schmerzlindernde Mittel, Eispackungen und sogar Fleischzartmacher. (Man gibt ein wenig Fleischzartmacher direkt auf den Stich, um das Gift zu neutralisieren.) Natürlich sind das alles vernünftige Vorschläge. Aber es gibt auch ein paar pflanzliche Alternativen.

Ringelblume (*Calendula officinalis*). Ich bin ein Anhänger von Maude Grieve, der Autorin des 1930 entstandenen Klassikers über Kräuter (*Modern Herbal*). Maude Grieve beschreibt sehr anschaulich, wie man „Ringelblumen auf den betroffenen Bereich reibt, was ein wunderbares Mittel gegen die Schmerzen und Schwellungen nach einem Wespen- oder Bienenstich ist." Ich glaube ihr, und ich würde es damit probieren, wenn ich gestochen werden würde und frische Ringelblumen greifbar hätte.

Knoblauch (*Allium sativum*) und Zwiebel (*Allium cepa*). Sowohl Knoblauch als auch Zwiebeln enthalten Enzyme, die chemische Substanzen, die als Prostaglandine bezeichnet und vom Körper als Reaktion auf Schmerz ausgeschüttet werden, abbauen.

Interessanterweise wirken sowohl Knoblauch als auch Zwiebeln innerlich und äußerlich. Sie können einen Umschlag aus diesen Heilpflanzen machen, den Sie direkt auf den Stich oder Biß legen. Sie können sich aber auch ganz gut Erleichterung verschaffen, wenn Sie Gerichte mit Zwiebeln oder Knoblauch essen.

Eine Bemerkung sei noch gestattet: Zwiebelschalen sind eine extrem reichhaltige Quelle für die Substanz Quercetin, die besonders gut zur Linderung von Entzündungen geeignet ist. Sie können in den zusätzlichen Genuß von Quercetin kommen, wenn Sie beim Zubereiten von Suppen oder Eintopfgerichten die Schalen an den Zwiebeln lassen. Entfernen Sie die Haut erst kurz vor dem Servieren, damit ist sichergestellt, daß viel Quercetin in das Gericht gewandert ist – neben einer satten, braunen Farbe.

Wegerich (*Plantago*, verschiedene Spezies). Wohin ich auch reise – ob in die Appalachen, die Anden oder die Rocky Mountains – Wegerich ist stets das erste Kraut, das meine Freunde zur Behandlung von Insektenbissen erwähnen. Es ist auch das erste Kraut, das ich zu Hause auftrage, da es in meinem Garten üppig wächst. Damit dieses Mittel wirkt, müssen Sie übrigens frische Kräuter auf der Haut verreiben.

Der Buchautor Edward Shook erzählt die Geschichte einer Frau, die von einer Biene in die Hand gestochen wurde und deren ganzer Arm anzuschwellen begann. Er empfahl ihr, Wegerichblätter zu waschen, einen Umschlag daraus herzustellen und auf den Stich zu legen. Am nächsten Tag kam die Frau – geheilt – wieder. Ich habe diese Begebenheit nicht persönlich miterlebt, aber ich weiß, daß viele Kräuterpraktiker Wegerich als ihre erste Wahl bei Bienenstichen einstufen.

🍂 **Verschiedene Kräuter.** Meine Datenbank listet ein paar weitere alte Hausmittel bei Insektenbissen und -stichen auf: Kamille, Mohn, Indigostrauch und Johanniskraut. In der Regel reibt man das frische Kraut auf den Stich oder Biß. Keines der erwähnten Kräuter wäre meine bevorzugte Wahl, aber wenn ich die zuvor beschriebenen Kräuter gerade nicht zur Hand hätte, würde ich eines dieser Kräuter versuchen.

Ischiassyndrom

Ich habe niemals zuvor Visualisierungstherapien angewandt – bis mir einer der wenigen Ärzte, die ich wirklich bewundere, eine Begebenheit erzählte, die mich nachdenklich werden ließ. Die Geschichte stammt von Dr. Andrew Weil (*siehe Anhang*), der in den Vereinigten Staaten einer der angesehensten Experten auf dem Gebiet der Naturheilkunde und Alternativmedizin ist.

Dr. Weil erzählte von einer Frau, die zwei Jahre lang schier unerträgliche Ischiasschmerzen durchstehen mußte. Während dieser Zeit suchte sie etwa 20 verschiedene Ärzte auf, Ihre Schmerzen blieben jedoch unvermindert stark. Das Ischiassyndrom ist eine Erkrankung, bei der die Schmerzen vom unteren Rückenbereich in das Gesäß und/oder an der äußeren Hinterseite des Beines laufen. Die Schmerzen strahlen am Ischiasnerv entlang aus, woher auch der Name der Erkrankung stammt. Manchmal entzünden sich auch die Nervenfasern selbst.

Nach zwei Jahren großer Schmerzen erlebte die Frau den Durchbruch, als sie Besuch von ihrer Enkelin bekam. Sie zwang sich, aus dem Bett zu steigen, um auf das Kind aufzupassen. Zu ihrer Überraschung fand sie heraus, daß sie sich tatsächlich besser fühlte, wenn sie so tat, als würde es ihr besser gehen.

Sie verließ ihre Ärzte, die ihr offensichtlich sowieso nicht helfen konnten, und begann, das zu tun, was sie wollte, anstatt die Behandlungen weiterzuführen, die ihr verschrieben wurden. Sie entschied sich für eine Akupunktur-Behandlung gegen ihre Schmerzen. Sie begann mit der Einnahme von Vitaminen, und sie begann auch, sich Kassetten anzuhören, auf denen Visualisierungsübungen, die auf die Heilung von Rückenschmerzen abzielten, aufgenommen waren.

Alle diese Behandlungen schienen zu helfen: Sie fühlte sich immer besser. Und sie fand, daß das wichtigste Element ihres selbstgewählten Programmes ihre Visualisierungsübungen waren. Ihre Grundtechnik bestand darin, sich vorzustellen, wie mehr Blut in ihren Rücken strömte. Schließlich verschwanden die Schmerzen völlig. Dr. Weil untersuchte sie sieben Jahre später, und es ging ihr immer noch hervorragend – ohne die Ischiasschmerzen.

Grüne Apotheke für das Ischiassyndrom

Neben den verschiedenen natürlichen Therapien, die die Frau in der Erzählung von Dr. Weil ausprobierte, gibt es eine ganze Reihe von Kräutern, die sich bei der Linderung dieser Art von Schmerzen als hilfreich erweisen könnten.

➤➤➤ **Heusamen – eine Mischung aus Grassamen, vor allem wohlriechendes Ruchgras (*Anthoxanthon odoratum*).** Vor vielen Jahren erfuhr der Kräuterpapst Sebastian Kneipp, was die Menschen in den Alpen mit den Samen verschiedener Gräser machten, die sie im Winter in Form von Heu als Tierfutter lagerten. Sie kehrten die Samen zusammen und warfen sie in das Badewasser, weil sie entdeckt hatten, daß diese Samen in der Lage waren, Schmerzen im Rücken, in den Gelenken und Muskeln zu lindern. Kneipp machte die Verwendung von Heusamen zu diesem Zweck populär, und heutzutage verschreiben viele europäische Ärzte die Kneipp-Therapie. Dabei werden Heusamen verwendet, die fertig für das Badewasser abgepackt sind oder als Umschläge genutzt werden.

Die heißen Heusamen-Umschläge, die in der Kneipp-Kur Anwendung finden, finden auch die Zustimmung der deutschen Kommission E. Laut der Expertengruppe sind die Packungen bei einer ganzen Reihe von rheumatischen Erkrankungen sowie dem Ischiassyndrom wirksam.

Aber wie wirken die Heusamen? Die Samen enthalten relativ viel von dem sogenannten Cumarin. Dabei handelt es sich um eine Substanz, die bei äußerlicher Anwendung lokal die Durchblutung fördert, erklärt der Buchautor Dr. Rudolf Weiß (*siehe Anhang*). Ich habe ziemlich überzeugende Berichte über die Anwendung der Heubäder und Umschläge zur Linderung von Ischiasschmerzen gehört. Wenn ich unter dem Ischiassyndrom leiden würde, würde ich es wahrscheinlich mit dieser Kur versuchen. Fragen Sie in der Apotheke nach Kneipp-Packungen.

➤➤➤ **Große Brennessel (*Urtica dioica*).** Die Menschheit peitscht bereits seit dem alten Rom ihre schmerzenden Rücken mit Brennesseln. Bei dieser Therapie nimmt man frische Pflanzenstengel und schlägt damit auf den schmerzhaften Bereich.

Seien Sie jedoch gewarnt: Diese Therapie brennt höllisch, aber das ist nun einmal Teil des Behandlungserfolges. Die Brennesseln wirken in diesem Fall als Gegenreizung, da sie ebenfalls, wenn auch geringere Schmerzen verursachen, die die Nerven von den tiefersitzenden Rückenschmerzen ablenken.

Das ist jedoch nicht das ganze Geheimnis der Brennesseln. Substanzen in den feinen Brennhärchen, die eine Entzündung verursachen, scheinen die körpereigenen, natürlichen entzündungshemmenden Substanzen zu fördern. So kann die körpereigene Waffe die Ischiasschmerzen besiegen.

Auch Umschläge aus Brennesseln sind laut Dr. Weiß für das Ischiassyndrom gut geeignet. (Sie sollten bei der Ernte der Brennesseln Handschuhe tragen, die fusseligen Brennhärchen brennen jedoch nicht mehr, wenn die Blätter gekocht werden.)

❧❧❧ Weide (Salix). Weidenrinde enthält Salizin, den Vorläufer der Azetylsalizylsäure (die zum Beispiel als Aspirin® vermarktet wird). Die Substanz kann Ischiasschmerzen lindern, und die Kommission E erkennt Weide als wirksames Schmerzmittel bei allen möglichen Beschwerden an – von Kopfschmerzen bis hin zu Arthritis.

Der Salizingehalt der Weiden schwankt zwischen den einzelnen Arten. Ich empfehle, mit einem niedrig dosierten Tee zu beginnen, der aus einem halben Teelöffel des getrockneten Krauts zubereitet wird und dann die Dosis so lange zu steigern, bis eine wirksame Schmerzlinderung erzielt wird.

Wie bei Azetylsalizylsäure kann auch die Langzeitanwendung von Weidenrinde Magenbeschwerden und sogar Magengeschwüre verursachen, deshalb empfehle ich, den Weidenrindentee mit ein wenig Süßholz zu würzen, weil diese Pflanze Geschwüren vorbeugen hilft.

Bitte denken Sie auch daran: Wenn Sie gegen Azetylsalizylsäure allergisch sind, dann sollten Sie wahrscheinlich auch keine Kräuter einnehmen, die der Azetylsalizylsäure ähnliche Substanzen enthalten.

❧❧❧ Scheinbeere (Gaultheria procumbens). Scheinbeeren enthalten Methyl-Salizylate, die nahe Verwandte des Salizins in Weidenrinde sind und ähnlich schmerzlindernde Eigenschaften besitzen. Die Pflanze wird seit langem sowohl innerlich als Tee als auch äußerlich in Form von Bädern und Salben angewendet, um schmerzhafte Erkrankungen wie zum Beispiel Ischiasschmerzen und Gicht zu lindern. Ich wende Scheinbeeren sowohl innerlich als auch äußerlich an.

Die Aufnahme über die Haut kann möglicherweise schneller erfolgen als über den Magen. In Apotheken sind verschiedene Badezusätze (zum Beispiel Rheumax® Badezusatz) erhältlich, die Methylsalizylate als aktiven Wirkstoff enthalten. Sie sind zur äußeren Anwendung bestimmt und werden bei verschiedenen Schmerzarten, allem voran Arthritiden, Rheuma und Ischiasschmerzen eingesetzt.

Warnung: Bewahren Sie Produkte mit Scheinbeeren oder Methylsalizylaten außerhalb der Reichweite von Kindern auf. Der minzige Geruch kann äußerst verlockend wirken, aber bereits die Einnahme kleinster Mengen kann bei kleinen Kindern verheerende Folgen haben. Bei Scheinbeerentee brauchen Sie sich keine Sorgen zu machen, seien Sie jedoch bei den Badezusätzen vorsichtig.

❦❦ Engelwurz (*Angelica sinsensis*). Das auch als Dang-Quai bezeichnete Kraut wird in China als eine der besten Heilpflanzen bei gesundheitlichen Beschwerden der Frau geschätzt. Es wird daher häufig als weiblicher Ginseng bezeichnet und hat ferner leicht beruhigende, entzündungshemmende und krampflösende Eigenschaften, die einen Tee als geeignete Behandlung beim Ischiassyndrom erscheinen lassen.

In China spritzen die Ärzte ihren Patienten zur Behandlung des Ischiassyndroms einen Engelwurzextrakt. Ich habe Ergebnisse chinesischer Veröffentlichungen durchgearbeitet, die zu dem Ergebnis kamen, daß die Injektion des Extraktes in die Akupunkturpunkte bei etwa 90 Prozent der behandelten Patienten zu einer deutlichen Linderung der Schmerzen führt.

Ich würde nicht empfehlen, das Kraut zu spritzen, aber Sie können es gerne in Form einer Tinktur oder als Tee anwenden. (Bitte nehmen Sie das Kraut nicht ein, wenn Sie schwanger sind.)

❦❦ Sammetpappel (*Sida cordifolia*). Die Pflanze wird schon seit langem in der traditionellen Ayurvedischen Medizin Indiens zur Behandlung von Ischiasschmerzen und anderen schmerzhaften muskulären oder nervlichen Beschwerden eingesetzt. Der Grund dafür scheint sein hoher Gehalt an Ephedrin zu sein: das Kraut enthält etwa 850 ppm (das ist die Anzahl der Wirkstoffanteile bezogen auf eine Million Lösungsstoffanteile).

Die Substanz Ephedrin ist vor allem als auswurffförderndes und anregendes Mittel bekannt, aber es zeigt auch eine Wirkung als Muskeltonikum, was wahrscheinlich der Grund ist, warum es auch bei der Linderung des Ischiassyndroms eine Rolle spielt.

❦❦ Senf (*Brassica nigra, Sinapis alba* und andere Kräuter). Haben Sie schon jemals von einem Senfpflaster gehört? Dieses Hausmittel hat eine lange Tradition als Mittel zur Behandlung von respiratorischen Beschwerden und rheumatischen Problemen wie dem Ischiassyndrom.

Senf ist eine aromatische Pflanze, was seine Verwendung als Schleimlöser bei einer verschleimten Brust erklärt. Aber es gibt einen anderen Grund für seinen Einsatz beim Ischiassyndrom, Arthritis, Lumbago (Hexenschuß), Neuralgien (Nerven-Schmerzsyndromen) und Rheumatismus. Senf wirkt als rötendes Gegenreizmittel, das bedeutet, daß der Wirkstoff Gefühle der Wärme auf der Haut erzeugt, und zugleich leicht reizend wirkt, was den Körper von den tiefersitzenden Ischiasschmerzen ablenkt. Die Kombination aus Hitze und Gegenreizung hat eine schmerzlindernde Wirkung.

Kresse *(Lepidium,* verschiedene Spezies). Kräuterpraktiker empfehlen, frische Kresse als äußerliches Schmerzmittel aufzulegen. Wie Senf wirkt die Pflanze als rötendes Gegenreizmittel und sie enthält die gleichen scharfen Substanzen (Isothiocyanate) wie Senf.

Ingwer *(Zingiber officinale)* und Sesam *(Sesamum indicum).* Der Buchautor Dr. John Heinerman *(siehe Anhang)* empfiehlt diese ägyptische Behandlung für das Ischiassyndrom: Mischen Sie vier Eßlöffel geraspelten Ingwer mit sechs Eßlöffeln Sesamöl und einem Teelöffel Zitronensaft. Tragen Sie die Mixtur auf den betroffenen Bereich auf. Ich denke, daß dieses Mittel wirkt, weil auch Ingwer als rötendes Mittel (Rubefaziens) wirkt.

Kalte Hände und Füße (Raynaud-Syndrom)

Haben Sie schon jemals den Spruch „kalte Hände, warmes Herz" gehört? Ich weiß nicht, ob das eine etwas mit dem anderen zu tun hat, aber wenn Sie unter den schmerzhaft kalten, bläulich-weißen Fingern des Raynaud-Syndroms leiden, möchte ich Ihnen eine warme Suppe vorschlagen. Ich empfehle eine vegetarische Gemüsesuppe, die großzügig mit Cayennepfeffer, Ingwer und Senf gewürzt und mit Ölen aus Boretsch, Johannisbeeren und Nachtkerzen verfeinert wird.

Kochen Sie viel davon. Essen Sie, bis Sie richtig satt sind. Dann seihen Sie ein wenig Brühe ab und reiben Sie Ihre verfrorenen Finger damit ein. Schließlich würde ich vorschlagen, der Anti-Raynaud-Suppe das Kraut Ginkgo folgen zu lassen.

Wenn mich ein Arzt diesen Vorschlag machen hörte, würde ich vielleicht für verrückt erklärt werden. Ich sehe das jedoch anders. Es gibt hinreichend ernsthafte Untersuchungen zu jedem meiner Vorschläge, und das ist mehr, als man über die schulmedizinische Therapie des Raynaud-Syndroms sagen kann.

Die Wege der Schulmedizin

Das Raynaud-Syndrom scheint durch Verengungen und Krämpfe in den kleinen Arterien (Arteriolen), die das Blut zu den Fingern transportieren, verursacht zu werden. Wenn die Durchblutung nachläßt, beginnen die Finger zu schmerzen und verfärben sich weiß oder bläulich. Das Raynaud-Syndrom kann sich auch in der Nase und den Zehen breitmachen. Es ist bei Frauen übrigens sehr viel häufiger.

Das Raynaud-Syndrom kann durchaus unabhängig von anderen Erkrankungen auftreten, ist jedoch mitunter ein Symptom der sogenannten Sklerodermie, einer seltenen und ernsthaften Erkrankung, bei der sich die Haut verhärtet und innere Organe Schaden nehmen. Die Ärzte verschreiben zur Behandlung einer Sklerodermie oder des Raynaud-Syndroms häufig Kortison (wie zum Beispiel Prednisolon). Aber Kortison kann viele unerwünschte Nebenwirkungen mit sich bringen, wie zum Beispiel eine Gewichtszunahme, Akne und einen unregelmäßigen Herzschlag. Und manchmal verschlimmert sich das Raynaud-Syndrom dadurch noch.

Grüne Apotheke für das Raynaud-Syndrom

Wegen der manchmal durch das Kortison verursachten Probleme denke ich, daß es viel sinnvoller ist, das Raynaud-Syndrom mit einer Auswahl aus der grünen Apotheke zu behandeln.

Nachtkerze (*Oenothera*). Die aus Nachtkerzen gewonnenen Öle enthalten reichlich Gamma-Linolen-Säuren. Einige Studien gaben Hinweise darauf, daß diese Gamma-Linolen-Säuren das Raynaud-Syndrom lindern können. In einer Untersuchung wurde das Nachtkerzenöl in die Finger von Patienten mit dem Raynaud-Syndrom massiert. Etwa die Hälfte der Testteilnehmer verspürte eine Besserung – das ist mehr, als man als Reaktion auf ein Placebo (das heißt ein Medikament ohne Wirkstoff) erwarten dürfte. Ich denke, daß sowohl die Massage als auch das Nachtkerzenöl zum Erfolg beitrugen.

Knoblauch (*Allium sativum*). In einer ausgezeichneten, zwölf Wochen andauernden Studie verabreichten die Wissenschaftler Patienten mit Claudicatio intermittens (einer Erkrankung, die durch eine Verengung der Arterien in den Beinen verursacht wird) täglich 800 Milligramm Knoblauch. Personen, die unter einer schweren Claudicatio intermittens leiden, können kaum laufen. Am Ende der Studie verspürte die Gruppe, die ein Placebo (das heißt ein Medikament ohne Wirkstoff) erhalten hatte, keinerlei Besserung. Die 'Knoblauchgruppe' dagegen konnte erheblich besser gehen, was einen deutlichen Hinweis darauf gibt, daß die Durchblutung der Beine verbessert wurde.

Knoblauch fördert die Durchblutung. In der Tat empfiehlt mehr als nur eine Alternativmedizinrichtung Knoblauch und Ginkgo, der ebenfalls für seine durchblutungsfördernden Eigenschaften bekannt ist, zur Behandlung des Raynaud-Syndroms. Sie können auch Knobauchkapseln einnehmen, falls Ihnen das lieber ist.

Ginkgo (*Ginkgo biloba*). Buchstäblich Dutzende von Untersuchungen haben belegt, daß Ginkgo die Durchblutung fördert. Die meisten Studien haben sich dabei auf die durchblutungsfördernde Wirkung von Ginkgo im Gehirn konzentriert, weshalb Ginkgoextrakte in ganz Europa weithin zur Erholung nach einem Schlaganfall und gegen die geistige Alterung verschrieben werden. Einige Studien haben sich jedoch auch mit der Wirkung von Ginkgo bei einer Claudicatio intermittens befaßt. Wenn Personen mit einer schweren Claudicatio intermittens Ginkgo einnehmen, dann verbessert das Kraut mit der Zeit ihre Fähigkeit zu gehen. Auch wenn die Gründe für die Mangeldurchblutung bei einer Claudicatio intermittens und dem Raynaud-Syndrom unterschiedlich sind, sind sich diese beiden Erkrankungen doch irgendwie ähnlich, mit der Ausnahme, daß das Raynaud-Syndrom die Finger statt die Beine betrifft.

Europäische Ärzte empfehlen häufig Ginkgo beim Raynaud-Syndrom, und es gibt zahlreiche europäische Fallstudien von Menschen, die nach der Einnahme von Ginkgo eine Besserung erfuhren. Das hört sich für mich logisch an, und wenn ich unter kalten Händen leiden würde, würde ich Ginkgo ausprobieren.

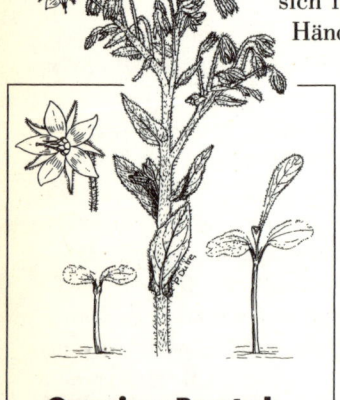

Leider sind die aktiv wirksamen Substanzen in Ginkgo – die sogenannten Ginkgolide – in den Blättern nur in sehr niedriger Konzentration enthalten. Es ist deshalb sinnlos, sich einen Tee aus den Blättern zu kochen. Die beste Möglichkeit, dieses Kraut einzunehmen, besteht im Kauf eines 50:1-Extraktes (50 Pfund Blätter sind in einem Pfund Extrakt vereint). Halten Sie sich dabei an die Dosierungsempfehlung des jeweiligen Herstellers. Sie können 60 bis 240 Milligramm eines standardisierten Extraktes pro Tag einnehmen. Diese Dosis sollten Sie nicht weiter erhöhen, da Ginkgo in großen Mengen Durchfall, Gereiztheit und Ruhelosigkeit verursachen kann.

Gemeiner Boretsch

Boretsch, ein einjähriges Kraut, das etwa 60 cm hoch wird, wurde schon von den Griechen der Antike zur Verfeinerung von Wein genutzt.

❧❧ **Gemeiner Boretsch (*Borago officinalis*).** Wie Nachtkerzen enthält auch Boretsch Gamma-Linolen-Säuren und hilft deshalb beim Raynaud-Syndrom, wenn das Kraut in die Finger massiert wird.

❧❧ **Ingwer (*Zingiber officinale*).** Chinesische Kräuterheiler empfehlen häufig diese 'scharfe' Wurzel zur Behandlung von Krankheiten, die mit Kälte zu tun haben – dazu zählen auch die kalten Finger bei einem Raynaud-Syndrom. Ingwer senkt den Blutdruck und Cholesterinspiegel, die beide die Durchblutung im ganzen Körper und auch den Fingern beeinflussen.

❧❧ **Senf (*Brassica nigra*, *Sinapis alba* und andere Kräuter).** Ich bin sicher, daß Sie schon etwas über Senfpflaster gelesen haben. Wenn die Pflaster auf die Haut gelegt werden, wirken sie mild reizend und fördern die lokale Blutversorgung, was zu einem warmen, prickelndem Gefühl führt. Dieses Phänomen wird medizinisch als Rubefaziens bezeichnet. Senf und andere Kräuter mit dieser Eigenschaft werden seit langem zur Behandlung des Raynaud-Syndroms verwendet.

Sie können sich Ihr Senfpflaster auch selbst herstellen: Mischen Sie 120 Gramm frisch gemahlene Senfsamen mit warmem Wasser an, bis eine dicke Paste entstanden ist. Geben Sie diese Paste auf Ihre Finger, wenn die Symptome einsetzen. Andere geeignete Kräuter sind laut dem Buchautor David Hoffman (*siehe Anhang*) Nelken, Knoblauch, Ingwer, Meerrettich, Brennessel, Pfefferminzöl, Rosmarinöl und Raute. Man kann all diese Kräuter auf die Finger auftragen.

❧❧ **Paprika (*Capsicum*).** Hier haben wir ein klassisches Rubefaziens. In der guten alten Zeit streuten die Menschen Paprika gewöhnlich in ihre Schuhe, um die Füße warm zu halten. Wenn ich das Raynaud-Syndrom hätte, würde ich die Pflanze mit ein wenig Pflanzenöl verrühren und meine Finger damit einreiben. (Sie dürfen sich jedoch nicht an die Augen fassen, wenn die Ölmischung an Ihren Fingern haftet.) Ich würde vielleicht sogar ein wenig Nachtkerzenöl, Boretschöl oder Johannisbeeröl darunterrühren. Sie können die Mixtur äußerlich anwenden, aber Paprika ist eine würzige Bereicherung vieler Gerichte, vor allem von Salatsoßen.

❧ **Indische Schlangenwurzel (*Rauwolfia serpentina*).** Das Kraut enthält die Substanz Reserpin, die zur Weitstellung (Dilatation) der Blutgefäße führt. Es wurde oft zur Behandlung des Raynaud-Syndroms verwendet, geben die medizinischen Kräuterexperten und Buchautoren Dr. Walter Lewis und Dr. Memory Elvin-Lewis (*siehe Anhang*) Auskunft.

Karpaltunnel-Syndrom

Kathi Keville ist eine Kräuterexpertin aus Kalifornien, die ich mag und bewundere. Wie ich verbringt auch sie ihre Tage oft an den Computer gefesselt. Im Gegensatz zu mir bekam sie jedoch ein Karpaltunnel-Syndrom, das durch eine Quetschung des Nervs verursacht wird, der durch den von den Handknöchelchen geformten 'Tunnel' im Handgelenk zieht. Die Symptome eines Karpaltunnel-Syndroms sind Schmerzen, Schwäche, steife Finger und das Gefühl, daß tausend Nadeln im Finger prickeln.

Als das Karpaltunnel-Syndrom von Kathi Keville sich von schlimm auf miserabel verschlechterte, mußte sie ihre Massagepraxis aufgeben und konnte auch nicht mehr Flöte spielen, weil sie soviel Gefühl in ihren Fingern verloren hatte. Sie konnte kaum das Manuskript für ihr Buch (*siehe Anhang*) zu Ende tippen. Schließlich war das Karpaltunnel-Syndrom so schlimm, daß sie nicht einmal mehr den Türknopf drehen konnte.

Dann wurde Kathi Keville von einem kräuterkundigen Freund daran erinnert, das zu tun, was sie selbst stets predigte. Sie begann ein umfassendes Naturheilkundeprogramm. Sie besuchte einen ausgezeichneten Arzt für Knochenheilkunde, der ihre Handgelenke bearbeitete und sie zu Übungen, zur Verwendung von Kräutern und zu einem besseren Umgang mit ihren Belastungen ermunterte. Sie wurde regelmäßig mit entspannenden Aromatherapie-Ölen massiert. Sie nahm ihre eigene Kräuterrezeptur gegen Nervenschmerzen und gab über den Tag verteilt großzügige Mengen an Kräuterölen auf ihre Handgelenke.

Sie erholte sich, wenn auch nur langsam, aber immerhin konnte sie die häufig resultierende Operation am Handgelenk umgehen.

Wiederholte Bewegungen rächen sich

Möglicherweise sitze ich genausoviel oder länger wie Kathi Keville am Computer – mitunter 14 Stunden pro Tag. Warum habe ich dann kein Karpaltunnel-Syndrom bekommen?

Die Tatsache, daß ich ein Mann bin, spielt sicherlich eine Rolle. Frauen bekommen häufiger ein Karpaltunnel-Syndrom, weil sie zyklischen Hormonschwankungen im Menstruationsverlauf unterliegen, und eine Schwangerschaft sowie die Wechseljahre tragen ebenfalls zur Schwellung der Gewebe, die den Karpaltunnel umgeben, bei.

Aber ich denke auch, daß meine Handübungen eine Rolle spielten. Ich habe mir nämlich eine chinesische Übung zur Steigerung der Beweglichkeit angeeignet: Wenn ich nicht tippe, halte ich zwei Stahlkugeln in einer Hand und rolle die Kugeln mit den Fingern. Die chinesischen Kugeln verschaffen mir eine sanfte Übung, und die rollende Bewegung massiert die vielen kleinen Muskeln und Bänder der Handgelenke und Hände. Wenn ich am Computer sitze, lege ich häufig eine Pause ein, um die Kugeln in jeder Hand zu bewegen.

Das Karpaltunnel-Syndrom wird als eine Krankheit eingestuft, die aufgrund von wiederholter Belastung entsteht – ein sich anstauendes Trauma, das durch die fortwährende, schnelle Bewegung der Finger bedingt wird (das heißt mit einer geringen Intensität, aber einer hohen Frequenz). Das Karpaltunnel-Syndrom gibt es schon seit Jahrzehnten.

Es ist die typische Plage einer Sekretärin oder Supermarktkassierin, die den ganzen Tag auf Tasten eintippt. Der Begriff wurde jedoch nicht vor 1980 ein Alltagswort, als die PCs so viele Arbeitsplätze zu dominieren begannen. Plötzlich mußten Millionen Beschäftigte stetige, schnelle Fingerbewegungen ausführen, die Erkrankungen durch wiederholte Belastungen wie das Karpaltunnel-Syndrom nach sich ziehen. Die Beschwerden sind ferner ein Problem von Musikern, Fabrikarbeitern und anderen Angestellten, die ständig ihre Hände gebrauchen.

Grüne Apotheke für das Karpaltunnel-Syndrom

Zum Glück gibt es eine ganze Reihe von Kräutern, die dieses Syndrom lindern können.

➤➤➤ Weide (*Salix*). Weidenrinde enthält die ursprüngliche Azetylsalizyl-säure (Aspirin®) in Kräuterform, nämlich Salizylat, das sowohl schmerzlindernd als auch entzündungshemmend wirkt. Sie können auch andere salizylatreiche Kräuter wie zum Beispiel Mädesüß und Scheinbeeren probieren.

Ich würde ein bis zwei Teelöffel der getrockneten und gemahlenen Rinde oder fünf Teelöffel der frischen Rinde etwa zehn Minuten lang ziehen lassen und dann die Pflanzenreste abseihen.

Sie können ein wenig Limonade dazugeben, um den bitteren Geschmack zu überdecken und zwei bis drei Tassen pro Tag trinken. Bitte denken Sie jedoch daran: Wenn Sie gegen Azetylsalizylsäure allergisch sind, dann sollten Sie besser auch keine Kräuter einnehmen, die der Azetylsalizylsäure ähnliche Substanzen enthalten.

➤➤ Kamille (*Matricaria recutita*). Kamillentee ist ein weithin bekannter und schmackhafter Weg, um strapazierte Nerven zu besänftigen. Die aktiven Substanzen von Kamille (Bisabolol, Chamazulene und andere) haben

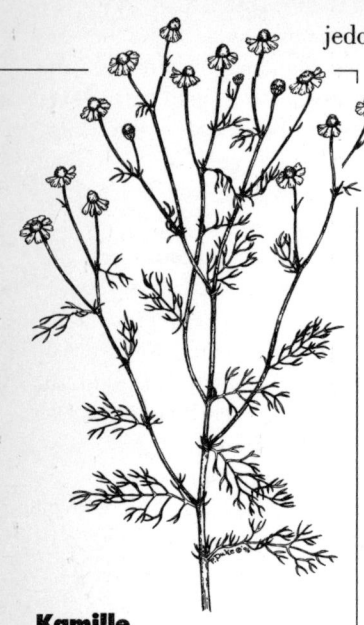

Kamille

Kamillenblüten werden zur Zubereitung einer schläfrigmachenden Tinktur verwendet und ergeben einen Tee mit entzündungshemmenden Eigenschaften.

jedoch auch eine stark entzündungshemmende Wirkung. Kamille wird in ganz Europa bei entzündlichen Erkrankungen verwendet. Wenn ich unter dem Karpaltunnel-Syndrom leiden würde, würde ich mehrere Tassen Kamillentee pro Tag trinken.

Ananas (*Ananas comosus*). Ananas enthält ein eiweißspaltendes (proteolytisches) Enzym, Bromelaine, das häufig bei einem Karpaltunnel-Syndrom empfohlen wird.

„Bromelaine hat bei praktisch allen entzündlichen Prozessen eine gut dokumentierte Wirkung, und zwar unabhängig von der Ursache", sind die Buchautoren Dr. Joseph Pizzorno und Dr. Michael Murray *(siehe Anhang)* überzeugt. „Bromelaine kann sowohl Schwellungen und Schmerzen als auch Entzündungen lindern. Außerdem ist es extrem sicher in der Anwendung. Bei Tests mit Menschen wurden extrem hohe Dosen (fast zwei Gramm) ohne Nebenwirkungen verabreicht."

Naturheilpraktiker empfehlen zur Behandlung von entzündlichen Beschwerden wie dem Karpaltunnel-Syndrom eine tägliche Einnahme von 250 bis 1.500 Milligramm reinem Bromelaine zwischen den Mahlzeiten. Bromelaine ist in der Apotheke erhältlich. Da ich jedoch Nahrungsmittel als Quellen bevorzuge, beziehe ich mein Bromelaine lieber aus der Ananas selbst. Auch Ingwer und Papaya enthalten hilfreiche proteolytische Enzyme. Sie können einen Eiweißspalter-Salat genießen, der aus Ananas und Papaya mit geriebenem Ingwer besteht.

Paprika (*Capsicum*). Paprika wird auch als spanischer Pfeffer oder Cayennepfeffer bezeichnet und enthält sechs schmerzlindernde Substanzen sowie sieben entzündungshemmende Bestandteile. Besonders bemerkenswert ist hierbei das Capsaicin. Es ist in der Apotheke zum Beispiel unter dem Markennamen Capsamol® erhältlich und wird gern zur Behandlung von Schmerzen verwendet.

Ich würde es damit versuchen, wenn ich ein Karpaltunnel-Syndrom hätte. Sie können ein paar Teelöffel gemahlenen Paprika zu gut 50 Milliliter

Hautlotion geben und die Mischung auf die Handgelenke verreiben. Sie können sich auch eine Capsaicinlotion herstellen, indem Sie fünf bis zehn Pfefferschoten ein paar Tage lang in medizinischem Alkohol ziehen lassen. Wenn Sie eine capsaicinhaltige Creme verwenden, müssen Sie darauf achten, sich nach dem Einreiben die Hände gründlich zu waschen, weil Sie den Wirkstoff nicht in Ihre Augen bringen sollten. Da manche Menschen auf die Substanz ziemlich empfindlich reagieren, sollten Sie zuerst auf einer kleinen Hautstelle ausprobieren, ob Sie die Anwendung vertragen, bevor Sie größere Hautpartien damit einreiben. Wenn Ihre Haut dadurch gereizt wird, sollten Sie die Behandlung abbrechen.

Ich empfehle ferner, ein paar Tropfen Lavendelöl in die Pfefferlotion zu rühren. Lavendel ist eine der großen Stützen der Aromatherapie und zur Behandlung von Entzündungen und Verbrennungen sehr wertvoll. Das Lavendelaroma ist zudem sehr entspannend, was äußerst nützlich ist, wenn man die Schmerzen eines Karpaltunnel-Syndroms ertragen muß.

Safranwurz (*Curcuma longa*). Das auch als Kurkuma bezeichnete Kraut enthält Kurkumin, eine wirksame entzündungshemmende Substanz. Manche Studien geben Hinweise darauf, daß Kurkumin etwa halb so wirksam wie das pharmazeutische, entzündungshemmende Kortison ist, aber dabei sollte man auch bedenken, daß Kortison teuer ist und erhebliche Nebenwirkungen haben kann. Safranwurz belastet sowohl den Körper als auch Ihren oder den Geldbeutel Ihrer Krankenkasse sehr viel weniger, und außerdem schmeckt das Kraut sehr viel besser.

Naturheilpraktiker empfehlen zwischen den Mahlzeiten die Einnahme von 250 bis 500 Milligramm reinem Safranwurz pro Tag. Getrockneter Kurkuma enthält etwa ein bis vier Prozent Kurkumin, deshalb müßte man etwa 10 bis 50 Gramm (5 bis 25 Teelöffel) getrockneten Safranwurz zu sich nehmen, um die empfohlene Dosis aufzunehmen.

Das ist erheblich mehr, als selbst ich über meine indischen Gerichte streuen würde. Sie sollten statt dessen lieber damit würzen und Kapseln mit Kurkumin einnehmen.

Gemeiner Beinwell (*Symphytum officinale*). Meine guten Freunde, die Buchautoren Dr. Albert Leung und Steven Foster (*siehe Anhang*) beschreiben in einem ihrer Bücher, daß das Auftragen von Beinwell auf die Haut Schmerzen, Entzündungen und Schwellungen lindern kann. Diese Aussage wurde durch Versuche mit Labortieren bestätigt. Die wirksamen Bestandteile heißen übrigens Allantoin und Rosmarinsäure.

In der Presse ist das Kraut ein wenig in Verruf geraten, weil Beinwell zudem möglicherweise krebsauslösende (karzinogene) Substanzen, die sogenannten Pyrrolizidinalkaloide enthält, die bei einer Einnahme des Krautes die Leber schädigen können. Aber es gibt keine Hinweise darauf, daß Beinwell bei äußerlicher Anwendung auf der Haut ein Risiko birgt, und genau diese Anwendung würde ich bei einem Karpaltunnel-Syndrom (und bei Arthritis) vorschlagen. Fügen Sie zu dem oben beschriebenen Rezept ein paar Teelöffel getrockneten, gemahlenen Beinwell hinzu oder geben Sie das Kraut in Ihre Hautlotion.

➤ **Kreuzkümmel (*Cuminum cyminum*).** Kreuzkümmel wird großzügig in mexikanischen Gerichten verwendet. Mein früherer Kollege vom US-Ministerium für Landwirtschaft, der Molekularbiologe Dr. Stephen Beckstrom-Sternberg, und ich untersuchten einmal die Eigenschaften dieser Heilpflanze und entdeckten drei schmerzlindernde Substanzen, sieben entzündungshemmende Wirkstoffe und vier Bestandteile, die gegen Schwellungen wirken. Wenn ich unter einem Karpaltunnel-Syndrom zu leiden hätte, würde ich beim Kochen reichlich Kreuzkümmel verwenden und das Gewürz über meinen Reis streuen.

➤ **Salbei (*Salvia officinalis*).** Dr. Stephen Beckstrom-Sternberg und ich identifizierten sechs entzündungshemmende Substanzen in Salbei. Wenn ich das Karpaltunnel-Syndrom hätte, würde ich meine Mahlzeiten großzügig damit würzen.

➤ **Vitamin-B-reiche Nahrungsmittel.** Naturheilpraktiker empfehlen, bei Vorliegen eines Karpaltunnel-Syndroms dem Körper zweimal täglich 40 bis 80 Milligramm Vitamin B_6 zuzuführen. In einer Untersuchung berichteten zwei Drittel der Patienten mit dieser Erkrankung bei der Anwendung von Vitamin B_6 in dieser Dosierung von einer Besserung.

Vitamin-B_6-haltige Nahrungsmittel sind zum Beispiel Blumenkohl, Brunnenkresse, Spinat, Bananen und Okraschoten (*Hibiscus esculentus*). Es wäre jedoch schwierig, allein über die Nahrung ausreichend Vitamin B_6 zuzuführen. Wenn Sie ein Karpaltunnel-Syndrom haben, sollten Sie wahrscheinlich ein Supplement einnehmen. Der offiziell empfohlene Tagesbedarf für diesen Nährstoff beträgt nur 1,8/1,6 Milligramm, und die Einnahme von zuviel Vitamin B_6 wurde mit Nervenproblemen in Verbindung gebracht. Wenn Sie diese Therapie versuchen möchten, sollten Sie Ihren Arzt um Rat fragen.

Kater

Ich bin das, was ich als 'Anti-Gesellschaftstrinker' bezeichne. Ich fühle mich bei Partygesprächen überhaupt nicht wohl, deshalb setze ich statt dessen lieber ein Glas an meinen Mund, und gelegentlich trinke ich dann zuviel. Ich definiere 'zuviel' als die Menge, die mir Kopfschmerzen, einen meuternden Magen, Durst und das allgemeine Gefühl des völligen Zerschlagenseins bei einem Kater beschert.

Möglicherweise mußten Sie noch nie diese Erfahrung machen. Aber wenn doch, dann haben Sie wahrscheinlich auch künftig mitunter die Gelegenheit, einige natürliche Katerrezepte auszuprobieren.

Leider ist das Katerproblem relativ weit verbreitet, da Alkoholismus eine Volkskrankheit geworden ist, von der sowohl in den USA als auch in Europa Millionen Menschen betroffen sind. Aber man muß nicht gleich ein Alkoholiker sein, um gelegentlich einen Kater zu haben – Sie müssen noch nicht einmal sturzbetrunken sein.

Warum ein Kater so schlimm ist

Ein Kater ist die milde Form eines Alkoholentzugs, der bei Alkoholikern das sogenannte Delirium tremens auslösen kann. Die Kopfschmerzen werden teilweise durch die entspannende Wirkung von Alkohol auf die Blutgefäße verursacht. Wenn die Blutgefäße sich erweitern, strömt mehr Blut durch sie hindurch, und dann entsteht die Wärmeempfindung, die man beim Trinken von Alkohol verspürt. Wenn sich die Blutgefäße im Kopf jedoch zu sehr erweitern, reizen sie die Nerven.

Alkohol wirkt ferner entwässernd (diuretisch), und der dadurch bedingte Flüssigkeitsverlust trägt zu dem Durst am Morgen danach und zu den Kopfschmerzen bei.

Die Übelkeit und das Erbrechen entstehen durch die Reizwirkung des Alkohols auf den Magen und seine vielen Auswirkungen auf das zentrale Nervensystem.

Die Müdigkeit und das lausige Gefühl resultieren aus der depressiv machenden Wirkung von Alkohol und der Anhäufung von Säuren im Blut (was als Übersäuerung oder Azidose bezeichnet wird). Auch die Substanz Acetaldehyd kann sich im Blut anstauen, was zur typischen roten Gesichtsfarbe führt.

Schließlich und endlich tragen die Zusatzstoffe und Verunreinigungen im Alkohol das ihre zu einem Kater bei. Als Faustregel gilt: je dunkler der Alkohol, desto schlimmer wird der Kater. Wodka und Weißwein enthalten nur wenige dieser Stoffe, während Bourbon, Scotch und Rotwein davon nur so strotzen.

Grüne Apotheke für einen Kater

Ich hasse es, Selbstverständlichkeiten von mir zu geben, aber es muß einfach gesagt werden, daß der beste Umgang mit einem Kater ist, diesen von vornherein zu vermeiden, indem man eben nicht zu viel trinkt. Oder man trinkt lieber helle Spirituosen oder Weißwein statt dunkler Alkoholika. Es hilft außerdem, zwischendrin reichlich nichtalkoholische Getränke zu trinken, damit der Körper gut mit Flüssigkeit versorgt bleibt und die Säuren aus dem Blut gespült werden. Alle diese Maßnahmen helfen bei der Abwehr von Kopfschmerzen und einem verrenkten Magen.

Zusätzlich sollten Sie diese natürlichen Katermittel ausprobieren.

✎ **Chinarinde (*Cinchona*, verschiedene Spezies).** Die bittere Rinde, die für den Geschmack von Tonic verantwortlich ist, ist der Ursprung des Chinin, das in China als Katermittel verwendet wird. Klares Wasser hilft auch schon, aber ich denke, daß bittere Kräuter wie Chinarinde zusätzliche Vorteile bieten. Zu den anderen bitteren Kräutern, die häufig bei einem Kater empfohlen werden, gehören Löwenzahn, Enzian, Kreuzlabkraut und Angostura. Angostura wird auch in Angostura Bitter verwendet, das Barmixer gern in ihre Cocktails zur Katervorbeugung mischen.

Sie können einen Anti-Kater-Tee zubereiten, indem Sie ein paar Tropfen Angostura Bitter in eine Tasse mit kochendem Wasser rühren. Genauer gesagt kann jedes der erwähnten Kräuter zu einem sehr bitter schmeckenden Tee verarbeitet werden. Ich empfehle, den bitteren Geschmack mit Hilfe von Roselle und Tamarinde zu überdecken, die ebenfalls den Ruf haben, einen Kater zu vertreiben.

✎ **Ginkgo (*Ginkgo biloba*).** Die Verwendung von Ginkgosamen als medizinisches Heilmittel ist hierzulande zwar unüblich, aber in Japan werden sie schon lange bei Cocktailparties serviert, und zwar basierend auf der Überlieferung, daß sie sowohl Trunkenheit als auch einem Kater vorbeugen können. Auch außerhalb von Japan durchgeführte wissenschaftliche Studien haben belegt, daß diese Wirkung durchaus möglich ist. Es hat sich nämlich herausgestellt, daß die Samen ein Enzym enthalten, das den Alkoholstoffwechsel im Körper beschleunigt.

In einer Untersuchung gaben die Wissenschaftler Labortieren ausreichend Alkohol, um diese betrunken werden zu lassen. Wenn den Tieren vorher Ginkgosamen verabreicht worden waren, konnten sie den Alkohol besser aus dem Blut schaffen. Ich bin nicht sicher, ob Ginkgosamen im menschlichen Blut eine ähnliche Wirkung entfalten, aber ich könnte es mir durchaus vorstellen. Die Samen haben mich sogar zu einem kleinen Gedicht inspiriert: Man sagt, daß Ginkgo dem helfen soll/der es treibt beim Alkohol zu toll.

Zugegeben, es gibt bessere Gedichte, aber vielleicht erinnern Sie sich dann leichter, wie Sie Ihren Kater auskurieren können.

❦ **Kuzu (*Pueraria lobata*).** Einige Wissenschaftler schieben einer bestimmten Substanz, dem Acetaldehyd, die Schuld am Kater in die Schuhe. Kuzu sorgt dafür, daß sich das Acetaldehyd im Blut schneller anhäuft, und deshalb bekommt man den Kater gleich beim Trinken – und nicht erst am Morgen danach. Der Trick liegt darin, mit dem ersten Glas Alkohol ein oder zwei Kuzu-Kapseln einzunehmen.

Der Vorteil dieser Maßnahme besteht darin, daß man sofort mit dem Trinken zurückschraubt, wenn man beginnt, sich schlecht zu fühlen. Der Anstau von Acetaldehyd macht das Trinken weniger angenehm und hilft dem Betroffenen dabei, nicht so exzessiv zu feiern. Die Chinesen gebrauchen übrigens die Wurzeln oder Blüten der Kuzu-Pflanze für diesen Zweck.

KUZU

Eine Kletterpflanze mit starken Wurzeln, deren Stärke als Pulver erhältlich ist.

Sie können Kuzu auch als Tee am Morgen danach trinken, und manche Experten behaupten, daß man sich dadurch Linderung verschaffen kann.

❦ **Scheinbeere (Gaultheria procumbens) und Weide (Salix).** Ich empfehle die Einnahme einer Tablette Azetylsalizylsäure (zum Beispiel Aspirin®) bei einem Kater nicht, da Ihr bereits gestreßter Magen noch mehr leiden könnte. Ich war immer überzeugt, daß die Kräutervorläufer der Azetylsalizylsäure sanfter zum Magen sind, und deshalb empfehle ich die attraktive, aromatische Scheinbeere. Die Pflanze ist mit einem Verwandten der Azetylsalizylsäure, den Methyl-Salizylaten, vollgepackt, deshalb könnte sie Kater-Kopfschmerzen vertreiben. (Bitte denken Sie jedoch daran: Wenn Sie gegen Azetylsalizylsäure allergisch sind, dann sollten Sie wahrscheinlich auch keine Kräuter einnehmen, die der Azetylsalizylsäure ähnliche Substanzen enthalten.)

Wenn Sie möchten, können Sie Scheinbeeren mit Weidenrinde mischen, die ebenfalls Salizylate enthält (beide sind in Apotheken erhältlich).

Auch die Rinde bestimmter Birken kann als Quelle für Salizylate genutzt werden. Ich würde mir einen Tee daraus kochen und soviel Tabascosoße dazukippen, wie meine Geschmacksnerven ertragen können. Tabascosoße enthält Capsaicin, ein tolles Schmerzmittel.

Oder ich würde die Azetylsalizylsäure-Ersatztherapie des Buchautors Christopher Hobbs (*siehe Anhang*) ausprobieren: jeweils zwei Teile Passionsblume, Silberweide und Wald-Ziest sowie ein Teil Lavendel. Hobbs Vorschlag lautet, zwei Teelöffel der Mischung pro Tasse mit kochendem Wasser zu nehmen.

➤ **Überlieferte Kräuter.** Aus Überlieferungen kennt man viele verschiedene Kräuter gegen den Kater. Sie können helfen, aber möglicherweise ist es auch einfach nur das Wasser im Tee, das den Betroffenen hilft. Ich hege großen Respekt für die Volksmedizin, deshalb verrate ich Ihnen, um welche Kräuter es sich im einzelnen handelt: Basilikum, schwarzer Pfeffer, Kümmel, Zimt, Koriander, Forsythie, Ingwer, Gotu Kola, Heckenkirsche, Lavendel, Zitronengras, Zwiebeln, Hedeoma, Pfefferminze, Wegerich, Mohnsamen, Rosmarin, Raute, Tee und Pfeilwurz. Die Minzen enthalten stark wirkende Antioxidantien. (Antioxidantien sind Substanzen, die die Zellen vor Schädigungen durch den Alkohol schützen.)

Guatemalteken verwenden Tees aus roter Roselle, während Lateinamerikaner allgemein ein Getränk aus Tamarinden empfehlen. Beide Empfehlungen sind meine Lieblingstips. Man kann sie auch zusammenmischen, mit Honig (der viel Fruchtzucker enthält) süßen und dem Trunk den Namen 'Roter Katerjäger' geben.

Ein weiteres Lieblingsrezept von mir ist ein Gemüsesaft-Cocktail mit ein wenig Tabascosoße. Alle verwendeten Gemüse enthalten reichlich Antioxidantien, und Tabascosoße enthält den Schmerzkiller Capsaicin. Ich esse außerdem gerne eine Zwiebelsuppe, ein weiteres Hausmittel bei einem Kater, die eine überraschend reichhaltige Quelle für Fruchtzucker ist.

➤ **Fruchtzucker (*Fructose*).** Koreanische Wissenschaftler denken, daß Fruchtzucker den Alkoholstoffwechsel im Körper um etwa 25 Prozent beschleunigen kann.

Ginsengwurzel ist eine beliebte Heilpflanze in Korea, und die Wurzeln enthalten etwa 0,5 Prozent Fructose. Vielleicht ist das der Grund, warum sowohl asiatischer Ginseng (*Panax ginseng*) als auch fünfblättriger Kraftwurz (*Panax quinquefolius*) seit langem in der Volksmedizin als Katertherapie Anwendung finden.

Ich kann Ginseng aufgrund seines Preises nicht aus vollem Herzen empfehlen. Zum Glück gibt es preiswertere und bessere Quellen für Fruchtzucker. Geben Sie ein wenig Honig in Ihren Morgentee, dann erhalten Sie mehr als 40 Prozent Fructose. Vielleicht ist ein Glas Wasser mit heißem Honig deshalb ein altes Geheimrezept von Barkeepern gegen Kater.

Nicht weit hinter Honig punkten Datteln, die etwa 30 Prozent Fructose aufweisen können. Wenn Sie morgens keinen Tee möchten, können Sie ja vielleicht ein paar Datteln essen.

Kehlkopfentzündung (Laryngitis)

Es war mein 32. Hochzeitstag, und meine Bluegrass-Band, *Durham Station*, versammelte sich zu einem großen Festessen mit Bluegrass-Party. Ich hatte versprochen, ein paar Lieder über Kräuter für einen Radiosender aufzunehmen, der etwas Einzigartiges als Hintergrundmusik spielen wollte. (Die Lieder, die ich über Kräuter komponiert habe, kann man ohne Zögern als einzigartig beschreiben.)

Mittags rief ich unseren Banjospieler an, der zugleich Tenor singt, um ihn daran zu erinnern, die Aufnahmeausrüstung mitzubringen. "Bitte erwarte nicht, daß ich singe", flüsterte er in den Hörer. Er hatte sich in der Nacht zuvor die Seele aus dem Leib gesungen und war am nächsten Morgen mit einer verschleimten Brust und einer Kehlkopfentzündung (Laryngitis) aufgewacht.

Wenn das kein Notfall war! Ich bereitete ihm mein bestes Kräuterrezept zu, von mir 'Singsaft' genannt. Der Cocktail bestand aus Ananassaft, in dem Kräuter, die einen hohen Gehalt der Substanz Cineol besitzen, gezogen hatten. Diese Mischung ist erwiesenermaßen bei einer Laryngitis hilfreich. Wenn ich mich recht erinnere, mischte ich Rosmarin, grüne Minze, Kardamom und Lavendel in den Saft und süßte das Gebräu mit Süßholz.

Nun, der Banjospieler trank mein Geheimrezept und sang einigermaßen gut. Keiner, der ihn vor der Einnahme des Singsaftes hatte sprechen hören, konnte glauben, wie gut er sich jetzt anhörte, als er zu singen begann. Unsere Aufnahmen waren übrigens auch ganz in Ordnung.

Grüne Apotheke für Kehlkopfentzündung

Eine Kehlkopfentzündung oder Laryngitis ist eine Entzündung der Stimmbänder, die eine Heiserkeit, den Verlust der Stimme und in der Regel einen trockenen, entzündeten Hals nach sich ziehen. In Apotheken und Drogerien finden sich dieser Tage immer mehr Kräuterpastillen gegen Halsschmerzen und Kehlkopfentzündungen. Sie schmecken ziemlich gut. Wenn Sie eine chronische Kehlkopfentzündung haben, sollten Sie jedoch besser zum Arzt gehen, weil dies ein Anzeichen für eine ernsthaftere Erkrankung sein könnte. Bei einer gelegentlichen Laryngitis dagegen können Sie die grüne Apotheke zu Hilfe nehmen. Hier finden Sie einige gute Kräuter zum Ausprobieren.

❧❧❧**Kardamom (*Elettaria cardamomum*) und andere Kräuter mit Cineol.** Das Cineol in dem 'Singsaft', den ich meinem heiseren Freund empfahl, ist ein auswurfförderndes Linderungsmittel. Hier sind verschiedene Kräuter mit einem hohen Cineolgehalt, und zwar in absteigender Reihenfolge ihres Gehaltes: Kardamom, Eukalyptus, grüne Minze, Rosmarin, Beifuß, Ingwer, Muskat, Lavendel, Scharlachmonarde, Pfefferminze und Rainfarn. Ich empfehle, einen Tee mit einer Auswahl dieser Kräuter zuzubereiten, wobei Sie beim Ingwer großzügig zugreifen sollten. Und geben Sie kurz vor dem Trinken Ananassaft hinzu.

❧❧ **Ingwer (*Zingiber officinale*).** Nachdem ich das ausgezeichnete Buch von Paul Schulick (*siehe Anhang*) gelesen habe, empfehle ich diese Wurzel ohne Zögern. Ich mag eher Tee als Süßigkeiten, aber wenn ich eine Kehlkopfentzündung hätte, würde ich vielleicht kandierten Ingwer probieren.

❧❧ **Andorn (*Marrubium vulgare*).** Dieses Kraut wird seit Jahrhunderten zur Behandlung von Husten und anderen Problemen in den Atemwegen wie zum Beispiel einer Kehlkopfentzündung ver-

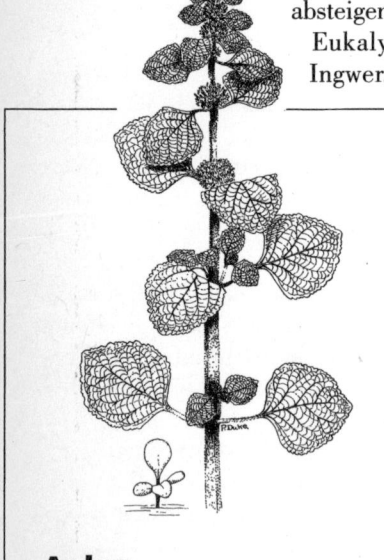

Andorn

Andorntee aus getrockneten Blättern und Blüten ist ein beliebtes Volksmittel bei Husten und Erkältungen.

wendet. Die Kommission E, das Phytotherapie-Expertengremium des deutschen Bundesgesundheitsministeriums, empfiehlt die Verwendung von Andorn bei Problemen in den Bronchien und Kehlkopfentzündungen. Die empfohlene Dosis für einen Tee beträgt ein bis zwei Teelöffel des getrockneten Krauts pro Tasse mit kochendem Wasser.

Leider verzichtet man in der Schulmedizin heute weitgehend auf die Heilpflanze, die schon Sebastian Kneipp zu schätzen wußte. Meine bevorzugte Wahl bei Husten ist jedoch Andorn, und ich empfehle einen starken Tee aus der Heilpflanze, der mit Zitrone, Süßholz und Stevie verfeinert wird.

Eibisch (*Althea*, verschiedene Spezies). Wie Andorn ist auch Eibisch (*Althea officinalis*) der große Renner bei unseren süßen Behandlungen, der schon seit Tausenden von Jahren zur Halsberuhigung genutzt wird. Die Pastillen eignen sich zur Behandlung von Kehlkopfentzündungen, Erkältungen, Halsschmerzen und Bronchitiden.

Eibisch enthält eine gelatineähnliche Faser, nämlich Muzilago, der die Schleimhäute beruhigt und sie vor Entzündungen und Bakterien schützt. Die Kommission E empfiehlt Eibisch bei Halsschmerzen, Entzündungen und Reizungen. Ich finde, daß das eine gute Empfehlung ist.

Echte Königskerze (*Verbascum thapsus*). Wie Eibisch enthalten auch die Blüten der Königskerze Substanzen, die die Symptome einer Kehlkopfentzündung lindern können. Kochen Sie einen Tee aus ein oder zwei Teelöffeln des getrockneten Krauts pro Tasse mit kochendem Wasser und lassen Sie den Tee zehn Minuten lang ziehen.

Kriechende Quecke (*Agropyron repens* oder *Elymus repens*). Das ist eines meiner Lieblingskräuter. Die Kommission E befürwortet seine Verwendung als Therapeutikum bei respiratorischen Problemen wie Kehlkopfentzündungen und Husten.

Sonnenhut (*Echinacea*, verschiedene Spezies). Die besser als Echinacea bekannte Heilpflanze ist bei der Behandlung oder Linderung einer Kehlkopfentzündung äußerst nützlich, lautet die Meinung der Kommission E. Echinacea bringt die Abwehrkraft auf Vordermann, und dadurch kann der Körper Viren, die eine Kehlkopfentzündung verursachen, besser abwehren. (Echinacea kann auf der Zunge prickeln oder vorübergehend ein taubes Gefühl verursachen, diese Nebenwirkung ist jedoch harmlos.)

Großer Alant (*Inula helenium*). Alant wirkt antisepisch und auswurffördernd und ist zur Behandlung einer Laryngitis geeignet. Die Vorzüge dieses Krautes wurden sowohl klinisch als auch experimentell zu meiner vollsten Zufriedenheit bestätigt.

Der angesehene Buchautor David Hoffmann (*siehe Anhang*) empfiehlt einen Tee aus drei Kräutern, der aus gleichen Teilen Andorn, großem Alant und Königskerze besteht. Nehmen Sie einen Teelöffel pro Tasse mit kochendem Wasser und lassen Sie den Tee 10 Minuten lang ziehen. Andere Anhänger des Krautes empfehlen, eine Tasse mit kaltem Wasser über einen Teelöffel gehackten Alant zu gießen und den Auszug zehn Stunden lang stehen zu lassen. Sie können den Tee dreimal täglich trinken.

➤ **Efeu (*Hedera helix*).** Efeu ist ein altes Hausmittel gegen Keuchhusten. Die Empfehlung der Kommission E lautet, eine Prise getrockneten Efeu (0,3 Gramm) zur Linderung entzündlicher Beschwerden im Atemtrakt, wie zum Beispiel einer Kehlkopfentzündung zu nehmen. Efeu wirkt als Expektorans, das heißt, es ist auswurffördernd und reduziert so die Sekrete in den Atemwegen, die Husten und Reizungen bewirken können.

➤ **Vogelknöterich (*Polygonum aviculare*).** Die Kommission E befürwortet die Verwendung eines Tees aus zwei bis drei Teelöffeln getrocknetem Vogelknöterich pro Tasse mit kochendem Wasser zur Behandlung von Halsschmerzen und Kehlkopfentzündungen.

➤ **Wegerich (*Plantago*, verschiedene Spezies).** Kräuterheiler haben Wegerich seit Jahrhunderten zur Therapie von Halsschmerzen, Kehlkopfentzündungen, Husten und Bronchitiden genutzt. Die Kommission E stimmt der Verwendung zu und stuft Wegerich, vor allem *Plantago lanceolata*, als sicher, antibakteriell wirksam und halskühlend sowie adstringierend (das heißt, das Kraut bewirkt, daß sich die Schleimhäute zusammenziehen) ein. Nehmen Sie einen Teelöffel des getrockneten Krauts pro Tasse mit kochendem Wasser und lassen Sie den Tee ziehen, bis er kalt ist.

➤ **Wiesenprimel (*Primula veris*).** Die Kommission E empfiehlt, einen oder zwei Teelöffel der getrockneten Wiesenprimelblüten oder einen Teelöffel der getrockneten Wurzel als Hausmittel bei Vorliegen einer Kehlkopfentzündung, Bronchitis, Erkältung oder Husten.

➤ **Echtes Seifenkraut (*Saponaria officinalis*).** Die als Saponine bezeichneten Substanzen in Seifenkraut haben erwiesenermaßen schmerzlindernde und entzündungshemmende Eigenschaften, die bei einer Kehlkopfentzündung helfen können. Die Empfehlung der Kommission E lautet, einen Tee aus einem Teelöffel des getrockneten Krauts pro Tasse mit kochendem Wasser zur Behandlung respiratorischer Beschwerden, darunter auch Kehlkopfentzündungen, einzunehmen.

➤ **Große Brennessel (*Urtica dioica*).** In den letzten Jahren haben der Saft aus Brennesselblättern und den Wurzeln beträchtliche Aufmerksamkeit auf sich gezogen, weil Studien ihnen eine Wirksamkeit als Therapie bei Asthma, Bronchitis und Heuschnupfen bescheinigten. Ich würde empfehlen, auch bei einer Laryngitis einen Brennesseltee zu trinken.

➤ **Sonnentau (*Drosera*, verschiedene Spezies).** Wenn Ihre Kehlkopfentzündung von einem Husten herrührt, dann lohnt ein Versuch mit Sonnentau. Das Kraut enthält eine hustenstillende Substanz (Carboxy-Oxy-Napthoquinon), die in etwa mit Kodein und anderen Substanzen vergleichbar ist, die die Muskelkrämpfe lindern. Diese Muskelkrämpfe lösen die Hustenanfälle aus. Deutsche Untersuchungen zum Thema Sonnentau als Therapie bei Kehlkopfentzündung, Halsschmerzen und Bronchitis ergaben bei 90 Prozent der Anwender eine gute Wirksamkeit ohne Nebenwirkungen.

Eine der in Sonnentau enthaltenen Substanzen, das sogenannte Plumbagin, hemmt verschiedene Bakterien, die eine Laryngitis verursachen können.

Scharfe, würzige Speisen. Wenn Sie sich die Literatur über Pflanzenheilkunde aus der ganzen Welt anschauen, dann werden Sie sehen, daß scharfe Gerichte seit jeher zur Behandlung von Kehlkopfentzündungen und anderen Beschwerden in den Atemwegen verwendet werden. Und das ergibt auch Sinn. Knoblauch, Ingwer, Meerrettich und Senf scheinen alle eine Laryngitis lindern zu können, vor allem, wenn zusätzlich dicker Schleim in den Atemwegen steckt.

Kopfschmerzen

Jeder bekommt ab und zu Kopfschmerzen, aber Schätzungen zufolge leiden etwa 15 Prozent der Bevölkerung mindestens einmal pro Woche darunter. Da sind eine ganze Menge Kopfschmerzen unterwegs.

Etwa 90 Prozent der Kopfschmerzen sind Spannungskopfschmerzen, die im Nacken oder Hinterkopf beginnen und sich dann mit einem dumpfen, nicht pochendem Schmerz ausbreiten.

Die anderen 10 Prozent, einschließlich Migränen, Histaminkopfschmerzen und Kopfschmerzen aufgrund eines Koffeinentzugs werden durch das Erweitern und Verengen (Dilatation und Konstriktion) der Blutgefäße im Kopf bedingt, die die Schmerznerven aktivieren. Die klassische Migräne äußert sich in heftigen und pochenden Kopfschmerzen, in der Regel einseitig, die häufig von Sehstörungen begleitet sind. Eine Migräne geht häufig mit Übelkeit und Erbrechen einher.

Die Migränemisere betrifft 8 Millionen Bundesbürger. Aus unbekannter Ursache leiden etwa drei- bis fünfmal so viele Frauen wie Männer unter dieser schmerzhaften Pein. Frauen bekommen die Migräne kurz vor Einsetzen ihrer Menstruationsblutung oder während einer Schwangerschaft, und bei etwa 75 Prozent der Frauen verschwinden die Migräneanfälle nach den Wechseljahren.

Grüne Apotheke für Kopfschmerzen

Es gibt keine einzige natürliche – und übrigens auch medikamentelle – Therapie, die bei allen Kopfschmerztypen wirkt. Es gibt jedoch verschiedene Kräuter, die besonders wirksam bei der Vorbeugung von Migräneanfällen sind. Auch wenn man den Mechanismus von diesen Kopfschmerzen nicht völlig versteht, scheint es so zu sein, daß die Freisetzung des Botenstoffes (Neurotransmitters) Serotonin aus bestimmten Blutzellen, den Blutplättchen, eine wichtige Rolle spielt. Die sogenannten Parthenolide können diese Freisetzung von Serotonin aus den Blutplättchen verhindern.

Wenn ich häufig unter einer Migräne zu leiden hätte, würde ich wahrscheinlich ein paar Lorbeerblätter zu Mutterkraut geben – meinem bevorzugten Tip zur Behandlung dieses Problems.

Mutterkraut (*Tanacetum parthenium*). Es ist mehr als zehn Jahre her, daß Mutterkraut der Frau meines Bruders geholfen hat, ihre Migräneanfälle zu überwinden. Das Kraut wirkte auch bei der Sekretärin meiner Schwester. Ich finde, daß Mutterkraut eines der interessantesten Kräuter in der modernen Kräuterkunde ist.

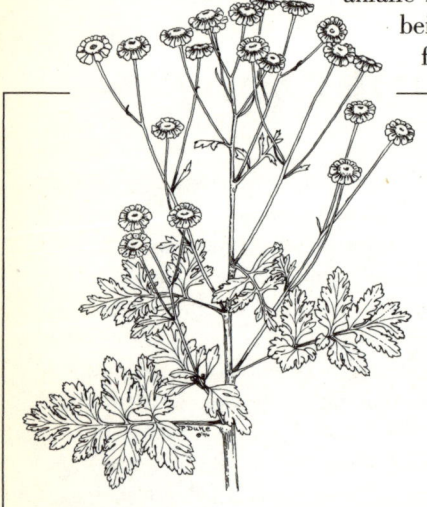

Mutterkraut

Mutterkraut, ein Verwandter von Löwenzahn und Studentenblumen, hat sich mit seiner Eigenschaft, Migräneanfällen und anderen Kopfschmerzen vorzubeugen und diese sogar zu kurieren, weltweit Ruhm verschafft.

Meiner Erfahrung nach – und diese Meinung spiegelt sich auch in der medizinischen Literatur wider – hilft Mutterkraut etwa zwei Drittel der Personen, die das Kraut regelmäßig einnehmen.

Die Frau meines Bruders ist ein typisches Beispiel: bevor sie es mit Mutterkraut versuchte, hatte sie durchschnittlich einen Migräneanfall pro Woche und gab knapp 400 DM pro Jahr aus, um mit den Schmerzen fertig zu werden.

Nehmen wir einmal an, daß jeder der 8 Millionen Bundesbürger, die regelmäßig von einer Migräne geplagt werden, ähnlich viel Geld wie die Frau meines Bruders ausgibt, dann beläuft sich diese Summe auf unglaubliche 3,2 Milliarden DM pro Jahr für Migränemedikamente. Ich glaube nicht, daß die Lieferanten der modernen Medikamente erfreut wären, wenn sie feststellen müßten, daß Mutterkraut die vielen profitablen Pillen ersetzt, die mittlerweile zur Behandlung von Migräne verschrieben werden. Das ist ein Grund, warum ich so daran interessiert bin, ein wenig Werbung für diese Kräuteralternative zu machen.

Und ich bin damit nicht allein. Veröffentlichungen in einer britischen Fachzeitschrift (dem *British Medical Journal*) trafen übereinstimmend die Aussage, daß die regelmäßige Einnahme von Mutterkraut Migräneanfällen vorbeugen kann. Und laut einer anderen medizinischen Zeitschrift (dem *Harvard Medical School Health Letter)* ist „die Einnahme von Mutterkraut in England eine beliebte Methode zur Vorbeugung von Migräneanfällen geworden. Einige Menschen, bei denen die althergebrachte Migränetherapie nicht anschlug, sind mit Erfolg auf Mutterkraut umgestiegen." Es freut mich zu hören, daß ich mich in solch ausgezeichneter Gesellschaft befinde.

Menschen, die Mutterkraut einnehmen, verwenden häufig frische Blätter, in der Regel nimmt man dabei zur Vorbeugung von Migräneanfällen ein bis vier Blätter pro Tag ein. Wenn Sie das frische Kraut bekommen können, sollten Sie es vielleicht damit versuchen, aber bitte erwarten Sie nicht, daß die Blätter gut schmecken. Und etwa 10 bis 18 Prozent der Personen, die frisches Mutterkraut einnehmen, bekommen entzündete Stellen in der Mundhöhle und/oder eine Entzündung im Mund und an der Zunge.

Die gute Nachricht: Sie müssen die Blätter gar nicht essen, um in den vollen Genuß der Vorzüge des Krautes zu kommen. Sie können diese Nebenwirkungen möglicherweise vermeiden, wenn Sie sich einen Tee mit zwei bis acht frischen Blättern kochen. Lassen Sie die Blätter in kochendem Wasser ziehen, kochen Sie sie jedoch nicht, weil durch das Kochen die zuvor erwähnten Parthenolide zerstört werden könnten.

Sie können das Kraut ferner in Form von Kapseln einnehmen, was wohl der einfachste Weg ist. Abhängig von der Potenz des Krautes kann die Dosierung zwischen einer Kapsel (60 Milligramm) und sechs Kapseln (etwa 380 Milligramm) der frischen, gemahlenen Blätter oder je nach Dosierungsempfehlung des jeweiligen Herstellers die entsprechende Anzahl von Kapseln mit gefriergetrockneten Blättern. Sie erhalten Mutterkraut oder Tinkturen daraus (*Chrysanthemum parthemium*) in der Apotheke. Sie sollten die Einnahme von Mutterkraut jedoch unbedingt mit Ihrem Arzt absprechen, wenn Sie Probleme haben, die richtige Dosis zu finden.

Eine Wort der Warnung sei jedoch angefügt: Schwangere Frauen sollten kein Mutterkraut einnehmen, weil die Möglichkeit einer Fehlgeburt gegeben ist. Auch stillende Frauen sollten darauf verzichten, weil das Kraut über die

Muttermilch an den Säugling weitergegeben werden kann. Personen, die das Kraut über einen längeren Zeitraum einnehmen, berichten ferner über eine leichte beruhigende oder angstlösende Wirkung, was abhängig vom Temperament erwünscht sein kann oder auch nicht.

ᐅᐅᐅ Weide (*Salix*). Die Kommission E, das Phytotherapie-Expertengremium des deutschen Bundesgesundheitsministeriums, stuft Weidenrinde als wirksames Schmerzmittel bei Kopfschmerzen und allen anderen Beschwerden ein, die mit dem pharmakologischem Abkömmling der Weidenrinde, nämlich Azetylsalizylsäure (zum Beispiel Aspirin®) behandelt werden. Wenn Kräuterpraktiker von Weidenrinde als dem 'Kräuter-Aspirin®' sprechen, dann meinen sie in der Regel Silberweide (*S. alba*) die jedoch nicht viel Salizin (die für die Wirkung verantwortliche Substanz) enthält. Wenn Sie eine stärkere Kopfschmerzlinderung in Ihrem Tee haben möchten, dann sollten Sie auf andere Weiden wie zum Beispiel *S. daphnoides*, *S. fragilis* und *S. purpurea* zurückgreifen.

Die Kommission E empfiehlt eine Dosis von 60 bis 120 Milligramm Salizin zur Behandlung von Kopfschmerzen, was einem halben bis einem Teelöffel der salizinreichen Weidenrinden entspricht. Mehr als 86 Prozent des in Weidenrinde enthaltenen Salizins wird über den Darmtrakt aufgenommen (absorbiert), weshalb man mit so einem Tee für mehrere Stunden einen ausreichend hohen Wirkspiegel erhält.

Bitte denken Sie jedoch daran: Wenn Sie gegen Azetylsalizylsäure allergisch sind, dann sollten Sie wahrscheinlich auch keine Kräuter einnehmen, die der Azetylsalizylsäure ähnliche Substanzen enthalten. Außerdem sollten Sie wissen, daß Weidenrinde sich ebenso auf Ihren Magen schlagen kann, wenn Sie mit der Einnahme von Aspirin® Probleme bekommen. Aber das muß nicht unbedingt so sein. Der britische Naturheilpraktiker Leon Chaitow meint dazu: „Im Unterschied zu Aspirin®, das eine isolierte, konzentrierte Chemikalie ist, wirkt die Weidenrinde sanft und ohne die mögliche magenreizende Nebenwirkung von Aspirin®."

Bitte denken Sie auch daran, daß Sie Kindern mit Erkältungen weder Azetylsalizylsäure noch der Azetylsalizylsäure ähnliche Kräuter geben dürfen. Wenn ein Kind solche Wirkstoffe gegen virale Infektionen (vor allem Erkältungen, Windpocken und Grippeerkrankungen) einnimmt, dann könnte es unter Umständen am Reye-Syndrom erkranken, einer mitunter tödlichen Krankheit, die sowohl Gehirn als auch Leber schädigt.

ᐅᐅ Nachtkerze (*Oenothera biennis*). Diese Pflanze ist eine der besten Quellen für die schmerzlindernde Substanz Phenylalanin. Bei chronisch Kopfschmerz-Geplagten empfehlen Ernährungsexperten die tägliche Einnahme von sechs bis acht Kapseln Nachtkerzenöl.

Auch Sonnenblumenkerne sind reichlich mit Phenylalanin gesegnet, sie enthalten bezogen auf ihr Trockengewicht stolze 4,8 Prozent. Andere gute Quellen für Phenylalanin sind in absteigender Reihenfolge ihres Gehalts: Brunnenkresse, Bohnensprossen, Sojabohnen, Taubenerbsen, Schwammgurken, Lupine, Mengel (*Axyris amaranthoides*), Erdnüsse, Linsen, Langbohnen, Spinat, Johannisbrot und Kürbis.

➤➤ **Knoblauch (*Allium sativum*) und Zwiebel (*Allium cepa*).** Die Blutplättchen, die bei der Blutgerinnung wichtig sind, spielen auch bei der Auslösung von Migräneanfällen eine Rolle. Natürlich will man die Blutplättchen nicht völlig ausschalten, weil man dann an der kleinsten Schnittwunde verbluten würde. Wenn man die Aktivität der Blutplättchen jedoch ein wenig zurückschraubt, kann man damit offensichtlich Migräneanfällen vorbeugen. Naturheilpraktiker empfehlen deshalb, reichlich Knoblauch und Zwiebeln zu essen, weil diese blutverdünnenden Pflanzen irgendwie die Aktivität der Blutplättchen beeinträchtigen. (Das ist auch der Grund, warum diese Kräuter zur Vorbeugung von Herzinfarkten empfohlen werden.)

➤➤ **Ingwer (*Zingiber officinale*).** Asiatische Kulturen verwenden häufig Ingwer zur Vorbeugung von Migräneanfällen. Ich kenne keine diesbezüglichen Untersuchungen, aber ich kann eine ermutigende Begebenheit dazu erzählen: eine 42 Jahre alte Frau, die regelmäßig unter Migräne zu leiden hatte, hörte auf, all ihre Migränemedikamente zu schlucken. Sie nahm statt dessen bei Einsetzen der migränebedingten Sehstörungen 500 bis 600 Milligramm getrockneten, in Wasser gerührten Ingwer ein. Danach schluckte sie vier Tage lang alle vier Stunden die gleiche Dosis. Innerhalb von 30 Minuten waren die Migäneanfälle sehr viel weniger schmerzhaft und beeinträchtigend. Später wechselte sie von getrocknetem Ingwer zu frischem Ingwer, und die Migräneanfälle kehrten sehr viel seltener zurück – und wenn, dann sehr viel schwächer als zuvor.

Da Ingwer aus so vielen Gründen eine Wohltat für den Körper ist, denke ich, daß diese Therapie sicherlich einen Versuch wert ist.

Wenn Sie es mit getrocknetem Ingwer versuchen möchten, dann können Sie sich Kapseln mit 250 Milligramm (zum Beispiel Zintona®) aus der Apotheke holen. Wenn Sie dagegen frischen Ingwer vorziehen, entspricht der Inhalt einer Kapsel etwa 2,5 Gramm (1¼ Teelöffel) der frischen, geriebenen Wurzel. Um eine bessere Wirkung zu erzielen, können Sie Ingwer mit anderen Kräutern kombinieren. Naturheilpraktiker empfehlen hierfür manchmal Safranwurz (Kurkuma), der sowohl entzündungshemmend ist als auch viele der gleichen medizinischen Eigenschaften wie Ingwer besitzt. Wenn ich Migräne hätte, würde ich bei Bedarf von beiden je zwei Teelöffel in ein Glas Limonade rühren.

Ginkgo (*Ginkgo biloba*). Eine medizinische Studie kam zu dem Ergebnis, daß Kopfschmerzen durch eine vermehrte Durchblutung des Gehirns häufig verschwinden. Und das ist genau das, was Ginkgo bewirkt: das Kraut verbessert die Gehirndurchblutung. Wenn ich häufig unter Kopfschmerzen leiden müßte, würde ich wahrscheinlich dieses Kraut probieren. Ich empfehle, 30 Tropfen eines standardisierten Extrakts mit einem Gehalt von mindestens 0,5 Prozent Flavoinoid-Glykosiden ein bis zwei Tage lang dreimal täglich einzunehmen. Sie können 60 bis 240 Milligramm pro Tag einnehmen. Diese Dosis sollten Sie nicht weiter erhöhen, da Ginkgo in großen Mengen Durchfall, Gereiztheit und Ruhelosigkeit verursachen kann.

Paprika (*Capsicum*, verschiedene Spezies). Die schmerzlindernde Substanz in Paprika oder spanischem Pfeffer heißt Capsaicin. Mir sind acht Untersuchungen bekannt, die belegten, daß das Capsaicin nach dem Auftragen auf die Haut die sogenannte Substanz P hemmt, die eine der für das Schmerzempfinden zuständigen Überträgerstoffe ist. Bei innerlicher Anwendung scheint spanischer Pfeffer gut zur Behandlung von Kopfschmerzen geeignet zu sein, da diese Pflanze erwiesenermaßen eine der reichhaltigsten Quellen für das der Azetylsalizylsäure ähnliche Salizin ist.

Viele Studien haben belegt, daß Capsaicin Histaminkopfschmerzen vorbeugen kann, die Migräneanfällen ziemlich ähnlich sind. In einer kleinen Untersuchung mit 12 Teilnehmern, die unter dieser Art von Kopfschmerzen litten, berichteten sechs Personen (das entspricht 50 Prozent), die einige Tage lang dreimal täglich jeweils ein Gramm Capsaicin über die Nase einatmeten, von einer völligen Heilung, vier waren teilweise geheilt und nur zwei konnten keine Besserung feststellen. Andere Untersuchungen kamen zu ähnlichen Ergebnissen. Wenn ich unter Migräneanfällen oder Histaminkopfschmerzen leiden würde, würde ich es mit einer Cayenne-Therapie versuchen. Bitte inhalieren Sie den Wirkstoff jedoch nicht, sondern schlucken Sie einfach die Kapseln.

Melisse (*Melissa officinalis*). Das auch als Zitronenbalsam bezeichnete Kraut kann bei der Behandlung einer Migräne hilfreich sein, meint der Buchautor Dr. Norman G. Bisset (*siehe Anhang*).

Die empfohlene Dosis beträgt ein bis zwei Teelöffel des getrockneten Krauts pro Tasse mit kochendem Wasser. Man läßt den Tee ziehen, bis er kalt ist. Wenn ich Kopfschmerzen hätte, würde ich meinen Melissentee mit Mutterkraut, Ingwer und Safranwurz würzen.

Pfefferminze (*Mentha piperita*). Wenn man Pfefferminzöl mit ein wenig Alkohol vermischt auf den Schläfen verreibt, kann man damit Kopfschmerzen lindern. Ich würde mein Pfefferminzöl mit Lavendel mischen und Eukalyptusöl sowie Rosmarinöl dazugeben. Ich bin überzeugt, daß all diese heilenden Öle harmonisch zusammenwirken. Bitte denken Sie jedoch daran, daß ätherische Öle ausschließlich zur äußeren Anwendung bestimmt sind.

❧ **Portulak (*Portulaca oleracea*) und andere magnesiumhaltige Nahrungsmittel.** Ernährungsexperten empfehlen, bei einer Neigung zu Kopfschmerzen täglich 600 Milligramm Magnesium einzunehmen. (Der offiziell empfohlene Tagesbedarf für diesen Nährstoff beträgt übrigens 350/300 Milligramm). Ich finde die Verbindung von Magnesium mit Kopfschmerzen besonders interessant, da ein Magnesiummangel bei Menschen festgestellt wurde, die häufig unter Spannungskopfschmerzen oder Migräneanfällen litten.

In einer in den Vereinigten Staaten durchgeführten Befragung gaben 72 Prozent der Teilnehmer eine tägliche Magnesiumaufnahme an, die nicht zur Deckung des Bedarfs ausreichte. Könnte es tatsächlich einen Zusammenhang zwischen einem niedrigen Magnesiumspiegel und Kopfschmerzen geben? Es schadet sicherlich nicht, über die Nahrung mehr von dem wichtigen Mineralstoff aufzunehmen.

Neben grünen Blattgemüsen wie Portulak und Hülsenfrüchten sind auch Vollkornprodukte gute Magnesiumquellen. Laut meiner Datenbank ist Portulak mit fast 2 Prozent (bezogen auf das Trockengewicht) der klare Anführer in Sachen Magnesiumgehalt, aber grüne Bohnen, Mohnsamen, Hafer, Augenbohnen und Spinat liegen dicht dahinter.

❧ **Rainfarn (*Tanacetum vulgare*).** Wie Mutterkraut enthält auch Rainfarn die sogenannten Parthenolide, die Migräneanfällen vorbeugen helfen. (Schwangere Frauen sollten kein Mutterkraut einnehmen, weil die Möglichkeit einer Fehlgeburt besteht.)

❧ **Thymian (*Thymus vulgaris*).** Der medizinische Anthropologe und Buchautor John Heinerman (siehe Anhang) empfiehlt, Thymiantee zu trinken. Nehmen Sie einen Teelöffel des getrockneten Krauts pro Tasse mit kochendem Wasser. Er empfiehlt ferner, Kompressen auf den Nacken zu legen, um die schmerzenden Muskeln im Nacken, in den Schultern und im Rücken zu besänftigen, die ebenfalls zu Spannungskopfschmerzen beitragen können.

❧ **Safranwurz (*Curcuma longa*).** Wie ich bereits erwähnt habe, sollten Sie dieses entzündungshemmende Kraut in Kombination mit anderen Kräutern, allem voran Ingwer, probieren.

❧ **Verschiedene Kräuter.** Es gibt fast zu viele Nahrungsmittel, die als Hausmittel gegen Kopfschmerzen gepriesen werden, aber bei vielen konnte gezeigt werden, daß sie tatsächlich Substanzen enthalten, die schmerzlindernd wirken. Einer meiner Lieblingstees zur Schmerzlinderung ist eine Mischung aus Zimt, Zitronengras, Pfefferminze und Rosmarin.

Zu den anderen Kräutern, die einen Versuch wert sind, gehören Basilikum, schwarzer Pfeffer, Kümmel, Koriander, Ginseng, Lavendel, Hedeoma, Wegerich, Mohnsamen, Rosmarin, Raute, Tee und Pfeilwurz.

Körpergeruch

Die Chemie unserer Achseln ist ziemlich interessant. Der größte Teil unseres Körpergeruchs stammt aus den Ausscheidungen der sogenannten apokrinen Schweißdrüsen, die vor allem in den Achseln sitzen. Wir werden alle mit diesen spezialisierten Drüsen geboren, aber bis zur Pubertät arbeiten diese praktisch nicht. Danach beginnen sie, ein milchiges Sekret ohne Aroma auszuscheiden. Wenn wir dieses Sekret nicht regelmäßig abwaschen – das heißt etwa alle sechs Stunden –, lassen sich Bakterien auf diesen Ausscheidungen nieder. Und kurze Zeit später entwickeln wir... na, was wohl?

Männer haben mehr und größere apokrine Drüsen als Frauen, deshalb haben sie auch mehr Körpergeruch, auch wenn ich wetten würde, daß Frauen mehr Geld für Deodorants ausgeben.

Neben ungenügender Hygiene kann Körpergeruch auch durch einen Mangel an Zink, Zuckerkrankheit oder Leberkrankungen, eine chronische Verstopfung und bestimmte Parasiten verursacht werden. Vegetarier behaupten steif und fest, daß Fleischesser mehr Körpergeruch verströmen.

Baden ist wahrscheinlich die beste Möglichkeit, Körpergeruch zu kontrollieren, aber selbst wenn Sie sich ohne Deodorant nie ganz wohl fühlen, ist es nicht nötig, sich auf all die Deo-Roller oder Sprays verlassen zu müssen.

Grüne Apotheke für Körpergeruch

Kräuter haben eine lange und glanzvolle Geschichte bei der Verwendung als Deodorant. Es überrascht wohl kaum, daß die am meisten verwendeten Kräuter eine antibakterielle Wirkung gegen die Mikroorganismen entwickeln, die die Sekrete unserer apokrinen Schweißdrüsen so unangenehm riechen lassen. Hier sind einige Vorschläge zum Ausprobieren.

➤➤➤**Koriander (*Coriandrum sativum*), Süßholz (*Glycyrrhiza glabra*) und andere Kräuter.** Laut meiner Datenbank enthalten Koriander und Süßholz jeweils 20 Substanzen, die eine antibakterielle Wirkung entfalten. Oregano und Rosmarin warten mit je 19 auf, Ingwer besitzt deren 17,

Der aromatische Strauch vom Amazonas

Vor einigen Jahren kam ein tropischer Strauch aus dem Amazonasgebiet, der *Picho huayo*, in einem Gespräch auf, das ich mit dem mittlerweile verstorbenen Botaniker Dr. Alwyn Gentry führte, der Leiter des Botanischen Gartens von Missouri in St. Louis war. Er erzählte, daß Jäger vom Amazonas sich am ganzen Körper mit dem Strauch in dem Glauben einreiben, daß das Wild sie dann nicht mehr riechen kann. Mit anderen Worten: der Strauch überdeckt ihren Körpergeruch. Dabei handelt es sich nicht um ein richtiges Deodorant, sondern nur um eine aromatische Tarnung.

Seit dieser Unterhaltung habe ich ein paar Jäger am Amazonas über Picho Huayo befragt. Sie verwenden den Strauch nicht nur, wenn sie Wild jagen, so erklärten sie, sondern auch, wenn sie einer Frau den Hof machten. Der Strauch läßt Männer für das andere Geschlecht nämlich anziehender duften, so behaupteten die Jäger.

Ein hochangesehener Taxonom (das ist ein Spezialist, der Pflanzen klassifiziert) vom Amazonas schwor, daß er den Strauch mit großem Erfolg ausprobiert hatte, und meinte lapidar: „Ich habe hinreichend gute Erfahrungen, daß der Strauch wirkt." Picho Huayo könnte eine wahre Goldgrube für Unternehmen werden, die sich auf romantische Abenteuer spezialisieren.

Wenn Sie jetzt neugierig geworden sind und den Strauch probieren möchten, dann muß ich Sie enttäuschen – hierzulande gibt es das Gewächs (noch) nicht.

Muskat 15, Zimt und Kreuzkümmel jeweils 11, und Lorbeer schließlich hat 10 aufzuweisen. (Schwarzer Pfeffer enthält 14 und Knoblauch 13 antibakterielle Substanzen, aber ich kann mir nicht vorstellen, daß ich mir die beiden unter die Arme reiben würde!)

Wenn wir uns den Gehalt der antibakteriellen Substanzen in den verschiedenen Kräutern einmal genauer betrachten – im Gegensatz zur absoluten Anzahl der Bestandteile – dann stellt sich heraus, daß Süßholz bezogen auf das Trockengewicht bis zu 33 Prozent antibakterielle Substanzen enthält, Thymian bis zu 21,3 Prozent, Oregano enthält bis zu 8,8 Prozent, Rosmarin bis zu 4,8 Prozent, Koriander bis zu 2,2 Prozent und Fenchel schließlich bis zu 1,5 Prozent.

Alle bisher erwähnten Kräuter sollten zumindest eine gewisse Wirkung gegen die den Körpergeruch verursachenden Bakterien entfalten. Eine Möglichkeit, diese Deo-Kräuter zu verwenden, ist, sie zu mahlen und in die

Achselhöhlen zu reiben. Das ist eine wirksame Methode, man kann damit jedoch die Kleidung verfärben. Deshalb würde ich statt dessen empfehlen, einen starken Tee aus den Kräutern Ihrer Wahl zu kochen, ein Tuch darin einzuweichen und das feuchte Tuch ein paar Minuten lang als Kompresse aufzulegen.

Geben Sie reichlich Salbei hinzu. Wenn verschiedene, gut informierte Quellen richtig liegen, könnte der Tee zugleich als Antitranspirant wirken.

Sie können die Kräuter auch dem Badewasser zugeben. In diesem Fall füllen Sie die Kräuter in ein kleines Säckchen und lassen heißes Badewasser darüberlaufen.

Eine weitere Möglichkeit besteht im Kauf der ätherischen Öle dieser Kräuter, die in Pflanzenöl verdünnt (das heißt ein oder zwei Tropfen ätherisches Öl kommen auf einen Eßlöffel Pflanzenöl) in die Achselhöhlen gerieben werden. (Bitte denken Sie daran, daß man ätherische Öle nicht einnehmen darf, da bereits kleinste Mengen giftig sein können.)

Der Buchautor John Heinerman (*siehe Anhang*) empfiehlt, sich eine schweißhemmende Tinktur herzustellen, indem man eine halbe Tasse getrockneten, gemahlenen Salbei in 1¼ Tassen Wodka ziehen läßt. Lassen Sie die Mixtur zwei Wochen lang stehen, wobei sie zweimal täglich aufgeschüttelt

Das Gute am Körpergeruch

Körpergeruch ist in Wirklichkeit eine Straße, die in zwei Richtungen führt. Sozial und kosmetisch gesehen empfinden wir Körpergeruch als 'schlecht'. Wir baden häufig, um den Geruch loszuwerden und geben viel Geld aus, um ihn zu überdecken. Aber es hat sich herausgestellt, daß der Körperduft auch die sogenannten Pheromone enthält, das sind mysteriöse Substanzen, die mit ihren kaum wahrnehmbaren Aromen das andere Geschlecht anziehen.

Wissenschaftler wissen schon seit langem, daß Pheromone bei der Paarung von Tieren eine wichtige Rolle spielen. Aber bis vor kurzem dachte man, daß diese Substanzen keine amourösen Auswirkungen auf uns Menschen hätten. Mittlerweile haben Studien belegt, daß Pheromone tatsächlich eine unterschwellige, aber sehr wohl vorhandene Rolle in der menschlichen Anziehungskraft innehaben.

Meine Frau neigt zwar mehr dazu, mich unter die Dusche zu schicken, als sich an meine Achsel zu kuscheln, aber wer weiß? Vielleicht waren unsere Aromen Teil unserer ursprünglichen gegenseitigen Anziehungskraft. Ich neige dazu zu glauben, daß das stimmt.

werden soll. Danach wird der Salbei abgeseiht und die verbleibende Flüssigkeit in einer sauberen Glasflasche aufbewahrt. Tragen Sie die Tinktur drei- bis viermal täglich auf. Der Alkohol kann die Haut austrocknen, deshalb sollten Sie die Anwendung unterbrechen, wenn sie reizend wirkt. (Sie können die Tinktur dann immer noch als Salbeilikör nippen.)

❧ **Backpulver und Maisstärke.** Tragen Sie auf die unangenehm riechenden Bereiche eine Mischung aus den beiden Substanzen auf. Die austrocknende Wirkung des Backpulvers hilft, und wie jeder weiß, der schon einmal Backpulver zur Kontrolle der Gerüche im Kühlschrank verwendet hat, entfaltet Backpulver eine desodorierende Wirkung. Ich weiß natürlich, daß Backpulver kein Kraut ist, aber dies ist so eine natürliche Lösung für dieses Problem, daß ich dachte, ich müßte sie erwähnen.

❧ **Weißer Rübensaft.** Hier ist ein persönliches Erlebnis von Dr. Heinerman, das ich interessant finde: nachdem ihm ein japanischer Kollege von der Verwendung von Rüben- und Rettichsaft zur Kontrolle von Körpergeruch erzählt hatte, verarbeitete Dr. Heinerman ein paar weiße Rüben zu Saft und rieb sich einen Teelöffel davon unter die Achseln. Sein Kommentar: „Der Rübensaft verhindert nicht, daß man schwitzt, aber es bildet sich etwa zehn Stunden lang kein Körpergeruch." Das hört sich doch zu schön an, um wahr zu sein, aber ich möchte es einmal ausprobieren, wenn ich irgendwann drei Tage lang alleine zu Hause bin und einen ausreichenden Vorrat an Teltower Rübchen habe.

❧ **Zinkhaltiges Gemüse.** Ein Zinkmangel kann zur Entstehung von Körpergeruch beitragen. Es ist nicht so einfach, Zink aus bereits verarbeiteten Nahrungsmitteln zu beziehen, da der Mineralstoff während des Verarbeitungsprozesses verloren geht. Vollwertige Nahrungsmittel enthalten jedoch reichlich Zink. Gute Nahrungsmittelquellen sind Spinat, Petersilie, Kohl, Rosenkohl, Gurken, Fisolen, Endivie, Spargel und Pflaumen. Spinat hat den höchsten Gehalt, und der Rest der Liste ist in absteigender Reihenfolge des Gehalts geordnet. Wenn Sie sich ein Deo-Gericht zubereiten möchten, können Sie alle oder ein paar der erwähnten Pflanzen zu Saft verarbeiten. (Dabei würde ich jedoch die Pflaumen weglassen.)

❧ **Essig.** Dr. Heinerman empfiehlt die Verwendung von Apfelessig statt kommerzieller Deodorants. Das hört sich für mich logisch an, da Essig antiseptisch wirkt. Ich würde ein paar aromatische Kräuter wie zum Beispiel Salbei im Essig ziehen lassen.

Krampfadern

Eigentlich gebe ich nicht gerne kontrovers diskutierte Behauptungen von mir, aber hier habe ich eine für Sie: Ich denke, daß es Grund zu der Annahme gibt, daß der Verzehr von Stiefmütterchen bei der Behandlung von Krampfadern helfen kann. Das hört sich vielleicht ein wenig weit hergeholt an. Keines der kürzlich erschienenen Bücher über Nahrungsmittel als Medizin erwähnt Stiefmütterchen für dieses weit verbreitete Problem. Aber ich habe erstaunliche Anhaltspunkte zu berichten, die meine Behauptung untermauern, daß Stiefmütterchen einigen Arten von Krampfadern und Besenreisern vorbeugen oder diese behandeln können. Aber bevor wir dazu kommen, ist es nötig, erst einmal die Ursachen dieses Problems zu verstehen.

Krampfadern entstehen, wenn die Klappen in den Venen, die normalerweise verhindern, daß das Blut nach unten sackt, nicht mehr richtig arbeiten. Dadurch sammelt sich das Blut an, und die Venen und Kapillaren in diesem Bereich dehnen sich aus, schwellen an und Blut sowie Flüssigkeiten treten aus den Gefäßen in das benachbarte Gewebe aus. Dieses Phänomen zeigt sich vor allem in den Beinen – in Bereichen oberflächlich gelegener Venen –, was dann als diese unschönen bläulichen Schlangenlinien, Spuren oder Besenreiser auf den Beinen zu sehen ist. Das Problem kann jedoch auch in anderen Körperbereichen entstehen. Wenn sich die Aussackungen der Venen in und um den Afterbereich bilden, werden diese Krampfadern als Hämorrhoiden bezeichnet. Wenn die Venen im Hodensack liegen, heißen sie Varicozelen. Etwa 15 Prozent der Bevölkerung – vor allem Frauen – haben Krampfadern, wobei eine familiäre Häufung vorzuliegen scheint. An den Beinen machen sich die Krampfadern vor allem an den Waden und der Innenseite der Oberschenkel breit.

Grüne Apotheke für Krampfadern

Verschiedene Kräuter – darunter Stiefmütterchen – können diesem Problem vorbeugen oder es behandeln.

➤➤➤ **Roßkastanie (Aesculus hippocastanum).** In der traditionellen Kräutermedizin werden die Samen der Roßkastanie zur Behandlung von Krampfadern und Hämorrhoiden genutzt. Irgendwann isolierten Botaniker die wirksamste Substanz der Roßkastanie, das Aescin, und Versuche mit Labortieren unterstützten seine althergebrachte Verwendung als Hausmittel. Aescin kräftigt nämlich die Zellen der Kapillaren und reduziert das Austreten von Flüssigkeit.

Die deutsche Kommission E befürwortet die Verwendung von Roßkastanie zur Behandlung von Krampfadern. Auf der anderen Seite des Atlantiks gibt es einen weiteren Kräuterexperten, nämlich den Buchautor Dr. Varro Tyler (*siehe Anhang*). In seinem ausgezeichneten Buch für Ärzte stellt er Roßkastaniensamen als das bei weitem wirksamste Medikament zur Behandlung von Krampfadern vor.

In ganz Europa werden Extrakte aus Roßkastanienblättern, der Rinde und/oder den Samen vermarktet, die eingenommen werden. Die meisten dieser Extrakte sind standardisiert (zum Beispiel Hämos® Tropfen S) und werden mit einer Dosierungsanleitung geliefert.

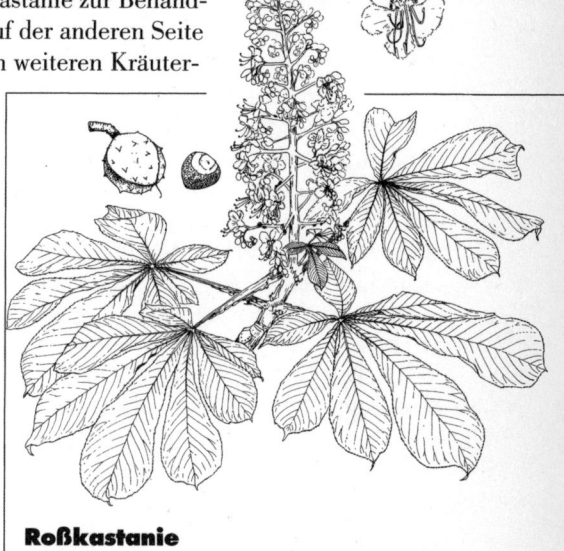

Roßkastanie

Die Blätter, Rinde und Samen der Roßkastanie werden zu standardisierten Extrakten verarbeitet, die in ganz Europa gern zur Behandlung von Krampfadern genommen werden.

Wenn Sie Roßkastanie als heilendes Kraut verwenden möchten, sollten Sie sich solch einen Extrakt kaufen und sich an die Dosierungsempfehlung des jeweiligen Herstellers halten, da jede andere Anwendung nicht ungefährlich sein kann.

Stiefmütterchen (*Viola*, verschiedene Spezies). Die Blüten von Stiefmütterchen enthalten großzügige Mengen einer Substanz – dem sogenannten Rutin –, die die Wände der Kapillaren kräftigt und stärkt. Angaben in medizinischen Veröffentlichungen zufolge kann die Einnahme von 20 bis 100 Milligramm Rutin pro Tag die Kapillaren erheblich kräftigen.

Laut meiner Datenbank und einigen Berechnungen schätze ich, daß etwa eine halbe Tasse frischer Stiefmütterchenblüten einen Gehalt von 200 bis 2300 Milligramm Rutin aufweisen würden. Sie müßten wahrscheinlich nur wenige Teelöffel einnehmen, um sich 100 Milligramm zuzuführen.

Ist es denn unbedenklich, Stiefmütterchen zu essen? Ja. Ich habe zu verschiedenen Gelegenheiten etwa 100 Stiefmütterchenblüten gegessen und niemals Nebenwirkungen festgestellt. Sowohl Stiefmütterchen als auch

Veilchen, die ebenfalls erhebliche Mengen Rutin enthalten, werden in der Regel in Büchern über eßbare Pflanzen aufgeführt. Soweit ich sagen kann, sind sie ungefährlich, wenn sie in solch geringen Mengen gegessen werden, und beide Pflanzen sind eine hübsche Bereicherung von Salaten.

Wenn Sie es vorziehen, nicht auf den Blüten herumzukauen, können Sie statt dessen Buchweizen essen, der ebenfalls einen hohen Gehalt an Rutin vorzuweisen hat. Eine halbe Tasse Buchweizen enthält wahrscheinlich rund 6000 Milligramm Rutin, was erheblich mehr ist, als zur Kräftigung der Kapillaren benötigt wird.

Der Genuß einer Portion Buchweizen-Pfannkuchen scheint mir ein besonders ansprechender Weg zu sein, Medizin zu sich zu nehmen. Sie können es auch mit Buchweizengrütze versuchen.

Buchweizen ist in gut sortierten Supermärken, in Naturkostläden und Reformhäusern erhältlich.

✎✎✎Zaubernuß (*Hamamelis virginiana*). Zaubernuß ist in zwei verschiedenen Zubereitungsarten in der Apotheke erhältlich, nämlich in Wasserextrakten (zum Beispiel Hamasana®) und Alkoholextrakten (zum Beispiel Hametum®). Beide haben eine milde adstringierende Wirkung, was bedeutet, daß sich die Schleimhäute nach dem Auftragen ein wenig zusammenziehen. Diese adstringierende Wirkung macht Zaubernuß zu einem beliebten Mittel zur äußerlichen Anwendung bei verschiedenen Hautproblemen – von Prellungen bis hin zu Krampfadern.

Versuche mit Labortieren haben belegt, daß diese Pflanze die Kräftigung der Blutgefäße unterstützt. Die Kommission E, das Phytotherapie-Expertengremium des deutschen Bundesgesundheitsministeriums, befürwortet die äußerliche Anwendung von Hamamelisextrakten zur Behandlung von Hämorrhoiden und Krampfadern. Wischen Sie einfach nur mit einem in den Extrakt getauchten Tuch über den betreffenden Hautbereich.

Laut einem in der angesehenen Zeitschrift *Lawrence Review of Natural Products* veröffentlichtem Artikel können Hamamelistinkturen bei Krampfadern auch innerlich verwendet werden. Für einen Tee können Sie ein bis zwei Teelöffel der getrockneten Zaubernußblätter pro Tasse mit kochendem Wasser nehmen und den Tee 10 Minuten lang ziehen lassen. Sie können zwei bis drei Tassen pro Tag trinken.

✎✎ Stachliger Mäusedorn (*Ruscus aculeatus*). Diese Kraut genießt seit langem einen Ruf als Venentherapeutikum, das bei Hämorrhoiden und Krampfadern verwendet werden kann. Es enthält zwei entzündungshemmende Substanzen, nämlich Ruscogenin und Neoruscogenin, die bewirken, daß sich die Venen zusammenziehen und kräftiger werden.

✎✎ Zitrone (*Citrus limon*). Zitronenschalen wirken gegen Krampfadern.

Sie enthalten Substanzen, die unter der Bezeichnung Flavoinoide zusammengefaßt werden. Dazu gehört auch Rutin, das die Durchlässigkeit der Gefäße – vor allem der Kapillaren – verringert. Ich gebe fast immer Zitronenschalen in meine Fruchtsäfte, wenn ich mir eine Portion mixe. Einen Versuch ist die Sache allemal wert.

❧ **Zwiebel (*Allium cepa*).** Zwiebelschalen sind unsere beste Quelle für die Substanz Quercetin. Wie Rutin verringert auch Quercetin die Durchlässigkeit der Kapillaren ganz erheblich. Um in den vollen Genuß des Quercetins zu kommen, sollten Sie – wann immer möglich – ganze, ungeschälte Zwiebeln mitkochen und die Schalen kurz vor dem Servieren entfernen.

❧ **Rauschbeeren (*Vaccinium myrtillus*).** Rauschbeeren unterstützen die Durchblutung, indem sie das Wachstum neuer Kapillaren anregen, die Kapillarenwände kräftigen und die Gesamtgesundheit des Kreislaufsystems fördern. Es gibt zwar auch Tinkturen aus Rauschbeeren, ich ziehe jedoch ganze Rauschbeeren vor, wenn ich sie kaufen kann. Verwandte Beeren mit ähnlichen Eigenschaften sind übrigens Brombeeren und Heidelbeeren.

❧ **Ginkgo (*Ginkgo biloba*).** Ginkgo regt die Durchblutung ganz allgemein an. Das Kraut ist vor allem für seine Eigenschaft bekannt, die Durchblutung des Gehirns zu fördern, aber die Pflanze fördert auch die Zirkulation im restlichen Körper. In Deutschland hat man nunmehr damit begonnen, Ginkgopräparate auch zur Behandlung von Krampfadern zu verwenden. Dabei sind jedoch wahrscheinlich hohe Dosen erforderlich, die nicht ganz billig sind.

Die beste Möglichkeit, dieses Kraut einzunehmen, besteht im Kauf eines 50:1-Extraktes (50 Pfund Blätter sind in einem Pfund Extrakt vereint). Halten Sie sich dabei an die Dosierungsempfehlung des jeweiligen Herstellers. Sie können 60 bis 240 Milligramm eines standardisierten Extraktes pro Tag einnehmen. Diese Dosis sollten Sie nicht weiter erhöhen, da Ginkgo in großen Mengen Durchfall, Gereiztheit und Ruhelosigkeit verursachen kann.

❧ **Gotu kola (*Centella asiatica*).** Verschiedene Studien haben belegt, daß Extrakte aus diesem asiatischen Kraut zur Behandlung von Durchblutungsstörungen in den unteren Extremitäten geeignet sind. Dazu zählen auch eine Venenschwäche, geschwollene Knöchel und Füße aufgrund von Wasser in den Beinen sowie Krampfadern. Die Pflanze besitzt drei aktive Substanzen, nämlich asiatische Säure, Asiaticoside und Madecass-Säure, die offensichtlich zusammen wirken. Gotu kola ist in Kapselform erhältlich, Sie können es jedoch auch als Kraut einnehmen. Ich persönlich ziehe es vor, meine Salate und Säfte mit gehackten frischen Blättern zu bereichern. Suchen Sie in asiatischen Supermärkten nach der Pflanze. Sie erhalten die

Urtinktur übrigens auch unter der Bezeichnung Hydrocotyle asiatica in der Apotheke.

➤ **Spanische Erdnuß (*Arachis hypogaea*).** Die heilenden Substanzen stecken in diesem Fall nicht in der Nuß, sondern in der Verpackung – das heißt der rötlichen, papierartigen Haut um die Nuß. Erdnußhäute sind eine gute Quelle für die oligomeren Procyanide. Dies sind Substanzen, die die Durchlässigkeit und Brüchigkeit der Kapillaren senken und dadurch bei der Behandlung von Krampfadern eine wertvolle Hilfe sind.

Pycnogenol ist ein Produkt aus Amerika, das oligomere Procyanide enthält. Das Produkt ist über internationale Apotheken zu beziehen und relativ teuer. Meiner Ansicht nach wird es vielleicht ein wenig überbewertet. Da die oligomeren Procyanide natürlich in den meisten Obst- und Gemüsesorten vorkommen, ziehe ich es vor, meine oligomeren Procyanide über die Nahrung einzunehmen. Das Knabbern von ein paar Handvoll spanischen Erdnüssen mitsamt der roten Haut ist doch eine angenehme Art, die tägliche Ration an oligomeren Procyaniden zu sich zu nehmen.

➤ **Ausgesuchte ätherische Öle.** Aromatherapeuten empfehlen, die betroffenen Hautpartien mit ätherischen Ölen, genauer gesagt Ölen aus Zypresse, Wacholderbeeren, Lavendel, Zitrone und Majoran, zu massieren. Verdünnen Sie die Öle, bevor Sie sie auf der Haut verreiben, und geben Sie wenige Tropfen von dem Öl Ihrer Wahl zu vier Eßlöffeln Pflanzenöl. Diese Massagebehandlung kann nicht schaden, aber durchaus helfen. Bitte denken Sie daran, daß man ätherische Öle nicht einnehmen darf, da bereits kleinste Mengen giftig sein können.

Krätze (Skabies)

Vor mehr als 30 Jahren zwang mich der Hurrikan Hazel, eine Nacht in einer Scheune im südlichen Carolina zu verbringen. Ich wanderte auf ländlichen Straßen und ahnte nicht, daß sich da ein Sturm zusammenbraute, bis ich gezwungen war, mich in die Scheune zu flüchten. Ich fand aber nicht nur Schutz, sondern nahm auch noch Krätze mit nach Hause, wahrscheinlich, weil die kleinen Krätzmilben Tiere genauso wie Menschen befallen. Krätze oder Skabies ist ein hochansteckender Parasitenbefall der Haut, der durch Milben der Gattung *Sarcoptes* verursacht wird. Die Plage ist besonders bei Kindern weit verbreitet und äußert sich in kleinen, juckenden Schwellungen, die manchmal über den ganzen Körper, manchmal nur zwischen den Fingern, an den Handgelenken, an der Taille, der Leiste oder den Genitalen verteilt sind.

Grüne Apotheke für Krätze

Die Pharmakonzerne bieten alle möglichen rezeptfreien und verschreibungspflichtigen Medikamente gegen die Milben an. Ich würde jedoch empfehlen, mit natürlichen Alternativen zu beginnen und nur dann auf synthetische Medikamente umzusteigen, wenn Sie wirklich schlimm befallen sind und sich mit Kräutern nicht kurieren können. Es gibt eine ganze Reihe von Kräutern, die sich als hilfreich erweisen könnten. Egal, was Sie auch tun, Sie müssen zusätzlich andere Maßnahmen ergreifen: neben der Behandlung Ihres Körpers müssen Sie all Ihre Kleider und Ihre Bettwäsche auskochen, um alle darauf befindlichen Milben abzutöten, damit Sie sich nicht erneut anstecken können.

Nachtkerze (*Oenothera*) und Johanniskraut (*Hypericum perforatum*). Nachtkerzenöl ist in Großbritannien zur Behandlung von Ekzemen zugelassen, weil es die Haut beruhigt. Erst seit kurzem weiß die Schulmedizin hierzulande Nachtkerzen aufgrund ihres hohen Gehalts an Gamma-Linolen-Säuren zu schätzen. Was das Johanniskraut anbelangt, so habe ich überzeugende Berichte gelesen, die bescheinigen, daß das Auftragen des Krautes auf der Haut nach einem Insektenstich sofortige Linderung vom Juckreiz bietet.

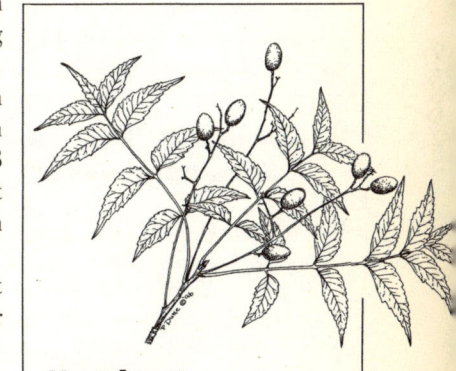

Wenn ich Krätze hätte, würde ich Johanniskrautblüten ein paar Tage lang in Nachtkerzenöl ziehen lassen (soviel, daß die Blüten gerade mit dem Öl bedeckt sind) und dann das Öl auf die befallenen Hautpartien tupfen.

Wenn Sie kein frisches Johanniskraut bekommen, können Sie auch eine Tinktur verwenden.

Neemkraut (*Azadiracta indica*) und Safranwurz (*Curcuma longa*). Der Neembaum oder Zedrachbaum ist ein indischer Baum, dessen Extrakte eine sehr wirksame Waffe gegen viele Insektenplagen sind. Verschiedene neemkrauthaltige, natürliche Pestizide sind mittlerweile erhältlich und werden sowohl von

Neemkraut (*Azadiracta indica*)

Der Extrakt dieser Pflanze stammt ursprünglich aus Indien und erkämpft sich langsam auch im Westen seinen Weg als natürliches Kosmetikum, Zahnpasta und insektenabwehrendes Mittel.

ökologisch orientierten Bauern als auch Gärtnern gerne genommen. Gelbwurz wird seit langem als Hausmittel zur Behandlung von juckenden Hautproblemen verwendet.

Vor ein paar Jahren nahm der indische Wissenschaftler Dr. S. X. Charles diese beiden Kräuter, um 814 Personen mit Krätze zu behandeln. Er rührte eine Paste aus vier Teilen frischer Neembaumblätter und einem Teil Safranwurz an. Fast 800 der Testpersonen (ganze 98 Prozent) zeigten innerhalb von drei bis fünf Tagen eine wesentliche Besserung und waren innerhalb von zwei Wochen geheilt. Sie können neembaumhaltige Hautpflegeprodukte in manchen Läden für Naturkosmetik kaufen. Sie müssen nur noch ein paar Teelöffel Safranwurz unterrühren und das Gemisch auf die befallenen Hautpartien auftragen.

Zwiebel (*Allium cepa*). Als ich ein Kind war, kochte ich Zwiebelschalen, um einen gelben Farbstoff zu erhalten. Jetzt, in meiner zweiten Kindheit, koche ich Zwiebeln, um die Substanz Quercetin zu gewinnen, die eine der besten hautlindernden Substanzen in der Natur ist. Einige Zwiebeln enthalten 3 Prozent Quercetin, und das heißt übersetzt eine beträchtliche Kraft gegen Krätze und andere Hautprobleme.

Bei Vorliegen von Skabies empfehle ich, die Schalen von sechs Zwiebeln etwa 15 bis 30 Minuten lang in einem Liter Wasser zu kochen. Lassen Sie den Sud abkühlen, bevor Sie ihn großzügig überall auf der Haut verteilen. (Bewahren Sie die geschälten Zwiebeln für spätere Gerichte auf.)

Poleiminze (*Mentha pulegium*). Vor fast 2000 Jahren fiel dem römischen Naturalisten Plinius auf, daß Poleiminze Flöhe abstößt. Die insektenabwehrende Eigenschaft hat sogar zur namensgebung beigetragen, da das lateinische *Pulegium* übersetzt 'Floh' heißt. Das Öl der Pflanze ist Bestandteil vieler pflanzlicher Flohhalsbänder für Haustiere. Ich empfehle, einen starken Tee oder noch besser eine Tinktur direkt auf der Haut zu verreiben, um den Juckreiz zu lindern.

Aufgepaßt bei einer Schwangerschaft

Unter den in diesem Kapitel erwähnten Kräutern befinden sich einige, die schwangere Frauen völlig meiden sollten – Hedeoma, Dickblume und Rainfarn. Wenn Sie schwanger sind, sollten Sie diese Kräuter weder auf der Haut verreiben noch innerlich einnehmen.

Wenn Sie das Kraut über das Badewasser oder in Form ätherischer Öle auf die Haut bringen, könnten einige der wirksamen Inhaltsstoffe durch die Haut eindringen und in den Blutstrom gelangen.

Dickblume (*Pycnanthemum muticum*). Dieses bis zu 60 cm hohe Unkraut steckt voller Pulgeon, der gleichen Substanz wie in Hedeoma. Es ist kein sehr bekanntes Kraut, und ich würde gern den Grund dafür kennen. Man kann das Kraut gut im Garten ziehen, und es ist sehr vielseitig anwendbar. Ich zupfe einfach nur ein paar Blätter ab, drehe eine Kugel daraus und reibe damit meine Haut und Kleidung ein, um mir Zecken vom Leib zu halten. Ich würde meinen, daß die Pflanze gegen Flöhe und Läuse diegleiche Wirkung entfaltet.

Saathafer (*Avena sativa*). Während Sie darauf warten, daß Ihre Kräuter die Milben abtöten, möchten Sie vielleicht etwas gegen den Juckreiz unternehmen. Hafermehl ist da phantastisch geeignet. Sie müssen nur ein paar Handvoll davon ins Badewasser geben und sich in die Badewanne setzen.

Sternanis (*Illicium verum*). Das Öl von Sternanis ist vor allem als Antiseptikum berühmt, aber es ist auch erwiesenermaßen gegen Krätze, Läuse und Bettwanzen wirksam. Sie brauchen das Öl nur auf die betroffenen Hautpartien zu tupfen.

Myrtenheide (*Melaleuca*, verschiedene Spezies). Wie Sternanisöl ist auch das besser als Teebaumöl bekannte Myrtenheideöl mehr als Antiseptikum bekannt, aber auch gegen Parasiten, einschließlich Krätzemilben, wirksam. Bevor Sie das Öl auf die Haut geben, müssen Sie ein paar Tropfen in vier Eßlöffeln Pflanzenöl verdünnen. (Bitte denken Sie daran, daß man Teebaumöl oder andere ätherische Öle nicht einnehmen darf, da bereits kleinste Mengen der extrem konzentrierten Öle giftig sein können.)

Walnuß (*Juglans*, verschiedene Spezies). Walnüsse enthalten die als Juglone bezeichnete Substanz, die für den Umgang mit Milbenbefall hilfreich sein kann, erklärte der Experte für pharmakologische Naturprodukte Dr. Albert Leung (*siehe Anhang*). Er empfiehlt, eine Lösung aus ein paar zerstoßenen Walnußschalen in einer Tasse mit Wasser zu kochen, bis die Hälfte der Flüssigkeit verdampft ist. Um eine konzentrierte Lösung zu erhalten, müssen Sie mehrere ganze Walnüsse mit Wasser bedecken und solange köcheln, bis die Hälfte des Wassers verkocht ist. Die Lösung wird großzügig auf der Haut verteilt.

Aloe (*Aloe vera*). Das lindernde Aloe-Gel enthält das Enzym Bradykininase, die dabei helfen sollte, den lästigen Juckreiz und die Hautreizung bei Milbenbefall zu lindern.

Fünfblättriger Mönchspfeffer (*Vitex negundo*). Die Blätter dieses chinesischen Strauches werden seit langer Zeit als Umschläge bei Krätze, Ekzemen und Trichophytie (einem Hautpilz) verwendet. Diese Pflanzenspezies wird hierzulande schwer erhältlich sein, vielleicht fragen Sie in Ihrer Gärtnerei einmal danach. Falls Sie den Mönchspfeffer bekommen, sollten Sie die Blätter zerreiben und direkt auf die betroffenen Hautpartien geben.

❧ **Pfefferminze (*Mentha piperita*).** Die wirksame Substanz in Pfefferminze – Menthol – hat eine kühlende, betäubende und antiseptische Wirkung. Manche angesehene Kräuterpraktiker empfehlen häufig Menthol und verwandte Substanzen zur Behandlung von Krätze, deshalb möchte ich Ihnen einen Minztee an Ihr Herz legen, den Sie zur Abtötung der Milben und Linderung des Juckreizes in Ihr Badewasser gießen können.

Mischen Sie Pfefferminze, Poleiminze, Rosmarin, Salbei, grüne Minze und Thymian in beliebigen Anteilen. Bereiten Sie soviel Tee zu, daß Sie mehrere Tassen in Ihr Badewasser geben können und gleichzeitig ein oder zwei Tassen dieses schmackhaften, streßreduzierenden Getränkes genießen können.

❧ **Rainfarn (*Tanacetum vulgare*).** Praktiker der alternativen Medizin empfehlen häufig, als Therapie bei Krätze oder Läusen die Haut mit einem stark konzentrierten Rainfarn-Tee abzuwaschen.

Krebsvorsorge

Ich bin froh und dankbar, in den späten Sechzigern noch sehr lebendig und gesund sein zu dürfen. Ich muß jedoch zugeben, daß ich um den 65. Geburtstag eine schwere Zeit durchmachen mußte. Zu der Zeit verfolgte mich nämlich eine äußerst störende Familienstatistik. Mein Vater und zwei seiner Brüder starben mit 65 Jahren an Dickdarmkrebs oder anderen Tumorerkrankungen im Magen-Darm-Trakt.

Sie sind mit 65 Jahren in Rente gegangen, deshalb entschied ich, es mit einer anderen Taktik zu versuchen. Vielleicht, so dachte ich, würde ich nicht sterben, wenn ich einfach nicht zu arbeiten aufhören würde. Deshalb blieb ich ein weiteres Jahr an meinen Arbeitsplatz im US-Landwirtschaftsministerium und erlebte das 66. Lebensjahr, ohne Dickdarmkrebs zu bekommen.

Scherz beiseite, ich weiß nicht, warum mein Vater und meine Onkel Krebs bekamen und ich nicht. Sie wuchsen alle sehr gesund in einem ländlichen Gebiet auf und ernährten sich äußerst gesund mit einer rohfaserreichen und fettarmen Kost. Aber dann wurden sie erfolgreiche Versicherungskaufleute und begannen, mehr Fleisch und Kartoffeln zu essen (mehr Fleisch als Kartoffeln).

Ich denke, daß die Umstellung ihrer Ernährung der entscheidende Faktor war, der sie das Leben kostete. Das ist wirklich so einfach. Es war besonders schlimm, daß sie das Vollkornbrot, die Erbsen, den Kohl, die grünen Bohnen, Limabohnen und Steckrüben aus ihrer Jugend vom Tisch verbannten. Rebellierender Sohn, der ich war, reduzierte ich den Fleischanteil und kehrte zu der ballaststoffreichen, fettarmen Kost zurück, die mein Vater nicht mehr aß. Es hat sich herausgestellt, daß dies eine Ernährung ist, die voller krebsvorbeugender pflanzlicher Wirkstoffe (den sogenannten Phytochemikalien) steckt.

Nahrung als Vorbeugung

Wahrscheinlich erwarten Sie, daß ich in diesem Kapitel verschiedene Kräuter bespreche, wie das auch in den anderen Kapiteln der Fall war, aber das kann ich hier nicht so einfach tun. Eine Definition des Begriffes *Kraut* – übrigens diejenige, die ich vorziehe – ist, daß ein Kraut jede Pflanze ist, die als heilendes Mittel verwendet werden kann. Mit wachsendem Verständnis der heilenden Kraft von Pflanzen wächst auch die Anzahl der Pflanzen, die als Kräuter bezeichnet werden können. Wenn diese Definition mittlerweile viele unserer Nahrungsmittel einschließt, dann soll mir das nur recht sein.

Beim Thema Krebsvorsorge scheint der wichtigste Punkt zu sein, eine so breit gestreute Auswahl an Obst und Gemüse wie möglich zu essen. Das bedeutet in einem gewissen Sinn, daß Sie einen kompletten Ernährungsplan aufstellen können, wenn Sie Krebs vorbeugen möchten – in dem übrigens der Anteil an Fleisch und Milchprodukten so gering wie möglich gehalten wird und der zudem aus heilenden Kräutern besteht. Deshalb würde die Auswahl einzelner Kräuter ein falsches Licht auf die Möglichkeiten werfen, wie man Kräuter zur Vorbeugung von Krebs einsetzen kann.

Ich war einer der ersten 'Müslis' – lange bevor die Ernährungsexperten die Bedeutung dessen entdeckten, was sie als Ballaststoffe bezeichneten. Es stellte sich heraus, daß meine tagtägliche Kost mehr Ballaststoffe enthielt als die rohfaserreichen Gerichte, die den Freiwilligen in fünf amerikanischen Studien vorgesetzt wurden. Ich weiß das sehr genau, da ich ein Teilnehmer an einer dieser Studien war.

Natürlich kann ich nicht *beweisen*, daß mein Vater durch die fettreiche Ernährung getötet wurde, genauso wenig kann ich wissen, ob meine Kost auf Pflanzenbasis mich tatsächlich davor bewahrt hat, in einer Krebsstatistik aufzutauchen. Aber die diesbezüglichen Forschungen sind eindeutig. Mit steigendem Fett- und Fleischkonsum steigt auch die Krebsrate. Mit steigendem Obst- und Gemüseverzehr dagegen – was eine fettärmere und rohfaserreichere Ernährung und mehr Phytochemikalien bedeutet – fallen die Krebsraten.

Der Kampf an der falschen Front

Das Nationale Krebsinstitut (NCI) kämpft mittlerweile seit 30 Jahren gegen Krebs. Aber bis 1996 stiegen laut den Statistiken des Institutes die Krebsraten in den alljährlichen Statistiken. So sterben alljährlich mehr als 240.000 Deutsche an einer Krebserkrankung. Ein Grund hierfür ist sicherlich, daß die Menschen weniger an Herzinfarkten und Schlaganfällen sterben, weshalb sie lange genug leben, um Krebs zu bekommen. Aber wenn man sich überlegt, wieviel Energie und Geld schon investiert wurde, um den Krebs zu besiegen, dann sind die Resultate eher traurig.

Im Lauf der Jahre wurden viele neue krebsbekämpfende Chemotherapeutika entwickelt, und einige wirken tatsächlich lebensverlängernd, auch wenn sie den Krebs nicht ausschalten können. Und einige der besten dieser neuen Chemotherapeutika stammen von Pflanzen ab: Paclitaxel (Präparatname Taxol®) zum Beispiel, ein Mittel gegen Tumorerkrankungen der Eierstöcke und Brüste, stammt ursprünglich aus einer pazifischen Eibe, Etoposid (Vepesid®), ein Mittel gegen Hodenkrebs und kleinzellige Lungentumore stammt von Maiapfel ab, und Vinblastin (Cellblastin®) sowie Vincritin (Cellcristin®), mit dem die Hodgkin-Krankheit (eine tödlich verlaufende Erkrankung der Lymphdrüsen), Leukämie und Lymphome (Lymphdrüsenkrebs) behandelt werden, stammen vom roten Immergün ab.

Aber meiner Meinung nach ist der Weg, den das Nationale Krebsinstitut im Kampf gegen Krebs beschreitet, falsch. Der Löwenanteil der für Studien bereitgestellten Gelder – unsere Steuergelder – wurden für die Entwicklung von Chemotherapeutika ausgegeben, und nur ein relativ geringer Anteil wurde für die Vorbeugung verwendet.

Chemotherapeutika haben natürlich ihren Platz beim Thema Tumorerkrankungen, aber diese Mittel sind keine Heilung. In der Regel wirken sie nur lebensverlängernd, so daß zur durchschnittlichen Lebenserwartung ein paar Monate oder Jahre hinzugefügt werden.

Aber diese Monate oder Jahre besitzen aufgrund der schweren Nebenwirkungen der Chemotherapeutika häufig eine mindere Lebensqualität.

Von 1977 bis 1982 nahm ich am Suchprogramm des Krebsinstitutes teil, bei dem über viele Jahre hinweg das mögliche Potential von Tausenden von Pflanzensubstanzen gegen Tumorerkrankungen untersucht und die oben erwähnten Pflanzen gefunden wurden. Ich war ferner Teilnehmer an einem Programm der Nationalen Institute für Gesundheit (dem Embryonic Designer Food Program an den National Institutes of Health), bei dem Nahrungsmittel, die reich an gesunden, krebsvorbeugenden Phytochemikalien sind, zusammengestellt werden sollen.

Ein Lebensstil, der Krebs den Weg versperrt

Zur Krebsvorsorge gehören viele der sinnvollen Verhaltensweisen, die auch vielen anderen Krankheiten vorbeugen. Sie sollten sich bemühen:

- Mehr Obst und Gemüse sowie weniger Fett und rotes Fleisch zu essen.
- Ihre Kost abwechslungsreicher und weniger monoton zu gestalten.
- Mehr Müsli und Vollkornprodukte und weniger Raffinadezucker zu essen.
- Mehr natürliche Lebensmittelfarben und weniger künstliche Farbstoffe zu essen.
- Mehr mit Kräutern zu würzen und weniger künstliche Geschmacksstoffe zu verwenden.
- Mehr östrogenähnliche Substanzen aus Pflanzen (Phytoöstrogene) zu essen und weniger synthetische Hormone zu schlucken.
- Mehr Frucht- und Gemüsesäfte und weniger Alkohol zu trinken.
- Mehr frische und weniger rauchgeschwängerte oder mit Umweltgiften belastete Luft einzuatmen.
- Mehr Ruhe und weniger Streß abzubekommen.
- Mehr Sport und weniger Fernsehen zu genießen.
- Mehr öffentliche Grünanlagen und weniger geteerte Straßen abzulaufen.
- Mehr von Ökobauern und weniger pestizidbelastetes Obst und Gemüse zu kaufen.
- Mehr auf Kräuteralternativen anstelle von pharmazeutischen Pillen zurückzugreifen.

Ich hege größeren Respekt für das Potential des Nahrungsmittelprogramms als für das Projekt, bei dem mögliche Medikamente gesucht werden. Es muß einfach deutlich gesagt werden: Programme zur Krebsvorbeugung können mehr Leben retten als Behandlungsprogramme, und das bei einem Bruchteil der Kosten. Aber immer noch kostet uns der 30 Jahre währende Kampf auf der Suche nach Wundermitteln gegen Krebs unsere Steuergelder, während die Projekte zur Vorbeugung nur wenig abbekommen.

Fast alle meine Unterlagen über Krebs beschäftigen sich mit dem Thema Vorbeugung. Natürlich müssen wir unbedingt wirksame, sanfte Therapien entwickeln, aber ich denke, daß es wirksamer und kostensparender ist, an der Vorbeugung von Tumorerkrankungen zu arbeiten.

Grüne Apotheke für Krebsvorsorge

Vor 20 Jahren, das heißt lange, bevor die Wissenschaftler sich einig wurden, daß eine Ernährung mit einem hohen Anteil an Obst und Gemüse bei der Vorbeugung von Krebs hilft, und noch lange bevor das Nationale Institut für Gesundheit (NIH) damit begann, jeden zu dem 'Fit-mit-Fünf-Plan' (Fünf Portionen Obst und Gemüse pro Tag) zu animieren, bat mich ein renommiertes Gesundheitsmagazin (*Prevention*) um Ideen zur Krebsvorsorge. Ich wartete mit verschiedenen Vorschlägen auf: ein großer grüner Salat oder Krautsalat (übrigens ein Lieblingsgericht in unserer Familie), eine große Schüssel Gemüsesuppe und ein Salat mit Kräutern zur Vorbeugung vor Krebs.

Ich bin sicher, Sie wissen, wie man einen Salat zubereitet, und es gibt hinreichend viele Rezepte für Krautsalat und Gemüsesuppen, deshalb werde ich bei diesem Thema nicht länger verweilen. Ich möchte nur sagen, daß man gar nicht zu viele verschiedene Gemüse nehmen kann. Versuchen Sie, bei Ihren Gerichten soviel verschiedene Obst- und Gemüsesorten wie möglich zu verwenden.

Mein Kräutersalatrezept mag sich vielleicht ein wenig sonderbar anhören, deshalb werde ich es etwas ausführlicher besprechen.

⤻⤻⤻Kräutersalat zur Krebsvorsorge. Die Grundlage dieses Rezeptes bilden verschiedene Pflanzen, die ich einem Klassiker von Jonathan Hartwell (vielen Dank an ihn) entnommen habe. In dem Buch werden mehr als 3.000 Pflanzen besprochen, die in der volksmedizinischen Literatur als Therapie gegen Krebs erwähnt werden. Mehr als die Hälfte der von Hartwell beschriebenen Pflanzen enthalten tatsächlich eine Substanz, die sich – zumindest im Reagenzglas – bei der Behandlung bestimmter Tumorarten als hilfreich erwiesen hat.

Mein Kräutersalat zur Krebsvorsorge enthält Knoblauch, Zwiebeln, Paprika, Tomaten, rote Kleeblüten, gehackte und gekochte Beete, frische Ringelblumenblüten, frische Wegwartenblüten, Lauch, Gurken, Kreuzkümmel, Erdnüsse, Salat, Portulak und Salbei.

Zusätzlich habe ich ein Antitumor-Dressing kreiert, das zu dem Salat gehört. In die Soße kommen Leinsamenöl, Nachtkerzenöl, Knoblauch, Rosmarin, eine Prise Zitronensaft und Peperoni.

Fünfzehn Jahre, nachdem ich meinen Salat erfand, das heißt Ende 1989, lud der Leiter des NIH, Dr. Herbert Pierson, mich ein, an einem Projekt teilzunehmen, das ein Nahrungsmittelprogramm zur Krebsvorsorge auf die Beine stellen sollte. Dies war eine größere Anstrengung auf nationaler Ebene, Nahrungsmittel so zu verändern, daß sie einen höheren Gehalt an den Nährstoffen mit medizinischem Wert aufwiesen. Der Grundgedanke dabei

war, den Gehalt an krebs-
bekämpfenden Substanzen in
Nahrungsmitteln zu erhöhen,
und zwar entweder, indem das
Erbgut der Pflanzen verändert
wurde oder die entsprechenden Techniken entwickelt
würden, die die erwünschten
medizinischen Eigenschaften
bewahren oder verstärken
würden.

Dr. Pierson war an meiner
Datensammlung mit medi-
zinischen Phytochemikalien in
eßbaren Pflanzen und
Kräutern höchst interessiert,
die natürlich auch tumor-
bekämpfende Substanzen auf-
listete und auch die Basis
dieses Buches darstellt. Er lud
mich zu einem Treffen ein, an
dem verschiedene Experten
die tumorbekämpfenden Vorzüge einiger Pflanzen er-
läutern würden.

Meine wissenschaftlichen
Kollegen erzählten von den
Sulfiden im Knoblauch, dem
Capsaicin in spanischem Pfef-
fer, der Substanz Limonen in

Das Motto: Fit mit Fünf

Kürzlich habe ich einen äußerst attraktiven Fünfkampf bestritten. Zunächst
schnitt ich einen Apfel, zwei Möhren,
eine Zitrone und eine rosa Grapefruit in
Scheiben. Alle Zutaten kamen mit ein
wenig Wasser in den Mixer. Das entstandene Gemisch hatte eine herrlich
gelbe Farbe wie das künstliche Orangen-
sorbet, das mein Vater mir immer
kaufte.

Ich trank den Saft im Rahmen
meines Fünfkampfes zum Frühstück und
hatte damit schon vor dem Mittagessen
alle Disziplinen abgehakt. Danach
stellte ich eine weitere Portion her, die
ich aufteilte: Einen Teil fror ich als
Sorbet ein, der andere wurde mit
Holzstäbchen versehen und zu Eis-
lutschern eingefroren. Ich bin gespannt,
was meine Enkel dazu sagen. Wahrscheinlich wünschen sie sich das Eis
etwas süßer, aber da kann ich sie mit
Stevie überlisten, einem Kraut, das ein
guter Ersatz für Zucker und künstliche
Süßstoffe ist. Sie können zum Beispiel
einen Teebeutel öffnen und eine Prise
des Krautes zu Getränken geben.

Zitrusfrüchten und den Lycopenen in Tomaten. Sie priesen das krebsbekämpfende Potential von Leinsamen, Süßholz und Rosmarin. (Seit dieser
Konferenz streue ich übrigens Rosmarin über meinen Salat!)

Das Nahrungsmittelprojekt hatte sicherlich einiges für sich. Ich freute
mich auf die kommenden fünf Jahre, die ich dem NIH mit Rat und Tat zur
Seite stehen wollte. Aber, wie das Leben so spielt, Dr. Pierson verließ das
NIH und nun ist das Projekt sehr viel weniger vielversprechend und greifbar.

Zum Glück läuft die Forschung über das medizinische Potential in
anderen Programmen und Institutionen weiter. Während der nächsten Jahre
werden Sie sicher mehr über Nährstoffe mit medizinischem Wert,

Phytochemikalien und heilende Speisen hören. Nahrungsmittel und traditionelle medizinische Kräuter besitzen ganz eindeutig heilende Eigenschaften, und zwar auch die Fähigkeit, Krebs zu besiegen.

Läuse

Ein Weilchen nach einem Aufenthalt in einem der 'rustikalen Hotels' im Regenwald von Madagaskar litt ich unter einem juckenden Befall mit Läusen.

Zumindest glaube ich, daß ich Läuse hatte. Meine 65 Jahre alten Augen waren zu müde, um irgendwelche auf mir krabbelnden Läuse zu entdecken. Möglicherweise bildete ich mir alles auch nur ein. Aber selbst wenn meine Phantasie mir die Läuse vorgaukelte, hätte es keinen passenderen Ort für solche Phantasien gegeben. Das Hotel war sehr schmuddelig und steckte voller Parasiten.

Da ich auf Anhieb kein Kräutermittel gegen Läuse wußte, kämpfte ich mich durch den tropischen Blätterwald zu einer guten Ärztin durch. Meine Freundin, Dr. Linnea Smith, suchte – und fand ebenfalls keine Läuse. Pflichtbewußt gab sie mir dennoch ein Shampoo gegen Läuse mit, und ebenso pflichtbeflissen wusch ich meinen Kopf damit. Nun, ich muß wirklich Läuse oder etwas ähnliches gehabt haben, da der Juckreiz nach der Behandlung mit dem Shampoo verschwand.

Läuse sind jedes Jahr für Millionen Menschen ein leider allzu bekanntes – und 'lausiges' – Problem. Das macht insgesamt eine Menge Lausshampoos und andere Entlausungsprodukte. Aber gibt es da nicht noch mehr? Hier ist die Antwort.

Grüne Apotheke für Läuse

Es existieren nur wenige Kräuterratgeber, die ein pflanzliches Mittel gegen Läuse verraten, deshalb hoffe ich, daß die Kräuterexperten dieses Kapitel lesen und beginnen, Rezepte gegen Läuse (Pediculizide) in ihre Werke aufzunehmen. Hier sind ein paar Vorschläge, mit denen Sie die Läuse loswerden.

➤ **Neembaum (*Azadiracta indica*) und Safranwurz (*Curcuma longa*).** In einer in Indien durchgeführten Untersuchung behandelten die Wissenschaftler 814 Personen mit Läusen mit einer Kombination aus den beiden folgenden Kräuterrezepten.

Der Neembaum ist ein großer, der Eiche ähnlicher Baum, der in Indien beheimatet ist und mittlerweile auch im subtropischen Klima angepflanzt wird. Das Öl der Blätter und Samen enthält Substanzen, die gegen viele lästige Insekten wirksam zu sein scheinen. Aus diesem Grund enthalten einige ökologische Pestizide Neembaumprodukte. (Einige Freunde von mir, die auf Hawaii leben, pflanzen und ernten mittlerweile Neembäume.)

Kurkuma oder Safranwurz wird seit langem als asiatisches Hausmittel und als Schädlingsmittel eingesetzt. Das Kraut eignet sich besonders gut zur Bekämpfung von Krätze, die durch parasitische Milben verursacht wird. Deshalb erscheint es nur logisch, daß die Forscher Safranwurz gegen Läuse ausprobierten. In einer Studie bereiteten sie eine Paste aus Neembaumblättern und Safranwurz zu, indem sie frische Neembaumblätter und Safranwurz vermahlten (vier Teile Neemkraut kamen auf einen Teil Safranwurz). Die Teilnehmer an der Studie rieben ihre gesamten Körper damit ein und ließen die Paste trocknen. Sie wiederholten die Behandlung, bis sie keine Läuse mehr fühlen oder sehen konnten. In der Zwischenzeit wurden auch ihre Kleider und die Bettwäsche ausgekocht, was stets bei einem Befall mit Läusen empfohlen wird.

Die Wissenschaftler konnten berichten, daß 98 Prozent der Teilnehmer innerhalb von 3 bis 15 Tagen völlig geheilt waren. Sie merkten ferner an, daß die zwei Prozent, die weiterhin mit Läusen befallen waren, das Programm nicht befolgt hatten.

❧ **Echter Kalmus (*Acorus calamus*).** Die hierzulande seit 1560 heimische Pflanze hat erwiesenermaßen lausabtötende Eigenschaften. Die aromatische Wurzel wird zu Pulver gemahlen und entweder als Umschlag verwendet oder direkt auf die betroffenen Hautpartien gerieben.

Leberprobleme

Vor 25 Jahren hatte ich in Panama eine Hepapitis (Leberentzündung), und ich tat das, was die Ärzte mir rieten: ich trank bis zu meiner Genesung keinen Alkohol – was eine Herausforderung war, da der Rum in Panama gut schmeckt und preiswert ist. Und ich ruhte mich aus – das war die ganze Therapie. Die Schulmedizin hatte damals Patienten mit einer Hepatitis einfach noch nicht allzu viel zu bieten – woran sich bis heute nicht sehr viel geändert hat.

Anders die Kräutermedizin. Als mein Sohn vor ein paar Jahren an einer

Hepatitis erkrankte, gab ihm sein Arzt den gleichen Rat, den ich vor Jahren in Panama bekommen hatte. Zu dieser Zeit wußte ich jedoch schon mehr über Kräuter, deshalb gab ich meinem Sohn zwei Fläschchen mit Mariendistelkapseln. Mariendistel ist das Kraut der Wahl bei jeglichen Leberbeschwerden, angefangen von einer Hepatitis über Zirrhose bis hin zu einer Vergiftung mit *Amanitas*-Pilzen.

Leber in Schwierigkeiten

Die führende Ursache für Lebererkrankungen heißt Alkohol, der zu einer Zirrhose (Leberverhärtung) führt. Millionen Deutsche leiden unter der Volkskrankheit Nummer eins, die alljährlich Tausende von Menschenleben kostet und sich zu einem ernsthaften Problem unserer Gesellschaft gemausert hat. Ein Beispiel aus den Vereinigten Staaten: bei Männern im Alter zwischen 25 und 64 Jahren stehen Alkoholtote auf Rang vier der Liste der Todesursachen.

Nach Alkohol sind Hepatitiden die Nummer zwei bei den Lebererkrankungen. Eine Hepatitis, das heißt übersetzt eine Entzündung der Leber, ist nicht eine einzige, sondern viele unterschiedliche Erkrankungen. Es gibt die akute Hepatitis (die mitunter ausheilt) oder die chronische Form (die sehr lange bestehen kann). Eine Hepatitis kann durch Viren verursacht werden, die entsprechenden Viren werden bisher mit den Buchstaben A, B, C, D und E durchnummeriert, aber ich bin sicher, daß mit der Entdeckung neuer Viren weitere Buchstaben folgen werden. Eine Hepatitis kann auch durch Alkohol, Medikamente (und zwar sogar durch so 'harmlose' Schmerzmittel wie Paracetamol) oder eine zu starke Exposition gegenüber Industriechemikalien wie zum Beispiel chemische Dämpfe aus Reinigungen wie Kohlenstoff-Tetrachlorid) verursacht werden.

Um beim Beispiel USA zu bleiben: jedes Jahr werden dort 300.000 neue Fälle der verschiedenen Hepatitisformen diagnostiziert. Hepatitis B ist besonders heimtückisch, sie breitet sich wie AIDS durch Sexual- und Blut-zu-Blut-Kontakt aus. Etwa 5.000 Menschen sterben alljährlich an Hepatitis B, und wenn man die Krankheit überlebt, trägt man in den darauffolgenden Jahren ein erhöhtes Leberkrebsrisiko. Glücklicherweise ist mittlerweile ein Impfstoff gegen Hepatitis A und B entwickelt worden, für die anderen Hepatitsformen sind derlei Impfungen noch nicht verfügbar.

Grüne Apotheke für Leberprobleme

Da die Schulmedizin neben Ruhe zur Behandlung einer Hepatitis nicht allzu viel anzubieten hat, finde ich, daß es wirklich zu schade ist, daß die

Halbgötter in Weiß nicht häufiger in der Literatur über Kräuter stöbern. Möglicherweise würden sie erfahren, daß Mariendistel und andere Kräuter bei der Behandlung von Erkrankungen der Leber helfen können.

◥◥◥Möhre (*Daucus carota*). Wissenschaftler in Indien haben entdeckt, daß Möhren der Leber zumindest bei Versuchen mit Labortieren einen erheblichen Schutz zu bieten haben. Nach einem durch Chemikalien künstlich herbeigeführten Leberzellschaden (das heißt, die Leberschäden wurden durch Chemikalien hervorgerufen), zeigte sich in den Experimenten, daß sich die Versuchstiere mit der Hilfe von Möhrenextrakten erholen konnten. Diese Extrakte erhöhen die Aktivität verschiedener Enzyme, die die Entgiftung der Leber und anderer Organe beschleunigen.

◥◥◥Löwenzahn (*Taraxacum officinale*). „Löwenzahnwurzeln führen die Liste der Nahrungsmittel an, die gut für die Leber sind", schreibt der Kräuter-Pharmakologe Dr. Daniel Mowrey in einem seiner Bücher (*siehe Anhang*). Die Blätter haben eine entwässernde (diuretische) Wirkung, was bedeutet, daß überflüssiges Wasser aus dem Körper gespült wird. Die Wurzeln werden außerdem seit Jahrhunderten zur Behandlung von Gelbsucht genutzt. Die Haut verfärbt sich bei einer Gelbsucht, weil die Leberfunktion ernsthaft beeinträchtigt ist.

Ich empfehle, sowohl die Blätter als auch die Blüten zu verwenden. Löwenzahnblüten sind reich mit Lecithin bestückt – einem Nährstoff, der sich bei verschiedenen Leberproblemen als hilfreich erwiesen hat.

Da Löwenzahn eine eßbare Pflanze ist, rate ich ferner, die Blätter und Blüten wie Spinat zu dämpfen und viel von diesem Gemüse zu schlemmen. Wenn Sie den bitteren Geschmack nicht mögen, können Sie

Löwenzahn

Dieses weit verbreitete Unkraut wurde von chinesischen Ärzten bei einer Vielzahl verschiedener Krankheiten verschrieben.

sich auch Kapseln mit dem Kraut (zum Beispiel Legapas comp.® aus der Apotheke) oder Löwenzahntinkturen besorgen. Halten Sie sich dabei an die Dosierungsempfehlung des jeweiligen Herstellers.

◥◥◥Indische Mandel (*Terminalia catappa*). Extrakte dieser Pflanze haben sich bei Versuchstieren in Studien bei chemisch herbeigeführten Leberschäden als Leberschutz erwiesen. Leider sind indische Mandeln

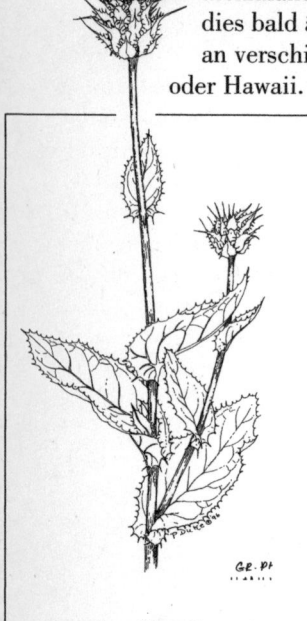

hierzulande praktisch nicht erhältlich, aber ich hoffe, daß sich dies bald ändern wird. Die Pflanze wächst übrigens auch wild an verschiedenen tropischen Küsten, zum Beispiel in Florida oder Hawaii.

Mariendistel (*Silybum marianum*). Mariendisteln werden seit 2.000 Jahren als Lebertherapeutikum geschätzt. Forschungen haben belegt, daß die Samen der Pflanze die Leber vor Schäden durch Alkohol und Hepatitiden schützen helfen und die Regeneration geschädigter Leberzellen unterstützen. Dies ist wahrscheinlich der Grund, warum die deutsche Kommission E die Verwendung von Mariendistelsamen oder von Extrakten aus den Samen als unterstützende Therapie bei einer Zirrhose und chronisch entzündlichen Leberproblemen befürwortet.

Andere Studien haben belegt, daß die in Mariendistel enthaltene Substanz Silymarin die Leber vor industriellen Giften wie zum Beispiel Tetrachlor-Kohlenstoff schützen hilft.

Selbst wenn Sie keinen Leberschaden und keine Lebererkrankung haben, unterstützt Mariendistel die Leberfunktion, weil das Kraut die Entgiftung des Körpers fördert. Sie erhalten Mariendistelkapseln in reichlicher Auswahl in Apotheken. Halten Sie sich dabei an die Dosierungsempfehlung des jeweiligen Herstellers.

Mariendistel

Sie können Mariendisteln im eigenen Garten ziehen oder in Form von Kapseln in der Apotheke besorgen.

Wenn Sie eher auf Gärtnern eingestellt sind, können Sie Ihre eigenen Mariendisteln ziehen. Die zarten jungen Blätter können in Salaten verwendet werden, auch wenn sie nur Spuren an Silymarin enthalten. Die Samen haben nicht nur medizinischen Wert, sondern können auch geröstet, gemahlen und als Ersatz für Kaffeepulver verwendet werden. (Mariendisteln sind mit Cichorium verwandt, einem weiteren Ersatz für Kaffee.)

Wenn ich mir die Ausmaße des Alkoholmißbrauchs vorstelle, dann träume ich manchmal davon, wie ich durch den Verkauf meiner 'Bierbohnen' – einer Mischung aus 20 Gewichtsanteilen gerösteter Mariendistelsamen, Sojabohnen (die das Verlangen nach Alkohol stillen sollen) und Ginkgonüssen (die den Alkoholabbau beschleunigen) – reich werde. Ich würde die Zutaten rösten und sie meinen trinkfreudigen Bekannten anbieten.

334

ᐅᐅᐅ Spaltkölbchen (*Schisandra chinensis*). Das Kraut wird in der chinesischen Medizin weithin als männliches Tonikum genutzt, besitzt aber auch leberschützende Eigenschaften, meint der Buchautor Dr. Albert Leung (*siehe Anhang*). Chinesische Ärzte verwenden die Extrakte sehr erfolgreich zur Behandlung viral bedingter Leberentzündungen und anderer Lebererkrankungen. Die Samen enthalten übrigens mehr als ein Dutzend leberschützende Substanzen.

Ich wäre wirklich nicht überrascht, wenn die Spaltkölbchen eines Tages zur Behandlung von Leberbeschwerden genauso populär wie Mariendistel wären. Leider ist das Kraut hierzulande (noch) nicht erhältlich, ich hoffe aber, daß sich dies bald ändern wird. In China nimmt man bis zu einen Monat lang etwa ein bis sieben Teelöffel pro Tag ein, nachdem die Hepatitis auskuriert ist.

ᐅᐅᐅ Tamarinde (*Tamarindus indica*). In Lateinamerika wird Tamarindensaft als Mittel der Wahl beim Konsum alkoholischer Getränke gehandelt, da der Saft einem Kater vorbeugen soll. Ich habe den Saft bei entsprechender Gelegenheit selbst getestet und finde, daß er tatsächlich hilft. Dies bekräftigt meine Ahnung, daß Tamarinde die Leber schützen kann. Meine Meinung wurde zumindest teilweise durch eine Studie bestätigt, die zu dem Ergebnis kam, daß Tamarindenextrakte Versuchstiere vor Leberschäden, die künstlich durch die Verabreichung leberschädigender Chemikalien herbeigeführt werden sollten, geschützt waren.

Das süße Fruchtmus um die Samen wird zum Süßen von Getränken verwendet und deshalb eher als Nahrungsmittel denn als Medizin eingesetzt. Falls möglich, trinke ich zwei Gläser pro Tag. Bisher habe ich die Rinde jedoch nur auf ein paar Märkten in Lateinamerika entdeckt, in Deutschland erhalten Sie immerhin Tamarindus-Urtinkturen.

ᐅᐅᐅ Gemeine Wegwarte (*Cichorium intibus*). Der Wirkstoff Paracetamol ist in hohen Dosen lebertoxisch, und wenn die Dosis hoch genug ist, sogar tödlich. In einer Studie überlebten 70 Prozent der Mäuse, denen Wegwartenextrakte verabreicht worden waren, eine Dosis Paracetamol, die 100 Prozent der unbehandelten Tiere tötete. Das überrascht mich nicht, da Wegwarte mit Mariendistel verwandt ist.

> ## Leberschützender Salat
>
> Diverse leberschützende Zutaten lassen sich hevorragend in einem Salat kombinieren. Mischen Sie junge Mariendistelblätter, Möhren und Löwenzahnblüten. Zum Dressing geben Sie Ingwer und Kurkuma dazu.

Ein Tee für die Leber

Dies ist ein einfaches Teerezept aus Kräutern, die erwiesenermaßen leberschützende Eigenschaften haben. Mischen Sie nach Belieben Süßholz, Löwenzahn, Wegwarte, Kurkuma und Ingwer. Wenn Sie möchten, können Sie auch Anis, Kümmel, Selleriesamen, Dill, Nelken, Fenchel, Pfefferminze, Rosmarin und Vanilleschoten zugeben. Sie können sich ein Gefäß mit den Kräutern vormischen und die Mixtur für den Fall bereithalten, daß Sie Lust auf einen Kräutertee bekommen.

Für meine Hausmedizin grabe ich meine eigenen Wurzeln aus, röste und vermahle sie zu einem Kaffepulver. Das ergibt einen herrlichen, koffeinfreien Kaffee-Ersatz, von dem ich zwei bis vier Tassen pro Tag trinke. Sie müssen sich jedoch nicht soviel Mühe machen, da es standardisierte Extrakte des Krautes zu kaufen gibt.

Engelwurz (*Angelica sinsensis*). Das auch als *Dang-Quai* bezeichnete chinesische Kraut wird im Orient als Mittel zur Förderung der weiblichen Gesundheit geschätzt. Es schützt außerdem die Leber, vor allem, weil es die Sauerstoffausnutzung fördert. Chinesische Ärzte, die mit Kräutern heilen, verwenden das Kraut gerne bei Leberzirrhosen.

Die übliche Empfehlung beträgt bis zu einen Monat lang zwei bis sechs Teelöffel pro Tag in Form von Tees, Tinkturen oder Tabletten. Das Kraut ist in Apotheken erhältlich. (Bitte nehmen Sie diese Heilpflanze jedoch nicht ein, wenn Sie schwanger sind.)

Javanesischer Gelbwurz (*Curcuma xanthorrhiza*). In der asiatischen Volksmedizin wird dieses Kraut zur Behandlung von Erkrankungen, die in Zusammenhang mit der Leber stehen, insbesondere Gallensteinen und Gelbsucht, hoch angesehen. Wissenschaftler aus Taiwan haben den Grund dafür entdeckt: Gelbwurzextrakte sind ein wesentlicher Leberschutz. Sie erhalten das Kraut in Kombination mit anderen Kräutern in der Apotheke (zum Beispiel Bilisan C3®). Halten Sie sich dabei an die Dosierungsempfehlung des jeweiligen Herstellers.

Süßholz (*Glycyrrhiza*). Die aktive Substanz in Süßholz, das Glycyrrhicin, hemmt Leberzellschäden und wird vor allem in Japan zur Behandlung von Leberzirrhose und chronischen Leberentzündungen verwendet. Leider spritzen die Japaner die Substanz, was ich nicht empfehlen würde.

Russische Studien gaben Hinweis darauf, daß eine Kräutermischung aus Süßholz, Pfefferminze, Rose, Rainfarn und Brennessel bei Versuchstieren die Zellwände der Leberzellen stabilisiert und damit die Tiere vor Leberschäden schützt. Dr. Joseph Pizzorno und Dr. Michael Murray erwähnen in einem ihrer Bücher (siehe Anhang) ausgezeichnete klinische Versuche, die gezeigt haben, daß Glycyrricin bei der Behandlung einer viral bedingten Hepatitis sehr wirksam ist.

Sie können standardisierte Extrakte in der Apotheke kaufen. Halten Sie sich einfach an die Dosierungsempfehlung des jeweiligen Herstellers.

❧ **Flaschenkürbis (*Lagenaria siceraria*).** Wissenschaftler der University of North Carolina School of Medicine in Chapel Hill, USA, haben herausgefunden, daß ein Mangel an dem B-Vitamin Cholin bei Versuchstieren zu Leberschäden führt und mit der Entstehung von Leberkrebs in Zusammenhang gebracht werden kann. Ob Cholin der menschlichen Leber nun wirklich hilft, steht noch nicht fest, aber es schadet sicherlich nicht, mehr von dem Nährstoff zu sich zu nehmen.

Laut meiner Datensammlung ist Flaschenkürbis die beste Quelle für Cholin (mit 1,6 Prozent bezogen auf das Trockengewicht). Essen Sie den Flaschenkürbis genauso wie Kürbis. Wenn Sie den Flaschenkürbis nicht auftreiben können, können Sie das Gemüse auch im eigenen Garten ziehen. Andere Kräuter mit einem hohen Gehalt an Cholin sind Bockshornkleeblätter, gemeines Hirtentäschel, Andorn, Ginseng, Augenbohnen, Erbsen, Mungobohnen, Schwammgurken, Linsen und Engelwurz.

❧ **Ingwer (*Zingiber officinale*).** Laut Forschungen, die ich zusammen mit dem Molekularbiologen Dr. Stephen Beckstrom-Sternberg durchführte, enthält Ingwer acht leberschützende Bestandteile. Ich möchte nicht so weit gehen und behaupten, daß man damit eine Hepatitis behandeln kann, aber wenn Sie Ingwer lieben, erhalten Sie jedesmal, wenn Sie Ingwer beim Kochen oder in Ihrem Tee verwenden, ein wenig Extraschutz.

❧ **Teestrauch (*Camellia sinensis*).** Tee ist klinisch bei der Behandlung akuter infektiöser Hepatitiden wirksam, stellten Dr. Leung und Dr. Steven Foster in ihrem Buch über Kräuter (*siehe Anhang*) fest. Wenn ich eine Leberentzündung hätte, würde ich pro Tag zwei bis vier Tassen Tee trinken.

❧ **Safranwurz (*Curcuma longa*).** Das auch als Kurkuma bezeichnete Gewürz wird gern in indischen Gerichten verwendet und enthält verschiedene Substanzen, die die Leber schützen. Wenn ich eine Hepatitis hätte, würde ich beim Kochen mehr Kurkuma verwenden.

Libidoverlust bei Frauen

Eine bestimmte Ärztin, deren Namen ich hier nicht bekanntgeben möchte, hat ein Buch über viele tolle Kräuter geschrieben, die als Aphrodisiakum wirken sollen.

Die Autorin ist ein großer Fan von Turnera, das aus Mexiko und dem Südwesten der Vereinigten Staaten stammt. Das Kraut genießt seit so langer Zeit einen Ruf als sexuelles Stimulans, daß sein voller lateinischer Name *Turnera aphrodisiaka* lautet.

Hier ein Abschnitt aus ihrem Buch: „Mexikanische Frauen trinken seit langem ein paar Stunden vor dem Schlafengehen einen Tee mit Turnera, um sich selber auf ihre Männer einzustimmen. Man sagt ferner, daß es erotische Träume schenkt, wenn es zur Schlafenszeit eingenommen wird."

Liebe im Ausverkauf

Diese Ärztin ist übrigens nicht die einzige, die Turnera zur Stimulierung der sexuellen Lust anpreist. Ich habe auch schon Sexualtherapeuten über das Kraut sprechen hören, die sagten, daß es ein mildes stimmungshebendes Mittel ist, das Liebende ins Schafzimmer treibt.

Aussagen wie diese werden wahrscheinlich die Verkaufszahlen von Turnera in die Höhe treiben, was ein Teil des Problems ist. Besagte Ärztin bezieht nämlich aus dem Verkauf des Krautes einigen Gewinn. In praktisch jeder Ausgabe von Fachzeitschriften ist ihr Bild neben Produkten mit Turnera abgebildet. Die Anzeigen lauten in etwa: „In meiner Praxis habe ich herausgefunden, daß Turnera eines der wirksamsten Aphrodisiaka ist, das Frauen erhalten können. Ich hatte bei einer großen Anzahl von Fällen Erfolg mit Turnera. Es ist sicher und wirksam."

Nun, es ist natürlich nicht falsch, wenn man den Verkauf eines Produktes fördert, an das man glaubt. Aber wenn Ärzte kontrovers diskutierte Aphrodisiaka anpreisen und diese auch noch verkaufen, dann wundert man sich doch ein wenig. Und Turnera wird in der Tat sehr gegensätzlich diskutiert. Viele Experten

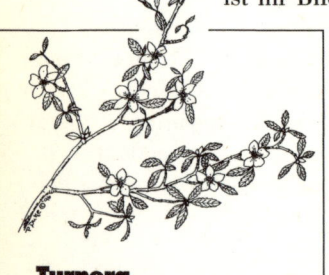

Turnera

Das gegensätzlich diskutierte Kraut aus Mexiko hat sich einen Ruf als sexuelles Stimulans geschaffen.

für natürliche pharmazeutische Produkte, darunter auch Dr. Varro Tyler, sind überzeugt, daß Turnera trotz seines Namens nur ein Schwindel ist.

Persönlich habe ich mir über Turnera noch keine Meinung gebildet. Es gibt bis dato keine glaubwürdigen Untersuchungen, um den luststeigernden Ruf der Pflanze zu untermauern, aber vor nicht allzu langer Zeit habe ich mich mit einer Frau unterhalten, die erzählte, daß ihr das Kraut sehr gut getan hatte. Auch ihr Partner lobte die Heilpflanze.

Ich bin nie über irgendwelche Berichte gestolpert, daß Turnera Nebenwirkungen hätte, deshalb können Sie es unbesorgt ausprobieren, wenn Sie möchten. Die junge Frau, mit der ich sprach, bereitete sich einen Tee aus einem Teelöffel des getrockneten Krauts pro Tasse mit kochendem Wasser zu. Diese Dosis müßte in Ordnung sein. (Sie erhalten zum Beispiel die Urtinkturen unter der Bezeichnung Damiana in der Apotheke.)

Wenn man die Lust verliert

Jeder, ob nun Mann oder Frau, kann das Interesse am Sex verlieren. Bei Frauen wurde dieses Phänomen als *Frigidität* bezeichnet, aber die Sexualtherapeuten haben diesen abwertenden Begriff mittlerweile verbannt und sprechen nunmehr in neutraleren Worten von *Libidoverlust* oder *vermindertem sexuellem Interesse*.

Viele Faktoren können zu einem verminderten sexuellen Interesse beitragen, wie zum Beispiel Krankheit, Verletzung, emotionaler Streß, (vor allem, wenn die Beziehung in die Brüche geht), Alkohol und viele verschreibungspflichtige Medikamente, allem voran Medikamente gegen Depressionen. Ich empfehle Ihnen daher, bevor Sie zu einem Psychotherapeuten gehen oder sich selbst als sexuell desinteressiert abschreiben, eine Liste aller von Ihnen eingenommenen Medikamente aufzustellen, und zwar sowohl von den verschreibungspflichtigen als auch den rezeptfreien. Dann nehmen Sie diese Liste zu Ihrem Arzt oder Apotheker mit und fragen Sie nach, ob die aufgeführten Medikamente Nebenwirkungen haben, die Ihr Sexualleben beeinträchtigen könnten. Wenn dem so ist, dann fragen Sie Ihren Arzt, ob er das Medikament nicht durch ein anderes Mittel ersetzen könnte, das keine so unangenehmen Nebenwirkungen hat.

Grüne Apotheke für Libidoverlust bei Frauen

Wenn Sie häufige Ursachen für das verminderte sexuelle Interesse ausgeschlossen haben, können Sie es mit einigen Kräuteralternativen probieren.

Engelwurz (*Angelica sinensis*). Die Chinesen sagen, daß das auch als Dang-Quai bezeichnete Kraut bei Frauen das bewirkt, was Ginseng für

Männer tut: es ist ein Tonikum in Sachen Geschlechtsverkehr und Fruchtbarkeit.

Aufgrund seines Rufs als sexuelles Stimulans ist Engelwurz eines der am meisten gebräuchlichen Kräuter in der chinesischen Medizin für Frauen. In der Regel nimmt man drei bis sechs Teelöffel der gemahlenen Wurzel pro halben Liter kochendes Wasser. Frauen trinken bis zu drei Tassen pro Tag. (Sie dürfen das Kraut jedoch nicht einnehmen, wenn sie schwanger sind.)

Ginseng (*Panax*, verschiedene Spezies). Auch wenn man Ginseng lange Zeit als Aphrodisiakum für den Mann eingestuft hat, habe ich Berichte über Frauen gelesen, die nach seinem Verzehr eine größere sexuelle Erregbarkeit feststellten.

Heutzutage schlagen verschiedene mir bekannte Kräuterheilpraktiker Ginseng bei einem verminderten Interesse von Frauen am Geschlechtsverkehr vor. Das Kraut ist sehr teuer, deshalb nehmen nur wenige Personen viel davon ein. Die typische Dosis beträgt etwa einen halben Teelöffel einer Tinktur in Saft gerührt.

Quebrachobaum (*Aspidosperma quebracho-blanco*). Dieses Kraut ist eines der bekanntesten Aphrodisiaka Südamerikas. Es enthält Yohimbin, die aktive Substanz der Krappgewächse (Yohimbe). Ich habe immer gedacht, daß Yohimbe und der Quebrachobaum ein männliches Aphrodisiakum wären, aber der Sexualtherapeut und Buchautor Dr. Roger Libby (*siehe Anhang*) betont, daß er auch Frauen mit einem abgeschwächten Interesse am Geschlechtsverkehr beide Kräuter empfiehlt.

Die biochemischen Fähigkeiten der Pflanze tragen laut Dr. Libby dazu bei, daß die Klitoris sich mit Blut füllt, was eine erhöhte sexuelle Lust und eine stärkere Erregung nach sich zieht. Sie dürfen das Kraut jedoch nicht ausprobieren, wenn Sie einen hohen Blutdruck haben, und wenn Sie irgendwelche Nebenwirkungen wie zum Beispiel Schwindel verspüren, dürfen Sie es nicht nochmals verwenden. Sie erhalten die Urtinktur auch unter der Bezeichnung Aspidosperma quebracho blanco in der Apotheke.

Yohimbe (*Pausinystalia yohimbe*). Wenn Dr. Libby recht hat, dann bewirkt das Kraut mehr, als nur bei Männern Erektionen auszulösen. Das auch unter dem Namen Liebesbaum oder Potenzrinde bekannte Gewächs erhöht erwiesenermaßen den Blutstrom in den Penis, und ich könnte mir vorstellen, daß es die gleiche Wirkung auf die weibliche Klitoris hat.

Die Einnahme von Yohimbe ist ein wenig problematisch, da es eine Anzahl von Nebenwirkungen haben kann, unter anderem eine Steigerung des Blutdrucks. Dies ist daher einer der wenigen Fälle, in denen ich die Einnahme der Reinsubstanz (Yohimbin), die aus dem Kraut gewonnen wird, statt des ganzen Krautes empfehle. Wenn Sie es mit Yohimbin probieren möchten, müssen Sie sich vom Arzt ein Rezept dafür geben lassen. Wahrscheinlich müssen Sie dabei auch ein wenig erklären, da der Wirkstoff eigentlich Männern mit Potenzproblemen verschrieben wird. Vielleicht sollten Sie bei Ihrem Arztbesuch dieses Buch dabei haben.

➤ **Anis (*Pimpinella anisum*).** Anis hat einen hohen Gehalt an Anethol, einer Substanz, die ähnliche Eigenschaften wie das weibliche Hormon Östrogen hat. Es genießt den Ruf, die Milchproduktion zu steigern, die Menstruation zu fördern, die Entbindung zu erleichtern und die sexuelle Lust bei Frauen anzufachen. Manche Wissenschaftler sind der Ansicht, daß Östrogen nichts mit der sexuellen Lust zu tun hat, aber ich bin überzeugt, daß pflanzliche Östrogene (Phytoöstrogene) die Lust auf das Leben steigern – und dazu gehört auch die gute alte Lust auf Liebe.

➤ **Kakaobaum (*Theobroma cacao*).** Schokolade kann die Spiegel der Wohlfühlhormone des Körpers in die Höhe treiben, lautet die Überzeugung der Buchautorin Debra Waterhouse (*siehe Anhang*). Dazu gehören zum Beispiel die Botenstoffe (Neurotransmitter) Serotonin sowie Endorphine, die sowohl Schmerzen lindern als auch die Stimmung heben. Das Ergebnis – so glaubt sie – ist, daß „alle Substanzen im Gehirn in optimalen Spiegeln für eine positive Stimmung und erneuerte Energie vorhanden sind." Eine Fachzeitschrift (*Chemical and Engineering*) stellte fest, daß „Schokolade im Gehirn Marihuana nachahmt." Ich würde mit meinen Behauptungen nicht so weit gehen, aber es ist sicherlich nicht falsch, vor dem Geschlechtsverkehr ein wenig Schokolade zu naschen. Wäre das nicht süß?

➤ **Kolabaum (*Cola nitida*).** Kola wird in Jamaika und traditionellen westafrikanischen Kulturen als Aphrodisiakum verwendet. Das Kraut enthält die stimulierenden Substanzen Theobromin und Kolanin sowie Koffein. Kaffee – der natürlich einen hohen Koffeingehalt hat – wird in arabischen Ländern übrigens seit Jahrhunderten als sexuelles Stimulans geschätzt.

➤ **Sockenblume (*Epimedium*, verschiedene Spezies).** Dieses zarte Kraut mit den schmalen, herzförmigen Blättern förderte in zahlreichen Tierversuchen die sexuelle Funktion der männlichen Versuchstiere, berichten die Buchautoren Dr. Albert Leung und Stephen Foster (*siehe Anhang*). Es besitzt nämlich eine mäßig androgene Wirkung (Androgene sind Sexualhormone). Diese Androgene sind bei Mann und Frau an der sexuellen Lust beteiligt, deshalb kann die Pflanze möglicherweise die sexuelle Lust bei Frauen entfachen, die einen Mangel an Androgenen aufweisen.

Vielleicht ist das der Grund, warum die Chinesen das Kraut als Yin-Yang bezeichnen – weil es Frauen männliche Hormone schenkt. Ich würde es einfach ausprobieren und mir einen Tee aus einem bis fünf Teelöffeln des getrockneten Krauts pro Tasse zubereiten, dabei würde ich aber nicht mehr als eine Tasse pro Tag trinken. Es gibt hierzulande wohl nur wenige Leser, die mit diesem Kraut bereits ihre Erfahrungen gemacht haben, aber in Asien gelten die Blätter als Nahrungsmittel.

Möglicherweise haben Sie Probleme, das Kraut hierzulande aufzutreiben, aber ich hoffe, daß sich das in den nächsten Jahren ändern wird. Vielleicht fragen Sie in asiatischen Supermärkten danach.

➤ **Fenchel (*Foeniculum vulgare*).** Fenchel steigert laut einem in der angesehenen Zeitschrift *Lawrence Review of Natural Products* veröffentlichtem Artikel die Libido bei männlichen und weiblichen Ratten. Fenchel enthält Substanzen, die sich ähnlich wie das weibliche Hormon Östrogen verhalten. Die Pflanze wird schon seit langem zur Anregung des Milchflusses bei der Frau verwendet. Möglicherweise möchten Sie seine Wirkung als Aphrodisiakum testen, dabei dürfen Sie jedoch kein Fenchelöl verwenden. Bei schwangeren Frauen besteht die Gefahr eine Fehlgeburt, und in Dosierungen, die einen Teelöffel Fenchelöl übersteigen, kann das Öl giftig sein.

➤ **Bockshornklee (*Trigonella foenum-graecum*).** Einst wurde das Kraut Haremsfrauen verabreicht, um sie draller werden zu lassen. Bockshornklee besitzt eine östrogenähnliche Aktivität, die zur Vergrößerung der Brust und Unterstützung der Milchproduktion bei stillenden Müttern genutzt werden kann. Ein im 19. Jahrhundert bekanntes Tonikum für die weibliche Fruchtbarkeit (*Lydia Pinkham's Compound*) enthielt Bockshornkleesamen und andere Kräuter sowie Alkohol.

Moderne Ärzte lächeln vielleicht über das Tonikum, verschreiben ihren Patientinnen in den Wechseljahren jedoch Östrogene. Eine der Wirkungen des Östrogens ist nämlich, eine Trockenheit der Scheide zu beheben, was den Geschlechtsverkehr angenehmer werden läßt. Man muß der Tatsache nun einmal in das Gesicht sehen: ein schmerzhafter Geschlechtsverkehr programmiert ein mangelndes Interesse am Sex geradezu vor. (Es scheint, als wäre Lydia Pinkham der Hormon-Ersatztherapie Jahrzehnte voraus gewesen.)

➤ **Ingwer (*Zingiber officinale*).** Auf einer Reise nach Peru traf ich Frauen, die auf dem Markt 'heißen' Ingwer verkauften, um 'kalte' Frauen aufzuwärmen. Ich kann keine wissenschaftlichen Behauptungen zu diesem Thema aufstellen, aber Ingwer kann wohl kaum Schaden anrichten und schmeckt zudem köstlich, deshalb sollten Sie es vielleicht damit versuchen.

➤ **Petersilie (*Petroselinum crispum*).** Wie Bockshornklee besitzt auch Petersilie eine östrogene Wirkung und genießt einen Ruf als Hausmittel, das die Monatsblutung und Milchproduktion in Gang bringt, die Entbindung erleichtert und die weibliche Libido fördert.

➤ **Sägepalme (*Serenoa repens*).** Die Kräuterheilpraktiker des 19.

Jahrhunderts empfahlen Serenoa, um die weibliche Libido wieder zu erwecken. Heutzutage wird das Kraut vor allem genutzt, um vergrößerte Vorsteherdrüsen bei Männern schrumpfen zu lassen.

Einige Untersuchungen gaben Hinweise darauf, daß die Substanz Beta-Sitosterol, die aus dem Kraut isoliert werden kann, wie ein Aphrodisiakum wirkt, wußte die verstorbene Buchautorin Julia Morton (*siehe Anhang*) zu berichten. Sie bekommen die Kapseln in der Apotheke.

❧ **Yamswurzel (*Dioscorea villosa*).** Die Buchautorin Susan Weed (*siehe Anhang*) stellt aus Yamswurzel Salben her, die sie Frauen nach den Wechseljahren, die unter Trockenheit in der Scheide leiden, gibt. Sie und andere Kräuterheilpraktiker sind davon überzeugt, daß die Salbe wirkt. Yamswurzeln enthalten nämlich die Vorläufer des Östrogens. Sie können sich selbst so eine Salbe herstellen, wenn Sie auf dem Markt eine Yamswurzel auftreiben, die Sie dann im Mixer pürieren und mit einem Gleitmittel vermischen. In Apotheken sind homöopathische Verdünnungen erhältlich, bitte *Dioscorea villosa* verlangen.

❧ **Ausgewählte ätherische Öle.** Aromatherapeuten empfehlen Ganzkörpermassagen mit verschiedenen ätherischen Ölen: Salbei, Jasmin, Rose oder Ylang Ylang. Die Öle werden zur Stimulation der männlichen und weiblichen Libido in eine Pflanzenölbasis gegeben. Auch ohne ätherische Öle kann solch eine Massage übrigens ziemlich stimulierend sein. Aber ich bin gerne bereit zu glauben, daß die Zugabe eines ätherischen Öls zu einer stimulierenden Massage noch wirksamer sein kann. (Bitte denken Sie daran, daß man ätherische Öle nicht einnehmen darf, da bereits kleinste Mengen giftig sein können.)

Magengeschwüre

Im Jahre 1991 hatte ich eine Verletzung, die mir die schlimmsten Schmerzen bescherte, die ich jemals erleiden mußte. Mein Arzt verschrieb mir hohe Dosen an sehr wirksamen entzündungshemmenden Schmerzmitteln, den sogenannten nichtsteroidalen Antiphlogistika (kurz NSAID).

Zu meinem und jedermanns Leidwesen, der jemals NSAIDs einnehmen mußte, sind diese Medikamente dafür bekannt, daß sie Magengeschwüre (Ulzera) verursachen. Zu meinem Glück wußte ich von Süßholz, und ich süße immer noch regelmäßig manche Kräutertees damit. Mittlerweile möchte ich behaupten, daß ich es möglicherweise dieser Gewohnheit verdanke, daß ich keine Magengeschwüre habe.

Ich habe nach der Einnahme all dieser NSAIDs kein Magengeschwür bekommen. Und was noch erstaunlicher ist, ich habe die ganzen 30 Jahre meiner Tätigkeit am Landwirtschaftsministerium keines bekommen. Ich glaube nicht, daß dies der Beweis für einen stählernen Magen ist. Statt dessen neige ich zu der Annahme, daß ich keine Geschwüre bekommen habe, weil Süßholzwurzel Substanzen enthält, die bemerkenswerte Anti-Geschwür-Eigenschaften aufweisen können. Möglicherweise habe ich auch von meiner Gewohnheit, viele der in diesem Kapitel besprochenen, ulkusvorbeugenden Kräuter und Nahrungsmittel zu essen, profitiert.

Die Wunde, die nicht heilt

Technisch gesehen ist ein Geschwür oder Ulkus eine Wunde. Aber wenn die Leute sagen, daß sie ein Geschwür haben, dann meinen sie fast immer ein innerliches Ulkus an der Magenschleimhaut oder im Duodenum (Zwölf-fingerdarm), dem Eingangstor zum Dünndarm, der hinter dem Magen liegt. Diese Ulzera werden auch als peptische Geschwüre bezeichnet, weil sie in Bereichen entstehen, die dem Verdauungsenzym Pepsin ausgesetzt sind.

Etwa zehn Prozent der westlichen Bevölkerung leiden einmal im Leben an einem Magengeschwür, und jedes Jahr kommt eine Million neuer Patienten hinzu. Männer sind viermal so empfänglich wie Frauen, und das Risiko steigt mit dem Alter. Irgendwie scheinen Allergien die Menschen anfälliger für ein Geschwür zu machen: in einer Untersuchung litten nämlich 98 Prozent der Patienten mit einem Magengeschwür gleichzeitig unter einer Allergie in den Atemwegen.

Vor nicht allzu langer Zeit dachten die Wissenschaftler, daß ein Ulkus durch Streß ausgelöst wird. Streß kann durchaus eine Rolle spielen, aber mittlerweile weiß man, daß der Schuldige häufig ein Bakterium namens *Helicobacter pylori*, auch manchmal als *Campylobacter pylori* bezeichnet, ist. Das bloße Vorhandensein von *H. pylori* bedeutet noch nicht, daß man ein Magengeschwür bekommen muß. Es ist nur umgekehrt so, daß 75 Prozent der Patienten mit einem Ulkus Anzeichen einer Infektion mit *H. pylori* aufweisen (diese Information ist einer amerikanischen Fachzeitschrift, dem *Journal of the American Medical Association* entnommen).

Grüne Apotheke für Magengeschwüre

Heutzutage behandeln die Ärzte ein durch *H. pylori* verursachtes Geschwür mit einer Kombination aus Antibiotikum plus Bismut (zum Beispiel Karaya Bismuth ®) oder ähnlichen Medikamenten. Zusätzlich können Sie auch eine ganze Reihe von Kräutertherapien gegen Ihr Geschwür ausprobieren.

◥◥◥Ingwer (*Zingiber officinale*). Wie wäre es mit kandiertem Ingwer als Kräuteralternative zu Cimetidin (Tagamet®), Ranitidin (Zantic®) oder Famotidin (Pepdul®)? Das würde doch sehr viel besser schmecken!

Ingwer ist für seine entzündungshemmenden Eigenschaften wohlbekannt, aber man kennt das Kraut kaum als Therapeutikum für Magengeschwüre. In der Tat enthält Ingwer jedoch 11 Substanzen, die erwiesenermaßen gegen ein Ulkus wirksam sind. Diese chemischen Substanzen sind eine ganze Menge, und ich könnte mir vorstellen, daß es interessant ist zu wissen, daß in einem einzigen, unbedeutendem Gewürz soviel Kraft steckt. Hier sind sie im Einzelnen, und zwar in absteigender Reihenfolge: 6-Shogaol, 6-Gingerol, 8-Shogaol, 8-Gingerol, 10-Gingerol, Ar-Curcumen, Beta-Bisalen, 6-Gingediol, Beta-Sesquiphellandren, 6-Gingerdion und 6-Paradol.

Anti-Ulkus-Obstsalat

Jede einzelne Zutat in dieser leckeren, fettfreien Nachspeise enthält erhebliche Mengen an Substanzen, die den Magen beruhigen und gegen Magengeschwüre wirksam sind. Möglicherweise ist es nur schwer vorstellbar, daß so ein köstliches Dessert tatsächlich eine wirksame Medizin sein soll, aber es stimmt.

Bananen
Ananas
Heidelbeeren
Gemahlener Zimt
Gemahlene Nelken
Gemahlener Ingwer
Honig (nach Wunsch)

Schneiden Sie die Bananen und Ananas klein. Menge und Proportionen sind bei diesem Salat davon abhängig, wieviele Portionen Sie benötigen und welche Früchte Sie lieber haben. Geben Sie das Obst in eine Schüssel und fügen Sie die Heidelbeeren dazu. Mit Zimt, Nelken und Ingwer abschmecken und mit Honig süßen (nach Belieben).

Sie können sich auch ein Anti-Ulkus-Getränk zwischen den Mahlzeiten zubereiten, indem Sie Heidelbeersaft, Ananassaft, eine Banane und die oben aufgeführten Gewürze miteinander verquirlen. Garnieren Sie jedes Glas mit einem kleinen Pfefferminzzweig.

Das Naschen von mit Honig kandiertem Ingwer ist eine angenehm schmeckende Therapie bei Magengeschwüren, meint auch der Autor Paul Schulick (*siehe Anhang*). Seiner Meinung nach ist die Kombination aus Honig und Ingwer besonders wirksam. Zusätzlich zu den antibakteriellen

Wirkstoffen von Ingwer entfaltet auch Honig eine antibakterielle Wirkung, und beide scheinen sich gegenseitig zu verstärken. Ingwer ist deshalb ein wichtiger Bestandteil meines Anti-Ulkus-Obstsalates.

Süßholz (*Glycyrrhiza glabra*). In Deutschland sind die Ärzte seit jeher für die Kräutermedizin offener als anderswo, und sie haben auch intensiver nach Kräuteralternativen geforscht. Die deutsche Kommission E erkennt Süßholz als Behandlung bei Magengeschwüren an. Diese Empfehlung basiert auf den medizinischen Traditionen Asiens, des mittleren Ostens und Europas sowie buchstäblich Dutzenden wissenschaftlicher Untersuchungen.

Süßholz enthält verschiedene, gegen Magengeschwüre wirksame Substanzen, darunter die Glycyrrhicinsäure. Süßholz und seine Extrakte sind bei vernünftiger Anwendung in moderaten Mengen – das heißt bis zu drei Tassen pro Tag – unbedenklich. Die längerfristige Anwendung oder die Einnahme sehr hoher Dosen kann jedoch Kopfschmerzen, Antriebslosigkeit (Lethargie), Natrium- und Wasserretention (Speicherung) sowie einen übermäßigen Kaliumverlust nach sich ziehen.

Diese Nebenwirkungen können jedoch vermieden werden, wenn man die ein wenig verarbeitete Form des Krautes, das sogenannte deglycyrrhinisierte Süßholz (DGS) verwendet. DGS ist bei der Vorbeugung vor Magengeschwüren weniger wirksam als die neueste Klasse von Medikamenten, die sogenannten Histaminblocker, die die Ausschüttung von Histamin verhindern. DGS scheint außerdem die Schleimhaut des Darmes vor den Geschwüre fördernden Nebenwirkungen der Azetylsalizylsäure zu schützen. Sie erhalten Glycyrrhicinsäuren in Form von Kapseln (zum Beispiel Suczulen® Mono) oder Teezubereitungen (zum Beispiel Heumann Magentee Solu-Vetan®) in der Apotheke.

Wenn Sie unter einem Magengeschwür leiden, sollten Sie diese Form von Süßholz einnehmen, aber einiges von der Kraft des Krautes geht bei der Verarbeitung leider verloren.

Wenn Sie von Zeit zu Zeit ein wenig Süßholz zur Vorbeugung vor Magengeschwüren einnehmen möchten, können Sie es mir nachmachen: Wenn Sie sich einen anderen Kräutertee aufbrühen, können Sie ein wenig Süßholz zugeben. Süßholz ergibt einen süßen, angenehm schmeckenden Tee, und wenn das Kraut zu anderen Tees gegeben wird, dient es zum Süßen dieser Tees.

Gelbwurz (*Xanthorrhiza simplicissima*). Wenn den Erfahrungen des verstorbenen Kräuterexperten Tommie Bass bezüglich Gelbwurz Glauben geschenkt werden kann – und ich neige sehr dazu – dann ist dieses Kraut einen Versuch wert. (Nähere Informationen entnehmen Sie bitte dem Abschnitt „Die Weisheit des Volkes ist wieder einmal rehabilitiert" auf Seite 347).

Die Weisheit des Volkes ist wieder einmal rehabilitiert

Hier ist eine Geschichte vom Volkswissen über Kräuter und die moderne Wissenschaft, die ich Ihnen gerne erzählen möchte. Ein älterer Kräuterheiler, den ich sehr schätzte, der mittlerweile verstorbene A.L. Tommie Bass, besaß eine Kräuterfarm außerhalb von Leesburg, Alabama, USA. Er wurde in einem Buch von John K. Crellin und Jane Philpott (*siehe Anhang*) erwähnt.

In diesem Buch besprechen die beiden Autoren etwa 300 Kräuter, die Bass im Laufe der Jahre empfohlen hat. Bei jedem Kraut faßten die Autoren zusammen, was Bass über das Kraut gesagt hatte, und stellten seine Aussagen dann im Lichte der pharmazeutischen Forschung auf den Prüfstand.

Ein von Bass empfohlenes Kraut bei Magengeschwüren war Gelbwurz, das einige der gleichen Substanzen wie Orangenwurzel enthält. Und das hatte Tommie Bass zu dem Kraut zu sagen: „Die Menschen nehmen mehr von dem Kraut gegen Magengeschwüre ein als sonst etwas. Ich habe mit Gelbwurz bereits sehr vielen Menschen geholfen. Sie kommen zu mir zurück, um mir zu danken und mir Geld anzubieten. Aber ich bin an dem Geld nicht interessiert, sondern ich bin in dem Geschäft, weil ich den Menschen helfen möchte. Und Gelbwurz kann den Menschen noch mehr als das Medikament Tagamet® helfen. Jeder wirft sein Tagamet® weg, sobald er erst einmal Gelbwurz ausprobiert hat."

Crellin und Philpott merkten jedoch an, daß „nur wenig physiologische Erfahrungen gemacht worden seien, um jegliche spezifische Aktivität der in Gelbwurz vorhandenen, bekannten Substanzen – allem voran Berberin – gegen Magengeschwüre zu vermuten."

Möglicherweise untertrieben die beiden ein wenig. Als ich meine Datensammlung durchforstete, sah ich, daß bei Berberin tatsächlich eine Wirkung gegen Magengeschwüre nachgewiesen worden war. Was noch dazu kommt: Crellin und Philpott schrieben diesen Kommentar vor der Entdeckung, daß viele Magengeschwüre durch Bakterien verursacht werden. Gelbwurz ist ein potentes Antibiotikum, und Berberin ist eine Substanz, die bereits in sehr geringen Konzentrationen eine antibiotische Wirkung entfaltet, was bedeutet, daß wenige Teelöffel einer Tinktur pro Tag ein Geschwür auskurieren könnten – genau wie Tommie Bass gesagt hat.

Ich habe diese Geschichte erzählt, weil sie ein weiteres Beispiel dafür ist, wie häufig das Volkswissen über Pflanzen sich als wissenschaftlich untermauerbar herausstellt. Sie soll außerdem Wissenschaftler dazu ermahnen, manchmal zweimal über eine Sache nachzudenken, die sie zunächst als unwissenschaftlich einschätzen – vor allem, wenn neue Erkenntnisse dazukommen. Die durch lange Erfahrung gewonnene Weisheit könnte überlegen sein.

Gelbwurz wirkt wie ein Antibiotikum, das bei der Kontrolle von *H. pylori* helfen sollte.

Ich würde es mit einem Teelöffel einer Gelbwurztinktur, in Tee oder Saft gemischt, ein- bis zweimal täglich probieren, bevor ich mich auf die vom Arzt verschriebenen Antibiotika stürzen würde. Wenn Sie bereits ein Antibiotikum einnehmen, sollten Sie diese Therapieumstellung jedoch erst nach Rücksprache mit Ihrem Arzt durchführen. Ein Wort der Warnung: eine unbehandelte Infektion mit dem Bakterium *H. pylori* wird mit Magenkrebs in Verbindung gebracht, deshalb sollten Sie diese Erkrankung ernst nehmen.

❧ Bananen (*Musa paradisiaca*). Bananen sind ein altes Hausmittel bei Magen-Darm-Beschwerden, weil sie den Verdauungstrakt beruhigen. Untersuchungen an Versuchstieren gaben übrigens Hinweise darauf, daß Bananen tatsächlich eine 'Anti-Ulkus'-Wirkung entfalten.

Ein Wissenschaftler stellte fest, daß „Bananen eine weitere sinnvolle Ergänzung zu so gut etablierten magenschonenden Nahrungsmitteln wie rohem Kohl, grünem Tee, Knoblauch und Hülsenfrüchten sein könnten".

❧ Kohl (*Brassica oleracea*). Roher Kohlsaft ist ein vielgepriesenes Mittel bei Magengeschwüren. Es hat sich herausgestellt, daß Kohl und Kohlsaft beträchtliche Mengen an zwei Aminosäuren enthalten, die gegen Magengeschwüre wirksam sind, nämlich Glutamin und S-Methyl-Methionin.

Der Buchautor Dr. Melvin Werbach (*siehe Anhang*) zitiert eine Studie, bei der Patienten mit Magengeschwüren ein Saft aus rohem Kohl als Behandlung verabreicht wurde. Innerhalb von drei Wochen berichteten 92 Prozent von einer deutlichen Besserung, im Vergleich dazu fühlten sich nur 32 Prozent der Testpersonen besser, die einen gleich aussehenden Saft, aber keinen Kohlsaft (Placebo) bekommen hatten.

In Studien, in denen nur der aktive Wirkstoff, nämlich Glutamin, in einer Dosis von 1.600 Milligramm pro Tag eingesetzt wurde, erwies sich die Substanz als genauso wirksam wie konventionelle säurebindende Antazida, mit denen Magengeschwüre üblicherweise behandelt werden.

Die überlieferte Empfehlung lautet, pro Tag einen Liter rohen Kohlsaft zu trinken. Das mag ein wenig schwierig anmuten, deshalb lege ich Ihnen hier ein Rezept ans Herz, das auch helfen könnte: meine Anti-Ulkus-Kohlsuppe.

❧ Ringelblume (*Calendula officinalis*). Ringelblumen haben antibakterielle, antivirale und immunstimulierende Eigenschaften. Die Pflanze kann ferner die Symptome bei einer chronischen Magenentzündung lindern (was von den Ärzten als hypersekretorische Gastritis bezeichnet wird), einer Erkrankung, die mit Magengeschwüren in Zusammenhang steht.

Anti-Ulkus-Kohlsuppe

Hier das Grundrezept für eine Kohlsuppe, die randvoll mit Anti-Ulkus-Substanzen ist. Sie müssen ein wenig herumprobieren, bis Sie Ihren persönlichen Geschmack treffen. Wenn Sie die erwähnten zusätzlichen Gewürze zugeben, sollten Sie damit sparsam umgehen. Sie schmecken in der Suppe zwar köstlich, sind aber ein wenig exotisch.

3 Tassen (750 Milliliter) Wasser
250 Gramm feingeschnittener Kohl
125 Gramm feingeschnittener Stangensellerie
150 Gramm in Scheiben geschnittene Kartoffeln
75 Gramm feingeschnittene Okraschoten
75 Gramm in Scheiben geschnittene Zwiebeln
75 Gramm feingeschnittene rote Paprika
75 Gramm feingeschnittene grüne Paprika
Gemahlener Paprika
Gemahlener Ingwer
Gemahlener schwarzer Pfeffer
Gemahlener Zimt (nach Wunsch)
Gemahlene Nelken (nach Wunsch)
Getrocknete Süßholzwurzel (nach Wunsch)

Bringen Sie die ersten sieben Zutaten in einem Suppentopf bei starker Hitze zum Kochen. Hitze zurücknehmen, zudecken und solange köcheln lassen, bis das Gemüse weich ist. Mit Paprika, Ingwer, Pfeffer, Zimt (falls verwendet), Nelken (falls verwendet) und Süßholz (falls verwendet) abschmecken.

Europäische Studien geben Hinweise darauf, daß das Kraut auch bei der Behandlung von Magengeschwüren nützlich sein könnte.

Sie können sich einen Tee aus dem getrockneten Kraut zubereiten oder die Tinktur einnehmen. Ich mag zum Beispiel gern ein oder zwei Tassen Tee, die aus etwa fünf Teelöffeln frischer Ringelblumenblüten zubereitet wurden. Der Tee schmeckt mit Melisse und Zitrone besonders gut.

Ich habe auch schon einen Calendulalikör genossen (die Blüten geben ihre goldene Farbe an das Getränk ab), aber das kann ich leider nicht für die Behandlung von Magengeschwüren empfehlen. Es ist sogar besser, sich bei Magengeschwüren mit dem Alkohol zurückzuhalten. Finnische Wissenschaftler haben nämlich herausgefunden, daß Alkoholmißbrauch das Risiko für eine Infektion mit *H. pylori* um etwa 500 Prozent erhöht. Wenn Sie unter Heuschnupfen leiden, sollten Sie jedoch beim Umgang mit Ringelblumen ein wenig Vorsicht walten lassen. Die Pflanze gehört zur Familie der Korbblütengewächse und kann bei einigen Menschen allergische Reaktionen fördern. Wenn Sie das erste Mal Ringelblumen verwenden, sollten Sie daher auf Ihre Reaktion achten. Wenn das Kraut zu helfen scheint, machen Sie ruhig weiter damit. Wenn sich der Juckreiz verschlimmert, dann hören Sie einfach auf, die Pflanze zu verwenden.

Kamille (*Matricaria recutita*). Einige von mir geschätzte Kräuterheilpraktiker empfehlen bei Magengeschwüren Kamillentee, allen voran der Buchautor Dr. Rudolf Fritz Weiß (*siehe Anhang*). Er schreibt, daß bei Magengeschwüren „Kamille das Mittel der Wahl ist. Es kann kein anderes Mittel maßgeschneiderter sein als dieses, auch keine synthetischen Produkte." Kamille wird in ganz Europa gerne zur Unterstützung der Verdauung genommen und ist bei Problemen im Verdauungstrakt, darunter Magengeschwüren, einzigartig. Der Grund: es vereinigt entzündungshemmende, antiseptische, krampflösende und magenberuhigende Eigenschaften in sich. Wenn ich ein Magengeschwür hätte, würde ich Kamillentee mit Süßholz trinken.

Knoblauch (*Allium sativum*). Knoblauch ist ein sehr wirksames Breitspektrum-Antibiotikum. Der Buchautor Paul Bergner empfiehlt Patienten, die vor einer antibiotischen Behandlung bei Magengeschwüren zurückschrecken, eine Knoblauchtherapie zu versuchen. Dazu müßte man jedoch neun rohe Knoblauchzehen pro Tag essen. Sie können den Knoblauch hacken und alle möglichen Gerichte damit verfeinern, wie zum Beispiel Möhrensaft. Probieren Sie zum Beispiel einmal, zwei rohe Knoblauchzehen mit einer Möhre zu pürieren. Ich habe es versucht, und die Mischung schmeckte besser als erwartet. Sie ist ein schmerzloser Weg, zwei Knoblauchzehen zu sich zu nehmen. Sie können sich auch eine Anti-Ulkus-Gazpacho mit viel Knoblauch und Paprika zubereiten.

Enzian (*Gentiana officinalis*). Dies ist eines von verschiedenen Bitterkräutern, die traditionell zur Unterstützung der Verdauung genützt wurden. Die Kommission E berichtet, daß die Bitterstoffe in Enzian den Speichelfluß und die Magensäfte fördern.

Untersuchungen an Labortieren geben Hinweise darauf, daß Enzian auch bei der Behandlung von Magengeschwüren hilfreich sein könnte. Der Kräuter-Pharmakologe und Buchautor Dr. Daniel Mowrey (*siehe Anhang*), dessen Meinung ich sehr respektiere, empfiehlt zur Behandlung von Magengeschwüren die Verwendung von Enzian in Kombination mit Ingwer, Orangenwurzel und Süßholzwurzel.

❧❧ **Ananas (*Ananas comosus*).** Wie Kohl ist auch Ananas reich mit Glutamin bestückt, einer Substanz, deren Anti-Ulkus-Eigenschaften experimentell getestet wurden. Ananas enthält ferner Bromelaine, das generell die Verdauung unterstützt.

❧❧ **Paprika (*Capsicum*).** Viele Menschen glauben, daß scharfe Gewürze Magengeschwüre verursachen. Die Wahrheit ist: das ist falsch. Ganz im Gegenteil, sie können sogar die Magen- und Darmschleimhaut davor schützen. Capsaicin, die scharfe Substanz in Paprika, schützte Versuchstiere vor Magengeschwüren, wenn ihnen ulkusverursachende Dosen an Azetyl-salizylsäure (zum Beispiel Aspirin®) verabreicht wurden.

❧❧ **Rauschbeeren und Heidelbeeren (*Vaccinium*, verschiedene Spezies).** Beide Beerensorten enthalten die sogenannten Anthocyanoside. In Studien an Versuchstieren konnten diese Substanzen einen erheblichen Schutz vor Magengeschwüren bieten. Sie fördern die Produktion von Schleim, der die Magenschleimhaut vor den Verdauungssäften schützt.

❧ **Echter Mädesüß (*Filipendula ulmaria*).** Wie Weidenrinde ist auch Mädesüß eine Art Kräuter-Azetylsalizylsäure (zum Beispiel Aspirin®). Azetylsalizylsäure verursacht in hohen Dosen tatsächlich Magengeschwüre, deshalb mag es vielleicht ein wenig seltsam anmuten, dieses Kraut als Therapie gegen Magengeschwüre zu empfehlen. Viele berühmte Kräuter-päpste tun aber genau das, darunter der Buchautor David Hofman (*siehe Anhang*). Die aktiven Wirkstoffe von Mädesüß heißen Salizylate. Azetylsalizylsäure ist jedoch chemisch gesehen nichts anderes als Salizylat. Hoffman meint nun, daß reine Salizylate tatsächlich Magengeschwüre verursachen, wohingegen ganzer Mädesüß davor schützt und zur Therapie verwendet werden kann, und zwar trotz seines Gehaltes an Salizylaten.

Andere Bestandteile in Mädesüß sind Tannine, phenolische Glykoside und das ätherische Öl des Krautes, und alle zusammen wirken gegen Magengeschwüre. Hoffman bleibt unbeirrt dabei, daß Mädesüß eines der besten Kräuter für die Verdauung ist, und empfiehlt es bei Magengeschwüren und Sodbrennen. Das erscheint mir logisch. Verschiedene Pflanzen, die erwiesenermaßen gegen Magengeschwüre wirken, enthalten nämlich ebenfalls Salizylate.

❧ **Rhabarber (*Rheum officinale*).** In einer chinesischen Studie mit 312 Teilnehmern, die allesamt unter blutenden Magengeschwüren litten, verhalf Rhabarber 90 Prozent der Patienten innerhalb weniger Tage zur Besserung. Ich wäre bei der Anwendung der Pflanze ein wenig vorsichtig, weil sie zugleich ein starkes Abführmittel ist. Wenn Sie Durchfall bekommen, sollten Sie die Dosis reduzieren oder ganz mit der Einnahme von Rhabarber aufhören.

Safranwurz (*Curcuma longa*). Dieses köstliche Kraut, das in vielen asiatischen und indischen Gerichten Verwendung findet, kann als die 'Arme-Leute-Therapie' für Magengeschwüre bezeichnet werden. In einer ausgezeichneten Untersuchung von thailändischen Ärzten linderte Safranwurz (genauer 250-Milligramm-Kapseln, die dreimal täglich eingenommen wurden) die Schmerzen durch die Magengeschwüre nach sechs Wochen etwa halb so gut wie pharmazeutische Antazida. Diese säurebindenden Mittel waren jedoch achtmal so teuer wie Safranwurz. Wenn Sie ein kleines Budget haben und Ihre Krankenkasse die Kosten nicht übernimmt, könnte das Kraut einen Ausweg bieten.

Makula-Degeneration

Als 'Landei', das mit viel Obst und Gemüse aufwuchs, erzähle ich gern allen, die es wissen möchten, daß die Antioxidantien und die anderen Pflanzensubstanzen (Phytochemikalien) in diesen Nahrungsmitteln Herzerkrankungen und Krebs vorbeugen helfen. Antioxidantien sind Substanzen, die die Zellen vor Schädigungen durch freie Radikale (hoch reaktiven Sauerstoffmolekülen) im Körper schützen. Heutzutage ist dies jedoch wahrscheinlich keine Neuigkeit mehr für Sie. Aber hier habe ich vielleicht doch etwas Neues für Sie: Wußten Sie auch, daß Antioxidantien das Augenlicht erhalten?

Ich kann natürlich nicht garantieren, daß Sie selbst im höchsten Greisenalter noch wie ein Luchs sehen werden, wenn Sie jeden Tag brav Ihr Gemüse essen. Aber wenn die von mir begutachteten Untersuchungen recht haben, werden Sie sicherlich besser sehen, als wenn Sie sich statt dessen nicht mit vollwertiger Kost ernährt hätten.

Der Grund? Es gibt deutliche Hinweise darauf, daß die oben erwähnten Zellschäden, die durch hoch reaktive Sauerstoffmoleküle (die sogenannten freien Radikale) verursacht werden, eine Rolle bei der Entstehung von Augenerkrankungen wie der Makula-Degeneration spielen. Antioxidantien wiederum neutralisieren diese freien Radikale und sorgen dafür, daß sie keinen Schaden anrichten können. Und Obst und Gemüse, insbesondere Blattgemüse, sind nun einmal die besten Quellen für diese wohltuenden Nährstoffe.

Die Makula ist der zentrale und empfindlichste Teil der Netzhaut, das ist der stark mit Nerven versorgte Bereich im Augenhintergrund, der für das

Sehen notwendig ist. Aus unbekannter Ursache beginnen ab etwa dem 60. Lebensjahr Abbauvorgänge an der Makula (Degeneration). Mit dieser Degeneration lassen die zentrale Sicht und die Unterscheidung feiner Details (Scharfsehen) nach, die Sicht in die Ferne wird dagegen nicht beeinträchtigt. Eine Makula-Degeneration betrifft Schätzungen zufolge hierzulande mehr als 25 Prozent der Bürger und ist die vorherrschende Ursache für Blindheit beim älteren Mesnchen. Man trägt ein größeres Risiko für die Erkrankung, wenn man weitsichtig ist oder Zigaretten raucht. Personen mit hellen Augen und einem vorberichtlichen Fall in der Familie tragen ebenfalls ein höheres Risiko.

Grüne Apotheke für Makula-Degeneration

Die Schulmedizin kann bei Vorliegen einer Makula-Degeneration nicht allzuviel ausrichten, was die Lösung mit der Ernährung noch verlockender werden läßt. Es gibt eine ganze Reihe von Kräutern und Nahrungsmitteln, die helfen können.

➤➤➤**Rauschbeeren (*Vaccinium myrtillus*).** Diese Frucht und ihre Verwandten Heidelbeeren, Preiselbeeren, Buckelbeeren, Johannisbeeren, Trauben, Pflaumen und Süßkirschen werden seit alters her bei Problemen mit der Sehkraft verwendet. Und die Wissenschaft mußte der Volksmedizin wieder einmal recht geben.

Alle diese Früchte enthalten die sogenannten Anthocyanoside, die potente Antioxidantien sind. In einer Studie verbesserte die tägliche Einnahme von 400 Milligramm Rauschbeeren und 20 Milligramm des bekannten Antioxidans Beta-Karotin bei vielen Teilnehmern der Studie die Nachsicht und vergrößerte zudem ihr Sehfeld.

Die Anthocyanoside in Rauschbeeren kräftigen zudem die Kapillaren in der Netzhaut, was ebenfalls den Abbau der Makula verlangsamt. Der Buchautor Dr. Daniel Mowrey (*siehe Anhang*) schlägt eine Therapie aus Rauschbeeren, Mäusedorn, Centella und Ingwer zur Vorbeugung und Behandlung verschiedener Arten von Makula-Degeneration vor. Dem kann ich nur zustimmen.

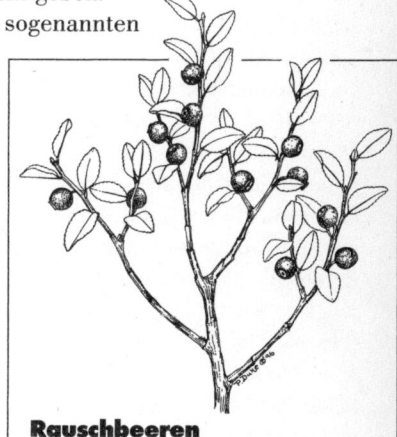

Rauschbeeren

Rauschbeeren enthalten ein stark wirkendes Antioxidans, das einst von den Kräuterheilern des 18. Jahrhunderts als Zutat für Mundspülungen verwendet wurde.

Ich empfehle, Rauschbeeren und andere Kräuter großzügig bei verschiedener Gelegenheit und je nach Geschmack zu verwenden. Lassen Sie die Kräuter 15 Minuten lang in kochendem Wasser ziehen. Sie können bis zu viermal täglich eine Tasse von diesem Augentee trinken.

ᴥᴥᴥ Kohl (*Brassica oleracea*), Spinat (*Spinacia oleracea*) und andere Gemüse. An einer von der Augenärztin Dr. Johanna Seddon durchgeführten Untersuchung nahmen fast 900 Teilnehmer teil, darunter 326 Patienten mit einer Makula-Degeneration. Dr. Seddon fand heraus, daß der Verzehr von antioxidantienreichem Obst und Gemüse an mindestens fünf Tagen der Woche das Risiko für eine Makula-Degeneration um 50 Prozent senkte.

Kohl und Spinat taten sich dabei in der Studie von Dr. Seddon besonders hervor. Diese Gemüse enthalten nämlich die nützlichen Substanzen Lutein und Zeaxanthin. Gemüse, die ähnliche Substanzen für den Augenschutz enthalten, sind zum Beispiel Pak Choi, Brokkoli, Rosenkohl, Weißkohl, Kohlrabi, Sarepta Senf, Rettich, Steckrüben und Brunnenkresse.

Dr. Seddon's Studie kam ferner zu dem Ergebnis, daß Vitamin-E- und -C-Supplemente nicht viel gegen die Makula-Degeneration ausrichten konnten, auch wenn beide Nährstoffe potente Antioxidantien sind. Dieses Ergebnis bekräftigt meine stets getroffene Aussage, daß man mit ganzen, nährstoffreichen Nahrungsmitteln und Kräutern besser fährt als mit isolierten Nährstoffen. Wenn ich eine Makula-Degeneration hätte oder ein Risikopatient dafür wäre, würde ich regelmäßig mein Geheimrezept – eine Mischung aus verschiedenen Kohlgewächsen, die ich gerade zur Hand hätte – zubereiten.

ᴥᴥ Ginkgo (*Ginkgo biloba*). Ginkgoextrakte helfen, eine gute Durchblutung der Netzhaut aufrechtzuerhalten. In einer sechs Monate andauernden Untersuchung verbesserte sich die Fernsicht bei den Teilnehmern, die zweimal täglich einen Extrakt mit 80 Milligramm standardisiertem Ginkgo erhielten, ganz erheblich. Eine weitere Studie gibt Hinweise darauf, daß Ginkgo bereits entstandenen Schaden sogar wieder rückgängig machen kann. Daraus ziehe ich den Schluß, daß Sie Ginkgo mit Ihren Antioxidantien-Minztees mischen sollten.

Ginkgoblätter enthalten leider nur sehr wenig aktive Wirkstoffe. Die beste Möglichkeit, dieses Kraut einzunehmen, besteht deshalb im Kauf eines 50:1-Extraktes (50 Pfund Blätter sind in einem Pfund Extrakt vereint). Halten Sie sich dabei an die Dosierungsempfehlung des jeweiligen Herstellers. Sie können 60 bis 240 Milligramm eines standardisierten Extraktes pro Tag einnehmen. Diese Dosis sollten Sie nicht weiter erhöhen, da Ginkgo in großen Mengen Durchfall, Gereiztheit und Ruhelosigkeit verursachen kann.

🌺 **Erdnuß (*Arachis hypogaea*) und Sojabohne (*Glycine max*).** Es gibt zahlreiche Untersuchungen, die beweisen, daß Sojabohnen dem Abbau der Netzhaut vorbeugen, der bei Zuckerkranken so weit verbreitet ist (diese Art von Degeneration wird übrigens als diabetische Retinopathie bezeichnet). Genistein scheint die aktive Substanz in der Sojabohne zu sein, und wenn Genistein einer diabetischen Retinopathie vorbeugen hilft, dann könnte es auch vor einer Makula-Degeneration schützen.

Neben Sojabohnen gibt es eine Reihe weiterer Hülsenfrüchte, die ebenfalls großzügige Mengen an Genistein aufzuweisen haben. Ich persönlich bevorzuge Erdnüsse, die sogar noch mehr Genistein als Sojabohnen enthalten. Ich muß zugeben, daß ich jeden Tag Erdnüsse nasche. Dabei sollten Sie spanische Erdnüsse bevorzugen. Die papierartige rote Haut um die spanischen Erdnüsse ist nämlich die Originalquelle der oligomeren Procyanide, die ebenfalls Antioxidantien sind.

🌿 **Nelke (*Syzygium aromaticum*).** Nelkenöl ist ein starkes Antioxidans. Studien haben belegt, daß das Öl in der Netzhaut vor dem Abbau einer Substanz namens Docoshexaenoensäure schützt, was zur Erhaltung der Sehkraft beiträgt, wenn man älter wird. Ich empfehle, ein oder zwei Tropfen Nelkenöl zu einem Antioxidantien-Minztee zu geben und bis zu vier Tassen pro Tag zu genießen.

🌿 **Bocksdorn (*Lycinum chinese*).** Hier haben wir eine traditionelle chinesische Behandlung bei einer verschwommenen Sicht und anderen Sehstörungen. In einer Studie aßen die Teilnehmer 50 Gramm Bocksdorn pro Tag, und ihr Sehvermögen besserte sich erheblich. Bocksdorn enthält reichlich Antioxidantien und nützliche Pflanzenpigmente, die sogenannten Karotenoide.

Mandelentzündung (Tonsillitis)

Obwohl ich als Kind häufig Probleme mit meinen Mandeln hatte, ließ meine Mutter sie nie herausnehmen – trotz des Drucks von Seiten des Arztes, den wir aufsuchten. Aber als mein kleiner Bruder soweit war, befolgte sie den Rat des Arztes.

Also wurden die Mandeln meines Bruders herausoperiert. Danach litt er ständig unter Allergien und Infektionen. Wurden diese Probleme durch seine Gene verursacht? Das bezweifle ich. Konnte es etwas mit seinen herausoperierten Mandeln zu tun haben? Ich werde es niemals genau wissen, aber ich könnte mir vorstellen, daß dies zumindest ein Faktor war. Die Ärzte wissen mittlerweile, daß die Mandeln bei der Abwehr von Infektionen hilfreich sind. Und mittlerweile ist man in medizinischen Kreisen der Meinung, daß zu der Zeit, als mein Bruder operiert wurde, viel zu viele Mandeln herausgenommen wurden.

Ich bekomme immer noch Infektionen in meinen Mandeln. Wäre ich ohne meine Mandeln besser dran? Auch das kann ich natürlich nicht wissen, Aber ich danke meiner Mutter dafür, daß sie meine Mandeln dort gelassen hat, wo sie hingehören.

Eine Tonsillitis ist eine Entzündung der Gaumenmandeln, das sind die kleinen runden Lymphdrüsen, die zu beiden Seiten des Schlunds sitzen. Meist melden sich die Entzündungen bei Kindern, die noch unter neun Jahren alt sind. In der Regel entzünden sich die Mandeln, weil sie infektionserregenden Mikroorganismen ausgesetzt wurden, wobei es sich hierbei häufig um Streptokokken (eine Bakterienart) oder Viren handelt. Wenn Sie eine Tonsillitis haben, sollten Sie lieber zum Arzt gehen. Es ist sehr wichtig, eine Streptokokkeninfektion mit einem Antibiotikum zu behandeln, da diese Art der Infektion zu einem herzschädigenden rheumatischem Fieber führen kann.

Grüne Apotheke für Mandelentzündung (Tonsillitis)

Eine Tonsillitis – und eine Infektion der verwandten Drüsen, den Rachenmandeln – zeigen, daß der Körper sich gerade gegen eine Infektion verteidigt. Hier sind die Kräuter, die dem Körper bei der Abwehr der Infektion unterstützen und die Entzündung lindern.

Igelkopf (*Echinacea*, verschiedene Spezies). Kräuter, die die Abwehrkraft auf Vordermann bringen, sind bei fast allen Infektionen von Nutzen. Echinacea oder Sonnenhut ist laut Ergebnis zahlreicher Studien aus ganz Europa in dieser Beziehung ein sehr gutes Kraut. Echinacea stimuliert die sogenannte Phagozytose, das heißt das Aufsammeln der Bakterien und Viren durch spezialisierte weiße Blutkörperchen. Wie bei so vielen Infektionen im Mund- und Rachenbereich empfehle ich, sich doppelt abzusichern und Echinacea in Kombination mit Orangenwurzel zu nehmen, da das Kraut ein weiteres potentes Antiseptikum, Antibiotikum und Immunstimulans ist.

Knoblauch (*Allium sativum*). Knoblauch ist zur Behandlung aller Arten von Halsentzündungen nützlich, darunter auch einer Tonsillitis. Der

Urologe Dr. James Balch und seine Frau Phyllis, die eine diplomierte Ernährungsberaterin ist, empfehlen die Einnahme von zwei Knoblauch-kapseln pro Tag zur Behandlung von Halsschmerzen oder einer Mandel-entzündung. (Sie empfehlen auch einen stärkeren Verzehr der. Verwandten von Knoblauch – Zwiebeln.)

Kapseln sind natürlich ein sehr angenehmer Weg, Knoblauch einzu-nehmen, aber nicht alle Experten sind mit dieser Lösung hundertprozentig glücklich. Dr. Jane Guiltinan (*siehe Anhang*) zum Beispiel zieht ganze Knoblauchzehen den Kapseln oder Tinkturen vor, und ich kann ihr nur zu-stimmen.

Darf ich den Vorschlag unterbreiten, daß meine Tonsillensuppe eine gute Behandlung für eine Mandelentzündung ist? Für ihre Zubereitung ver-wenden Sie Ihr Lieblingsrezept für eine Knoblauch-Zwiebelsuppe. Während des Kochens gehen Sie mit scharfen Gewürzen, die Vitamin C und andere gute Kämpfer gegen Halsschmerzen enthalten, äußerst großzügig um. Ich meine hier zum Beispiel Chilischoten, Ingwer, Meerrettich, Senfsamen und Paprika.

Heckenkirsche (*Lonicera japonica*). Heckenkirschenblüten werden in China zur Behandlung von Mandelentzündungen, Bronchitiden, Erkältungen, Gripppeerkrankungen und Lungenentzündungen verwendet. Extrakte aus diesen Blüten entfalten gegen ein breites Spektrum an Bakterien eine starke Wirkung. Und das ist wohl kein Wunder, da die Blüten mehr als ein Dutzend antiseptische Substanzen enthalten.

In einer Studie untersuchten Wissenschaftler 425 chinesische Studenten die unter einer durch Streptokokken verursachten Halsentzündung litten. Zugegeben, das ist keine Mandelentzündung, aber eine nahe verwandte Infektion im Halsbereich. In dieser Studie erzielten die Forscher mit Hilfe einer Kräuterpräparation, mit der die Rachen der Studenten eingepinselt wurde, eine rasche Heilung. In der Präparation waren getrocknete Hecken-kirschenblüten enthalten.

Ich würde nicht zögern, zur Behandlung einer Mandelentzündung Heckenkirschen zu verwenden – entweder alleine oder in Kombination mit Forsythien. Ich muß zugeben, daß ich die Blätter beider Pflanzen verwende, um meine mittwinterlichen Infektionen im Atemtrakt auszukurieren.

Salbei (*Salvia officinalis*). In Deutschland ist die Kräutermedizin zum Glück schon lange auf dem Vormarsch, und praktische Ärzte empfehlen zur Behandlung einer Tonsillitis gerne heiße Gurgellösungen mit Salbei. Der Grund dafür scheint zu sein, daß Salbei einen relativ hohen Gehalt an Tanninsäuren aufweist. Dies sind lindernde, antimikrobiell wirksame und adstringierende Substanzen, die bewirken, daß sich die Schleimhäute ein wenig zusammenziehen. Salbei ist zudem auch noch mit anderen Antiseptika vollgepackt.

❦❦ Zitrusfrüchte und andere Nahrungsmittel mit Vitamin C. Es gibt einige Hinweise darauf, daß das in Zitrusfrüchten enthaltene Vitamin C bei der Behandlung der Streptokokken, die so häufig eine Mandelentzündung verursachen, einige Wirkung entfaltet. Vitamin C stimuliert das Immunsystem zu einer erhöhten Produktion von Makrophagen, das sind spezialisierte Blutkörperchen der körperlichen Abwehr, die die Streptokokken förmlich auffressen. Gute Quellen für Vitamin C sind neben Zitrusfrüchten Bittermelonen, Hagebutten, Paprikaschoten, Pfefferschoten, Kermesbeerenschoten, Guave und Brunnenkresse.

❦ Brombeeren (*Rubus*, verschiedene Spezies) sowie Dattelpflaumen (*Diospyros virginiana*). Die Wurzeln beider Pflanzen, ob einzeln oder in Kombination verwendet, waren in Amerika frühe Volksmittel gegen Mandelentzündungen. Da beide reich an Tanninsäuren sind, ergibt diese Therapie durchaus Sinn.

❦ Löwenzahn (*Taraxacum officinale*). Eine Empfehlung aus China besagt, daß man 30 Gramm Löwenzahnwurzeln in zwei bis drei Tassen Wasser kochen lassen soll, bis die Hälfte der Flüssigkeit verdampft ist. Der entstandene Sirup wird bei Mandelentzündungen empfohlen.

❦ Schwarzer Holunder (*Sambucus nigra*). Holunderbeersaft wird in vielen Kulturen als Therapeutikum bei Mandelentzündungen genutzt, erzählt der Buchautor Dr. John Heinerman (*siehe Anhang*). Das macht medizinisch durchaus Sinn, da die Forschung gezeigt hat, daß das Kraut eine antivirale Wirkung entfaltet und bei der Behandlung von Influenza nützlich ist.

❦ Säckelblume (*Ceanothus americanus*). Der mittlerweile verstorbene und von mir sehr geschätzte Kräuterexperte Tommie Bass aus Alabama, USA, nahm zur Behandlung von Mandelentzündungen, Halsschmerzen, Husten und Soor (einer Halsinfektion) Säckelblumentee. Auch hier scheinen die wirksamen Substanzen die bereits erwähnten Tannine zu sein. Säckelblumen enthalten bis zu 10 Prozent Tannine.

❦ Ausgewählte Früchte. Auf der ganzen Welt werden die nahen Verwandten von Brombeeren, die Himbeeren, zur Behandlung entzündeter Mandeln verwendet. In einem Rezept wird Zucker zu gekochtem Himbeersaft gegeben, und der Patient soll nach dem Abkühlen des Saftes damit gurgeln und den Saft schlucken. Das ist doch wirklich ein Rezept für Genießer.

Ähnliche Heilungswirkungen werden den gezuckerten Sirups von Brombeeren, Heidelbeeren, Papaya, roten Trauben und Erdbeeren nachgesagt. Daraus könnte man doch ganz einfach die von mir als 'Tonsilade' bezeichnete Mischung zubereiten: Beginnen Sie mit einer Tasse Saft von einer oder allen der oben genannten Früchte. Danach rühren Sie ein wenig Saft von einer beliebigen Zitrusfrucht unter – plus ein wenig Salbeitee und Zucker je nach Geschmack.

❧ **Kräuterrezepturen.** Der britische Buchautor David Hoffman empfiehlt eine Behandlung für Mandelentzündungen, die ich wohl auch selbst ausprobieren würde: einen Tee aus zwei Teilen Echinacea, zwei Teilen Garten- oder rotem Salbei und einem Teil *Cedronella triphylla*. Wenn Sie einen süßen Gaumen haben, können Sie auch ein wenig Süßholzwurzel zugeben, die zugleich beruhigend wirkt.

Menstruationskrämpfe

Da waren wir nun: drei Forscher, von denen jeder Beziehungen zu einer indianischen Familie hatte. Wir starrten auf ein Feld mit Rebhuhnbeeren. Einer meiner Begleiter war Nachkömmling eines Lumbee-Indianers, dessen Stamm in der Nähe der Grenze zwischen North- und South Carolina lebt. Die zweite Forscherin kam aus Skandinavien, aber sie war eine adoptierte Abenaki (das heißt, sie war in diesen Stamm aus Massachusetts aufgenommen worden.) Und ich bin der kaukasische Großvater von Enkeln, die zu drei Viertel Cherokee sind. Wir begannen, über die englische Bezeichnung für die Rebhuhnbeeren – *Squaw vine* – zu diskutieren, während wir die immergrüne Pflanze mit den leuchtend roten Beeren betrachteten. Mir war erklärt worden, daß es zwei mögliche Erklärungen für das Wort *Squaw* in dem Pflanzennamen gab: eine war möglicherweise sexistisch geprägt und besagte, daß die Pflanze nur für die Beschwerden fruchtbarer Frauen verwendet würde, die andere, möglicherweise rassistisch, war, daß die Pflanze sowieso völlig nutzlos war.

Der Lumbee-Sprößling verwarf die 'Nutzlosigkeitstheorie' mit dem Argument, daß Indianer nicht mit der Verwendung einer Pflanze gegen Menstruationsbeschwerden weitermachen würden, wenn sie nicht wirksam wäre. Er stimmte mit mir überein, daß der Begriff Squaw eine abfällige Bezeichnung für indianische Frauen sei.

Wir konnten der Pflanze keinen neuen Namen geben, weil sie in ganz Amerika bei Kräuterexperten als *Squaw vine* bekannt ist. Aber wir kamen überein, in Zukunft den Begriff 'Squaw' als anderes Wort für 'nützlich und schön' zu betrachten. Das ist vielleicht immer noch ein wenig sexistisch, aber immerhin viel positiver.

Grüne Apotheke für Menstruationskrämpfe

Es gibt in der Tat ein paar Kräuter – darunter Rebhuhnbeeren –, die die monatlichen Krämpfe lindern können.

⚘⚘⚘Amerikanischer Schneeball (_Viburnum prunifolium_). Das auch unter dem Namen Frauenball bekannte Geißblattgewächs war in den meisten pharmakologischen Ratgebern des 19. Jahrhunderts als Behandlung für Menstruationskrämpfe aufgeführt. Die Rinde enthält mindestens vier Substanzen, die bei der Entspannung der Gebärmutter mitwirken. Zwei davon (Aesculetin und Scopoletin), lindern ferner Muskelkrämpfe. Mit soviel Volksmedizin und Wissenschaft im Rücken wäre Schneeball die erste Pflanze, die ich meiner Tochter empfehlen würde, wenn sie mich wegen Menstruationskrämpfen um Rat fragen würde.

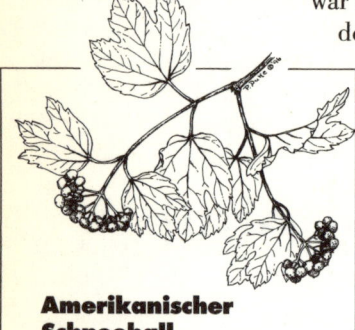

Amerikanischer Schneeball

Der strauchartige Baum mit seinen weißen, schirmförmigen Trugdolden ist mit Heckenkirschen und dem schwarzen Holunder verwandt.

⚘⚘⚘Engelwurz (_Angelica sinsensis_). Das auch unter der Bezeichnung Dang-Quai bekannte Kraut ist die am meisten in der traditionellen Medizin Chinas verwendete Heilpflanze. Sie wird als weibliches Tonikum betrachtet, das besonders gut bei Menstruationskrämpfen wirkt, und wird auch von Experten der orientalischen Medizin wärmstens empfohlen.

⚘⚘⚘Himbeere (_Rubus idaeus_). Viele von mir geschätzte Heilpraktiker für Frauen empfehlen einen Tee aus Himbeerblättern zur Linderung von Menstruationskrämpfen. Eine Studie belegte, daß dieses Kraut die Gebärmutter in der Tat entspannt. Es wird auch gern zur Linderung von Reizungen an der Gebärmutter während einer Schwangerschaft verwendet.

Die Wissenschaftler wissen nicht genau, was nun die aktive Substanz in Himbeeren ist, aber sie denken, daß es ein oligomeres Procyanid sein könnte. Das scheint mir logisch zu sein. In einer Untersuchung führte die Einnahme von 200 Milligramm dieser oligomeren Procyanide pro Tag bei 50 bis 60 Prozent der teilnehmenden Frauen zu einer völligen oder zumindest teilweisen Linderung von Menstruationskrämpfen und/oder dem prämenstruellen Syndrom. Bei den Frauen, die die oligomeren Procyanide vier Zyklen lang einnahmen, war die Zahl derjenigen, die davon profitierten, noch höher, nämlich 66 bis 80 Prozent. Gönnen Sie sich ab und zu einen köstlichen Tee aus Himbeerblättern. Sie können die oligomeren Procyanide auch unter dem Markennamen Pycnogenol® über internationale Apotheken beziehen.

Rauschbeeren (*Vaccinium myrtillus*). Rauschbeeren enthalten neben oligomeren Procyaniden ferner die sogenannten Anthocyanidine, die muskelentspannende Eigenschaften aufweisen. Bei Menstruationskrämpfen empfehlen einige Kräuterexperten dreimal täglich die Einnahme von 20 bis 40 Milligramm eines konzentrierten Rauschbeerenextraktes. Wenn Sie keinen Extrakt bekommen, sollten Sie eine Tasse mit frischen Heidelbeeren naschen, die ähnliche Qualitäten aufzuweisen haben.

Mönchspfeffer (*Vitex agnus castus*). Die kleinen Früchte des Mönchspfeffers sind bereits seit griechisch-römischen Zeiten bei Menstruationsproblemen verwendet worden. Ich bin davon überzeugt, daß Mönchspfeffer wirkt. Sie erhalten in Apotheken eine reichliche Auswahl an entsprechenden Präparaten.

Ingwer (*Zingiber officinale*). Eklektische Ärzte – das heißt Ärzte, die um den Jahrhundertwechsel herum natürliche Heilverfahren mit der Schulmedizin verbanden – verschrieben bei schmerzhaften Menstruationsblutungen Ingwer.

Dieses Kraut wird ferner in vielen verschiedenen Kulturen von Venezuela bis Vietnam zur Auslösung der Menstruationsblutung genutzt. Ingwertee ist mit seinen mindestens sechs schmerzlösenden Substanzen und weiteren sechs krampflösenden Komponenten ein vertrauenswürdiges Mittel bei Menstruationskrämpfen.

Kawa-Kawa (Rauschpfeffer, *Piper methysticum*). Rauschpfeffer enthält zwei schmerzlindernde Substanzen, die genauso wirksam wie Azetylsalizylsäure (zum Beispiel Aspirin®) sind, sind die Buchautoren Dr. Albert Leung und Steven Foster (*siehe Anhang*) überzeugt. Auch wenn Rauschpfeffer narkotische und hypnotische Fähigkeiten nachgesagt werden, verursacht das Gewächs weder Halluzinationen noch wirkt es betäubend. Darüber hinaus macht es nach Auskunft von Dr. Albert Leung und Steven Foster weder süchtig noch abhängig.

Manche Europäer verwenden Rauschpfefferextrakte wegen seiner entspannenden und angstlösenden Wirkung. Da die Pflanze

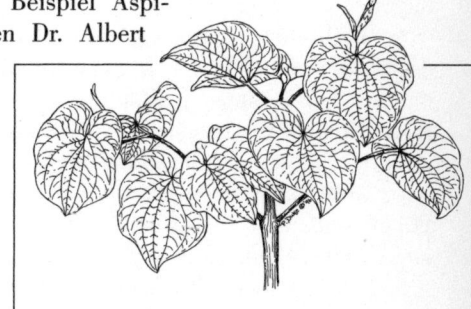

Kawa-Kawa (Rauschpfeffer, *Piper methysticum*)

Die Pflanze ist eine Zutat traditioneller polynesischer Getränke, besitzt krampflösende Eigenschaften und kann Menstruationskrämpfe lindern.

auch entspannend auf die Gebärmutter wirkt, kann Rauschpfeffer zur Behandlung von Menstruationskrämpfen verwendet werden. Sie erhalten übrigens eine reichliche Auswahl an Wurzelstockextrakten in Form von Kapseln und Tinkturen rezeptfrei in der Apotheke (zum Beispiel Kavain Harras Plus®).

Rotklee (*Trifolium pratense*). Klee enthält viele Phytoöstrogene, das heißt Pflanzenchemikalien, die sich im Körper wie das weibliche Hormon Östrogen verhalten. Kräuterexperten glauben, daß Phytoöstrogene Menstruationskrämpfe lindern, indem sie den Hormonhaushalt des Körpers ausgleichen.

Ein Phytoöstrogen in Rotklee ist die Substanz Formononetin. Auch wenn die sogenannte 'Kleekrankheit der Schafe', eine Unfruchtbarkeit bei Tieren, die Klee fressen, bekannt ist, werden Sie kaum genug Klee essen, um sich deswegen Sorgen machen zu müssen. Genießen Sie einen Tee mit rotem Klee, und Sie können Ihre Menstruationskrämpfe in den Griff bekommen.

Rebhuhnbeere (*Mitchella repens*). Cherokee-Frauen nahmen die Beeren routinemäßig bei 'Periodenschmerzen' ein, erzählt der Buchautor Dr. Daniel Moerman (*siehe Anhang*). Die Pflanze wurde ferner zur Erleichterung der Entbindung und Behandlung entzündeter Brustwarzen während des Stillens verwendet. Vier weitere indianische Stämme verwendeten das Kraut in sehr ähnlicher Weise. Heutzutage wird die Pflanze (zusammen mit Himbeere) ganz allgemein bei Schwangerschaftsbeschwerden empfohlen. Sie können es genauso wie die Cherokee bei Menstruationskrämpfen ausprobieren.

Erdbeere (*Fragaria*, verschiedene Spezies). Wie Himbeeren können auch Erdbeeren Menstruationskrämpfe lindern, gibt die deutsche Kommission E bekannt. Die Expertengruppe mußte aber zugeben, daß diese Wirkung nicht wissenschaftlich untermauert ist. Ich empfehle die Erdbeeren jedoch, weil es genügend gute Gründe gibt, Erdbeergetränke nicht nur wegen ihres Rufs als Linderungsmittel bei Menstruationskrämpfen zu trinken. Die Blätter enthalten viele Vitamine und Mineralstoffe sowie Gerbsäuren, die auch krebsvorbeugend wirken sollen.

Praktisch jeder, der einen Mangel an Vitaminen oder Mineralstoffen aufweist, kann von einem Tee mit Erdbeerblättern profitieren. Ein Rat sei jedoch angemerkt: Wenn Sie gegen Erdbeeren allergisch sind, sollten Sie auch keinen Tee aus den Blättern trinken.

Schafgarbe (*Achillea millefolium*). Schafgarbe ist laut Angaben der Kommission E bei der Linderung von schmerzhaften Menstruationskrämpfen wirksam. Diese Behauptung überrascht mich nicht, da Schafgarbe eine ganze Reihe krampflösender Substanzen enthält.

Morgenübelkeit

Vor einer ganzen Weile rief mich eine meiner Nichten an, um zu fragen, was ich bei Morgenübelkeit empfehlen würde. Sie war schwanger und konnte nichts mehr im Magen behalten. Da war ich wieder mit meinem üblichen Problem konfrontiert: Ich bin Botaniker und kein Arzt. Was ist, wenn ich eine falsche Auskunft gebe? Ich wollte meiner Nichte keineswegs etwas vorschlagen, was für sie oder ihr Kind gefährlich sein könnte.

Ich habe meiner Tochter einmal geraten, Ingwer gegen ihre Morgenübelkeit einzunehmen, und jetzt machte ich mich daran, meiner Nichte den gleichen Rat zu geben. Die Warnung eines Pharmakologen, der sagte, daß Ingwer möglicherweise Fehlgeburten auslösen könnte, ließ mich jedoch zögern.

Ich konnte mir aber nicht vorstellen, daß diese Gefahr schon bei ein oder zwei Tassen Ingwertee gegeben wäre, deshalb empfahl ich meiner Nichte das Kraut mit den entsprechenden Sicherheitshinweisen. Sie rief später noch einmal an, um zu berichten, daß der Ingwer half, und zwar ohne spürbare Nebenwirkungen.

Bis weitere Erfahrungen vorliegen, ob die Warnung des Pharmakologen berechtigt ist, werde ich Ingwer weiterhin empfehlen. Ich kenne nämlich keine sicherere oder bessere Therapie für Morgenübelkeit.

Kurz nach dem Gespräch mit meiner Nichte las ich eine Veröffentlichung, die möglicherweise die Bedenken des Pharmakologen bezüglich einer Fehlgeburt erklären könnte. Es hat sich nämlich herausgestellt, daß man weniger als ein Gramm Ingwer einnehmen muß, um eine Morgenübelkeit in Griff zu bekommen, chinesische Frauen jedoch 20 bis 28 Gramm einnehmen, um die Menstruationsblutung (und möglicherweise Fehlgeburten) auszulösen.

Eine sehr starke Tasse Ingwertee enthält grob geschätzt etwa 250 Milligramm der Wurzel. Das ist etwa ein 1/80 der Menge, die man braucht, um eine Fehlgeburt auszulösen.

Ein stark gewürztes chinesisches Gericht kann mitunter 500 Milligramm enthalten – was 1/40 der benötigten Dosis entspricht – und ein Glas mit 225 Milliliter Ingwertee kann bis zu 1.000 Milligramm enthalten – das ist 1/20 der Dosis zur Auslösung der Menstruationsblutung. Man müßte schon ziemlich viel Ingwer verschlucken, um sich wegen solcher Probleme Sorgen machen zu müssen.

Üble Zeiten

Mit dem Begriff Morgenübelkeit werden die Übelkeit, der Schwindel und das allgemeine Gefühl, nicht fit zu sein, bezeichnet, die schwangere Frauen erleben, wenn sie morgens aufstehen möchten – wobei die Morgenübelkeit mitunter auch tagsüber zuschlagen kann. Etwa die Hälfte der Schwangeren klagt über Morgenübelkeit, und zwar in der Regel im ersten Schwangerschaftsdrittel. Manche Frauen quälen sich jedoch sehr viel länger damit herum.

Die Wissenschaftler wissen nicht mit Bestimmtheit zu sagen, was nun die Morgenübelkeit auslöst. Verschiedene traditionelle Medizinrichtungen hängen der Theorie an, daß dies der Weg der Natur ist, den Stoffwechsel der Mutter zu entgiften. Dazu kann ich nichts sagen, aber ich weiß sicher, daß ich weder meiner Tochter noch irgendeiner Frau jemals raten würde, mit harten Medikamenten gegen eine Morgenübelkeit vorzugehen. Deshalb wünsche ich mir, daß Sie – falls Sie schwanger sind – diese sanften Kräuteralternativen mit Ihrem Arzt durchsprechen, bevor Sie zu Medikamenten greifen, um das Problem zu lösen.

Grüne Apotheke für Morgenübelkeit

Wenn Sie so wie ich glauben, daß Nahrung Ihre beste Medizin ist, dann kann eine Nahrungsaufnahme möglicherweise helfen. Viele schwangere Frauen berichten von einer Besserung, wenn sie direkt nach dem Aufstehen einen trockenen Toast oder salzige Kekse knabbern und über den Tag verteilt häufig kleinere Mahlzeiten zu sich nehmen. Zusätzlich verrate ich hier noch ein paar Kräuter, die helfen können.

Ingwer (*Zingiber officinale*). In einem Artikel mit dem Titel 'Nahrung als Medizin', den ich einmal veröffentlichte, führte ich nur Ingwer als Therapie bei Morgenübelkeit auf. Seitdem haben mir viele Frauen bestätigt, daß Ingwer hilft, und ich glaube ihnen.

Ich kenne keine wissenschaftlichen Untersuchungen, die belegen, daß Ingwer gegen eine Morgenübelkeit hilft, aber es gibt hinreichend Studien zum Thema Ingwer und Reisekrankheit, die ja ein eng verwandtes Problem ist. Ingwer hat sich in einer ausgezeichneten Untersuchung als vorbeugende Therapie bei Reisekrankheit gegenüber dem Wirkstoff Dimenhydrinat sogar als überlegen erwiesen. In verschiedenen Untersuchungen konnte ferner belegt werden, daß Ingwer auch gegen Schwindel hilft. In diesem Kapitel finden Sie noch weitere Kräuter gegen die Morgenübelkeit, aber meiner Ansicht nach bleibt Ingwer die Nummer Eins. Ich empfehle, ein bis zwei Tassen Ingwertee pro Tag zu trinken.

❧❧ Pfefferminze (*Mentha piperita*). Pfefferminze verdankt seine medizinische Bedeutung der Substanz Menthol, einem führenden, magenberuhigenden Mittel. Eklektische Ärzte – das heißt Ärzte, die um die Jahrhundertwende herum natürliche Heilverfahren mit der Schulmedizin verbanden – verschrieben Mentholdämpfe bei Morgenübelkeit. Die alten Römer kauten Minzzweige, um ihre Mägen nach den üppigen Gelagen zu beruhigen, und denken Sie nur an die Pfefferminzbonbons, die immer häufiger in Restaurants zusammen mit der Rechnung serviert werden (die aber trotz ihres Namens keine Pfefferminze enthalten).

Pfefferminze renkt sicherlich einen aufgebrachten Magen wieder ein, aber laut meiner Datensammlung ist die Pflanze nicht die beste Quelle für Menthol. Ackerminze führt die Liste an, gefolgt von Dickblumen (die Sie jedoch nicht während einer Schwangerschaft einnehmen sollten), Wasserminze und *Pycnanthemum virginarium* (eine Dickblumenart).

Sie sollten allerdings keine großen Mengen an starkem Pfefferminztee trinken, da einige Kräuterheilpraktiker davor warnen, daß größere Dosen eine Fehlgeburt auslösen könnten. Wenn meine Nichte Pfefferminztee hätte trinken wollen, hätte ich ihr geraten, nicht mehr als ein bis zwei Tassen auf einmal zu trinken.

❧ Schwarzer Gottvergeß (*Ballota nigra*). Dieses Kraut genießt einen guten Ruf als Therapeutikum gegen die Übelkeit einer Reisekrankheit. Ich bin überzeugt, daß es auch als Mittel gegen das Erbrechen aufgrund von Morgenübelkeit oder Nervosität eingesetzt werden kann.

Probieren Sie Gottvergeß für sich oder in der folgenden Kombination: ein Teil Gottvergeß, ein Teil Kamille und zwei Teile Mädesüß. Mädesüß enthält eine Substanz, die der Azetylsalizylsäure (zum Beispiel Aspirin®) ähnlich ist, deshalb sollten Sie das Kraut durch Ingwer und oder Zitrusschalen ersetzen, wenn Ihnen Azetylsalizylsäure Magenprobleme bereitet. Trinken Sie ein bis zwei Tassen pro Tag.

❧ Kohl (*Brassica oleracea*). Roher oder gekochter Weißkohl, Krautsaft und/oder Sauerkraut sind altbewährte Mittel bei einem verrenkten Magen. Besonders Sauerkraut kann sich rühmen, einen überaktiven Darm zu beruhigen, der zur Morgenübelkeit beiträgt.

❧ Pfirsich (*Prunus persica*). In China verwendet man die Blätter, in Europa die Rinde des Pfirsichbaumes zur Zubereitung eines Tees gegen die Morgenübelkeit. Die Blätter enthalten die Substanz Benzaldehyd, die die Beschwerden wahrscheinlich lindern wird. Wenn Sie die Rinde vorziehen, dann sollten Sie nicht mehr als einen Teelöffel verwenden.

❧ Himbeere (*Rubus idaeus*). Ein Tee aus Himbeerblättern wird weithin zur Linderung der Morgenübelkeit empfohlen. Diese Anwendung ist jedoch wissenschaftlich nicht hinreichend untersucht. Dennoch bin ich der Überzeugung, daß die Volksmedizin einiges an Gewicht besitzt, und der Tee genießt bereits seit langem den Ruf als Therapeutikum bei Frauenproblemen – von Menstruationskrämpfen über Morgenübelkeit bis hin zu Wehenschmerzen.

Himbeerblättern wird nachgesagt, daß sie eine Substanz enthalten, die – wenn sie mit heißem Wasser ausgezogen wird –, die Muskeln der Gebärmutter beruhigt. Ich würde empfehlen, bis zu drei Tassen pro Tag zu trinken. Sie können die Pflanze auch mit Ingwer, Minze und ein wenig Zitrone kombinieren, dann erhalten Sie einen sehr wohlschmeckenden Tee zur Überwindung der Übelkeit.

❧ **Zitrusfrüchte.** Ein kleines Stück Grapefruit, Orange oder Mandarinenschale hat als Beigabe zu Trinktees Berichten zufolge bei der Linderung von Morgenübelkeit geholfen.

❧ **Säfte.** Besitzerinnen von Saftmaschinen sollten eine Kombination aus Ingwer, Kiwi, Minze und Ananas; Äpfeln, Möhren und Ingwer; oder Äpfeln, Fenchel und Pfefferminze beziehungsweise grüner Minze zur Linderung der Morgenübelkeit ausprobieren. Und was gäbe es zur Überwindung dieses Problems besseres als einen gesunden, köstlichen Saft zum Frühstück?

Multiple Sklerose

Mein bester Freund aus Schulzeiten, der mittlerweile Zahnarzt ist und als Jazzsaxophonist in einer Band mit dem phantasievollen Namen 'Group Sax' spielt, erkrankte mit 55 Jahren an multipler Sklerose. Er fragte mich wegen dieser geheimnisvollen und schwer faßbaren Krankheit um Rat. Ich berichtete ihm, was ich über möglicherweise vielversprechende Naturheilverfahren wußte – einige Kräuteröle und ein paar Nahrungsmittelvorschläge.

Das war vor zehn Jahren. Offensichtlich hat mein Rat genützt. Wie die meisten Patienten mit multipler Sklerose durchlebt auch er seine Höhen und Tiefen, aber als ich mich das letzte Mal mit ihm unterhielt, plante er, an einem nostalgischen Treffen unserer alten Big Band aus der Schulzeit teilzunehmen. Seit nahezu 15 Jahren trifft sich die Kapelle alljährlich im August und spielt ein fröhliches Wochenende lang die guten alten Big-Band-Nummern. Trotz der multiplen Sklerose hat mein Freund einige seiner Schulfreunde überlebt.

Die Erkrankung junger Menschen

Multiple Sklerose ist eine rätselhafte, tragische und chronische Erkrankung des Nervensystems, die rund 120.000 Deutsche betrifft, wobei etwa 60 Prozent der Erkrankten weiblichen Geschlechts sind. Zwei Drittel der Neuerkrankungen werden bei Personen im Alter zwischen 20 und 40 Jahren diagnostiziert.

Bei der multiplen Sklerose geht die schützende Myelinschicht, die die großen Nerven einhüllt, kaputt, und daraus erwachsen kleine elektrische Fehlfunktionen innerhalb der Nerven. Man kann bei der multiplen Sklerose eine Vielzahl von Symptomen beobachten, von kleineren Schwächeanfällen bis hin zu völliger Lähmung.

Meist jedoch kommen und gehen die Symptome. Nach jedem Anfall oder jeder Anstrengung läuft das Leben mancher Patienten wieder normal, während andere ständig behindert sind.

Die Wissenschaftler sind sich bezüglich der Ursachen von multipler Sklerose nicht im klaren, es gibt jedoch zwei Haupttheorien: Multiple Sklerose taucht mit einer regionalen Häufung auf, was manche Forscher zu der Annahme führte, daß die Erkrankung durch einen virusähnlichen Mikroorganismus verursacht wird. Andere wiederum sind der Ansicht, daß die multiple Sklerose eine Autoimmunerkrankung ist, was bedeuten würde, daß das körpereigene Immunsystem die Myelinscheiden als bedrohlichen Eindringling ansieht und angreift.

Es gibt noch eine dritte Theorie, die jedoch von der Schulmedizin abgetan wurde: die Theorie brachte eine fettreiche Ernährung in Zusammenhang mit multipler Sklerose. Der Vater dieser Theorie, der Buchautor Dr. Roy L. Swank, behauptet, mit einer fettarmen Diät beeindruckende Erfolge bei der Behandlung von multipler Sklerose erzielt zu haben.

Grüne Apotheke für multiple Sklerose

Die meisten Diätempfehlungen für multiple Sklerose betonen, wie wichtig es ist, den Anteil gesättigter Fettsäuren in der Ernährung zu senken – das ist die Art Fett, die in Fleisch und Milchprodukten steckt. Zusätzlich würde ich auch einige Kräuter empfehlen.

✹✹✹ **Große Brennessel (*Urtica dioica*).** Ich würde mich sicherlich mit Brennesseln peitschen, wenn ich unter multipler Sklerose leiden würde. Diese als Urtikation bezeichnete Praxis wird mit frischen Pflanzen durchgeführt, die mit kleinen, haarigen Brennhärchen bestückt sind. Man schlägt sich dabei einfach mit der Pflanze auf die Haut. (Sie sollten bei der Ernte der Brennesseln Handschuhe tragen.) Diese Behandlung brennt höllisch, aber

Die fettarme Ernährung von Dr. Swank

In den späten 40er Jahren dieses Jahrhunderts stieß das Interesse von Professor Roy L. Swank, mittlerweile 90 Jahre und im Ruhestand, erstmals auf multiple Sklerose. Zu dieser Zeit beschäftigten sich die Ärzte mit der verwirrenden Beobachtung, daß die Krankheit mit steigender Entfernung vom Äquator häufiger auftritt. So sind die Erkrankungsraten in den Vereinigten Staaten, Kanada, England, Skandinavien, Deutschland und der Schweiz höher als in Mexiko und dem südlichen Europa.

Vor einem halben Jahrhundert waren die Statistiken über die multiple Sklerose nur sehr ungenau – mit Ausnahme von Norwegen, das eines der ersten Systeme zur Krankheitserfassung eingerichtet hatte. Dr. Swank nahm die multiple Sklerose dort genauer unter die Lupe und erwartete, im Norden des Landes mehr Krankheitsfälle als im Süden zu finden. Statt dessen fand er ein völlig anderes Muster vor. Entlang der norwegischen Nord-Südküste war die Zahl der Patienten niedrig, im Landesinneren dagegen beträchtlich höher. Was konnte die Ursache für diesen Unterschied sein?

Unter Auswertung von Ernährungsbefragungen in Norwegen fand Dr. Swank heraus, daß die Bauern im Inneren des Landes sich sehr viel fettreicher (das heißt mit mehr gesättigten Fettsäuren aus Milchprodukten und Fleisch) ernährten als die Küstenbewohner, die sich von Fisch ernährten. Davon angestachelt begann er, die seltsame geographische Verteilung der multiplen Sklerose daraufhin zu untersuchen, und siehe da: alle nördlichen Länder mit hohen Erkrankungsraten an multipler Sklerose verzehrten mehr gesättigte Fettsäuren als die südlichen Länder, die niedrigere Raten an multipler Sklerose vorzuweisen hatten.

Um seine Theorie zu prüfen, rekrutierte Dr. Swank im Jahr 1950 – das heißt Jahrzehnte, bevor das Fett in der Nahrung mit Krebs, Herzerkrankungen und anderen gesundheitlichen Beschwerden in Verbindung gebracht wurde – 150 Patienten mit multipler Sklerose und setzte sie auf eine Diät mit wenig gesättigten Fettsäuren. Er verglich den Krankheitsverlauf der Gruppe mit einer Anzahl Patienten, die eine beliebige Kost zu sich nahmen. Nach 20 Jahren hatten die Patienten mit der 'Swank-Diät' weniger Anfälle, weniger Todesfälle und geringere Behinderungen zu verzeichnen. (Ihre Cholesterinspiegel fielen zudem im Durchschnitt auf Werte unter 150, was auch ihr Risiko für Herzerkrankungen beträchtlich minderte.) Die Details von Dr. Swanks Ernährung können Sie seinem Buch (*siehe Anhang*) entnehmen.

Es gibt viele Geschichten, wie die neurologische Verwüstung der multiplen Sklerose durch die Ernährung nach Swank deutlich verlangsamt oder gar ganz gestoppt wurde, aber diese Theorie wird weiterhin gegensätzlich diskutiert. Die Multiple-Sklerose-Stiftungen haben die Therapie bisher nicht anerkannt.

> Ich denke, daß sie möglicherweise einen Versuch wert ist. Selbst wenn die Ernährung nach Swank nichts gegen Ihre multiple Sklerose ausrichten kann, wird sie sicherlich Krebs und Herzerkrankungen vorbeugen, weil sie wenig Fett und viel Rohfaser enthält.

man erzielt dadurch die Injektion kleinster Mengen der nützlichen Pflanzensubstanzen in die Haut.

Unter diesen Substanzen befindet sich Histamin, eine Substanz, die häufig Allergien wie zum Beispiel Heuschnupfen auslöst. Verschiedene in der Brennessel enthaltene Substanzen könnten eine Wirkung ähnlich wie Bienenstiche haben. Ich weiß, das hört sich ein wenig weit hergeholt an, aber manche Menschen mit multipler Sklerose haben in der Tat von Bienenstichen profitiert – einer Therapieform, die gelegentlich von den Vertretern alternativer Heilmethoden zur Behandlung von Patienten mit multipler Sklerose empfohlen wird.

Ich finde, daß man mit Brennesseln besser als mit Bienen fährt. Im Unterschied zu den Bienen, die nach dem Stich sterben, lädt die Pflanze ihre Mikroinjektoren ('Minispritzen') wieder auf und kann wieder und wieder verwendet werden. Ich denke nicht, daß Brennesseln die Krankheit auskurieren können, bin jedoch überzeugt, daß die Therapie hilft, und, wie gesagt, mir wurde diese Wirkung bereits bestätigt.

Mir sind keine Berichte über ernsthafte allergische Reaktionen gegen Brennesseln bekannt, aber es gibt Berichte über schwerwiegende Reaktionen auf Bienenstiche – und sogar Todesfälle.

Schwarze Johannisbeere (Ribes nigrum). Das Öl schwarzer Johannisbeeren enthält Gamma-Linolen-Säuren, denen eine Wirksamkeit bei der Behandlung von multipler Sklerose nachgesagt wird. Der 'Kräuterpapst' und Buchautor Dr. Andrew Weil (siehe Anhang) empfiehlt Gamma-Linolen-Säuren wärmstens als wirksame und entzündungshemmende Behandlung

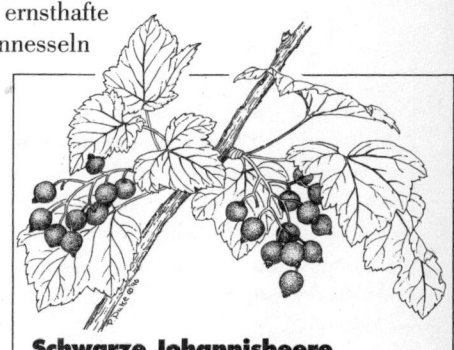

Schwarze Johannisbeere

Die Samen der schwarzen Johannisbeeren enthalten die gleiche entzündungshemmende Substanz, die auch aus Nachtkerzenöl gewonnen werden kann.

von Autoimmunerkrankungen. Er rät zur Einnahme von 500 Milligramm schwarzem Johannisbeeröl zweimal täglich und stellt in Aussicht, daß man innerhalb von acht Wochen mit einer Besserung rechnen kann.

Gamma-Linolen-Säuren stecken ferner in Boretsch und Nachtkerzenöl, aber schwarzes Johannisbeeröl ist vielleicht preiswerter. (Ich muß jedoch eine persönliche Schwäche für Nachtkerzenöl zugeben.)

Heidelbeere (*Vaccinium*, verschiedene Spezies). Diese Beeren enthalten die sogenannten oligomeren Procyanide. Die Biochemie dieser oligomeren Procyanide ist sehr kompliziert, aber es gibt hinreichend Hinweise darauf, daß sie dem Abbau bestimmter Gewebe vorbeugen, wie zum Beispiel der Myelinscheiden, die die Nervenfasern einhüllen. Die oligomeren Procyanide entfalten zudem eine entzündungshemmende Wirkung, die zur Linderung der Symptome einer multiplen Sklerose beitragen kann. Das scheint mir doch ein guter Grund zu sein, mehr Heidelbeeren zu essen.

Nachtkerze (*Oenothera biennis*). Wie schwarzes Johannisbeerenöl enthält auch Nachtkerzenöl reichlich Gamma-Linolen-Säuren. Der Buchautor David Hoffman (*siehe Anhang*) ist überzeugt, daß Nachtkerzenöl „in allen Fällen von multipler Sklerose empfohlen werden kann."

Ananas (*Ananas comosus*). Ananas enthält Enzyme, genauer gesagt Pankreatin und Bromelaine, die dem Abbau von Eiweißmolekülen dienen. Neben einer entzündungshemmenden Wirkung senken diese Enzyme die Spiegel an im Körper zirkulierenden Immunkomplexen. Hohe Spiegel an zirkulierenden Immunkomplexen liegen bei einer ganzen Reihe von Autoimmunerkrankungen vor, darunter auch der multiplen Sklerose. Diese Immunkomplexe aktivieren das Immunsystem, den Körper anzugreifen, was letztendlich Gewebeschäden nach sich zieht.

Portulak (*Portulaca oleracea*) und andere magnesiumhaltige Nahrungsmittel. In einem Brief an die britische medizinische Fachzeitschrift *The Lancet* schrieb ein britischer Biochemiker mit multipler Sklerose vor ein paar Jahren, daß Supplemente mit Magnesium ihm besser helfen würden als alle anderen Supplemente mit Vitaminen und Mineralstoffen. Er nahm pro Tag 375 Milligramm ein. Dies ist natürlich nur der Bericht eines einzelnen Mannes – auch wenn er von einem Biochemiker stammt und in einer hoch angesehenen Fachzeitschrift veröffentlicht wurde. Dennoch, meiner Ansicht nach bedeutet dies, daß Portulak und andere Magnesiumquellen einen Versuch allemal wert sind. Ich weiß sicher, daß ich die Therapie ausprobieren würde, wenn ich an multipler Sklerose erkrankt wäre.

Wenn Sie Ihr Magnesium über eine Kräuterquelle beziehen möchten, dann ist Portulak mit fast zwei Prozent bezogen auf das Trockengewicht die Pflanze mit dem höchsten Gehalt an diesem Mineralstoff, gefolgt von Mohnsamen, Augenbohnen und Spinat. Ich würde Portulak wie Spinat dämpfen oder roh in Salaten essen. Eine üppige Portion gedünsteter Gemüse könnte Sie mit der gleichen Menge Magnesium versorgen, die auch der Biochemiker einnahm – desgleichen 250 Gramm frisches grünes Gemüse.

Mundfäule (Stomatitis ulzerosa)

Die ersten amerikanischen Siedler brachten Myrrhe in die Neue Welt mit. Wahrscheinlich assoziieren die meisten Menschen Myrrhe mit dem Weihnachtsmärchen von den Heiligen drei Königen, die dem Jesuskind Myrrhe als Geschenk mitbrachten. Die frühen Siedler hatten dabei jedoch keine religiösen Hintergedanken. Sie verwendeten das Kraut zur Behandlung von Mundfäule (oder Stomatitis ulzerosa) und anderen Entzündungen im Mundhöhlenbereich, lautet die Erklärung von Dr. Walter Lewis.

Mundfäule ist eine äußerst schmerzhafte Angelegenheit in Form von kraterähnlichen Geschwüren, die im Mund oder an den Lippen entstehen. Sie sind auch als aphtöse Ulzera bekannt und heilen in der Regel innerhalb von etwa einer Woche von selbst ab. Sie kommen jedoch häufig wieder, und zwar manchmal in Form multipler Geschwüre. Die Schätzungen gehen ein wenig auseinander, aber etwa 20 bis 50 Prozent der Bevölkerung in unserer Gesellschaft sind davon betroffen.

Hausmittel: Der richtige Weg

Die Ärzte können ihren Patienten mit einer Stomatitis ulzerosa nicht allzuviel anbieten. Sie verschreiben häufig Kortison oder Antibiotika, das heißt Medikamente, die bei der Linderung der Schmerzen und Entzündung helfen. Dabei nützen jedoch beide Therapiearten relativ wenig. Deshalb neigen sogar Ärzte dazu, althergebrachte Mittel zu empfehlen – Eis zur Linderung der Schmerzen und mehrmals täglich Mundspülungen mit Salzwasser.

Die Ärzte raten ferner, auf alles, was einen Ausbruch fördert, zu verzichten, wie zum Beispiel Alkohol, Kaugummi, Zitrusfrüchte, Kaffee, Milchprodukte, Fleisch, Ananas, würzige Speisen, Tomaten, Zahnpasta sowie Essig und andere saure Nahrungsmittel. Wenn Sie nicht genau wissen, welche Nahrungsmittel sauer sind, dann setzen Sie einfach alles, was sauer schmeckt, auf Ihre 'Tabuliste'.

Die Ärzte empfehlen ferner, alles zu meiden, worauf Sie allergisch reagieren. Viele Menschen neigen dazu, von diesen Sachen, auf die sie bekanntermaßen allergisch reagieren, nur 'ein klein wenig' zu naschen, aber das Kosten dieser 'verbotenen' Speisen ist eine notorische Ursache von Mundfäule.

Grüne Apotheke für Mundfäule

Ich bin voll und ganz für die Anwendung von Eis und Mundspülungen mit Salzwasser. Außerdem finde ich, daß es eine tolle Idee ist – und eigentlich völlig auf der Hand liegt –, mögliche Auslöser einer Stomatitis ulzerosa zu meiden, wann immer das möglich ist. Ich persönlich würde außerdem alle diese Kräuteralternativen ausprobieren.

Myrrhe (*Commiphora*, verschiedene Spezies). Myrrhe ist mehr als nur ein altes Volksrezept bei Mundfäule. Die Kommission E, das Phytotherapie-Expertengremium des deutschen Bundesgesundheitsministeriums, schlägt zur Behandlung von milden Entzündungen im Mundhöhlen- und Halsbereich pulverisierte Myrrhe vor, weil darin ein hoher Gehalt an Tannin steckt.

Tannin ist die gebräuchliche Abkürzung für Tanninsäure. Die Säure ist Bestandteil vieler Pflanzen und verleiht Nahrungsmitteln ihren adstringierenden Geschmack. Sie ist ein Antiseptikum mit einer breiten antibiotischen und antiviralen Wirkung und daher besonders geeignet zur Behandlung von Mundfäule, die durch ein Bakterium, einen Pilz, ein Virus oder eine Allergie ausgelöst werden kann. Öffnen Sie einfach eine Kapsel mit gemahlener Myrrhe und tupfen Sie ein wenig von dem Pulver direkt auf das Geschwür.

Teestrauch (*Camellia sinensis*). Myrrhe ist nicht das einzige Kraut, das reich an Tanninsäuren ist: auch der ganz normale Tee enthält eine ordentliche Portion davon. Versuchen Sie einmal, einen gebrauchten Teebeutel auf Ihre Geschwüre zu legen. Oder kochen Sie sich einen Tee aus anderen Kräutern, die viel Tannin enthalten, wie zum Beispiel Bärentraube, Eukalyptus, Hypericum, Salbei, Himbeeren, Pfefferminze und Süßholz.

Goldfaden (*Coptis grönlandica*). Im Englischen wird dieses Kraut wahrscheinlich wegen seiner althergebrachten Verwendung bei Geschwüren als Ulkuswurzel bezeichnet. Sowohl die amerikanischen Indianer als auch die frühen Siedler nahmen Coptis als Tee, um sowohl Mundfäule als auch Halsschmerzen damit zu behandeln. Ein Indianerstamm kaute die rohe Wurzel bei Mundfäule und Fieberbläschen.

Die Pflanze hat viele Wirkstoffe und heilende Eigenschaften mit den etwas bekannteren Kräutern Orangenwurzel und Berberitze gemein.

🌿 **Orangenwurzel (*Hydrastis canadensis*).** Dieses Kraut war bei den amerikanischen Indianern lange Zeit der Favorit, wenn es um die Behandlung aller möglichen Wunden ging. Bei näherer Betrachtung fanden Wissenschaftler heraus, daß die Indianer damit durchaus richtig lagen. Es stellte sich nämlich heraus, daß Orangenwurzel adstringierende und antiseptisch wirksame Substanzen enthält, die bei der Behandlung von Wunden und Infektionen förderlich sind.

Zur Herstellung einer Mundspülung bei einer Stomatitis ulzerosa nehmen Sie pro Tasse mit kochendem Wasser zwei Teelöffel getrocknete Orangenwurzel und lassen den Tee ziehen, bis er abgekühlt ist. Verwenden Sie den Sud drei- oder viermal täglich als Mundspülung. Berberitze enthält ähnliche Bestandteile und heilende Eigenschaften.

🌿 **Süßholz (*Glycyrhizza glabra*).** In einer Untersuchung, die sich mit den heilenden Eigenschaften von Süßholz bei Mundfäule befaßte, sorgte eine Mundspülung mit dem Kraut bei 75 Prozent der Versuchsteilnehmer, die diese Spülung verwendeten, für Linderung. Diejenigen, die davon profitierten, bemerkten innerhalb von einem Tag eine deutliche Verbesserung und bis zum dritten Tag eine vollständige Heilung. Diese Studie wird von Dr. Melvyn Merbach in seinem ausgezeichneten Buch über Nahrungseinflüsse auf Krankheiten (*Nutritional Insights on Illness*) zitiert.

Zusätzlich zum Tannin kann sich Süßholz mit zwei weiteren Substanzen brüsten: die Bestandteile Glycyrrhinsäure und Glycyrrhycin, die beide die Abheilung von Geschwüren im Mund beschleunigen. Sie können zum Beispiel die in diesem Kapitel empfohlenen Tees mit Süßholzwurzeln süßen.

🌿 **Salbei (*Salvia officinalis*).** Auch wenn Salbei nicht zu den reichhaltigsten Tanninquellen zählt, empfehlen viele Kräuterexperten zur Behandlung von Entzündungen in Mund und Hals einen starken Salbeitee. So einen Tee können Sie aus zwei Teelöffeln des getrockneten Krauts pro Tasse mit kochendem Wasser zubereiten. Lassen Sie den Tee ziehen, bis er abgekühlt ist, bevor Sie damit gurgeln.

Sie sollten jedoch nicht zuviel von dem Tee trinken. Salbei enthält eine deutliche Menge Thujon, das in sehr hohen Dosen Krämpfe auslösen kann. Obwohl Salbei ein ausgezeichnetes Heilkraut ist und schwächer konzentrierte Salbeitees auch an anderen Stellen in diesem Buch empfohlen werden, ist Salbei schlicht und ergreifende eine jener Substanzen – wie zum Beispiel Azetylsalizylsäure –, die in kleinen Mengen gut und in höheren Dosierungen nicht so gut sind.

✎ **Wilde Geranie (*Geranium maculatum*).** Die Wurzel dieser wohlbekannten Pflanze wurde von den amerikanischen Indianern und frühen Siedlern Amerikas in medizinischer Hinsicht viel gebraucht. Der Stamm der Cherokee verwendete das Kraut zum Beispiel als Adstringens zur Stillung von Blutungen bei offenen Wunden und als Waschlösung bei Mundfäule. Wenn man seinen weit verbreiteten Einsatz zur Behandlung von Mundfäule berücksichtigt, dann denke ich, daß dieses tanninreiche Kraut durchaus einen Versuch wert ist.

Mundgeruch

Der Kräuterexperte Tom Wolfe, Besitzer eines Kräuterladens in College Park, Maryland, USA, und seit zwei Jahrzehnten mit mir befreundet, studiert die persische Literatur und ist ein Verehrer der persischen Kultur. Er erzählte mir einmal von einem ausgezeichneten persischem Abendessen, an dem er in Washington, D.C. (USA), teilgenommen hatte – teils wegen des Essens und teils, um seinen Farsi-Sprachschatz aufzubessern.

Auf einem großen runden Tablett in der Mitte des Tisches standen vier große Schüsseln, die mit frischem Koriander, Petersilie, grüner Minze und Estragon gefüllt waren. Die Gäste rollten die Kräuter in Pittabrot ein und kauten das Brot, um zwischen den einzelnen Gängen den Gaumen zu reinigen. Das ist kein Zufall, denn diese Kräuter haben seit langem den Ruf, atemreinigend zu wirken. In der Tat entwickelte sich aus der alten Sitte, eine Mahlzeit mit einem Zweig der magenberuhigenden, atemerfrischenden Minze zu beenden, die heutige Geste mancher Restaurants, nach dem Essen Minzbonbons zu reichen.

Als das Mahl vorüber war, so erzählte mir mein Freund, war mit den persischen Phytochemikalien-Pittabroten fast ein Pfund frischer Kräuter verzehrt worden. Und damit bin ich schon beim ersten Kräutertip in diesem Kapitel gelandet: Wenn Sie im Restaurant schnell den Atem erfrischen möchten, sollten Sie sich den Petersilienstengel bis zuletzt aufheben.

Basisfakten über Mundgeruch

Ich sage immer, daß ein schlechter Atem immer noch besser als gar kein Atem ist. Aber in Bezug auf Mundgeruch werde ich zum Hypochonder – und damit bin ich nicht allein. Wenn Sie eine Versammlung besuchen möchten, bei der jeder Teilnehmer überzeugt ist, einen süß duftenden Atem zu haben – sie werden vor einem leeren Saal stehen. Kein Wunder, daß wir alljährlich Millionen von D-Mark für atemerfrischende Produkte ausgeben.

Meist ist der Mundgeruch durch Bakterien in der Mundhöhle verursacht. Die Bakterien produzieren Abfälle, die – nun, sagen wir mal – schlecht riechen. Tagsüber wirkt der sauerstoffreiche Speichel als natürliches Mundwasser, das die Bakterien in der Mundhöhle auf einem niedrigen Pegel hält. Nachts läßt jedoch die Speichelproduktion nach, und die chemische Zusammensetzung im Mund ändert sich von leicht sauer nach leicht alkalisch, was das Wachstum der geruchsverursachenden Bakterien fördert. Am Morgen hat man dann das, was man als 'Morgen-Mund' umschreiben könnte. Eine Kräutermundspülung kann genauso gut oder noch besser als ein Produkt aus der Drogerie helfen. Das Rezept dafür finden Sie auf der nächsten Seite.

Bei mindestens einem Drittel der Menschen mit Mundgeruch (oder medizinisch ausgedrückt Halitosis) ist eine Erkrankung des Zahnfleisches (sprich Parodontose) die Ursache. Die Bakterien arbeiten sich in das Zahnfleisch unter der Zahngrenze vor, wo nicht einmal die modernste Zahnbürste hinkommt. Während sich die Bakterien vermehren, zerstören sie das Zahnfleisch. Unbehandelt kann diese Schädigung des Zahnfleisches zu Zahnausfall führen. Zur gleichen Zeit geben die Bakterien Stoffwechselprodukte ab, die Mundgeruch verursachen.

Zahnseide kann bei der Kontrolle von Zahnfleischerkrankungen hilfreich sein. Desgleichen ein Mundwasser, das die richtigen Kräuter enthält. Hartnäckiger Mundgeruch kann jedoch nach Aussage von Dr. Israel Kleinberg ein Symptom verschiedener anderer Erkrankungen sein. Einige davon sind sogar ziemlich ernsthaft: Leberzirrhose (Leberverhärtung), Zuckerkrankheit, Nierenversagen und Tumorerkrankungen in den oberen Atemwegen, um nur einige zu nennen. Wenn Sie Ihren Mundgeruch einfach nicht loswerden, sollten Sie einmal mit Ihrem Arzt darüber sprechen.

Grüne Apotheke für Mundgeruch

Meist ist der Mundgeruch nur eine vorübergehende Unannehmlichkeit, und es gibt zahlreiche Kräuter, mit denen man dagegen vorgehen kann.

Kardamom (*Elettaria cardamomum*). Laut meiner Datensammlung ist Kardamom die reichhaltigste Quelle für die Substanz Cineol, ein stark wirkendes Antiseptikum, die auch die geruchsverursachenden Bakterien abtötet. Kardamom hat möglicherweise mehr als nur eine atemerfrischende Wirkung, wenn Sie das Kraut während eines romantischen Stelldicheins verwenden. Arabische Kulturen stufen die Pflanze nämlich als

Aphrodisiakum ein. Wenn Sie meiner 'Halitosiade' nichts abgewinnen können, können Sie auch Kardamomsamen kauen. Ich kaue die Samen ein Weilchen und spucke sie dann aus. Ich gebe die Samen auch in Kräutertees und Liköre.

Eukalyptus (*Eucalyptus globulus*). Viele Mundspülungen enthalten Alkohol, der bei der Abtötung der geruchsverursachenden Bakterien unterstützend wirkt, sowie Eukalyptol, eine Substanz, die aus Eukalyptusöl gewonnen wird und reich an Cineol ist.

Statt teure Mundwässerchen zu kaufen, können Sie sich ein eigenes zusammen mischen – meine Halitosiade, bei der zerstoßene Eukalyptusblätter verwendet werden. Sie haben keinen Zugang zu Eukalyptusblättern? Auch kein Problem.

Viele andere Kräuter enthalten ebenfalls viel Cineol. Auch wenn keines davon mit Ausnahme von Kardamom an den Gehalt von Eukalyptus heranreicht, wird jedes der folgenden Kräuter den Atem erfrischen: grüne Minze, Rosmarin, Beifuß, Ingwer, Muskat, Lavendel, Koriander, Scharlachmonarde, Pfefferminze, Rainfarn, Schafgarbe, Zimt, Basilikum, Safranwurz, Zitronenblätter, Ysop, Zitronenkraut oder Fenchel.

Petersilie (*Petroselinum crispum*) und andere chlorophyllhaltige Pflanzen. Meine Kusine Suzie, die einen hohen Blutdruck hat, fragte mich vor kurzem, was ich ihr empfehlen würde. Ich riet ihr, gegen den hohen Blutdruck Knoblauch einzunehmen, und zusätzlich Petersilie, um den Knoblauchatem in den Griff zu bekommen. Hell-

Halitosiade

Zur Herstellung meiner Halitosiade, meiner atemerfrischenden Kräuteralternative zur Mundspülung aus der Drogerie, können Sie eine beliebige Kombination der in diesem Kapitel erwähnten Kräuter in Wodka ziehen lassen. Sie können bis zu 100 Gramm Kräuter pro 0,5 Liter Wodka nehmen, den Sie in ein verschließbares Gefäß mit einer weiten Öffnung füllen.

Ich persönlich ziehe Eukalyptus, Rosmarin und grüne Minze vor und nehme zusätzlich, was sich gerade anbietet. In der Regel verwende ich keinen Kardamom, weil das Kraut sehr teuer ist, auch wenn es einen angenehmen Geschmack entfaltet.

Für meinen persönlichen Gebrauch lege ich die Kräuter in Wodka ein und lasse sie unbegrenzt ziehen. Wenn ich die Mundspülung für eine andere Person herstelle, finde ich es eleganter, die Kräuter nach ein paar Tagen abzuseihen, so daß die Halitosiade klar und bezaubernd aussieht. Sie haben die Wahl, aber ich muß sagen, daß ich den Anblick der im Wodka schwimmenden Kräuter gerne mag.

grüne Petersilie ist eine reichhaltige Quelle für das Pigment Chorophyll, das ein wirksamer Atemerfrischer ist. Kauen Sie ein wenig Petersilie nach den Mahlzeiten, nach dem Kaffeetrinken oder nach dem Verzehr einer Speise oder eines Getränks, das Ihnen Mundgeruch bescheren könnte. Es ist eine gute Idee, Petersilien- oder andere Kräuterzweige, zum Beispiel Basilikum und andere chlorophyllhaltige Pflanzen für den 'Notfall' im Kühlschrank vorrätig zu halten.

Anis (*Pimpinella anisum*). Die Samen dieses nach Süßholz schmeckenden Krautes werden seit Tausenden von Jahren zum Erfrischen des Atems genutzt. Das überrascht mich nicht, weil es wirkt. Kochen Sie ein paar Teelöffel der Samen ein paar Minuten lang in einer Tasse mit Wasser. Gießen Sie die Samen ab und trinken Sie den Tee oder verwenden Sie ihn als Mundspülung.

Koriander (*Coriandrum sativum*). Koriander ist ein kantonesisches Volksmittel gegen Mundgeruch. Sie sollten etwa 100 Gramm frischen Koriander pro zwei Tassen Wasser nehmen und ein paar Minuten lang kochen lassen. Gießen Sie den Sud ab, bevor Sie die Mischung als Tee oder Mundspülung verwenden.

Dill (*Anethum graveolens*). Wie Petersilie ist auch Dill reich mit Chlorophyll gesegnet. Sie sollten Dilltees nach den Mahlzeiten probieren; nehmen Sie dabei ein bis zwei Teelöffel der zerstoßenen Samen pro Tasse mit kochendem Wasser. Sie können auch einfach die Samen kauen, wenn Sie Ihren Atem erfrischen möchten. (Wenn Sie schwanger sind, könnte Dill in medizinisch wirksamen Konzentrationen Probleme verursachen, deshalb sollten Sie Dill nur gelegentlich verwenden.

Pfefferminze (*Mentha piperita*). Pfefferminztee wird aus gutem Grund bei Halitosis stark empfohlen. Das aromatische Pfefferminzöl ist ein stark wirksames Antiseptikum, wirkt jedoch auch giftig und darf niemals eingenommen werden.

Salbei (*Salvia officinalis*). Ein Kräuterheilpraktiker, den ich sehr schätze, empfiehlt, bei offenen Stellen im Mund oder Mundgeruch mehrmals täglich mit warmem Salbeitee zu gurgeln. Salbei hat ähnlich

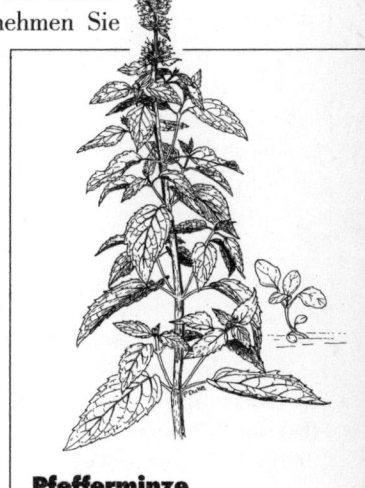

Pfefferminze

Die Minze wird seit langer Zeit kommerziell angebaut und verleiht Bonbons, Likören und Mundspülungen ihren Geschmack.

atemerfrischende Eigenschaften wie Petersilie und Pfefferminze, deshalb kann ich diesem Rat nur zustimmen.

Monarde (*Monarda fistulosa*). Wenn Sie Monardengewächse mögen, können Sie das Kraut wie Thymian entweder einzeln oder in Kombination mit anderen Kräutern verwenden. Das Kraut enthält die gleichen Substanzen, die auch in Mundspülungen aus der Apotheke enthalten sind. Nehmen Sie zwei Teelöffel pro Tasse mit kochendem Wasser und lassen Sie den Tee zehn Minuten lang ziehen.

Nelke (*Syzygium aromaticum*). Bevor die Bewohner der antiken asiatischen Kulturen die Erlaubnis bekamen, ihren König zu sehen, mußten sie Nelken zur Atemerfrischung nehmen. Das stark wirksame ätherische Öl der Nelken wirkt antibakteriell. Geben Sie mehrere Eßlöffel zu einem halben Liter Wodka und lassen Sie die Mischung ein paar Tage lang ziehen, dann haben Sie eine angenehm schmeckende Mundspülung. Sie können auch ein oder zwei Teelöffel des getrockneten Krautes verwenden.

Mundtrockenheit

Ein brasilianischer Indianerstamm kultiviert eine Pflanze, die er *Jaborandi* nennt. Die Pflanze löst den Speichelfluß aus, was sich auch im Namen der Pflanze ausdrückt: *Jaborandi* heißt nämlich übersetzt '*die, die dich sabbern läßt*'.

Als die Forscher am Institut für Zahnforschung (National Institute on Dental Research) von einigen Ethnobotanikern über Jaborandi hörten, wurden alle sehr aufgeregt. (Ethnobotaniker sind Pflanzenspezialisten, die untersuchen, wie Pflanzen in vielen verschiedenen Kulturen als Nahrung und Medizin Anwendung finden.) Viele Menschen leiden unter einem trockenen Mund, was in der medizinischen Fachsprache als Xerostomie bezeichnet wird. Deshalb sind die Kollegen am Institut für Zahnforschung ständig auf der Suche nach neuen Substanzen, die den Speichelfluß stimulieren. Jaborandi hörte sich da sehr vielversprechend an.

Die Substanz in dem Strauch (*Pilocarpus*, verschiedene Spezies), die für die Speichelwirkung verantwortlich ist, heißt Pilocarpin. Ausgezeichnete Untersuchungen haben belegt, daß Pilocarpin in der Tat die Speichelproduktion um das Zehnfache steigert, was natürlich das unangenehm trockene Gefühl im Mund lindert. Jaborandi verdient sicherlich weitere Untersuchungen.

Die verschiedenen Möglichkeiten

Auch ich hatte hohe Erwartungen, als ich von Jaborandi hörte. Ich stellte mir vor, wie man das Kraut in Kaugummi einbaun würde, der einen trockenen Mund beseitigen würde und damit Millionen von Menschen eine einfache Lösung bieten könnte.

Aber natürlich gab es da einen Haken, und zwar sowohl für mich als auch die Kollegen am Institut für Zahnforschung. Brasilien besitzt praktisch das Monopol für den Pilocarpin-Nachschub, das auch zur Behandlung bestimmter Glaukomtypen verwendet wird. Natürlich wollten die Brasilianer nicht, daß ihre kostbare Quelle das Land verläßt. Wenn sie den Export kontrollieren können, können sie auch den Preis diktieren. Brasilien exportiert das aus den Pflanzen extrahierte Pilocarpin liebend gerne, aber die Regierung verbietet die Ausfuhr lebender Pflanzen, aus Angst, ein zweites Land könnte das Pilocarpin daraus extrahieren und billiger verkaufen. Deshalb bin ich nie in der Lage gewesen, einen Jaborandistrauch aus Brasilien mitzunehmen.

Und das dürfen Sie mir glauben: Ich habe es wirklich versucht. Ich verbündete mich mit einem Arzt für Augenheilkunde von der John Hopkins Universität und einigen seiner Freunde, die an der Wirkung von Pilocarpin gegen grünen Star interessiert waren, und so pirschten wir auf der Jagd nach den kostbaren Pflanzen durch den Urwald Brasiliens. Aber unseren Bemühungen wurde bald durch die Behörden Einhalt geboten.

Einige Zeit später schaffte ich es, eine verwandte Art, nämlich *Pilocarpu*, aus Paraguay einzuführen. Aber wiederum gab es einen Haken: einige meiner Kollegen am Landwirtschaftsministerium hegten die Befürchtung, daß mein zitrusähnlicher Jaborandiverwandter möglicherweise mit Viren verseucht sein und die einheimische Zitrusindustrie infizieren könnte. Sie vernichteten meine Pflanze.

Ein Jahr später gelang es mir, einen Jaborandistrauch für Forschungszwecke in die Vereinigten Staaten einzuführen. Wiederum wurde das Landwirtschaftsministerium wegen möglicher Viren nervös, aber dieses Mal konnte ich es davon abhalten, die kostbare Pflanze zu vernichten. Statt dessen wurde sie auf einer Forschungsstation, auf der ich arbeitete, unter Quarantäne gestellt. Mein Strauch blieb dort ziemlich lange, und meine Hoffnung, die Pflanze da jemals herauszubekommen, schwand langsam dahin.

Nachdem ich mich zur Ruhe gesetzt hatte, hörte ich, daß die Quarantäne aufgehoben worden war. Ich grub den Strauch aus und verpflanzte ihn in meinen Kräutergarten. Es ist eine sehr schöne Pflanze.

In der Zwischenzeit entwickelte ein Pharmakonzern aus Minneapolis (MGI Pharma) ein mundbefeuchtendes Medikament auf Pilocarpinbasis, das

Salagem® genannt wurde. Es sieht so aus, als würde die Firma damit reich werden, während eine perfekte, nicht-chemische Lösung des Problems in meinem Garten und ganz Brasilien gedeiht.

Trocken erwischt

Ein trockener Mund ist nicht nur unangenehm, sondern auch nicht gut für Sie. Der Speichel hilft bei der Kontrolle der Bakterienpopulation in der Mundhöhle, und dadurch kontrolliert man Zahnstein, Zahnfleischerkrankungen und Mundhöhleninfektionen.

Etwa ein Viertel der älteren Bundesbürger klagt über einen trockenen Mund. Die Beschwerden sind bei Personen wie mir, die viele Reden halten müssen, weit verbreitet, und zwar trotz des unvermeidlichen Wasserglases auf dem Rednerpult. Das Phänomen ist auch altersbedingt und eine Nebenwirkung von mehr als 400 häufig eingenommenen Medikamenten, unter anderem denen, die gegen einen hohen Blutdruck und Depressionen verschrieben werden. Außerdem ist ein trockener Mund ein Symptom des Sjörgren-Syndroms, einer Erkrankung, die häufig mit rheumatoider Arthritis einhergeht und trockene Augen verursacht.

Grüne Apotheke für Mundtrockenheit

Wenn Ihnen jemals in Brasilien die Spucke wegbleibt, können Sie es mit dem Kauen von ein wenig Jaborandi versuchen. Hierzulande müssen Sie sich auf das häufige Nippen von Wasser beschränken, vor allem beim Essen oder Sprechen, bis Pilcoarpin für diesen Zweck zugelassen ist. Meiden Sie Kaffee und gezuckerte Getränke, da beide eine Mundtrockenheit noch verstärken können. Meiden Sie ferner Alkohol, Tabak und salzige Speisen. Und probieren Sie diese Kräuter.

➤ **Sonnenhut (*Echinacea*, verschiedene Spezies).** Eine Substanz im Sonnenhut oder Echinacea, das Echinacein, ist als ein Auslöser des Speichelflusses bekannt. Ich empfehle, eine Pipette der Tinktur mit Saft einzunehmen. Wenn Sie Zugang zu der frischen Pflanze haben, können Sie auch die Wurzeln kauen. Zusätzlich zur Stimulation das Speichelflusses kann Echinacea auf der Zunge prickeln oder ein taubes Gefühl verursachen, diese Nebenwirkung ist jedoch harmlos und vorübergehend.

➤ **Nachtkerze (*Oenothera biennis*).** Nachtkerzenöl ist eine reichhaltige Quelle für die sogenannten Gamma-Linolen-Säuren. Wenn man die medizinische Literatur sichtet, kann man kaum mehr Zweifel daran haben, daß Gamma-Linolen-Säuren eine sehr wirksame Behandlung für Autoimmunerkrankungen sind, bei denen ein verwirrtes Immunsystem den eigenen Körper angreift. Man glaubt übrigens, daß das Sjögren-Syndrom eine Autoimmunerkrankung ist. Wenn ich aufgrund des Sjögren-Syndroms einen trockenen Mund hätte, würde ich es mit Nachtkerzenöl versuchen. Sie können die Kapseln mit dem Öl in Apotheken kaufen. Halten Sie sich dabei an die Dosierungsempfehlung des jeweiligen Herstellers.

➤ **Rosa multiflora (*Rosa multiflora*).** In China köchelt man zwei bis vier Teelöffel der getrockneten Blüten pro Tasse mit kochendem Wasser, um sich einen Tee zuzubereiten, der gegen die Mundtrockenheit wirkt. Leider ist das Kraut hierzulande (noch) nicht erhältlich, ich hoffe aber, daß sich dies bald ändern wird.

➤ **Paprika (*Capsicum*, verschiedene Spezies).** Capsaicin, die scharfe Substanz in Paprika, stimuliert den Körper nicht nur zur Speichelbildung, sondern auch zu anderen wäßrigen Sekretionen – sprich Schweiß und Tränen. Je schärfer der Paprika oder spanische Pfeffer ist, desto mehr Capsaicin steckt darin. Sie können Paprika zu Gerichten geben oder in Saft beziehungsweise Tee rühren.

➤ **Yohimbe (*Pausinystalia yohimbe*).** Dieses Krappgewächs ist ein afrikanisches Volks-Aphrodisiakum, das sowohl Erektionen als auch den Speichelfluß fördert. Derzeit nehmen viele Männer Yohimbe ein, um eingeschränkte Erektionen zu verbessern, deshalb ist es hierzulande – wenn auch verschreibungspflichtig – leicht erhältlich. Wenn Sie das Kraut gegen Ihre Mundtrockenheit probieren möchten, sollten Sie Ihren Arzt bitten, den Wirkstoff zu verschreiben. Die Verwendung des Krautes – das heißt der getrockneten Rinde – könnte gefährlich sein.

Nesselausschlag (Urtikaria)

V or vielen, vielen Jahren, litt mein Sohn, der mittlerweile in den Dreißigern ist, unter einem Nesselausschlag (Urtikaria). John hatte im Garten gegraben, deshalb konnte sein Auschlag von einer Allergie gegen eine oder mehrere der Hunderte von Pflanzen in meinem Kräutergarten herrühren. Vielleicht war er auch gegen eines der vielen Tiere in unserem Heim allergisch – Katzen, Hühner, Ziegen, Pferde und Kaninchen, um ein paar gesellige Waschbären, Rehe, Füchse, Igel und Iltisse nicht zu vergessen.

381

Der Nesselausschlag plagte John etwa ein Jahr lang immer wieder, und dann, als er dem Teenageralter entwachsen war, verschwand der Spuk und kehrte nie mehr zurück.

Wir fanden nie die Ursache für den Nesselausschlag von John heraus. Er war nie schlimm genug, um einen Allergiespezialisten aufzusuchen, und das war wahrscheinlich auch in Ordnung. Mit Ausnahme von ein paar weit verbreiteten Allergien ist es nämlich selbst für den Spezialisten mitunter sehr schwierig herauszufinden, was einen Nesselausschlag auslöst.

Wann immer die Urtikaria zuschlug, gaben wir John statt der Kräuter-Antihistaminika ein rezeptfreies Antihistaminikum mit dem Wirkstoff Diphenhydramin (Benadryl®). Heutzutage würde ich die Kräuterroute einschlagen, aber John litt unter dem Nesselausschlag, bevor ich mich völlig der Naturmedizin zuwandte.

Wie ein Nesselausschlag entsteht

Ein Nesselausschlag besteht aus roten Hauterhebungen mit weißlichen Zentren. Der medizinische Ausdruck dafür ist Urtikaria, und die Bezeichnung Nesselausschlag leitet sich von der Tatsache ab, daß Brennesseln den Ausschlag verursachen können.

Ein Nesselausschlag ist eine Reaktion auf Histamin, eine Substanz, die aus spezialisierten Zellen (den Mastzellen) freigesetzt wird, die über den ganzen Körper verteilt sind. Wenn man versehentlich gegen die Brennhärchen einer Brennessel stößt, werden übrigens ebenfalls winzige Mengen Histamin in die Haut injiziert.

Das vom Körper produzierte Histamin spielt eine Rolle bei der Entstehung von Allergien vom Typ Heuschnupfen – mit Symptomen wie Niesen und tränenden Augen. Das ist der Grund, warum *Anti*histaminika, das heißt Substanzen, die die natürliche Wirkung von Histamin abblocken, bei der Behandlung von so vielen Allergiesymptomen, darunter auch Nesselausschlägen, helfen können.

Etwa 15 bis 20 Prozent der Bevölkerung leiden irgendwann im Leben einmal unter einem Nesselausschlag, und zwar meist als junge Erwachsene.

Praktisch alles, was eine Allergie auslösen kann, kann auch einen Nesselausschlag verursachen, einschließlich bestimmter Nahrungsmittel, Azetylsalizylsäure (zum Beispiel Aspirin®) und vieler anderer Medikamente. Manchmal lösen auch unerwartete Dinge einen Nesselausschlag aus: etwa drei Prozent der Personen, die einen Sonnenschutz auftragen, bekommen zum Beispiel eine Urtikaria. Aber in vielen Fällen ist die Ursache für den Nesselausschlag nicht zu ergründen.

Grüne Apotheke für Nesselausschlag

Verschreibungspflichtige und rezeptfreie Antihistaminika sind die Standardmedikamente für einen Nesselausschlag. Hier finden Sie einige Kräuterlösungen.

◆◆◆ Springkraut (*Impatiens capensis*). Dies ist eines meiner Lieblingskräuter bei einem Nesselausschlag. Es enthält die Substanz Lawson, die wahre Wunder wirkt.

Ich erfuhr von der Anti-Nesselausschlag-Wirkung dieser Substanz 1995 während einer Frühjahrswanderung zu Wildblumen in Wintergreen, Virginia. Mein langjähriger Freund, der Kräuterheilpraktiker Jim Troy, peitschte meine beiden Handgelenke mit Brennesseln, bis sie entsetzlich brannten. Ich hatte ein Fläschchen Lawson bei mir, das ich von Dr. Robert Rosen bekommen hatte. Ich rieb mein rechtes Handgelenk mit der Lösung ein und verspürte sofort Linderung. Der Ausschlag an meiner linken Hand dagegen juckte unvermindert weiter. Dieses 'Mini'-Experiment überzeugte mich, daß jede Pflanze, die Lawson enthält, wie zum Beispiel Springkraut, als mögliche Behandlung bei einem Nesselausschlag herangezogen werden kann.

In der Tat probierten mehrere Teilnehmer dieser Wanderung zerstoßene Springkrautblätter bei ihrem Brennessel-Ausschlag aus – mit gutem Erfolg. Bis ich etwas besseres finde, werde ich Springkraut aus vollem Herzen für die durch Brennesseln verursachten Quaddeln empfehlen, und ich würde auch zu einem Versuch mit dem Kraut bei einem Nesselausschlag anderer Ursache raten.

Ich werde nie erfahren, ob das Auftragen von Springkraut auf die Haut den Nesselausschlag meines Sohnes geheilt hätte, aber Sie können sicher sein, daß ich es an mir selbst ausprobieren würde, wenn ich darunter leiden würde. Wenn Sie dieses Mittel probieren möchten, dann brauchen Sie frisches Springkraut, das jedoch hierzulande weit verbreitet ist. Wenn Sie nicht sicher wissen, wie Sie die Pflanze erkennen können, sollten Sie jemand fragen, der sich damit auskennt, zum Beispiel eine Person, die in einer Gärtnerei arbeitet oder Pflanzenexkursionen leitet.

◆◆◆ Große Brennessel (*Urtica dioica*). Ja, ich meine tatsächlich genau die Pflanze, die Ihnen die Quaddeln beschert, wenn die feinen Brennhärchen Histamin unter Ihre Haut spritzen. Der 'Kräuterpapst' und Buchautor Dr. Andrew Weil (*siehe Anhang*) empfiehlt, gefriergetrocknete Brennesselblatt-Extrakte zur Behandlung von Nesselausschlägen und Allergien zu verwenden. Das hört sich vielleicht ein wenig unlogisch an, aber offensichtlich enthält die Pflanze nicht genügend Histamin, um bei innerlicher Anwendung Probleme zu verursachen, und sie enthält zudem Substanzen, die die Abheilung einer Urtikaria unterstützen.

Sie erhalten Brennesselextrakte zum Beispiel in Form von Dragees in Apotheken, halten Sie sich dabei an die Dosierungsempfehlung des jeweiligen Herstellers.

Ich habe eine bedrohlich aussehende 'Brennesselzucht' hinter meiner Scheune, deshalb würde ich persönlich einen Tee aus den Blättern oder den Verzehr der gekochten Blätter vorziehen. Sie sollten bei der Ernte der Brennesseln Handschuhe tragen, die fusseligen Brennhärchen brennen jedoch nicht mehr, wenn die Blätter gekocht werden. Brennesseln wachsen hierzulande praktisch überall, deshalb werden Sie kaum Schwierigkeiten haben, die frische Pflanze aufzutreiben.

Jüngere Untersuchungen geben Hinweise darauf, daß die Wurzeln sogar noch nützlicher als die Blätter sein könnten. Bisher werden die Wurzeln nur in den homöopathischen Zubereitungen (unter dem lateinischen Namen der Pflanze *Urtica urens* erhältlich) verwendet. Sie können die Pflanze selbst ausgraben und die Wurzeln zum Trocknen aufhängen, bevor Sie einen Tee aus den getrockneten, gehackten Wurzeln zubereiten.

Natürliche Antihistaminika. Was uns die Ärzte nicht verraten – möglicherweise, weil sie es meist selbst nicht wissen – ist die Tatsache, daß viele Pflanzen Substanzen enthalten, die wie Antihistaminika wirken.

Meine Datensammlung quillt mit diesen Pflanzen fast über: Kamille und wilder Oregano besitzen mindestens sieben verschiedene, wie Antihistaminika wirkende Substanzen, Raute besitzt deren sechs. Basilikum, Fenchel, Echinacea, Feige, Ginkgo, Grapefruit, Passionsfrucht, Estragon, Tee, Thymian und Schafgarbe punkten jeweils mit fünf Substanzen.

Manche Kräuterexperten warnen jedoch, daß Kamille eine allergische Histaminausschüttung verursachen kann. Dies kann bei sehr empfindlichen Menschen passieren, aber die Pflanze enthält auch Substanzen, die wie Antihistaminika wirken: Apigenin, Isorhamnetin, Kaempferol, Luteolin, Quercetin, Rutin und Umbelliferon. Diese Zusammensetzung ist ein guter Grund, einen Versuch mit Kamille zu wagen. Wenn Sie das erste Mal Kamille verwenden, sollten Sie jedoch auf Ihre Reaktion achten. Wenn das Kraut zu helfen scheint, machen Sie ruhig weiter damit. Wenn sich der Juckreiz zu verschlimmern scheint, dann hören Sie einfach auf, Kamille zu verwenden.

Um eine möglichst große Auswahl an Substanzen, die wie Antihistaminika wirken, zu erhalten, schlägt mein Computer einen Tee aus folgenden Kräutern vor: Basilikum, Kamille, Fenchel, Oregano, Estragon und schwarzer Tee. (Um jegliche Verwirrung zu vermeiden: Ich spreche von einer Zubereitungsart für einen Kräutertee, der dann zu einem normalen Trinktee gegeben wird.)

Ich empfehle, ein paar Tassen des Tees, der aus dieser Kräutermischung hergestellt wurde, in das Badewasser zu geben oder ein sauberes Tuch darin einzutauchen und als Kompresse auf die Haut aufzulegen. Sie können den Tee auch trinken, weil die Antihistaminika *im* Körper genauso gut wirken wie von außen.

Wenn der Tee hilft, dann freuen Sie sich und machen Sie mit dieser Behandlung weiter. Wenn der Tee nicht zu helfen scheint, dann hören Sie damit auf. Alle diese Kräuter werden übrigens generell als unbedenklich eingestuft.

❧❧ **Petersilie (*Petroselinum crispum*).** Eine wissenschaftliche Studie belegte, daß Petersilie die Freisetzung von Histamin hemmt. Wenn Sie unter einem Nesselausschlag leiden, können Sie Petersilie zu Saft verarbeiten und zu einem anderen Gemüsesaft geben, wie zum Beispiel Tomaten- oder Möhrensaft, damit der Petersiliensaft besser schmeckt.

❧ **Fuchsschwanz (*Amaranthus*, verschiedene Spezies).** Ein Tee aus den Samen von Fuchsschwanzgras ergibt eine gute Waschlösung bei einem Nesselausschlag, Ekzemen und Schuppenflechte, meint der weitgereiste Buchautor John Heinerman (*siehe Anhang*). Nehmen Sie zwei Teelöffel der getrockneten Samen auf drei Tassen mit kochendem Wasser und lassen Sie den Tee 10 bis 20 Minuten lang ziehen. Wenn ich an mir selbst einen Nesselausschlag behandeln müßte, würde ich noch ein wenig Springkraut dazugeben.

❧ **Ingwer (*Zingiber officinale*).** Der kanadische Buchautor Terry Willard (*siehe Anhang*) bekam einmal aufgrund einer Nahrungsmittelallergie einen Nesselausschlag. Er kochte knapp 250 Gramm Ingwer fünf Minuten lang in vier Litern Wasser und goß das entstandene Gebräu in sein heißes Badewasser. Nachdem er eine Weile in der Wanne gelegen hatte, tupfte er sich mit einem in Kamillentee getränktem Schwamm ab (er nahm dafür einen Teelöffel pro Tasse mit kochendem Wasser). „Das wirkte einfach toll", erzählt er.

❧ **Ausgesuchte ätherische Öle.** Aromatherapeuten empfehlen die Verwendung von Kamillenöl zur Behandlung eines Nesselausschlags, und diesem Rat kann ich nur zustimmen: geben Sie ein oder zwei Tropfen direkt auf den Ausschlag und massieren Sie das Öl ein. Wenn wir schon beim Thema ätherische Öle sind: die Öle von Kümmel, Nelken und Melisse wirken ebenfalls wie Antihistaminika, verrät der Kräuterexperte und Buchautor Dr. Albert Leung (*siehe Anhang*). Mischen Sie ein paar Tropfen von jedem dieser Öle in ein paar Milliliter (das Verhältnis sollte etwa 1:10 betragen) Pflanzenöl, dann erhalten Sie eine beruhigende Mischung, die den Juckreiz lindern kann. Bitte denken Sie daran, daß man ätherische Öle nicht einnehmen darf, da bereits kleinste Mengen giftig sein können.

◣ **Ausgesuchte Kräuter.** Einige Kräuterexperten empfehlen, zur Linderung eines Nesselausschlags Baldriantee zu trinken, wenn der Ausschlag aufgrund von Angstgefühlen oder Streß entstanden ist. Baldrian ist nämlich ein gutes natürliches Beruhigungsmittel. Andere Experten empfehlen, linderndes Aloe-Gel auf die Quaddeln zu geben.

Bei einem stark juckendem Nesselausschlag können Sie ein paar Handvoll Hafermehl zu Ihrem Badewasser geben, das wirkt erstaunlich gut.

Ackerminze oder Pfefferminze können als Tee oder Waschlösung ebenfalls bei der Linderung eines Nesselausschlags helfen. Bei einer der Substanzen in Minzen, Menthol, konnte eine juckreizlindernde Wirkung nachgewiesen werden.

Ohnmachtsanfälle

Kräuter gegen Ohnmachtsanfälle? Das Bild, das da gleich vor meinem inneren Auge ensteht, geht auf die Jahrhundertwende zurück – ein parfümiertes Taschentuch, das unter der Nase einer in Ohnmacht gefallenen Dame hin und her gewedelt wird. Und es stimmt tatsächlich, daß die Damen vor 100 Jahren reihenweise in Ohnmacht fielen. Häufig war der Grund ein zu eng geschnürtes Korsett.

Die Volksmedizin bietet uns in der Tat eine ganze Reihe verschiedener 'Riechsalze', das sind intensiv duftende Substanzen, die den Schlummernden zum Leben und zu vollem Bewußtsein erwecken können.

Ohnmachtsanfälle sind einfach nur der plötzliche Verlust des Bewußtseins als Ergebnis eines verminderten Blutstroms zum Gehirn. Unter den möglichen Ursachen befinden sich Hunger, Erschöpfung, verschiedene emotionale Aufregungen und Schmerzen. Auch eine heiße, stickige Umgebung kann schuld sein. Wenn Sie das Gefühl haben, gleich in Ohnmacht zu fallen, dann ist die standardmäßige Erste-Hilfe-Maßnahme, sich auf den Rücken zu legen und die Beine hochzulagern, damit das Gehirn besser durchblutet wird. Man kann sich auch hinsetzen und den Kopf zwischen die Knie legen, um die gleiche Wirkung zu erzielen.

Auch eine Reihe verschiedener gesundheitlicher Beschwerden kann Ohnmachtsanfälle verursachen, wovon einige ziemlich ernsthafte Erkrankungen sind. Wenn Sie leicht in Ohnmacht fallen oder wenn Sie aus keinem ersichtlichem Grund ohnmächtig werden, dann sollten Sie sich von einem Arzt untersuchen lassen.

Grüne Apotheke für Ohnmachtsanfälle

Die Kräuterexperten empfehlen mittlerweile nicht mehr, stets ein Riechsalz bei sich zu tragen. Wenn Sie jedoch häufiger unter Ohnmachtsanfällen leiden, gibt es in der Tat ein paar Kräuter, die wie Riechsalze wirken. Es existieren ferner verschiedene anregende Kräuter, die sich bei der Vorbeugung vor Ohnmachtsanfällen als hilfreich erweisen könnten.

Sida rhombifolia (*Sida rhombifolia*). Die Bewohner der Kanarischen Inseln brühen sich einen Tee aus den Blättern. Das überrascht mich nicht, da die Pflanze Ephedrin enthält, ein stark wirksames Stimulans des Zentralnervensystems und auswurfförderndes Mittel.

Ich würde einen starken Tee kochen und fünf Teelöffel des getrockneten Krautes pro Tasse mit kochendem Wasser verwenden. Lassen Sie den Tee ziehen, bis er abgekühlt ist.

Kardamom (*Elettaria cardamomum*). Jahrhundertelang haben die Araber Kardamom in ihren Kaffee gerührt, und zwar in dem Glauben, daß das Kraut ein Aphrodisiakum sei. Ich kann nicht beschwören, daß es tatsächlich die Libido stimuliert, aber es wirkt definitiv anregend auf das Nervensystem. Laut meiner Datensammlung ist Kardamom die beste Quelle für Cineol, das in den meisten von Kräuterexperten bei Ohnmachtsanfällen empfohlenen Kräutern enthalten ist. Für einen kleinen Extraschub rühre ich häufig ein oder zwei Teelöffel Kardamomsamen in meinen Kaffee oder Tee. Das schmeckt wirklich lecker.

Kaffee (*Coffea*, verschiedene Spezies) und andere koffeinhaltige Getränke. Kaffee enthält die berühmte anregende Substanz Koffein, die seit jeher zum Abschütteln des Gefühls, gleich ohnmächtig zu werden, gerne genommen wird. Aber auch andere koffeinhaltige Getränke wurden bereits gegen Ohnmachtsanfälle eingesetzt, wie zum Beispiel Tee, Cola und die südamerikanischen Getränke Mate, Guarana und Kakao. Auch heiße Schokolade ist wirksam, weil sie koffeinhaltig ist.

Sammetpappel (*Sida cordifolia*). Hier haben wir ein Kraut, das mit der stimulierenden Substanz Ephedrin reich bestückt ist, wobei die Samen den höchsten Gehalt aufweisen. Wegen ihrer anregenden Wirkung wurde Sammetpappel bereits zur Behandlung der sogenannten Narkolepsie behandelt – einer Erkrankung, bei der die Betroffenen das überwältigende Bedürfnis haben, sofort einzuschlafen. Kochen Sie sich einen starken Tee aus fünf Teelöffeln des getrockneten Krauts pro Tasse mit kochendem Wasser und lassen Sie den Tee ziehen, bis er kalt ist.

Meerträubchen (*Ephedra sinica*). Das auch unter dem Namen *Ma Huang* oder Ephedra bekannte Kraut ist die reichhaltigste Quelle für Ephedrin.

Das große Problem an ganzen Meerträubchen sind wie bei ihren Inhalt-stoffen Ephedrin und Pseudoephedrin die Nebenwirkungen: Schlaflosigkeit, Angstgefühle, Ruhelosigkeit und möglicherweise die Förderung von Blut-hochdruck. Deshalb müssen Sie bei diesem Kraut ein wenig Vorsicht walten lassen. Um genau zu sein: Wenn Sie hohe Dosen dieses Krautes einnehmen, können seltsame Dinge passieren. Mittlerweile sind 20 Fälle von Ephedrin-psychosen veröffentlicht worden, und innerhalb der letzten Jahre mußten einige Menschen sterben, die das Kraut mißbräuchlich einnahmen. Die Arzneimittel-Zulassungsbehörden einiger Länder haben Schritte eingeleitet, um die Verbreitung und den Verkauf von Ephedrinsupplementen einzu-schränken. Sie erhalten Ephedrakraut in Deutschland jedoch noch in der Apotheke.

Wenn ich Ephedrakraut verwende, bereite ich mir einen Tee aus einem halben bis einen Teelöffel des getrockneten Krauts oder einem halben bis einen Teelöffel der Tinktur pro Tasse mit kochendem Wasser zu und lasse den Tee ziehen, bis er kalt ist. Das Kraut ist in dieser Form und der angegebenen Dosierung sicher.

➤ **Eukalyptus (*Eucalyptus globulus*).** Das Kraut hat ein scharfes, stechendes Aroma, das jeder kennt, der schon einmal an Wick Vaporub® gerochen hat. Es ist das Riechsalz der Moderne. Aromatherapeuten emp-fehlen, einen oder zwei Tropfen des ätherischen Eukalyptusöles auf ein Tuch zu geben und einer Person, die gerade in Ohnmacht gefallen ist, zur Wieder-belebung unter die Nase zu halten. (Man darf das Eukalyptusöl jedoch niemals einnehmen.)

Eukalyptus enthält ferner reichlich von der stimulierenden Substanz Cineol, deshalb sollte man dem Ohnmächtigen, sobald er wieder auf die Beine gekommen ist, ein wenig Eukalyptustee, der aus ein oder zwei Tee-löffeln der zerstoßenen Blätter pro Tasse mit kochendem Wasser zubereitet wurde, verabreichen.

➤ **Rosmarin (*Rosmarinus officinalis*).** Das Öl, das Rosmarin sein unvergleichliches Aroma verleiht, ist reich an Cineol. Man hat gezeigt, daß Cineal unabhängig davon wirkt, ob es inhaliert, eingenommen oder direkt auf der Haut aufgetragen wird.

Verwenden Sie Rosmarin genau wie Eukalyptus: Wenn jemand in Ohn-macht fällt, geben Sie ein oder zwei Tropfen des ätherischen Eukalyptusöles auf ein Tuch und halten es dem Ohnmächtigen zur Wiederbelebung unter die Nase. (Man darf das Eukalyptusöl jedoch niemals einnehmen.) Sie können auch eine Handvoll von den nadelähnlichen Blättern zu einem Ball formen und der Person unter die Nase halten.

Man kann dem Ohnmächtigen, sobald er wieder auf die Beine gekommen ist, ein wenig Rosmarintee, der aus ein oder zwei Teelöffeln der zerstoßenen Blätter pro Tasse mit kochendem Wasser zubereitet wurde, verabreichen.

Andere Kräuter mit einem hohen Gehalt an Cineol sind zum Beispiel Beifuß und Ingwer, die Sie auf die gleiche Weise verwenden können.

➤ **Lavendel (*Lavandula*, verschiedene Spezies).** Meine gute Freundin, die Buchautorin Kathi Keville (*siehe Anhang*), erzählte, daß die Damen der Jahrhundertwende gut für Ohnmachtsanfälle gerüstet waren. Die Damen trugen kleine, aromatisch duftende Ohnmachtskissen bei sich, die mit den anregenden Kräutern Lavendel und Kampfer gefüllt waren. Sie hat deshalb ein gutes Rezept bei Ohnmachtsanfällen: Füllen Sie ein kleines Fläschchen mit Salz und geben Sie ein paar Tropfen Lavendel-, Rosmarin- oder Eukalyptusöl dazu.

➤ **Anone (*Annona muricata*).** Die Blätter dieses tropischen Papau- baumes enthalten aromatische Bestandteile. Die Bewohner der Karibik zerstoßen die Blätter und verwenden diese als Riechsalz, wenn jemand in Ohnmacht zu fallen droht. Hierzulande werden Sie sich leider schwer tun, an die Blätter zu kommen, aber interessant ist der Baum allemal.

Ohrenschmerzen

Da war ich nun auf Kelley's Island am Eriesee. Es war ein herrlicher Frühlingstag und ich leitete einen Kurs über medizinische Kräuter. Zu unseren Füßen wuchsen Königskerzen, die ein sehr altes Mittel gegen Ohrenschmerzen sind. Es war früh im Juni, und die Königskerzen blühten noch nicht. Aber die fusseligen Blätter wucherten bereits überall, und auch die Blütenstengel vom Vorjahr waren reichlich vorhanden.

Im südlichen Ohio lebt ein Mann, der eine Ohrenschmerzensalbe auf der Basis von Königskerzen und Orangenwurzeln zubereitet. Mehr als die Hälfte der Kursteilnehmer hatte die Salbe bereits bei den eigenen Kindern aus- probiert, nachdem die Ärzte mit Antibiotika und sogar Operationen nicht in der Lage waren, die Infektionen auszukurieren. Mehrere Teilnehmer schworen, daß die Salbe gewirkt hatte. Und von dem, was ich über Königs- kerzen und Orangenwurzeln weiß, neige ich dazu, ihren überzeugten Berichten zu glauben.

Ohrenschmerzen haben viele möglichen Ursachen. Bei Kindern ist die bei weitem häufigste Ursache eine Infektion des Mittelohrs – was von den Ärzten als Otitis media bezeichnet wird. Ohrenschmerzen können jedoch auch durch überschüssiges Ohrenschmalz, ein verletztes Trommelfell und andere Erkrankungen im Kopf- und Halsbereich verursacht werden. Es gibt ferner eine Infektion des äußeren Gehörganges, die als Otitis externa bezeichnet wird.

Die eigentliche Infektion kann durch Viren, Bakterien oder Pilze bedingt sein. Schätzungen zufolge leiden etwa 80 Prozent aller Kinder während der ersten fünf Lebensjahre unter mindestens einer Infektion des Mittelohrs. Stillen bietet offensichtlich einen gewissen Schutz: Im Vergleich zu mit der Flasche aufgezogenen Kindern bekommen gestillte Säuglinge weniger Ohrinfektionen, und je länger das Baby an der Brust trinken darf, desto geringer wird das Risiko.

Kinderärzte verschreiben häufig Antibiotika, um einer Infektion der Ohren Einhalt zu gebieten. Aber in jüngerer Zeit sprechen sich immer mehr Ärzte gegen die Verabreichung von Antibiotika aus.

Das Problem mit der Azetylsalizylsäure

Die Behandlung von Ohrenschmerzen beginnt mit der Linderung der Schmerzen und wendet sich dann der Erforschung der Ursache zu. Die Ärzte behandeln die Schmerzen mit Paracetamol, danach verabreichen sie Antibiotika und Mittel zur Schleimlösung, um die eigentliche Infektion zu therapieren.

Es gibt zudem einige gute Kräuter, die Erwachsenen helfen können, bereits vor dem Besuch beim Arzt mit den Schmerzen fertig zu werden. Ohrenschmerzen von Erwachsenen würde ich mit einem Tee aus Weidenrinde und Scheinbeere behandeln. Diese Kräuter enthalten Salizin und Salizylate, die die natürlichen Vorläufer der Azetylsalizylsäure sind. Wenn Sie jedoch gegen Azetylsalizylsäure allergisch sind, dann sollten Sie wahrscheinlich auch keine Kräuter einnehmen, die der Azetylsalizylsäure ähnliche Substanzen enthalten.

Bitte denken Sie aber daran, daß Sie Kindern mit Ohrenschmerzen aufgrund einer Erkältung weder Azetylsalizylsäure noch der Azetylsalizylsäure ähnliche Kräuter geben dürfen. Wenn ein Kind solche Wirkstoffe gegen virale Infektionen (vor allem Erkältungen, Windpocken und Grippeerkrankungen) einnimmt, dann könnte es unter Umständen am Reye-Syndrom erkranken, einer möglicherweise tödlichen Krankheit, die sowohl das Gehirn als auch die Leber schädigt. Ich sage es ja nur ungern, aber wenn meine Enkel während einer Erkältung Ohrenschmerzen bekommen würden, würde ich ihnen lieber Paracetamol als azetylsalizylsäurehaltige Kräuter geben.

Wenn Sie erst einmal mit den Schmerzen fertig geworden sind, ist es Zeit, sich um die Ursache zu kümmern. Ein Arzt kann in das betroffene Ohr sehen und entscheiden, ob es sich um ein innerliches oder äußerliches Problem handelt.

Grüne Apotheke für Ohrenschmerzen

Es gibt verschiedene Kräuter, die die Schmerzen einer Ohrinfektion lindern und deren Ursachen bekämpfen können.

➤ **Sonnenhut (*Echinacea*, verschiedene Spezies).** Das auch als Sonnenhut bezeichnete Kraut besitzt sowohl antibiotische als auch immunstimulierende Eigenschaften. Nehmen Sie einen Teelöffel des getrockneten Krauts oder eine Tropfpipette mit der Tinktur in Saft oder Tee gemischt. Trinken Sie den Saft oder Tee dreimal täglich. Ich verwende Echinacea zur Behandlung aller möglichen Infektionen, und wahrscheinlich würde ich das Kraut auch bei Ohrenschmerzen probieren. (Echinacea kann auf der Zunge prickeln oder vorübergehend ein taubes Gefühl verursachen, diese Nebenwirkung ist jedoch harmlos.)

➤ **Meerträubchen (*Ephedra sinica*).** Das auch als Ephedra oder *Ma Huang* bezeichnete Kraut enthält zwei stark wirksame schleimlösende Substanzen, nämlich Ephedrin und Pseudoephedrin. Sie können den Abfluß der Sekrete, die mit Mittelohrinfektionen einhergehen, aus dem Mittelohr unterstützen. Pseudoephedrin ist in einigen rezeptfreien Produkten enthalten (zum Beispiel Actifed®). In einer Studie, an der Flieger mit wiederkehrenden Infektionen teilnahmen, berichteten 70 Prozent der Teilnehmer, die Pseudoephedrin einnahmen, von einer Linderung.

Bitte halten Sie sich genau an die empfohlene Dosierung, wenn Sie dieses Kraut verwenden. Erwachsene sollten nicht mehr als einen Teelöffel für einen Tee verwenden oder mehr als einen Teelöffel der Tinktur einnehmen. Auch wenn man das Kraut bis zu dreimal täglich einnehmen kann, sollten Sie vorsichtig sein, weil Ephedra anregend wirkt oder den Blutdruck steigern kann. In den letzten Jahren mußten sogar einige Menschen sterben, die dieses Kraut wegen seiner stimulierenden Wirkung mißbräuchlich eingenommen haben. Die Arzneimittel-Zulassungsbehörden einiger Länder haben Schritte eingeleitet, um die Verbreitung und den Verkauf von Ephedrinsupplementen einzuschränken. Theoretisch wäre Ephedra gut für die Behandlung von Ohrenschmerzen geeignet, aber wegen der widersprüchlichen Diskussion um das Kraut würde ich empfehlen, es zur Behandlung von Ohrenschmerzen bei Kindern nur anzuwenden, wenn Sie mit dem Kinderarzt Rücksprache gehalten haben. Kinder sollten weniger als die Hälfte der Erwachsenendosis bekommen.

Mit Ohrentropfen sanft sein

Warnung: Die ätherischen Öle von verschiedenen in diesem Kapitel erwähnten Kräutern können in die Ohren geträufelt werden, um eine schmerzhafte Ohrinfektion auszukurieren. Wenn Ihr Arzt Ihnen jedoch gesagt hat, daß das Trommelfell verletzt (perforiert) ist oder wenn Sie einen Verdacht haben, daß dies passiert sein könnte, dann dürfen Sie keine Ohrentropfen aus Kräutern verwenden.

Knoblauch (*Allium sativum*). Wie Echinacea besitzen auch Knoblauch und Knoblauchextrakte sowohl antibiotische als auch immunstimulierende Eigenschaften. In Untersuchungen hat sich das Einträufeln von Knoblauchöl direkt in den Gehörgang als genauso wirksam oder gar noch besser bei der Behandlung von Pilzinfektionen als Medikamente erwiesen.

Auch die innerliche Einnahme von Knoblauch kann beim Auskurieren einer Mittelohrinfektion hilfreich sein. Wenn Sie Ohrenschmerzen haben, würde ich raten, mit mehr Knoblauch zu kochen. Sie können auch versuchen, ein paar Tropfen Knoblauchöl in das schmerzende Ohr zu tropfen.

Orangenwurzel (*Hydrastis*). Hier haben wir ein weiteres stark wirkendes natürliches Antibiotikum. Einige Naturheilpraktiker empfehlen eine Mischung aus Echinacea, Orangenwurzel und Süßholzwurzel (die nur der Geschmacksverbesserung dient). Nehmen Sie jeweils einen Teelöffel der getrockneten Kräuter oder jeweils eine Tropfpipettte der entsprechenden Tinktur pro Tasse mit kochendem Wasser und trinken Sie dreimal täglich eine Tasse von dem Tee. Auch wenn ich keinen Beweis dafür habe, daß die Mischung Echinacea beziehungsweise Orangenwurzel alleine überlegen ist, bin ich überzeugt, daß eine Kombination aus beiden Heilpflanzen die bessere Wahl ist.

Forsythie (*Forsythia suspensa*), Enzian (*Gentiana officinalis*) und Heckenkirsche (*Lonicera japonica*). Alle drei dieser Kräuter entfalten eine antibiotische Wirkung. Praktiker der traditionellen chinesischen Medizin verschreiben sie zur Behandlung von Ohrinfektionen bei Kindern häufig in pulverisierter Form, die dann über Apfelmus gestreut wird. Ich hatte bei Erkältungen und Grippeerkrankungen schon so großen Erfolg mit dieser Methode, daß ich sie auch bei Ohrenschmerzen ausprobieren würde. Man kann auch leicht einen Tee daraus kochen.

Echte Königskerze (*Verbascum thapsus*). Königskerzenblüten haben viele Anhänger, und meiner Ansicht nach können sich so viele Menschen nicht irren. Ein britischer Kräuterexperte empfiehlt, Tropfen mit Königskerzenöl in das erkrankte Ohr zu geben.

❧ **Pfefferminze (*Mentha piperita*).** Verschiedene Kräuterexperten empfehlen zur Behandlung von Ohrenschmerzen die Verwendung von antiseptisch wirkenden Minzen. Für mich klingt Pfefferminze am vielversprechendsten, weil die Pflanze zudem Menthol enthält. Ich würde ihre Verwendung in Tees vorschlagen.

❧ **Myrtenheide (*Melaleuca*, verschiedene Spezies).** Das besser als Teebaum bekannte Kraut wird von vielen Kräuterexperten und Aromatherapeuten beim Auftragen auf die Haut als bedeutendes Antiseptikum angesehen. Mischen Sie ein paar Tropfen Teebaumöl in Pflanzenöl, und schon haben Sie Ohrentropfen. Sie dürfen die Tropfen jedoch nicht anwenden, wenn die Gefahr besteht, daß das Trommelfell verletzt (perforiert) ist, und nehmen Sie weder Teebaumöl noch ein anderes ätherisches Öl jemals oral ein. Diese Öle sind extrem stark konzentriert und können bereits in kleinsten Mengen giftig sein. Mir sind außerdem Erzählungen zu Ohren gekommen, daß es bei der Verwendung von Teebaumöl im Ohr Probleme geben kann, deshalb sollten Sie, damit nichts schiefgehen kann, die Behandlung sofort abbrechen, wenn Sie irgendeine Reizung verspüren.

Ohrklingeln (Tinnitus)

Meine Schwägerin Barbara, die auf Hawaii lebt, leidet unter Ohrklingeln oder Tinnitus. Sie fragte mich, ob es denn irgendwelche Kräuter gäbe, die zur Behandlung eingesetzt werden könnten. Ja, in der Tat, antwortete ich – Ginkgo. Sie probierte dieses erstaunliche Kraut, und das Ohrklingeln verschwand.

Aber mittlerweile nimmt Barbara kein Ginkgo mehr ein. Als ich mich das letzte Mal mit ihr unterhielt, schluckte sie erneut verschreibungspflichtige Medikamente, um dieses Problem in den Griff zu bekommen. Warum? Offensichtlich bekommt Barbara ihre synthetisch hergestellten Medikamente auf Krankenschein, aber Ginkgo muß sie selbst bezahlen. Und Ginkgo ist leider ziemlich teuer. Natürlich sind auch die von der Krankenkasse bezahlten Medikamente nicht völlig kostenlos. Barbara bezahlt sie über ihren Krankenkassenbeitrag und die Steuern, die unser Gesundheitssystem unterhalten.

Das Medikament von Barbara war zugelassen worden, ohne den Vergleich mit Ginkgo antreten zu müssen. Ich finde, daß die Arzneimittel-Zulassungsbehörde unbedingt auch Ginkgo hätte testen müssen. Das Kraut ist preiswerter als das Medikament – das heißt, wenn man das Medikament aus der eigenen Tasche zahlen muß. Es ist außerdem natürlicher, mindestens genauso wirksam und möglicherweise sicherer.

Grüne Apotheke für Ohrklingeln (Tinnitus)

Tinnitus ist die Umschreibung für ein chronisches Klingelgeräusch im Ohr, auch wenn sich das Geräusch manchmal mehr wie ein Röhren oder Zischen anhört. Die Ärzte sind sich wegen der Ursachen nicht im klaren und erzielen häufig beim Versuch der Linderung nur wenig Erfolge. Glücklicherweise können natürliche Methoden jedoch Hilfe bieten.

➤➤➤ **Ginkgo (*Ginkgo biloba*).** Hunderte von Studien in ganz Europa haben die Verwendung standardisierter Ginkgoextrakte für eine Vielzahl von Erkrankungen bestätigt, die mit dem Älterwerden in Zusammenhang stehen, darunter auch Tinnitus, Schwindel, ein nachlassendes Gedächtnis und eine mangelhafte Durchblutung. Ginkgo hilft nicht in allen Fällen von Ohrklingeln, aber es ist das Kraut, das ich als erstes versuchen würde.

Leider sind die aktiv wirksamen Substanzen in Ginkgo – die sogenannten Ginkgolide – in den Blättern nur in sehr niedriger Konzentration enthalten. Die beste Möglichkeit, dieses Kraut einzunehmen, besteht im Kauf eines 50:1-Extraktes (50 Pfund Blätter sind in einem Pfund Extrakt vereint). Halten Sie sich dabei an die Dosierungsempfehlung des jeweiligen Herstellers. Die meisten Experten empfehlen die Einnahme von 40 Milligramm eines standardisierten Extraktes dreimal täglich zur Behandlung von Tinnitus.

➤➤ **Sesam (*Sesamum indicum*).** Chinesische Kräuterheiler empfehlen Sesamsamen zur Behandlung von Tinnitus, einer verschwommenen Sicht und Schwindel. Wenn Sie es mit Sesamsamen probieren möchten, dann kann es wohl kaum schaden, wenn Sie die Sesamsamen über Ihre Gerichte streuen. Sie können aber auch Tahini probieren, einen dem Erdnußbutter ähnlichen Aufstrich, der aus Sesamsamen zubereitet wird, oder Halvah – eine Süßigkeit aus Sesampaste.

➤ **Traubige Silberkerze (*Cimicifuga racemosa*).** Die Buchautorin Deb Soule (*siehe Anhang*) erzählt in einem ihrer Bücher die Geschichte von einem professionellen Flötisten, der zugleich ihr Nachbar und jahrelang von Ohrklingeln geplagt war. Dieser Nachbar nahm wenige Wochen lang eine Tinktur aus Silberkerzen ein, und danach war sein Tinnitus praktisch verschwunden. Er wurde ein großer Anhänger der Kräuterkunde. Deb fügt noch an, daß Silberkerzenkraut und Ginkgo eine gute Kombination ergeben.

➤ **Orangenwurzel (*Hydrastis*).** Der britische Buchautor David Hoffman (*siehe Anhang*), der zugleich einer meiner Lieblings-Kräuterpraktiker ist, ist der Ansicht, daß Orangenwurzel bei manchen Tinnitusfällen helfen kann. Es scheint, daß das Kraut zumindest einen Versuch wert ist.

❧ **Kleines Immergrün (*Vinca minor*).** Dieser immergrüne Bodendecker wächst auf meinen sonnigen und sandigen Hängen, aber ich hatte nie zuvor von einer medizinischen Verwendung des Krautes gehört, bis ich eine Veröffentlichung von Dr. Rudolf Fritz Weiß (*siehe Anhang*) las. Dr. Weiß berichtet nämlich, daß Immergrün die Substanz Vincamin enthält, der in verschiedenen Berichten Lob bei der Behandlung von Tinnitus und der Ménière-Krankheit (einem anfallsweisen Drehschwindel) gezollt wurde. Er empfiehlt die Einnahme von 20 Milligramm des getrockneten Krautes dreimal täglich. Es gibt einige Sicherheitsbedenken bei diesem Kraut, deshalb sollten Sie sich an den Rat Ihres Arztes halten, wenn Sie es damit versuchen möchten.

❧ **Spinat (*Spinacia oleracea*) und andere zinkhaltige Nahrungsmittel.** Der Buchautor Dr. Melvyn Werbach (siehe Anhang) stellte fest, daß ein Zinkmangel mit Ohrklingeln und verschiedenen Formen von sogenannten sensorineuralem Hörverlust zusammenhängt, und empfiehlt daher die Einnahme von 60 bis 120 Milligramm Zink pro Tag. Dies ist eine ziemlich hohe Dosis (der offiziell empfohlene Tagesbedarf für diesen Nährstoff beträgt 15/12 Milligramm), deshalb sollten Sie diese Therapie nicht ohne Ihren Arzt durchführen.

Ich würde es vorziehen, mehr Zink über die Nahrung aufzunehmen. Laut meiner Datenbank gehören zu den guten Zinkquellen Spinat (das ist die beste), Petersilie, Kohl, Rosenkohl, Gurken, Fisolen, Endivie, Augenbohnen, Pflaumen und Spargel. Ich bezweifle, daß man dem Körper allein über die Nahrung 60 Milligramm Zink pro Tag zuführen kann, aber Sie könnten durchaus darauf achten, mehr zinkhaltige Nahrungsmittel zu essen, während Sie verschiedene Kräuter gegen Ihr Ohrklingeln ausprobieren. Ich kann Ihnen auch meine schmackhafte Zinksuppe empfehlen: Verarbeiten Sie alle oder eine beliebige Auswahl der oben aufgeführten Gemüse (mit Ausnahme der Pflaumen) zu einer leckeren Gemüsesuppe.

Kräuter, die Sie meiden sollten. Wenn Sie von Ohrklingeln geplagt werden, dann dürfen Sie keine Azetylsalizylsäure (zum Beispiel Aspirin®) oder der Azetylsalizylsäure ähnliche Kräuter wie zum Beispiel Weidenrinde, Mädesüß oder Scheinbeeren einnehmen. Hohe Dosen an Azetylsalizylsäure können nämlich Ohrklingeln auslösen. Ich habe auch andere Berichte gesehen, daß einige andere Kräuter Tinnitus fördern könnten, darunter Chinarinde, amerikanischer Schneeball und Uva ursi.

Osteoporose

Wie Sie vielleicht wissen, wird diese Erkrankung durch einen Verlust an dem Mineralstoff Kalzium verursacht und resultiert in einer Schwäche der Knochen. Die Osteoporose ist eine der häufigsten Begleiterscheinungen des Älterwerdens, und es sind mehr Frauen als Männer betroffen. Etwa 25 Prozent der Frauen über 65 Jahren zeigen Anzeichen einer Osteoporose, wohingegen bei den älteren Männern nur 10 Prozent betroffen sind. Grazile, kleine Frauen tragen das größte Risiko. (Bei meiner Frau Peggy, die noch unter 65 und früher schlank war, wurde ebenfalls Osteoporose diagnostiziert.)

Eine Osteoporose kann ein breites Spektrum an Symptomen nach sich ziehen: Schmerzen im unteren Rückenbereich, Abnahme der Körpergröße (bis zu mehreren Zentimetern), eine gekrümmte Haltung (der typische 'Witwenbuckel') und ein erhöhtes Risiko für Knochenbrüche, vor allem im Hüftbereich. Derzeit belaufen sich die Behandlungskosten für die 6 Millionen an Osteoporose erkrankten Bürger in Deutschland auf etwa 4,5 Milliarden D-Mark.

Bis vor kurzem erzählten die Arzneimittel-Zulassungsbehörden und viele Ärzte, daß die Einnahme von Supplementen, darunter auch Kalzium, nur eine Verschwendung von Zeit und Geld wären. Mittlerweile – etwas verspätet – erklären sie uns, daß wir doch nicht genug Kalzium zu uns nehmen. Laut der Auskunft eines Gremiums der National Institutes of Health (NIH) über die optimale Kalziumeinnahme sollte jeder (vor allem Frauen) 1000 bis 1500 Milligramm Kalzium pro Tag zu sich nehmen. Leider nehmen die meisten Menschen sehr viel weniger als die angegebene Menge ein, und viele von uns bekommen noch nicht einmal die Hälfte dieser Dosis ab.

Das volle Spektrum der Nährstoffe ausschöpfen

Ironischerweise scheinen genau die gleichen Ärzte und Sprecher der verschiedenen Behörden, die noch vor wenigen Jahren das Motto 'Nahrung vor Supplementen' ausgaben, mittlerweile beim Thema Kalzium 'Supplemente vor Nahrung' zu ihrem Wahlspruch gemacht zu haben.

Das Gremium gab bekannt, daß man das Kalzium idealerweise über die Ernährung, zum Beispiel in Form von fettarmen Milchprodukten, Brokkoli, Tofu, Kohl, Hülsenfrüchten, Konservenfisch, Nüssen und Samen, zu sich nehmen sollte. Aber der Bericht gab auch zu, daß dies für die Mehrheit der

Bevölkerung unmöglich oder nicht praktizierbar ist. Der Bericht befaßte sich ferner ausführlich damit, wie man nun die Supplemente einnehmen sollte – und zwar zwischen den Mahlzeiten, um eine Wechselwirkung mit der Eisenaufnahme zu verringern.

Ich habe nichts gegen Kalziumsupplemente, aber ich bin der festen Überzeugung, daß jeder über die Nahrung soviel Kalzium wie nur möglich aufnehmen sollte. Es ist nicht nur möglich, das zu tun, dieser Weg ist auch besser für die Knochen, weil die Mineraldichte der Knochen nicht nur vom Kalzium abhängt. Wenn das Kalzium tatsächlich die Knochen kräftigen soll, dann muß es mit verschiedenen anderen Nährstoffen eingenommen werden, über die jedoch nur wenige Experten etwas zu sagen scheinen. Phosphor ist dabei besonders wichtig, aber der Körper braucht auch Magnesium, Bor, Zink, Vitamin D und Vitamin A.

Sie können alle genannten Nährstoffe in Form von Supplementen einnehmen, aber ich ziehe es vor, sie so einzunehmen, wie es von Mutter Natur geplant war – über die Nahrung.

Die andere Neuigkeit über Osteoporose: nur wenige Menschen wissen, daß eine eiweißreiche Ernährung das Kalzium aus den Knochen saugt. Ernährungsexperten, denen ich vertraue, empfehlen, daß Personen mit einem erhöhten Osteoporose-Risiko den Proteinanteil in der Ernährung auf ein Gramm Eiweiß pro Kilogramm Körpergewicht und Tag beschränken sollten – was bei durchschnittlichen Frauen insgesamt etwa 60 bis 90 Gramm Protein oder einer Hühnchenbrust entspricht. Die meisten Personen essen jedoch eine deutlich höhere Eiweißmenge, und so ist das Risiko, Kalzium zu verlieren, höher – selbst wenn sie viel Kalzium aufnehmen.

Grüne Apotheke für Osteoporose

Wenn Sie gern weniger Eiweiß und mehr Nährstoffe, die einer Osteoporose vorbeugen helfen, essen möchten, dann finden Sie hier die pflanzlichen Nahrungsmittel, die ich empfehle.

❧❧❧**Kohl (*Brassica oleracea*).** Bor erhöht den Spiegel des weiblichen Hormons Östrogen im Blut, und Östrogen wiederum schützt die Knochen. Laut meiner Datensammlung rangiert Kohl bezüglich des Borgehaltes unter den Blattgemüsen mit 145 ppm (das ist die Anzahl der Wirkstoffanteile pro einer Million Lösungsstoffanteile) bezogen auf das Trockengewicht auf Rang Eins.

Ich esse ziemlich viel Krautsalat, und es ist ziemlich einfach, Kohl mit den kalziumreichen Gemüsen Brokkoli, Grünkohl, Bohnen und Tofu in Salaten und gedünsteten Gemüsegerichten zu kombinieren. Kohl ist ferner eine Zutat meiner 'Brühe für die Knochenkraft'.

Brühe für die Knochenkraft

Hier ein Rezept, das wirtschaftlich denkenden Frauen gefallen wird, die gern jede Möglichkeit nutzen möchten, einer Osteoporose vorzubeugen. Sowohl die im Rezept verwendeten Fischgräten als auch die Gemüse versorgen Sie mit großzügigen Mengen Kalzium und anderen Nährstoffen, die dieser verheerenden Erkrankung vorbeugen.

Geben Sie einige übriggebliebene Fischgräten und mehrere Liter Wasser in einen großen Topf. (Wenn die Gräten sehr klein sind, sollten Sie diese in ein Gazetüchlein einwickeln, damit sie später leichter entfernt werden können). Aufkochen lassen, zudecken und 30 Minuten lang köcheln lassen. Geben Sie ein paar Handvoll der folgenden, fein gehackten Gemüse zu: Kohl, Löwenzahnblätter, Brennesselblätter, Petersilie, Amaranth und Portulak. (Sie sollten bei der Ernte der Brennesseln Handschuhe tragen, die fuseligen Brennhärchen brennen jedoch nicht mehr, wenn die Blätter gekocht werden.) Kochen Sie die Suppe, bis die Gemüse gar sind.

Mit Salz und Pfeffer sowie nach Belieben mit anderen Gewürzen abschmecken und Fischgräten vor dem Servieren entfernen. Sie können die Suppe als Gemüse-Kräutersuppe mit Avocadoscheiben und schwarzem Pfeffer garniert servieren. Sie können den Ansatz auch als Grundstock für deftigere Bohnensuppen verwenden.

Wenn die Suppe richtig zubereitet ist, kann diese Brühe ohne viel Mühe reich an Kalzium, Magnesium, Bor, Beta-Karotin (sowie anderen, dem Vitamin A ähnlichen Karotinoiden), Vitamin C, ein wenig Vitamin D, Fluor und Silizium sein.

Löwenzahn (*Taraxacum officinale*). Wenn wir schon beim Thema Bor sind: Löwenzahn hält sich mit 125 ppm dicht hinter Kohl. Löwenzahn enthält zudem mehr als 20.000 ppm Kalzium, was bedeutet, daß nur zehn Gramm getrockneter Löwenzahnsprossen mehr als 1 Milligramm Bor und 200 Milligramm Kalzium enthalten können.

Löwenzahn enthält ferner reichlich Silizium (Kieselsäure), und einige Veröffentlichungen berichteten, daß Kieselsäure ebenfalls den Knochen stärkt. Ich empfehle, Löwenzahn in die 'Brühe für die Knochenkraft' zu geben.

Amaranthgewächse (*Amaranthus*, verschiedene Spezies). Bezogen auf das Trockengewicht sind Amaranthblätter mit einem Gehalt von 5,3 Prozent eine unserer besten pflanzlichen Quellen für Kalzium. Das bedeutet, daß eine kleine Portion gedünsteter Blätter (10 Gramm) uns üppige

500 Milligramm Kalzium bescheren. Andere gute pflanzliche Kalzium-
quellen sind, in absteigender Reihenfolge ihres Gehaltes: weißer Gänsefuß,
Dickbohnen, Brunnenkresse, Süßholz, Majoran, Salbei, rote Kleesprossen,
Thymian, Chinakohl, Basilikum, Selleriesamen, Löwenzahn und Portulak.

Avocado (*Persea americana*). Als berühmte Gemüsequelle für
Vitamin D (die zugleich sehr lecker schmeckt) können Avocados den Körper
unterstützen, das Kalzium in die Knochen zu schaffen. Manche Menschen
scheuen vor Avocados zurück, weil sie einen hohen Fettgehalt haben, aber
wenn Sie sich generell fettarm, vegetarisch oder halbvegetarisch ernähren,
dann glaube ich nicht, daß Avocados großen Schaden an Ihrer Figur anrichten können, vor allem, wenn Sie ein Risikopatient für Osteoporose sind.
Ich empfehle, die Avocados zerdrückt zu fettarmem Joghurt oder Hüttenkäse
zu geben, so daß Sie gleichzeitig Kalzium und Vitamin D aufnehmen.
Avocados sind übrigens auch reichlich mit dem herzfreundlichen Vitamin E
gesegnet.

Sojabohne (*Glycine max*). Vegetarisch lebende und japanische
Frauen erkranken weniger häufig an Osteoporose und erleiden weniger
Knochenbrüche als westliche beziehungsweise fleischessende Frauen. Der
Grund scheint laut Dr. James Anderson zu sein, daß Fleischesser über den
Urin mehr Kalzium ausscheiden.

Bohnen sind ebenfalls eine gute Eiweißquelle, ziehen aber eine geringere Kalziumausscheidung über den Urin als Fleisch nach sich.
Zusätzlich enthalten Sojabohnen und andere Bohnensorten Genistein. Die
Substanz ist ein pflanzliches Östrogen (Phytoöstrogen), das sich im Körper
wie das weibliche Hormon verhält.

Der Ersatz von Östrogenen mit Hilfe von Medikamenten hilft bei der
Gesunderhaltung der Knochen und schützt vor Herzerkrankungen, erhöht
aber gleichzeitig das Risiko für bestimmte Brustkrebsformen. Beim dem aus
Bohnen stammenden Genistein konnte nie ein erhöhtes Tumor-Risiko nachgewiesen werden, und ich würde darauf wetten, daß eine Kost mit einem
hohen Bohnenanteil die Knochen genauso gut oder besser kräftigt und
Herzerkrankungen nicht minder vorbeugt wie Östrogentabletten.

Schwarzer Pfeffer (*Piper nigrum*). Laut meiner Datensammlung
enthält schwarzer Pfeffer vier Substanzen zur Osteoporosevorbeugung. Wenn
Sie Pfeffer gerne mögen, können Sie das Gewürz großzügig über Ihre
Avocados, Bohnensuppen oder Salate streuen, weil ich annehme, daß auch
kleinste Mengen ihren Teil dazu beitragen.

Schachtelhalm (*Equisetum arvense*). Französische Untersuchungen geben Hinweise darauf, daß Kieselsäure bei der Vorbeugung von
Osteoporose eine Rolle spielt und zur Therapie von Knochenbrüchen genutzt

werden kann. Schachtelhalm ist eine der reichhaltigsten Quellen für diesen Mineralstoff, und zwar in Form der Monosiliziumsäure, die vom Körper leicht verwertet werden kann.

Älterwerden und ein sinkender Östrogenspiegel senken die Fähigkeit des Körpers, Kieselsäure aufzunehmen. Manche Experten empfehlen bis zu neun Kapseln à 350 Milligramm pro Tag. Sie sollten das Kraut nur nach Absprache mit einem holistisch arbeitendem Arzt einnehmen.

Wenn Ihnen zur Anwendung von Schachtelhalmtee geraten wurde, geben Sie einen Teelöffel Zucker mit dem getrockneten Kraut in das Teewasser. (Der Zucker zieht nämlich mehr Kieselsäure aus der Pflanze). Kochen Sie den Tee kurz auf, danach soll er etwa drei Stunden lang weiterköcheln. Seihen Sie die Blätter ab und lassen Sie den Tee vor dem Trinken ein wenig abkühlen.

➤ **Petersilie (*Petroselinum crispum*).** Die dunkelgrüne Garnierung, die so häufig weggeworfen statt gegessen wird, ist reichlich mit Bor ausgestattet. Man müßte etwa 90 Gramm getrocknete Petersilie essen, um die drei Milligramm zu erhalten, die den Östrogenspiegel erhöhen sollen. Das ist wohl mehr, als die meisten Menschen essen möchten, aber jedes Zweiglein hilft.

Laut meiner Datensammlung gehört Petersilie außerdem zu den reichhaltigsten Nahrungsmittelquellen für Fluor, einem weiteren Mineralstoff, der die Knochen stärkt. Wenn Sie im Restaurant stets die Petersiliengarnitur auf Ihrem Teller essen, dann erfrischen Sie nicht nur Ihren Atem, sondern schützen gleichzeitig Ihre Knochen.

Parkinson-Krankheit

Im Jahr 1991 hatte ich einen dreiminütigen Auftritt in einer TV-Morgenshow mit Paula Zahn. Das Motto hieß an diesem Tag „Speisen, die heilen" – und die Anwendung von Nahrung als Medizin ist bekanntlich eines meiner Lieblingsthemen. Ich erwähnte zufällig, daß Favabohnen das Potential besitzen, eine ganze Reihe von Erkrankungen zu heilen, darunter auch die Parkinson-Krankheit. Kurz danach bekam ich den folgenden Brief von einer jungen Frau: „Bitte schicken Sie mir alle Literaturstellen, die es zur Parkinson-Krankheit gibt. Ich koordiniere eine nationale Gruppe mit dem Namen 'Younger Parkinson People'. Mittlerweile wird die Parkinson-Krankheit bei einer steigenden Anzahl von Personen ab Anfang 30 festgestellt. Ich bin 43, und die Krankheit wurde bei mir mit 36 diagnostiziert. Bitte schicken Sie mir alle Informationen, die helfen könnten."

Ich schickte der Frau Informationen über mein bevorzugtes pflanzliches Mittel zur Behandlung der Parkinson-Krankheit – Favabohnen. Aber bevor ich auf diese schmackhaften und vielseitigen Bohnen zu sprechen komme, möchte ich ein paar Worte über die Parkinson-Krankheit vorausschicken.

Der Begriff umfaßt eigentlich eine ganze Reihe verschiedener neurologischer Störungen, die durch ein Zittern und Schütteln, eine Verlangsamung der Bewegungen, den Verlust über die Kontrolle der Muskeln und eine Muskelsteifheit charakterisiert sind. Die meisten Patienten mit der Parkinson-Krankheit sind über 60 Jahre alt. Unter der älteren Bevölkerung leidet etwa eine Person von 200 unter der Erkrankung. In Amerika kommen jedes Jahr etwa 50.000 neu diagnostizierte Fälle dazu, dabei sind Männer anfälliger als Frauen.

Die Parkinson-Krankheit ist eine ernsthafte Erkrankung. Jeder, der darunter leidet, sollte unbedingt von einem Arzt betreut werden.

Grüne Apotheke für die Parkinson-Krankheit

Natürlich müssen Sie die Ratschläge Ihres Arztes befolgen, es gibt aber auch einige Kräuter, die Sie möglicherweise ausprobieren möchten. Wenn Sie sich unter ärztlicher Aufsicht befinden, sollten Sie sich jedoch unbedingt mit dem Arzt absprechen, bevor Sie eine natürliche Therapie beginnen. Hier sind einige Möglichkeiten.

❧❧❧**Favabohnen (*Vicia faba*).** Diese Bohnen sind eine der besten pflanzlichen Quellen der Natur für die Substanz L-Dopa, dem natürlichen Vorläufer des Dopamins im Gehirn. Bei der Parkinson-Krankheit entsteht im Gehirn ein Ungleichgewicht zwischen den Substanzen Dopamin und Azetylcholin, und zwar in der Regel aufgrund einer Schädigung (genauer gesagt Degeneration) der Zellen, die Dopamin produzieren. Wenn das Gehirn weniger Dopamin produziert, kann die Einnahme von L-Dopa helfen. L-Dopa ist übrigens eine Standardtherapie bei der Parkinson-Krankheit.

Das Problem am L-Dopa besteht darin, daß das Medikament sehr teuer ist. Favabohnen sind dagegen sehr preiswert. Meinen Berechnungen nach enthält eine 440-Gramm-Dose Favabohnen genug L-Dopa, um bei der Parkinson-Krankheit ein spürbare Wirkung im Körper zu entfalten. Favabohnen gibt es in Dosen in gut sortierten Lebensmittelgeschäften, vor allem getrocknet auch in Naturkostläden. So preisgünstig bekommen Sie das Medikament L-Dopa nicht.

Aber ich habe noch mehr Spannendes zu berichten: Favabohnensprossen enthalten zehnmal mehr L-Dopa als die Bohnen ohne Sprossen.

Dadurch reduziert sich der Preis für eine wirksame Dosis – sprich eine Handvoll Bohnensprossen – auf Pfennigbeträge. Auch wenn ich das Potential von Favabohnen in den letzten Jahren mit Dutzenden von Personen diskutiert habe, kenne ich keinen Patienten mit der Parkinson-Krankheit, der diese Annäherung über die Nahrung ernsthaft probiert hat.

Wenn Sie Favabohnen in Ihren Speiseplan aufnehmen möchten, dann ist es äußerst wichtig, diese Tatsache und die Ursache dafür Ihrem Arzt mitzuteilen. (Vielleicht sollten Sie beim Arztbesuch einfach dieses Buch mitbringen). Die meisten Parkinson-Fälle beginnen sehr langsam und mild, und die Ärzte verschreiben das L-Dopa häufig erst, wenn die Krankheit bereits fortgeschritten ist. Ich bin überzeugt, daß der Verzehr einer größeren Menge Favabohnen in diesen Frühstadien wirklich hilfreich sein könnte. Wenn Sie jedoch bereits L-Dopa einnehmen, sollten Sie mit dem Verzehr der Bohnen erst beginnen, nachdem Sie mit Ihrem Arzt gesprochen haben.

Favabohnen enthalten neben L-Dopa zudem Cholin und Lecithin. Einige Untersuchungen geben Hinweise darauf, daß diese Substanzen positive Auswirkungen bei der Vorbeugung der Parkinson-Krankheit haben oder einige der Symptome lindern könnten.

Favabohnen sind außerdem rohfaserreich, was Verstopfungen vorbeugen hilft, die ebenfalls ein häufiges Problem von Parkinson-Patienten sind. Aber, wie ich erwähnt habe, müssen Sie etwa ein Pfund Bohnen oder etwa 60 Gramm Sprossen essen, um eine wirksame Dosis zu sich zu nehmen.

Wenn Sie sich für die Bohnen entscheiden, müssen Sie sich auf eine lästige Nebenwirkung gefaßt machen – Blähungen.

Einige Menschen können die Bohnen leichter verdauen, wenn sie mehr davon essen. Als Vorbereitung auf den erwähnten Fernsehauftritt aß ich eine Dose Favabohnen zu Mittag. Innerhalb von zwei Stunden trat die erwartete Nebenwirkung ein. Am nächsten Tag aß ich eine zweite Dose. Wiederum bekam ich Blähungen, aber erst nach vier Stunden. Bei der dritten Dose am Tag drei schien sich mein Darm daran gewöhnt zu haben, und die Blähungen waren kein allzu großes Problem mehr.

Das heißt für Sie, lieber Bohnenesser, daß Sie die Hoffnung nicht aufgeben dürfen. Wenn sich Ihr Darm wirklich nicht umstellen kann, sollten Sie sich Verdauungsenzyme aus der Apotheke holen, die ebenfalls die blähende Wirkung von Bohnen verringern. Halten Sie sich dabei an die Dosierungsempfehlung des jeweiligen Herstellers.

Kratzbohne (*Mucuna*, verschiedene Spezies). Wie Favabohnen haben auch Kratzbohnen einen hohen Gehalt an L-Dopa – etwa 50.000 ppm (das ist die Anzahl der Wirkstoffanteile bezogen auf eine Million Lösungsstoffanteile). Aber im Unterschied zu Favabohnen wurden Kratzbohnen bereits in klinischen Untersuchungen zur Behandlung der Parkinson-Krankheit getestet.

Die Kratzbohnenstudie wurde von Forschern an der Southern Illinois University School of Medicine in Springfield unter der Leitung von Dr. B.V. Manyam durchgeführt. Die Wissenschaftler verwendeten eine Zubereitungsform der Kratzbohne, die als HP-O bezeichnet und aus dem inneren Anteil der Bohnen gewonnen wurde. Das HP-O war standardisiert, so daß jedes Gramm HP-O genau 33,33 Milligramm L-Dopa enthielt.

Aus den Ergebnissen schlossen die Wissenschaftler, daß ihr Bohnenpräparat wirksam war. Leider ist diese Zubereitungsart immer noch geistiges Eigentum der Wissenschaftler und im experimentellen Stadium, so daß sie nicht erhältlich ist – im Gegensatz zu Kratzbohnen. Wie Favabohnen sind auch Kratzbohnen übrigens rohfaserreich.

❧ **Nachtkerze (*Oenothera biennis*).** Nachtkerzenöl linderte das Zittern aufgrund der Parkinson-Krankheit bei 55 Prozent der Patienten, die mehrere Monate lang das Äquivalent von zwei Teelöffeln Nachtkerzenöl einnahmen. Das Öl enthält Spuren der Aminosäure Tryptophan, die die Wirksamkeit von L-Dopa unterstützt. (Gemahlene Nachtkerzensamen enthalten sogar noch mehr Tryptophan).

Der Buchautor Dr. Melvyn Werbach (*siehe Anhang*) empfiehlt, zur Behandlung der Parkinson-Krankheit dreimal täglich zwei Gramm Tryptophan (zum Beispiel Ardeytropin® aus der Apotheke) in Kombination mit L-Dopa einzunehmen. Sie können das Tryptophan auch in Form von Nachtkerzensamen einnehmen, dann müssen Sie allerdings gut 100 Gramm Samen essen, um zwei Gramm Tryptophan zu sich zu nehmen.

Was mich betrifft, so finde ich, daß auch geringste Mengen ihren Teil beitragen. Ich bin überzeugt, daß zwei Teelöffel Nachtkerzenöl pro Tag oder das Unterheben gemahlener Samen in Backwaren hilfreich sein könnte.

❧ **Ginkgo (*Ginkgo biloba*).** Ginkgo wird zwar mehr zur Erholung nach Schlaganfällen und zur Behandlung der Alzheimer-Krankheit eingesetzt, aber ich bin überzeugt, daß das Kraut auch bei der Parkinson-Krankheit hilfreich sein kann, weil es die Durchblutung des Gehirns fördert und so mehr L-Dopa dorthin gelangen kann, wo es benötigt wird.

Ich empfehle, pro Tag drei Kapseln mit jeweils 300 bis 500 Milligramm eines standardisierten 50:1 Extraktes und einem Gehalt von 25 Prozent Flavoinoiden einzunehmen. Nur sollten Sie wissen, daß mehr als 240 Milligramm pro Tag Durchfall, Gereiztheit und Ruhelosigkeit verursachen kann.

Wenn Sie eines dieser Symptome verspüren, sollten Sie die Dosis reduzieren.

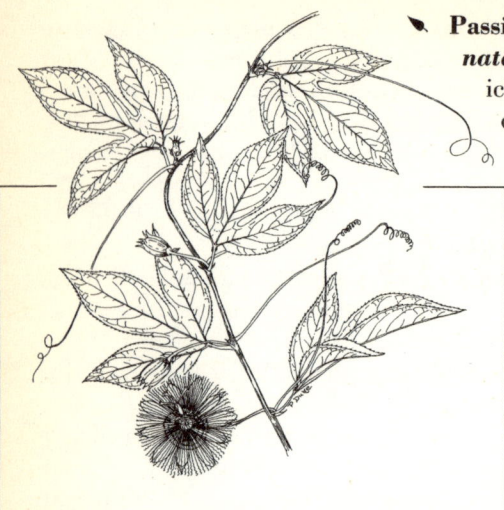

Passionsblume

Die ursprünglich in den Vereinigten Staaten beheimatete Passionsblume wird in Europa gerne genommen und kann eine Waffe im Kampf gegen die Parkinson-Krankheit sein.

◣ **Passionsblume (*Passiflora incarnata*).** Zwei Kräuterexperten, die ich besonders schätze, nämlich der Buchautor Dr. David Hoffman und Michael Tierra (*siehe Anhang*), empfehlen Passionsblumen für die Behandlung der Parkinson-Krankheit – und viele andere Kräuterexperten stimmen ihnen zu.

Passionsblumen enthalten zwei Substanzen, die erwiesenermaßen gegen die Parkinson-Krankheit wirksame Substanzen enthalten: die Alkaloide Harmin und Harmalin. Wenn ich die Parkinson-Krankheit hätte, würde ich dreimal täglich 10 bis 30 Tropfen einer standardisierten Tinktur mit 0,7 Prozent Flavonoiden einnehmen. (Die entsprechenden Informationen finden Sie auf dem Etikett.)

◣ **Johanniskraut (*Hypericum perforatum*).** Das ist schon eine merkwürdige Sache: Raucher tragen ein geringeres Risiko für die Parkinson-Krankheit.

Warum denn das? Nikotin stimuliert die Freisetzung von Dopamin im Gehirn. Das Enzym Mono-Amino-Oxidase dagegen senkt Dopamin, deshalb wäre es logisch, daß Medikamente, die diese Mono-Amino-Oxidase hemmen, die Dopaminspiegel erhöhen und das Parkinson-Risiko senken würden – genau wie Nikotin.

Mono-Amino-Oxidase-Hemmer sind eine wichtige Medikamentenklasse zur Behandlung von Depressionen, und Johanniskraut ist ein bekannter Mono-Amino-Oxidase-Hemmer in Kräuterform. Wenn ich die Parkinson-Krankheit hätte, würde ich eine standardisierte Johanniskrauttinktur mit 0,1 Prozent Hypericin kaufen und dreimal täglich 20 bis 30 Tropfen davon einnehmen. Bitte denken Sie jedoch daran: Personen, die regelmäßig einen MAO-Hemmer oder Kräuter mit diesem Wirkstoff einnehmen, müssen bestimmte Speisen (darunter alkoholische Getränke und geräucherte beziehungsweise gepökelte Speisen) sowie Medikamente gegen Erkältungen und Heuschnupfen, Amphetamine, Narkosemittel, Tryptophan und Tyrosin vermeiden. Sie dürfen Johanniskraut nicht während einer Schwangerschaft einnehmen. Vermeiden Sie während seiner Einnahme außerdem pralles Sonnenlicht, da die Haut durch das Kraut sonnenempfindlicher werden kann.

Pilzinfektionen

Fußpilz. Pilzinfektionen der Scheide. Tinea cruris (Pilzinfektionen am Unterschenkel). Pilzinfektionen der Zehennägel. Es gibt reichlich Pilze bei uns. Und ich habe definitiv mein Quentchen Pilzinfektionen abbekommen.

Sie finden in diesem Buch auch gesonderte Kapitel über Fußpilz und Hefepilzinfektionen, aber ich habe gedacht, daß eine etwas allgemeinere Information über Kräuter, die zur Behandlung *jeglicher* Pilzinfektionen eingesetzt werden können, hilfreich wäre. Wenn ich mir zu Hause eine Pilzinfektion zuziehe, dann verwende ich häufig eine Mischung aus Knoblauch und schwarzer Walnuß, die beide üppig in meinem Kräutergarten wachsen, und nehme zusätzlich Teebaumöl, das ich immer bereit halte. Jedes dieser Kräuter ist ein stark wirkendes Antimykotikum (das heißt ein Mittel, das gegen Pilze wirkt).

Nun, so werden Sie sich vielleicht fragen, warum macht er sich die Mühe, die drei miteinander zu mischen? Warum nicht einfach ein gutes Kraut suchen und in der guten alten pharmakologischen Tradition der magischen Pille dabei bleiben? Ein Grund ist der, daß ich es liebe, mit Kräutern zu arbeiten und Spaß daran habe, sie zu naschen. Ein weiterer Grund, ist, daß die Wissenschaft hier ziemlich eindeutig ist: Mischungen aus gegen Pilze wirksamen Kräutern wirken fast immer besser als einzelne Kräuter.

Diese Synergie, das heißt das harmonische Zusammenarbeiten der 'Anti-Pilz-Kräuter' wurde mit Hilfe mehrerer Untersuchungen belegt. In einem Test mit zehn Pflanzenspezies, deren Öle gegen Pilze wirksam sind, stellten die Wissenschaftler fest, daß „die Kombination der ätherischen Öle dieser Kräuter deren Wirksamkeit erheblich steigerte". In einer ähnlichen Untersuchung bemerkten die Forscher, daß „in allen Ölkombinationen die Wirksamkeit gegen die Pilze über der der einzelnen Öle lag".

Das sollte uns nicht überraschen. Schließlich sind ätherische Öle komplexe Kombinationen von Substanzen, die dem Schutz der Pflanzen vor

Pilzen, anderen Erkrankungen und Parasiten dienen. Synergie ist eine Regel der Natur, deshalb ist es nur logisch, daß Kombinationen besser wirken als Einzelstoffe. Derzeit sind viele der 'magischen Pillen' immer noch wirksamer gegen Pilze, und wenn ich eine böse Pilzinfektion habe, dann verwende ich diese Medikamente auch. Aber selbst in diesen Fällen kombiniere ich sie häufig mit Kräutern, um mir einen Extraschub gegen die Pilze zu versetzen. Wenn Ihr Arzt zustimmt, können Sie die folgenden Kräuter bei Ihrer nächsten Pilzinfektion ausprobieren und beobachten, ob die Synergie der Natur auch bei Ihnen wirkt.

Grüne Apotheke für Pilzinfektionen

Hier finden Sie einige Kräuter, die Ihnen helfen werden.

Knoblauch (*Allium sativum*). Ich bin überzeugt, daß Knoblauch allgemein eines unserer besten Antiseptika und ganz speziell eines unserer besten Antimykotika (Pilzmittel) ist, das Teebaumöl ernsthaft Konkurrenz macht.

An der Banaras Hindu Universität in Indien konnten Wissenschaftler, die mit Knoblauch arbeiten, beweisen, daß einer der Inhaltsstoffe, nämlich Ajoen, fast so wirksam gegen Mehltau war wie pharmazeutische Mittel gegen diesen Schimmelpilz. Verschiedene andere Untersuchungen kamen zu gleichen Ergebnissen.

Klinische Studien konnten ebenfalls beeindruckende Ergebnisse erzielen. Bei den Testpersonen, die 25 Milliliter (das entspricht etwa fünf bis sechs Teelöffeln) Knoblauchextrakt pro Tag einnahmen, wies das Blut eine deutliche Wirksamkeit gegen verschiedene häufige Pilzarten auf, darunter *Candida albicans*, der Hefepilzinfektionen verursacht.

Knoblauchextrakt ist bei äußerer Anwendung übrigens noch wirksamer. Ich weiß sowohl aus der Forschung als auch aus eigener Erfahrung, daß der Extrakt die Wirksamkeit pharmazeutischer Anti-Pilz-Medikamente fördert. Dazu müssen Sie nur rohen Knoblauch im Mixer zu Saft verarbeiten und den Saft mit einem Wattebausch oder sauberen Tuch dreimal täglich direkt auf den betroffenen Bereich auftragen.

Süßholz (*Glycyrrhiza glabra*). Laut meiner Datensammlung enthält Süßholz mindestens 25 pilztötende Substanzen, was alle anderen Kräuter übertrifft. Erstaunlicherweise konnte ich keine guten klinischen Studien auftreiben, in denen Pilzinfektionen mit Süßholzextrakten behandelt wurden, aber von der Zusammensetzung dieses Krauts ausgehend bin ich sehr zuversichtlich, daß es helfen würde.

Sie können einen starken Auszug herstellen, indem Sie fünf bis sieben Teelöffel der gemahlenen Süßholzwurzel auf eine Tasse mit kochendem

Wasser geben und etwa 20 Minuten köcheln lassen. Gießen Sie das pflanzliche Material ab und tragen Sie den Auszug mit einem Wattebausch oder sauberen Tuch dreimal täglich direkt auf den betroffenen Bereich auf.

➤➤➤Myrtenheide (*Melaleuca*, verschiedene Spezies). Dieses Kraut hat sich unter der Bezeichnung Teebaumöl einen Ruf als potentes Antiseptikum gemacht, das auch gegen Pilzinfekionen der Haut wirksam ist, und dazu zählen natürlich auch Fußpilz und Hefepilzinfektionen. Australische Chemiker haben herausgefunden, daß *C. albicans* besonders empfindlich auf Teebaumöl reagiert. Diese Forschungsergebnisse führten zur Entwicklung von verschiedenen Produkten zur Behandlung von Scheideninfektionen durch Hefepilze. Verschiedene Frauen, die ich persönlich kenne, haben von einer erfolgreichen Behandlung mit Teebaumöl bei Hefepilzinfektionen berichtet, die zuvor durch Medikamente mit den Wirkstoffen Nystatin oder Clotrimazol nicht endgültig aus der Welt geschafft werden konnten.

Bei Hautinfektionen können Sie das Öl mit einem Wattebausch oder sauberen Tuch dreimal täglich direkt auf den betroffenen Bereich auftragen. Sie können das Öl mit der gleichen Menge Pflanzenöl verdünnen, da manche Menschen das Öl als hautreizend empfinden. Bei Scheideninfektionen können Sie ein wenig verdünntes Öl direkt auftragen oder ein paar Tropfen in ein lauwarmes Sitzbad oder eine Intimspülung geben. Wenn Sie dabei irgendein Unbehagen verspüren, sollten Sie die Therapie abbrechen. Diese Empfehlung ist besonders wichtig, wenn Sie das Öl in oder um die Scheide herum verwenden, da dies ein besonders empfindlicher Bereich ist. In der Tat ist Teebaumöl so ein starkes Antiseptikum, daß ich es im Scheidenbereich nur als letzten Rettungsanker verwenden würde, und dann auch nur in verdünnter Form. Sie sollten es zunächst mit sanfteren Kräutertherapien versuchen. Wenn Sie das Öl dann immer noch probieren wollen, sollten Sie die Behandlung mit Ihrem Arzt absprechen. Und nun noch eine letzte Warnung: Bitte denken Sie daran, daß man Teebaumöl nicht einnehmen darf, da dieses wie so viele andere ätherische Pflanzenöle bereits in kleinsten Mengen (das heißt schon ab wenigen Teelöffeln) giftig sein kann.

➤➤ Schwarze Walnuß (*Juglans nigra*). Die Autorin Kathi Keville (*siehe Anhang*), die ich sehr bewundere, zitiert eine äußerst eindrucksvolle Studie, die zeigte, daß die frische Schale der schwarzen Walnuß Candidapilze besser abtötete als ein häufig verschriebenes Medikament gegen den Pilz. Ihre Candidatinktur besteht aus 30 Milliliter einer Tinktur der frischen Schale schwarzer Walnüsse plus jeweils ein paar Tropfen der folgenden Tinkturen: Lavendel, Baldrianwurzel und Tabebuia, dazu kommen zehn Tropfen Teebaumöl. Ich bin besonders begeistert von Kathis Verwendung von schwarzen Walnüssen, da mein Garten jeden Herbst mit Walnüssen wie ein Golfplatz am

Sonntagnachmittag mit Golfbällen übersät ist. (Leider ist Tabebuia hierzulande (noch) nicht erhältlich, ich hoffe aber, daß sich dies bald ändern wird.)

Kamille (*Matricaria recutita*). Kamille wirkt pilzabtötend, und zwar insbesondere bei Candida. Sie wirkt ferner stark antibakteriell und entzündungshemmend. Kamille wird in ganz Europa gern verwendet und ist in vielen rezeptfreien Antiseptika enthalten.

Ich empfehle, bei Pilzinfektionen Kamille sowohl innerlich als auch äußerlich anzuwenden. Sie können sich einen starken Tee aus dem getrockneten Kraut zubereiten und den Tee mehrmals täglich trinken. Sie können den Tee auch zwei- bis viermal täglich mit einem Wattebausch oder sauberen Tuch direkt auf dem betroffenen Bereich auftragen. Dafür können Sie auch die gebrauchten Teebeutel nutzen oder eine Tinktur aus der Apotheke verwenden.

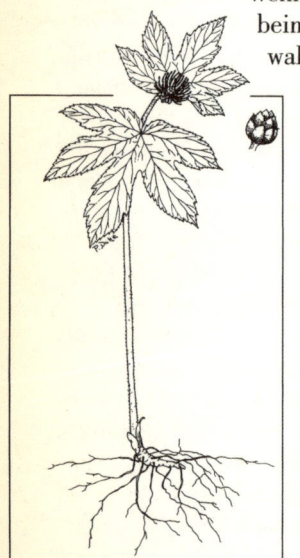

Orangenwurzel

Das auch unter den Namen Goldsiegelwurzel oder Kanadische Gelbwurz bekannte Kraut wird weithin als Antiseptikum empfohlen und verwendet.

Wenn Sie unter Heuschnupfen leiden, sollten Sie jedoch beim Umgang mit Kamillenprodukten ein wenig Vorsicht walten lassen. Kamille gehört zur Familie der Korbblütengewächse und kann bei einigen Menschen allergische Reaktionen fördern. Wenn Sie das erste Mal Kamille verwenden, sollten Sie daher auf Ihre Reaktion achten. Wenn das Kraut zu helfen scheint, machen Sie ruhig weiter damit. Wenn sich der Juckreiz verschlimmert, dann hören Sie einfach auf, Kamille zu verwenden.

Orangenwurzel (*Hydrastis*) und andere berberinhaltige Kräuter. Berberin ist eine potente Substanz, die sowohl gegen Pilze als auch gegen Bakterien wirkt. Die Substanz steckt in Berberitze, Goldfaden, gemeiner Mahonie, Gelbwurz sowie Orangenwurzel. Alle werden bereits seit langer Zeit zur Behandlung von Hefepilz- und anderen Pilzinfektionen eingesetzt.

Wenn ich eine Pilzinfektion hätte, würde ich mir wahrscheinlich eine Orangenwurzeltinktur kaufen und mich an die Dosierungsempfehlung des jeweiligen Herstellers halten. Zum Auftragen auf die Haut würde ich einen starken Auszug aus fünf bis sieben Teelöffeln getrockneter Orangenwurzel pro Tasse Wasser nehmen. Nach dem Aufkochen den Auszug etwa 20 Minuten köcheln lassen. Gießen Sie das pflanzliche Material nach dem Abkühlen ab und tragen Sie die Lösung mit einem Wattebausch oder sauberen Tuch ein- bis dreimal täglich direkt auf dem betroffenen Bereich auf.

✎✎ Hennastrauch (*Lawsonia inermis*). Dieses beliebte natürliche Haarfärbemittel enthält 5.500 bis 10.000 ppm (das ist die Anzahl der Wirkstoffanteile bezogen auf eine Million Lösungssoffanteile) der Substanz Lawson, die gegen viele Bakterien und Pilze wirksam ist. Ich würde empfehlen, einen starken Auszug aus fünf bis sieben Teelöffeln Henna pro Tasse Wasser zuzubereiten. Lassen Sie den Auszug nach dem Aufkochen etwa 20 Minuten lang köcheln. Gießen Sie das pflanzliche Material nach dem Abkühlen ab und tragen Sie den Auszug mit einem Wattebausch oder sauberen Tuch ein- bis dreimal täglich direkt auf dem betroffenen Bereich auf.

✎✎ Zitronengras (*Cymbopogon*, verschiedene Spezies). Wissenschaftler konnten nachweisen, daß Zitronengras eine erhebliche pilzabtötende Wirkung gegen verschiedene infektionsverursachende Pilze entfaltet. Sie können zum Beispiel ein bis vier Tassen Zitronengrastee genießen. Um eine zusätzliche Wirkung zu erzielen, können Sie die gebrauchten Teebeutel direkt auf den betroffenen Bereich legen.

✎✎ Tabebuia (*Tabebuia*, verschiedene Spezies). Das Kraut enthält mindestens drei gegen Hefen wirksame Substanzen – Lapachol, Beta-Lapachon und Xyloidin – die gegen *C. albicans* und andere häufige problematische Pilze wirksam sind. Ich habe persönlich zur Behandlung einer Pilzinfektion eine Salbe aus Lateinamerika verwendet, die Tabebuia-Extrakte enthielt, und ich würde die Salbe wieder verwenden, wenn der Pilz noch einmal kommen würde. Leider ist das Kraut hierzulande (noch) nicht erhältlich, ich hoffe aber, daß sich dies bald ändern wird.

✎ Safranwurz (*Curcuma longa*). Pakistanische Untersuchungen belegten, daß das Öl von Safranwurz oder Kurkuma bereits in sehr niedrigen Konzentrationen viele problematische Pilze hemmt. Ich empfehle, ein kommerziell erhältliches Kurkumaöl zu verwenden, das Öl mit Wasser zu verdünnen (ein Teil Öl kommt dabei auf zwei Teile Wasser) und die Mischung mit einem Wattebausch oder sauberen Tuch direkt auf den betroffenen Bereich aufzutragen.

Pneumonie
(Lungenentzündung)

Da standen wir nun im Oktober des Jahres 1995, drei Musiker mit verschiedenen musikalischen Traditionen, die im Napo Camp am Amazonas in Peru ihre Instrumente stimmten. Mein Schamanenfreund Antonio Montero Pisco sang seine persönlichen Lieder für die Geister der Pflanzen. Während Antonio sang, machte sich Joe Moreno, seines Zeichens Musiktherapeut an der Maryville Universität in St. Louis, USA, eifrig Notizen und versuchte, das Gehörte in Noten umzuschreiben.

Und ich, ein miserabler, aber nicht minder begeisterter Bluegrass-Gitarrist und Bassist, saß ehrfürchtig zwischen den beiden. Im Jahr zuvor hatten wir Antonio gebeten, seine Lieder über 30 medizinische Pflanzen aufzunehmen, darunter ein Lied mit dem Titel 'Mucurita' über *Petiveria alliacea*, ein Kraut, das wie Zwiebeln duftet.

Später war Antonio erstaunt, weil Joe das Lied wiedergeben konnte. Danach sangen Joe und Antonio miteinander, und Antonio untermalte den Rhythmus mit seinem Shapaca, einem Fächer aus Gräsern, der im Takt geschüttelt wird. Es war einer dieser Momente, die es nur am Amazonas gibt und die mich immer wieder dorthin zurückkehren lassen.

Ich erzähle diese Geschichte, weil die Pflanze, die meine Freunde besangen, eine der Hauptstützen von Antonio bei der Behandlung von Infektionen im Atemtrakt ist. Wenn ich mir eine Pneumonie (Lungenentzündung) zuziehen würde, würde mir mein Arzt mit der Überlegung, daß es sich wahrscheinlich um eine bakterielle und keine virale Infektion handelt, wahrscheinlich ein Antibiotikum verschreiben. Antonio dagegen würde Petiveria verschreiben, möglicherweise zusammen mit ein paar Zwiebeln und Knoblauch. Die sulfidhaltigen Substanzen in diesen drei Pflanzen sind übrigens auch für das typische Aroma verantwortlich und besitzen antiseptische, antibiotische und zugleich antivirale Eigenschaften. Der Mundgeruch, den sie verursachen, ist ein Zeichen dafür, daß die Sulfide direkt in die Lunge transportiert werden, wo sie gebraucht werden.

Ärger auf dem Vormarsch

Pneumonie ist ein allgemeiner Begriff, der bedeutet, daß tief in den

Lungen eine Infektion sitzt. (Eine Bronchitis bedeutet im Unterschied dazu, daß die Infektion am Eingang der Lunge, den Bronchien, stattfindet.)

Ein Beispiel aus den Vereinigten Staaten: in Amerika sind Lungenentzündungen unter den Infektionskrankheiten derzeit die führende Todesursache und belegen auf der Gesamtliste der Todesfälle Rang Fünf. Damit fordern Pneumonien alljährlich mehr Todesopfer als AIDS. Die meisten der tödlichen Erkrankungen haben zwei verschiedene Ursachen: Grippe, die sich zu einer Lungenentzündung auswachsen kann, und zwar vor allem bei älteren Menschen; und im Krankenhaus erworbene Infektionen bei Patienten, die eigentlich eine andere Krankheit haben, aber eine Pneumonie bekommen, weil sich das geschwächte Immunsystem nicht dagegen wehren kann.

Pneumonieverursachende Bakterien sind in Krankenhäusern in solchem Übermaß vorhanden, daß ein Gesundheitsbericht (*Consumer's Report on Health*) folgende Schätzung angab: etwa vier Prozent aller Patienten bekommen eine Infektion, die möglicherweise eine direkte Folge ihres Krankenhausaufenthaltes ist.

Um in den Vereinigten Staaten zu bleiben: alljährlich sterben etwa 40.000 ältere Amerikaner an einer Lungenentzündung, deshalb darf man diese Erkrankung wirklich nicht auf die leichte Schulter nehmen. Andere Risikopatienten sind unter anderem Alkoholiker, Krebskranke, Patienten mit Leberzirrhose (Leberverhärtung), Herz- oder Nierenversagen, Sichelzellanämie, Milzerkrankungen oder kürzlich stattgefundenen Organtransplantationen.

Eine Lungenentzündung kann durch Bakterien, Pilze, Protozoen oder Viren verursacht werden, und man darf in diesem Fall keine Selbstdiagnose stellen, geschweige denn eine Eigentherapie durchführen. Zu den Symptomen zählen Kurzatmigkeit, Brustschmerzen, Husten, Schwierigkeiten beim Atmen, Fieber und Fröstelanfälle mit Schüttelfrost. Wenn Sie eines dieser Pneumoniesymptome feststellen, sollten Sie unverzüglich einen Arzt aufsuchen.

Grüne Apotheke für Pneumonien (Lungenentzündungen)

Zusätzlich zu den vom Arzt verschriebenen Medikamenten können Sie einige Alternativen mit Kräutern und Nahrungsmitteln versuchen, aber nur mit der Zustimmung Ihres Arztes.

Tragant (*Astragalus*, verschiedene Spezies). Tragant ist auch unter der Bezeichnung Huang Qi bekannt und gilt als immunstimulierende Pflanze. Tragant ist die asiatische Antwort auf unser Echinacea, aber es gibt keinen Grund, nicht beide zu verwenden.

❧❧ Helmkraut (*Scutellaria baicalensis*). Experimentelle Daten aus China belegen, daß die Wurzel dieser Pflanze, die unserem heimischen Helmkraut ähnlich ist, eine breite antimikrobielle Wirkung entfaltet. Die Pflanze hemmt Grippeviren und verschiedene Pilze, die Pneumonien verursachen. Chinesische Ärzte spritzen zur Behandlung von Lungenentzündungen, Grippeerkrankungen und anderen Infektionen der Atemwege mitunter eine Mischung aus den Extrakten von Baikal-Helmkraut, Goldfaden und Korkeiche.

Ich empfehle keine Injektionen, aber wenn ich eine Lungenentzündung hätte, würde ich eine Mischung aus Helmkraut und unseren anderen 'goldenen' antibiotischen Kräutern einnehmen: Berberitze, Goldfaden, Orangenwurzel, gemeine Mahonie und/oder Gelbwurz. Die asiatische Spezies des Helmkrauts, das Baikal-Helmkraut, ist hierzulande nur schwer aufzutreiben, Sie sollten in asiatischen Supermärkten nachfragen.

❧❧ Löwenzahn (*Taraxacum officinale*). Zahlreiche klinische Untersuchungen haben die Wirksamkeit von Löwenzahn gegen Lungenentzündungen, Bronchitiden und Infektionen in den oberen Atemwegen bestätigt, meint der auf Kräuter spezialisierte Pharmakologe Dr. Albert Leung.

Ich empfehle, sowohl die Blätter als auch die Wurzeln zu kochen. Sie sollten auch das Kochwasser trinken. Löwenzahn ist hierzulande ein sehr weit verbreitetes Unkraut, das Sie aber möglicherweise nicht das ganze Jahr über frisch auf den Tisch bekommen. Sie können sich in diesem Fall einen Tee aus dem getrockneten Kraut zubereiten oder Kapseln einnehmen.

❧❧ Sonnenhut (*Echinacea*, verschiedene Spezies). Bei einer bakteriell bedingten Lungenentzündung können Antibiotika durchaus angezeigt sein, aber ich empfehle bei jeder Art von Pneumonie – sei sie nun bakteriell, viral oder durch Pilze verursacht – Kräuter, die die Abwehrkraft auf Vordermann bringen. Echinacea ist dabei eines der besten Kräuter. Eine Flut wissenschaftlicher Untersuchungen belegt, daß Echinacea dem Körper hilft, alle möglichen Bakterien, Viren und Pilze zu bekämpfen.

Echinaceapräparate haben sich in Form von Tinkturen oder Tees zu beliebten Produkten für die Behandlung von Erkältungen, Grippeerkrankungen und Bronchitiden gemausert. Wenn ich eine Lungenentzündung hätte, würde ich mehrmals täglich ein oder zwei Teelöffel der Tinktur einnehmen. (Echinacea kann auf der Zunge prickeln oder vorübergehend ein taubes Gefühl verursachen, diese Nebenwirkung ist jedoch harmlos.)

❧❧ Knoblauch (*Allium sativum*). Dr. Mary Bove zog sich im achten Schwangerschaftsmonat eine Lungenentzündung zu. Ihr Arzt verschrieb, wie vorauszusehen war, ein Antibiotikum, aber sie verweigerte die Einnahme und aß statt dessen sechs bis zehn gehackte Knoblauchzehen mit Echinacea pro Tag. Sie begann nach zwei Tagen, sich besser zu fühlen, und war innerhalb von zwei Wochen auskuriert.

Es kann wohl kaum überraschen, daß Dr. Bove diese Pneumonie-behandlung auch in ihrer eigenen Naturheilkundepraxis verschreibt. Andere Naturheilpraktiker folgen übrigens diesem Beispiel. Dr. Jill Stansbury drängt ihre Studenten zur Verwendung von Knoblauch bei Infektionen im Atem- oder Darmtrakt. Knoblauch ist fast so etwas wie eine pflanzliche Wunder-knolle für die Behandlung von Infektionen.

ℳ Orangenwurzel (*Hydrastis canadensis*). Die amerikanischen Urein-wohner nutzten Orangenwurzel zur Behandlung aller Arten von Infektionen, und die weißen Siedler übernahmen diese Therapie, weil sie wirkte. Es hat sich herausgestellt, daß Orangenwurzel zwei breit wirkende antimikrobiell wirk-same Substanzen enthält, nämlich Hydrastin und Berberin.

Holen Sie sich eine Tinktur aus der Apotheke und halten Sie sich an die Dosierungsempfehlung des jeweiligen Herstellers. Andere Kräuter mit einer ähnlichen Wirkung sind zum Beispiel Berberitze, Goldfaden, Mahonie und Gelbwurz. Sie können alle einzeln verwendet werden, ich würde jedoch eine Kombination aus diesen Kräutern empfehlen. Ich würde außerdem raten, Orangenwurzel bei einer Lungenentzündung zum Bestandteil eines umfas-senden Behandlungsplans zu machen.

ℳ Heckenkirsche (*Lonicera japonica*). Chinesische Kräuterexperten empfehlen Heckenkirsche zur Behandlung von Lungenentzündungen, Bronchitiden, Erkältungen und Grippeerkrankungen. Dort werden die Blütenpräparate jedoch gespritzt. Ich rate von der Injektion des Krautes ab, Sie können es statt dessen einnehmen. Die Blütenextrakte sind gegen viele Arten von Bakterien und Viren stark wirksam, und ich würde nicht zögern, die Heilpflanze selbst einzunehmen.

Im Sommer können Sie eine Tasse Blüten pro Tasse Wasser kochen und den Tee vor dem Trinken abseihen. Eine Kombination aus Heckenkirsche und Forsythie ist sogar noch vorteilhafter. Forsythie enthält nämlich eben-falls verschiedene potente antiseptische und einige antivirale Substanzen. Im Winter bereite ich mir einen Tee aus Heckenkirschenzweigen und Forsythie, den ich mit Brausepulver süße.

ℳ Zwiebel (*Allium cepa*). Zwiebeln sind eng mit Knoblauch verwandt und enthalten ähnliche schwefelhaltige Substanzen. Viele Kräuterexperten finden Knoblauch wirksamer, aber auch Zwiebeln sind sicherlich nützlich. Ich empfehle eine Zwiebelsuppe bei respiratorischen Beschwerden, darunter auch Lungenentzündungen. Und wenn Sie bei einer Erkältung, Bronchitis,

Grippe oder Lungenentzündung gern Hühnersuppe essen, dann sollten Sie unbedingt einige Zwiebeln und Knoblauch in die Suppe geben.

❧ **Flüsgelsamen (*Lomatium dissectum*).** Die Indianer Amerikas nutzten das Kraut, das Petersilie oder Dill ähnelt, zur Behandlung aller möglichen Beschwerden im Atemtrakt: Lungenentzündung, Grippe, Erkältung, Bronchitis, Tuberkulose, Heuschnupfen und Asthma. Einige Naturheilpraktiker forderten klinische Untersuchungen, um zu sehen, ob die Heilpflanze bei der Behandlung von Lungenentzündungen nützlich sein könnte, was mir eine gute Idee zu sein scheint. Bis es soweit ist, können Sie wie die Indianer die Wurzeln kauen.

❧ **Sonnentau (*Drosera*, verschiedene Spezies).** Ein wichtiger Bestandteil von Sonnentau, nämlich Plumbagin, hemmt verschiedene Bakterien, die eine Lungenentzündung verursachen können. Das Kraut enthält außerdem ein hustenstillendes Mittel.

Die deutsche Kommission E empfiehlt die Einnahme von zwei Teelöffeln der Tinktur pro Tag, um respiratorische Probleme, darunter Lungenentzündungen, zu behandeln.

Prämenstruelles Syndrom

Vor kurzem habe ich einen Autoaufkleber gesehen mit der Aufschrift 'Warnung, ich habe das prämenstruelle Syndrom – und ich habe eine Pistole' gelesen. Vielleicht sollte die Fahrerin des Wagens auf die Arzneimittel-Zulassungsbehörde zielen, die sich im Laufe der vergangenen Jahre immer wieder sehr bemüht hat, von der Verwendung von Nachtkerzenöl zur Behandlung der Gereiztheit und anderen Symptomen des prämenstruellen Syndroms abzuraten.

Ich bin Botaniker, kein Arzt, deshalb verschreibe ich keine Medikamente, und schon gar keine gynäkologischen. Aber bei allem, was ich über Nachtkerzenöl weiß, würde ich meine Tochter und jede Frau ermutigen, Nachtkerzenöl auszuprobieren. Ich habe bereits viele Frauen mit dem prämenstruellen Syndrom gelehrt, diese eßbare Pflanze der amerikanischen Indianer zu sammeln und die Samen der Nachtkerzen zum Müsli zu geben.

Das prämenstruelle Syndrom umfaßt eine ganze Reihe möglicher

Symptome, die auftreten können, wenn der Termin der Menstruationsblutung näherrückt: Beklemmungen, Blähungen, empfindliche Brüste, Reizbarkeit, wechselnde Launen und Gewichtszunahme. Die meisten Experten sind überzeugt, daß alle diese Symptome durch die Veränderungen in den Spiegeln der weiblichen Hormone, genauer gesagt Progesteron und Östrogen, verursacht werden, die der Menstruationsblutung vorausgehen.

Je höher der Östrogenspiegel ist, so meinen die Wissenschaftler, desto größer ist das Risiko für das prämenstruelle Syndrom. Die Schätzungen schwanken, aber etwa 25 bis 50 Prozent der menstruierenden Frauen leiden bis zu einem gewissen Grad unter dem prämenstruellen Syndrom, wobei 8 bis 15 Prozent mit heftigen Beschwerden zu kämpfen haben.

Grüne Apotheke für das prämenstruelle Syndrom

Zum Glück gibt es eine ganze Reihe von Kräutern, die neben Nachtkerzen bei der Linderung der Symptome helfen können.

Mönchspfeffer (*Vitex agnus castus*). Die kleinen Früchte des Mönchspfefferstrauches wurden bereits von den alten Griechen und Römern bei Menstruationsbeschwerden eingesetzt.

Wissenschaftler haben herausgefunden, daß Mönchspfeffer wegen seiner Wirkung auf die weiblichen Sexualhormone das prämenstruelle Syndrom lindert. Die Pflanze gleicht die während des Zyklusgeschehens produzierten Hormone aus, steigert die Menge an lutenisierendem Hormon (Gelbkörperhormon) und hemmt gleichzeitig die Freisetzung des follikelstimulierenden Hormons FSH. Dies führt zu einem anderen Verhältnis von Östrogen zu Progesteron, was bedeutet, daß weniger Östrogen im Körper vorhanden ist, um das prämenstruelle Syndrom auszulösen oder zu fördern.

Der einzige Haken am Mönchspfeffer ist, daß Frauen mit ernsthaften Depressionen die Finger von dem Kraut lassen sollten. Einige Forschungen geben Hinweise darauf, daß das prämenstruelle Syndrom mit Depressionen durch einen Überschuß an Progesteron verursacht wird, und Mönchspfeffer soll den Progesterongehalt erhöhen.

Bei den meisten Frauen wirkt der Mönchspfeffer jedoch. In einer 12 Monate dauernden Untersuchung nahmen Frauen mit dem prämenstruellen Syndrom pro Tag entweder 175 Milligramm Mönchspfefferextrakt oder 200 Milligramm Vitamin B$_6$ ein, das bei dem prämenstruellen Syndrom häufig gepriesen wird, weil es die Symptome lindern soll. Die Mönchsbeeren erwiesen sich dem Vitamin B$_6$ gegenüber als deutlich überlegen.

Hierzulande gibt es verschiedene Mönchspfeffer-Produkte in Apotheken (zum Beispiel Agnucaston®), die beim prämenstruellen Syndrom, Menstruationsbeschwerden und empfindlichen Brüsten Anwendung finden. Sie können außerdem sowohl das Kraut als auch Tinkturen aus dem Kraut kaufen.

✖✖✖ Engelwurz (*Angelica sinsensis*). Engelwurz oder Dang-Quai ist eines der angesehendsten Kräuter in der traditionellen chinesischen Medizin und wird primär als Tonikum für die Frau zur Behandlung des prämenstruellen Syndroms und von Menstruationskrämpfen verwendet. Viele Frauen nehmen zweimal täglich eine Kapsel zur Vorbeugung des prämenstruellen Syndroms ein. (Sie sollten bei Vorliegen einer Schwangerschaft jedoch auf Engelwurz verzichten.)

✖✖✖ Nachtkerze (*Oenothera biennis*). Seit Jahrhunderten kauen amerikanische Indianerinnen Nachtkerzensamen gegen Menstruationsbeschwerden aller Art. Nachtkerzenöl ist außerdem in Großbritannien ein anerkanntes Therapeutikum für das prämenstruelle Syndrom.

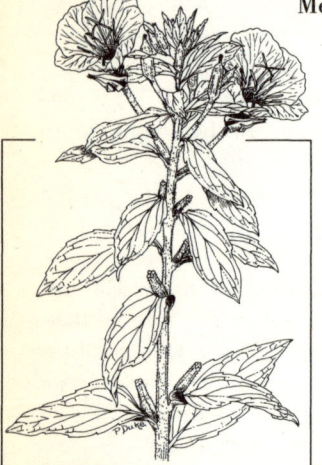

Nachtkerze

Die Blätter und Blüten der Nachtkerze, einer Nahrungspflanze der Indianer, produzieren ein wertvolles Öl, das die Beschwerden des prämenstruellen Syndroms lindert.

Ich bin übrigens nicht der einzige Kräuterfan, der Nachtkerzenöl zur Behandlung des prämenstruellen Syndroms anpreist. Diese Empfehlung macht vielmehr die Runde. Auf meiner letzten Ökotour nach Costa Rica belauschte ich eine Unterhaltung zwischen zwei Pharmazeutinnen, die nicht wußten, daß ich mich in Hörweite aufhielt. Eine erzählte daß sie den ganzen Monat über eine Kapsel Nachtkerzenöl pro Tag einnehmen würde, bis sie merkt, daß das prämenstruelle Syndrom im Anrollen ist. Zu diesem Zeitpunkt erhöht sie die Dosis auf vier Kapseln pro Tag, bis die Menstruationsblutung vorbei ist. Sie erzählte, daß sie dies seit mehreren Jahren praktizieren würde und bereits alle ihre Kolleginnen – fünf andere Frauen – überzeugt hätte, das gleiche Therapieschema anzunehmen.

„Wir sechs", so plauderte sie weiter, „haben jetzt so lange zusammen gearbeitet, daß unsere Zyklen fast synchron verlaufen. Ich wage gar nicht, mir vorzustellen, was ohne Nachtkerzenöl passieren würde – wenn wir alle zur gleichen Zeit im Monat unter dem prämenstruellen Syndrom leiden würden."

Ich halte auf der ganzen Welt Vorträge über Kräutermedizin, und ich erzähle meinen Zuhörern gern etwas über Nachtkerzenöl. Nach solch einem Vortrag berichtete mir eine Frau ganz stolz, daß sie seit Jahren Nachtkerzenöl gegen ihr prämenstruelles Syndrom einnehmen würde und daß das Öl ihr erhebliche Erleichterung verschaffen würde. Danach gab sie flüsternd zu, für die US-Arzneimittel-Zulassungsbehörde zu arbeiten – das heißt die Behörde, deren Regelungen dieses wertvolle Produkt für Millionen amerikanische Frauen unzugänglich machte, die ebenfalls unter dem prämenstruellen Syndrom leiden müssen.

Ich sollte hier wohl klarstellen, daß Nachtkerzenöl mittlerweile überall in Apotheken zu kaufen ist. Worüber ich mich beschwere, ist die Tatsache, daß es in manchen Ländern untersagt ist, das prämenstruelle Syndrom als Behandlungsindikation auf dem Produkt zu vermerken.

Mittlerweile sollte doch allgemein bekannt sein, daß Nachtkerzenöl nicht schädlich ist. Und nicht nur die Frau, die ich traf, sondern auch andere Beschäftigte an der US-Arzneimittel-Zulassungsbehörde wissen, daß es die Symptome des prämenstruellen Syndroms lindert. Aber in den USA wird Nachtkerzenöl auch weiterhin nicht für diesen Verwendungszweck anerkannt, weil die Behörde den britischen Sicherheitsstandard und die Wirksamkeitsstudien nicht akzeptiert.

Die US-Arzneimittel-Zulassungsbehörde benötigt amerikanische Studien von amerikanischen Pharmakonzernen, die Nachtkerzenöl vermarkten möchten. Aber diese Konzerne müßten Nachtkerzenöl als neues Medikament registrieren lassen und bis zu 900 Millionen DM ausgeben, um seine Sicherheit und Wirksamkeit zu bestätigen. Welche Firma, die vernünftig arbeitet, würde soviel Geld ausgeben, um zu beweisen, daß Nachtkerzenöl das prämenstruelle Syndrom lindert, wenn jeder einfach in die Natur gehen, die Samen ernten und sie verwenden kann?

In meiner Gegend kann ich die Nachtkerzensamen kostenlos sammeln, und während eines zweistündigen Ausfluges habe ich sogar einmal fast ein Kilogramm gesammelt. Ob Sie nun die Samen sammeln oder Nachtkerzenöl aus der Apotheke holen – es sollte Sie nichts daran hindern, Nachtkerzenöl zur Behandlung des prämenstruellen Syndroms zu verwenden.

Große Brennessel (*Urtica dioica*). Hier haben wir ein traditionelles Lebertonikum, das häufig empfohlen wird, um dem Körper die Entgiftung von allen möglichen Giftstoffen zu erleichtern. Wenn die Leber faulenzt, dann wird das Östrogen nur langsam abgebaut, woraus die hohen Spiegel entstehen können, die das prämenstruelle Syndrom fördern. Dieses Kraut kann außerdem Blähungen und empfindliche Brüste lindern. Ich empfehle einen Tee, der aus gleichen Teilen Brennessel und Klette hergestellt wird.

Große Klette (*Arctium lappa*). Kletten sind ebenfalls ein altbewährtes Lebertonikum, und ich bin überzeugt, daß seine mild stimulierende Wirkung auf das Organ dazu führt, daß Kletten auch zur Behandlung der Reizbarkeit beim prämenstruellen Syndrom nützlich sind. Kletten wirken außerdem sanft entwässernd, deshalb werden das Völlegefühl und die empfindlichen Brüste des prämenstruellen Syndroms gelindert, die beide durch zuviel Flüssigkeit im Stoffwechsel verursacht werden.

Himbeere (*Rubus idaeus*). Himbeeren sind vor allem als Schwangerschaftstonikum bekannt, das eine gereizte Gebärmutter beruhigt. Aber ich habe viele gute Kräuterexperten ein Loblied auf Himbeeren als Therapeutikum beim prämenstruellen Syndrom singen hören. Es ist ein sicheres und schmackhaftes Getränk und sicherlich einen Versuch wert.

Helmkraut (*Scutellaria lateriflora*) und Baldrian (*Valeriana officinalis*). Beide Kräuter wirken als angstlösendes bzw. Beruhigungsmittel, das die nervöse Anspannung und die Gereiztheit beim prämenstruellen Syndrom lindern kann.

Sojaprodukte, Erdnüsse und andere Hülsenfrüchte. Tofu und andere Sojaprodukte enthalten natürliche, aber schwach wirkende pflanzliche Östrogene (Phytoöstrogene), die die Menge der vom Körper produzierten Östrogene senken. Dieser anti-östrogene Effekt beugt nachweislich der Entstehung von Brustkrebs vor, und ich sehe keinen Grund, warum Sojaprodukte nicht auch die Symptome des prämenstruellen Syndroms lindern sollten. Auch wenn Sojabohnen ziemlich viel Aufmerksamkeit zuteil wurde, weil sie die östrogenähnliche Substanz Genistein enthalten, können Erdnüsse, schwarze Bohnen und Limabohnen häufig noch mehr von dieser Substanz aufweisen. Und Harzklee enthält verglichen mit Sojabohnen sogar manchmal die 50fache Menge an Genistein.

Prellungen

Vielleicht haben Sie in alten Wildwestfilmen gesehen, wie ein rohes Steak als Therapie auf blaugeschlagene Augen und andere schwere Prellungen gelegt wurde. Und was ist mit Ananas? Wenn diese tropische Frucht bei den Prellungen von Boxern helfen würde, wären Sie dann interessiert?

Zwei von mir sehr geschätzte Ärzte – die Buchautoren Dr. Melvyn Werbach und Dr. Michael Murray (*siehe Anhang*) – scheinen beide von einer frühen Studie mit Bromlelaine, einem eiweißverdauenden (proteolytischen) Enzym in der Ananas als Therapie bei Prellungen beeindruckt zu sein.

In der Studie verabreichten die Wissenschaftler 74 Boxern mit zahlreichen Prellungen Bromelaine. Zweiundsiebzig weitere, ebenso zugerichtete Boxer erhielten eine wirkungslosen Ersatz (Placebo). Nur 14 Prozent der Boxer, die das Placebo bekamen, waren innerhalb von vier Tagen wiederhergestellt. Bei den Boxern, die das Bromelaine einnahmen, waren dagegen innerhalb von vier Tagen 78 Prozent auskuriert.

Wie funktioniert das? Bromelaine scheint die Produktion von Prostaglandin E_2, einer Substanz im Körper, die offensichtlich bei Entzündungsprozessen eine Rolle spielt, zu unterdrücken. Gleichzeitig stimuliert es die Produktion von Prostaglandin E_1, einer entzündungshemmenden Substanz.

Was Ananas kann und was nicht

Die schwarzen und blauen Flecken, die wir als Prellungen bezeichnen, werden durch Blut verursacht, das aus den direkt unter der Haut liegenden Kapillaren austritt, was in der Regel nach einer Verletzung der Fall ist. Blaugeschlagene Augen ('Veilchen') sind bei Männern häufiger als bei Frauen zu finden, wohingegen die blauen Flecken sich meist auf den Beinen älterer Damen befinden.

Wenn ich ein Scharlatan wäre, könnte ich Ananassaft oder Ananaskonzentrat ohne weiteres zur Behandlung dieses Problems anpreisen. Die Entwürfe der dazugehörigen Schlagzeilen könnte ich mir gut vorstellen: „Jüngste Studien bestätigen den Volksglauben: Ananas läßt die Veilchen von Axel Schulz verblassen".

Ich bin jedoch nicht hundertprozentig von Bromelaine überzeugt. Ich bin zwar der Ansicht, daß Ananas und Bromelaine die beste natürliche Lösung zur Vorbeugung und Behandlung von Prellungen darstellen, aber Bromelaine ist in der Ananas nur in sehr niedrigen Mengen enthalten, und nur etwa 40 Prozent davon gelangen aus dem Verdauungstrakt in die anderen Körperteile.

Nun, was ist dann mit dem reinen Bromelaine? Schließlich kann man die Substanz doch in Apotheken kaufen. Naturheilpraktiker, die von Bromelaine überzeugt sind, empfehlen zur Behandlung von Prellungen, vielen Sportverletzungen, Schwellungen und Entzündungen die Einnahme von dreimal täglich 150 bis 450 Milligramm Bromelaine auf leeren Magen.

Möglicherweise ist Bromelaine tatsächlich so wirksam, wie die Heilpraktiker glauben, aber ich persönlich würde Früchte vorschlagen, die einen hohen Gehalt an Vitamin C und Bioflavoinoiden aufzuweisen haben, wie zum Beispiel Orangen und andere Zitrusfrüchte. Bioflavoinoide sind nützliche

Nährstoffe, die häufig in Vitamin-C-reichen Früchten enthalten sind, und zusammen helfen die beiden Substanzen, die Wände der Kapillaren zu kräftigen, was sie widerstandsfähiger gegen den Blutaustritt bei Prellungen macht. Wenn man sich Prellungen zuzieht, dann unterstützen Vitamin C und die Bioflavoinoide die Kapillaren und helfen den schwarzen und blauen Flecken, schneller abzuheilen.

Grüne Apotheke für Prellungen

Während Sie Ananas und Zitrusfrüchte schlemmen, können Sie auch andere althergebrachte Kräuterbehandlungen ausprobieren, die das Wohlwollen der Wissenschaft gefunden haben.

✎ **Arnika (*Arnica montana*).** Arnika ist bei der Behandlung von Prellungen hilfreich, meint die Kommission E, das Phytotherapie-Expertengremium des deutschen Bundesgesundheitsministeriums. Arnika besitzt nämlich schmerzlindernde, antiseptische und entzündungshemmende Eigenschaften und wird am besten äußerlich auf der Haut verwendet. Sie sollten Arnika zur Behandlung von Prellungen nicht innerlich anwenden, aber Sie können sich eine heilende Lösung aus einem Teelöffel des getrockneten Krauts pro Tasse mit kochendem Wasser herstellen und den Sud ziehen lassen, bis er kalt ist, bevor Sie die Lösung mit einem sauberen Tuch auftragen. Sie können sich auch eine Lösung aus Arnikatinktur herstellen, wobei ein paar Tropfen pro Tasse Wasser völlig ausreichen. Es sind ferner viele homöopathische Arnikazubereitungen erhältlich. Achten Sie beim Kauf darauf, daß das Produkt mindestens 15 Prozent Arnikaöl enthält, und halten Sie sich an die Anwendungsempfehlung des jeweiligen Herstellers.

✎ **Beinwell (*Symphytum officinale*).** Beinwell ist eines der ältesten Mittel bei Hautproblemen und kann bis zum Griechenland der Antike zurückdatiert werden. Moderne Wissenschaftler haben entdeckt, daß Beinwell Allantoin enthält, das ist eine Substanz, die die Regeneration der Haut fördert. Allantoin ist übrigens Bestandteil zahlreicher Hautcremes.

Die Sichtung der Literatur durch die Kommission E förderte Hinweise zutage, daß Beinwell auch entzündungshemmend wirkt. Das ist der Grund, warum die Expertengruppe es zum Auftragen auf die Haut als Behandlung von Prellungen, Verrenkungen und Verstauchungen empfiehlt.

Zur Behandlung von Prellungen rät der medizinische Anthropologe und Kräuterexperte John Heinerman, als erste Hilfe Eispackungen aufzulegen, bevor ein in Beinwelltee getränkter Umschlag auf die Prellung kommt. Schnelles Handeln kann hier einigen Verfärbungen vorbeugen.

Wahrscheinlich empfiehlt es sich jedoch, Beinwell nicht einzunehmen. Das Kraut enthält Pyrrolizidin-Alkaloide, das sind lebertoxische Substanzen, und es gibt bereits einige Diskussionen über die Sicherheit der inneren Anwendung von Beinwell.

🌱 **Echte Weinrebe (*Vitis vinifera*).** In den letzten Jahren hat sich eine in Traubenkernen und Pinienrinde enthaltene Substanz zu einem beliebten, wenn auch teurem Supplement gemausert (Markenname Pycnogenol®, über internationale Apotheken zu beziehen). Laut Auskunft einiger Naturheilpraktiker erhöht die Substanz die Spiegel an Vitamin C in den Körperzellen und schützt die Kapillaren vor traumatischen Verletzungen, die zu den Verfärbungen einer Prellung führen. Ich stehe nicht hundertprozentig hinter dieser Therapie, aber ich püriere Traubensamen im Mixer zusammen mit Traubensaft, dann habe ich eine kostenlose Behandlung.

🌱 **Petersilie (*Petroselinum crispum*).** Wiederholtes Auflegen zerstoßener Petersilienblätter wird in aller Regel die dunklen Verfärbungen innerhalb von etwa einem Tag beseitigen. Ich plane, bei meiner nächsten Prellung Petersilie zu verwenden.

🌱 **Kartoffel (*Solanum tuberosum*).** Anhänger der guten alten Zeit behaupten, daß Kartoffeln besser als Steaks zur Behandlung von Veilchen geeignet sind. Und dazu gehöre natürlich auch ich. Halb-Vegetarier, der ich bin, würde ich sicherlich lieber eine Kartoffel und andere Kräuter, die in diesem Kapitel erwähnt sind, auflegen, bevor ich zum Steak greife.

🌱 **Johanniskraut (*Hypericum perforatum*).** Das Kraut enthält ein rötliches Öl, das heraustropfen kann, wenn man die Pflanze anschneidet – es sieht fast so aus, als würde die Pflanze bluten. Laut Überlieferungen wurde es zur Behandlung der Haut verwendet, weil die Haut ebenfalls blutet. Auch wenn uns dieser Grund heute ein wenig albern scheinen mag, gibt es durchaus wissenschaftliche Bestätigungen, daß das Kraut zur Behandlung von Prellungen, Verbrennungen, Schnittwunden und anderen Wunden nützlich ist. Die Kommission E befürwortet die Verwendung von Johanniskraut für diese Zwecke. Lassen Sie ein bis zwei Teelöffel des getrockneten Krautes ein paar Tage lang in Pflanzenöl ziehen. Danach können Sie das Öl zur Behandlung von Prellungen verwenden.

🌱 **Zaubernuß (*Hamamelis virginiana*).** Die adstringierende ('gerbende') Wirkung der Blätter und Rinde der Zaubernuß hat die Pflanze in Amerika zu einem beliebten frühen Hausmittel zur Behandlung verschiedener Hautprobleme gemacht, von Prellungen bis hin zu Krampfadern. Sie erhalten Zaubernußprodukte in Apotheken.

Prostatavergrößerung

Die Prostata oder Vorsteherdrüse ist eine kleine Drüse, die nur Männer haben. Sie sitzt direkt über dem Enddarm und steuert den größten Teil zur Samenflüssigkeit im Ejakulat bei. Im Unterschied zu den meisten anderen Körperteilen kann die Vorsteherdrüse größer werden, wenn die Männer älter werden, das Phänomen wird dann als benigne Prostatahypertrophie (BPH) bezeichnet, das heißt übersetzt eine gutartige Vergrößerung der Vorsteherdrüse. Im Alter von 40 Jahren ist die Vorsteherdrüse bei etwa 10 Prozent der Männer zu einem gewissen Grad vergrößert. Bei den 50jährigen ist dieser Anteil auf 50 Prozent angewachsen, und sie wächst mit den verstreichenden Jahren weiter an. Warum gibt uns das Anlaß zur Sorge?

Die männliche Harnröhre (Urethra), durch die der Urin den Körper verläßt, wird von der Vorsteherdrüse umgeben. Wenn sich die Vorsteherdrüse vergrößert, wird die Harnröhre eingeklemmt, und dann verspürt man die ersten Symptome einer BPH. Es wird schwerer, Urin im Strahl abzusetzen, und Männer mit einer BPH haben häufig Schwierigkeiten, die Blase vollständig zu entleeren. Das Kardinalsymtpom einer BPH ist, daß Männer nachts zum Wasserlassen aufstehen müssen.

Die Herausforderung annehmen

Ich verwette meine eigene Vorsteherdrüse, daß Kräutertherapien zur Kontrolle einer BPH besser als die meisten verschreibungspflichtigen Medikamente oder Operationen wirken. Die BPH wird übrigens auch als nichttumoröse Vergrößerung der Vorsteherdrüse bezeichnet.

Die verschreibungspflichtigen Wirkstoffe beziehungsweise Medikamente Finasterid (Proscar®) und Terazosin (Flotrin®) haben viel Geld eingebracht, weil sie praktisch die einzigen Medikamente sind, die zur Vorbeugung einer Vergrößerung der Vorsteherdrüse zugelassen sind, die durch das Wachstum neuer Prostatazellen bei Männern über 50 Jahren verursacht wird.

Ich gab meine Absicht, Finasterid mit den Kräuteralternativen Serenoa repens, Süßholz und Kürbissamen herauszufordern, Anfang der neunziger Jahre bekannt – das war, kurz nachdem Finasterid die Zulassung in den Vereinigten Staaten bekam. Ich warf meinen Fehdehandschuh öffentlich auf einer Konferenz vor Dutzenden offizieller Zuhörer von der Arzneimittel-Zulassungsbehörde und den National Institutes of Health (NIH). Ich wollte, daß alle die Befürworter dieser 'magischen Pillen' erfuhren, daß nicht jeder glaubte, ein verschreibungspflichtiges Medikament sei die beste Antwort auf die BPH.

Ich verwettete öffentlich meine Vorsteherdrüse, daß meine Mixtur aus Serenoa repens, Süßholz und Kürbissamen, die ich zu meiner sogenannten Prostatabutter vermische (siehe Seite 426) genau das gleiche wie Finasterid bewirken würde. Ich erklärte ferner, daß meine Butter preiswerter und sicherer sei.

Der andere Grund, meine eigene Vorsteherdrüse öffentlich als Wetteinsatz anzubieten, war der, daß ich einen Fortschritt in meinen lebenslangen Ambitionen erzielen wollte: Ich möchte, daß die Arzneimittel-Zulassungsbehörden neue synthetisch hergestellte Medikamente nicht nur gegen eine inaktive Substanz (ein Placebo) testen, sondern auch gegen alle bekannten oder vermuteten Kräuteralternativen.

Wenn sich ein synthetisches Mittel den Placebos und Kräutern als überlegen herausstellt, dann sollte der Zulassung dieses neuen Medikaments nichts im Weg stehen. Aber wenn sich die Kräuter als besser erweisen oder in etwa genausogut wirken, dann sollten beide zugelassen werden. Um die Investitionen für die Forschungsvorleistungen hereinzuholen, könnte die pharmazeutische Firma einige Vermarktungsprivilegien zugesprochen bekommen – und zwar für die Kräuter als auch die synthetischen Medikamente. Auf diese Weise hätten die Patienten die Wahl zwischen den Pharmazeutika, die immer teurer sind, und der Kräuteralternative, die stets preiswerter ist.

Der Jahresvorrat an Finasterid kostet rund 1000.- DM. Der Vorrat an Süßholz und Serenoa repens für ein Jahr würde nur einen Bruchteil dieser Kosten ausmachen, und wenn man dann noch Kürbissamen dazu nimmt, müßte man auch nicht sehr viel mehr ausgeben.

Bis zur Zulassung von Finasterid und Terazosin war die einzig anerkannte Behandlung der gutartigen Prostatavergrößerung eine Operation. Eine Vorgehensweise – die übrigens bei Männern über 65 Jahren am häufigsten eingesetzt wird – wird als transurethrale Resektion der Prostata bezeichnet. Dabei führt der Chirurg ein Instrument in die Harnröhre ein und schneidet einen Teil der Vorsteherdrüse weg, um den Durchmesser der Harnröhre zu vergrößern, damit der Urin wieder leichter fließen kann. Diese Operation hilft in der Regel ganz gut, ist aber sehr aufwendig und birgt die üblichen Operationsrisiken in sich. Die Erholungsphase nimmt etwa ein bis zwei Wochen in Anspruch.

Finasterid und Terazosin werden als Alternativen sehr geschätzt, weil sie billiger und nicht so tiefgreifend wie eine Operation sind. Aber Kräuter sind immer noch preiswerter.

Kräuter auf dem Prüfstand

Die Medikamente halten die Zellen der Vorsteherdrüse davon ab, sich zu teilen, indem sie die Umwandlung des männlichen Hormons Testosteron in eine verwandte Substanz, das Dihydrotestosteron (DHT), verhindern. DHT stimuliert die Teilung der Zellen in der Vorsteherdrüse.

Natürlich schaffen die Medikamente es tatsächlich, diesen Vorgang zu verhindern, aber die natürlichen Alternativen, die ich vorschlage, wirken mindestens genauso gut. Ich gehe sogar soweit zu behaupten (und mit mir tun das andere Kräuterexperten), daß Kräuter sehr viel besser wirken.

Gerade Finasterid hat auch ziemliche Nachteile. Die meisten Männer müssen das Medikament mindestens sechs Monate lang einnehmen, bevor eine deutliche Verbesserung spürbar wird. Außerdem wirkt das Medikament nicht bei jedermann. Selbst nach einem Jahr verspürt weniger als die Hälfte der Patienten, die Finasterid einnehmen, eine deutliche klinische Besserung.

Um auf die Nebenwirkungen von Finasterid zu sprechen zu kommen: eine eingeschränkte Libido, Ejakulationsprobleme und mangelhafte Erektionen. Im Gegensatz dazu wurde bei keinem der Kräuter wie Serenoa repens, Süßholz und Kürbissamen von derlei Nebenwirkungen berichtet.

Grüne Apotheke für Prostatavergrößerung

Hier sind die Einzelheiten über die Kräuter, von denen ich ohne Einschränkung sagen kann, daß sie die besten Ergebnisse brachten.

❧❧❧**Süßholz (*Glycyrrhiza glabra*).** Süßholz enthält eine Substanz, die die Umwandlung von Testosteron in Dihydrotestosteron (DHT) hemmt. Die längerfristige Anwendung oder die Einnahme sehr hoher Dosen kann jedoch Kopfschmerzen, Antriebslosigkeit (Lethargie), Natrium- und Wasserretention (Speicherung) sowie einen übermäßigen Kaliumverlust nach sich ziehen. In der medizinischen Literatur wurden etwa solcher 25 Fälle veröffentlicht, und die Personen, die Probleme bekamen, aßen jahrelang zwischen 60 und 120 Gramm echter Lakritze pro Tag. Ich bezweifle, daß die Süßholzmenge in meiner Prostatabutter diese Probleme verursachen könnte. Ich persönlich zumindest habe nichts dergleichen bemerkt. Aber wenn Sie es mit Kräutern zur Behandlung der BPH versuchen möchten, sollten Sie grundsätzlich auf jegliche Symptome achten und die Einnahme von Süßholz drastisch einschränken, wenn Sie eine Nebenwirkung verspüren sollten.

❧❧❧**Gemeiner Kürbis (*Cucurbita pepo*).** Kürbissamen sind in Bulgarien, der Türkei und der Ukraine die traditionelle Behandlung für BPH. Die entsprechende Empfehlung beläuft sich auf eine Handvoll Samen pro Tag für Erwachsene.

Das fettreiche Öl in Kürbissamen wirkt stark entwässernd, was einige Nörgler zu der Bemerkung veranlaßt hat, daß ein gesteigertes Urinvolumen nichts mit einer Linderung einer BPH zu tun hätte. Kürbissamen enthalten jedoch auch die sogenannten Cucurbitacine, das sind Substanzen, die die Umwandlung von Testosteron in Dihydrotestosteron (DHT) zu hemmen scheinen. Außerdem können Kürbissamen die stolze Menge von acht Milligramm Zink pro 75 Gramm enthalten. Die Buchautoren Joseph Pizzorno und Dr. Michael Murray (*siehe Anhang*) empfehlen

Kürbis

Die Frucht mit der orangen Farbe hat uns einiges zu bieten: die Samen enthalten eine Substanz, die Probleme mit der Vorsteherdrüse lindern kann.

die Einnahme von 60 Milligramm Zink pro Tag zur Behandlung einer BPH. (Dies ist deutlich mehr als der offiziell empfohlene Tagesbedarf, deshalb sollten Sie sich die Zustimmung Ihres Arztes einholen, bevor Sie mit der Einnahme von Zink in dieser Dosierung beginnen.)

Zink läßt die Vorsteherdrüse erwiesenermaßen schrumpfen, möglicherweise, weil es den zuvor erwähnten Umwandlungsprozeß hemmt. Kürbissamen enthalten außerdem reichliche Mengen bestimmter Aminosäuren – Alanin, Glycin und Glutaminsäure.

Dr. Murray und Dr. Pizzorno berichten von einer Studie, in der 45 Männern täglich Supplemente mit diesen Aminosäuren (das heißt jeweils 200 Milligramm) verabreicht wurden. Diese Kur reduzierte die Symptome der vergrößerten Vorsteherdrüse erheblich.

Eine Portion mit 75 Gramm Kürbissamen kann 1.150 bis 1.245 Milligramm Alanin, 1.800 bis 1.930 Milligramm Glycin und 4.315 bis 4.635 Milligramm Glutaminsäure enthalten. Das bewegt sich zwischen der fünf- und zwanzigfachen Menge, die von den Ärzten empfohlen wird. (Sie können sich übrigens auch Extrakte mit Kürbissamen in der Apotheke holen, zum Beispiel unter der Bezeichnung Prostaherb® Cucurbitae).

Aus all diesen Gründen und wegen des guten Geschmacks lege ich Wert auf eine reichliche Portion Kürbissamen in meiner Prosatatabutter.

Es gibt übrigens auch einige andere Samen, die ebenfalls diese nützlichen Aminosäuren enthalten. Erdnüsse und Sesamsamen enthalten reichlich Glycin; Mandeln, Butternüsse und Erdnüsse sind reichlich mit Glutaminsäure gesegnet.

Prostatabutter

Mögen Sie gern Erdnußbutter mit Kräckern? Glauben Sie, daß Sie täglich ein paar Häppchen davon knabbern könnten? Wenn Ihre Antwort 'ja' lautet, dann werden Sie diese 'Medizin' für eine vergrößerte Vorsteherdrüse vielleicht sogar genießen.

Die drei Zutaten in diesem nussigen Aufstrich, nämlich Kürbissamen, Serenoa repens und Süßholz haben sich alle drei einen Ruf bei der Vorbeugung und Therapie einer vergrößerten Vorsteherdrüse geschaffen.

So wird der Aufstrich zubereitet: geben Sie etwa 75 Gramm frische Kürbissamen in einen Mixer oder in die Küchenmaschine. Öffnen Sie eine Kapsel mit Serenoa repens (zum Beispiel Serenoa-Ratiopharm®) und leeren Sie den Inhalt in den Mixer, danach geben Sie ein paar Tropfen Süßholzextrakt dazu. Pürieren Sie die Mischung solange, bis sie glatt ist. (Sie können ein paar Tropfen Brasilnußöl dazugeben, wenn Sie die Mischung streichbarer machen möchten.) Sie erhalten die Zutaten in Naturkostläden oder Apotheken.

Verwenden Sie die Prostatabutter wie Erdnußbutter und essen Sie zwei Eßlöffel pro Tag. Sie können den Aufstrich auf Kräckern oder Broten verwenden oder falls gewünscht mit ein wenig Marmelade probieren. Da Sie frische Zutaten brauchen, sollten Sie immer nur kleine Portionen zubereiten und sich einen Vorrat für maximal zwei Tage anlegen.

Sägepalme (*Serenoa repens*). Kurz nach der Zulassung von Finasterid durch die US-Arzneimittel-Zulassungsbehörde wurden in Amerika alle rezeptfreien Mittel zur Behandlung einer vergrößerten Vorsteherdrüse vom Markt genommen. Dies geschah aus zwei Gründen, meint Dr. Varro Tyler. Zum einen sah die Arzneimittel-Zulassungsbehörde keine glaubhaften Anhaltspunkte, daß die rezeptfreien Produkte wirksam wären. Zum anderen äußerte die Behörde die Ansicht, daß Patienten, die rezeptfreie Produkte bekommen könnten, eine richtige medizinische Behandlung hinausschieben würden, bis die Probleme sehr viel schlimmer wären.

„Was die Arzneimittel-Zulassungsbehörde jedoch übersah", meint Dr. Tyler, „waren die beträchtlichen Hinweise, daß bestimmte Phytomedikamente (Medikamente auf Pflanzenbasis) bei der Behandlung einer vergrößerten Vorsteherdrüse sehr wohl wirksam sind, und daß die Männer, die diese Produkte einnehmen, ein wesentlich besseres Leben führen könnten.

Das wahrscheinlich bekannteste Produkt ist hierbei Sägepalme oder Sabal. Die nützlichen Wirkungen beinhalten zum Beispiel einen gesteigerten

Urinfluß, ein geringeres Restvolumen an Urin in der Harnblase und eine gesenkte Frequenz beim Wasserlassen."

Serenoa repens oder Sägepalmenfrüchteextrakt ist unter verschiedenen Produktnamen (zum Beispiel Serenoa-Ratiopharm®) in der Apotheke zu erhalten. Sägepalmen sind kleine Palmen, die unter anderem im Südosten der Vereinigten Staaten wachsen. Ein Indianerstamm, die Seminole-Indianer, aß die Sägepalmenfrüchte als Nahrungsmittel. Möglicherweise fiel den Männern auf, daß die Früchte Probleme beim Wasserlassen linderten. Die weißen Siedler übernahmen das Kraut als entwässerndes Mittel, das die Austreibung überschüssigen Wassers aus dem Körper unterstützte, und mit der Zeit wurde es auch zur Therapie der BPH genutzt.

Serenoa repens wirkt, weil die darin enthaltene Substanz ein Enzym (Testosteron-5-Alpha-Reduktase) hemmt, das Testosteron in Dihydrotestosteron (DHT) umwandelt. Die Hemmung dieser Umwandlung ist auch die Wirkungsweise von Finasterid, aber Sägepalmen erledigen diesen Job auf unterschiedliche Weise und offensichtlich wirksamer.

Bisher gibt es etwa ein halbes Dutzend gut konzipierter Untersuchungen, die die Wirksamkeit von Serenoa repens belegten. In einer Untersuchung, das heißt genauer in einer klinischen Erhebung, an der mehr als 2.000 deutsche Männer mit einer vergrößerten Vorsteherdrüse teilnahmen, betrug die täglich verabreichte Dosis ein bis zwei Gramm Serenoa-repens-Samen (bzw. 320 Milligramm eines Hexan-Extraktes daraus). Das Ergebnis: die durch die vergrößerte Prostata verursachten Symptome ließen deutlich nach.

Pygeum africanum (*Pygeum africanum*). In einer anderen Studie verabreichten deutsche Wissenschaftler 250 Männern mit einer vergrößerten Vorsteherdrüse entweder ein Placebo ohne Wirkstoff oder Pygeum. In der Placebogruppe berichteten 31 Prozent von einer Verbesserung, was übrigens eine typische Rate für die Placebogruppe ist. In der Pygeumgruppe betrug diese Zahl 66 Prozent.

Die empfohlene Dosis beträgt zweimal täglich 50 Milligramm eines Rindenextraktes. Abhängig von der Methode und der Konzentration des Extraktes kann dies einem Gramm oder einem Kilogramm der Rinde entsprechen. Das Kraut ist hierzulande nur sehr schwer zu erhalten, deshalb müssen Sie womöglich auf die anderen, in diesem Kapitel erwähnten Alternativen ausweichen.

Große Brennessel (*Urtica dioica*). Laut den Ergebnissen einer weiteren Studie wurden Männer mit BPH erfolgreich mit Brennesselextrakten behandelt. Wissenschaftler gaben 67 Männern über 60 Jahren, die eine vergrößerte Vorsteherdrüse hatten, täglich einen Brennesselextrakt und kamen zu dem Schluß, daß das Kraut das nächtliche Bedürfnis, zum

Wasserlassen aufzustehen, erheblich reduzierte. Das Kraut hat offensichtlich eine hemmende Wirkung auf die Umwandlung von Testosteron. Deutsche Kräuterexperten empfehlen übrigens zur Behandlung einer vergrößerten Vorsteherdrüse die tägliche Einnahme von zwei bis drei Teelöffeln eines Extraktes. Es gibt eine reichliche Auswahl an Brennesselextrakten in der Apotheke, halten Sie sich dabei bitte an die Dosierungsempfehlung des jeweiligen Herstellers.

Rauchen

Mein Sohn und meine Tochter beschwerten sich vor nunmehr 25 Jahren so bitterlich über meine Qualmerei, daß ich das Rauchen von heute auf morgen aufgab. An einem Tag hatte ich noch drei Päckchen extralange Zigaretten ohne Filter geraucht, vom nächsten Tag an keine einzige mehr. Ich habe gelegentlich immer noch Träume, in denen ich der Verführung nachgebe, mir eine Zigarette anzuzünden, aber das wird nie passieren.

Aufgeben – aus gutem Grund

Man schätzt, daß Rauchen für etwa ein Drittel aller Krebstoten und ein Viertel der tödlichen Herzinfarkte verantwortlich ist. Die American Lung Association schätzt, daß allein in den Vereinigten Staaten alljährlich etwa 350.000 Amerikaner durch das Rauchen sterben. (Meine eigene Schätzung beläuft sich dabei auf die Zahl 500.000). Vierzig Prozent der Raucher sterben, bevor sie ihr Rentenalter erreichen.

Aber all das Gerede über vorzeitige Todesfälle dringt nicht in das Bewußtsein der Jugendlichen vor, die zu rauchen beginnen, oder das der jungen Erwachsenen, die nicht damit aufhören wollen. Die Gefahren des Rauchens scheinen für sie einfach viel zu weit weg zu sein.

Deshalb möchte ich gerade die jungen Raucher daran erinnern, daß ich weiß, daß dieses Laster Männer im Penis und Frauen im Gesicht schädigt. Ja, Sie lesen schon richtig. Rauchen schädigt die Blutgefäße, die den Penis versorgen, deshalb tragen rauchende Männer ein höheres Impotenzrisiko. Rauchen schädigt ferner die feinen Kapillaren im weiblichen Gesicht, deshalb bekommen Raucherinnen Jahre vor den Nichtraucherinnen häßliche Fältchen. (Rauchen verursacht natürlich auch bei Männern frühzeitige

Falten, aber irgendwie scheint dieses Argument bei Frauen mehr zu ziehen als bei Männern.)

Grüne Apotheke für das Rauchen

Vor vielen Jahren, als ich mein Zigarettenlaster aufgab, wußte ich noch nicht allzuviel über Kräuterheilkunde. Wenn ich das Rauchen heutzutage aufgeben würde, würde ich einige Kräuter zu Hilfe nehmen.

⋙Süßholz (*Glycyrrhiza glabra*). Ich kann hier nicht allzuviel wissenschaftlichen Hintergrund bieten, nur den Glauben aus meinem Bauch heraus, daß Süßholz eine Hilfe gegen das Rauchen bietet. Ich habe bereits viele positive Geschichten über Raucher gehört, die dieses Laster mit Hilfe von Süßholz aufgaben.

Wie funktioniert das? Süßholzwurzeln sehen wie Zigarren aus. Sie können ein Stück Süßholzwurzel griffbereit halten und statt an einer Zigarette an der Wurzel saugen. Ich bin überzeugt, daß diese Maßnahme das Verlangen zu saugen stillt, das ehemals abhängige Raucher zu haben scheinen. Wenn ich noch ein Raucher wäre, dann würde ich es damit versuchen.

Es ist vielleicht interessant, daß der größte Anteil an Süßholz, der in die Vereinigten Staaten eingeführt wird, in die Tabakindustrie wandert – und zu Kautabak und Pfeifentabak verarbeitet wird.

Süßholz und seine Extrakte (Lakritz) sind bei vernünftiger Anwendung in moderaten Mengen – das heißt bis zu drei Tassen pro Tag – sicher. Die längerfristige Anwendung oder die Einnahme sehr hoher Dosen kann jedoch Kopfschmerzen, Antriebslosigkeit (Lethargie), Natrium- und Wasserretention (Speicherung) sowie einen übermäßigen Kaliumverlust nach sich ziehen.

⋙Rotklee (*Trifolium pratense*). Vor ein paar Jahren bekam ich einen Anruf von einem Unternehmer, der auf der Suche nach einer Quelle für 50 Tonnen Rotklee war. Er wollte die Pflanze als Hauptbestandteil eines tabakfreien Kautabaks auf den Markt bringen, der genauso wie richtiger Kautabak geschnitten verkauft werden sollte.

Der Anruf kam genau zu dem Zeitpunkt, als ich erfuhr, warum Rotklee einen jahrhundertealten Ruf als Mittel zur Vorbeugung von Krebs genießt. Damit ein Tumor wachsen kann, muß er durchblutet werden, und der Krebs sendet Signale an den Körper aus, ihn mit neuwachsenden Blutgefäßen zu versorgen, was medizinisch als Angiogenese bezeichnet wird. Verschiedene führende Krebsforscher haben Wege ausgearbeitet, um das Wachstum dieser neuen Blutgefäße zu verhindern, so daß die Tumore 'ausgehungert' werden. Es hat sich herausgestellt, daß eine der Substanzen, die der Angiogenese entgegenwirken, Genistein ist, das auch in Rotklee enthalten ist.

Tommie Bass und seine Gelbwurzelkur

Ich hatte das Vergnügen, den mittlerweile verstorbenen A. L. 'Tommie' Bass im Spätherbst 1994 auf seinem Bauernhof außerhalb von Leesburg, USA, zu treffen, als er stattliche 87 Jahre alt war. Bass war der einzige mir bekannte Kräuterexperte, der ein Schild auf der Autobahn stehen hatte, das ihn würdigte. Wenn man sich nämlich seiner Heimstatt näherte, kam man an einem Schild vorbei, auf dem stand: „Arthur Lee 'Tommie Bass', Kräuterexperte, 700 m."

Als ich ihn eines Tages besuchte, stand vor dem Anwesen von Tommie ein weiteres Schild, auf dem Gelbwurzeln für umgerechnet 2.- DM das Bündel und Eschenrinde für 8.- DM der Bund angeboten wurden.

Es war mir ein besonderes Vergnügen, diesen Landstrich zu besuchen, weil ich 1929 nur etwa 160 km weiter geboren bin. Als ich auf die Welt kam, war Tommie bereits 21 Jahre alt und hatte schon 11 Jahre lang Kräuter gesammelt und verkauft.

Ich kam zu diesem Besuch bei dem berühmten traditionellen Kräuterexperten mit ein paar Freunden von der Stamford Universität in Birmingham. Wir hatten zuvor ein paarmal vergebens versucht, ihn anzurufen. Deshalb waren wir einfach nur in den Wagen gesprungen und die Strecke von etwa 160 km von Birmingham in der Hoffnung gefahren, daß er zu Hause wäre. Es war ein scheußlicher, regnerischer Tag, und wir fanden ihn in seinem kleinen Schuppen – einem heillosen Durcheinander von schiefen Regalen, die aneinander genagelt worden waren. Obwohl wir unangemeldet kamen, lief Tommie heraus und begrüßte uns herzlich.

Ich freute mich, Tommie's Gelbwurzbündel (*Xanthorrhiza simplicissima*) zu sehen, als wir in Richtung Haus schlenderten. Er hielt große Stücke darauf und sagte, daß es das beste ihm bekannte Kraut sei.

Tommie behauptete, daß er mit Hilfe dieser Pflanze vielen Menschen mit Magengeschwüren geholfen hätte, von ihren Medikamenten (zum Beispiel Tagamet®) loszukommen. Er stufte die Pflanze als bestes Mittel für die von ihm bezeichnete 'Hernie im Obergeschoß' ein, womit er wahrscheinlich entweder Zwerchfellhernien (kleine Risse im Zwerchfell, durch die Teile des Magens in den Brustkorb vorfallen) oder das damit verbundene Sodbrennen meinte.

Schließlich meinte Tommie, daß Gelbwurzeln eine riesige Hilfe seien, wenn man das Rauchen aufgeben wollte – und steckte sich eine der bitteren Wurzeln in den Mund.

Derzeit gibt es noch keine wissenschaftliche Untermauerung für den Gebrauch von Tommies Gelbwurzeln, wenn man das Rauchen aufgeben möchte. Aber wenn ich so einen langjährigen Kräuterexperten wie Tommie eine Empfehlung aussprechen höre, dann fällt das auf fruchtbaren Boden bei mir. Ich hege großen Respekt für die Ratschläge von Tommie. Schließlich hatte er durch das Anpreisen von Gelbwurzeln nichts zu gewinnen. Wenn er sagt, daß die Pflanze vielen Menschen geholfen hat, das Rauchen aufzugeben, dann glaube ich ihm. Und schließlich und endlich kann es nicht schaden, einen Versuch damit zu wagen. Sie können sich einen Gelbwurztee zubereiten oder die bitteren Zweige wie Süßholzwurzeln kauen. Möglicherweise können Sie damit auch Löchern in Ihren Zähnen vorbeugen.

Deshalb kam mir die Anfrage des Unternehmers nach Rotklee sehr gelegen. Wenn er Kautabak durch ein tabakfreies Produkt ersetzte, würde er gleichzeitig Mund- und Zungenkrebs vorbeugen, der durch Kautabak verursacht wird. Und durch den Ersatz von Kautabak durch Rotklee würde er den Kunden nebenbei mit Anti-Angiogenese-Stoffen versorgen.

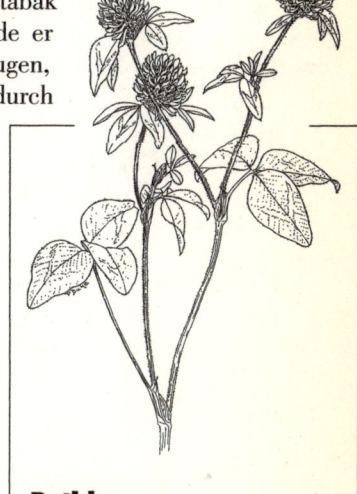

Ich weiß leider nicht, was aus dem Rotklee-Projekt des Unternehmers wurde, aber ich besitze eine Dose mit Schnupftabak auf Rotkleebasis. Verzweifelte Exraucher können frische Rotkleeblüten kauen (die Sie aber auch in Salate geben können) oder andere Pflanzen, die Genistein enthalten, wie zum Beispiel Erdnüsse oder Sojabohnen naschen. Diese Knabbereien helfen demjenigen, der ein Saugbedürfnis hat – was wie erwähnt bei Rauchern und Exrauchern der Fall zu sein scheint. Gleichzeitig würde das Genistein in diesen Leckereien jegliche Tumore bekämpfen, die sich breit zu machen versuchten.

Rotklee

Die Blüten von Rotklee wurden jahrzehntelang als Volksmittel gegen Krebs eingesetzt. Sie enthalten erwiesenermaßen die krebsbekämpfende Substanz Genistein.

Wenn es Ihnen schwer fällt, das Rauchen aufzugeben, können Sie sich vielleicht statt dessen etwas anderes angewöhnen – zum Beispiel jeden Tag Rotkleetee zu trinken. Damit würden Sie sich womöglich einen gewissen Schutz verschaffen.

🐾 **Möhre (*Daucus carota*).** Als ich damals das Rauchen aufgab, halfen mir Möhren ziemlich viel. Auch auf meinem Weg in das Büro kaute ich gewöhnlich ein oder zwei rohe Möhren, statt eine Zigarette zu qualmen.

Mittlerweile esse ich Möhren, weil ich sie einfach gerne mag. Aber heutzutage weiß man auch, daß die Karotinoide – die chemischen Verwandten von Vitamin A, die Möhren ihre orange Farbe verleihen – auch krebsvorbeugend wirken. Dies gilt in besonderem Maße, wenn die Karotinoide aus Möhren oder anderen Nahrungsmitteln und nicht aus Kapseln stammen. (Ganz allgemein gilt nämlich: wenn man eine nützliche Substanz isoliert und aus ihrem Zusammenhang reißt, dann verliert man einiges von der anderen Chemie des Nahrungsmittels, die ebenfalls helfen könnte.)

Wenn Zigaretten Krebsstengel sind, dann sind Möhren *Anti*-Krebsstengel. Und das gilt sogar für alles Obst und Gemüse. Die diesbezüglichen Forschungen sind eindeutig und stets gleichlautend: je mehr Obst und Gemüse die Menschen essen, desto weniger häufig bekommen sie die wichtigsten Tumorarten, darunter auch Lungenkrebs. Das bedeutet: selbst wenn Sie das Rauchen nicht aufgeben, sollten Sie dennoch Ihre Möhren kauen.

Reisekrankheit

Das englische Wort für Übelkeit, *Nausea*, stammt vom griechischen *naus* ab, das übersetzt 'Schiff' heißt. Naus ist ferner die Wurzel aller Wörter, die mit Nautik (Schiffahrt) zu tun haben. Was hat jetzt eine Nausea mit Nautik zu tun? Wenn Sie jemals seekrank waren, dann wissen Sie die Antwort

Die alten griechischen Segler mußten nicht nur gegen Stürme und geheimnisvolle Meeresungeheuer, sondern auch gegen die Seekrankheit ankämpfen. Die Seekrankheit ist nur eine Form der Reisekrankheit – die Übelkeit, Schwindel- und Ich-wollte-ich-wäre-tot-Gefühle, die viele Menschen auf Schiffen, in Autos, Zügen oder Flugzeugen durchmachen müssen.

Man kann sich aus der Apotheke verschiedene Mittelchen gegen die Reisekrankheit holen, allem voran den Wirkstoff Dimenhydrinat (zum Beispiel Logomed® Reisetabletten). Es gibt die Mittel auch in Form von Hautpflastern (zum Beispiel Scopoderm TTS Membranpflaster®) bei denen der Wirkstoff Scopolamin durch die Haut eindringt. Diese Mittel sind sehr beliebt, bergen jedoch Nebenwirkungen in sich, die Anlaß zu Bedenken hinsichtlich ihrer Sicherheit geben. Das Mittel verursacht bekanntermaßen bei einigen Menschen Halluzinationen und Krämpfe. Auch Dimenhydrninat ist nicht ohne Nebenwirkungen – es kann den Anwender schläfrig und unaufmerksam machen.

Grüne Apotheke für Reisekrankheit

Zum Glück gibt es eine Kräuteralternative, die jederzeit alle Medikamente gegen die Reisekrankheit schlägt. Ich spreche von Ingwer. Das ist jedoch nicht das einzige wirksame Kräutermittel, aber sicherlich das beste, das ich kenne.

Ingwer (*Zingiber officinale*). Vor einigen Jahren testete der Buchautor Dr. Daniel Mowrey (*siehe Anhang*) in Utah, USA, Ingwer direkt gegen den Wirkstoff Dimenhydrinat. Er baute einen motorbetriebenen Stuhl auf, der garantiert bei jeder Person, die dafür empfänglich war, die Reisekrankheit auslösen würde. Der Stuhl besaß einen Knopf, mit dem der darauf Sitzende den Stuhl nach Bedarf abschalten konnte.

Dr. Mowrey rekrutierte eine Gruppe von Personen, die auch sonst reisekrank wurden. Er verabreichte der Hälfte der Teilnehmer die Standarddosis Dimenhydrinat, die andere Hälfte bekam ein Gramm (etwa einen halben Teelöffel) Ingwer. Alle mußten auf dem Stuhl 'reiten' und das Foltergerät abschalten, wenn sie merkten, daß ihnen übel wurde. Diejenigen, die den Ingwer eingenommen hatten, hielten es fast doppelt so lange aus wie die Teilnehmer der Dimenhydrinat-Gruppe.

Nicht lange nach dem Test von Dr. Mowrey rekrutierten Forscher 80 Marinesoldaten, die zur Seekrankheit neigten. Sie gaben den Soldaten jeweils ein Gramm gemahlenen Ingwer. Die Forscher konnten von 38 Prozent weniger Seekranken und 72 Prozent weniger Erbrechen bei den Kadetten berichten. Seit diesen Untersuchungen preist jeder mir bekannte Kräuterexperte Ingwer als Mittel für die Reisekrankheit.

Auch Dr. Varro Tyler ist ein großer Befürworter von Ingwer: „Zur Vorbeugung der Reisekrankheit schlucke ich 30 Minuten vor der Abfahrt zwei Kapseln und dann ein oder zwei weitere Kapseln, wenn ich merke, daß die Symptome einsetzen – in der Regel alle vier Stunden."

Ich persönlich verwende ebenfalls Ingwer. Und die Therapie wirkt. Manchmal kaue ich rohen Ingwer, aber wahrscheinlich ziehen Sie ein paar Teelöffel in Tee aufgelöst vor. Sie können sich außerdem Ingwerkapseln in der Apotheke besorgen (zum Beispiel Zintona® Kapseln). Sie können auch einfach Ginger Ale trinken, aber wenn Sie diese Therapie wählen, sollten Sie sich auf dem Etikett vergewissern, daß die Limonade tatsächlich richtigen Ingwer enthält. Heutzutage sind nämlich viele Limonaden mit künstlichen Geschmacksstoffen versetzt.

Ich habe noch ein weiteres ingwerhaltiges Rezept für Sie: meinen Magen-Beruhigungstee. Hacken Sie ein 5 cm langes Stück Ingwerwurzel klein und verrühren Sie die Stückchen mit Kamillenblüten, Fenchel, Orangenschalen, Pfefferminze und/oder grüner Minze. Lassen Sie die

Mischung 15 Minuten lang in einem halben Liter Wasser ziehen. (Sie können übrigens auch eine Prise Zimt zugeben. Zu Zeiten von König Salomon wurde Zimttee zur Vorbeugung vor Übelkeit verwendet. 'Königin' Peggy, meine Frau, nutzt Zimt immer noch auf diese Weise.)

Wenn Sie eine Saftmaschine besitzen, können Sie das Rezept des Saftexperten Jay Kordich probieren: verarbeiten Sie zwei Äpfel, eine Birne und ein 2,5 cm langes Stück Ingwerwurzel zu Saft. Wenn Sie dagegen nur einen Mixer besitzen, dann sollten Sie dieses Magenmittel von Dr. Michael Murray versuchen: nehmen Sie dafür eine Tasse frische Ananasstückchen, ein oder zwei Kiwis, ein 2,5 cm langes Stück Ingwerwurzel und einige kleine Blätter frischer Minze.

✎ **Himbeere (*Rubus idaeus*).** Himbeerblättertee wird weithin zur Überwindung der Morgenübelkeit bei einer Schwangerschaft empfohlen. Einige Kräuterexperten schlagen den Tee auch zur Behandlung der Reisekrankheit vor. Ich habe damit kein Problem: Ingwer und Himbeerblättertee ergeben eine köstliche Mischung.

Reizdarm (Chronische Enteritis/ Crohn-Krankheit)

Sie war eine der kleinsten Personen im Flugzeug – und sicherlich die kränkste und am schwächsten aussehende. Sie trug eine Tasche, die sie als Teilnehmerin an meiner Expedition in den Regenwald des Amazonas auswies, an der ich und verschiedene andere Ausbilder unserer Kurse teilnahmen. Um ehrlich zu sein, ich war ein wenig besorgt, so eine blasse und zerbrechlich aussehende Person in der Hitze des Amazonas dabeizuhaben. Ich fragte mich, wie sie den Wechsel vom kalten Winter im Norden überstehen würde.

Es war ein schlechtes Vorzeichen, daß sie auf dem Flug von Miami nach Iquitos, Peru, ohnmächtig wurde. Sie brach auf dem Gang des Flugzeuges auf dem Weg zu den Toiletten zusammen. Es stellte sich heraus, daß dieses Frau unter der Crohn-Krankheit litt. Das ist eine ernsthafte Form der entzündlichen Darmerkrankungen, wozu auch chronische Entzündungen des Darmes (chronischen Enteritiden) gehören. (Eine andere Form dieser Darmerkrankungen ist zum Beispiel die ulzerative Kolitis.)

Diese Frau versuchte, einmal im Leben noch 'etwas Tolles' zu erleben. Sie wußte nicht, was ihr die Zukunft bringen würde und hatte das Gefühl, daß dies ihre letzte Möglichkeit sei, den Amazonas zu sehen, bevor die Krankheit ihr das Reisen unmöglich machte.

Sie nahm tatsächlich an meinem Kurs teil, und nachdem wir zurückgekehrt waren, dankte sie mir für einige meiner Empfehlungen für die natürliche Heilung der Crohn-Krankheit, die ich ihr auf den Weg gegeben hatte. Sie berichtete, daß sie sich besser fühlte. Ich hoffe wirklich, daß es ihr jetzt besser geht als damals auf dem Flug.

Probleme mit der Abfallverwertung

Eine ulzerative Kolitis und die Crohn-Krankheit äußern sich in ähnlichen Symptomen, darunter chronischer (möglicherweise blutiger) Durchfall, Bauchkrämpfe, Müdigkeit, Gewichtsverlust und mitunter Fieber. Die Ursache der beiden Krankheiten unterscheidet sich jedoch. Um es einfach zu machen: eine Kolitis ist eine Entzündung des Dickdarmes (Kolon), die Crohn-Krankheit dagegen kann an jeder beliebigen Stelle des Darmes zuschlagen.

Die Ärzte behandeln alle Arten ernsthafter entzündlicher Darmerkrankungen in der Regel mit Kortikosteroiden (Kortison), die zwar die Entzündung unterdrücken, aber schwer erträgliche Nebenwirkungen haben, darunter Akne, eine verschwommene Sicht und eine Gewichtszunahme. Kortikosteroide können auch selbst Symptome im Magen-Darmtrakt verursachen, die nur schwer von denen einer entzündlichen Darmerkrankung zu unterscheiden sind. Es wird Sie wohl kaum überraschen, daß ich kein allzu großer Anhänger von Kortison bin. Auf der anderen Seite habe ich mit keiner hundertprozentig wirkenden natürlichen Therapie aufzuwarten, deshalb erkläre ich einfach nur ein paar natürliche Annäherungen, die mir sinnvoll erscheinen.

Im Griff der chronischen Darmentzündung

Die meisten Patienten mit einer chronischen Entzündung im Darm bekommen Beklemmungen und werden deswegen deprimiert. Das ist keine Überraschung: hier handelt es sich tatsächlich um eine beklemmungsfördernde, deprimierende Erkrankung. Zur gleichen Zeit jedoch können Angstgefühle, Depressionen und anderer Streß die Symptome noch verschlimmern. Ich empfehle, an einem Programm zum besseren Umgang mit Streß teilzunehmen, das Ihnen ansprechend erscheint, wie zum Beispiel Meditation, Biofeedback, Yoga oder einer anderen Form mäßiger körperlicher Betätigung. Meine persönliche Strategie zum Umgang mit Streß ist, in meinem Kräutergarten zu werkeln.

Nahrungsmittelsensibilitäten tragen sicherlich zu den Darmproblemen bei. Die Unfähigkeit, Milch und Milchprodukte zu verdauen (die sogenannte Laktose-Intoleranz) ist weit verbreitet, und viele betroffene Personen wissen gar nicht, daß sie darunter leiden. Ich empfehle, ein paar Wochen lang alle Milchprodukte zu meiden und abzuwarten, ob sich die Verdauung bessert.

Andere Personen haben ein ähnlich gelagertes, wenn auch selteneres Problem, nämlich eine Unverträglichkeit gegenüber Gluten. Gluten ist das Eiweiß, das Brotteig schwammähnlich macht. Die meisten anderen Getreidesorten enthalten mit Ausnahme von Reis und Teff (einer in Äthiopien verwendeten Getreidesorte) ebenfalls Gluten.

Es ist wahrlich nicht einfach, das Gluten aus der Ernährung zu streichen, aber wenn es Ihnen aufgrund Ihres Reizdarmes so miserabel geht, finde ich, daß dieser Therapieversuch über ein paar Wochen lohnt. Versuchen Sie, Reiskuchen statt Brot zu essen und Reisnudeln statt Nudeln zu kochen. Sie können sich auch speziell gekennzeichnete glutenfreie Nahrungsmittel aus dem Reformhaus besorgen und abwarten, ob es Ihnen nach ein paar Wochen besser geht.

Grüne Apotheke für Reizdarm (Chronische Enteritis/Crohn-Krankheit)

Wenn Sie unter einem Reizdarm leiden, dann sollten Sie von einem Arzt betreut werden, aber Sie sollten nicht zögern, Kräutertherapien mit ihm durchzusprechen. Hier sind einige Kräuter, die bei der Linderung der Symptome hilfreich sein können.

✎ **Zwiebel (*Allium cepa*).** Laut meiner Datensammlung ist die beste Substanz im Kampf gegen einen entzündeten Darm Quercetin, und die beste Quelle für diese Substanz wiederum sind Zwiebelschalen. Wir essen natürlich keine Zwiebelschalen, aber wir können ganze Zwiebeln samt der Schale in Suppen und Eintöpfen mitkochen. Kurz vor dem Servieren werden die braunen Schalen dann entfernt.

Naturheilpraktiker empfehlen die Einnahme von 400 Milligramm Quercetin etwa 20 Minuten nach den Mahlzeiten.

✎ **Psylliumsamen (*Plantago ovata*).** Möglicherweise haben Sie noch nie von den Samen gehört, aber ich bin sicher, daß Ihnen der Name

Säfte für die Verdauung

Saftanhänger scheinen für alle möglichen gesundheitlichen Beschwerden stets ein Saftrezept parat zu haben. Hier sind ein paar Saftvorschläge, von denen ich glaube, daß sie bei einem chronisch entzündeten Darm hilfreich sein könnten.

Der Buchautor Dr. Michael Murray (*siehe Anhang*) empfiehlt Patienten mit der Crohn-Krankheit, täglich einen oder mehrere seiner Frucht- und Gemüsesäfte zu probieren. Sie können in der Saftmaschine oder im Mixer zubereitet werden (ich ziehe jedoch den Mixer vor).

Murray's grüner Trank: Zwei Äpfel, zwei Kohlblätter, eine Handvoll Spinat und etwas Petersilie sowie Quecke.

Murray's Reinigungstrank: Ein Apfel, eine halbe rote Beete, vier Möhren, zwei Selleriestangen sowie eine große Handvoll Petersilie oder Quecke.

Murray's Enzympaket: Eine Banane, eine halbe Mango, zwei Orangen, eine halbe Papaya und ein Viertel einer frischen Ananas.

Ich habe keine Probleme mit dem grünen Trank und dem Reinigungstrank. Ich kann nicht beschwören, daß sie bei der Crohn-Krankheit helfen werden, aber sie sind zumindest mit Flüssigkeit und Vitaminen sowie Mineralstoffen vollgepackt, die bei einem chronischen Durchfall sicherlich Mangelware im Körper sind.

Beim Enzympaket habe ich nichts gegen Banane, Mango, Papaya und Ananas einzuwenden. Diese Früchte werden in den Tropen vielfach bei Verdauungsproblemen eingesetzt. Bei den besonderen, eiweißverdauenden Enzymen in Ananas und Papaya (Pankreatin und Bromelaine) konnte in klinischen Untersuchungen sogar eine entzündungshemmende Wirkung nachgewiesen werden. Sie sind außerdem eine wertvolle Hilfe im Kampf gegen Autoimmunerkrankungen, bei denen sich der Körper selbst bekämpft.

Die Bestandteile, die mir beim Enzympaket Kopfzerbrechen bereiten, sind die Orangen. Einige alternativ arbeitende Ärzte raten nämlich bei Vorliegen einer entzündlichen Darmerkrankung von Zitrusfrüchten ab. Probieren das Enzympaket mit und ohne Orangen und entscheiden Sie danach, welche Variante besser wirkt.

Metamucil® schon einmal begegnet ist. Metamucil® ist der kommerzielle Produktname für die gemahlenen Psylliumsamen und -schalen, denen ein wenig Geschmacksstoff zugefügt wurde. Metamucil® wirkt abführend, weil die in den Samen enthaltenen Schleimstoffe (Muzilago) im Darm Wasser aufsaugen und auf ein Vielfaches der ursprünglichen Größe aufquellen. Die Samen formen die Fäzes und stimulieren die Muskelbewegungen im Darm, die wir als 'Stuhldrang' kennen.

Die Fähigkeit, Flüssigkeiten aufzusaugen, machen Psylliumsamen auch zu einer wertvollen Hilfe bei Durchfall, der ein häufiges Symptom bei einem Reizdarm ist. Die Schleimstoffe der Psylliumsamen üben außerdem während ihrer Darmpassage eine beruhigende Wirkung aus, was die Krämpfe eines entzündeten Darmes lindert. Wenn Sie Psylliumsamen verwenden, müssen Sie unbedingt darauf achten, ausreichend Flüssigkeiten zu sich zu nehmen. Sie sollten außerdem auf mögliche allergische Reaktionen achten. Wenn Sie nach der ersten Einnahme allergische Symptome verspüren, beenden Sie die Therapie.

Teestrauch (*Camellia sinensis*). Die deutsche Kommission E empfiehlt die Verwendung adstringierender, tanninhaltiger Kräuter (die bewirken, daß sich die Darmschleimhaut ein wenig zusammenzieht). Zu diesen Kräutern, die Magen-Darmbeschwerden lindern, gehört zum Beispiel Tee. Es gibt einige andere Kräuter mit einem hohen Gehalt an Tannin, darunter Gagel (*Myrica*), Wolfstrapp, schwarze Walnuß, Johannisbrot und Himbeerblätter.

Baldrian (*Valeriana officinalis*). Eine italienische Studie gibt Hinweise darauf, daß Baldrian eine sinnvolle Ergänzung anderer Medikamente ist, die die Krämpfe in der glatten Muskulatur (zu denen auch die Darmmuskulatur gehört) lindern. Baldrian baut außerdem Streß ab, der offensichtlich einen Reizdarm fördert.

Ausgesuchte ätherische Öle. Aromatherapeuten empfehlen eine Massage mit einer Kombination aus wenigen Tropfen der ätherischen Öle Basilikum, Bergamotte, Kamille, Zimt, Knoblauch, Geranie, Ysop, Lavendel, Zitronengras, Rosmarin, Thymian oder Ylang-Ylang, die zu einer Pflanzenölbasis gemischt werden. Ich habe mit den Ölen keine Erfahrung, aber ich weiß, daß Massagen entspannend wirken, und die Anwendung ätherischer Öle ist noch entspannender. Entspannung wiederum lindert den Streß, unter einem Reizkolon zu leiden. Ich würde es auf alle Fälle damit probieren. (Bitte denken Sie daran, daß man ätherische Öle nicht einnehmen darf, da bereits kleinste Mengen giftig sein können.)

Ausgesuchte Kräuter. Kräuterexperten, denen ich mein volles Vertrauen schenke, empfehlen Kamille, Pfefferminze und Yamswurzel zur Linderung der Muskelkrämpfe im Darm. Der anerkannte Kräuterexperte und Buchautor David Hofmann (*siehe Anhang*) empfiehlt zur Behandlung der Crohn-Krankheit eine Kombination aus verschiedenen Kräutern: zwei Teile Gagel und jeweils ein Teil Kamille, Wacholderbeeren, Pfefferminze, Baldrian und Yamswurzel. Der Buchautor Dr. Daniel Mowrey (*siehe Anhang*) empfiehlt zur Behandlung einer ulzerativen Kolitis und der Crohn-Krankheit, unter anderem Bockshornklee, Enzian, Ingwer, Orangenwurzel, Süßholzwurzel, Myrrhe und Papayablätter.

Rückenschmerzen

Sowohl meine Frau als auch ich neigen zu Rückenschmerzen. Meine Frau Peggy ist übrigens ein gutes Beispiel dafür, daß Rückenschmerzen häufig ein familiäres Problem sind. Sie und ihre zwei Schwestern (wie auch ihre verstorbene Mutter) haben alle an derselben Stelle einen Knick in der Wirbelsäule, der ihnen Probleme verursacht, vor allem, wenn sie in der Küche am Spülbecken gestanden haben.

Was mich nun anbelangt, schiebe ich meine Rückenprobleme auf ein Weihnachtsfest. Es passierte am 23. Dezember 1991, als Peggy und ich auf einen nahegelegenen Bauernhof fuhren, um einen Christbaum zu kaufen. Wir wollten den Baum nach dem Fest wieder anpflanzen, deshalb grub ich den Ball mitsamt einem Ballen Erde aus und schaffte es sogar, den Baum in die Schubkarre zu wuchten, die mir der Bauer geliehen hatte. Ich schob meine schwere Last 100 Meter den Berg hinauf zu meinem Auto. Als ich jedoch versuchte, den Baum aus der Schubkarre in den Kofferraum unseres Wagens umzuladen, machte irgendetwas in meiner Wirbelsäule 'klick'.

Ich hatte schreckliche Schmerzen, die noch schlimmer wurden, als wir heimfuhren. Der Rücken des Weihnachtsmannes war ruiniert. Ich konnte weder bequem sitzen, liegen oder stehen. Ich schlief miserabel – auf unserem Sofa, auf der Seite liegend, mit Kissen unter meiner linken Seite. Die einzige Hilfe, die wir am Heiligen Abend bekommen konnten, war ein Chiropraktiker. Er machte eine Röntgenaufnahme und weigerte sich, größere Maßnahmen vorzunehmen. Statt dessen schickte er mich zum Orthopäden.

Eine Woche später schlug der Orthopäde vor, daß ich einen Neurochirurgen (einen Chirurgen, der sich auf Nerven spezialisiert hat) aufsuchen sollte. Er schlug mir eine Operation vor, was nicht überraschend kam. Er bestand darauf, daß dies bei den vorliegenden Röntgenbildern meine einzige Wahl sei. Deshalb unterzog ich mich schließlich und endlich (zwei Monate später) einer Operation, der eine Physiotherapie (Krankengymnastik) folgte. Ich verwendete zusätzlich heilende Kräuter und unterzog mich einer Behandlung mit Akupunktur. Ich bin überzeugt, daß mir diese alternativen Heilverfahren mehr Linderung schenkten als die Ärzte.

Rückenschmerzen im Überfluß

Egal wohin ich mich auch wende, alle Menschen leiden unter Rückenschmerzen. Das ist wohl kaum überraschend, weil Rückenschmerzen eines

Der Weg zur Kur

Eines der schlimmsten Dinge, die man bei Rückenschmerzen tun kann, ist, mit dem Sport aufzuhören, meint der Buchautor Dr. Leon Root (*siehe Anhang*). Experten behaupten sogar, daß 80 bis 90 Prozent der Rückenprobleme durch schwache Muskeln verursacht werden. Die Ärzte haben sich dieser Meinung angeschlossen und empfehlen mittlerweile Sport statt Ruhe.

Ich kann die Wirksamkeit dieser Therapie bestätigen. Ich führe sehr konsequent allmorgendlich meine Rückenübungen durch, bevor ich unter die Dusche marschiere, vor allem nach Aktivitäten, die mir bekanntermaßen Rückenschmerzen bescheren – zum Beispiel Rasenmähen (über ein Hektar), das Stehen in langen Schlangen oder auf Cocktailparties und das Schleppen schwerer Gegenstände. Ich schwimme, wann immer ich Gelegenheit dazu habe, radle auf einem Zimmerfahrrad und marschiere 1,5 bis 3 km pro Tag.

Eine Vereinigung für junge Männer (YMCA) hat ein weithin beliebtes Sportprogramm entworfen, das Krafttraining, Dehnungsübungen und Entspannung miteinander kombiniert.

Etwa 80 Prozent der Teilnehmer berichten von einer Verbesserung, und 31 Prozent werden sogar schmerzfrei. Fragen Sie doch einmal bei der Geschäftsstelle Ihrer Krankenversicherung nach, dort wird Ihnen sicher gern weitergeholfen. Bitte vergessen Sie nicht: etwa ein Drittel aller Rückenschmerzen kann völlig ohne Medikamente auskuriert werden.

der vorherrschenden Probleme unserer Gesellschaft sind. Das bedeutet, daß hierzulande alljährlich Millionen von Menschen unter ernsthaften Rückenschmerzen zu leiden haben. Vier von fünf Personen bekommen irgendwann in ihrem Leben so starke Rückenschmerzen, daß sie sich behandeln lassen müssen – die Behandlung reicht dabei von der Einnahme einer Tablette Azetylsalizylsäure (zum Beispiel Aspirin®) bis hin zu Operationen. Und zu jedem beliebigen Moment beschäftigt sich etwa ein Viertel unserer Nation mit früher ausgestandenen Rückenschmerzen – durch die Einnahme von Medikamenten, sportliche Betätigung oder die Umstellung bestimmter Lebensgewohnheiten zur Erholung und Vorbeugung vor weiteren Rückenschmerzen.

Schmerzende Rücken kosten den Krankenversicherten zudem ein Vermögen – alljährlich entstehen für die medizinische Behandlung und den Produktionsausfall Kosten in Milliarden Höhe.

Vorsicht vor Operationen

Die Ärzte behandelten früher Rückenschmerzen in der Regel mit Ruhe, der längerfristigen Einnahme von Medikamenten und

Operationen. Mittlerweile empfehlen sie meist die kurzzeitige Einnahme von Medikamenten, Sport und in wachsendem Ausmaß den Gang zum Chiropraktiker, der mit bestimmten Handgriffen die Wirbel gegeneinander verschiebt und Verklemmungen löst. Auch Yoga und andere vormals belächelte Therapieformen werden zunehmend empfohlen.

Ich bin froh, daß die Operationen in der Gunst der Ärzte sinken. Meine eigene Rückenoperation war möglicherweise sinnlos. Ich habe keine zweite Meinung eingeholt, obwohl meine Freunde mir dazu rieten. Warum? Weil ich ein fauler Mensch bin, der sich an die Anweisungen des Arztes hält und weil ich meine Rückenschmerzen so schnell wie möglich loswerden wollte.

Ich werde die Frage, ob meine Operation etwas genützt hat oder nicht, wohl ins Grab mitnehmen müssen. Seitdem habe ich jedoch erfahren, daß die Operation, der ich mich unterzog, eine der Maßnahmen ist, die viel zu häufig durchgeführt werden.

Ich habe herausgefunden, daß ein schlechter Röntgenbefund nicht unbedingt bedeuten muß, daß auch der Rücken schlecht ist, und daß gute Röntgenaufnahmen nicht zwangsläufig zeigen, daß auch der Rücken in Ordnung ist. Ich habe außerdem erfahren, daß 80 Prozent der Menschen mit den Rückenproblemen, die ich hatte, sich ohne Operation innerhalb von vier Monaten erholen.

Aber ständige Schmerzen bringen den Menschen zur Verzweiflung. Heutzutage wird sehr viel weniger operiert als früher, meiner Ansicht nach ist das jedoch immer noch zuviel. Deshalb möchte ich Ihnen einen Rat mit auf den Weg geben: wenn ein Arzt Ihnen mitteilt, daß Sie operiert werden müssen, dann holen Sie mehrere andere Meinungen ein, bevor Sie sich unter das Messer legen. Ich hätte das auch machen sollen, aber für Reue ist es nun zu spät.

Was können Sie jedoch in der Zwischenzeit gegen die Schmerzen unternehmen? Direkt nach einer Verletzung des Rückens oder einem erneuten Auflodern der Schmerzen empfehlen die Ärzte schmerzlindernde und entzündungshemmende Medikamente wie zum Beispiel Azetylsalizylsäure (zum Beispiel Aspirin®) und andere nicht steroidale entzündungshemmende Mittel (die sogenannten NSAIDs).

Bei wirklich schlimmen Schmerzen ist mitunter ein stärkeres Medikament erforderlich, das möglicherweise Koffein oder ein Betäubungsmittel enthält.

Wenn Sie unerträgliche Schmerzen haben, würde ich empfehlen, alles zu tun, was der Arzt anordnet. In jüngerer Zeit neigen die Ärzte dazu, Morphin zu verordnen, das im Körper langsam freigesetzt wird und das sogar aus einer Kräuterquelle entstammt – dem opiumhaltigen Mohn.

Grüne Apotheke für Rückenschmerzen

Bei geringeren oder hartnäckigen Schmerzen gibt es eine ganze Reihe von Kräutern, die gegen Rückenschmerzen gewachsen sind.

⚘⚘⚘Paprika (*Capsicum*, verschiedene Spezies). Paprika oder spanischer Pfeffer enthält eine erstaunliche schmerzlindernde Substanz – Capsaicin –, die so wirksam ist, daß bereits geringste Mengen der aktiven Substanz in Präparaten, die auf die Haut aufgetragen werden, ausreichen. Ein Präparat (Capasamol®) enthält zum Beispiel nur 0,227 Gramm Capsaicinextrakt pro 10 Gramm Salbe.

Ich kann nicht sagen, ob die Wirkung von Paprika auf seiner Fähigkeit beruht, das Schmerzempfinden zu unterdrücken, oder ob der Grund ist, daß Paprika den Körper zur Ausschüttung von Endorphinen, den natürlichen Wohlfühlhormonen des Körpers, stimuliert. Möglicherweise sind auch die darin enthaltenen Salizylate verantwortlich – oder alle drei Faktoren. Ich weiß nur, daß Paprika hilft.

Sie können sich Capsamol® aus der Apotheke holen und die Salbe verwenden. Sie können jedoch auch einfach spanischen Pfeffer nehmen und sich eine Menge Geld sparen. Spanischer Pfeffer kostet nur ein paar Pfennige, für 50 Gramm Salbe dagegen müssen Sie knapp 15.- DM berappen.

Zerdrücken Sie den spanischen Pfeffer und reiben Sie die Paste direkt auf den schmerzenden Bereich. Sie können auch eine beliebige weiße Hautcreme nehmen und soviel Paprika hineinrühren, bis sich die Creme rosa verfärbt.

Ob Sie nun die Pflanze selbst oder eine capsaicinhaltige Creme verwenden: sie müssen darauf achten, sich nach dem Einreiben die Hände gründlich zu waschen, weil Sie den Wirkstoff nicht in Ihre Augen bringen sollten. Da manche Menschen auf die Substanz ziemlich empfindlich reagieren, sollten Sie zuerst auf einer kleinen Hautstelle ausprobieren, ob ihre Anwendung möglich ist, bevor Sie größere Hautpartien damit einreiben. Wenn Ihre Haut dadurch gereizt wird, sollten Sie die Behandlung abbrechen.

⚘⚘⚘Weide (*Salix*) und andere natürliche Formen der Azetylsalizylsäure. Ich habe nichts gegen die Einnahme von Azetylsalizylsäure in Tablettenform (zum Beispiel Aspirin®) einzuwenden, da das Medikament früher aus Kräutern gewonnen wurde. Ursprünglich stammte die Azetylsalizylsäure von Salizylaten ab, das sind Substanzen, die natürlicherweise in Weidenrinde, Mädesüß und Scheinbeere enthalten sind. Jedes der genannten Kräuter kann zu einem schmerzlindernden Tee verarbeitet werden. Viele salizylhaltige Pflanzen enthalten zudem Methylsalizylat, das ist eine der Azetylsalizylsäure ähnliche Substanz, die einen besonders angenehmen Duft verströmt. Zu diesen Pflanzen gehören zum Beispiel Scheinbeeren und

Birkenrinde, die einst von den Indianern Amerikas zu Tee verarbeitet wurde, der entweder getrunken oder äußerlich zur Linderung von Schmerzen im unteren Rückenbereich aufgetragen wurde. Gelegentlich habe ich mir selbst so einen Tee zubereitet, indem ich etwa eine Handvoll Birkenrinde oder Scheinbeeren in ein oder zwei Tassen kochendes Wasser gab und den Tee zehn Minuten lang ziehen ließ. (Bitte denken Sie jedoch daran: wenn Sie gegen Azetylsalizylsäure allergisch sind, dann sollten Sie wahrscheinlich auch keine Kräuter einnehmen, die der Azetylsalizylsäure ähnliche Substanzen enthalten.)

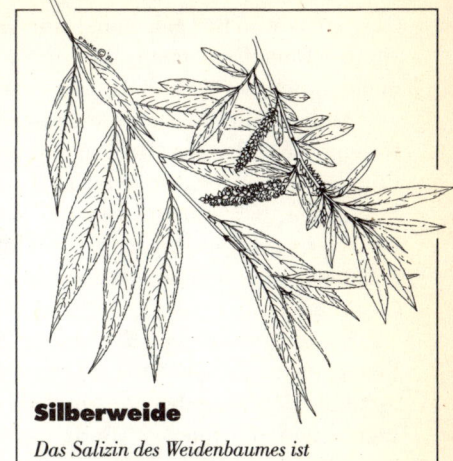

Silberweide

Das Salizin des Weidenbaumes ist 'pflanzliches Aspirin' und wird seit 500 v. Chr. als Schmerzmittel verwendet.

Das Öl der Scheinbeeren, das einen hohen Gehalt an Methyl-Salizylaten aufweist, ist ebenfalls ein gutes schmerzlinderndes Mittel zur äußerlichen Anwendung und kann zum Beispiel während einer Massage aufgetragen werden. Bitte bewahren Sie Scheinbeerenöl (und andere Produkte mit dem Kraut) außerhalb der Reichweite von Kindern auf. Der angenehme Geruch kann äußerst verlockend wirken, aber bereits die Einnahme kleinster Mengen kann bei kleinen Kindern verheerende Folgen haben.

Pfefferminze (*Mentha piperita*) und andere Minzen. Menthol und Kampfer sind in vielen rezeptfreien Produkten zur Linderung von Rückenschmerzen enthalten. Beides sind Substanzen, die eine Muskelverspannung lösen können, die wiederum zu vielen Rückenschmerzen beitragen. Menthol ist ein natürlicher Bestandteil der Mitglieder der Minzfamilie, allem voran Pfefferminze und grüne Minze, obwohl auch die ätherischen Öle anderer Minzen die Substanz enthalten. Kampfer ist in Lavendel, Ysop und Koriander enthalten.

Ausgesuchte ätherische Öle. Eine Behandlung mit ätherischen Ölen kann häufig die schmerzhaften Muskelverkrampfungen lösen, die ihren Teil zu Rückenschmerzen beitragen. Verschiedene Öle – Salbei, Rosmarin, Thymian, Kollinsonie und Oregano – enthalten reichlich Thymol und Carvacrol – Substanzen, die die Entspannung der Muskeln fördern.

Vermischen Sie ein paar Tropfen eines beliebigen dieser Öle mit vier Eßlöffeln eines Pflanzenöls oder Massageöls und massieren Sie die Mischung direkt in den schmerzenden Bereich ein. Sie können auch ein paar Tropfen

Öl in ein heißes Bad geben und eine Weile im Wasser liegen bleiben, während sie den Dampf einatmen. Bitte denken Sie daran, daß man ätherische Öle nicht einnehmen darf, da bereits kleinste Mengen giftig sein können.

Andere Substanzen mit einer stark muskelentspannenden Wirkung, die Krämpfe im Rücken lindern können, sind Borneol und Bornyl-Acetat. Pflanzen mit einem hohen Gehalt dieser Substanzen sind zum Beispiel Kardamom, Salbei und Rosmarin. Laut meiner Datensammlung ist Borneol bereits in sehr niedrigen Konzentrationen eine wirksame krampflösende Substanz, und deshalb ist es noch potenter als Kampher, Thymol und Carvacrol.

Es gibt noch ein paar andere Öle, die Sie kennen sollten. Aromatherapeuten schlagen zur Linderung von Rückenschmerzen häufig die Verwendung der folgenden Öle vor: Birke, Lavendel, schwarzer Pfeffer, Salbei, Ingwer und Majoran. Ich würde nicht zögern, die genannten zu verwenden, da sich alle in der Volksheilkunst einen Ruf als Mittel zur Linderung von Krämpfen oder Rückenschmerzen geschaffen haben, und außerdem alle schmerzlindernde und muskelentspannende Substanzen enthalten.

Warum soll man nun das Pflanzenöl verwenden, wenn man doch chemisch isoliertes Menthol oder andere Substanzen zur Entspannung der Muskeln kaufen kann? Weil das ganze ätherische Öl meiner Ansicht nach wahrscheinlich besser wirkt. Diese Öle entstanden, um die Pflanzen vor Parasiten und anderem Umweltstreß zu schützen. Die Tatsache, daß aromatische Kräuteröle komplexe chemische Gemische sind, gibt Hinweise darauf, daß alle darin enthaltenen chemischen Stoffe zusammenwirken.

Scheidenentzündung (Vaginitis)

In den Wäldern von Maine, USA, lebt eine Kräuterexpertin, die ich sehr schätze und bewundere: Deb Soule. Sie ist Gründerin der Avena Botanicals und Autorin eines Buches über Kräuterheilung (*siehe Anhang*).

Im Laufe der Jahre wurde sie von vielen Frauen gebeten, deren Hefepilzinfektionen in der Scheide auszukurieren. Eine häufige Empfehlung von ihr lautet, eine Knoblauchzehe vorsichtig zu schälen, so daß die Zehe nicht verletzt wird, und danach die Knoblauchzehe in ein sauberes Gazetuch einzuwickeln. Das Paket wird mit einem sauberen, ungebleichtem Faden umwickelt, so daß ein tamponähnliches Päckchen entsteht. Sie rät, bis zu sechs aufeinanderfolgende Nächte jeweils ein frisch eingewickeltes Päckchen in die Scheide zu schieben. In vielen Fällen kuriert ihrer Auskunft nach diese Kur die Infektion aus. Das überrascht mich nicht, da Knoblauch ein stark wirkendes Mittel gegen Pilze ist.

Schätzungen zufolge sind Scheidenentzündungen, das heißt alle Entzündungen der Schleimhäute im Bereich der Vagina (Scheide) der Grund für die Hälfte aller Besuche beim Frauenarzt. Es gibt verschiedene Ursachen für Scheidenentzündungen, wobei Hefepilzinfektionen jedoch die häufigste sind. (Bitte blättern Sie für mehr Informationen über Hefepilzinfektionen auf Seite 226.)

Bis vor wenigen Jahren bestand die übliche Behandlung bei einer Scheidenentzündung aus der Verschreibung eines gegen Pilze wirksamen Medikamentes. In den letzten Jahren wurden viele dieser Medikamente jedoch rezeptfrei, und deshalb können sich Frauen, die sicher wissen, daß sie es mit einer Hefepilzinfektion zu tun haben, selbst behandeln.

Dies ist ein guter Moment, um zu betonen, daß die Ärzte von einer Selbstbehandlung einer Scheidenentzündung abraten, solange man nicht absolut sicher ist, womit man es zu tun hat. Wenn bei Ihnen früher schon die Diagnose gestellt wurde und Sie einen sehr begründeten Verdacht bezüglich der Ursache haben, dann können Sie es mit einer Selbstbehandlung versuchen. Aber wenn die Symptome dann nicht innerhalb weniger Tage nachlassen, sollten Sie unbedingt zum Arzt gehen.

Grüne Apotheke für Scheidenentzündungen

Es gibt eine ganze Reihe von Kräutern, die bei einer Scheidenentzündung helfen können.

➤➤➤ **Knoblauch (*Allium sativum*).** Wenn Ihnen das Einführen einer Knoblauchzehe als Therapie bei einer Scheidenentzündung nicht allzu verlockend zu sein scheint – und ich kann diese Abneigung durchaus nachvollziehen – dann sollten Sie einen Teelöffel frischen Knoblauch in einen Joghurt rühren und einen Tampon damit vollsaugen lassen. Sie können die Mischung auch zweimal täglich als Intimspülung verwenden, solange die Symptome anhalten. Diese Behandlung mag zwar nicht allzu ansprechend duften, kann aber sehr wirksam sein.

Es gibt ein tolles Buch über Knoblauch von Dr. Heinrich P. Koch und Larry D. Lawson, einem Wissenschaftler einer Kräuterfirma in Utah, USA. Dr. Koch und Dr. Lawson loben die „außergewöhnliche pilzabtötende Aktivität von frisch gepreßtem Knoblauchsaft und getrocknetem Knoblauch." Sie identifizieren Allizin als die wichtigste Substanz in Knoblauch, die *Candida albicans* abtötet. *C. albicans* ist übrigens die Pilzart, die für Hefepilzinfektionen der Scheide verantwortlich ist.

Myrtenheide (*Melaleuca*, verschiedene Spezies). Australisches Öl der Myrtenheide oder Teebaumöl hat sich in den letzten Jahren einen Namen als Antiseptikum geschaffen, und als die Kunde seiner beträchtlichen Heilkraft die Runde machte, wuchs die jährliche Produktion in Australien von 20 Tonnen auf mehr als 140 Tonnen Öl an.

Australische Chemiker konnten zeigen, daß das Öl besonders wirksam gegen Candida ist. Eine im Öl enthaltene Substanz, das Terpinen-4-ol scheint hierbei der Schlüssel zu dieser 'Anti-Candida-Wirkung' zu sein. Einige Untersuchungen hierzu haben belegt, daß Cremes und Intimspülungen mit einem hohen Gehalt an dieser Substanz genauso wirksam gegen Hefepilzinfektionen waren wie Medikamente mit dem Wirkstoff Nystatin (Mycostatin®) oder Clotrimazol (Gyne-Lotrimin®).

Bei immer wiederkehrenden Hefepilzinfektionen empfiehlt Deb Soule, zwei bis drei Tropfen Teebaumöl in zwei Eßlöffel Joghurt zu rühren und einen Tampon darin einzutauchen. Führen Sie sechs Nächte lang solch einen getränkten Tampon ein. (Bitte denken Sie daran, daß man ätherische Öle nicht einnehmen darf, da bereits kleinste Mengen giftig sein können.)

Kardamom (*Elettaria cardamomum*). Kardamom kann zweimal soviel Terpinen-4-ol wie Teebaumöl enthalten. Sie können sich an die gleichen Rezepte wie für Teebaumöl halten und statt dessen einfach zwei bis drei Tropfen Kardamomöl verwenden.

Orangenwurzel (*Hydrastis*). Orangenwurzel ist ein Breitband-Antibiotikum in pflanzlicher Form, und zwar dank der zwei darin enthaltenen Substanzen Berberin und Hydrastin. Verschiedene Studien haben belegt, daß diese Substanzen bei der Behandlung einer durch Trichomonaden (das ist eine bestimmte Art von Einzellern) verursachten Scheidenentzündung wirksam waren.

Orangenwurzel bringt zudem die Abwehrkraft auf Vordermann. Ich kombiniere das Kraut gerne mit Echinacea, das ebenfalls immunstimulierende und antibiotische Eigenschaften hat. Beide Kräuter werden innerlich in Form von Tees, Tinkturen oder Kapseln angewendet.

Beinwell (*Symphytum officinale*). Die meisten Scheidenentzündungen werden durch Infektionen verursacht, aber manchmal – besonders bei Frauen in den Wechseljahren – kann die Trockenheit der Scheide während oder nach dem Geschlechtsverkehr Reizungen und Entzündungen nach sich ziehen. Die Kräuterexpertin und Buchautorin Jeanne Rose (*siehe Anhang*) empfiehlt, eine feuchtigkeitsspendende Lotion oder ein Einweiß mit dem Inhalt einer Vitamin-E-Kapsel und ein paar Tropfen Beinwelltinktur zu verrühren und kurz vor dem Geschlechtsverkehr aufzutragen.

❧ **Lavendel (*Lavandula*, verschiedene Spezies).** Meine Freundin Jeanne Rose empfiehlt mehrere ätherische Öle, besonders Lavendelöl für die Behandlung einer Infektion mit Trichomonaden und Gardnerellen (das sind Einzeller, die eine Scheidenentzündung verursachen können). Sie empfiehlt, jeweils ein paar Tropfen Öl zu Intimspülungen, Sitzbädern, Cremes, Lotionen und auf Tampons zu geben. (Bitte denken Sie daran, daß ätherische Öle nur zur äußeren Anwendung bestimmt sind.) Neben Lavendelöl ist sie besonders von Teebaumöl überzeugt und empfiehlt gelegentlich ferner Salbei und Kamille.

Sie warnt übrigens vor regelmäßigen Intimduschen. Sie sollten diese Maßnahme nur bei Vorliegen einer Scheidenentzündung ergreifen. Regelmäßiges Spülen kann nämlich die nützlichen Mikroorganismen töten und den Bereich für das Eindringen der infektionserregenden Arten empfänglich machen. In der Tat kamen Studien zu dem Ergebnis, daß Frauen, die regelmäßig Intimspülungen durchführen, ein erhöhtes Risiko für entzündliche Erkrankungen in der Beckenregion tragen.

❧ **Krauser Ampfer (*Rumex crispus*).** Jeanne Rose empfiehlt bei den meisten Arten von Scheidenentzündungen häufig eine Kombination aus Ampfer und anderen Kräutern. Ihre Rezeptur für ein Tonikum für die Gesamtgesundheit enthält 30 Gramm Ampfer, 60 Gramm Echinaceawurzel, 30 Gramm Orangenwurzel sowie 30 Gramm Ginsengwurzel. Sie können sich aus der Kräutermischung im angegebenen Mengenverhältnis einen Tee zubereiten oder die Kräuter mahlen und die Mischung in leere Gelatinekapseln füllen, die in Apotheken erhältlich sind. Ich muß zugeben, daß dies eine Menge Arbeit macht, aber Frauen, die sich mit immer wieder-

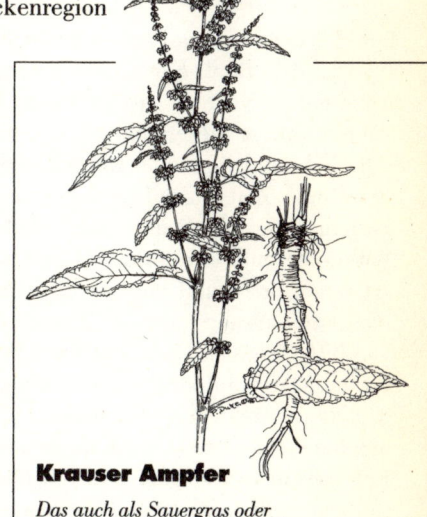

Krauser Ampfer

Das auch als Sauergras oder Sauerknöterich bezeichnete Kraut besitzt lange, geteilte Wurzeln, die zur Verwendung in Salben oder Tonika getrocknet werden.

kehrenden Scheidenentzündungen herumplagen, sind nur allzu bereit, ein wenig Extraanstrengungen zu unternehmen, wenn die Behandlung bei ihnen wirkt. Probieren Sie es mit der Einnahme von zwei bis drei Kapseln pro Tag.

➤ **Apfelessig.** Hier haben wir ein altes Volksrezept, das auch von vielen Ärzten bei verschiedenen Arten von Scheidenentzündungen empfohlen wird: geben Sie drei Tassen Apfelessig zu einem heißen Bad und bleiben Sie mindestens 20 Minuten in der Wanne. Spreizen Sie dabei die Beine, damit das Essigwasser auch in die Scheide vordringen kann. Jeanne Rose erklärt, daß Essigbäder und Intimspülungen mit Essig den normalen Säuregehalt der Scheide wiederherstellen. Dieser normale Säurewert vertreibt Candidapilze, Trichomonaden und Gardnerellen.

Schildrüsenüberfunktion (Basedow-Krankheit)

Bevor wir beginnen, möchte ich die Basedow-Krankheit kurzfristig in die Bush-Krankheit umbenennen. Der frühere Präsident der Vereinigten Staaten, George Bush, und seine Frau litten während seiner Amtszeit unter dieser Erkrankung. Ihre Krankheit wurde 1991 entdeckt und mit Medikamenten unter Kontrolle gebracht.

Kurze Zeit, nachdem die Krankheit von Bush diagnostiziert wurde, berichtet mir eine junge Dame, daß die Medikamente, die sie wegen ihrer Schilddrüsenüberfunktion einnahm, ernsthafte Nebenwirkungen verursachen würden und daß sie die Einnahme beenden wollte. Sie bat mich, meine Datensammlung und andere Quellen nach Kräutern durchzugehen.

Ich warnte sie, daß ihre Krankheit nichts sei, womit man herumspielen dürfte. Eine Schilddrüsenüberfunktion ist eine komplexe Erkrankung, die in der Regel nicht mit Selbstmedikation und nicht-standardisierten Medikamenten behandelt werden kann, und Kräuter fallen nun einmal in diese Kategorien. Sie entgegnete, daß sie mit der Einnahme der Medikamente sowieso aufhören würde, unabhängig davon, was ich ihr erzählen würde. Deshalb kam ich zu dem Schluß, daß ich zumindest nachsehen könnte, ob es einige natürliche Alternativen gäbe, die ihr helfen könnten.

Ich tauchte in die Literatur ab und kam zu dem Schluß, daß Wolfstrapp eine der vielversprechendsten Alternativen war. Monate später berichtete mir die junge Dame, daß sie tatsächlich keine Medikamente mehr einnehmen würde und nun Minztees mit reichlich Wolfstrapp trinken würde. Nachdem sie einen Monat lang keine Medikamente eingenommen hätte, stürzte sie nach einer Kontrolluntersuchung mit leuchtenden Augen in mein Büro. Ihr Spiegel an TSH, dem Hormon, das die Schilddrüsenfunktion stimuliert und das bei der Schilddrüsenüberfunktion außer Rand und Band gerät, war in Ordnung. Einen Monat später stimmten die Werte immer noch.

Ehrlich gesagt: Ich weiß nicht, warum es der Frau besser ging. Vielleicht *war* es tatsächlich Wolfstrapp, aber ich würde sicherlich keinem Patienten mit der Basedow-Krankheit raten, seine Medikamente in den Mülleimer zu werfen und statt dessen Wolfstrapptee zu trinken.

Ich bin kein Arzt und verstehe auch nicht alle Zusammenhänge bei Hormonstörungen. Wenn Sie unter einer Schilddrüsenüberfunktion leiden, sollten Sie keinen Botaniker oder Kräuterexperten, sondern einen Arzt aufsuchen und sich strikt an die Anweisungen Ihres Arztes halten. In diesem Fall jedoch gelang es mit Hilfe eines natürlichen Heilverfahrens, die Basedow-Krankheit in den Griff zu bekommen, und ich besitze das Krankenblatt der Dame, um diese Heilung zu belegen.

Schilddrüse im Turbogang

Bei einer Schilddrüsenüberfunktion zirkulieren im Körper abnorm hohe Werte an Schilddrüsenhormonen. Diese Hormone werden von der Schilddrüse abgegeben, die im Halsbereich neben und unter dem Kehlkopf liegt. Die Krankheit wurde nach dem Anfang des 19. Jahrhunderts in Merseburg lebenden Arzt Karl von Basedow benannt, der als einer der ersten die klassischen Symptome erkannte: eine vergrößerte Schilddrüse, hervorquellende Augen, ein rascher Puls, heftiges Schwitzen, Abgeschlagenheit, eine gesteigerte Stoffwechselrate, die einen erheblichen Gewichtsverlust sowie neurologische Symptome wie Rastlosigkeit, Reizbarkeit und ein leichtes Muskelzittern nach sich zieht.

Der Spiegel der im Körper vorhandenen Schilddrüsenhormone hängt von verschiedenen Dingen ab: der Verfügbarkeit des Mineralstoffes Jod, der Gesundheit der Drüse und der Menge an TSH (schilddrüsenstimulierendem Hormon) im Körper. TSH wiederum wird von der Hypophyse (Zirbeldrüse) freigesetzt, die in der Mitte des Gehirns gelegen ist. Der TSH-Spiegel wiederum wird durch einen anderen Bereich des Gehirns reguliert, nämlich dem Hypothalamus. Alle diese Regulierungsmechanismen lassen sich bei einem gesunden Individuum in eine einfache Formel übersetzen: mit steigendem TSH-Spiegel steigen auch die Spiegel der von der Schilddrüse freigesetzten Hormone, bis ein Gleichgewicht erreicht ist. Wenn die Schilddrüse nicht richtig arbeitet, dann führen die vergeblichen Versuche zur Korrektur dieser Fehlfunktion durch die Kommandozentralen im Gehirn dazu, daß das System noch mehr aus der Bahn gerät.

Etwa 2,5 Prozent der Bevölkerung sind von einer Erkrankung der Schilddrüse betroffen, und die meisten davon sind weiblich. Es gibt zwei verschiedene Formen von Schilddrüsenerkrankungen, die Schilddrüsenüberfunktion oder Hyperthyreoidismus (*Hyper* bedeutet 'zuviel') und die Schilddrüsenunterfunktion oder Hypothyreoidismus (*Hypo* bedeutet 'zuwenig'). In diesem Kapitel befasse ich mich mit der Schilddrüsenüberfunktion, für mehr Informationen über eine Schilddrüsenunterfunktion blättern Sie bitte auf Seite 452.

Frauen leiden viermal häufiger unter einer Schilddrüsenerkrankung als Männer. (Außerdem ist das Risiko von Frauen, einen Schilddrüsentumor zu bekommen, doppelt so hoch wie bei Männern.) Es gibt verschiedene Arten der Schilddrüsenüberfunktion, wobei die Basedow-Erkrankung die häufigste Form ist. Hierbei handelt es sich um eine Autoimmunerkrankung, was bedeutet, daß das körpereigene Immunsystem sich selbst angreift. Mehrere Hunderttausend Deutsche leiden unter dieser Form.

In der Regel behandeln die Ärzte die Basedow-Erkrankung, indem sie versuchen, die Produktion der Schilddrüsenhormone einzudämmen. Es gibt für diesen Zweck mehrere verschreibungspflichtige Medikamente, und eine andere Lösung – die vornehmlich bei älteren Personen angewandt wird, die auf die Medikamente empfindlich reagieren – besteht in einer Bestrahlung der Schilddrüse, so daß ein Teil der Schilddrüse funktionsunfähig gemacht wird.

Grüne Apotheke für die Schilddrüsenüberfunktion (Basedow-Krankheit)

Wenn Sie die Symptome einer Schilddrüsenüberfunktion an sich feststellen, sollten Sie unverzüglich einen Arzt aufsuchen und die verschriebenen Medikamente einnehmen. Versuchen Sie bitte keine Selbstbehandlung, auch wenn sie bei der eingangs des Kapitels erwähnten jungen Dame erfolgreich verlief. Zusätzlich zu der ärztlich verschriebenen Therapie können Sie bei Zustimmung des Arztes die folgenden Kräuter probieren.

➤➤➤ **Wolfstrapp (*Lycopus*, verschiedene Spezies).** Wolfstrapp kann auf eine lange Geschichte als Volkstherapeutikum bei Schilddrüsenerkrankungen zurückblicken, und die moderne Wissenschaft stützt diese Anwendung. Das Kraut hemmt den Jodstoffwechsel und senkt den Hormonausstoß der Schilddrüse.

Die Extrakte aus den Blättern sind wirksamer als Extrakte aus den Wurzeln. Das empfohlene Präparat zum Einnehmen ist eine Tinktur (ein Alkoholextrakt), Tees sind weniger geeignet. In Versuchen mit Labortieren bewirkten Wolfstrapptinkturen einen deutlichen Anstieg der Spiegel an Schilddrüsenhormonen.

In ganz Europa wird Wolfstrapp als Kräutermittel im Frühstadium der Basedow-Krankheit verwendet (Präparatname zum Beispiel Mutellon®), wobei die Präparate häufig aus Kräuterkombinationen bestehen. Ich muß jedoch eine Warnung aussprechen: Wolfstrapp und andere Kräuterheilmittel für die Basedow-Krankheit haben nur eine vergleichsweise schwache Wirkung und werden vorzugsweise im Frühstadium der Erkrankung oder in Kombination mit synthetisch hergestellten Medikamenten verwendet.

Melisse (*Melissa*). Europaweit wird Melisse häufig in Kombination mit Wolfsstrapp zur Behandlung einer Schilddrüsenüberfunktion empfohlen. Untersuchungen haben belegt, daß Melisse nach nur einer einzigen Injektion zu einer Absenkung der TSH-Spiegel im Blut und der Hypophyse führt, was wiederum zu einer Hemmung der Produktion an Schilddrüsenhormonen führt.

Es ist nicht geklärt, ob Melisse die gleiche Wirkung hat, wenn man das Kraut schluckt, aber ich denke, daß die Chancen hierfür nicht schlecht stehen. Das Kraut ist sicherlich einen Versuch wert.

Braunelle (*Prunella vulgaris*). Eine Portion mit gut 100 Gramm Braunelle mit Wolfstrappknollen, die mit Basilikum, Oregano und grüner Minze verfeinert wird, sollte einen ausreichenden Gehalt an Rosmarinsäure enthalten, die die Hemmung der Produktion an Schilddrüsenhormonen unterstützt.

Seetang (*Laminaria*, verschiedene Spezies). Der Kräuter-Pharmakologe und Buchautor Dr. Daniel Mowrey (*siehe Anhang*) stellt fest, daß Schildrüsenerkrankungen bei den Japanern, die reichlich Seegemüse essen, praktisch nicht vorhanden sind. Bei den Japanern, die westliche Ernährungsgewohnheiten angenommen haben und wenig oder praktisch kein Seegemüse essen, sind Schilddrüsenerkrankungen dagegen auf dem Vormarsch.

Basedow-Tee

Mischen Sie für einen schmackhaften Kräutertee zur Behandlung einer Schilddrüsenüberfunktion zwei Teelöffel Melisse mit einem Teelöffel Wolfstrapp und fügen Sie nach Belieben Minze, Rosmarin, Braunelle und Eisenkraut hinzu. Ich könnte mir gut vorstellen, daß der Tee bei regelmäßiger Anwendung hilft.

Sie erhalten Kelp in Tablettenform (Präparatname zum Beispiel Krophan N®) rezeptfrei in der Apotheke. Getrocknetes Seegemüse gibt es in Naturkostläden.

Eisenkraut (*Verbena*, verschiedene Spezies). Das auch unter den Namen Druidenkraut, Eisenbart, Wundkraut oder Stahlkraut bekannte Kraut besitzt ähnliche Eigenschaften wie Braunellen. Es konnte gezeigt werden, daß Extrakte aus dieser Heilpflanze die Produktion an Schilddrüsenhormonen über eine Beeinflussung der TSH-Spiegel im Körper hemmen.

Brokkoli (*Brassica oleracea*). Haben Sie gewußt, daß der frühere Präsident der Vereinigten Staaten, George Bush, Brokkoli haßte? Seine Abneigung gegenüber diesem wundervollen Gemüse verwehrte ihm etwas, was ihm bei seiner Erkrankung womöglich helfen hätte können. Brokkoli enthält nämlich natürliche Substanzen, die sogenannten Isothyocyanate, die die Schilddrüse von einer übermäßigen Hormonproduktion abhalten. Um bei George Bush zu bleiben: als seine Erkrankung diagnostiziert wurde, drängten ihn verschiedene Gesundheitsexperten für Alternativmedizin dazu, mehr Brokkoli zu essen. Einer veröffentlichte sogar ein Buch unter dem Titel *Warum George Bush mehr Brokkoli essen sollte.*

Rettich (*Raphanus sativus*). Alle Mitglieder der Familie der Kreuzblütler unterdrücken die Produktion an Schilddrüsenhormonen auf natürliche und sanfte Weise. Rettiche tun sich hierbei besonders hervor, meint der medizinische Anthropologe und Buchautor John Heinerman (*siehe Anhang*). Zu der Familie der Kreuzblütler gehören übrigens Brokkoli, Rosenkohl, Weißkohl, Blumenkohl, Grünkohl, Senfblätter, Rettich und Steckrüben. Vor allem in Rußland wird Rettich speziell für diesen Zweck eingesetzt.

Schilddrüsenunterfunktion

Die Hormone der Schilddrüse regulieren den Stoffwechsel jeder einzelnen Körperzelle. Aus diesem Grund kann ein Mangel an diesen Hormonen – was als Hypothyreoidismus oder Schilddrüsenunterfunktion bezeichnet wird – tiefgreifende Auswirkungen haben.

An Symptomen sind Lethargie, Depressionen, Kopfschmerzen, eine erniedrigte Körpertemperatur, ungewöhnliche Empfindlichkeit gegenüber

Kälte, eine eingeschränkte Libido, Probleme mit dem Abnehmen, eine trockene Haut, schmerzhafte Menstruationsblutungen, langsame Reflexe, eine Kropfbildung und immer wiederkehrende Infektionen zu bemerken.

Eine Schilddrüsenunterfunktion kann in ihrer Ausprägung alle Formen von einer sehr geringen und praktisch nicht bemerkbaren Erkrankung bis hin zu einer ernsthaften und lebensbedrohlichen Krankheit (als Myxödem bezeichnet) annehmen. Viele sogenannte 'allergische' Krankheiten basieren in Wahrheit auf einer Störung der Schilddrüsenfunktion.

Die Schilddrüse liegt direkt neben und unter dem Kehlkopf im Halsbereich. Die Hormonproduktion dieser Drüse hängt von drei Faktoren ab: der Verfügbarkeit des Mineralstoffes Jod, der Gesundheit der Drüse und der Menge an TSH (schilddrüsenstimulierendem Hormon) im Körper. TSH wiederum wird von der Hypophyse (Zirbeldrüse) freigesetzt, die in der Mitte des Gehirns gelegen ist. Normalerweise steigen mit steigendem TSH-Spiegel auch die Spiegel an den von der Schilddrüse freigesetzten Hormonen. Wenn die Schilddrüse nicht richtig arbeitet, dann schüttet die Hypophyse in dem vergeblichen Versuch, diesen Mangel zu korrigieren, mehr TSH aus.

Auch in Deutschland leiden mehrere Millionen Menschen an einer Erkrankung der Schilddrüse. Frauen leiden achtmal mehr unter einer Schilddrüsenunterfunktion als Männer, und das Problem ist besonders bei älteren Frauen vorherrschend.

Wenn Ihre Schilddrüse nicht richtig arbeitet, muß ein Arzt das Problem diagnostizieren und entsprechende Medikamente verschreiben.

Grüne Apotheke für Schilddrüsenunterfunktion

Ich kann Kräuter nicht als die vornehmliche Behandlung bei einer Erkrankung der Schilddrüse empfehlen. Natürliche Methoden können jedoch eine wertvolle Ergänzung zu Medikamenten sein. Zusätzlich zu den Empfehlungen Ihres Arztes sollten Sie über einige dieser natürlichen Mittel nachdenken. Meine besten Kräuterempfehlungen sind Wolfstrapp, Melisse, Braunelle und Eisenkraut. Erstaunlicherweise helfen diese Kräuter auch bei der Basedow-Krankheit, das heißt einer Schilddrüsenüberfunktion, bei der zuviel Schilddrüsenhormone produziert werden. Offensichtlich können die genannten Kräuter die Spiegel der Schilddrüsenhormone normalisieren, unabhängig davon, ob sie zu hoch oder zu niedrig sind. (Bitte blättern Sie für mehr Informationen über diese Kräuter auf Seite 448.) In diesem Kapitel finden Sie einige andere natürliche Alternativen für den Kampf gegen eine Schilddrüsenunterfunktion.

❧ **Enzian (*Gentiana officinalis*).** Der Kräuterexperte und Buchautor Dr. Daniel Mowrey (*siehe Anhang*), den ich sehr schätze, ist überzeugt, daß

„Enzian bittere Prinzipien beherbergt, von denen man weiß, daß sie die Funktion der Schilddrüse normalisieren." Er empfiehlt Enzian als Hauptzutat seiner Schilddrüsenrezeptur, einer Kombination aus Enzian, Cayennepfeffer, Irish Moos, Blasentang und Serenoa repens. Wenn ich unter einer Schilddrüsenunterfunktion leiden würde, würde ich nicht zögern, diese Mischung einzunehmen.

❧ **Blasentang (*Fucus vesiculosis*).** Blasentang (Kelp) hat, wie andere Seegemüsearten auch, einen hohen Gehalt an Jod, dem wichtigen Mineralstoff, den der Körper zur Produktion von Schilddrüsenhormonen benötigt. Der Urologe Dr. James Balch und seine Frau Phyllis, die Ernährungsberaterin ist, empfehlen den Tang wärmstens zur Behandlung einer Schilddrüsenunterfunktion.

Es dürfte nicht allzu schwierig sein, Seegemüse in Ihren Speiseplan einzuarbeiten. Sie können den Tang zu einem Pulver verarbeitet kaufen (zum Beispiel Krophan N®) und als Würzmittel über Ihre Gerichte streuen. Sie können auch ein wenig Kelp-Pulver in Ihre Suppen rühren oder ein japanisches Restaurant aufsuchen und *Sushi* bestellen, das ist ein Gemüsebeziehungsweise Fischgericht, das in Seegemüse eingerollt serviert wird.

❧ **Senf (*Brassica nigra, Sinapis alba* und andere Kräuter).** Schilddrüsenhormone bestehen nicht nur aus viel Jod, sondern auch aus Tyrosin. Senf ist hier die beste mir bekannte Tyrosinquelle (mit einem Gehalt von etwa 1,9 Prozent bezogen auf das Trockengewicht). Zu den anderen tyrosinhaltigen Nahrungsmitteln zählen in absteigender Reihenfolge ihres Gehaltes: Kratzbohnensamen, Johannisbrot, Goabohnen, Bohnensprossen, Lupinen, Sojabohnen, Hafer, Erdnüsse, Spinat, Brunnenkresse, Sesamsamen, Kürbis, Oldenlandia umbellata, Lauch, Favabohnen, weißer Gänsefuß, Amaranth, Kürbissamen, Zuckererbsen und Weißkohl.

Zusammen mit dem vom Tang stammenden Jod kann das Tyrosin aus einer dieser Pflanzen zu einer gesteigerten Produktion des Schilddrüsenhormones Thyroxin beitragen. Ich könnte mir eine schmackhafte Suppe mit den Zutaten Blasentang, Senfblätter, Spinat, Sesamsamen, Kürbis und Bohnen gut vorstellen. Oder kosten Sie einen Salat mit Senfblättern, Spinat, Gänsefuß, Bohnensprossen, Radieschen, Kürbissamen und Sesamsamen.

❧ **Rettich (*Raphanus sativus*).** Rettich wird in Rußland schon seit langem zur Behandlung beider Formen der Schilddrüsenerkrankung eingesetzt, berichtet der Buchautor Dr. John Heinerman (*siehe Anhang*). Russische Wissenschaftler haben ihm erzählt, daß eine Substanz im Rettich, das Raphanin, hohe Spiegel an Schildrüsenhormonen im Gleichgewicht hält. Wenn im Blut ausreichend Raphanin zirkuliert, dann produziert die Drüse weniger wahrscheinlich zuviel oder zuwenig Hormone.

❧ **Johanniskraut (*Hypericum perforatum*).** Wie so viele pharmakologische Antidepressiva ist dieses Kraut ein Mono-Amino-Oxidase-Hemmer. Depressionen sind eine häufige Begleiterscheinung einer Schilddrüsenunterfunktion, und Mono-Amino-Oxidase-Hemmer können die Stimmung heben. Auch wenn das Kraut gegen ein häufiges Symptom der Schilddrüsenunterfunktion gerichtet ist und nicht gegen die Erkrankung selbst, kann es bei einer Depression helfen. (Bitte blättern Sie für mehr Informationen über Depressionen auf Seite 116.)

Personen, die regelmäßig einen MAO-Hemmer oder Kräuter mit diesem Wirkstoff einnehmen, müssen bestimmte Speisen (darunter alkoholische Getränke und geräucherte beziehungsweise gepökelte Speisen) und Medikamente gegen Erkältungen und Heuschnupfen, Amphetamine, Narkosemittel, Tryptophan und Tyrosin vermeiden. Sie dürfen Johanniskraut nicht während einer Schwangerschaft einnehmen. Vermeiden Sie während seiner Einnahme außerdem pralles Sonnenlicht, da die Haut durch das Kraut sonnenempfindlicher werden kann.

❧ **Walnuß (*Juglans*, verschiedene Spezies).** In der türkischen Volksmedizin werden Walnüsse zur Behandlung verschiedener Drüsenerkrankungen verwendet, darunter auch bei Problemen mit der Schilddrüse. Und es scheint tatsächlich etwas hinter dieser Therapie zu stecken. In einer Untersuchung verdoppelte frischer Walnußsaft aus grünen Nüssen die Spiegel an Thyroxin. Ein Auszug aus grünen Walnüssen, der hergestellt wird, indem man die Walnüsse 20 Minuten lang kocht, hob den Thyroxinspiegel um mindestens 30 Prozent an. Sie können wahrscheinlich bereits einige Vorzüge aus den Nüssen ziehen, wenn Sie die Nüsse einfach nur essen. Sie können außerdem Walnußöl als geschmackvolle Bereicherung Ihrer Salate verwenden. Aber die grünen Nüsse scheinen am wirksamsten zu sein, auch wenn sie dem Gaumen nicht so ganz munden.

Schlaflosigkeit

Wir leben in einem Land, in dem es schwer ist, eine Mütze Schlaf abzubekommen. Etwa ein Drittel der Bevölkerung leidet regelmäßig unter Schlaflosigkeit, und viele verlassen sich auf verschreibungspflichtige Medikamente, die ihnen beim Einschlafen helfen sollen. Das ergibt eine ganz schöne Menge Schlaftabletten.

Schlaflosigkeit oder medizinisch ausgedrückt *Insomnie* ist ein weit gefaßter Begriff, der sämtliche und zum Teil völlig verschiedene Probleme mit dem Schlaf umschreibt, darunter auch die Unfähigkeit, einzuschlafen oder durchzuschlafen.

Grüne Apotheke für Schlaflosigkeit

Pharmazeutische Beruhigungsmittel wirken, aber sie können abhängig machen, außerdem stören sie den natürlichen Schlafrhythmus. Es wird Sie wohl kaum überraschen zu hören, daß ich natürliche Alternativen vorziehe, von denen uns eine ganze Reihe zur Verfügung stehen.

✸✸✸**Melisse (*Melissa officinalis*).** Die Kommission E, das Phytotherapie-Expertengremium des deutschen Bundesgesundheitsministeriums, charakterisiert Melisse sowohl als ein Mittel zur Beruhigung als auch zur Besänftigung eines aufgebrachten Magens. Die beruhigende Wirkung wird einer großen Substanzgruppe, den Terpenen, zugeschrieben. Verschiedene andere Kräuter – Wacholderbeeren, Ingwer, Basilikum und Nelken – sind zwar noch reicher mit diesen Substanzen bestückt, aber keines dieser Kräuter enthält die Kombination wie Melisse, und keines hat den gleichen Ruf als 'Bettkraut'.

Ich empfehle, einen Tee aus zwei bis vier Teelöffeln des getrockneten Krauts pro Tasse mit kochendem Wasser zu kochen.

✸✸✸**Baldrian (*Valeriana officinalis*).** Ein Tee aus ein oder zwei Teelöffeln der getrockneten Wurzel vor dem Schlafengehen gibt Ihnen laut Auskunft der Kommission E die nötige Bettschwere. Die Kommission E stuft den Tee sogar als so sicher ein, daß sie den Tee auch für eine mehrmalige Einnahme während des Tages empfiehlt, um Rastlosigkeit, Beklemmungen und Nervosität abzubauen.

Baldrian entfaltet ein ziemlich intensives Aroma und einen ebensolchen Geschmack. Wenn Ihnen Baldrian nicht allzu sehr schmeckt, können Sie statt dessen problemlos eine Tinktur oder Kapseln einnehmen.

In Deutschland gibt es mehr

Baldrian

Die Wurzel des Krautes wird schon seit langer Zeit als Beruhigungsmittel verwendet, und die Pflanze ist als Wirkstoff in zahlreichen rezeptfreien Beruhigungsmitteln und Einschlafhilfen enthalten.

als 90 verschiedene Einschlafhilfen, die Baldrian enthalten. Warum? Ganz einfach, weil Baldrian wirkt. In einer Untersuchung ließ eine Kombination aus 160 Milligramm Baldrian und 80 Milligramm Melissenextrakt die Testpersonen genauso gut einschlafen wie die Standarddosis eines Medikamentes aus der großen Valium®-Familie (Benzodiazepin-Wirkstoffe).

Ich sollte an dieser Stelle erwähnen, daß Valium® nicht von Baldrian (*Valerian*) abstammt. Es wird häufig irrtümlich angenommen, daß diese beiden verwandt sind – möglicherweise, weil der lateinische Name so ähnlich klingt.

Im Unterschied zu verschreibungspflichtigen Schlafmitteln oder angstlösenden Medikamenten wird Baldrian weder als abhängigmachend eingestuft, noch sind Nachwirkungen nach der Einnahme zu erwarten, wie das bei den Medikamenten der Valium®-Gruppe der Fall ist.

Einige Naturheilpraktiker, die ich sehr schätze, empfehlen, die Schlaflosigkeit mit einem Baldrianwurzeltee zu bekämpfen, der etwa 30 Minuten vor dem Schlafengehen getrunken werden soll. Andere Experten empfehlen die Einnahme von 150 bis 300 Milligramm eines standardisierten Extraktes (mit 0,8 Prozent Baldriansäure). Ich persönlich denke, daß zwischen diesen Formen kein Unterschied besteht.

Baldrian gibt mir die Gelegenheit, erneut meine Überzeugung zu betonen, daß die Verwendung ganzer Kräuterextrakte in Naturheilverfahren häufig mehr Sinn macht als die aus Kräutern isolierten Substanzen, die von der Pharmaindustrie bevorzugt werden. Jahrelang glaubten die Wissenschaftler, daß zwei Substanzen in Baldrian, Valepotriate und Bornylester, für seine beruhigende Wirkung verantwortlich seien. Aber eine erst kürzlich veröffentlichte italienische Untersuchung kam zu dem Schluß, daß andere Substanzen, nämlich Valeranon und Kessylester, ebenfalls zu seiner schläfrigmachenden Wirkung beitragen. Die Wissenschaftler kamen zu dem Ergebnis, daß die beruhigende Wirkung von Baldrian aus dem Zusammenwirken der vielen verschiedenen Substanzen stammt, die harmonisch zusammenarbeiten.

➤➤ Lavendel (*Lavandula*, verschiedene Spezies). Ich freue mich, berichten zu können, daß die Kommission E Lavendel bei Schlaflosigkeit empfiehlt. Ich habe Berichte britischer Krankenhäuser gelesen, die Lavendelöl verwendeten, um den Patienten nachts zu ihrem Schlaf zu verhelfen. Die Angestellten der Krankenhäuser gaben das Öl entweder zum Badewasser oder sprenkelten es über die Bettwäsche.

Lavendelöl ist außerdem ein Liebling der Aromatherapeuten, die es für alle möglichen Beschwerden verwenden, darunter auch Schlaflosigkeit. Einige Substanzen im Lavendelöl wirken auf die Zellmembranen und unterbrechen das Zusammenwirken der Zellen untereinander. Da das Öl die Nervenimpulse verlangsamt, kann es eine Gereiztheit mindern und den ersehnten Schlaf bringen. Es hat ferner eine betäubende Wirkung.

Aber seien Sie vorsichtig: Nicht alle Lavendelsorten wirken beruhigend. Einige Arten, vor allem spanischer Lavendel, können ähnlich wie Rosmarin eine stimulierende Wirkung entfalten. Beim Kauf von Lavendelöl sollten Sie das Öl ausprobieren, um festzustellen, ob es tatsächlich beruhigend wirkt. Wenn Sie das Öl beim Aromatherapeuten einkaufen, sollten Sie ausdrücklich ein Öl verlangen, das Ihnen beim Einschlafen helfen soll.

Wenn Sie dennoch versehentlich ein Öl mit der gegenteiligen Wirkung gekauft haben, dann heben Sie das Öl einfach für andere Zwecke auf (sie werden in diesem Buch reichlich davon finden). Bitte denken Sie jedoch daran, daß man ätherische Öle nicht einnehmen darf, da bereits kleinste Mengen giftig sein können.

Passionsblume (*Passiflora incarnata*). Hier haben wir ein mildes Sedativum (Beruhigungsmittel), meint zumindest die Kommission E. Angesehene Kräuterexperten auf der ganzen Welt stimmen dieser Aussage zu, darunter auch der Buchautor Stephen Foster (*siehe Anhang*).

In Großbritannien gibt es etwa 40 rezeptfreie beruhigende Präparate mit Passionsblumen. In den Vereinigten Staaten dagegen wurden Passionsblumen aus rezeptfreien Produkten verbannt, weil die Sicherheit und Wirksamkeit der Mittel angeblich nicht bestätigt sein soll. Das Problem liegt jedoch hier nicht am Kraut, sondern an den außergewöhnlich teuren Testverfahren mancher Behörden.

Zum Glück sind Europäer den Amerikanern in dieser Beziehung einen Schritt voraus. Sie erhalten eine reichliche Auswahl an Einschlafhilfen mit Passionsblumenextrakten rezeptfrei in der Apotheke. Sie können auch das Kraut selbst sowie Tinkturen kaufen, die ebenfalls sicher sein sollten. Frische und getrocknete Passionsblumen werden seit Jahrhunderten zur Behandlung nervöser Spannungszustände, Angstgefühle und Schlaflosigkeit verwendet.

Kamille (*Matricaria recutita*). Kamillentee wird seit Jahrhunderten als Getränk zur Nacht verwendet. Auch wenn seine überlieferte beruhigende Wirkung bis zu diesem Jahrzehnt nicht wissenschaftlich erwiesen war, hatte die Volksmedizin wieder einmal recht. Apigenin hat sich als eine der wirksamen beruhigenden Substanzen in Kamille erwiesen. Ich würde den Tee wahrscheinlich zur Schlafenszeit probieren, wenn mir weder Baldrian noch Lavendel zur Verfügung stehen würden. Kamillentee ist ein angenehm schmeckender Tee, den Sie sicherlich genießen werden.

Echte Katzenminze (*Nepetaria cataria*). Die Pflanze, die auf so

Opium: Das beliebteste Schlafmittel unserer Vorfahren

Wachsen in Ihrem Garten vielleicht ein paar hübsche Mohnblumen? Wenn es sich dabei um Schlafmohn handelt, bewegen Sie sich an der Grenze zur Legalität. Sehr viel wahrscheinlicher handelt es sich jedoch nicht um Schlafmohn, sondern um den harmlosen Klatschmohn.

Wenn Sie tatsächlich zu den 'Sündern' gehören, befinden Sie sich dennoch in guter Gesellschaft, da Schlafmohn im ganzen Land vereinzelt als Unkraut wächst. Und die Mohnsamen werden über Vögel so wirksam verbreitet, daß es nur schwer ist, die Pflanzen wieder loszuwerden. (Ich habe sogar schon mehrfach mit eigenen Augen gesehen, wie illegaler Schlafmohn in staatlichen botanischen Gärten wucherte.)

Wenn ein oder zwei illegale Schlafmohnpflänzchen zwischen Ihren Petunien stehen, dann ziehen Sie eines der ältesten Medikamente der Welt. Die schlafbringenden, schmerzlindernden Eigenschaften von Opium wurden schon vor Tausenden von Jahren erkannt. Laut einem Manuskript, das mir von dem ungarischen Wissenschaftler Peter Tetenyi zugesandt wurde, pflanzten die Bewohner entlang des Rheins bereits seit dem Jahr 5000 vor Christi Geburt opiumhaltigen Mohn an. Zunächst wurden die Samen als Nahrungsmittel genutzt, die beruhigende Wirkung des Saftes und der Samen wurden relativ früh erkannt.

In der Mitte des zweiten Jahrtausends vor Christus nützten die Griechen Opium ausgiebig als Medizin. Und im Jahr 1000 vor Christi Geburt wurde der hübsche Mohn von Europa bis China als Zierpflanze angepflanzt.

Natürlich rate ich von der Einnahme von Betäubungsmitteln, die aus Mohnsamen gewonnen werden, ab – es sei denn, sie werden vom Arzt verschrieben. Sie sollten jedoch wissen, daß die Ärzte immer noch Medikamente, die aus dieser Pflanze gewonnen werden, weithin anwenden, darunter zum Beispiel Kodein und Morphin. Und vielleicht interessiert es Sie zu erfahren, daß die Niederlande und Australien auf ihren Mohnfeldern den Nachschub für das Opium in den legalen, verschreibungspflichtigen Medikamenten liefern.

viele Katzen unwiderstehlich wirkt, hat außerdem für viele Menschen eine milde beruhigend-hypnotische, angstlösende Wirkung. Katzenminze enthält nämlich bestimmte Substanzen (die sogenannten Nepetalacton-Isomere), die den beruhigenden Substanzen von Baldrian ähnlich sind. Katzenminze schmeckt als Mitglied der Minzfamile zudem deutlich besser als Baldrian. Probieren Sie einmal eine Tasse Katzenminzetee 45 Minuten vor dem Schlafengehen.

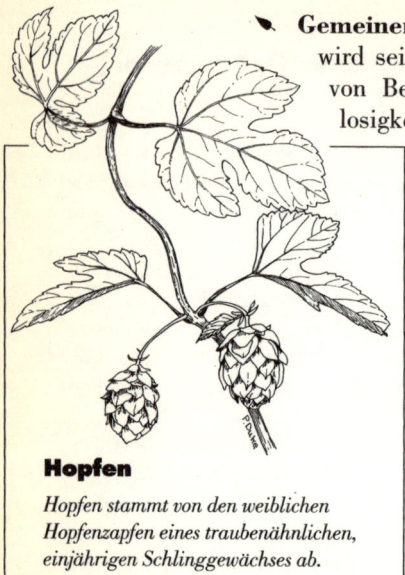

Hopfen

Hopfen stammt von den weiblichen Hopfenzapfen eines traubenähnlichen, einjährigen Schlinggewächses ab.

❧ **Gemeiner Hopfen (*Humulus lupulus*).** Hopfen wird seit mehr als 1.000 Jahren zur Behandlung von Beklemmungen, Schlaflosigkeit und Rastlosigkeit genutzt – seit die Pflanze eine beliebte Zutat von Bier wurde. Die sedierende Substanz im Hopfen ist offensichtlich das Methyl-Butenol, das eine beruhigende Wirkung auf das Zentralnervensystem ausübt. Auch das Rauchen von Hopfen soll eine beruhigende Wirkung haben, obwohl ich davon natürlich abrate. Hopfen ergibt jedoch einen angenehm bitter schmeckenden Tee.

❧ **Rooibos (*Aspalathus linearis*).** Leider wächst dieser afrikanische Teestrauch hierzulande nicht, Rooibos ist jedoch in gut sortierten Teeläden erhältlich. Der Tee aus diesem Kraut ist ein abendliches Lieblingsgetränk der Kräuterexperten, Teetrinker und sogar Ärzte Südafrikas. In Südafrika wird der Tee auch zur Appetitanregung, Beruhigung des Verdauungsapparates und zur Linderung nervöser Spannungszustände genutzt. Der Tee wird als ausreichend sicher für Säuglinge eingestuft.

❧ **Kräutermischungen.** Während meines Bummels durch meine Datenbank habe ich auf der Suche nach Kräutern mit beruhigenden Substanzen mehrere Überraschungen erlebt. Viele Pflanzen, die einen hohen Gehalt an schlaffördernden Substanzen aufweisen, haben überhaupt keinen oder nur einen schwachen Ruf als Einschlafhilfen. Dazu gehören zum Beispiel Ingwer mit elf verschiedenen solcher Substanzen; Basilikum, Thymian, Mandarinen und Tomaten mit jeweils neun Substanzen; Zimt, grüne Minze, spanischer Pfeffer, Hedeoma und Orangen mit je acht sowie Pfefferminze mit sieben Substanzen. Ich kann nicht beweisen, daß ein Tomatensalat mit Basilikum und Thymian oder eine Tasse grüner Minztee mit Ingwer und Zimt das Sandmännchen kommen läßt, aber wenn Sie unter Schlafproblemen leiden, kann es durchaus helfen, diese Nahrungsmittel und Kräuter häufiger zu essen.

Auch der Buchautor und Kräuterexperte in der vierten Generation Christopher Hobbs (*siehe Anhang*), den ich so gerne zitiere, empfiehlt verschiedene Kombinationen zur Behandlung von Schlaflosigkeit und seinen 'Verwandten' Angstgefühlen und Streß. Bei Schlaflosigkeit empfiehlt

Christopher Hobbs eine Behandlung mit Passionsblume, Baldrian und kalifornischem Mohn. Um Beklemmungen, die einer Schlaflosigkeit Vorschub leisten können, zu überwinden, empfiehlt er eine Kombination aus kalifornischem Mohn, Weißdorn und Hopfen. Um mit Streßsituationen besser fertig zu werden, die ebenfalls zur Schlaflosigkeit beitragen können, empfiehlt Christopher Hobbs jeweils zwei Teile Kamille, Lavendel, Melisse und Linde mit einem Teil Orangenschale.

Schlaganfall

Ich möchte an dieser Stelle einen der Tausende von Briefen zitieren, die ich im Laufe der Jahre erhalten habe und die von Menschen geschrieben wurden, die von ihren Ärzten so desillusioniert waren, daß sie auf der Suche nach Alternativen waren: „Mein 57 Jahre alter Ehemann hat vor einem Jahr einen Schlaganfall erlitten. Die Ärzte glauben, daß sich irgendwo in seinem Gehirn immer noch ein Blutgerinnsel befindet, auch wenn sie offensichtlich nicht in der Lage sind, dieses Gerinnsel aufzulösen. Derzeit nimmt er Unmengen von Medikamenten ein, aber sie scheinen ihm nicht allzuviel zu helfen. Haben Sie irgendeinen Vorschlag, welche Kräuter er einnehmen könnte?"

Das ist eine der üblichen Anfragen, auf die ich stets antworte, daß ich Botaniker und kein Arzt bin. Ein Schlaganfall ist eine sehr ernste Angelegenheit – etwa 15 Prozent der Todesfälle gehen auf Schlaganfälle zurück – und jeder, der einen Schlaganfall erlitten hat, muß sich unbedingt unter ärztlicher Aufsicht befinden und sich an die Anweisungen des Arztes halten.

Nachdem ich dies losgeworden bin, muß ich dennoch sagen, daß es in der Tat ein paar Kräuter gibt, die von vornherein einem Schlaganfall oder auch Rückfällen vorbeugen können – zumindest der Form, die durch Blutgerinnsel im Gehirn (den sogenannten ischämischen Schlaganfällen) verursacht werden.

Kampf im Gehirn

Allein in den Vereinigten Staaten erleiden alljährlich etwa 500.000 Menschen einen Schlaganfall. Achtzig Prozent dieser Schlaganfälle sind durch eine Ischämie bedingt: ein Blutgerinnsel verstopft eine Gehirnarterie und schneidet damit einen Teil dieses lebenswichtigen Organs von der Versorgung mit Sauerstoff und Nährstoffen ab. Der Bereich, in dem sich das Gerinnsel gebildet hat, wird geschädigt oder stirbt ab, und die Körperfunktionen, die von diesem Bereich gesteuert werden, laufen nur mehr eingeschränkt ab. Solch ein Schlaganfall ist häufig tödlich, kann aber auch eine starke Behinderung nach sich ziehen, wie zum Beispiel die Unfähigkeit zu sprechen oder eine teilweise Lähmung des Körpers.

Ischämischen Schlaganfällen oder Hirninfarkten gehen häufig 'Minianfälle' voraus, das sind die sogenannten vorübergehenden ischämischen Attacken, die ein paar Sekunden bis mehrere Stunden andauern können, ebenfalls die Symptome eines Schlaganfalls mit sich bringen und sich meist von selbst zurückbilden. Diese meist vollständige Erholung ist ein typisches Zeichen der vorübergehenden ischämischen Attacken. Dennoch sind diese Attacken Vorboten eines bevorstehenden und möglicherweise tödlichen Schlaganfalls und häufig das Signal, mit einer aggressiven vorbeugenden Therapie zu beginnen.

Die anderen 20 bis 30 Prozent der Schlaganfälle entstehen aufgrund von Blutungen. Bei dieser Form platzt ein Blutgefäß im Gehirn (hämorrhagischer Infarkt), und das Ergebnis ist das gleiche wie bei einem Hirninfarkt: eine Behinderung in den Körperbereichen, die von den geschädigten Bereichen im Gehirn kontrolliert wurden.

Egal, ob man nun über die Schulmedizin oder Kräutermedizin spricht – die Vorbeugung und Behandlung eines Schlaganfalls ist eine knifflige Sache, da viele der Maßnahmen, die einem Hirninfarkt vorbeugen, das Risiko für den selteneren, aber nichtsdestotrotz genauso schwerwiegenden oder gar tödlichen hämorrhagischen Infarkt (das ist der, der aufgrund von Blutungen entsteht) erhöhen.

Deshalb ist die Schlaganfallvorbeugung ein komplizierter Balanceakt.

Grüne Apotheke für Schlaganfälle

Da die große Mehrheit der Schlaganfälle Hirninfarkte sind, beziehen sich die meisten Vorschläge in diesem Kapitel auf die Verhinderung von Blutgerinnseln im Gehirn. Ich möchte jedoch nochmals betonen, daß es auch hämorrhagische Schlaganfälle gibt, vor allem bei Personen, die selbst oder in der Familie bereits einen Fall eines hämorrhagischen Schlaganfalles oder ein Aneurisma (das heißt ein gefährlich ausgedehntes Blutgefäß) erlebt haben.

Wenn Sie einen hohen Blutdruck haben, der ein Hauptrisikofaktor für Schlaganfälle ist, sollten Sie unbedingt einen Arzt aufsuchen und sich behandeln lassen. (Sie können gern mit Ihrem Arzt die Kräutervorschläge für einen hohen Blutdruck von Seite 84 durchsprechen.)

Bitte denken Sie daran: es ist absolut wichtig, jeglichen medizinischen Rat Ihres Arztes zur Vorbeugung vor einem Schlaganfall zu befolgen. Wenn Sie bereits einmal einen Schlaganfall hatten oder Risikopatient sind, ist es wirklich dringend zu empfehlen, jegliche Kräuter zur Vorbeugung eines Schlaganfalles, die Sie einnehmen möchten, zuvor mit dem Arzt abzustimmen.

So weit, so gut. Hier sind eine Reihe guter Kräutervorschläge zur Vorbeugung und Behandlung eines Schlaganfalles, die Sie kennen sollten.

Knoblauch (*Allium sativum*). Knoblauch ist das beste pflanzliche Mittel zur Vorbeugung von Gerinnseln. Laut meiner Datenbank enthält die Wunderknolle mehr gerinnungshemmende Substanzen als jedes andere Kraut – um genau zu sein, deren neun. Knoblauch ist ein wichtiges Kraut zur Vorbeugung vor Herzinfarkten, weil es bei der Kontrolle eines hohen Blutdrucks hilft. Die gleichen Eigenschaften beugen auch einem Hirninfarkt vor.

Knoblauch

Die äußerst wirksame Heilpflanze wurde im I. Weltkrieg zur Behandlung infizierter Wunden und der Amöbenruhr genutzt.

Wenn ich ein Risikopatient für einen Schlaganfall wäre, würde ich mehr Knoblauch beim Kochen verwenden und zudem Knoblauchkapseln einnehmen, die in Apotheken und Drogerien in großer Auswahl erhältlich sind. Die nahen Verwandten von Knoblauch, nämlich Zwiebeln, Schalotten, Lauch und Schnittlauch, haben übrigens ähnlich nützliche Eigenschaften.

Ich würde jedoch schön die Finger von Knoblauch und seinen gerinnungshemmenden pflanzlichen Verwandten lassen, wenn ich mir wegen eines blutungsbedingten Schlaganfalls Sorgen machen müßte. Wenn Sie sich nicht sicher sind, zu welcher Kategorie Sie gehören, fragen Sie bitte Ihren Arzt.

Ginkgo (*Ginkgo biloba*). Ginkgo wird in ganz Europa zur Behandlung der Komplikationen nach einem Schlaganfall verwendet, darunter Konzentrationsschwierigkeiten und Gleichgewichtsstörungen, Schwindelanfälle und ein gestörtes Denkvermögen. Zahlreiche Studien haben belegt, daß dieses Kraut die Durchblutung des Gehirns fördert. Der Buchautor und Kräuter-Pharmakologe Dr. Varro Tyler (*siehe Anhang*) beschreibt in seinem ausgezeichneten Buch die Heilpflanze als Behandlung bei Schlaganfällen.

Ginkgo wirkt außerdem der Brüchigkeit der Kapillaren (das sind die feinen Blutgefäße im ganzen Körper) entgegen, was ebenfalls zur Vorbeugung vor einem Schlaganfall beitragen kann. In ganz Europa nehmen viele ältere Menschen regelmäßig Ginkgo ein.

Die beste Möglichkeit, dieses Kraut einzunehmen, besteht im Kauf eines standardisierten Extraktes aus der Apotheke. Halten Sie sich dabei an die Dosierungsempfehlung des jeweiligen Herstellers. Sie können 60 bis 240 Milligramm eines standardisierten Extraktes pro Tag einnehmen. Diese Dosis sollten Sie nicht weiter erhöhen, da Ginkgo in großen Mengen Durchfall, Gereiztheit und Ruhelosigkeit verursachen kann.

➤➤➤ Amaranthgewächse (*Amaranthus*, verschiedene Spezies) und andere kalziumhaltige Nahrungsmittel. Eine sechs Jahre andauernde Studie an der Harvard Universität in Boston, USA, an der mehr als 40.000 Gesundheitsexperten beteiligt waren, kam zu dem Ergebnis, daß Personen, die viel Kalzium einnahmen, nur ein Drittel des Risikos hatten, einem Herzinfarkt anheim zu fallen als diejenigen Personen, die nur wenig Kalzium einnahmen. Ich persönlich bin überzeugt, daß diese Ergebnisse auch auf Hirninfarkte übertragbar sind, weil diese Form der Schlaganfälle biologisch gesehen den Herzinfarkten so ähnlich ist. Amaranth ist mit einem Gehalt von etwa 5,3 Prozent bezogen auf das Trockengewicht eine ausgezeichnete pflanzliche Quelle für Kalzium. Meinen Berechnungen nach würden bereits zehn Gramm frische Amaranthblätter 500 Milligramm Kalzium enthalten. (Der offiziell empfohlene Tagesbedarf für diesen Nährstoff beträgt übrigens etwa 1.000 Milligramm.) Sie können die jungen Blätter in Salaten verwenden, die etwas älteren Blätter werden wie Spinat gedämpft. Sie können auch einmal ein Pesto aus Amaranth versuchen. Dazu müssen Sie nur Ihr Lieblings-Pesto-Rezept nehmen und statt des Basilikums Amaranth verwenden.

Amaranth ist aber nicht die einzige gute pflanzliche Quelle für Kalzium. Hier sind einige andere, und zwar in absteigender Reihenfolge ihres Gehaltes (bezogen auf das Trockengewicht): Gänsefuß, Brennessel, Dickbohnen, Brunnenkresse, Süßholz, Majoran, Salbei, Rotkleesprossen, Thymian, Chinakohl, Basilikum, Selleriesamen, Löwenzahn und Portulak.

➤➤➤ Weide (*Salix*). Weidenrinde ist die Kräuterform der Azetylsalizylsäure (zum Beispiel Aspirin®), und es konnte gezeigt werden, daß die Einnahme von etwa 150 Milligramm Azetylsalizylsäure pro Tag das Risiko für Hirninfarkte um etwa 18 Prozent senken konnte. (Eine niedrige Dosis Azetylsalizylsäure senkt auch das Herzinfarktrisiko bei Männern um etwa 40 Prozent und 25 Prozent bei Frauen.)

Natürlich können Sie die kleinen weißen Pillen nehmen, wenn Sie wollen. Ich persönlich ziehe jedoch die Kräuterroute vor: Tees aus Weiden-

rinde, Mädesüß oder Scheinbeeren. Ich gebe einen Teelöffel von einem beliebigen der
getrockneten Kräuter pro Tasse
entweder zu heißen Kräutertees oder kalter Limonade und
trinke zwei bis drei Tassen pro
Tag. (Ich muß jedoch zugeben,
daß ich mitunter ein wenig faul
bin und schnell eine Tablette
Azetylsalizylsäure schlucke.)

Ich möchte an dieser Stelle
erneut betonen, daß Weidenrinde und andere der Azetylsalizylsäure ähnliche Kräuter
ausschließlich zur Vorbeugung
und Behandlung eines ischämischen Schlaganfalles (Hirn-
infarktes) verwendet werden
dürfen. Es handelt sich hier um
stark wirksame gerinnungshemmende Substanzen, die das
Risiko für Blutungen, das heißt
auch einen blutungsbedingten
Schlaganfall steigern können.
Eine große Studie von Ärzten,
die belegte, daß Azetylsalizylsäure tatsächlich Herzin-
farkten vorbeugen kann, zeigte
auch, daß durch die tägliche
Einnahme von Azetylsalizyl-

Der grüne Versicherungsplan

Sind Sie an einem hundertprozentig
sicheren Plan zur Vorbeugung eines
Schlaganfalls interessiert? Eine Veröffentlichung in einer medizinischen
Fachzeitschrift (*Journal of the American
Medical Association*) behauptete, daß
das Schlaganfallrisiko um 22 Prozent
gesenkt werden kann, wenn man einfach
mehr als drei Portionen frisches Obst
oder Gemüse pro Tag ißt.

Sie sollten eigentlich sowieso soviel
essen, da auch das Nationale Krebsinstitut zur Vorbeugung von Krebs mindestens fünf Portionen pro Tag empfiehlt. Wenn Sie sich an diese
Empfehlungen halten, dann wehren Sie
zwei große Bedrohungen ab, da Obst und
Gemüse viele Vitamine und Mineralstoffe enthalten, die bei der Vorbeugung
vor einem Schlaganfall nützlich sind.
Eine britische Studie kam zu dem
Ergebnis, daß der tägliche Verzehr der
Menge Vitamin C, die in einer halben
Orange steckt – das heißt zwischen 100
und 300 Milligramm – das Vorkommen
von Schlaganfällen erheblich senken
kann.

säure ein leicht erhöhtes Risiko für blutungsbedingte Schlaganfälle besteht.
Dieser Anstieg war klein und statistisch nicht bedeutsam, aber wenn Sie ein
Risikopatient für diese Schlaganfallform sind, sollten Sie vor der Einnahme
von Azetylsalizylsäure oder Kräutern, die der Azetylsalizylsäure ähnlichen
Substanzen enthalten, Ihren Arzt konsultieren. Sie sollten die Kräuter eben-
falls meiden, wenn Sie auf Azetylsalizylsäure allergisch reagieren.

Möhre (*Daucus carota*). In einer Studie der Harvard Universität in
Boston, USA, an der 87.245 Krankenschwestern teilnahmen, reduzierte der
Verzehr von Möhren (und zu einem geringeren Grad auch von Spinat) das

Schlaganfallrisiko ganz erheblich. Die Frauen, die fünf Portionen Möhren pro Woche aßen, erlitten um 68 Prozent weniger Schlaganfälle als die Teilnehmerinnen an der Erhebung, die weniger als zweimal pro Monat zu den Mohrrüben griffen.

Möhren enthalten viel Beta-Karotin und andere Karotinoide, die alle Mitglieder der Vitamin-A-Familie sind. Andere Studien kamen zu dem Ergebnis, daß man durch den Verzehr von reichlich Obst und Gemüse, die reich an Beta-Karotin sowie Vitamin C und E sind, das Schlaganfallrisiko um stolze 54 Prozent senken kann.

Die Botschaft ist wohl klar: Essen Sie mehr Möhren. Ich knabbere Mohrrüben als kleine Zwischenmahlzeit, gebe sie in meine Gemüsesuppen und verarbeite sie – mitunter in Kombination mit Knoblauch – zu Saft.

Saaterbsen (*Pisum sativum*). Es hat sich herausgestellt, daß fast alle Leguminosen die Substanz Genistein enthalten, die offensichtlich bei der Krebsvorbeugung eine Rolle spielt. Die Wissenschaftler glauben mittlerweile, daß eine Ernährung mit reichlich genisteinreichem Tofu (einem Sojaprodukt) ein wichtiger Grund ist, warum die Brustkrebsrate bei asiatischen Frauen so niedrig ist.

Genistein schützt wohl nicht nur vor Krebs, sondern scheint auch eine erhebliche gerinnungshemmende Wirkung zu besitzen. Das bedeutet, daß man damit auch ischämischen Schlaganfällen und Herzinfarkten vorbeugen kann. Ich mag Erbsen lieber als Sojabohnen, deshalb kam mir diese relativ neue Information sehr gelegen. Ich esse außerdem viele andere Bohnen und Hülsenfrüchte. Ich schlage vor, daß Sie es mir nachtun.

Ananas (*Ananas comosus*). Ananas enthält die Substanz Bromelaine, die vor allem für ihre Eigenschaft, Eiweiß abzubauen, bekannt ist. Bromelaine ist ein wichtiger Bestandteil vieler Fleischzartmacher. Aber Bromelaine besitzt auch gerinnungshemmende Eigenschaften, die einem ischämischen Schlaganfall und Herzinfarkt vorbeugen könnten. Sie sollten deshalb mehr Ananas essen.

Harzklee (*Psoralea corylifolia*). Auch diese Pflanze enthält Genistein. Nach vier langen Jahren der Forschung und Auswertung kann ich schließlich Daten vorweisen, die belegen, daß Harzklee, der in Asien als Nahrungsmittel Verwendung findet, sehr viel mehr Genistein als Sojabohnen enthält. Ich möchte mich bei meinem Kollegen Dr. Peter Kaufmann von der Universität vom Michigan in Ann Arbor, USA, herzlich bedanken. Er half mir, den Genisteingehalt in Harzklee zu bestimmen.

Rauschbeeren (*Vaccinium myrtillus*). Rauschbeeren und ihre engen Verwandten, die Heidelbeeren und Buckelbeeren enthalten Substanzen, die als Anthocyanide bezeichnet werden. Gute europäische Untersuchungen belegen, daß diese Substanzen der Bildung von Gerinnseln vorbeugen und zudem Beläge in den Arterien (die sogenannten Plaques) entfernen helfen. Außerdem gibt es Hinweise darauf, daß Rauschbeeren und ihre Verwandten die Gesundherhaltung der Kapillaren fördern.

Aus den genannten Gründen können Rausch-beeren und ihre Verwandten einem ischämischen Schlaganfall vorbeu-gen, ohne dabei das Risiko für einen blutungsbedingten Schlaganfall zu erhöhen. Der medizinische Anthro-pologe und Buchautor John Heinerman (*siehe Anhang*) ist der Überzeugung, daß ein Glas Beeren-saft zweimal pro Woche bei der Vorbeugung eines Schlaganfalls helfen kann. Ich bin zwar nicht ganz so überzeugt, wie er es zu sein scheint, aber immerhin schmecken die Beeren einfach köstlich, und wenn sie dann auch noch einem Schlaganfall vorbeugen, dann ist es um so besser.

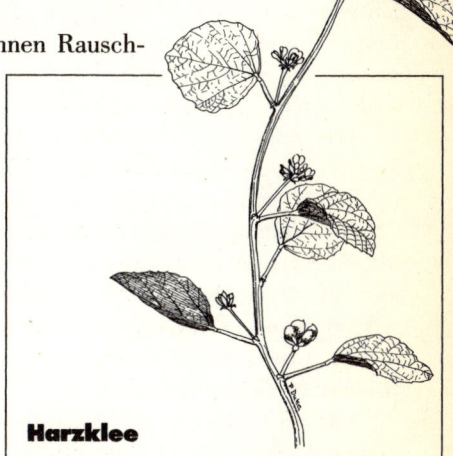

Harzklee

Harzklee besitzt einen hohen Gehalt an einer Substanz, die den weiblichen Körper vor den schädlichen Auswirkungen des Östrogens schützen kann.

❧ **Nachtkerze (*Oenothera biennis*).** Nachtkerzenöl ist reich an Gamma-Linolen-Säuren, die eine potente gerinnungshemmende und blut-drucksenkende Wirkung haben. Ich denke, daß es bei der Vorbeugung vor Schlaganfällen und Herzinfarkten ziemlich nützlich sein könnte. Auch Boretschöl ist reich mit Gamma-Linolen-Säuren gesegnet. Sie erhalten beide Öle in Reformhäusern. Halten Sie sich dabei an die Dosierungsempfehlung des jeweiligen Herstellers.

❧ **Ingwer (*Zingiber officinale*).** Hier haben wir ein weiteres Kraut mit einer bestätigten gerinnungshemmenden Wirkung. In einer indischen Untersuchung neutralisierte die Einnahme von etwa zwei Teelöffeln Ingwer pro Tag über den Zeitraum von einer Woche die blutgerinnungsfördernde Wirkung von 100 Gramm Butter. (Aber denken Sie jetzt bitte nicht, daß Sie mit Ihrem Butterkonsum so weitermachen können und einfach nur Ihren Ingwerkonsum erhöhen müssen. Butter hat einen sehr hohen Cholesterin-gehalt, der ebenfalls zur Entstehung von Schlaganfällen beiträgt.)

Sie können versuchen, mehr Ingwer beim Kochen zu verwenden. Sie können auch ein bis zwei Teelöffel der frisch geriebenen Wurzel pro Tasse mit kochendem Wasser nehmen und den Tee ziehen lassen, bis er kalt ist.

❧ **Spinat (*Spinacia oleracea*) und andere folsäurehaltige Nahrungsmittel.** Es gibt zahlreiche Untersuchungen, die belegen, daß die richtige Kost Schlaganfällen vorbeugen kann. Studien der Tufts Universität in Boston und der Universität von Alabama in Birmingham, beide in USA, haben beispielsweise gezeigt, daß Folsäure sowohl bei der Vorbeugung vor Schlaganfällen als auch Herzinfarkten eine Rolle spielen kann. Im Vergleich zu Personen, die nur wenig Folsäure zu sich nahmen, wiesen die Versuchsteilnehmer, die viel Folsäure aßen, nur etwa halb so häufig Verengungen der zum Gehirn führenden Halsschlagader auf.

Folsäure ist in Pflanzen nicht allzu üppig vorhanden, aber laut meiner Datensammlung enthalten Spinat, Kohl, Endivie, Spargel, Petersilie, Okraschoten (*Hibiscus esculentus*) und Amaranth diesen wichtigen Nährstoff. Das bedeutet: je mehr Gemüse auf Ihrem Speisezettel steht, desto besser.

❧ **Safranwurz (*Curcuma longa*).** Viele Studien haben belegt, daß das in Safranwurz oder Kurkuma enthaltene Curcumin der Bildung von Blutgerinnseln vorbeugt.

Safranwurz ist ein wichtiger Bestandteil vieler Currymischungen. Sie können mehr indische Gerichte mit Curry essen oder sich selbst leere Gelatinekapseln aus der Apotheke mit Kurkuma füllen.

Schmerzen

Die schlimmsten Schmerzen, die ich jemals durchstehen mußte, wurden durch einen Bandscheibenvorfall verursacht. Sie waren genau wie die Gichtschmerzen, die ich ab und zu ertragen muß: schier unerträglich. Mein Arzt tat, was Ärzte nun einmal so tun: er verschrieb mir möglicherweise abhängig machende Schmerzmittel und nicht-steroidale Antiphlogistika (kurz NSAID). Ich nahm während der Episode mit meinem Bandscheibenvorfall mehr Tabletten ein als in meinem gesamten restlichen Leben. Ich nahm aber auch mehr Kräuter als jemals zuvor ein und versuchte dadurch, die Nebenwirkungen der Medikamente zu verringern.

Die Ärzte unterscheiden zwei verschiedene Arten von Schmerzen, die akuten und die chronischen. Akute Schmerzen setzen ganz unvermittelt ein, lassen in der Regel mit der Zeit nach und werden meist durch 'normale' Schmerzmittel gelindert. Beispiele hierfür sind Kopfschmerzen oder die

Schmerzen nach einer Verletzung. Chronische Schmerzen beginnen möglicherweise als akute Schmerzen, halten jedoch länger an – das heißt monate- oder gar jahrelang – und können häufig nicht mit Hilfe der Standardtherapien überwunden werden. Menschen mit chronischen Schmerzen durchleben häufig eine ganz persönliche Hölle. Die Schmerzen können sie depressiv werden lassen, und mit der Depression können die Schmerzen noch schlimmer werden und schwieriger zu behandeln sein.

Wenn Sie unter hartnäckigen Schmerzen leiden, sollten Sie einen Arzt die Diagnose stellen lassen. Sobald die Ursache erst einmal herausgefunden ist, kann eine entsprechende Behandlung eingeleitet werden. Wenn es Ihnen aber so wie vielen Patienten mit chronischen Schmerzen ergeht, kann keine genaue Diagnose gestellt werden, und die Schmerzen dauern ewig an – in diesem Fall empfehle ich den Besuch eines Schmerzzentrums. Das sind medizinische Zentren, die es noch nicht allzu lange gibt und in denen eine Reihe von Medikamenten und alternativen Heilverfahren eingesetzt werden, damit man Schmerzen in den Griff bekommen kann, wenn man sie schon nicht völlig loswerden kann. Zu den Heilverfahren, die in diesen Schmerzzentren angewandt werden, gehören Sport, Meditation und Biofeedback.

Grüne Apotheke für Schmerzen

Es gibt auch verschiedene Kräuter, die helfen können.

Nelke (*Syzygium aromaticum*). Auf der ganzen Welt empfehlen Zahnärzte Nelkenöl als erste Hilfe bei Zahnschmerzen. Tatsächlich gab mir auch meine Mutter bei Zahnschmerzen Nelkenöl. Es wirkt und wird auch von der deutschen Kommission E, dem Phytotherapie-Expertengremium des deutschen Bundesgesundheitsministeriums, empfohlen. Man gibt das Öl direkt auf den schmerzenden Zahn.

Paprika (*Capsicum, verschiedene Spezies*). Paprika enthält schmerzlindernde Salizylate, das sind Substanzen, die mit Salizin verwandt sind, das wiederum der 'Kräuterbruder' der Azetylsalizylsäure (zum Beispiel Aspirin®) ist. Paprika war sogar einmal die Nummer Eins der Nahrungsmittelquellen für Salizylate, und erst eine Studie jüngeren Datums hat das Nahrungsmittel ein wenig abgewertet. Paprika enthält ferner Capsaicin, eine schmerzlindernde Substanz, die den Körper zur Ausschüttung von Endorphinen, den natürlichen Wohlfühlhormonen des Körpers, stimuliert.

So manch einer mag den scharfen Geschmack von Paprika oder spanischen Pfeffer. Ich gehöre dazu und empfehle, mehr von diesem tollen Gewürz beim Kochen zu verwenden.

Capsaicin wirkt jedoch auch bei äußerlicher Anwendung. Das Capsaicin blockiert nach dem Auftragen auf die Haut bestimmte schmerzleitende

Nerven, indem es den Gehalt an der sogenannten Substanz P senkt, das ist einer der für das Schmerzempfinden zuständigen Überträgerstoffe. Viele Studien haben belegt, daß Cremes mit einem Gehalt von 0,025 Prozent Capsaicin nach mehrwöchiger Behandlung alle möglichen Schmerzarten lindern konnte. Wenn Sie eine capsaicinhaltige Creme verwenden, müssen Sie darauf achten, sich nach dem Einreiben die Hände gründlich zu waschen, weil Sie den Wirkstoff nicht in Ihre Augen bringen sollten. Da manche Menschen auf die Substanz ziemlich empfindlich reagieren, sollten Sie zuerst auf einer kleinen Hautstelle ausprobieren, ob ihre Anwendung möglich ist, bevor Sie größere Hautpartien damit einreiben. Wenn Ihre Haut dadurch gereizt wird, sollten Sie die Behandlung abbrechen.

Weide (*Salix*). Weidenrinde enthält Salizin. Um der Wahrheit Ehre zu geben, die meisten Pflanzen enthalten Salizin oder verwandte Salizylate. Vor nur 100 Jahren wurde die Azetylsalizylsäure noch aus verschiedenen Pflanzen gewonnen, die mehr an diesen Substanzen als die anderen Pflanzen enthalten: Weidenrinde, Mädesüß und Scheinbeeren. Als die medizinische Versorgung in Kriegszeiten ein wenig knapp war, haben sich die Ärzte erfolgreich an das Brauchtum, Weidenrinde zur Schmerzlinderung zu verwenden, erinnert.

Die Kommission E erkennt Weidenrinde als wirksames Mittel zur Schmerzlinderung von Kopfschmerzen bis hin zu Arthritis an.

Bei vielen verschiedenen Schmerzen würde ich zur Linderung einen halben Teelöffel einer salitinreichen Weidenrinde bis hin zu fünf Teelöffel der Silberweide (*S. alba*), die einen geringeren Gehalt an Salizin hat, nehmen. Natürlich weiß man nicht immer, welche Weidenart man vor sich hat, und auch der Gehalt zwischen den einzelnen Bäumen schwankt ganz erheblich. Deshalb würde ich empfehlen, mit einem niedrigdosierten Tee zu beginnen und sich bis zu einer Dosis 'hochzuarbeiten', die eine ausreichende schmerzlindernde Wirkung hat.

Wenn Sie gegen Azetylsalizylsäure allergisch sind, dann sollten Sie wahrscheinlich auch keine Kräuter einnehmen, die der Azetylsalizylsäure ähnliche Substanzen enthalten. Bitte denken Sie auch daran, daß Sie Kindern mit Schmerzen aufgrund einer viralen Infektionen wie zum Beispiel Erkältungen, Windpocken und Grippeerkrankungen weder Azetylsalizylsäure noch der Azetylsalizylsäure ähnliche Kräuter geben dürfen. Wenn ein Kind solche Wirkstoffe einnimmt, dann könnte es unter Umständen am Reye-Syndrom erkranken, einer im schlimmsten Fall tödlichen Krankheit, die sowohl Gehirn als auch Leber schädigt.

Nachtkerze (*Oenothera biennis*). Dieses Kraut ist eine unserer besten Quellen für die Aminosäure Tryptophan. In Studien haben sich

Tryptophansupplemente als schmerzlindernd bei durch akute und chronische Erkrankungen bedingten Schmerzen erwiesen, außerdem steigerte das Supplement die Fähigkeit der Teilnehmer, Schmerzen zu ertragen. Naturheilpraktiker empfehlen häufig die Einnahme von viermal täglich jeweils einem Gramm Nachtkerzenöl zur Linderung von Schmerzen und Nervenschädigungen bei einer diabetischen Neuropathie, einer besonders schmerzhaften Erkrankung der Nerven, die zuckerkranke Menschen manchmal bekommen. Ich empfehle, statt dessen die zu Pulver gemahlenen Samen einzunehmen, weil bei der Verarbeitung zu Nachtkerzenöl ein großer Teil des Tryptophans verloren geht.

Ingwer (*Zingiber officinale*). Nur wenige Menschen kennen Ingwer als Mittel zur Schmerzlinderung, aber man kann das Kraut tatsächlich für diesen Zweck nutzen. In einer Studie rekrutierten die Wissenschaftler 56 Patienten – 28 mit rheumatoider Arthritis, 18 mit Osteoarthritis und 10 mit der schmerzhaften Muskelerkrankung Fibromyalgie. Den Teilnehmern wurden jeweils zwei bis vier Teelöffel gemahlener Ingwer pro Tag verabreicht. Nach drei Monaten berichteten 75 Prozent der Teilnehmer an der Studie von einer deutlichen Linderung der Schmerzen – und zwar ohne Nebenwirkungen.

Sie können Ingwer auch äußerlich anwenden. Heiße Ingwerkompressen scheinen Krämpfe im Bauchbereich zu lösen und Kopfschmerzen sowie Gelenksteifheiten zu lindern. Ich empfehle außerdem, spanischen Pfeffer auf diese Kompressen zu streuen.

Kawa-Kawa (Rauschpfeffer, *Piper methysticum*). Der tropische Strauch enthält zwei schmerzlindernde Substanzen, nämlich Dihydrokavain und Dihydromethysticin, die eine schmerzlindernde Wirkung entfalten, die der von Azetylsalizylsäure (zum Beispiel Aspirin®) vergleichbar ist. Kawa-Kawa oder Rauschpfeffer wurde zwar als Narkotikum eingestuft, macht jedoch nicht abhängig. Wenn man die Blätter kaut, wird die Mundschleimhaut betäubt. Deshalb kann die Pflanze gut zur Linderung der schmerzhaften Mundfäule, bei einem entzündeten Zahnfleisch, Herpesinfektionen im Mund und sogar Zahnschmerzen eingesetzt werden. Sie erhalten eine reichliche Auswahl an Wurzelstockextrakten in Form von Kapseln und Tinkturen rezeptfrei in der Apotheke (zum Beispiel Kavain Harras Plus®).

Lavendel (*Lavandula*, verschiedene Spezies). Lavendelöl ist die erste Wahl von Aromatherapeuten zur Behandlung von Schmerzen, und das Öl ist in der Tat einer der 'Vorreiter' aus den Anfängen der Aromatherapie. Im Jahr 1920 verbrannte sich der französische Parfumchemiker René-Maurice Gattefossé versehentlich seine Hand bei einem Laborunfall. Er steckte seine Hand in das nächststehende Gefäß mit einer kühlenden

Flüssigkeit, das Lavendelöl enthielt – und siehe da, die Schmerzen ließen unverzüglich nach. Seitdem haben die Forscher entdeckt, daß einige ätherische Öle den Strom der Nervenimpulse behindern, das heißt auch der Nerven, die Schmerzen weiterleiten. Die wirksamen Substanzen in Lavendelöl scheinen Linalool und Linalylaldehyd zu sein.

Sie können wenige Tropfen Lavendelöl zu einem Eßlöffel Pflanzenöl mischen und in den schmerzenden Bereich einmassieren.

Dickblume (*Pycnanthemum muticum*). Dieses Kraut hat einen hohen Gehalt an Pulegon, einer Substanz, die ähnlich wie das Capsaicin schmerzlindernde Eigenschaften besitzt. Ich empfehle die Zubereitung eines schmackhaften Tees, die gebrauchten Blätter (oder auch frische) können als Umschlag auf den schmerzenden Bereich gelegt werden. (Diese Therapie dürfen Sie jedoch nicht anwenden, wenn Sie schwanger sind.)

Pfefferminze (*Mentha piperita*). Die aktive Substanz in Pfefferminze – Menthol – besitzt anästhesierende (betäubende) Eigenschaften. In einer Untersuchung baten die Wissenschaftler 32 Personen mit Kopfschmerzen, Pfefferminztinkturen auf die Schläfen zu massieren. Die Therapie hatte eine erhebliche schmerzlindernde Wirkung. Wenn Sie es mit Pfefferminzöl versuchen möchten, sollten Sie wenige Tropfen Lavendelöl mit vier Eßlöffeln Pflanzenöl verdünnen. Reines Pfefferminzöl kann nämlich hautreizend wirken. Bitte denken Sie auch daran, daß man ätherische Öle nicht einnehmen darf, da bereits kleinste Mengen giftig sein können.

Sonnenblume (*Helianthus annuus*). Sonnenblumensamen sind eine der besten Quellen für Phenylalanin – das ist eine Substanz, die bei der Schmerzkontrolle eine Rolle spielt. Studien geben Hinweise drauf, daß Phenylalanin schmerzlindernd wirkt, weil es den Abbau der sogenannten Enkephaline verlangsamt. Enkephaline wiederum sind Substanzen, die am Schmerzempfinden beteiligt sind. Bei Versuchen an Mensch und Tier verstärkten Enkephaline die schmerzlindernde Wirkung von Akupunkturen. Bei Laborratten förderte und verlängerte Enkephalin die Wirkung von Morphin.

Wenn ich Schmerzen hätte, würde ich eine Handvoll Sonnenblumenkerne knabbern – ich

---

Schmerztee

Hier verrate ich Ihnen eine schmerzlindernde Kräutermischung, die Sie zur Hand haben sollten: Weidenrinde, Paprika, Nelken, Ingwer, Pfefferminze und Dickblume. Mischen Sie die Kräuter, die Sie gerade zu Hause haben, und zwar in dem Verhältnis, das Ihnen schmeckt. Sie können sich bei Bedarf aus der Mischung einen Tee kochen oder einen Umschlag daraus herstellen, der direkt auf den schmerzenden Bereich gelegt wird.

liebe es sowieso, Kerne zu naschen – und würde außerdem die gemahlenen Kerne als Umschlag auf die schmerzenden Partien legen.

❦❦ Safranwurz (*Curcuma longa*). Viele klinische Studien kamen übereinstimmend zu dem Ergebnis, daß die Substanz Kurkumin in Safranwurz oder Kurkuma entzündungshemmende Eigenschaften besitzt und vor allem bei der rheumatoiden Arthritis eine deutlich wohltuende Wirkung entfaltet. Man muß jedoch schon mehr als nur eine Prise nehmen, um in den Genuß dieser Wirkung zu kommen. Die von Naturheilpraktikern empfohlene Dosis beträgt 400 Milligramm dreimal täglich. Um soviel zu sich zu nehmen, müßten Sie mindestens 10 Gramm Safranwurz essen. Wenn Sie deshalb das Kraut gegen Schmerzen nehmen möchten, empfehle ich die Einnahme von Kapseln, selbst wenn Sie diese selbst füllen müssen. (Leere Gelatinekapseln erhalten Sie übrigens in der Apotheke.)

❦ Eukalyptus (*Eucalyptus globulus*). Aromatherapeuten empfehlen häufig, Eukalyptusöl zu den schmerzlindernden ätherischen Ölen von Lavendel und Pfefferminze zu mischen. Die in Eukalyptus enthaltene Substanz Cineol beschleunigt die Aufnahme der anderen ätherischen schmerzlindernden Substanzen über die Haut. Bitte denken Sie jedoch daran, daß ätherische Öle nur für den äußerlichen Gebrauch bestimmt sind.)

❦ Rosmarin (*Rosmarinus officinalis*). Die deutsche Kommission E empfiehlt, zwei bis drei Teelöffel getrockneten Rosmarin für die Zubereitung einer Tasse eines schmerzlindernden Tees zu nehmen. Für ein Bad, das Sie sicherlich entspannen und eine schmerzlindernde Wirkung haben wird, sollten Sie ein Stoffsäckchen mit 60 Gramm Rosmarin füllen und zu Ihrem Badewasser geben.

Schnittwunden, Kratzer und Abszesse

Ich wünsche Ihnen, daß Sie niemals so einen Abszeß bekommen wie den, der sich vor 30 Jahren im Regenwald von Panama an meinem linken Bein entwickelte. Im Dschungel scheinen sich kleinere Schnittverletzungen praktisch über Nacht in riesige Infektionsherde auszuwachsen. Besagter Abszeß begann als kleiner Schnitt über meinem linken Knöchel. Noch bevor ich das Wort 'suppurativ' (die medizinische Bezeichnung für eiternde Absonderungen aus infizierten Wunden) aussprechen konnte, wurde mein Abszeß ein Bilderbuchbeispiel für den Wundbrand einer Urwaldinfektion.

Mein Unterschenkel war ein einziger Schmerz, und die wütende, sich ausbreitende Wunde sonderte ekelhaften grünen Eiter ab – das Ergebnis des Kampfes zwischen meinem Immunsystem und den Bakterien, die sich in meiner Wade breit gemacht hatten.

In dem verschlafenen Nest Darien in der Nähe der kolumbianischen Grenze, wo aus dem kleinen Schnitt ein Riesenabszeß geworden war, schüttelten meine Freunde wissend ihre Köpfe. Sie erklärten, daß meine Infektion von einem zu engen Kontakt mit der tropischen Pflanze Dieffenbachie (*Dieffenbachia seguine*) herrührte, die ein naher Verwandter der palmenähnlichen Zierpflanze ist. Meine Freunde vermuteten, daß beim Abschneiden der Stengel ein wenig von dem ätzenden Harz der Pflanze in meinen Schnitt gelangt war. Das erschien mir wahrscheinlich, da ich die schlüpfrigen Flußufer meist barfuß entlanglief, um nicht hinzufallen. Aber das werde ich wohl niemals mehr herausfinden. Alles was ich weiß, ist, daß die Wunde groß und größer wurde und ich Fieber – und Angst – bekam.

Ich setzte eine tapfere Miene auf, aber Hautinfektionen können in den Tropen nun einmal schnell eine ernste Sache werden. Vor 30 Jahren vertraute ich der grünen Apotheke noch nicht so sehr wie heute. Ich kam zu dem Schluß, daß ich einen amerikanischen Arzt im Krankenhaus aufsuchen müßte.

Der Arzt bestätigte meine schlimmsten Befürchtungen. Nach einem Blick auf meinen Abszeß teilte er mir mit, daß ich sofort intravenös ein Antibiotikum bekommen müßte, andernfalls könnte ich mein Bein verlieren. Er gab mir ein paar Antibiotika, was aber seiner Ansicht nach noch nicht ausreichte. Wenn ich mein Bein behalten wollte, sollte ich seiner Meinung nach zur weiteren Behandlung sofort nach Hause reisen.

Um meine Entscheidung noch schwieriger zu machen, bekam ich gerade zu dem Zeitpunkt ein Angebot vom amerikanischen Militär, für ein fürstliches Gehalt als botanischer Berater in den Regenwald zurückzukehren. Was sollte ich bloß tun? Ich wollte diesen Job mehr als alles andere. Aber natürlich wollte ich auch mein Bein behalten.

Im Vertrauen auf die Buschmedizin

Ich rief meinen Freund Narcisco 'Chicho' Bristan, einen afrikanischen Panamaer, an, der mich bereits auf verschiedenen Ausflügen in den Dschungel begleitet hatte. Auch er würde den warmen Geldregen begrüßen, der bei dieser neuen Expedition in den Urwald auf uns horniederprasseln würde.

Chicho nahm mich zu seiner Schwester Carmen mit, die in Darien eine Krankenschwester mit umfangreichen Kenntnissen der Buschmedizin war. Sie hatte solche Wunden wie meine bereits zuvor gesehen. Ich brauchte eine unmittelbare Behandlung, aber ich wollte nicht ins Krankenhaus gehen, um intravenös Antibiotika verpaßt zu bekommen.

Carmen erklärte, daß ich meinen Abszeß mit 'Blüten' behandeln könnte, wobei sie den Begriff nicht im botanischen Sinn gebrauchte. Sie meinte Blüten (gereinigtes Puder) aus Schwefel. Sie empfahl, die wunden Stellen mit Wasserstoffperoxyd auszuwaschen, das gut desinfizierend wirkt, danach die Wunden in der Sonne trocknen zu lassen und schließlich Schwefel darauf zu streuen.

Ich entschied, der Buschmedizin eine Chance zu geben. Bald nach dem Besuch humpelte ich auf Chicho gestützt in den Urwald zurück. Aber ich mußte mich nicht mehr lange auf ihn stützen. Carmens Behandlungsplan und ihre 'Schwefelblüten' ließen meinen aggressiven Abszeß bald ausheilen. Innerhalb eines Monats erinnerte nur noch eine Narbe an diesen Tag und meine erste bedrohliche Begegnung mit dem Dschungelbrand.

Mittlerweile ist Chicho der Aufseher im Cerro Pirre National Forrest in Darien, meinem Lieblings-Nationalpark im zentralamerikanischen Regenwaldgebiet. Und meiner Erfahrung mit der Behandlung des Abszesses mit Buschmedizin habe ich es zumindest teilweise zu verdanken, daß ich 30 Jahre lang als Experte für Kräuterheilkunde am US-Landwirtschaftsministerium arbeiten durfte.

Ich habe während der letzten 30 Jahre insgesamt 5 Jahre darauf verwendet, in den Tropen nach medizinischen Heilpflanzen zu suchen. Natürlich habe ich einige gefunden, ich habe aber auch gelernt, daß man gar nicht in den Regenwald von Panama gehen muß, um wirksame Heilkräuter zu finden. Viele davon sind sehr viel näher und wachsen direkt vor unserer Haustür.

Grüne Apotheke für Schnittwunden, Kratzer und Abszesse

Jeder Mensch bekommt irgendwann einmal in seinem Leben die eine oder andere Hautinfektion. Wahrscheinlich wird Ihre Infektion nicht so schlimm wie meine, aber wenn sich eine Schnittwunde nach ein oder zwei Tagen rötet, berührungsempfindlich oder schmerzhaft wird oder zu nässen beginnt, dann bedeutet das, daß Sie eine Infektion haben, die von einem Arzt behandelt werden sollte.

Hier finden Sie einige Kräuter, die bei der Behandlung kleinerer Schnittwunden sehr wirksam sein können. Wenn Sie die Kräuter bei schwerwiegenderen Schnittwunden oder Abszessen verwenden möchten (und ich weiß, daß sie wirken), dann sollten Sie die Therapie bitte mit Ihrem Arzt absprechen, bevor Sie sich ans Werk machen.

Myrtenheide (*Melaleuca*, verschiedene Spezies). Teebaumöl wurde schon von den australischen Ureinwohnern und den ersten Siedlern zur Behandlung von Schürfwunden, Fußpilz, Insektenbissen, Verbrennungen und Schnittwunden verwendet. Seine Anwendung als Wundbehandlungsmittel hat mittlerweile einen Siegeszug um die ganze Welt angetreten. Und dafür gibt es einen guten Grund: Teebaumöl enthält die stark wirksame antiseptische Substanz Terpinen-4-ol.

Der Pharmakologe für Naturprodukte und Buchautor Dr. Varro Tyler (*siehe Anhang*) empfiehlt Teebaumöl zur Behandlung von Wunden.

Ich habe bereits selbst Teebaumöl als äußerliches Antiseptikum bei Abszessen verwendet und kann seinen Wert bestätigen. Seine antiseptischen Eigenschaften gegenüber Bakterien und Pilzen sind hinreichend dokumentiert. Teebaumöl wirkt in der Tat genausogut wie so manches von unseren Müttern gebrauchte Antiseptikum, das nicht auf Kräutern basierte – nämlich Jod und Mercurochrom.

Bei Personen mit einer empfindlichen Haut kann das unverdünnte Öl hautreizend wirken. Ich empfehle daher, wenige Tropfen Teebaumöl in vier Eßlöffeln Pflanzenöl zu verdünnen. Wenn die Verdünnung dann immer noch hautreizend wirkt, dann sollten Sie das Öl noch weiter verdünnen oder es nicht mehr verwenden. Bitte denken Sie auch daran, daß man ätherische Öle nicht einnehmen darf, da bereits kleinste Mengen dieser stark konzentrierten Öle giftig sein können.

Ringelblume (*Calendula officinalis*). Die deutsche Kommission E nennt eine Entzündungshemmung und die Beschleunigung der Wundheilung als Heilanzeigen für Ringelblumen, was ich nur unterstreichen kann. Für eine Waschlösung zur Behandlung von Schnittwunden gießen Sie eine Tasse mit kochendem Wasser über die getrockneten Blüten und lassen den Auszug zehn Minuten lang ziehen. Danach tauchen Sie ein sauberes Tuch in die Flüssigkeit und legen es als Kompresse auf die Wunde.

Ringelblumen können in Salbenform sogar noch wirksamer sein. In Apotheken erhalten Sie eine reichliche Auswahl an Salben und Cremes mit Ringelblumen.

Beinwell (*Symphytum officinale*). Dieses Kraut enthält Allantoin, eine Substanz, die die Wundheilung fördert. Auch die darin enthaltenen adstringierenden Tanninsäuren, die bewirken, daß sich die Wundränder ein wenig zusammenziehen, können zur Förderung der Wundheilung beitragen.

Allzweck-Bläschen-Antiseptikum

Ich habe diese Rezeptur 'Allzweck-Bläschen-Antiseptikum' getauft, weil ich sie vor allem zur Vorbeugung und Behandlung bei geplatzten Blasen verwende.

Ich nehme eine Handvoll frischen Thymian oder Monarde, da beide die Substanz Thymol enthalten, die auch in verschiedenen Mundspülungen enthalten ist. Danach gebe ich jeweils eine Handvoll anderer Pflanzen dazu, die wirksame Kräuterantiseptika enthalten: Eukalyptus und Rosmarin mit Cineol; eine der vielen mentholhaltigen Minzen; und schließlich Scheinbeeren, die das der Azetylsalizylsäure ähnliche Methylsalizylat enthalten. (Das sind natürlich nur die wichtigsten antiseptisch wirksamen Substanzen. In Wirklichkeit enthält jede Pflanze mehr als 20 verschiedene.)

Zerstoßen Sie die Kräuter und füllen Sie alle in ein Gefäß. Gießen Sie Wodka darüber und seihen Sie nach ein paar Tagen die Pflanzenreste ab. Bewahren Sie die Tinktur in Ihrem Medizinschränkchen oder Erste-Hilfe-Koffer für Schnittwunden und Kratzer auf. Wenn Sie die Tinktur versehentlich nach einer Mahlzeit als Verdauungstrunk einnehmen, dann brauchen Sie nichts zu befürchten. Sie fügen sich keinen Schaden zu, und die Mischung schmeckt darüber hinaus auch noch ausgezeichnet. (Sie sollten sich jedoch bei allen alkoholischen Vergnügen, das heißt auch Kräuterlikören, Mäßigung auferlegen.)

In der letzten Zeit ist das Kraut ein wenig in Verruf geraten, weil es Substanzen enthält, die sogenannten Pyrrolizidinalkaloide, die bei einer Einnahme des Krautes die Leber schädigen können. Viele Experten warnen deshalb vor der innerlichen Anwendung von Beinwell. Aber bei einer äußerlichen Anwendung von Beinwell besteht nur ein geringes oder gar kein Risiko. Sie können die frischen Blätter nehmen und direkt auf die Wunde reiben, es gibt jedoch auch Beinwellzubereitungen (Symphytum-komplex®, homöopathische Zubereitung) in der Apotheke.

Sonnenhut (*Echinacea*, verschiedene Spezies). Echinacea ist ein sehr wirksames Stimulationsmittel für das Immunsystem, das auch die Heilung von Wunden beschleunigt. Die deutsche Kommission E empfiehlt Echinaceapräparate zur äußerlichen Behandlung von oberflächlichen Wunden.

Ich finde, daß das Kraut bei äußerlicher Anwendung nur ein mildes Antiseptikum ist. Wenn ich eine infizierte Schnittwunde hätte, würde ich ein wenig von der Tinktur einnehmen oder einen Echinaceatee trinken, um meine Abwehrkraft auf Vordermann zu bringen, so daß mein Körper die Infektion überwinden kann. (Echinacea kann auf der Zunge prickeln oder vorübergehend ein taubes Gefühl verursachen, diese Nebenwirkung ist jedoch harmlos.)

❦❦ Orangenwurzel (*Hydrastis canadensis*). Wie so viele andere Pflanzenspezies mit einer gelben Wurzel – Berberitze, Goldfaden, gemeine Mahonie und Gelbwurz – enthält Orangenwurzel verschiedene antiseptische Substanzen, vor allem Berberin und Hydrastin. Ich würde nicht zögern, mir einen Umschlag mit zerstoßenen Orangenwurzelstückchen auf eine Schnittwunde zu legen, wenn ich unterwegs wäre und gerade kein anderes Antiseptikum zur Hand hätte.

❦❦ Gotu kola (*Centella asiatica*). Das Kraut enthält eine Säure, die das Wachstum von Bindegewebe, das zur Wundheilung vonnöten ist, fördert. In klinischen Versuchen hat sich das Auftragen eines Extraktes aus Gotu kola als nützlich zur Behandlung von Wunden, Hautabschürfungen, Operationswunden und sogar Gangränen erwiesen. Sie erhalten die Urtinktur unter der Bezeichnung Hydrocotyle asiatica in der Apotheke.

❦❦ Monarde (*Monarda punctata*). Da in meinem Kräutergarten in Maryland Monarden wachsen, würde ich mir einfach eine Wundheilungstinktur herstellen, indem ich ein Glas mit zerstoßenen Blättern fülle und mit preiswertem Wodka übergieße. Kalter Alkohol scheint mehr von den antiseptischen Substanzen des Krautes herauszuziehen als warmer. Ich würde die Tinktur ein paar Tage lang ziehen lassen und auch die Flüssigkeit als antiseptische Waschlösung bei Wunden verwenden.

Wenn Sie das Kraut gerne verwenden möchten, können Sie einen Verband in die Tinktur tauchen und das nasse Gewebe direkt auf die infizierte Wunde legen. Danach wird der feuchte Verband mit einem trockenen abgedeckt.

Der Verband wird alle paar Stunden gewechselt, wenn er trocken ist. Sie können auch in Tinkturen getauchte, feuchte Umschläge auf Schnittwunden legen, die nicht infiziert sind, um einer Infektion vorzubeugen und die Heilung zu beschleunigen.

Sie können übrigens diese Anleitung zur Herstellung anderer Tinkturen mit in diesem Kapitel erwähnten Kräutern verwenden.

❦ Aloe (*Aloe vera*). Ich nehme Aloe sehr gerne bei Verbrennungen, aber ich bin mir nicht so sicher, ob ich die Pflanze auch bei Wunden verwenden möchte, die das Ausmaß einer Schnittwunde oder eines Kratzers übersteigen. Studien kamen nämlich zu dem Ergebnis, daß Aloe bei der Behandlung tiefer Schnittwunden nur wenig nützt. Die Pflanze hat sich jedoch bei der Behandlung oberflächlicher Wunden als hilfreich erwiesen.

❦ Arnika (*Arnica montana*). Die geschützte Pflanze ist eine wertvolle

Hilfe bei der Behandlung und Desinfektion von Schnittwunden und anderen Hautverletzungen, ist der Buchautor Dr. Norman G. Bisset (*siehe Anhang*) überzeugt. Die deutsche Kommission E stimmt dieser Behauptung zu und empfiehlt die äußerliche Anwendung von Arnikablüten als schnelle Wundbehandlung für Hautverletzungen, Prellungen, Verstauchungen und Verrenkungen. Die empfohlene Dosierung: Nehmen Sie für eine Kompresse ein bis zwei Teelöffel des getrockneten Krauts pro Tasse mit kochendem Wasser und lassen Sie den Sud ziehen, bis er kalt ist. Danach wird ein sauberes Tuch darin eingetaucht und auf die Haut gelegt.

➤ **Nelke (*Syzygium aromaticum*).** Die getrockneten Blüten dieses tropischen Baumes finden sich sicherlich in Ihrem Gewürzregal, und Nelkenöl ist der Renner in der Aromatherapie und in Zahnarztpraxen. Der Grund: Nelkenöl ist reich mit Eugenol gesegnet, das sowohl antiseptisch als auch schmerzlindernd wirkt. Sie können gemahlene Nelken auf eine Wunde streuen, um eine Infektion zu verhindern.

➤ **Knoblauch (*Allium sativum*).** Als ich einmal ein infiziertes Ohrläppchen hatte und keinen Arzt aufsuchen konnte, klebte ich mir eine zerschnittene Knoblauchzehe direkt auf das Ohrläppchen. Das sah zwar ein wenig lächerlich aus, aber die Behandlung wirkte. Der Knoblauch bekämpfte die Infektion und reduzierte die Schwellung.

Das Auftragen von Knoblauch kann bei Personen mit einer empfindlichen Haut Reizungen hervorrufen, aber Knoblauch ist nun einmal ein tolles Antibiotikum. Wenn Sie diese Therapie ausprobieren und eine Hautreizung feststellen, sollten Sie die Behandlung jedoch abbrechen.

Knoblauch ist nicht das einzige Kräuter-Antibiotikum. Seine nahen Verwandten Zwiebeln und Lauch sind ebenfalls mit antibiotischen Substanzen nur so vollgepackt.

➤ **Echter Eibisch (*Althea officinalis*).** Eibischumschläge werden bereits seit Tausenden von Jahren zur Behandlung von Wunden verwendet. Die Wurzel dieser Pflanze enthält eine lösliche Faser (Muzilago), die in Wasser zu einem schwammigen, linderndem Gel aufquillt. Die Behandlung ist sicherlich einen Versuch wert.

➤ **Echter Steinklee (*Melilotus officinalis*).** Experimente mit Tieren haben belegt, daß dieses Kraut die Wundheilung beschleunigt. Offensichtlich ist die aktive Substanz in diesem Fall Cumarin. Hierzulande wird Steinklee in Wasser aufgelöst und als Umschlag für Hämorrhoiden verwendet (Holen Sie sich bitte aus der Apotheke Rectosellan®-Hämorrhoiden-Tabletten mit Steinklee-Extrakt). Es scheint mir nur logisch, diese Umschläge auch zur Behandlung kleinerer Schnittwunden und anderer Hautverletzungen zu nützen.

❧ **Honig.** Nun, Honig ist zwar nicht direkt ein Kraut, stammt aber aus Blüten und ich finde, daß diese Behandlung eine Erwähnung verdient. In der traditionellen Volksheilkunst auf der ganzen Welt wird Honig auf Wunden getupft, weil er als natürlicher Verband trocknet. Aber Honig kann noch mehr. Verschiedene Untersuchungen an Operationswunden haben belegt, daß Honig die Wundheilung beschleunigt. Ich habe Honig noch nie selber ausprobiert, aber ich habe gesehen, wie sich Indianerstämme in Panama und Peru erfolgreich damit behandelt haben.

Schuppen

Ich werde nur selten von Schuppen belästigt. Und auch wenn ich nicht sicher sein kann, daß ich den Grund dafür kenne – ich glaube, dafür ist all das Biotin, das ich esse, verantwortlich. Biotin ist ein wichtiger, vitaminähnlicher Nährstoff, den der Körper auf viele Arten nutzt und der in meiner Datensammlung immer wieder als wichtiger Wirkstoff gegen Schuppen auftaucht. Naturheilpraktiker empfehlen die Einnahme von 6 Milligramm pro Tag zur Vorbeugung und Behandlung von Schuppen und einem verwandten Problem, der Seborrhoe (zu deutsch: Schmerfluß, das heißt eine krankhafte Absonderung von Sekreten aus den Talgdrüsen).

Laut meiner Datenbank weisen Sojabohnen einen sehr hohen Gehalt an Biotin auf, nämlich 750 ppm (das ist die Anzahl der Wirkstoffanteile bezogen auf eine Million Lösungsstoffanteile). Das bedeutet, daß man nur eine Handvoll Sojabohnen braucht, um an die 6 Milligramm Biotin zu kommen, die die Kopfhaut vor Schuppen und Seborhoe schützen. Ich habe diese Menge häufig gegessen, wenn ich durch die Sojabohnenfelder der Forschungsstation des US-Landwirtschaftsministeriums in Beltsville, Maryland, schlenderte, wo ich die letzten 30 Jahre damit zubrachte, die Kunde über die Heilkraft von Pflanzen zu verbreiten.

Es ist jedoch durchaus möglich, daß ich nicht nur wegen des Biotins, sondern auch aufgrund meiner Frühstücksweise von Schuppen verschont blieb. Ich beginne meinen Tag gern mit einem Brötchen mit Brasilnußbutter als Aufstrich. Außerdem esse ich gern Krautsalat mit Tomaten, den ich mit Gemüsesäften hinunterspüle. Mein Frühstück enthält ferner eine ganze Reihe anderer Wirkstoffe gegen Schuppen: Selen, Schwefel, Lezithin und Zink in der Butter aus Brasilnüssen, Zitrussäure in den Gemüsesäften und Paprika im Krautsalat.

Grüne Apotheke für Schuppen

Schuppen sind ein häufiges Problem der Kopfhaut, bei dem die unschönen weißen Flöckchen auf der Kopfhaut und im Haar erscheinen. Die weißen Schuppen sind abgestorbene Hautzellen und häufig die Folge einer Seborrhoe, das heißt einer Entzündung der Kopfhaut. Hier finden Sie einige Kräuter, die Sie zur Vorbeugung und Behandlung von Schuppen verwenden können.

Sojabohne (*Glycine max*) und andere Nahrungsmittel, die Biotin enthalten. Alle Pflanzen scheinen zumindest ein wenig Biotin zu enthalten, aber es gibt laut meiner Datensammlung einige Pflanzen, die sich hierbei besonders hervortun. Sojabohnen haben den höchsten Gehalt, gefolgt von Knoblauch, fünfblättriger Kraftwurz, Hafer, Gerste, asiatischem Ginseng, Avocado, Baumwollsamen, Alfalfa, Sesam, Mais, Favabohnen und Holunder.

Leider kann meine Datensammlung nicht mit allen Informationen dienen, da die Wissenschaft einfach noch nicht soweit ist, um den Biotingehalt aller Pflanzen zu kennen. Bisher hat nämlich noch niemand detaillierte Analysen der Gehalte der verschiedenen Substanzen bei all den Früchten, Gemüsen und Nüssen durchgeführt, deren Konsum uns so ans Herz gelegt wird. (Vielleicht sollten Sie einen Brief an die Regierung schreiben, in dem Sie zur Durchführung solch detaillierter Untersuchungen aufrufen.)

Große Klette (*Arctium lappa*). Eine Seborrhoe spricht laut Auskunft von Dr. Rudolph Fritz Weiß (*siehe Anhang*) auf eine Massage der Kopfhaut mit Klettenöl an.

Großes Schöllkraut (*Chelidonium majus*). Ich erfuhr von diesem Kraut, als ich den Ratgeber von Edward E. Shook las. Shook betont, daß Schöllkraut nicht nur bei Schuppen, sondern auch bei einer trockenen Haut, Nesselausschlag, Hühneraugen und Warzen wirkt.

Wenn Sie Schöllkraut zur Behandlung Ihrer Schuppen verwenden möchten, sollten Sie sich eine Kräuterspülung für die Kopfhaut zubereiten. Geben Sie einen Teelöffel Kaliumchlorid (aus der Apotheke) auf 1,5 Liter Wasser. Erhitzen Sie das Wasser unter Rühren, bis sich das Kaliumchlorid aufgelöst hat. Jetzt hacken Sie 120 Gramm frisches Schöllkraut und geben das Kraut zu der Lösung. (Wenn Sie kein frisches Schöllkraut bekommen, können Sie statt dessen eine halbe Tasse getrocknetes Kraut nehmen). Lassen Sie den Topf zwei Stunden lang stehen, danach wird die Mischung 20 Minuten lang leicht gekocht. Seihen Sie die Pflanzenreste ab und lassen Sie die Lösung solange kochen, bis die Flüssigkeit auf 375 Milliliter reduziert ist. Geben Sie jetzt 240 Milliliter Glyzerin dazu und lassen Sie die Mischung weiterkochen, bis das Volumen auf 500 Milliliter reduziert ist. Gießen Sie die

Mischung durch ein Sieb in eine Flasche und heben Sie die Spülung an einem kühlen Ort auf. Die Spülung wird ein- bis zweimal täglich verwendet.

❦ **Beinwell (*Symphytum officinale*).** In *Hunting's Enzyklopädie der Shampoozutaten* fand ich die Bemerkung, daß die in Beinwell enthaltene Substanz Allantoin gegen Schuppen wirkt. Möglicherweise finden Sie sogar ein Shampoo, das Beinwellauszüge enthält. Wenn nicht, dann geben Sie einfach zwei Tropfen einer Beinwelltinktur in Ihr Lieblings-Kräutershampoo.

❦ **Ingwer (*Zingiber officinale*) und Sesam (*Sesamum indicum*).** Der Buchautor John Heinerman (*siehe Anhang*) verrät die folgende, aus Ägypten stammende Behandlung für Schuppen/Seborrhoe: man nehme zwei bis vier Eßlöffel Ingwersaft (aus etwa zwei geraspelten Wurzeln gewonnen) und mische sie mit sechs Eßlöffeln Sesamöl sowie einem halben Teelöffel Zitronensaft. Die Mischung wird dreimal pro Woche in die Kopfhaut einmassiert. Ich finde, daß dieses Rezept interessant klingt, nur kann das Sesamöl leider teuer werden. Wenn ich Schuppen hätte, würde ich aber möglicherweise dieses Rezept ausprobieren.

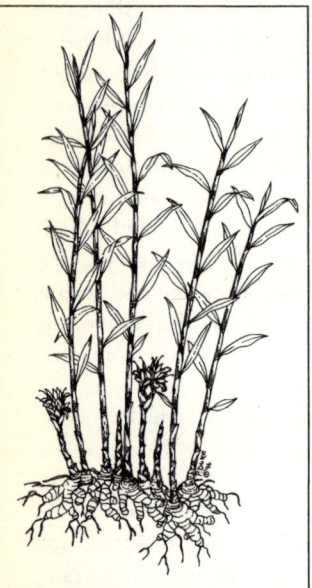

Ingwer

Das Gewürz, das schon von den Römern und Griechen der Antike zur Unterstützung der Verdauung genommen wurde, dient noch vielen weiteren Verwendungszwecken.

❦ **Süßholz (*Glycyrrhiza glabra*).** Süßholz enthält laut einem in der angesehenen Zeitschrift *Lawrence Review of Natural Products* veröffentlichtem Artikel Glycyrrhicin, eine Substanz, die die Absonderung von Talg in der Kopfhaut auf ein Mindestmaß beschränken kann. Wenn man die Talgproduktion einschränkt, müßte auch die Schuppenbildung nachlassen. Lassen Sie zwei Handvoll des getrockneten Krauts in einer Flasche Essig ziehen und verwenden Sie den Kräuteressig als Haarspülung.

❦ **Wegerich (*Plantago*, verschiedene Spezies).** Wie Beinwell enthält auch Wegerich Allantoin. Sie könnten sich einen starken Tee kochen, den Sie als Haarspülung verwenden.

❦ **Myrtenheide (*Melaleuca*, verschiedene Spezies).** Das besser unter dem Namen Teebaumöl bekannte Antiseptikum ist bei den Aromatherapeuten sehr beliebt. Es enthält als Terpene bezeichnete Substanzen, die durch die oberen Schichten der Haut eindringen und ihre desinfizierenden

Eigenschaften tiefer als die meisten Pflegespülungen mitnehmen. Sie könnten zum Beispiel ein paar Tropfen unter vier Eßlöffel Ihres Kräutershampoos mischen. Bitte denken Sie daran, daß man ätherische Öle nicht einnehmen darf, da bereits kleinste Mengen der extrem konzentrierten Öle giftig sein können.

✎ **Kräutershampoo.** Viele Kräuterexperten empfehlen die altbewährte Standardmischung – jeweils 30 Gramm getrockneten Salbei und Rosmarin, die man 24 Stunden lang in einen halben Liter Wasser ziehen läßt und danach täglich als Haarspülung verwendet. Ich denke, ich würde außerdem noch Thymian als zusätzliches, stark wirksames Antiseptikum zur Mischung geben. Wenn Sie dann noch Petersilie dazugeben, dann ist die klassische Mischung aus Petersilie, Salbei, Rosmarin und Thymian vollständig. Sie können das Shampoo auch kreieren, wenn Sie einfach jeweils wenige Tropfen der entsprechenden ätherischen Öle zu einem guten kommerziellen Shampoo geben.

✎ **Essig und Apfelessig.** Hier haben wir zwei Hausmittel gegen Schuppen. Wärmen Sie Essig oder Apfelessig oder eine Mischung aus beiden auf und geben Sie die Flüssigkeit direkt auf die Kopfhaut, danach wird das Haar shampooniert.

Schuppenflechte (Psoriasis)

Ich bekam vor etwa 20 Jahren eine Hautveränderung, die ein Dermatologe als Flechte (Lichen) diagnostizierte. An beiden Beinen erschienen symmetrische Flecken, die juckten und sich schuppten. Danach tauchten die gleichen Veränderungen an meinen Armen auf.

Mein Arzt stellte zwar sehr schnell eine Diagnose, hatte aber weder eine Ahnung, was die Ursache dafür sei, noch, wie er diese Schuppenflechte kurieren könnte. Er verpaßte mir Salben, Kortison und Vitamine, aber nichts schien zu helfen. Ich hätte es mit der natürlichen Standardtherapie für Schuppenflechte – Sonnenlicht – versucht, aber leider war gerade Winter, so daß ich nicht sehr viel Sonne abbekam. Ich kratzte mir die Haut fast bis zum Knochen auf.

Dann passierte etwas Merkwürdiges. Ich verließ das extreme Klima von

Maryland und fuhr in das tropische Klima Ecuadors, und meine 'Schuppenflechte' verschwand. Mittlerweile bin ich überzeugt, daß der Arzt eine falsche Diagnose gestellt hatte. Ich glaube nicht, daß ich Schuppenflechte hatte, sondern nur eine trockene Haut. Wir heizten unser Haus damals mit ölbetriebenen Warmwasserheizkörpern. Dadurch wurde die Luft sehr trocken, die meine Haut so stark angriff, daß ich die erwähnten Symptome feststellte. Alljährlich wird meine Haut in den ersten ein, zwei Wochen nach dem ersten Frost, wenn wir zu heizen beginnen, trocken, schuppig und sie beginnt zu jucken. Für mich ist die beste Behandlung ein Aufenthalt in feucht-tropischen Gegenden, was einer der Gründe ist, warum ich den Amazonas so liebe. Aber zumindest haben meine Hautprobleme mein Interesse für die Schuppenflechte geweckt.

Womit wir schon bei der ersten Lektion sind: Ärzte wissen nicht allzu viel über die Behandlung der Schuppenflechte oder Psoriasis, und mitunter stellen sie auch eine falsche Diagnose. Es empfiehlt sich durchaus, vor der Anwendung aggressiverer Medikamente sanfte Kräutertherapien auszuprobieren, weil die Medikamente sowieso nicht immer wirken.

Wenn die Haut sich schlecht benimmt

Eine Schuppenflechte äußert sich in roten, schuppenden Stellen unterschiedlicher Größe, die in der Regel auf der Kopfhaut und dem unteren Rückenbereich sowie über den Ellbogen, den Knien und auf den Knöcheln gelegen sind. Auf den Zehennägeln und Fingernägeln verursacht die Erkrankung eine Dellenbildung und bräunliche Verfärbung, und manchmal hebt sich der Nagel ab und bricht.

Typischerweise zeigen sich die ersten Rötungen bei Teenagern und Personen, die gerade das Erwachsenenalter erreicht haben. Die Krankheit kann das ganze restliche Leben bestehen bleiben und an Schwere und Ernsthaftigkeit zunehmen, und zwar häufig aus keinem ersichtlichen Grund. Eine Schuppenflechte hinterläßt keine Narben und juckt in der Regel nur da, wo die Haut in Falten liegt. In schweren Fällen können sich schuppende, rissige und blasige Stellen an den Händen oder Fußsohlen bilden. Eine Schuppenflechte kann auch zu einem Ausschlag im Genitalbereich, einem verstreuten Abschuppen toter Hautzellen und sogar – wenn auch selten – zu einer Arthritis führen, die die Wirbelsäule und großen Gelenke betrifft.

Etwa zwei bis vier Prozent der Bevölkerung leiden unter einer Schuppenflechte, wobei hellhäutige Personen offensichtlich anfälliger sind. Die Erkrankung ist auch weiterhin ein medizinisches Rätsel. Sie wird weder durch eine Allergie noch durch eine Infektion verursacht, auch Streß,

Nahrungsmittel-, Vitamin- oder Mineralstoffdefizite spielen keine Rolle. Es könnte sich um eine Autoimmunerkrankung handeln, was bedeutet, daß das körpereigene Immunsystem sich selbst angreift. Die Erkrankung ist nicht ansteckend.

Man weiß mittlerweile auch, daß Schuppenflechte nicht vererbt wird, dennoch liegt in manchen Fällen aus unbekannter Ursache eine familiäre Häufung vor. Krankheiten, Schürfwunden, Prellungen und emotionale Aufregungen können die Angelegenheit verschlimmern. Mitunter beeinträchtigt die Schuppenflechte das normale Wachstum und den Regenerationszyklus der Hautzellen. Normalerweise werden die Hautzellen etwa alle 28 Tage ersetzt. Bei Vorliegen einer Schuppenflechte beschleunigt sich dieser Prozeß um das fünf- bis zehnfache, und dadurch entstehen die schuppigen Hautstellen.

Wie bereits erwähnt, hilft Sonnenlicht häufig, die Hautveränderungen loszuwerden. Viele von uns nehmen ja keine Sonnenbäder mehr, weil bekannt ist, daß die Sonnenexposition ein erhöhtes Risiko für bösartigen Hautkrebs (Melanome) in sich birgt. Bei Patienten mit Schuppenflechte könnten jedoch die Vorzüge des Sonnenlichts die Risiken aufwiegen. Wenn das Wetter oder die Jahreszeit keine Sonnenbäder zulassen, dann sind UV-Lampen eine Alternative.

In milden Fällen empfehlen die Ärzte mitunter eine mittlerweile rezeptfreie 0,5prozentige Hydrokortisonsalbe oder verschreiben eine stärker konzentrierte Salbe. Die neueste Entwicklung in Sachen Therapie bei Schuppenflechte heißt PUVA, das ist eine Kombination aus der Exposition gegenüber UVA-Strahlen, einer Form des ultravioletten Lichts und der Einnahme der sogenannten Psoralene. Psoralene sind in Pflanzen und bestimmten Medikamenten enthalten. Da PUVA durchaus ernsthafte Nebenwirkungen haben, sollte die Therapie ausschließlich von einem Spezialisten für Schuppenflechte verschrieben werden.

Grüne Apotheke für Schuppenflechte

Zum Glück gibt es auch verschiedene Kräuter, die manchmal eine erhebliche Linderung schenken können.

Bischofskraut (*Ammi visnaga*). Die 'neue' PUVA-Therapie ist in Wahrheit Tausende von Jahren alt. Die Ägypter und Inder der Antike rieben gerötete, schuppige Hautstellen (wahrscheinlich Schuppenflechte) mit psoralenhaltigen Pflanzen ein und ließen den Patienten danach in der Sonne sitzen.

Das auch als Zahnstocher-Ammei oder Khella bezeichnete Kraut ist mit einem dieser Psoralene (genauer gesagt Methoxypsoralen) reich gesegnet, deshalb ist sein Ruf als Therapeutikum für Schuppenflechte durchaus berechtigt. Die jüngsten Studien haben Licht in das Dunkel gebracht, warum eine Behandlung mit Psoralen wirkt. Diese Substanzen hemmen die Zellteilung und verlangsamen somit die zu hohe Zellteilungsrate, die zu den Hautveränderungen einer Schuppenflechte führt. Wenn Sie Zugang zu dem frischen Kraut haben, können Sie es mit dieser traditionellen Therapie versuchen.

Sie sollten jedoch ein wenig Vorsicht walten lassen: wenn die Behandlung Ihre Haut zu reizen scheint, sollten Sie die Therapie abbrechen. (Hohe Dosen an Psoralen können übrigens möglicherweise krebsauslösend wirken).

➤➤➤ Paprika (*Capsicum*). Dank einem Artikel in dem Gesundheitsmagazin *Prevention* habe ich eine Kräutertherapie aufgestöbert, die sowohl bei trockener Haut als auch bei Schuppenflechte zu helfen scheint: Paprika oder spanischer Pfeffer – oder genauer gesagt eine Creme mit einem Gehalt von 0,025 Prozent Capsaicin. Capsaicin ist übrigens die Substanz, die den spanischen Pfeffer so scharf werden läßt. Capsaicinhaltige Cremes sind in Apotheken erhältlich (zum Beispiel unter dem Markennamen Capsamol®) und dienen allgemein als Schmerzmittel, die sehr gut wirken.

In einer Untersuchung verwendeten 98 Patienten mit Schuppenflechte eine capsaicinhaltige Creme, 99 weitere Patienten behandelten ihre Hautveränderungen mit einer Creme ohne Wirkstoff (Placebo). Die Capsaicingruppe konnte erfolgreich sowohl die Schuppen als auch die Rötungen bekämpfen, obwohl die Creme ein wenig brannte und juckte.

Wenn Sie eine capsaicinhaltige Creme verwenden, müssen Sie darauf achten, sich nach dem Einreiben die Hände gründlich zu waschen, weil Sie den Wirkstoff nicht in Ihre Augen bringen sollten. Da manche Menschen auf die Substanz ziemlich empfindlich reagieren, sollten Sie zuerst auf einer kleinen Hautstelle ausprobieren, ob ihre Anwendung möglich ist, bevor Sie größere Hautpartien damit einreiben. Wenn Ihre Haut dadurch gereizt wird, sollten Sie die Behandlung abbrechen.

➤➤ Echte Engelwurz (*Angelica archangelica*) und andere psoralenhaltige Kräuter. Viele Pflanzen enthalten Psoralene. Um an die natürliche Form der häufig verschriebenen Therapie für Schuppenflechte zu kommen, können Sie einfach ein beliebiges psoralenhaltiges Kraut einnehmen und sich danach ein wenig in der Sonne aufhalten, die Sie mit den ultravioletten Strahlen versorgt. Zu den eßbaren, psoralenhaltigen Pflanzen gehören zum Beispiel meine Lieblingskräuter Engelwurz, Möhren, Sellerie, Zitrusfrüchte, Feigen, Fenchel und Pastinak.

Hier ist eine angenehme Behandlung für Sie zum Ausprobieren: mischen Sie sich an einem sonnigen Nachmittag meinen Anti-Psorio-Zitrussaft: dafür müssen Sie nur eine Mischung aus Zitrusfrüchten (mit ein wenig weißer

Schale), eine Möhre und eine Selleriestange in die Saftmaschine geben. Vielleicht würden Sie lieber meine 'Schuppensuppe' kochen, indem Sie Möhren, Sellerie, Pastinak und Fenchel zu Ihrem Lieblingssuppenrezept geben. Sie dürfen nicht vergessen, nach dem Verzehr des Safts oder der Suppe in die Sonne zu gehen oder sich unter eine Sonnenbank zu legen. Und seien Sie vorsichtig, wenn Sie sich für psoralenhaltige Kräuter entscheiden: große Dosen können kanzerogen, das heißt möglicherweise krebsauslösend wirken. Wenn Sie jegliche Reizungen auf Ihrer Haut feststellen, beenden Sie die Therapie.

Avocado (*Persea americana*). Volkstümliche Heiler empfehlen seit langer Zeit, bei einer Schuppenflechte zerdrückte Avocados auf die Hautveränderungen zu reiben. Diese Behandlung ist sicherlich kühlend und lindernd. Wenn ich Schuppenflechte hätte, würde ich ein Stück der inneren Schale mit ein wenig anhaftendem grünen Fruchtfleisch nehmen und auf die juckenden Stellen reiben.

Brasilnuß (*Bertholettia excelsa*). Diese Nüsse enthalten ein Öl, das reich an Vitamin E und Selen ist. Die Bewohner des Amazonasgebietes verwenden das Öl zur Behandlung von Hautproblemen, und verschiedenen Hautcremes, die Sie hierzulande in der Drogerie enthalten, ist Vitamin E beigemischt. Ich war wegen der Wirkung neugierig und trug das Öl zwei Wochen lang gewissenhaft jeden Abend vor dem Schlafengehen auf. Wie jedes weichmachende Öl wirkte es hautberuhigend und linderte den Juckreiz. Mir scheint es jedenfalls einen Versuch wert zu sein.

Kamille (*Matricaria recutita*). Kamillenpräparate werden in ganz Europa gern zur Behandlung von Schuppenflechte, Ekzemen und einer trockenen, schuppenden Haut verwendet. Naturheilkundlich orientierte Ärzte sind der festen Überzeugung, daß die äußerliche Anwendung von Kamille bei Schuppenflechte besser wirkt als viele häufig verschriebene Medikamente. In der Kamille enthaltene Substanzen – die sogenannten Flavoinoide – haben eine deutliche entzündungshemmende Wirkung. Produkte mit Kamillenzusätzen erhalten Sie in einer reichen Auswahl in Apotheken und Drogerien.

Wenn Sie unter Heuschnupfen leiden, sollten Sie jedoch beim Umgang mit Kamillenprodukten ein wenig Vorsicht walten lassen. Kamille gehört zur Familie der Korbblütengewächse und kann bei einigen Menschen allergische Reaktionen fördern. (Dokumentierte Fälle sind jedoch extrem selten.) Wenn Sie das erste Mal Kamille verwenden, sollten Sie daher auf Ihre Reaktion achten. Wenn das Kraut zu helfen scheint, machen Sie ruhig weiter damit. Wenn sich der Juckreiz zu verschlimmern scheint, dann hören Sie einfach auf, Kamille zu verwenden.

❧❧ **Lein (*Linum usitatissimum*).** Verschiedene Pflanzenöle ähneln chemisch den Fischölen, die sich den Ruf geschaffen haben, bei Schuppenflechte lindernd zu wirken. Leinsamenöl enthält zum Beispiel die nützlichen Substanzen Eicosapentanoensäure und Alpha-Linolensäure. Ich habe Studien begutachtet, die belegten, daß 10 bis 12 Gramm (etwa fünf bis sechs Teelöffel) von diesen Säuren bei der Behandlung von Schuppenflechte nützlich sind.

Natürlich werden Sie kaum soviel Leinsamenöl trinken wollen, aber nachdem ich denke, daß auch kleinste Mengen ihren Teil zur Heilung beitragen, finde ich, daß Sie Leinsamenöl in Ihren Salatsoßen verwenden sollten. (Leinsamenöl ist ziemlich kalorienhaltig, deshalb müssen Sie bei der Anwendung dieser Therapie Ihre restliche Ernährung auf diesen Umstand abstimmen.)

❧❧ **Süßholz (*Glycyrrhiza glabra*).** Naturheilpraktiker stufen die äußerliche Anwendung von Süßholz als Therapie der Schuppenflechte im Vergleich zu Hydrokortison als gleichwertig oder sogar überlegen ein. Laut ihrer Auskunft wirkt die Substanz Glycyrrhetensäure (GA), die in Süßholz enthalten ist, als Therapie bei Schuppenflechte, Ekzemen und allergischen Dermatitiden ähnlich wie Hydrokortison. Andere Wissenschaftler konnten nachweisen, daß Hydrokortison deutlich besser wirkt, wenn es in Kombination mit GA verwendet wird.

Wenn Sie es mit Süßholz versuchen möchten, sollten Sie sich einen Süßholzextrakt kaufen und den Extrakt mit einem Wattebausch oder sauberen Tuch direkt auf die betroffenen Hautpartien auftragen.

❧❧ **Hafer (*Avena sativa*).** Hafermehl ist ein altes und geschätztes Hausmittel zur Linderung von Juckreiz. Einige Kräuterexperten empfehlen eine Hafermehlpaste oder Hafermehlbäder zur Behandlung von Schuppenflechte.

Sie können entweder ein paar Handvoll Hafermehl in Ihr Badewasser streuen oder das Hafermehl in ein Taschentuch einknoten, damit das Hafermehl Ihren Abfluß nicht verstopfen kann. Diese Therapie linderte übrigens die juckenden Windpocken meiner Enkelin, so daß ich mit eigenen Augen erlebt habe, wie gut sie den Juckreiz besiegt.

❧❧ **Gemeine Mahonie (*Mahonia aquifolium*).** Alle der gegen Schuppenflechte wirksamen Substanzen in Mahonien (und deren gibt es zahlreiche) sind stark wirksame Antioxidantien. Antioxidantien sind Substanzen, die die Zellen vor Schädigungen durch freie Radikale (hoch reaktiven Sauerstoffmolekülen) im Körper schützen, die eine Rolle bei entzündlichen Erkrankungen wie der Schuppenflechte innehaben. Die gleichen Substanzen finden sich übrigens auch in Berberitze, Orangenwurzel, Goldfaden und Gelbwurz.

In einer Studie konnten Wissenschaftler nachweisen, daß die in diesen Kräutern enthaltenen Substanzen – sprich die Alkaloide der Mahonie – die Zellteilung mancher Hautzellen verlangsamten. Wenn ich gerade unter einem Ausbruch der Schuppenflechte leiden würde, würde ich es mit den gelben Rinden der genannten Pflanzen versuchen. Sie können in Form von Tees, Tinkturen oder Kapseln verwendet werden.

℘ Portulak (*Portulaca oleracea*). Der 'Kräuterpapst' und Buchautor Dr. Andrew Weil (*siehe Anhang*) empfiehlt zur Behandlung einer Schuppenflechte verschiedene Nährstoffe, darunter die Vitamine A, C, E sowie das Spurenelement Selen und Alpha-Linolensäuren. Laut meiner Datensammlung ist Portulak die beste pflanzliche Quelle für die Vitamine A, C und E. Wenn Sie frischen Portulak auftreiben können, sollten Sie die Blätter wie Spinat gedämpft genießen oder die jungen Sprossen unter Salate mischen.

℘ Erdrauch (*Fumaria*, verschiedene Spezies). Das Kraut enthält Fumarinsäure, eine Substanz, die zur Behandlung der Schuppenflechte geeignet zu sein scheint. Kochen Sie sich einen starken Erdrauchtee und tragen Sie den Tee mit einem Wattebausch oder einem sauberen Tuch direkt auf die betroffenen Hautpartien auf.

℘ Lavendel (*Lavandula*, verschiedene Spezies). Aromatherapeuten empfehlen, das ätherische Lavendelöl äußerlich aufzutragen und die Behandlung mit einer Mandelölcreme abzuschließen. Das überrascht mich nicht, da Aromatherapeuten Lavendel zur Behandlung verschiedener Hautprobleme verwenden, darunter auch Schuppenflechte. Einen Versuch ist die Behandlung allemal wert. Bitte denken Sie daran, daß man ätherische Öle nicht einnehmen darf, da bereits kleinste Mengen giftig sein können.

℘ Mariendistel (*Silybum marianum*). Mariendistel enthält als aktiv wirksame Substanz Silymarin, die sich bei Schuppenflechte als lindernd erwiesen hat. Mariendistelsamen enthalten sogar mindestens acht entzündungshemmende Substanzen, die auf der Haut wirken können. Das Kraut wird in Form von Tees, Tinkturen oder Kapseln verwendet.

Schwangerschaft und Entbindung

Ich habe viel Freude an meinem Enkel John James Duke, der zur Hälfte Cherokee ist. Er wurde am 13. August 1993 geboren, und ich genieße es sehr, ihn in die Vergnügungen und Gefahren meines Himbeerbeetes einzuführen – wo die süßen Beeren locken und die Dornen drohen.

Wir machen es so: Ich ziehe einen mit Beeren beladenen Zweig mit behandschuhten Händen heraus, und er pflückt die reifen, süßen Beeren. Wann immer wir so bei der Arbeit sind, muß ich daran denken, daß Himbeeren bei Kräuterexperten sehr beliebt sind, weil sie während der Schwangerschaft die Gebärmutter beruhigen und die Entbindung erleichtern.

Grüne Apotheke für Schwangerschaft und Entbindung

Himbeerblätter sind möglicherweise das bekannteste Kraut für eine Schwangerschaft, aber sie sind in Wahrheit nur eines von vielen nützlichen pflanzlichen Mitteln.

Bevor ich die verschiedenen Kräuter bespreche, sollte ich wohl erwähnen, daß die Geburtshelfer heutzutage darauf bestehen, alle Medikamente, Vitamine, Supplemente oder Kräuter zu kennen, die ihre Patientin zu sich nimmt. Diese Vorsichtsmaßnahme ist äußerst empfehlenswert. Die Kräuter, die ich hier aufzählen werde, werden schon seit Jahrhunderten gefahrlos verwendet, aber jede Frau – und jede Schwangerschaft – ist unterschiedlich. Bitte erzählen Sie deshalb Ihrem Arzt von allen Kräutern, die Sie einnehmen möchten.

Und achten Sie bitte sorgfältig auf die Möglichkeiten, die diese Kräuter in sich bergen. Einige davon beruhigen eine gereizte Gebärmutter und helfen auf diese Weise, eine Schwangerschaft angenehmer zu machen. Andere dagegen können die Entbindung beschleunigen.

ﾞﾞﾞ**Rebhuhnbeere (*Mitchella repens*).** Um 1860 herum setzte ein Dr. Smith in einer traditionellen medizinischen Zeitschrift, dem *Botanical Physician*, zu einer Lobrede auf Rebhuhnbeeren an: „Hier haben wir eine unschätzbar wertvolle Pflanze für Frauen, die entbinden. Ich habe das erste Mal von der Pflanze von einem Indianerstamm im Westen von New York gehört. Die Indianerfrauen nehmen sie zwei bis drei Wochen vor und

490

während der Entbindung in Form von Auszügen ein, und die Anwendung dieser Pflanze ließ das in aller Regel so gefürchtete Ereignis bemerkenswert sicher und leicht ablaufen."

Rebhuhnbeeren sind auch heutzutage noch beliebt, vor allem bei weiblichen Kräuterexperten. Die Buchautorin Jeannine Parvati (*siehe Anhang*) erklärt Rebhuhnbeeren zu ihrem Lieblingskraut für die Schwangerschaft. Sie kombiniert das Kraut häufig mit Himbeeren, amerikanischem Schneeball, echtem Benediktenkraut, Süßholz oder Sarsparille. Parvati empfiehlt, das Kraut kurz vor der Entbindung einzunehmen.

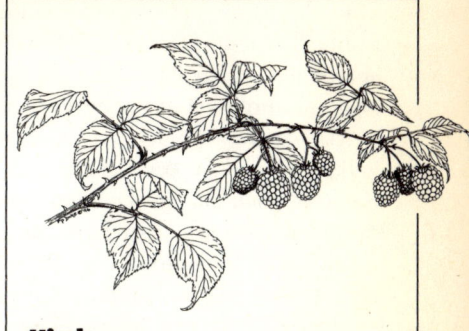

Himbeere

Himbeeren gehören zur Rosenfamilie und wurden bereits von den Kräuterexperten des 17. Jahrhunderts zur Behandlung von Unannehmlichkeiten während einer Schwangerschaft empfohlen.

Himbeere (*Rubus idaeus*). Ich bin ein Fan von Himbeeren zur Behandlung von Beschwerden während einer Schwangerschaft. Eine Studie konnte die Substanz in Himbeeren identifizieren, die zur Entspannung der Gebärmutter führt. Jahrhundertelang wurde Frauen, denen eine Fehlgeburt drohte, während der ganzen Schwangerschaft Himbeertee empfohlen, damit das Baby nicht vorzeitig auf die Welt kam. Das Kraut ist erwiesenermaßen nützlich, wenn es um die Vorbeugung so mancher Beschwerden während der Schwangerschaft geht, darunter die Morgenübelkeit.

Ich könnte mir durchaus vorstellen, daß die nahen Verwandten von Himbeeren, nämlich Brombeeren und Johannisbeeren, eine ähnlich nützliche Wirkung entfalten könnten.

Amerikanischer Schneeball (*Viburnum prunifolium*). Die Pflanze wird auch als Frauenball bezeichnet und wurde schon in pharmazeutischen Lehrbüchern des 19. Jahrhunderts als Therapeutikum für schmerzhafte Menstruationskrämpfe und zur Verhinderung von Fehlgeburten beschrieben. Die modernen Kräuterexperten empfehlen das Kraut immer noch für diese Probleme, aber auch, um die Beschwerden einer Schwangerschaft zu lindern. Die Pflanze scheint eine beruhigende Wirkung auf die Gebärmutter auszuüben.

Stengelblatt (*Caulophyllum thalictroides*). Vor einigen Jahren besuchte mich ein Freund (ein Chemiker) samt seiner Frau (einer Krankenschwester) in meinem Kräutergarten. Seine Frau war hochschwanger und stand offensichtlich kurz vor der Entbindung. Sie sagte, daß sie froh wäre,

491

wenn die Sache endlich vorbei wäre und fragte mich, was ich ihr empfehlen würde. Ich antwortete, daß ich ihr als Botaniker nichts empfehlen könnte, aber wenn ich in ihrer Haut stecken würde und die Entbindung einleiten möchte, würde ich es mit Stengelblatt probieren.

Die Indianer Amerikas verwendeten Stengelblatt zur Geburtseinleitung, und zwar aus gutem Grund. Die Pflanze enthält nämlich die Substanz Caulosaponin, die ein sehr stark wirkendes Stimulans für Kontraktionen (ein Zusammenziehen) der Gebärmutter ist.

Ich muß Ihnen jedoch erzählen, daß es ein paar Begebenheiten gibt, die darauf hindeuten, daß eine Überdosis Stengelblatt vor der Entbindung gefährlich sein und möglicherweise den Verlust des Kindes bedeuten könnte. Deshalb rate ich strikt davon ab, das Kraut ohne die Zustimmung Ihres Arztes anzuwenden.

Aber denken Sie auch an meine häufig ausgesprochene Klage. Wenn es eine Anekdote über einen durch ein Kraut verursachten Schaden gibt, dann neigt die medizinische Welt gerne dazu, das gleich als Tatsache festzuhalten. Wenn es dagegen hundert Anekdoten über die Nützlichkeit eines Krauts gibt, dann bleiben diese Erzählungen immer nur 'Anekdoten'.

Grundsätzlich möchte ich damit sagen, daß ich meiner Tochter die Anwendung einer Tinktur aus Stengelblatt anraten würde, wenn sie eine langwierige Entbindung hinter sich bringen möchte. Die Kräuterexpertin und Buchautorin Deb Soule (*siehe Anhang*) empfiehlt, zur Einleitung der Wehen 20 bis 30 Tropfen einer Stengelblatt-Tinktur einzunehmen. Ich habe einige Zeit mit Deb im Norden verbracht und hege großen Respekt für sie und ihre Kräuterrezepte für Frauen.

Langkapseljute (*Corchorus olitorius*). Jute ist mit 32 ppm (das ist die Anzahl der Wirkstoffanteile bezogen auf eine Million Lösungsstoffanteile) eine der besten natürlichen Quellen für Folat. Folat ist die natürliche Form der Folsäure und das B-Vitamin, das bei der Vorbeugung schlimmer Mißbildungen, der sogenannten Spina bifida (einer offenen Wirbelsäule), eine wichtige Rolle spielt. Aus diesem Grund raten die Gynäkologen schwangeren Frauen zur Einnahme eines Folsäuresupplementes. Auch Linsen haben einen relativ hohen Gehalt an Folsäure.

Petersilie (*Petroselinum crispum*). Petersilie enthält die Substanz Apiol, ein Stimulans der Gebärmutter, das früher zur Auslösung von Aborten verwendet wurde. In Rußland gibt es ein Produkt namens Supetin, das vor allem aus Petersiliensaft besteht und zur Stimulation der Wehen während der Entbindung verwendet wird.

Petersilie enthält so geringe Mengen Apiol, daß Sie sich keine Sorgen machen müssen, wenn Sie das Kraut zum Würzen verwenden. Ich empfehle sogar ausdrücklich, das Kraut wegen seines Gehaltes an Folat zu essen. Sie sollten jedoch bei Vorliegen einer Schwangerschaft größere Mengen Petersilie vermeiden – zum Beispiel einen Salat aus Petersilie.

Außerdem sollten Sie Petersilie nicht in medizinischen Konzentrationen einnehmen, bis die Entbindung kurz bevorsteht und es nicht problematisch wird, wenn das Ende der Schwangerschaft ein wenig beschleunigt wird. In Deutschland geht sogar das unbestätigte Gerücht um, daß Petersilie Progesteron enthalten soll.

Johanniskraut (*Hypericum perforatum*). Nach Ansicht von Deb Soule ist das rote Öl von Johanniskraut „ein Muß bei allen Entbindungen". Das Öl hat eine äußerst beruhigende Wirkung, wenn es während der Wehen auf dem Damm (der Verbindung zwischen After und Scheide, die bei einer Entbindung leicht einreißt) verrieben wird. Nach der Entbindung ist das Öl sogar noch nutzbringender. Es wirkt beruhigend, entzündungshemmend, lindert das Brennen und die Schwellungen und beschleunigt die Abheilung von Dammrissen.

Gemeines Hirtentäschel (*Capsella bursa-pastoris*). Deb Soule empfiehlt die Einnahme von 40 bis 60 Tropfen einer Tinktur aus dem Kraut kurz nach der Geburt, um die Blutungen zu stillen. Dieser Rat ist sicher sehr sinnvoll, da die konstriktorische Wirkung des Krautes auf Blutgefäße (das heißt, daß die Blutgefäße sich zusammenziehen) wissenschaftlich dokumentiert ist.

Spinat (*Spinacia oleracea*). Da Spinat einen so hohen Gehalt an Folat aufweist, rangiert die Pflanze auf Platz Zwei unter den Kräutern, die bei der Vorbeugung der Spina bifida und anderen verwandten angeborenen Mißbildungen helfen können. Spinat weist ferner einen relativ hohen Gehalt an Zink auf. Wenn Frauen einen Zinkmangel haben, dann haben sie bei der Entbindung mehr Schwierigkeiten und heilen danach langsamer. Nichtvegetarier beziehen das meiste Zink über Fleisch, deshalb sollten Sie, falls Sie Vegetarierin sind, darauf achten, reichlich Spinat zu essen, insbesondere bei Vorliegen einer Schwangerschaft.

Sie können sich auch eine Suppe mit einigen oder allen der folgenden Zutaten kochen: Spinat, Endivie, Spargel, Petersilie, Okraschoten (*Hibiscus esculentus*), Amaranthgewächse und Weißkohl. Zu dieser Suppe sollten Sie unbedingt Vollkornbrot essen, da man über Vollkornbrot zweimal soviel Folat zuführt wie über Weißbrot.

Kräutermischungen. In diesem Abschnitt gebe ich die ausgeklügelten Kräutermischungen von Deb Soule für schwangere Frauen wieder, die auf ihrer 12jährigen Erfahrung mit Kräutermedizin in Maine, USA, basieren.

Zur Vorbeugung vor einer Fehlgeburt empfiehlt sie zwei Teile amerikanischen Schneeball (*Viburnum prunifolium*), einen Teil falsche Einhornwurzel und einen Teil Yamswurzel. Mischen Sie die Tinkturen in folgenden Anteilen: 20 Tropfen amerikanischen Schneeball (*Viburnum prunifolium*) und jeweils 10 Tropfen falsche Einhornwurzel und Yamswurzel. Falls Sie die Tinkturen hierzulande auftreiben können, gilt folgende Empfehlung: Trinken Sie die Mischung zwei- bis viermal täglich zur allgemeinen Vorbeugung. Wenn Sie Zwischenblutungen haben, nehmen Sie die Mischung alle zwei Stunden ein, bis die Blutungen aufhören.

Für einen Tee zur Verhinderung von Fehlgeburten empfiehlt Deb Soule, jeweils vier Eßlöffel Melisse und Rebhuhnbeerenblätter sowie jeweils zwei Eßlöffel Brennesselblätter, Haferstroh und Himbeerblätter in einem Liter kochendem Wasser ziehen zu lassen. Trinken Sie bis zu drei Tassen pro Tag.

Für die Entbindung empfiehlt sie einen Tee aus jeweils zwei Teilen heiligem Basilienkraut, Lavendel und Melisse mit jeweils einem Teil Boretsch und Veilchenblüten. Trinken Sie den Tee abwechselnd mit Himbeerblättertee.

Zur Unterstützung nach der Entbindung, vor allem nach einem Kaiserschnitt, empfiehlt Deb Soule eine Tinktur aus drei Teilen Hasenohr, zwei Teilen Löwenzahnwurzel und jeweils einem Teil Tragant, echtem Benediktenkraut und Yamswurzel.

Zur Unterstützung der Heilung von Dammrissen empfiehlt sie Kräutersitzbäder mit Ringelblume, Schafgarbenblüten und Beinwell, die in das Wasser gegeben werden.

Da ich Deb Soule gut kenne und großen Respekt für ihr Kräuterwissen hege, würde ich nicht zögern, ihre Bücher und die erwähnten Kräutermischungen meiner Tochter zu empfehlen, wenn sie schwanger wäre. Sie scheinen mir allesamt sicher und gut zusammengestellt zu sein.

Schwellungen

Eine Redakteurin wandte sich mit der Bitte um Hilfe an mich. Sie hörte sich wie eine aufstrebende junge Frau an, die für eines dieser aufstrebenden Frauengesundheitsmagazine arbeitete. Aber sie war überfordert und in Eile. Ihre Chefin hatte die Behauptung von sich gegeben, daß Gurken gut für geschwollene Bereiche seien, insbesondere geschwollene Augenlider.

Die Vorgesetzte hatte meiner Anruferin nur sehr wenig Zeit gegeben, um herauszufinden, ob das stimmte. Sie bat mich, das Rätsel für sie zu lösen – innerhalb von einer Stunde. Wo war der Beweis? Das erwartete ihre Vorgesetzte von ihr zu hören.

Eine Schwellung ist eine Erhebung eines begrenzten Hautbereichs, der durch eine abnormale Flüssigkeitsansammlung zwischen den Zellen hervorgerufen wird. In der Regel entsteht das Phänomen aufgrund von Infektionen, Verletzungen oder dem Zurückhalten beziehungsweise Umverteilen von Körperflüssigkeiten. In der medizinischen Fachsprache werden Schwellungen als Ödeme bezeichnet, was sich aus dem griechischen *edema* ableitet. Und jedes Medikament oder jeder Umschlag, der diese Schwellungen reduziert, wird als anti-ödemisch bezeichnet.

Ich wußte, daß Gurken in der Volksmedizin schon lange den Ruf genossen, Ödemen entgegenzuwirken, aber diese Information reichte der Herausgeberin natürlich nicht, da sie einen wissenschaftlichen Beweis brauchte. Deshalb wühlte ich mich durch meine Datensammlung und entdeckte tatsächlich, daß Gurken zwei Substanzen enthalten, die Ödemen entgegenwirken: Ascorbinsäure und Koffeinsäure. Gurken enthalten ferner einen chemischen Verwandten von Vitamin A, der ebenfalls hilfreich sein könnte.

Sobald ich erst einmal in Fahrt geraten war, faszinierten mich all diese Pflanzen, die gegen Ödeme wirkten, und ich konnte ihr eine Liste anbieten – namentlich Ingwer, Ananas und Safranwurz. Sie wollte jedoch nur die Bestätigung für Gurken, die ich ihr geben konnte, auch wenn die Anti-Ödemwirkung in diesem Fall eher auf schwachen Beinen steht.

Ich kann Ihnen jedoch einen Tip geben, der noch von meinem Ausflug durch die Datensammlung herrührt: Wenn Sie jemals geschwollene Augenlider bekommen sollten, dann schneiden Sie sich zwei runde Gurkenstückchen ab, legen sich an einem ruhigen Ort hin und legen die Gurkenscheiben auf die geschwollenen Augenlider. Das könnte durchaus helfen.

Grüne Apotheke für Schwellungen

Neben Gurkenscheibchen habe ich noch eine ganze Reihe von Kräutern anzubieten, die Schwellungen lindern.

Ingwer (*Zingiber officinale*). Jahrhundertelang haben die ayurvedisch arbeitenden Ärzte Indiens Ingwer empfohlen, und zwar vor allem bei durch Arthritiden verursachten Schwellungen. Erst kürzlich haben verschiedene Wissenschaftler bewiesen, daß eiweißverdauende Enzyme, die auch als proteolytische Enzyme bezeichnet werden, ferner eine entzündungshemmende Wirkung besitzen.

Laut einer Veröffentlichung ist die Substanz Zingibain – eine der wirksamsten Substanzen in Ingwer – zugleich eines der potentesten proteolytischen Enzyme der Natur. Die winzige Menge von einem Gramm Zingibain kann 18 Pfund Fleisch zart machen.

Ein dänischer Wissenschaftler berichtete den Fall einer Frau mit rheumatoider Arthritis, der die Einnahme von Kortikosteroiden (Kortison) nichts half. Diese Medikamente werden bei dieser Erkrankung häufig zur Behandlung der damit einhergehenden Schmerzen und Schwellungen verschrieben. Sie begann mit der Einnahme von 50 Gramm Ingwer pro Tag (das sind etwa 25 Teelöffel), und innerhalb von 30 Tagen konnte sie von einem deutlichen Rückgang der Schwellungen und einer Schmerzlinderung berichten. „Ingwer", so schrieb der Wissenschaftler, „führte zu einer besseren Linderung der Schmerzen, Schwellungen und Steifheit als die nicht-steroidalen entzündungshemmenden Medikamente."

Natürlich sind 50 Gramm Ingwer pro Tag eine ziemliche Menge, die nicht leicht zu bewältigen ist (und die Sie auf keinen Fall einnehmen sollten, wenn Sie schwanger sind). Aber wenn man an die traditionelle Verwendung von Ingwer zur Behandlung arthritischer Schwellungen und die eiweißabbauenden Eigenschaften von Ingwer denkt, dann neige ich dazu, diesem Bericht Glauben zu schenken.

Ich habe gelegentlich schon einmal 50 Gramm kandierten Ingwer genascht. Kandierten Ingwer gibt es in Feinkostläden sowie manchen Naturkostläden. Das wäre eine ziemlich einfache Methode, soviel Ingwer zu essen, wenn Sie es mit dieser Behandlung versuchen möchten, aber natürlich ist Ingwer auch in der Apotheke in Form von Kapseln (Zintona®) erhältlich.

Ananas (*Ananas comosus*). Diese Frucht enthält das proteolytische Enzym Bromelaine. Der Buchautor Dr. Michael Murray (*siehe Anhang*) empfiehlt die Einnahme der Reinsubstanz, die Sie in Apotheken erhalten (zum Beispiel Proetozym® Dragees). Damit werden Schwellungen reduziert, und zwar vor allem solche, die aufgrund einer Operation oder nach traumatischen Verletzungen entstanden sind. Bromelaine hemmt die Produktion von Kininen, das sind die Substanzen, die während einer entzündlichen Reaktion gebildet werden und Schwellungen sowie Schmerzen fördern.

Die von Dr. Murray empfohlene Dosis beträgt 400 bis 500 Milligramm dreimal täglich auf nüchternen Magen. Ich persönlich liebe Ananas, und meine eigene Empfehlung lautet daher, einfach mehr von dieser köstlichen Frucht zu genießen.

Safranwurz (*Curcuma longa*). Die traditionellen, ayurvedisch arbeitenden Ärzte Indiens tragen eine Mischung aus zwei Teilen Safranwurz und einem Teil Salz auf den geschwollenen Bereich auf. Manche nehmen in diese Mischung auch Ingwer mit auf. Die Wissenschaft hat übrigens dieses traditionelle Rezept bestätigt. Als Wissenschaftler Versuchstieren Safranwurzöl verabreichten, fanden sie heraus, daß das Öl sowohl eine entzündungshemmende, ödemreduzierende als auch anti-arthritische Wirkung entfaltete. Dr. Murray preist Curcumin, die wirksamste Substanz in Safranwurz oder Kurkuma, als eine der wirksamsten Substanzen der Natur zur Behandlung von Ödemen und zur Entzündungshemmung an. Er empfiehlt die Einnahme von 400 Milligramm der Reinsubstanz dreimal täglich. Auch hier ziehe ich jedoch die Einnahme des Krautes vor. Ich empfehle daher, einfach mehr indische Currygerichte zu schlemmen, die kräftig mit Kurkuma gewürzt sind.

❧ **Aloe (*Aloe vera*).** Die Bewohner der Karibik tragen Aloe-Gel zur Behandlung von Schwellungen auf, die aufgrund von Wasseransammlungen im Körper entstehen. Die Einwohner der Bahamas trinken zu diesem Zweck sogar den Saft der Aloe.

In der Karibik schlitzt man ferner die Blätter der Pflanze auf und gibt den Inhalt der Blätter auf Prellungen und geschwollene Bereiche.

Aloe enthält ein Enzym (Bradykininase), das Schwellungen und Schmerzen lindern hilft. Die Pflanze enthält ferner Magnesiumlaktat, das als Antihistaminikum wirkt. Deshalb kann das Kraut auch den Juckreiz lindern, der bei manchen Schwellungen vorhanden ist. (Histamin ist eine Substanz, die der Körper bei allergischen Reaktionen ausschüttet).

❧ **Arnika (*Arnica montana*).** Diese Pflanze, die auch so klingende Namen wie Bergwohlverleih, Wolfsbume oder Ochsenwurz trägt, ist bei homöopathisch arbeitenden Ärzten zur Behandlung von Schwellungen aufgrund von Sportverletzungen sehr beliebt.

In größeren Dosen – die die Empfehlungen von Homöopathen übersteigen würden – wird das Kraut von der Kommission E, dem Phytotherapie-Expertengremium des deutschen Bundesgesundheitsministeriums, empfohlen. Die Therapieempfehlung bezieht sich auf die äußerliche Anwendung von Arnikablüten zur schnellen Behandlung von Wasseransammlungen, Prellungen, Verrenkungen, Verstauchungen sowie rheumatischen Muskel- und Gelenkbeschwerden. Die Kommission E empfiehlt die Zubereitung eines Tees aus zwei Teelöffeln des getrockneten Krauts pro Tasse mit kochendem Wasser, mit dem die Haut gewaschen wird. Sie können genausogut eine Tinktur verdünnen (ein Teil Tinktur wird mit drei bis zehn Teilen Wasser verdünnt) und als Kompresse verwenden.

❧ **Uncaria (*Uncaria*, verschiedene Spezies).** Dieses Kraut stammt aus dem Amazonasgebiet und wird auch in den USA immer beliebter – aus

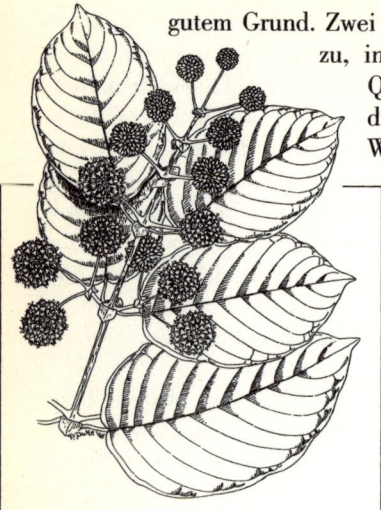

gutem Grund. Zwei Wissenschaftler sandten mir einen Bericht zu, in dem die verschiedenen Substanzen (die Quinovinsäure-Glykoside) diskutiert werden, die im Körper eine entzündungshemmende Wirkung entfalten. Sie waren der Meinung, daß Uncaria-Extrakte Schwellungen besser lindern konnten als die Substanz Indometacin (zum Beispiel Indocontin®), ein nicht-steroidales entzündungshemmendes Mittel, das häufig für diesen Zweck verschrieben wird. Meine eigenen Versuche mit Uncaria verliefen nicht ganz so zufriedenstellend, aber Sie können das Kraut ausprobieren und abwarten, ob es Ihnen hilft.

Uncaria

Eine Pflanze aus dem Amazonasgebiet. Sie enthält Substanzen, die Schwellungen und Entzündungen lindern helfen.

❧ **Mais (*Zea mays*).** In China werden die seidigen Fäden der Maiskolben erfolgreich zur Behandlung von Schwellungen aufgrund von Nierenerkrankungen verwendet, berichtet der Buchautor Dr. Albert Leung (*siehe Anhang*). In einer kleinen, drei Monate andauernden Studie, an der 12 Nierenpatienten teilnahmen, verschwanden die Ödeme bei neun Teilnehmern völlig, bei zwei weiteren fast völlig. Die Patienten nahmen zweimal täglich etwa 60 Gramm getrocknetes 'Maishaar' ein. Das Kraut ist ein wirksames Entwässerungsmittel (Diuretikum) und deshalb sehr nützlich, wenn man den Körper ausschwemmen will.

❧ **Löwenzahn (*Taraxacum officinale*).** Auch hier haben wir ein wirksames Entwässerungsmittel, das einiges von dem überschüssigen Körperwasser, das zu den Schwellungen führt, ausschwemmt. Sie können die frischen Wurzeln essen oder sich einen Tee aus den Blättern kochen. Sie können sich aber auch Löwenzahnzubereitungen in der Apotheke holen.

❧ **Rosa multiflora (*Rosa multiflora*).** Die Pflanze wird in pharmazeutischen chinesischen Nachschlagewerken als gute Behandlung bei Schwellungen erwähnt. Man bereitet hierfür einen Tee aus zwei bis drei Teelöffeln des getrockneten Krauts pro Tasse mit kochendem Wasser zu. Leider ist das Kraut hierzulande (noch) nicht erhältlich. Ich hoffe, daß sich dies in absehbarer Zeit ändert.

❧ **Zweizahn (*Bidens pilosa*).** Hier haben wir eine Pflanze, die zur selben botanischen Familie wie Mutterkraut (*Tanacetum parthenium*) gehört.

In Taiwan wird sie gern zur Behandlung aller möglichen Beschwerden verwendet – von Influenza bis Hepatitis (Leberentzündung). In einer Studie mit Versuchstieren konnten Wissenschaftler aus Taiwan bei dem Kraut eine deutliche entzündungshemmende und ausschwemmende Wirkung nachweisen. Hier sind noch mehr Nachforschungen vonnöten, aber mein Interesse ist geweckt, und ich werde nach weiteren Berichten über seine Wirksamkeit Ausschau halten.

Schwindel

Als meine Frau einmal unter Schwindel litt, marschierte sie zum Arzt. Sie kam mit einer Packung Membranpflaster wieder nach Hause, die aufgeklebt werden und den Wirkstoff Scopolamin durch die Haut abgeben. Eine ganze Weile lang war Scopolamin die Standardbehandlung bei Schwindel und Reiseübelkeit.

Leider wußte Peggy nicht, daß das Scopolamin sehr viel einfacher und preiswerter durch das Sammeln einiger Pflanzen in unserem Garten verfügbar gewesen wäre. Mein Stechapfel (*Datura stramomium*) und auch andere kultivierte *Datura*-Zierpflanzen enthalten Scopolamin, wenn auch vielleicht in geringeren Mengen als Medikamente.

Ich persönlich würde allerdings Scopolamin – selbst wenn es aus natürlichen Quellen stammt – bei Schwindel nicht empfehlen. Die Substanz kann durchaus helfen, aber auch Nebenwirkungen wie zum Beispiel eine verschwommene Sicht, Mundtrockenheit, Halluzinationen und einen unregelmäßigen Herzschlag (Palpitationen) nach sich ziehen. Ich ziehe bei Seekrankheit, Reiseübelkeit, Morgenübelkeit und allen anderen Beschwerden, die mit Schwindel oder Drehschwindel (Vertigo) einhergehen, Ingwer vor.

Die Begriffe *Schwindel* und *Vertigo* werden häufig gleichsinnig verwendet, aber technisch gesehen besteht dennoch ein kleiner Unterschied. Schwindel bedeutet einfach nur das Gefühl, zu schwanken. Vertigo oder Drehschwindel ist da schon schlimmer. Es ist das desorientierende Gefühl von Bewegung, als ob sich die Welt um einen drehen würde, oder man sich um die Welt dreht.

Grüne Apotheke für Schwindel

Wenn Sie unter chronischem Schwindel leiden, sollten Sie sich zum Arzt begeben. Längere oder immer wiederkehrende Schwindelanfälle können ein

Ingwer: Weitere Tests erforderlich

Ich glaube fest an Ingwer als Mittel gegen Schwindel, Seekrankheit und alle möglichen unguten Gefühle im Bauch. Seine jahrhundertelange Verwendung als Hausmittel und mehrere gute Studien geben mir recht.

Eine Studie allerdings, die, wie ich vermute, von der pharmazeutischen Industrie in Auftrag gegeben war, kam zu dem Schluß, daß Ingwer keine Wirkung zeigte, während ein gleichzeitig getestetes chemisches Arzneimittel gut abschnitt. Ich persönlich würde auf das Ergebnis eines einzelnen Tests nicht viel geben, aber ohne eine unvoreingenommene wissenschaftliche Vergleichsstudie kann man nie wissen, welche der Alternativen effektiver ist.

Nur wenn die Gesundheitsministerien neue Medikamente (synthetische und natürliche) nicht nur gegen Placebos, sondern auch gegen die besten pflanzlichen Alternativen testen, können wir sicher sein, die allerbeste Medizin zu bekommen.

Symptom einer Innenohrinfektion, von Herzrhythmusstörungen, einem hohen Blutdruck oder anderen ernsthaften gesundheitlichen Problemen sein. Bei gelegentlichen Schwindelanfällen dagegen können sich verschiedene Kräuter als hilfreich erweisen.

❧❧❧Ingwer (*Zingiber officinale*). Chinesische Segler kauten schon vor Jahrtausenden Ingwerwurzeln gegen die Seekrankheit, und mit ihnen wanderte auch das Hausmittel – von Asien nach Indien in den mittleren Osten bis nach Europa.

Die moderne Wissenschaft hat belegt, daß dieses alte Hausmittel tatsächlich einen Wert besitzt. Forscher rekrutierten 80 Marinesoldaten, die zur Seekrankheit neigten. Sie gaben den Soldaten jeweils ein Gramm gemahlenen Ingwer. Die Forscher konnten von 38 Prozent weniger Seekranken und 72 Prozent weniger Erbrechen bei den Kadetten berichten.

In einer davor durchgeführten Untersuchung an Land linderte ein Gramm Ingwer Drehschwindel und Reiseübelkeit besser als das Standardmedikament Dimenhydrinat (zum Beispiel Logomed® Reisetabletten).

Auch Dr. Varro Tyler (*siehe Anhang*) ist ein großer Befürworter von Ingwer: „Zur Vorbeugung der Reisekrankheit schluckt man 30 Minuten vor der Abfahrt zwei Kapseln und dann ein oder zwei weitere Kapseln, wenn man merkt, daß die Symptome einsetzen – in der Regel alle vier Stunden." Sie können sich die Ingwerkapseln in der Apotheke besorgen (zum Beispiel Zintona® Kapseln).

Sie können es auch mit einem Ingwertee oder kandiertem Ingwer versuchen, meint der Kräuterpapst Dr. Andrew Weil (*siehe Anhang*).

❦ **Ginkgo (*Ginkgo biloba*).** In ganz Europa wird Ginkgo weithin unter anderem zur Behandlung von Drehschwindel verschrieben. In einer französischen Untersuchung mit 70 Patienten, die unter chronischem Vertigo litten, berichteten 47 Prozent der Teilnehmer während der Einnahme von Ginkgo von einer Verbesserung. Sie können 60 bis 240 Milligramm eines standardisierten Extraktes pro Tag einnehmen. Diese Dosis sollten Sie nicht weiter erhöhen, da Ginkgo in großen Mengen Durchfall, Gereiztheit und Ruhelosigkeit verursachen kann.

❦ **Sellerie (*Apium graveolens*).** Selleriesamen genießen in der traditionellen chinesischen Heilkunst seit langem den Ruf, als Therapeutikum bei Schwindel wirksam zu sein.

❦ **Gemeiner Kürbis (*Cucurbita pepo*).** Einige Kräuterexperten, die ich sehr schätze, sind überzeugt, daß Kürbissamen Schwindelanfälle lindern können. Wenn ich diesen Tip ausprobieren würde, würde ich mir wahrscheinlich einen Brotaufstrich aus Kürbissamen zubereiten.

❦ **Ausgewählte Kräuter.** Weil ich es liebe, Rezepte zusammenzustellen, kann ich der Versuchung nicht widerstehen, einen Magen-Beruhigungstee zu kreieren. Mischen Sie vier Teelöffel Ingwer mit je einer Prise gemahlener Kürbissamen, Selleriesamen, Kamillenblüten, Fenchel, Orangenschalen, Pfefferminze und grüner Minze. Lassen Sie die Mischung 15 Minuten lang in einem halben Liter Wasser ziehen.

Sodbrennen

Ein Kollege, dem ich nie ein Interesse an Kräutern zugetraut hätte, besuchte mich eines Morgens in meinem Büro und überraschte mich mit der Frage, welche Kräuter ich ihm für sein Sodbrennen empfehlen würde. Er erklärte, daß er seit einigen Monaten immer wieder darunter leiden würde. Er hatte bereits eine Woche zuvor mit der Einnahme von Ingwer begonnen und sagte, daß es ihm schon deutlich besser gehen würde.

Ich war freudig überrascht, daß er ein Kraut probiert hatte, wunderte mich aber gleichzeitig über seinen Erfolg. Untersuchungen bescheinigen Ingwer eine vorbeugende Wirkung bei Übelkeit, die durch die Reisekrankheit oder die Morgenübelkeit schwangerer Frauen verursacht wird. Das ist der Grund, warum Ingwer einen wohlverdienten Ruf als Mittel zur Magenberuhigung hat, aber Sodbrennen findet nun einmal nicht im Magen statt.

501

Das Sodbrennen entsteht, wenn die Schließmuskeln (Sphinkteren), die am Übergang von der Speiseröhre (Ösophagus) in den Magen sitzen, nicht mehr richtig arbeiten. Diese Muskeln – als unterer Ösophagussphinkter bezeichnet – öffnen sich, damit Nahrungsbissen in den Magen gelangen können, verschließen sich danach aber gleich wieder, damit keine Magensäuren in die Speiseröhre hochgespült werden können. Bei Sodbrennen schließt der untere Ösophagussphinkter nicht richtig, und das Brennen in der Brust stammt in Wahrheit von einem Brennen in der Speiseröhre.

Ich habe noch nie von der Verwendung von Ingwer bei Sodbrennen gehört, aber ich zweifelte nicht an den Worten meines Kollegen. Ich empfahl ihm nur, Pfefferminze zu seinem Ingwertee zu geben. Pfefferminze genießt nämlich schon seit langem den Ruf als linderndes Mittel bei Magenverstimmungen und Sodbrennen, und es gibt ausreichend Untersuchungen, die diese traditionelle Verwendung als Hausmittel untermauern.

Sodbrennen ist eine weit verbreitete Angelegenheit. Schätzungen zufolge leiden etwa 30 Prozent der erwachsenen Bevölkerung mindestens einmal monatlich darunter, wobei die Ernährung und der Lebensstil dazu beitragen.

Man bekommt leichter Sodbrennen, wenn man hastig ißt oder im Stehen schlingt, ohne die Nahrung richtig zu kauen. Fritierte Speisen, Zucker, Alkohol, Zigaretten und Kaffee wurden bereits mit Sodbrennen in Verbindung gebracht. Um die Plage zu vermeiden, können Sie Ihre Mahlzeiten oder Zwischenmahlzeiten einnehmen, wenn Sie Zeit haben und nicht unter Druck stehen. Es hilft außerdem, viel Obst und Gemüse sowie Vollkornprodukte zu essen und fritierte Speisen zu meiden.

Grüne Apotheke für Sodbrennen

Zusätzlich zur Vermeidung bestimmter Speisen und Eßgewohnheiten habe ich hier einige Kräuter für Sie, die Ihnen helfen können.

Echte Engelwurz (*Angelica archangelica*) und verwandte Spezies. Aromatherapeuten empfehlen Engelwurzöl bei Sodbrennen von Erwachsenen und Koliken oder Blähungen bei Kindern. Engelwurz ist ein Mitglied der Familie der Umbelliferae (zu der auch die Möhren gehören), und viele Mitglieder dieser Pflanzenfamilie scheinen auf den Verdauungstrakt eine beruhigende Wirkung auszuüben. Ein Kraut mit dieser Eigenschaft wird als Karminativum bezeichnet.

Wenn Sie häufig unter Sodbrennen leiden, sollten Sie dies bei Ihrem Arzt ansprechen. Sie können es auch mit meiner *Angelade* probieren, die aus sechs verwandten Pflanzen von Engelwurz besteht, die alle Karminativa sind. Sie besteht aus zu Saft verarbeiteten Engelwurzstangen, Möhren, Sellerie,

Fenchel, Knoblauch, Petersilie und Pastinak (möglicherweise müssen Sie ein wenig Wasser und Gewürze für einen besseren Geschmack zugeben).

Wenn Sie keine frischen Pflanzen auftreiben können (die Pflanze gedeiht vor allem in den feuchten Wiesen der Mittelgebirge) können Sie das Kraut auch weglassen und sich mit den anderen genannten Zutaten begnügen. Es ist dabei eigentlich egal, für welche Mengenverhältnisse Sie sich entscheiden. Nehmen Sie einfach Ihre Lieblingspflanzen und mischen Sie sie, bis Sie einen Saft haben, der Ihrem Gaumen mundet.

❦❦ Kamille (*Matricaria recutita*). Die Buchautoren Joe und Terry Graedon (*siehe Anhang*) teilen meine Meinung, daß Kamille das bevorzugte Kraut bei Sodbrennen und Magendrücken sein sollte.

❦❦ Süßholz (*Glycyrrhiza glabra*). Ich stimme mit dem Buchautor Dr. Michael Murray

Angelica für Angina

Angelica oder Engelwurz ist gut zur Behandlung von Sodbrennen geeignet, und auch wenn Sodbrennen eigentlich wirklich nichts mit Herzschmerzen (genauer gesagt Angina pectoris) zu tun hat, ist die Pflanze auch eine Wohltat für Ihr Herz.

Engelwurz und andere Angehörige der Familie der Umbelliferae enthalten etwa 15 verschiedene Kalzium-Kanalblocker, das sind Substanzen, die als Medikamente zur Behandlung von Angina pectoris eingesetzt werden. Angina pectoris sind chronische Schmerzen in der Brust, die häufig eine Herzerkrankung begleiten. Bei einem dieser natürlichen Kalzium-Kanalblocker konnte eine dem Wirkstoff Verapramil (Präparatname zum Beispiel Isoptin®) vergleichbar starke Wirkung nachgewiesen werden. Verapramil wird häufig bei Angina pectoris verschrieben.

Vegetarier essen regelmäßig viel Möhren, und möglicherweise ist dies zumindest teilweise die Erklärung dafür, daß sie als Gruppe gesehen weniger unter Herzerkrankungen leiden.

(*siehe Anhang*) und verschiedenen anderen Lehrbüchern über das Heilen durch die Ernährung und natürliche Heilverfahren überein, daß deglycyrrhiciniertes Süßholzkraut (DGS) erfolgreich zur Behandlung von Sodbrennen und Geschwüren im Magen sowie der Speiseröhre verwendet werden kann. Viele Studien haben belegt, daß Süßholz krampflösend wirkt und die Produktion der Magensäuren hemmt, was wiederum gegen Sodbrennen wirkt.

Süßholz und seine Extrakte sind bei vernünftiger Anwendung in moderaten Mengen – das heißt bis zu drei Tassen pro Tag – unbedenklich. Die längerfristige Anwendung oder die Einnahme sehr hoher Dosen kann jedoch Kopfschmerzen, Antriebslosigkeit (Lethargie), Natrium- und Wasserretention

Von Sodbrennen stirbt man nicht

Manchmal ist das Sodbrennen so schmerzhaft, daß man glaubt, gerade einen Herzinfarkt zu erleben, auch wenn das gar nicht stimmt. Aber auch die umgekehrte Version kann zutreffen: Manchmal glaubt man, Sodbrennen zu haben, und erleidet in Wahrheit gerade einen Herzinfarkt oder Angina pectoris.

Sodbrennen entsteht typischerweise während oder kurz nach einer Mahlzeit und äußert sich in Schmerzen oder einem Brennen in der Brust. Ein Herzinfarkt oder eine Angina pectoris dagegen können jederzeit zuschlagen. Häufig sind die dabei empfundenen Schmerzen nicht auf die Brust beschränkt, sondern strahlen unter das Kinn oder entlang der Arme aus. Ein Herzinfarkt oder Angina pectoris können auch das Gefühl, ohnmächtig zu werden, und Schweißausbrüche nach sich ziehen. Wenn Sie wegen Ihrer Schmerzen in der Brust irgendwelche Bedenken haben, dann sollten Sie lieber die Notrufnummer (110) wählen und Ihre Symptome beschreiben.

(Speicherung) sowie einen übermäßigen Kaliumverlust nach sich ziehen. Eine gelegentliche Tasse Süßholztee zur Linderung von Sodbrennen ist dagegen unbedenklich.

Pfefferminze (*Mentha piperita*). Vor einer ganzen Weile verbrachte unsere Tochter eine Urlaubswoche bei uns, und wir feierten diese Zusammenkunft mit Bergen von Salat und gegrillten Rippchen, wovon ich prompt Sodbrennen bekam. Ich stürmte in den Garten und griff mir zwei Handvoll Pfefferminze und jeweils eine Handvoll grüner Minze, Melisse und Scharlachmonarde. Außerdem holte ich ein wenig Basilikum, Salbei und Oregano und kochte mir daraus einen schmackhaften Tee, der mir half. Ich weiß, Sie möchten vielleicht ein etwas genaueres Rezept bekommen – einen Teelöffel hiervon, zwei Teelöffel davon – aber ich messe die Kräuter niemals ab, wenn sie generell als unbedenklich gelten.

Es gibt widersprüchliche Meinungen über die Verwendung von Pfefferminze bei Sodbrennen. Ich bin der gleichen Meinung wie der Buchautor Dr. Andrew Weil (*siehe Anhang*), der dieses Kraut wärmstens empfiehlt. Und auch Überlieferungen über Heilkräuter stützen seine Verwendung. Traditionelle Kulturen – von den Ägyptern der Antike bis hin zu den Isländern der Neuzeit – verwenden Pfefferminze für alle möglichen Arten von Verdauungsproblemen, darunter auch Sodbrennen.

Einige hoch angesehene Kräuterexperten halten jedoch dagegen, daß Pfefferminze das Sodbrennen sogar noch verstärken kann. Wenn das bei Ihnen der Fall sein sollte, sollten Sie das Kraut einfach nicht mehr ver-

Das Für und Wider von Beinwell

Beinwell hat mittlerweile einen schlechten Ruf. Auch wenn viele Kräuterexperten dabei bleiben, das Kraut zu empfehlen, sind einige der Ansicht, daß man Beinwell überhaupt nicht innerlich anwenden darf. Der Grund: die medizinische Forschung hat herausgefunden, daß in Beinwell die sogenannten Pyrrolizidin-Alkaloide enthalten sind. Diese Stoffe können in ausreichend großen Mengen Leberschäden und möglicherweise sogar Krebs verursachen.

Auch ich finde nicht, daß man täglich literweise Beinwelltee trinken sollte, aber ich habe keine Angst vor der gelegentlichen Einnahme von ein wenig Beinwell, auch wenn klar nachgewiesen ist, daß das Kraut die gefürchteten Substanzen enthält. Meine Meinung basiert auf Studien, die von dem Biochemiker Dr. Bruce Ames durchgeführt wurden. Dr. Ames hat sich auf Schätzungen der Karzinogenität (dem krebsverursachenden Potential) von Nahrungsmitteln spezialisiert. Laut seinen Ergebnissen ist eine Tasse Beinwell weniger karzinogen als eine Dose Bier. Und ich werde sicherlich auch nicht auf mein Bier verzichten!

wenden. Ich bezweifle jedoch, daß Sie Probleme bekommen werden. Die meisten – wenn nicht gar die meisten Minzarten erleichtern die Verdauung, und Pfefferminze und grüne Minze stehen da an vorderster Front.

❧ Kardamom (*Elettaria cardamomum*) und Zimt (*Cinnamomum, verschiedene Spezies*). Beide Kräuter helfen bei der Ausscheidung von Gas. Wenn meine geliebte Frau gelegentlich einmal unter Sodbrennen oder einer Magenübersäuerung leidet, dann streut sie mit meiner Zustimmung das eine oder andere gemahlene Kraut über ihren Toast. (Wir haben jedoch selten Kardamom in unserem Garten, das Kraut ist einfach zu teuer.)

❧ Dill (*Anethum graveolens*). Dill wird bereits seit Tausenden von Jahren zur Beruhigung des Verdauungstraktes und Behandlung von Sodbrennen verwendet. Wenn ich Sodbrennen hätte, würde ich mir einen Tee aus ein paar Teelöffeln zerstoßener Dillsamen kochen. (Wenn Sie schwanger sind, dann könnte die Verwendung von Dill in medizinisch wirksamen Mengen Probleme verursachen. Nehmen Sie das Kraut nur ab und zu in geringen Mengen ein.)

❧ Fenchel (*Foeniculum vulgare*). Fenchel wird bereits ebenso lange lange wie Dill verwendet, und zwar aus den gleichen Gründen. Ich würde Fenchel übrigens auch selbst verwenden.

➤ **Enzian (*Gentiana officinalis*).** Der Buchautor Dr. Daniel Mowrey (*siehe Anhang*) stellte fest, daß Enzian ein bemerkenswertes Mittel zur Vorbeugung vor Sodbrennen ist, vor allem, wenn das Kraut 30 Minuten vor den Mahlzeiten eingenommen wird. Dem kann ich nur zustimmen. Enzian kann auf eine lange Geschichte als Kraut für die Verdauung zurückblicken. Ich würde einen Teelöffel Enzian auf ein bis zwei Tassen mit kochendem Wasser nehmen und den Tee etwa 30 Minuten lang ziehen lassen. Bitte beachten Sie, daß Enzian unter strengem Naturschutz steht, weshalb Sie das Kraut nur über Apotheken beziehen sollten. Dr. Mowrey empfiehlt, den Tee mit einer Prise Cayennepfeffer und Ingwer zu würzen.

➤ **Papaya (*Carica papaya*) und Ananas (*Ananas comosus*).** Diese Früchte sind mit Verdauungsenzymen nur so vollgepackt und werden weithin zur Linderung von Sodbrennen und Magenverstimmungen eingesetzt. Wenn man Papayas mit ein wenig Honig vor oder zwischen den Mahlzeiten ißt, kann man damit möglicherweise den Problemen sogar vorbeugen. Einige Ernährungsexperten sind übrigens der Ansicht, daß auch Kiwis helfen könnten.

➤ **Kräutermischungen.** Ich hege großen Respekt für den britischen Kräuterexperten und Buchautor David Hoffman (*siehe Anhang*). Er empfiehlt verschiedene Kräuterkombinationen bei Problemen im Verdauungstrakt. Die folgenden Tees könnten auch bei Sodbrennen wirksam sein.

Verdauungstee: Zwei Teile Beinwellblätter, die den Verdauungstrakt beruhigen; zwei Teile echter Eibisch (*Althea officinalis*), ein weiteres magenberuhigendes Kraut; ein Teil echter Kalmus (*Acorus calamus*), der säurehemmende und entblähende Eigenschaften hat; ein Teil Mädesüß, ebenfalls mit säurehemmenden und entblähenden Eigenschaften.

Speiseröhrenrezeptur: Zwei Teile Beinwell, zwei Teile echter Eibisch, ein Teil Kamille (sowohl entblähend als auch entzündungshemmend); sowie ein Teil Studentenblume (ebenfalls entzündungshemmend).

➤ **Salat aus der Bibel.** Verschiedene bereits in der Bibel erwähnte Kräuter genießen den volkstümlichen Ruf, hilfreich zu sein. Dazu gehören Mandel, Chicorée, Löwenzahn, Knoblauch, grüner Salat, Senf, Oliven, Zwiebeln und Walnüsse. Wenn ich häufig unter Sodbrennen leiden würde, würde ich mir wahrscheinlich einen Salat aus verschiedenen dieser Zutaten zubereiten.

Sonnenbrand

In der Zeit von der Grundschule bis hin zum Abitur lungerte ich stets den ganzen Sommer im Schwimmbad herum und saugte die Sonne förmlich in mich auf. Während der Studienzeit zupfte ich während der Sommermonate an vielen Stränden auf meiner Baßgitarre und Gitarre. So verbrachte ich noch mehr Tage in der Sonne liegend an großartigen Stränden.

All diese Sonnenexposition setzte mich einem beträchtlichen Risiko für Hautkrebs aus, und ich muß nun mit den Konsequenzen leben. Mir wurde bereits ein kleines Stückchen Hautkrebs entfernt, und es sind bereits andere Stellen aufgetaucht, um die ich mich bald kümmern muß.

Ich habe meine Lektion gelernt. Wenn ich jetzt in den Tropen auf einem Schiff sitze, verwende ich einen starken Sonnenschutz und trage langärmelige T-Shirts, manchmal sogar leichte Handschuhe und einen Hut mit einer breiten Krempe. Alle diese Vorsichtsmaßnahmen sind der völlige Gegensatz zu dem Verhalten, mit dem ich aufgewachsen bin. Aber wenn man bedenkt, wo ich überall hinreise, sind sie einfach notwendig. Und auch wenn ich alles tue, um mir die Sonne vom Leib zu halten, bekomme ich im Amazonasgebiet immer noch einen Sonnenbrand, selbst wenn ich meinen Körper völlig verhülle.

Grüne Apotheke für Sonnenbrand

Im Vergleich zu Verbrennungen verläuft ein Sonnenbrand meist glimpflich. Aber Sonnenbrände betreffen meist sehr viel größere Hautpartien als die meisten anderen Verbrennungen des Alltags. Und sie erhöhen nicht nur das Krebsrisiko, sondern können auch noch ziemlich schmerzhaft sein. Zum Glück hat uns Mutter Natur einige hilfreiche Mittel dagegen geschenkt.

Teestrauch (*Camellia sinensis*). Chinesische Kräuterexperten empfehlen, einen gekühlten schwarzen Tee zur Beruhigung der sonnenverbrannten Haut aufzutragen. Das scheint mir aufgrund der verschiedenen wohltuenden Substanzen im Tee durchaus sinnvoll zu sein.

Ein mir persönlich bekannter Wissenschaftler ist der Ansicht, daß die im Tee enthaltenen Tanninsäuren und das Theobromin die Hitze aus dem Sonnenbrand ziehen. Andere im Tee enthaltene Substanzen, die sogenannten Catechine, helfen bei der Vorbeugung und Regeneration von Hautschäden und können möglicherweise sogar strahlungs- und chemikalienbedingten Hautkrebsformen vorbeugen. Die jüngsten Studien kamen übrigens zu dem Ergebnis, daß grüner Tee zudem reich an den sogenannten Polyphenolen ist.

507

Bei innerlicher Einnahme unterstützen diese Stoffe den Schutz der Haut vor den Schäden durch die ultravioletten Strahlen, die letztlich einen Sonnenbrand verursachen.

Es gibt keinen Zweifel: Lieber einen Sonnenbrand vermeiden, als die Auswirkungen ertragen zu müssen. Aber wenn Sie nun einmal zuviel Zeit in der Sonne verbracht und nicht genügend Sonnenschutz aufgetragen haben, können Sie das große Brennen lindern, wenn Sie ein wenig grünen Tee nippen. Danach legen Sie kühle, in den Tee getauchte Kompressen auf die Hautpartien, die zuviel Sonne ausgesetzt waren.

Aloe (*Aloe vera*). Der gelartige Inhalt der Aloeblätter beschleunigt erwiesenermaßen die Abheilung der durch Strahlung verursachten Verbrennungen. Sie können das Gel direkt aus einem aufgeschlitzten Blatt herausdrücken oder ein fertig vorbereitetes Gel in der Apotheke kaufen.

Tragen Sie das Gel nach dem Duschen und danach wiederholt im Laufe des Tages auf, bis die Schmerzen nachlassen, lautet die Empfehlung von Dr. Robert D. Willix. In der Regel verschwinden seiner Auskunft nach die Rötungen innerhalb von ein oder zwei Tagen, und die Haut schält sich nicht ab.

Schwarzer Nachtschatten. Einige volkstümlich orientierte Kräuterexperten aus Indiana, USA, zerstoßen die Blätter des Nachtschattens, rühren sie in eine stark pflegende Creme ein und tupfen die Mischung auf den Sonnenbrand, erzählt der Buchautor Dr. Varro Tyler (*siehe Anhang*).

Ich konnte am Amazonas eine ähnliche Praxis beobachten. Ein Schamanenheiler aus Peru, den ich persönlich kenne, verwendet die am Amazonas wachsende Nachtschattenspezies zur Behandlung aller möglichen Verbrennungen, das heißt nicht nur von Sonnenbränden. Er hackt die Blätter, um den grünlichen Pfanzensaft zu gewinnen, den er so schnell wie möglich auf die Verbrennung streicht. Er schwört, daß diese Maßnahme der Bildung von Narben vorbeugt.

Hierzulande werden Sie wohl eher den bittersüßen Nachtschatten oder Bittersüß (*Solanum dulcamara*) finden, der in feuchten und schattigen Gebieten wächst. Die Pflanze ist zwar nicht so giftig wie die mit ihr verwandte Tollkirsche, doch auch hier gilt es, vorsichtig zu sein. Substanzen in anderen Nachtschattengewächsen (*Solanaceae*) haben sich übrigens bei der Vorbeugung vor Hautkrebs als nützlich erwiesen.

Ringelblume (*Calendula officinalis*). Die Wissenschaft hat bewiesen, daß Ringelblumenblüten die Heilung von Verbrennungen bei sich schließenden Wunden beschleunigen, die Entzündung verringern und das Wachstum neuer Hautzellen anregen. Salben und Cremes mit Ringelblumen gibt es in großer Auswahl in Apotheken und Drogerien.

❧ Gurke (*Cucumis sativus*). Die kühlende Gurke wird gerne zur Linderung von Verbrennungen verwendet, meint der Buchautor Dr. Albert Leung (*siehe Anhang*). Sie müssen einfach nur eine Gurke der Länge nach aufschneiden und damit über die Haut wischen.

❧ Aubergine (*Solanum melongea*). Wie der schwarze Nachtschatten und sein Verwandter aus dem Amazonasgebiet haben auch Auberginen den Ruf in der Volksmedizin, bei Sonnenbrand heilend zu wirken. Und in der Tat, die Pflanze enthält Substanzen, die im sonnigen Australien zur Behandlung von Hautkrebs genutzt werden.

Natürlich ist es besser, einen Sonnenschutz zu verwenden, um die Haut vor den Schäden durch die Sonne zu retten. Aber wenn Sie tatsächlich einmal einen Sonnenbrand bekommen haben, gibt es keinen Grund, warum Sie die folgende Behandlung nicht einmal ausprobieren sollten: Streichen Sie ein Auberginenpüree auf die Haut, dann werden Sie bald sehen, ob das hilft.

❧ Wegerich (*Plantago*, verschiedene Spezies). Der verstorbene Kräuterexperte Tommie Bass aus Alabama, USA, verwendete Wegerich bei Sonnenbränden, Stichen und Verbrennungen mit Brennesseln. Und er hatte recht damit, da die Pflanze Allantoin enthält, die eine bewährte Substanz zur Heilung verletzter Hautzellen ist.

❧ Zaubernuß (*Hamamelis virginiana*). In einer Studie verglichen Wissenschaftler drei verschiedene Sonnenbrand-Therapien: Zaubernuß, einprozentiges Hydrokortison und Kamillencreme. Das Hydrokortison schlug die Zaubernuß, die wiederum besser wirkte als Kamille. Dennoch half die Zaubernuß ziemlich gut, und zumindest da, wo ich wohne, erhalte ich die Pflanze umsonst.

Sie können sich in der Apotheke eine Lösung mit Hamamelis kaufen und die Lösung direkt aus der Flasche auf eine Kompresse tropfen. Sie können auch einen Teelöffel Zaubernuß mit einem Teelöffel Honig vermischen und ein steifgeschlagenes Eiweiß darunterheben. Oder Sie mischen je zwei Eßlöffel Zaubernuß, Olivenöl und Glyzerin und probieren diesen Geheimtip aus.

❧ Vitamine und Nährstoffe. Laut meiner Datenbank ist Vitamin E (Tocopherol) die am häufigsten zitierte Substanz mit einer 'Anti-Sonnenbrand-Wirkung'. Probieren Sie doch einmal eine Vitamin-E-haltige Creme, um zu sehen, ob Ihr Sonnenbrand dann nicht besser wird.

Eine weitere Studie kam zu dem Ergebnis, daß L-Selenomethionin, eine natürliche Aminosäure, die durch einen Sonnenbrand verursachten Hautschäden begrenzt. Die entsprechende Studie wurde von Dr. Karen E. Burke durchgeführt. Selenomethionin ist sowohl bei innerlicher Einnahme als auch nach dem Auftragen auf die Haut wirksam. Dr. Burke empfiehlt während der

Sommermonate die Einnahme von 100 Mikrogramm pro Tag. Personen, die aus Familien stammen, in denen bereits Mitglieder an Hautkrebs erkrankten, sollen 200 Mikrogramm einnehmen. (Brasilnüsse sind übrigens besonders reich mit diesem Nährstoff gesegnet.)

Spondylitis ankylosans

Ich leide unter der Spondylitis ankylosans oder Bechterew-Strümpell-Marie-Krankheit, einer Art der Arthritis, von der die meisten Menschen sicher noch nie gehört haben. Die Spondylitis ankylosans führt zu einer Entzündung entlang der Wirbelsäule und äußert sich in Rückenschmerzen und Steifheit. *(Ankylosans* bedeutet übrigens 'steif', *spondy* heißt 'Wirbel' und *itis* steht für 'Entzündung'.)

Männer bekommen die Erkrankung 2,5mal so häufig wie Frauen. Derzeitigen Schätzungen zufolge leiden etwa 318.000 Männer und 127.000 Frauen darunter. Neunzig Prozent der Fälle entwickeln sich im Alter zwischen 20 und 40 Jahren, aber meine Erkrankung wurde nicht vor meinem 60. Lebensjahr – nach meiner Bandscheibenoperation im Jahr 1991 – diagnostiziert.

Bisher kennt niemand die Ursache der Spondylitis ankylosans, man vermutet jedoch, daß es sich um eine Autoimmunerkrankung handelt, was bedeutet, daß das körpereigene Immunsystem den Körper angreift. Diese Beschreibung paßt übrigens auch auf die rheumatoide Arthritis, eine andere Gelenkerkrankung. Normalerweise greift das Immunsystem in den Körper eindringende Mikroben ab, was uns vor einer Infektion schützt. Manchmal jedoch weiß das Immunsystem nicht mehr so genau, was es nun angreifen soll. Es richtet seine tödliche Waffe gegen sich selbst, und dann entstehen die gefürchteten Autoimmunerkrankungen.

Im Griff der Schmerzen

In meinem Fall betrifft die Spondylitis ankylosans die Wirbel im Halsbereich, die Bandscheiben dazwischen sowie die umgebenden Bänder und Bindegewebe. Sie sind steif und schmerzen, und gelegentlich führt ein Druck auf die Nervenwurzeln dazu, daß die Schmerzen bis in meine Arme ausstrahlen. Durch die Spondylitis ankylosans habe ich eine nach vorn geneigte Haltung.

Häufig dauert es Jahre, bis die Diagnose bei einer Spondylitis ankylosans gestellt wird, weil die Menschen annehmen, nur 'normale' Schmerzen im unteren Rückenbereich zu haben, die ja sehr weit verbreitet sind (die Spondylitis ankylosans macht sich häufig im unteren Rückenbereich breit). Wenn eine Spondylitis ankylosans unbehandelt bleibt, dann riskiert man, eine lebenslange Behinderung im Rücken davonzutragen. Die chronische Entzündung kann die Knorpel zwischen den Wirbeln zerstören. Außerdem führt eine Spondylitis ankylosans häufig zu einem knöchernem Wachstum, das die Wirbel verbindet und eine dauerhafte Versteifung der Wirbelsäule nach sich zieht.

Als ich wegen meines Bandscheibenvorfalls operiert wurde, riet mir mein Neurochirurg von sportlichen Übungen ab und sagte, daß mir diese Maßnahme bei meiner Spondylitis ankylosans nicht helfen würde. Wenn ich ihn jemals wieder treffen sollte, dann werde ich ihm sicherlich mitteilen, daß mir der Sport während der letzten fünf Jahre sehr wohl bei der Linderung der Schmerzen geholfen hat. Ich werde ihm sicher auch erzählen, daß die an mir vorgenommene Operation mittlerweile in medizinischen Kreisen als sinnlos erachtet wird.

Während er tief in meinen Halswirbeln wühlte, vollführte der Chirurg eine sogenannte zervikale Fusion, was bedeutet, daß er zwei der Wirbel miteinander verband. Das ist genau das, was die Natur sowieso macht, nur daß es hier ein wenig langsamer geht. Ein Bandscheibenvorfall ist nämlich in etwa das, was auch bei einer Spondylitis ankylosans geschieht. Vielleicht hätte ich einfach nur warten sollen, bis die Natur ihren Lauf genommen hätte. Vielleicht aber auch nicht – ich werde es nie in Erfahrung bringen.

Grüne Apotheke für Spondylitis ankylosans

Mein Neurochirurg erzählte mir auch, daß es für Rückenschmerzen keine Kräutertherapien gäbe. Was er eigentlich hätte sagen sollen, ist, daß es keine gibt, die er kennen würde. Ich sollte an dieser Stelle wohl deutlich sagen, daß es keine Kräuter gibt, die eine Spondylitis ankylosans ausheilen können. Wenn Sie darunter leiden, dann sollten Sie sich einen guten Facharzt für rheumatische Erkrankungen suchen und seinen Rat befolgen. Aber Kräuter können definitiv helfen, und sie haben auch mir geholfen.

➤➤➤ **Ingwer (*Zingiber officinale*).** Ingwer enthält Zingibain, eine bestimmte Sorte eines eiweißauflösenden (proteolytischen) Enzyms. Viele Fleischzartmacher enthalten solche proteolytischen Enzyme.

Klinische Studien haben belegt, daß proteolytische Enzyme ferner entzündungshemmend wirken, erklärt der bekannte Buchautor Dr. Michael Murray (*siehe Anhang*). Das bedeutet, daß diese Enzyme auch bei einer Spondylitis ankylosans helfen sollten.

Proteolytische Enzyme, von denen es neben Zingibain noch mehrere gibt, spielen zudem bei der Kontrolle von Autoimmunerkrankungen eine Rolle. Sie senken nämlich die Blutspiegel an den sogenannten Immunkomplexen. Hohe Spiegel an Immunkomplexen treiben das Immunsystem dazu an, sich selbst anzugreifen, und das führt letztendlich natürlich zu Gewebeschäden.

Zumindest ein Wissenschaftler, der Kräuterexperte und Buchautor Paul Schulick (*siehe Anhang*), ist der Ansicht, daß Zingibain, das einen Anteil von etwa zwei Prozent in Ingwerwurzeln ausmacht, ein genauso stark wirkendes Enzym wie Bromelaine in Ananas oder Papain in Papayas ist. Er behauptet, daß Ingwer eine der reichsten Quellen der Natur für proteolytische Enzyme ist und etwa den 180fachen Gehalt von Papayas aufweist.

Ingwer ist ferner gut wegen seiner entzündungshemmenden Eigenschaften bekannt. Indische und skandinavische Studien haben übereinstimmend gezeigt, daß Ingwer (und der nahe verwandte Kurkuma oder Safranwurz) bei der Behandlung der meisten Arthritisformen nützlich ist.

Ingwer enthält außerdem mehr als 12 Antioxidantien. Antioxidantien sind Substanzen, die die Zellen vor Schädigungen durch freie Radikale (hoch reaktive Sauerstoffmoleküle) im Körper schützen, die bei Entzündungen eine Rolle spielen.

Schließlich bemerkt Schulick, daß Ingwer im Vergleich zur Standardtherapie der Schulmedizin – den sogenannten nicht-steroidalen Antiphlogistika (kurz NSAID) – einen großen Vorteil bietet.

Azetylsalizylsäure und andere NSAIDs sind schwer verträglich für den Magen, und eine langfristige Anwendung kann zur Entstehung von Magengeschwüren führen. Ingwer dagegen verursacht keine Magenprobleme.

Ich genieße Ingwer und hoffe, daß ich damit einige ernsthafte Komplikationen meiner Spondylitis ankylosans auf spätere Zeit verschieben kann. Sie können Ingwer in Form von Tee, Tinkturen oder Kapseln einnehmen. Ingwer ist außerdem ein köstliches Gewürz, das Sie in Ihrer Küche ruhig großzügig verwenden dürfen. Ein reichlich mit Ingwer gewürztes Gericht wird Sie sogar mit einer medizinisch wirksamen Dosis der Wurzel versorgen.

Ananas (*Ananas comosus*). Wie Ingwer enthält auch Ananas ein proteolytisches Enzym, das in diesem Fall Bromelaine heißt.

Dr. Murray empfiehlt die Einnahme von 400 bis 600 Milligramm Bromelaine dreimal täglich auf leeren Magen. Bromelaine ist als Reinsubstanz rezeptfrei in der Apotheke erhältlich.

Da ich Ananas so gerne mag, ziehe ich es vor, mein Bromelaine aus natürlichen Quellen zu beziehen, weshalb ich sehr viel Ananas esse. Neben

Socorros Geheimnis

Socorro Guerra und ihr Ehemann Cesar leben im östlichen Peru am Zusammenfluß des Yamamomo Creek und Amazonas. Ihr Heim liegt etwa 15 Fußminuten von der Explorama Lodge entfernt, die die Ökotouristen aufnimmt, die an meinen tropischen Kräuterkursen teilnehmen. Cesar betreibt eine Zuckerrohr-Destillierungsanlage, die *Aguardiente* oder *Cachasas*, den Rum des Amazonas, produziert, den die Einwohner sowohl für gesellige Feiern als auch für medizinische Zwecke verwenden.

Socorro ist eine Kräuterexpertin vom Amazonas. In ihrer Küche zeigt sie stolz ihr Rheumamittel (*remedio para rheumatismo*). Ich nenne das Mittel 'Das Geheimnis von Socorro' – wohlwissend, daß es im Dschungel bei rheumatoider Arthritis und möglicherweise auch bei Spondylitis ankylosans genauso gut wie alles andere helfen kann.

Die wichtigsten Zutaten in der Mischung sind: Krebsblume, Feigenlatex (der milchige Saft, der aus dem Feigenbaum läuft), Ingwer, Portwein und natürlich der Rum ihres Ehemannes. Ingwer und Feigenlatex enthalten eiweißabbauende (proteolytische) Enzyme, die bei der Linderung der entzündlichen Symptome einer rheumatoiden Arthritis und möglicherweise auch einer Spondylitis ankylosans sehr nützlich sind. Was nun Portwein und Krebsblume anbelangt: beide enthalten eine großzügige Menge an oligomeren Procyaniden. Oligomere Procyanide sind Antioxidantien, die wiederum die Zellen vor Schädigungen durch freie Radikale (hoch reaktive Sauerstoffmoleküle) im Körper schützen.

Natürlich weiß Socorro nichts von proteolytischen Enzymen oder oligomeren Procyaniden. Sie nutzt einfach ihre geheime Formel, um ihren Rheumatismus zu lindern. Ich habe mir die Freiheit erlaubt, zum Rezept von Socorro Ananas hinzuzufügen, so daß ein sehr schmackhafter Punsch daraus entsteht, der ein Füllhorn an proteolytischen Enzymen ist.

Hier ist das abgeänderte Rezept: geben Sie jeweils zwei Eßlöffel Krebsblumenkraut und Feigenlatex zu 500 Milliliter Rotwein und 500 Milliliter Ananassaft. Wahrscheinlich haben Sie Schwierigkeiten, an Krebsblumen (ein Wolfsmilchgewächs) und den Feigenlatex zu kommen, versuchen Sie es doch einmal über internationale Apotheken. Geben Sie eine Tasse gehackte Ingwerwurzel dazu. Nun lehnen Sie sich zurück und genießen Sie den Trank, ohne sich um Ihren Rücken Sorgen zu machen.

Zingibain und Bromelaine gibt es noch eine Reihe anderer proteolytischer Enzyme, die eine ähnliche Wirkung entfalten sollten. Sie kommen an diese Wirkstoffe durch den Verzehr der Früchte und Kräuter, die diese Enzyme enthalten. Die besten Quellen hierfür sind Ingwer, Kiwis, Papaya und Feigen.

Mais (*Zea mays*). Wie gut kann ich mich doch an meine erste Reise im Jahr 1991 an den Amazonas in Peru erinnern. Ich mußte mit so einem entwürdigenden Halskragen herumlaufen. Durch den Kragen wurde das nach vorne geneigte Haupt korrigiert, zu dem so viele ältere Männer neigen, vor allem diejenigen, die unter einer Spondylitis ankylosans leiden. Im feuchten Klima des Amazonas scheuerte der Kragen jedoch derart, daß er keine Hilfe war, sondern meine Wirbelsäule noch mehr schmerzen ließ.

Zu Hause hätte ich einfach ein wenig linderndes Talkumpuder aufgetragen. Aber den hatte ich nicht zur Hand – bis mir eine nette Kursteilnehmerin, die wohl wie ich aus Alabama stammte, ihren 'tropischen Talkumpuder' lieh, der aus fein vermahlener Maisstärke bestand. Sie war so klug gewesen, den Puder zur Vermeidung von Scheuerstellen mitzubringen. Als sie das erste Mal den Puder auf meinen Hals streute, verspürte ich fast augenblicklich eine Linderung. Danach gab sie mir ein kleines Tütchen mit meinem eigenen Vorrat an fein gemahlener Maisstärke. Ich schlage nicht vor, mit Hilfe von Maisstärke die Spondylitis ankylosans selbst zu lindern. Man kann damit jedoch die Dermatitis bekämpfen, die man bekommen kann, wenn man wie ich aufgrund der Erkrankung in einen Halskragen eingezwängt ist.

Amaranthgewächse (*Amaranthus*, verschiedene Spezies). Es gibt keinen Zweifel: Wenn man dem Körper ausreichend Kalzium zuführt, kann man einer Osteoporose vorbeugen. Ich denke, daß der Mineralstoff auch bei der Vorbeugung vor der Spondylitis ankylosans eine Rolle spielt.

Laut meiner Datensammlung ist Fuchsschwanz die beste pflanzliche Quelle für Kalzium. Andere Pflanzen, die ebenfalls reichhaltige Quellen für diesen essentiellen Mineralstoff sind, sind zum Beispiel weißer Gänsefuß, Brennessel, Dickbohnen, Brunnenkresse, Süßholz, Majoran, Bohnenkraut, Rotkleesprossen, Thymian, Chinakohl, Basilikum, Selleriesamen, Oldenlandia umbellata, Löwenzahn und Portulak.

Ich empfehle, häufig grünes Blattgemüse als regulären Bestandteil Ihrer Mahlzeiten zu genießen. Es empfiehlt sich ferner, zwischen den Mahlzeiten aus diesen Gemüsen hergestellte Brühen zu trinken.

Vegetarische Ernährung. Verschiedene Untersuchungen und eine reiche Auswahl an Überlieferungen zielen darauf ab, daß eine kalorienarme vegetarische Ernährung die Schmerzen und Entzündungen bei einer rheumatoiden Arthritis lindern helfen.

Die Wissenschaft hat gezeigt, daß diese Art der Ernährung die

Hilfe aus dem Tierreich

Knorpel. Gut, ich weiß selbst, daß dies kein Kraut ist, aber mein grundsätzlicher Rat ist, ab und zu einen Knochen in der Gemüsesuppe mitzukochen. Lassen Sie sich das bitte erklären.

Während der letzten Jahre empfahlen Veröffentlichungen über gesunde Ernährung Haiknorpel zur Vorbeugung vor Krebs. Offensichtlich scheinen Haie, deren 'Knochen' ausschließlich aus Knorpeln bestehen, nicht an Tumoren zu erkranken. Ich kann nichts Positives über die Einnahme von Haiknorpeln gegen Krebs berichten, aber es gibt einige vielversprechende Untersuchungen, die Hinweise darauf geben, daß Hühner- und Kälberknorpel Patienten mit der Spondylitis ankylosans helfen könnten.

Der Forscher Dr. David Trentham der Harvard Universität hat entdeckt, daß der Verzehr des Typ II Kollagens – ein Bindegewebe und Bestandteil der Knorpel – die Symptome von Autoimmunformen arthritischer Erkrankungen erheblich lindern können, insbesondere die rheumatoide Arthritis und sehr wahrscheinlich auch die Spondylitis ankylosans. Auch die Arbeit der Immunologin Dr. Trentham (eine Forscherin, die sich mit dem Immunsystem beschäftigt) am National Eye Institute stützt die Kollagentherapie bei anderen Autoimmunerkrankungen.

Derzeit existiert eine Zusammenarbeit zwischen einer biotechnischen Firma (AutoImmune) in Lexington, Massachusetts (USA), und Dr. Trentham. Sie führen gemeinsam Versuche zur Kollagentherapie durch, an denen 280 Personen teilnehmen. Vorläufige Ergebnisse lassen darauf schließen, daß die niedrigste Kollagendosis am wirksamsten ist, was die Wissenschaftler dazu veranlaßte, es künftig mit noch niedrigeren Dosen zu versuchen. Dr. Trentham ist noch nicht zu der Aussage bereit, daß der Verzehr tierischen Knorpels eine rheumatoide Arthritis oder Spondylitis ankylosans kuriert, aber die bisher veröffentlichten Ergebnisse könnten durchaus dazu führen, daß ich eines Tages zum Knorpelesser werde.

Manche Menschen stürzen sich auf die Knorpel von Geflügel, aber ich ziehe es doch vor, mein Kollagen aus Suppenknochen zu beziehen, die reichlich Kollagen enthalten. Möglicherweise ist es eine gute Idee, ein oder zwei Suppenknochen in der Gemüsesuppe mitzukochen, wenn Sie unter einer Spondylitis ankylosans leiden.

Symptome einer ganzen Reihe von Autoimmunerkrankungen lindert. Wenn es sich bei der Spondylitis ankylosans tatsächlich um eine autoimmune Arthritis handelt, dann müßte eine kalorienarme vegetarische Ernährung auch diese Erkrankung erträglicher werden lassen.

Diese Ernährungsform steht für eine gute Gesundheit und Langlebigkeit, selbst wenn man nicht unter einer Autoimmunerkrankung leidet. Und wenn Sie tatsächlich unter einer Spondylitis ankylosans leiden, dann können Sie mit dieser Kost abnehmen, was den Druck von den arthritisch veränderten Gelenken nimmt. Wenn man sich unsere evolutionäre Vergangenheit vor Augen führt, dann würde ich eine strikt vegetarische Ernährung empfehlen. Ich bevorzuge die Einstellung, daß Fleisch eher ein 'Gewürz' als der Hauptbestandteil unserer Kost sein soll.

Stillprobleme

Ich wurde im ländlichen Alabama, USA, geboren und wurde während meiner ersten Lebensmonate sowohl von meiner Mutter als auch unserem farbigen Kindermädchen gestillt. Diese 'Still-Kindermädchen' nahmen Kräuter zur Förderung des Milchflusses (Laktation) ein, und zwar vor allem Fenchel und Bockshornklee. Basierend auf meiner Durchsicht der wissenschaftlichen Literatur müßte ich Bockshornklee den Vorzug vor Fenchel geben. Aber ich bin immer wieder erstaunt, wieviel Weisheit in der Volksmedizin steckt.

Im Vergleich zum Fläschchen ist die Muttermilch besser für die Mutter-Kind-Bindung und außerdem für das Baby leichter zu verdauen. Sie verursacht keine Verstopfungen und schützt den Säugling außerdem vor Allergien und verschiedenen Infektionskrankheiten. Die Mutter erhält durch das Stillen einen gewissen Schutz vor einer erneuten Schwangerschaft, auch wenn stillende Mütter durchaus gleich wieder schwanger werden können. Aus all diesen Gründen sind die Ärzte seit etwa 1980 wieder dazu übergegangen, das Stillen zu bevorzugen, nachdem sie jahrelang Fläschchen vorgezogen haben. (Da haben wir doch wieder ein Beispiel, wie sich die moderne Wissenschaft selbst korrigieren mußte. Die Wissenschaft macht durchaus Fortschritte!) Es gibt eine neue Generation von Spezialisten, die Stillberater, die frischgebackenen Müttern bei der Bewältigung von Problemen beim Stillen helfen: zu wenig Milch, zuviel Milch, entzündete Brustwarzen und schmerzhafte Infektionen der Brüste (Mastitis).

Grüne Apotheke für Stillprobleme

Ich bin kein Stillberater, aber gestatten Sie mir dennoch, ein paar Kräuter vorzuschlagen, die das Stillen zu einer lohnenderen Erfahrung werden lassen.

Bockshornklee (*Trigonella foenum-grae-cum*). Bockshornkleesamen werden schon seit biblischen Zeiten zur Förderung des Milchflusses genutzt. Das Kraut enthält die sogenannten Phytoöstrogene, das sind pflanzliche Substanzen, die ähnlich wie das weibliche Hormon Östrogen wirken. Eine Schlüsselsubstanz, das Diosgenin, hat in Experimenten den Milchfluß gesteigert. Ich würde wetten, daß manche Kulturen – zum Beispiel der Nahe Osten – soviel von der Pflanze zu sich nehmen, daß sich der Milchfluß sichtbar steigert. Da Bockshornklee das Kraut der Wahl für mich ist, wenn es um die Steigerung der Milchproduktion geht, ist es gleichzeitig der Hauptbestandteil meines Brusttees, den ich auch zur Vergrößerung der Brüste empfehle (das Rezept dazu finden Sie auf Seite 99).

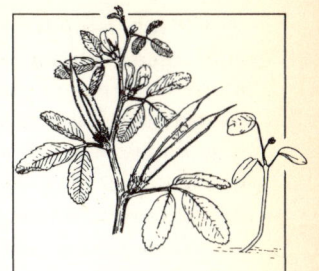

Bockshornklee

Die auch als 'griechisches Heu' bezeichnete Pflanze wird seit langer Zeit zur Heilung von kranken Tieren und Menschen eingesetzt.

Knoblauch (*Allium sativum*). Die Ärzte verschreiben zur Behandlung einer Entzündung der Brust, der sogenannten Mastitis, häufig Antibiotika. Das Problem an der Sache ist, daß Antibiotika auch in die Milch gelangen, und ich bin mir nicht so sicher, ob es eine gute Idee ist, einen Neugeborenen diesen Substanzen auszusetzen.

Der Naturheilpraktiker Dr. Chris Deatheridge aus Missouri, USA, hat meiner Meinung nach eine bessere Lösung. Er empfiehlt, eine Pipette voll Echinaceatinktur, drei rohe Knoblauchzehen und 110 bis 170 Gramm Möhrensaft in einem Mixer zu pürieren. Die Mischung wird alle zwei Stunden getrunken. Er berichtet über eine schnelle und erfolgreiche Heilung, was mich nicht überrascht, da Knoblauch potente antibiotische Eigenschaften hat.

Zusätzlich bewirkt der Knoblauch, daß die Babys besser trinken. Wenn stillende Mütter eine Stunde vor dem Stillen ein paar Knoblauchzehen essen, nehmen die Säuglinge die Brust bereitwilliger an, bleiben länger daran liegen, saugen mehr und trinken mehr Milch. Dies ist das Ergebnis einer Studie am Monell Chemical Senses Center in Philadelphia, USA.

Anis (*Pimpinella anisum*). Anis ist bei der Förderung des Milchflusses sehr wirksam, ist der Buchautor Dr. Jean Valnet (*siehe Anhang*) überzeugt. Dr. Valnet empfiehlt ferner Kümmel, Fenchel und Zitronengras. Er ist von diesen Kräutern ein wenig überzeugter als ich, aber ich neige dazu, seinen Empfehlungen zu glauben. Deshalb habe ich die Kräuter in das Rezept für meinen Brusttee aufgenommen. Außerdem verbessern sie geschmacklich die Hauptsubstanz Bockshornklee.

Mönchspfeffer (*Vitex agnus castus*). Der Botaniker Christopher Hobbs empfiehlt, kurz nach der Entbindung Mönchspfeffer zur Anregung der Milchproduktion einzunehmen. Diese Empfehlung geht ein wenig weiter als die üblichen Ratschläge für die Verwendung von Mönchspfeffer bei empfindlichen Brüsten, dem prämenstruellen Syndrom und Menstruationsbeschwerden, aber ich empfehle das 'Frauenkraut' bedenkenlos auch für diesen Zweck. Einen Versuch ist die Sache allemal wert. (Außerdem handelt es sich hierbei um eine hübsch blühende Zierpflanze, die ähnlich wie Flieder aussieht.)

Sonnenhut (*Echinacea*, verschiedene Spezies). Die besser unter der Bezeichnung Echinacea bekannte Pflanze ist bei der Behandlung einer Mastitis oder entzündeten Brustwarzen eine nützliche Hilfe, meint die Kräuterexpertin und Buchautorin Deb Soule (*siehe Anhang*). Diese Empfehlung überrascht mich nicht, da Echinacea sowohl antibiotische als auch immunstimulierende Eigenschaften hat. Ich empfehle, eine Pipette voll Echinaceatinktur mit ein paar rohen Knoblauchzehen in einem Mixer zu pürieren und den Saft drei- bis viermal täglich zu trinken. (Echinacea kann auf der Zunge prickeln oder vorübergehend ein taubes Gefühl verursachen, diese Nebenwirkung ist jedoch harmlos.)

Fenchel (*Foeniculum vulgare*). Fenchel, so hat die Wissenschaft gezeigt, hat in abgeschwächter Form ähnliche Eigenschaften wie das weibliche Hormon Östrogen. Es wird seit Jahrhunderten zur Steigerung des Milchflusses eingesetzt. Sie können zwei Teelöffel zerstoßene Samen pro Tasse mit kochendem Wasser nehmen und bis zu drei Tassen pro Tag trinken. Verwenden Sie jedoch bitte kein Fenchelöl, da das Öl bei schwangeren Frauen eine Fehlgeburt auslösen könnte. Außerdem kann eine Dosis, die einen Teelöffel übersteigt, giftig werden.

Gemeine Erdnuß (*Arachis hypogaea*). Wenn eine chinesische Mutter zuwenig Milch hat, werden ihr in der Regel vom ihren Kräuterexperten Erdnüsse verschrieben. Und an der Sache kann durchaus etwas dran sein. Wie so viele andere Hülsenfrüchte enthalten auch Erdnüsse verschiedene, östrogenähnliche Substanzen, die möglicherweise die Milchproduktion ankurbeln.

Alfalfa (*Medicago sativa*). Wie Bockshornklee besitzt auch Alfalfa eine Östrogen-

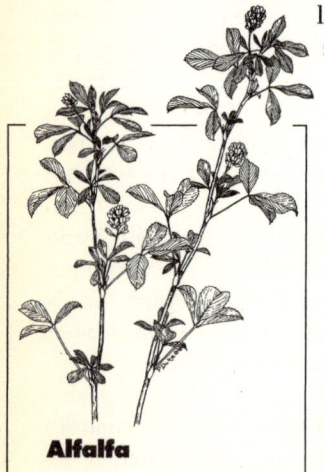

Alfalfa

Alfalfa ist ein beliebtes Futter für Rinder, das die Milchproduktion ankurbeln kann.

wirkung. Wenn Sie mehr Milch haben möchten, kann es wahrscheinlich nicht schaden, großzügig Alfalfasprossen auf Ihren Salat zu häufen. Wenn Sie oder ein Familienmitglied die Autoimmunkrankheit Lupus erythematodes haben, sollten Sie jedoch die Finger von den Alfalfasprossen lassen. Es gibt Hinweise darauf, daß sie Lupus bei dafür empfänglichen Personen fördern können.

✎ **Löwenzahn (*Taraxacum officinale*).** In China kocht man etwa 30 Gramm gehackte Löwenzahnwurzeln in zwei bis drei Tassen Wasser, bis die Hälfte der Flüssigkeit verdampft ist. Der übriggebliebene Sud wird in Form von Kompressen als Behandlung bei einer Entzündung der Brust verwendet. Diese Behandlung scheint mir sehr sinnvoll, und wenn meine Tochter unter einer derartigen Mastitis leiden würde, dann würde ich ihr diese Therapie empfehlen.

✎ **Jasmin (*Jasminum sambac*).** Das Auflegen frischer Jasminblüten auf die Brüste ist ein altbewährtes Mittel aus Indien zur Unterdrückung eines zu starken Milchflusses. In einer Studie verglichen indische Forscher diese Therapie mit standardisierten Dosen des Wirkstoffes Bromocriptin (zum Beispiel Pravidel®-Tabletten). Diese Substanz unterdrückt die Ausschüttung eines Hormons im Gehirn, das bei der Milchproduktion eine Rolle spielt. In der Studie nahm die Hälfte der Frauen Bromocriptin ein, die andere Hälfte legte zerstoßenen Jasmin auf die Brust. Beide Behandlungen waren in Bezug auf die Unterdrückung der Milchproduktion gleich wirksam, auch wenn das Bromocriptin die Hormonspiegel stärker senkte als die Blüten. Ich habe keine Erklärung, wie die Blüten wirkten, aber am Ergebnis der Studie läßt sich nicht rütteln.

✎ **Petersilie (*Petroselinum crispum*).** Der Verzehr von frischer, gehackter Petersilie ist ein altbewährtes Hausmittel bei empfindlichen Brüsten. Und das ergibt auch Sinn: mitunter wird die Empfindlichkeit in den Brüsten durch eine Ansammlung von Wasser bedingt, und Petersilie wirkt diuretisch, was bedeutet, daß das überflüssige Wasser aus dem Körper geschwemmt wird. Möglicherweise ist diese entwässernde Wirkung für die Empfehlung von Dr. Valnet verantwortlich: er rät zur Einnahme von Petersilie als Vorbereitung zum Abstillen. Er empfiehlt für diesen Zweck übrigens auch Minze und Salbei.

✎ **Sesam (*Sesamum indicum*).** Die Chinesen empfehlen, Sesamsamen zu rösten, zu mahlen und mit einer kleinen Menge Salz zur Stimulation des Milchflusses zu essen. Ich liebe Sesamsamen und kann mir kein vollwertigeres Nahrungsmittel vorstellen. Ich kenne zwar keine Studien, die diese Wirksamkeit belegen, aber ich wüßte auch keinen Grund, warum man es nicht damit versuchen sollte.

➤ **Rebhuhnbeere (*Mitchella repens*).** Dieses Kraut ist zur Behandlung von Brustwarzen, die aufgrund des Stillens entzündet sind, hervorragend geeignet. Die Empfehlung stammt vom Kräuterexperten Paul Bergner, der der Herausgeber einer Zeitschrift über Kräuter (*Medical Herbalism*) ist. Sein Rezept lautet: Kochen Sie 60 Gramm Rebhuhnbeeren in 500 Milliliter Wasser und geben Sie 500 Milliliter Sahne (Doppelrahmstufe) dazu. Lassen Sie die Mischung solange kochen, bis soviel Flüssigkeit verdampft ist, daß die Mischung die Konsistenz einer Salbe hat. Lassen Sie die Salbe abkühlen und tragen Sie sie nach jedem Stillen auf.

Stirnhöhlenentzündung (Sinusitis)

Möglicherweise sagt Ihnen der Begriff 'Tigerbalsam' etwas. Das ist diese intensiv duftende Salbe aus dem Orient, die in roten Döschen, auf denen ein Tiger prangt, verkauft wird. Ich habe den Balsam selbst schon bei Erkältungen und Kopfschmerzen ausprobiert und ich mag ihn. Der Tigerbalsam steckt voller potenter aromatischer Kräuterextrakte – Menthol aus Pfefferminze, Eugenol aus Nelken, Cineol aus Cajuput (einem Verwandten des Teebaums), Cinnamaldehyd aus Zimt sowie Kampfer. Der Balsam putzt die Stirnhöhlen schneller durch, als ein Tiger brüllen kann.

Irgend jemand erzählte mir einmal, daß der Tigerbalsam früher mißbräuchlich als Halluzinogen (ein Mittel, das Halluzinationen auslöst) verwendet wurde. Das hörte sich unsinnig an, aber nur um sicherzugehen, erkundigte ich mich bei einem Freund an der Arzneimittel-Zulassungsbehörde, der Nachforschungen für mich anstellen sollte. Er lachte und verneinte. Auch er hatte noch nichts davon gehört, daß der Tigerbalsam zweckentfremdet worden sei. Ich fragte ihn, warum er lachte. Er sagte, daß er jedesmal, wenn er eine Stirnhöhleninfektion hatte, von einem chinesischen Kollegen gedrängt wurde, es mit Tigerbalsam zu versuchen. Schließlich hatte er nachgegeben – und die Therapie wirkte.

Als ich ihn daran erinnerte, daß der Balsam eigentlich nur aus Kräuterauszügen bestünde, gab er zurück: „Dann ist es kein Wunder, daß er wirkt." Ich würde mir wünschen, daß alle Beschäftigten der Arzneimittel-Zulassungsbehörden die gleiche Einstellung hätten. Dann wäre es womöglich einfacher, die Zulassung von Kräutern für die entsprechenden medizinischen Zwecke zu bekommen.

Eine Stirnhöhlenentzündung oder Sinusitis ist eine Entzündung und praktisch immer zugleich eine Infektion der luftgefüllten Knochenhohlräume in der Nase. Typischerweise bekommt man so eine Stirnhöhlenentzündung nach einer Erkältung oder einem Heuschnupfenanfall. Möglicherweise steht die Stirnhöhlenentzündung auch mit einer Zahninfektion in Zusammenhang. Die Stirnhöhlen füllen sich mit Schleim und in der Regel mit verschiedenen Bakterien: *Hämophilus, Pneumococcus, Staphylococcus* oder *Streptococcus*.

Eine Sinusitis führt häufig zu einer verstopften Nase, manchmal verspürt man auch Schmerzen im Nasenbereich und den Wangen oder Kopfschmerzen. Nur eine kleine Anzahl der Erkältungen wächst sich zu einer Stirnhöhlenentzündung aus. Aber bei dafür empfänglichen Menschen kann es durchaus passieren, daß praktisch alles, was als eine Erkältung beginnt, in einer Stirnhöhleninfektion endet.

Grüne Apotheke für Stirnhöhlenentzündung

Es gibt eine ganze Reihe von Kräutern, die die Therapie dieser Erkrankung unterstützen können.

Knoblauch (*Allium sativum*) und Zwiebel (*Allium cepa*). Diese beiden, miteinander verwandten Pflanzen haben die Eigenschaften von Breitspektrumantibiotika. Knoblauch ist zwar etwas wirkungsvoller, aber Zwiebeln haben dennoch ihren Platz in meinem Buch. Viele Studien haben die antibiotische Wirkung von Knoblauch bestätigt, und erst vor kurzem wurde eine Untersuchung veröffentlicht, in der AIDS-Kranke, die Knoblauch aßen, alle möglichen opportunistischen Infektionen, darunter auch Stirnhöhlenentzündungen, abwehren konnten. Opportunistische Infektionen sind Infektionen mit Keimen, die normalerweise keine Probleme verursachen würden.

Sie können Kapseln einnehmen, wenn Sie möchten, aber ich ziehe es vor, ganze Knoblauchzehen zu schälen, zu hacken und als Nahrungsmittel zu verwenden. Die Naturheilpraktikerin Dr. Jane Guiltinan denkt genauso.

Da ich eine Leidenschaft für anschauliche Namen hege, möchte ich eine Sinussuppe vorschlagen. Kochen Sie eine vegetarische Minestrone und geben Sie großzügig den nützlichen Knoblauch, Zwiebeln sowie Meerrettich, scharfen Paprika und Ingwer dazu. An einem kalten Wintertag wärmt die Suppe die Seele und öffnet die Stirnhöhlen.

Orangenwurzel (*Hydrastis canadensis*). Hier haben wir ein weiteres stark wirkendes Kräuter-Breitspektrumantibiotikum, das mindestens zwei aktiv wirksame Substanzen enthält, nämlich Berberin und Hydrastin.

Die Buchautoren Dr. Michael Murray und Dr. Joseph Pizzorno (*siehe Anhang*) bezeichnen Orangenwurzel als die wirksamste pflanzliche Therapie bei bakteriellen Infektionen. Dem kann ich nur zustimmen. Kürzlich habe ich Echinacea mit Orangenwurzel kombiniert und zur Behandlung aller möglichen kleineren Infektionen verwendet. Ich muß sogar zugeben, daß ich die Mischung in meinem Erste-Hilfe-Set mit mir trage.

❧ **Sonnenhut (*Echinacea*, verschiedene Spezies).** Das Kraut stammt aus Amerika und war das bevorzugte Mittel der Indianer bei Infektionen allen Art. Deutsche Wissenschaftler haben den endgültigen Beweis erbracht, daß Echinacea das Immunsystem stimuliert und die Heilung bakterieller, viraler und Pilzinfektionen beschleunigt. Untersuchungen aus anderen Ländern kamen zu den gleichen Ergebnissen.

❧ **Eukalyptus (*Eucalyptus globulus*) und Pfefferminze (*Mentha piperita*).** Aromatherapeuten empfehlen, zur Linderung einer Stirnhöhlenentzündung verdünntes ätherisches Eukalyptusöl oder Pfefferminzöl auf die Stirn oder Schläfen zu reiben. Mischen Sie ein paar Tropfen von einem oder beiden Ölen mit vier Eßlöffeln Pflanzenöl, bevor Sie die Öle auf der Haut auftragen. Sie können auch ein paar Tropfen der Öle zu Ihrem Badewasser geben. Verwenden Sie diese Öle jedoch sparsam, da zuviel davon stark ätzend wirken kann. Und denken Sie auch daran, daß man ätherische Öle nicht einnehmen darf, da bereits kleinste Mengen giftig sein können.

Wenn Sie diese Kräuteröle nicht zur Hand haben, können Sie genausogut die gehackten Blätter verwenden. Zerreiben Sie ein paar Blätter, feuchten Sie die Masse mit Wasser an und machen Sie einen Umschlag daraus. Legen Sie den Umschlag entweder auf Ihre Brust oder schieben Sie die Mischung in die Nasenlöcher (dabei müssen Sie darauf achten, den Brei nicht zu hoch in die Nase zu schieben).

In Lesotho, Afrika, führen sich die Menschen zerstoßene Minzblätter in die Nase ein, um das antiseptische Öl an die infizierten Stirnhöhlen gelangen zu lassen. Ich habe diese Methode bereits selbst ausprobiert und finde, daß sie wirkt. Wenn Sie keine Pfefferminze parat haben, können Sie eine beliebige andere Minze nehmen, zum Beispiel grüne Minze, Dickblume (es sei denn, Sie sind schwanger) und Oregano. Alle genannten Kräuter enthalten antiseptische ätherische Öle. Ich empfehle auch, einen Tee aus Eukalyptus oder den anderen Minzen zu trinken.

❧ **Oregano (*Origanum vulgare*).** Hier ist ein Mitglied der Minzfamilie, das eine Vielfalt antiseptischer Substanzen enthält. Oregano ist als heißer Tee sehr wertvoll (atmen Sie beim Trinken die Dämpfe ein) oder als Massagelotion gut geeignet. Sie können ein paar Tropfen des ätherischen Öls zu einer beliebigen Hautlotion oder zu Pflanzenöl geben.

Ginkgo (*Ginkgo biloba*). Ginkgo ist als Therapeutikum für die Gebrechen des Alters – vor allem Schlaganfälle – bekannt, weil es die Versorgung der zum Gehirn führenden Gefäße und die Duchblutung im Gehirn fördert. Aber das Kraut wirkt sich auch auf den Atemtrakt wohltuend aus. Verschiedene Kräuterexperten, die ich sehr schätze, empfehlen das Kraut bei einer Stirnhöhlenentzündung. Die aktiven Wirkstoffe in Ginkgo (die sogenannten Ginkgolide) sind in den Blättern zu schwach konzentriert, um wirksam zu sein.

Die beste Möglichkeit, dieses Kraut einzunehmen, besteht im Kauf eines 50:1-Extraktes (50 Pfund Blätter sind in einem Pfund Extrakt vereint). Halten Sie sich dabei an die Dosierungsempfehlung des jeweiligen Herstellers. Sie können 60 bis 240 Milligramm eines standardisierten Extraktes pro Tag einnehmen. Diese Dosis sollten Sie nicht weiter erhöhen, da Ginkgo in großen Mengen Durchfall, Gereiztheit und Ruhelosigkeit verursachen kann.

Oregano

Oregano wurde einst von den chinesischen Ärzten zur Behandlung von Fieber und anderen Beschwerden verordnet. Mittlerweile hat sich erwiesen, daß das Kraut reichlich mit antiseptischen Substanzen gesegnet ist.

Meerrettich (*Armoracia rusticana*). Ich glaube fest an Meerrettich (und die japanische Meerrettichart Wasabi), wenn es um das 'Durchputzen' der Stirnhöhlen geht. Wenn Sie sehr tapfer sind, können Sie einen Löffel voll gemahlenen Meerrettich essen oder dieses scharfe Gewürz zu meiner Sinussuppe geben.

Ananas (*Ananas comosus*). Die in der Ananas steckende Substanz Bromelaine ist gut zur Behandlung von Stirnhöhlenentzündungen geeignet, meint der Buchautor Dr. Albert Leung (siehe Anhang).

Laut Auskunft von Naturheilpraktikern verstärkt die Kombination von 250 bis 500 Milligramm reinem Bromelaine mit Orangenwurzel die bereits hohe Wirksamkeit des Krautes. Ich liebe Ananas und die Säfte daraus, deshalb würde ich meine Kapsel Orangenwurzel wohl lieber mit Ananassaft als mit einer Tablette Bromelaine einnehmen.

Tuberkulose

Ende 1995 hielt ich vor einer Gruppe von mehr als 100 Ärzten im Flower Hospital in Toledo, Ohio (USA) einen Vortrag. Nach meinem Vortrag über Kräutermedizin zog mich ein älterer Arzt auf die Seite und erzählte mir seine Geschichte: Vor Jahrzehnten, als er viel jünger war, traf er einen Mann, der gerade wegen seiner Tuberkulose in ein Sanatorium aufgenommen worden war. Zu der Zeit war es sehr in Mode, Patienten mit einer Tuberkulose für die ihnen noch bleibenden Tage in solch ein Sanatorium zu schicken. Sobald sie erst einmal drin waren, kamen sie kaum mehr heraus.

Dem Patient im Bericht des Arztes wurde aber eine Gnadenfrist gewährt – und das war das Erstaunliche an der Geschichte. Nach Erzählung des Arztes fand der Mann ein Zwiebelfeld in dem Sanatorium. Er war von der Tuberkulose ziemlich erschöpft und ausgelaugt und begann, mehrere Zwiebeln pro Tag zu essen. Innerhalb von einem Monat ging es ihm so gut, daß er das Sanatorium wieder verlassen konnte.

Das ist doch eine Geschichte, die einen Mann, der sich mit medizinischen Kräutern beschäftigt, zutiefst erfreuen kann. Zwiebeln entfalten tatsächlich antibakterielle Eigenschaften, deshalb ist es durchaus möglich, daß die 'Multi-Zwiebel-Diät' des beschriebenen Mannes mit seiner Heilung etwas zu tun hatte.

Eine alte Geißel kehrt zurück

Tuberkulose ist eine chronische, in der Regel ansteckende bakterielle Infektion, die sich über die Blutbahn und das Lymphsystem im Körper ausbreiten kann, aber meist ist der Krankheitsherd auf die Lunge beschränkt. Um sich die Infektion zuzuziehen, müssen die meisten Menschen wiederholt mit den Bakterien in Berührung kommen – entweder, indem sie zum Beispiel mit Trägern der Krankheit zusammenleben oder -arbeiten.

Wenn Sie sechs Monate lang acht Stunden pro Tag oder zwei Monate lang rund um die Uhr mit einem Patienten, der eine aktive Tuberkulose hat, zusammen sind, dann beträgt das Risiko, selbst daran zu erkranken, 50 Prozent. Da ist es kein Wunder, daß sich die Erkrankung auf ärmere Gebiete konzentriert, in denen die Menschen ohne hinreichende medizinische Behandlung zusammengepfercht leben müssen.

Zum Glück hatte meine eigene Familie vor 30 Jahren bei unserem

Aufenthalt in Panama ausreichend Platz, als wir erfuhren, daß ein Dienstmädchen, das in unserem Haushalt lebte, einen positiven Tuberkulosetest hatte. Unmittelbar darauf wurde meine ganze Familie auf die Krankheit getestet. Glücklicherweise waren alle unsere Testergebnisse negativ.

Eine Tuberkulose ist in den Entwicklungsländern die häufigste infektionsbedingte Todesursache, was in Zahlen ausgedrückt bedeutet, daß 26 Prozent der Todesfälle bei Erwachsenen und 6,7 Prozent aller Todesfälle vermeidbar wären. In unserer westlichen Kultur tragen im Gesundheitswesen Beschäftigte, Langzeit-Krankenhauspatienten, Gefängnisinsassen und deren Wächter sowie HIV-Infizierte (HIV ist der Erreger von AIDS) das größte Risiko.

In der Regel verharrt das Bakterium nach seinem Eindringen in den Körper in einer Art Ruhestadium, und nur etwa 10 Prozent der Infizierten bekommen tatsächlich eine aktive Tuberkulose. Die restlichen 90 Prozent produzieren Antikörper gegen die Bakterien, was auf eine Infektion rückschließen läßt, zeigen aber keinerlei Symptome einer Infektion und können die Infektion auch nicht weiter verbreiten.

In den meisten Fällen kann die Tuberkulose mit einem Antibiotikum überwunden werden. In den letzten Jahren führte AIDS jedoch zu einem Anwachsen der Fälle, und die Bakterien wurden gegenüber einem oder mehreren der Standardantibiotika resistent (unempfindlich). Dazu ein interessantes Beispiel aus den Staaten: derzeit wird etwa ein Prozent der Tuberkulose-Fälle in New York City durch Bakterien verursacht, die gegen ein Antibiotikum resistent sind, während bis zu sieben Prozent der Rückfallpatienten gegenüber zwei oder mehr Antibiotika resistent sind. Patienten mit einer Tuberkulose, die gegenüber verschiedenen Medikamenten resistent ist, haben nur eine 50prozentige Überlebenschance – das ist etwa der gleiche Prozentsatz wie vor der Entdeckung der Antibiotika.

Eine Tuberkulose ist eine sehr ernsthafte Angelegenheit. Wenn Ihr Test positiv ausfällt, müssen Sie unbedingt zum Arzt gehen. Wenn Ihr Arzt eine Behandlung empfiehlt, dann nehmen Sie die Medikamente unbedingt ein – und zwar alle.

Grüne Apotheke für Tuberkulose

Zusätzlich zur Behandlung mit Medikamenten gibt es eine Reihe von Kräutern, die sich als hilfreich erweisen könnten.

➤➤➤ **Sonnenhut (*Echinacea*, verschiedene Spezies).** Wenn ich mit Bakterien konfrontiert wäre – also auch denen, die eine Tuberkulose verursachen, würde ich Echinacea zur Kräftigung der Abwehrkraft einnehmen, selbst wenn ich bereits mit der Einnahme eines Antibiotikums begonnen hätte. Und genau das habe ich 1996 getan, als ich mich möglicherweise mit dem Erreger der Lyme-Krankheit (Borreliose) infiziert hatte. Ich nahm dreimal täglich jeweils zwei Kapseln à 450 Milligramm Echinacea ein und hoffte, damit mein Immunsystem so auf Vordermann zu bringen, daß es den Bakterien widerstehen könnte. Alternativ dazu können Sie dreimal täglich 40 Tropfen einer Echinaceatinktur einnehmen. (Echinacea kann auf der Zunge prickeln oder vorübergehend ein taubes Gefühl verursachen, diese Nebenwirkung ist jedoch harmlos.)

Forsythie (*Forsythia suspensa*). Die Chinesen verwenden Forsythien als antibakteriell wirkendes Antiseptikum. Starke Tees sind gegen verschiedene Bakterien äußerst wirksam. Die Pflanze wurde auch schon klinisch gegen die Tuberkulose eingesetzt, und zwar häufig in Kombination mit der Heckenkirsche. Um eine ganze Reihe von Infektionen abzuwehren, verwende ich Forsythienzweige mit Heckenkirsche im Verhältnis 1:2 in Tees oder einem heißen Sirupgetränk. Ich denke, daß diese Therapie auch bei einer Tuberkulose gut geeignet wäre.

Knoblauch (*Allium sativum*). Wenn ich befürchten müßte, mit Tuberkulose angesteckt zu sein, würde ich Knoblauch nehmen, bis ich einen Arzt aufsuchen könnte – und möglicherweise auch noch danach. In China wird Knoblauch als Therapeutikum gegen die Tuberkulose eingesetzt – und zwar, wie ich hörte, mit gutem Erfolg. Wenn ich Angst hätte, den Tuberkulose-Bakterien ausgesetzt gewesen zu sein, würde ich mindestens eine Knoblauchkapsel pro Tag einnehmen, und ich würde sicherstellen, daß auf dem Etikett steht, daß jede Kapsel mindestens das Äquivalent von einem Gramm der frischen Zehe enthält. Die Buchautoren Dr. Heinrich P. Koch und Larry D. Lawson (*siehe Anhang*) denken, daß Knoblauch die Antibiotika in ihrem Kampf gegen die Tuberkulose unterstützt. Studien haben belegt, daß Allicin, die antibiotische Substanz im Knoblauch, die Wirkung bestimmter Antibiotika wie zum Beispiel Chloramphenicol und Streptomycin gegen die Verursacher der Tuberkulose unterstützt.

Heckenkirsche (*Lonicera japonica*). Heckenkirsche wird in China bereits seit Jahrhunderten zur Behandlung einer ganzen Reihe von Problemen im Atemtrakt eingesetzt, darunter auch Tuberkulose, Bronchitis, Erkältungen, Grippererkrankungen und Lungenentzündungen. Die Extrakte aus Heckenkirschenblüten sind gegen verschiedene Bakterien äußerst wirksam, darunter auch die Erreger der Tuberkulose.

Ich würde nicht zögern, das Kraut zu verwenden, wenn ich Tuberkulose hätte. Im Sommer würde ich mir aus einer Handvoll Blüten pro Tasse mit kochendem Wasser einen Tee zubereiten und bis zu drei Tassen pro Tag trinken. Im Winter dagegen würde ich die Zweige und getrockneten Blätter zur Herstellung eines bitteren Tees verwenden, den ich mit Zitrone und Honig verfeinern würde, was daraus einen heißen Heckenkirschensaft machen würde.

⤳ Süßholz (*Glycyrrhiza glabra*). Da Süßholz laut meiner Daten-sammlung bezogen auf das Trockengewicht bis zu 33 Prozent antibakterielle Substanzen enthält, ist es kein Wunder, daß Süßholz in China zur Behandlung der Tuberkulose verwendet wird. Ich verwende häufig die Süßholzwurzeln, die zugleich antiviral wirken, um bei einer Erkältung meine Tees zu süßen. Ich trank Süßholztee, als ich mich mit meinem Verdacht auf Borreliose herumschlug. Wahrscheinlich würde ich Süßholz zu jeder Kräuterzubereitung geben, die ich gegen Tuberkulose einnehmen würde.

⤳ Eukalyptus (*Eucalyptus globulus*). Hier haben wir ein weiteres Kraut, das in Asien zur Behandlung der Tuberkulose verwendet wird. Leider werden Sie hierzulande Schwierigkeiten haben, frische Eukalyptusblätter aufzutreiben. Das ätherische Öl ist jedoch in Apotheken erhältlich.

Geben Sie ein bis zwei Tropfen des Öls in Ihren Tee oder ein Glas Wasser, das entspricht in etwa der chinesischen Dosierung. In der Regel darf man ätherische Öle nicht einnehmen, aber Eukalyptus bildet hier die Ausnahme, solange Sie es nicht übertreiben. Nehmen Sie nicht mehr als ein oder zwei Tropfen von dem Öl, weil Sie es hier mit ziemlich 'starkem Tobak' zu tun haben.

⤳ Zwiebel (*Allium cepa*). Zwiebeln entfalten fast so eine starke anti-biotische Wirkung wie ihr naher Verwandter, der Knoblauch. Deshalb war ich nicht überrascht, die Geschichte über den Sanatoriumspatienten zu hören, der sich selbst möglicherweise durch den Verzehr von Zwiebeln kurierte. Wenn ich Tuberkulose hätte, würde ich reichlich Zwiebeln und Knoblauch essen.

Übelkeit

Eines Tages erzählte mir eine befreundete Kollegin, die eine ausge-bildete Krankenschwester war, daß eine ihrer Freundinnen häufig unter Übelkeit leiden würde. Sie fragte mich so nebenbei, was ich denn zur Linderung empfehlen würde. Ich schlug ihr sofort Ingwer vor.

Sechs Monate später berichtete sie mir, daß der Ingwer geholfen hatte. Erst später erkannte ich, daß sie gar nicht für eine Freundin um Rat gebeten hatte. Sie hatte sich selbst wegen eines Tumors einer Chemotherapie unterzogen und aufgrund meiner Empfehlung den Ingwer genommen, um gegen die Übelkeit anzugehen, die häufig mit einer Chemotherapie einhergeht. Die Fähigkeit von Ingwer, eine Übelkeit zu besiegen, ist einfach grandios.

Diese Begebenheit trug sich ein paar Jahre zu, bevor ich Veröffentlichungen las, die belegten, daß Ingwer bei der Linderung einer durch Chemotherapien ausgelösten Übelkeit wirksam ist. (Chemotherapie-Patienten dürfen jedoch keinen Ingwer einnehmen, wenn ihre Gerinnung gestört ist.) Ich bin sicher, daß Sie wissen, was eine Übelkeit ausmacht: dieses entsetzliche Gefühl, das Ihnen mitteilt, daß Sie sich gleich übergeben müssen. Übergeben bedeutet, daß Sie nicht nur Ihr Mittagessen, sondern auch einiges an Magensäften verlieren, was zu einem Brennen in der Brust und der Kehle führt.

Übelkeit und Erbrechen können durch viele verschiedene Dinge ausgelöst werden: Infektionen im Verdauungstrakt (Gastroenteritiden), Erkrankungen des Innenohrs, übermäßiger Konsum von Alkohol oder Speisen, Darmparasiten, Morgenübelkeit bei einer Schwangerschaft, Reisekrankheit, emotionaler Streß und eine Überlastung der Leber mit Giftstoffen.

Grüne Apotheke für Übelkeit

Meist muß man sich nur einmal richtig übergeben, um eine Übelkeit zu überwinden. Man erbricht sich, und das war's dann. In anderen Fällen bleibt die Übelkeit jedoch hartnäckig bestehen, auch wenn der Magen schon lange leer ist und man erfolglos versucht, sich zu übergeben. In diesem Fall können die Kräuterrezepte aus diesem Kapitel möglicherweise helfen.

➤➤➤Ingwer (*Zingiber officinale*). Eine Studie kam zu dem Ergebnis, daß Ingwer zur Linderung von Übelkeit und Erbrechen, die durch eine Chemotherapie verursacht werden, offensichtlich genauso wirksam ist wie der verschreibungspflichtige Wirkstoff Metoclopramid (zum Beispiel Paspertin®). Dies ist jedoch ein Anwendungszweck für Ingwer, den Sie zuvor mit Ihrem Arzt absprechen sollten. Wenn er nämlich festgestellt hat, daß Ihre Blutgerinnung beeinträchtigt ist, dann sollten Sie das Kraut während einer Chemotherapie nicht einnehmen.

Natürlich hilft Ingwer auch bei nicht ganz so drastischen Ursachen für eine Übelkeit. Ich diskutiere die Wirkung von Ingwer ausführlich in den Kapiteln über Morgenübelkeit und Reisekrankheit. Es erübrigt sich wohl zu erwähnen, daß Ingwer für gute Kräuterexperten das Mittel der Wahl bei Übelkeit und Erbrechen ist.

Gemahlener Ingwer ergibt einen angenehm schmeckenden Tee, aber wenn man bereits unter der Übelkeit leidet, scheint nichts schneller zu helfen als Ingwerlimonade, besser bekannt als Ginger Ale. Überprüfen Sie jedoch beim Kauf auf dem Etikett, ob die Limonade tatsächlich aus echtem Ingwer hergestellt ist, da viele Produkte heutzutage mit künstlichen Geschmacksstoffen versetzt sind.

✎ Zimt (*Cinnamomum*, verschiedene Spezies). Meine Frau trinkt Zimttee, wenn ihr übel ist. Das hilft, was mich nicht überrascht. Zimt enthält die sogenannten Catechine, die eine Übelkeit lindern helfen. Catechine sind auch in Odermennig, Rauschbeeren, Neemkraut, Hagebutte, Eiche, Hopfen, Weißdorn, Herzgespann, Roteiche, Oliven, Birnen, Pekannüssen, Salbei, Erdbeeren, Tee und Silberweide enthalten.

✎ Pfefferminze (*Mentha piperita*). Pfefferminztee ist ein wirkungsvolles Mittel zur Krampflösung, was bedeutet, daß Muskelkrämpfe im Verdauungsapparat, das heißt auch diejenigen, die am Erbrechen beteiligt sind, gestoppt werden. (Ich würde jedoch nicht zuviel von dem Tee trinken, wenn ich schwanger wäre, da manche Kräuterexperten berichten, daß große Mengen Pfefferminze möglicherweise eine Fehlgeburt auslösen können.)

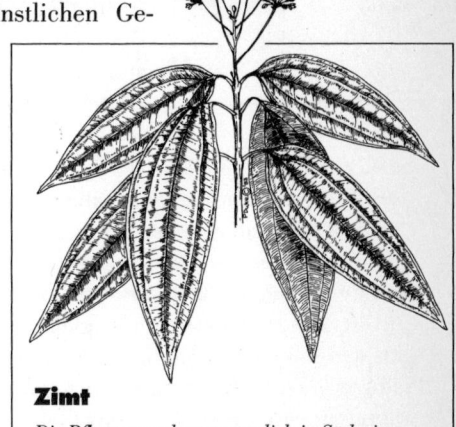

Zimt

Die Pflanze wurde ursprünglich in Südasien gezogen und schon lange, bevor sie zum Küchengewürz aufstieg, als Therapeutikum für Fieber und Durchfall genutzt.

✎ Ausgesuchte ätherische Öle. Auch die Aromatherapie hat beim Thema Übelkeit und Erbrechen pflanzliche Mittel anzubieten. Die ätherischen Öle von Pfefferminze und Rosenholz werden zur Behandlung einer Übelkeit vorgeschlagen. Die Öle von schwarzem Pfeffer, Kamille, Kampfer, Fenchel, Lavendel, Pfefferminze und Rose werden zur Linderung von Erbrechen empfohlen. Geben Sie ein oder zwei Tropfen des gewünschten Öls zu zwei Eßlöffeln Pflanzenöl und massieren Sie die Mischung in die Brust ein, so daß das Aroma leicht eingeatmet werden kann. (Bitte denken Sie daran, daß man ätherische Öle nicht einnehmen darf, da bereits kleinste Mengen giftig sein können.)

✎ Karminativa. Karminativum bedeutet 'magenberuhigend'. Diese Kräuter werden vor allem zur Behandlung von Magenverstimmungen und Säuglingskoliken eingesetzt, aber viele Kräuterexperten empfehlen sie auch ausdrücklich bei einer Übelkeit.

Meine liebsten Karminativa sind Kamille, Dill, Fenchel, Melisse und alle Minzen. Ich empfehle, einen Tee aus einigen Teelöffeln der genannten Kräuter (einzeln oder in Kombination) zuzubereiten.

Übergewicht

Diesen Brief habe ich immer sehr gerne gemocht: „Bitte, bitte, bitte! Ich weiß, wie beschäftigt Sie, lieber Doktor Duke, sein müssen, aber ich hoffe, nicht allzu unverschämt zu sein, wenn ich Sie um das Rezept der 'lecker-schlanken Kleie-Muffins' bitte, die Sie bei Ihrem letzten Fernsehauftritt erwähnt haben. Sie glauben gar nicht, wie dringend ich mein Serotonin aktivieren muß! Ich hatte nie ein Gewichtsproblem – bis vor zehn Jahren, als mich mein Alter eingeholt hat. Bitte erhören Sie meine Bitte und helfen Sie mir dabei, diese ungeliebten 25 Pfund loszuwerden. Vielen Dank, daß Sie Ihren Erfahrungsschatz mit mir teilen! (Küßchen, Küßchen, Küßchen.)"

Das passiert also, wenn man das Wort Biochemie öffentlich ausspricht. Vor ein paar Jahren hatte mich ein Fernsehreporter zum Thema „natürliche Geheimnisse der Gewichtskontrolle" interviewt. Um es gleich vorweg zu sagen, es gibt keine Geheimnisse: Sie müssen sich einfach nur mit einer Kost ernähren, die aus viel Obst, Gemüse, Kräutern sowie Vollkornprodukten besteht, und außerdem viel Sport treiben.

Aber Sie kennen ja die Medien – immer auf der Suche nach einer Schlagzeile. Deshalb erwähnte ich vor dem Reporter, daß Serotonin die Substanz im Gehirn ist, die für das Sättigungsgefühl verantwortlich ist, und daß die Steigerung des Serotoninspiegels den Leuten dabei helfen könnte, den Kühlschrank geschlossen zu halten.

Eine Schlüsselsubstanz im Serotonin ist die Aminosäure Tryptophan. Möglicherweise haben Sie bereits gehört, daß diese Aminosäure beruhigend wirkt. Vor ein paar Jahren waren Tryptophansupplemente in den Vereinigten Staaten groß im Kommen. Irgendwann erkrankten einige Leute nach der Einnahme einer verunreinigten Charge, und das Tryptophan wurde aus den Regalen verbannt. Aber man kann das Tryptophan nicht aus der Nahrung verbannen. An dieser Stelle kommen meine 'lecker-schlanken Kleie-Muffins' ins Gespräch. (Das Rezept befindet sich übrigens auf der übernächsten Seite.) Die Muffins versorgen Sie mit reichlich Tryptophan, um die Serotoninsynthese im Gehirn zu unterstützen, was Ihnen wiederum die Botschaft vermittelt, satt zu sein.

Grüne Apotheke für Übergewicht

Wenn die Muffins Ihre Pfunde nicht schmelzen lassen, dann können Sie es mit den Kräutern probieren, die vielen Menschen bei der Gewichtskontrolle helfen.

✸✸✸Wegerich oder Psyllium (*Plantago*, verschiedene Spezies). Wegerich ist eine Blattpflanze, und Psyllium ist die Bezeichnung für die Samen der Pflanze. In einer italienischen Studie gaben die Wissenschaftler deutlich übergewichtigen Frauen – die mindestens 60 Prozent über ihrem empfohlenen Körpergewicht lagen – jeweils 30 Minuten vor den Mahlzeiten drei Gramm Wegerich in Wasser. Die Wegerichgruppe nahm mehr Gewicht ab als die Vergleichsgruppe, die sich nur bei der Ernährung einschränkte.

Russische Forscher haben entdeckt, daß diese Wirkung zur Gewichtsabnahme von Wegerich und Psyllium mit einer schwammartigen Faser (Muzilago) in den Samen und bestimmten Substanzen (Polyphenolen) in den Blättern zusammenhängt.

Möglicherweise ist es nicht praktikabel, sich eine Wegerich-Wasser-Mischung herzustellen, aber es ist dennoch überhaupt kein Problem, an Psyllium zu kommen: die Samen sind unter dem Markennamen Metamucil® in Apotheken erhältlich. Mischen Sie einfach einen Teelöffel voll mit Wasser oder Saft und trinken Sie die Mixtur vor den Mahlzeiten. Sie sollten Ihre Reaktion auf das Kraut beobachten, weil Sie möglicherweise allergisch darauf reagieren könnten. Sollte dies bei der ersten Einnahme der Fall sein, dürfen Sie das Kraut nicht nochmals einnehmen.

✸✸✸Paprika (*Capsicum*, verschiedene Spezies) und andere scharfe Gewürze. In einem Experiment zeichneten Forscher des Oxford Polytechnic Institutes in England die Stoffwechselraten von Personen bei einer standardisierten Ernährung auf, bevor sie einen Teelöffel Chilisoße und einen Teelöffel Senf zu jeder Mahlzeit gaben. Die Studie belegte, daß die scharfen Kräuter die Stoffwechselraten um stolze 25 Prozent nach oben trieben.

Wenn Sie versuchen, abzunehmen, dann können Sie aus dem Verzehr scharfer Gewürze noch weitere Vorteile ziehen: die scharfen Gewürze lassen Sie durstig werden, deshalb werden Sie mehr Flüssigkeiten zu sich nehmen. Wenn man sich mit Wasser statt mit Nahrung füllt, nimmt man weniger Kalorien (und Gewicht) zu sich. Deshalb können scharfe Gerichte Ihnen dabei helfen, Ihr Gewicht zu kontrollieren. Eine Warnung muß jedoch ausgesprochen werden: viele Menschen verwenden die scharfen Grillsoßen bei fettreichen Gerichten wie gegrillten Rippchen, Würstchen oder ähnlichem. Wenn Sie scharfe Grillsoßen lieben, sollten Sie das Fett mit meinen 'Hot Doggin' umgehen: Füllen Sie ein Brötchen mit Krautsalat, Grillsoße, Senf und Zwiebeln. Diese Zusammenstellung hört sich vielleicht ein wenig

Lecker-schlanke Kleie-Muffins

Nachdem mein Rezept für diese leckeren Muffins im Fernsehen erwähnt worden war, bekam ich Dutzende von Anfragen nach dem Rezept. Die Briefschreiber konnten ja nicht wissen, daß ich niemals meine Kreationen – Kuchen, Tees, Suppen, Salate – zweimal hintereinander auf die gleiche Weise zubereite. Ich nehme einfach eine Prise hiervon, eine Handvoll davon, je nachdem, wie ich gerade gelaunt bin und was mir zur Verfügung steht. Aber ich weiß, daß die meisten Menschen genaue Angaben bevorzugen, deshalb bat ich meinen guten Freund Dr. Leigh Broadhurst, für dieses Buch ein Rezept zusammenzustellen.

Das Rezept erfordert, daß Sie Zugang zu Nachtkerzen haben. Bevor Sie deshalb mit dem Kochen beginnen, sollten Sie sich ein paar Nachtkerzensamen besorgen, die Sie im Kühlschrank aufbewahren. Kurz vor der Zubereitung der Törtchen mahlen Sie die Samen in einer Gewürzmühle oder elektrischen Kaffeemühle.

60 Gramm Hafer- oder Weizenkleie
35 Gramm Walnußstückchen oder Sonnenblumenkerne (oder
  beides)
40 Gramm Rosinen oder getrocknete Kirschen
4 Eßlöffel gemahlene Nachtkerzensamen
110 Gramm Weizenmehl Type 1050
70 Gramm Haferflocken
60 Gramm Maismehl
45 Gramm Zucker
1 bis 1½ Teelöffel Zimt (falls gewünscht)
2¾ Teelöffel Backpulver
½ Teelöffel Meersalz
1 Apfel oder Birne, kleingeschnitten
250 Milliliter magere oder fettarme Buttermilch
1 großes Ei
6 Eßlöffel kaltgepreßtes Sesamöl
Sesamsamen (falls gewünscht)

exotisch an, schmeckt aber erstaunlich lecker. (Wenn Sie es nicht ohne Würstchen schaffen, nehmen Sie bitte vegetarische Würstchen.)

❧❧ **Vogelmiere (*Stellaria media*).** Das Kraut genießt in der Volksmedizin weithin einen Ruf als Schlankheitsmittel. Streuen Sie das Kraut über Ihre Gerichte und warten Sie ab, was passiert.

Heizen Sie den Ofen auf 240 Grad Celsius vor. Schieben Sie den Rost auf die mittlere Schiene.

Legen Sie eine Form mit 12 Papierförmchen für die Törtchen aus.

Zerdrücken Sie die Kleieflocken mit den Händen in gleich große kleine Stückchen, aber keine Krümel. Mischen Sie die Flocken in einer kleinen Schüssel mit den Walnuß- und/oder Sonnenblumenkernen, den Rosinen oder Kirschen und den Nachtkerzensamen. Stellen Sie die Schüssel beiseite.

Vermischen Sie in einer großen Schüssel Mehl, Haferflocken, Maismehl, Zucker, Backpulver, Zimt und Salz. Geben Sie jetzt die Kleiemischung dazu und vermengen Sie beides miteinander.

Geben Sie den Apfel oder die Birne, die Buttermilch, das Ei und Öl in eine Küchenmaschine oder einen Mixer, bis die Frucht grob püriert ist. Gießen Sie das Fruchtmus über die Mehlmischung und vermengen Sie beides vorsichtig miteinander.

Füllen Sie die Törtchenformen und bestreuen Sie den Teig mit Sesamsamen (falls verwendet). Stellen Sie die Form in die Ofenmitte und reduzieren Sie die Temperatur sofort auf 190 Grad Celsius. Backen Sie die Törtchen 20 bis 25 Minuten (oder bis der Teig leicht gebräunt ist und sich fest anfühlt).

Lassen Sie die Förmchen ein paar Minuten lang abkühlen, bevor Sie die Törtchen aus der Form nehmen und auf einen Rost legen, damit sie vollständig abkühlen können. Servieren Sie die Törtchen innerhalb von 24 Stunden oder bewahren Sie sie in einem luftdichten Behältnis oder einem Beutel im Gefrierfach auf.

Anmerkung: *Sesamöl ist in gut sortierten Lebensmittelgeschäften und Reformhäusern erhältlich.*

Variation: *Ersetzen Sie die Birne oder den Apfel durch eine Banane oder eine Tasse Apfelmus oder anderes Fruchtmus.*

ERGIBT 12 PORTIONEN

Manche Personen essen Vogelmiere roh in Salaten, manche dämpfen die Pflanze und wiederum andere essen das Kraut als Gemüse. Ich persönlich kombiniere Vogelmiere gern mit anderen grünen Gemüsen. Wenn Sie gern meine Schlankheitskur aus schlankmachenden, eßbaren Kräutern probieren möchten, dann mischen Sie Vogelmiere, Löwenzahn, Nachtkerzen, Brennesseln (gekocht und abgekühlt), Wegerich und Portulak. Sie können diese Mischung aus frischen Kräutern in einem Salat genießen. Oder Sie kochen die Kräuter und peppen Sie mit einer würzigen Soße auf.

Nachtkerze (*Oenothera biennis*). Wenn Sie die Nachtkerzen wie in meinem Rezept für die 'lecker-schlanken Kleie-Muffins' vorgeschlagen lieber nicht mahlen möchten, dann empfehle ich, dreimal täglich einen halben Teelöffel Nachtkerzenöl einzunehmen. Das Öl enthält die Aminosäure Tryptophan, auch wenn der Gehalt daran nicht so hoch ist wie bei den gemahlenen Samen.

Ananas (*Ananas comosus*). Als ich mich in Costa Rica aufhielt, wohnte ich in der Monte Verde Lodge und genoß die Schönheit und atemberaubende Szenerie des Monte Verde Forest. Der Besitzer des Hotels erzählte mir, daß er mit seiner Ananasdiät knapp 100 Pfund abgenommen hatte. Er aß pro Tag eine ganze frische Ananas.

Auch wenn diese Geschichte etwas zweifelhaft klingt, ist an einer Ananasdiät vielleicht mehr dran, als Sie glauben. Ananas enthält ein Enzym namens Bromelaine, das die Verdauung von Eiweiß und Fett unterstützt.

Walnuß (*Juglans*, verschiedene Spezies). Sie denken möglicherweise, daß Nüsse, die sehr fettreich sind, von Personen, die abnehmen möchten, lieber gemieden werden sollten. Eine Studie mit mehr als 25.000 Teilnehmern kam zu dem Ergebnis, daß diejenigen, die die meisten Nüsse aßen, am wenigsten Übergewicht mit sich herumschleppten. Walnüsse sind unsere reichhaltigste Quelle für Serotonin, das uns, wie bereits zuvor erwähnt, ein Sättigungsgefühl verleiht. Möglicherweise lösten die Walnüsse ein Gefühl der Sättigung aus. Es ist jedoch wichtig zu wissen, daß die Teilnehmer der Studie Vegetarier waren, die sehr viel gesünder leben als der westliche Durchschnittsbürger. Es ist nicht geklärt, ob die Nüsse bei der Gewichtsabnahme helfen würden, wenn man sowohl Fleisch als auch Gemüse ißt. Aber Sie können gerne einmal ausprobieren, ob Sie nach einer Handvoll Walnüsse Ihre Gelüste etwas besser kontrollieren können.

Unfruchtbarkeit

Zu Beginn der 90er Jahre erschien eine ganze Flut von Artikeln, in denen berichtet wurde, daß die Spermienzahlen seit den 30er Jahren deutlich (um etwa 40 Prozent) gesunken seien. Man konnte Schlagzeilen wie die folgenden lesen:

„Vom stillen Brunnen zum trockenen Brunnen?" (*Business Week*).

„Was ist mit unseren Spermien los?" (*Times*).

„Der Niedergang der Motilität: Beim Thema Spermien sind Sie im Vergleich zu Ihrem Großvater nur ein halber Mann." (*Esquire*).

Nachdem diese alarmierenden Berichte veröffentlicht waren, berichteten einige Studien, daß alles in Ordnung sei und daß das typische Ejakulat genau wie vor 60 Jahren immer noch 100 Millionen Spermien enthalten würde. Diese Studien müssen jedoch gegen andere Untersuchungen abgewogen werden, die die Spermienzahlen näher bei 60 Millionen ansiedelten und somit eine deutliche Abnahme verzeichneten.

Auf der Suche nach den Spermien

Neben anderen Reaktionen auf diese Ergebnisse begannen sich die Wissenschaftler nach der Ursache für diesen Rückgang zu fragen. Es gibt Hinweise darauf, daß Pestizide und andere Umweltgifte östrogenähnlich wirken, was bedeutet, daß sie eine chemische Wirkung haben, die derjenigen des weiblichen Hormons ähnelt. Wenn man ein männliches Individuum lange genug östrogenen Substanzen aussetzt, dann erhält man eine feminisierende Wirkung, darunter auch niedrigere Spermienzahlen.

Hier einige Beispiele, daß diese Feminisierung tatsächlich stattfindet: 1988 trat in Lake Opopka, Florida, eine größere Menge Pestizide mit Östrogenwirkung aus. In Folge davon bekamen die männlichen Alligatoren kürzere Penisse, die Fruchtbarkeit ließ nach und die Spiegel an der den weiblichen Hormonen ähnlichen Substanzen erhöhten sich bei den Tieren.

Am Lower Columbia River im Nordwesten Amerikas haben die jungen männlichen Otter Hoden, die nur ein Siebtel der normalen Größe aufweisen. Auch diese Tiere zeigen Anzeichen einer Exposition gegenüber östrogenähnlichen Chemikalien.

Die Panther Floridas wurden jahrelang dem östrogenähnlichen Pestizid DDT ausgesetzt, und sie fraßen außerdem andere Tiere, die ebenfalls exponiert waren. Pantherfett hat einen hohen Gehalt an DDE, einem Abbauprodukt von DDT. Die Panther haben außerdem ungewöhnlich hohe Zahlen an abnormalen Spermien, niedrige Spermienzahlen, nicht abgestiegene Hoden und Fehlfunktionen der Schilddrüse.

Eine steigende Anzahl von Wissenschaftlern fordert Kontrollen für diese Chemikalien mit Östrogenwirkung. Ich denke, wir sollten auf diese Experten hören, aber raten Sie doch einmal, wer da anderer Meinung ist? Die chemische Industrie.

Das überrascht wohl kaum. Ich hoffe nur, daß wir herausfinden, ob die

Spermienzahlen tatsächlich fallen, und wenn dem so ist, daß wir alles unternehmen, um die Reproduktion der menschlichen Rasse zu erhalten.

Unfruchtbares Terrain

Eine Unfruchtbarkeit wird mittlerweile ganz allgemein als die Unfähigkeit definiert, trotz entsprechender Versuche nach sechs bis zwölf Monaten mit ungeschütztem Geschlechtsverkehr ein Kind zu empfangen. Man schätzt, daß etwa 20 Prozent der Paare Probleme haben, ein Kind zu bekommen. Es scheint, daß die fallenden Spermienzahlen ein Teil des Problems sein könnten, aber auch das steigende Alter der Mütter ist sicherlich ein Faktor. Bei Frauen, die erst in einem höheren Alter ein Kind haben möchten, steigt das Unfruchtbarkeitsrisiko dementsprechned.

Die Behandlung der Unfruchtbarkeit hat sich während der letzten Jahrzehnte zu einem mächtigen Industriezweig entwickelt, und es gibt Ärzte, die alles anbieten, vom Verschreiben fruchtbarmachender Medikamente bis hin zu Reagenzglasbabys (In-Vitro-Fertilisation). Diese weithin veröffentlichten Maßnahmen kosten pro Behandlung bis zu 20.000 DM.

Manche Fruchtbarkeitsprobleme könnten gelöst werden, wenn die Frau einfach früher Kinder bekommen würde, bei anderen wiederum müssen die Männer einige Taktiken ergreifen, um ihre Spermienzahlen zu erhöhen. Der folgende Abschnitt konzentriert sich daher vor allem auf die natürlichen Alternativen, die für Männer hilfreich sein können.

Grüne Apotheke für Unfruchtbarkeit

Eine Unfruchtbarkeit ist wirklich ein großes Problem, und mitunter muß man tatsächlich die moderne Technik zu Hilfe nehmen. Bevor Sie sich jedoch dazu entschließen, sollten Sie mit Ihrem Arzt sorgfältig mögliche Ursachen durchgehen, um herauszufinden, ob eine Umstellung des Lebensstils oder andere Änderungen Ihre Chance auf eine Konzeption (Befruchtung) erhöhen. Und wenn Sie schon dabei sind, ziehen Sie bitte auch einige natürliche Alternativen in Betracht.

Blumenkohl (*Brassica oleracea*) und andere Vitamin B$_6$-haltige Nahrungsmittel. Experten, die eine Supplementierung der sogenannten Mikronährstoffe befürworten, empfehlen bei Unfruchtbarkeit häufig Vitamin B$_6$. Die besten Quellen für diesen Nährstoff sind in absteigender Reihenfolge ihrer Potenz Blumenkohl, Brunnenkresse, Spinat, Gartenkresse, Bananen, Okraschoten (*Hibiscus esculentus*), Zwiebeln, Brokkoli, Kürbis, Kohl, Kohlrabi, Rosenkohl, Erbsen und Rettich.

Ingwer (*Zingiber officinale*). Laut Forschungsberichten über

Tierversuche aus Saudi-Arabien erhöht Ingwer sowohl die Spermienzahlen als auch deren Motilität (Beweglichkeit). Ich zögere, Tierversuche auf den Menschen zu übertragen, aber Ingwer ist so sicher und schmackhaft, daß ich nicht zögern würde, Ingwertee, Ginger Ale, Ingwerbrot und mit Ingwer gewürzte Gerichte zu Hilfe zu nehmen, wenn ich unter niedrigen Spermienzahlen oder -beweglichkeiten leiden würde.

➤➤ Ginseng (*Panax ginseng*). Die kalifornische Kräuterexpertin Kathi Keville erzählt in einem ihrer Bücher zwei Geschichten von unfruchtbaren Männern, die mit der Einnahme von Ginseng, Spaltkölbchen und Serenoa repens begannen, um ihr körperliches Erscheinungsbild ein wenig aufzupolieren. Nach kurzer Zeit waren ihre beiden Frauen schwanger.

Natürlich würde ich mich nicht blind auf diese Anekdote verlassen, aber Ginseng wird in Asien seit Jahrhunderten als Tonikum für die männliche Potenz und zur Langlebigkeit verehrt. Es gibt einige Untersuchungen, die Hinweise darauf geben, daß Ginseng die sexuelle Aktivität stimuliert, und die benötigen Sie natürlich bei einem Kinderwunsch.

➤➤ Guayave (*Psidium*, verschiedene Spezies) und andere Vitamin-C-haltige Nahrungsmittel. Eine Supplementierung von Vitamin C hat sich bei Unfruchtbarkeiten, die durch Spermienabnormalitäten oder Verklumpungen bedingt ist, als genau so wirksam wie manche fruchtbarkeitsfördernde Medikamente erwiesen. Dr. Melvyn Werbach empfiehlt eine tägliche Einnahme von 1.000 Milligramm. (Auch wenn der offiziell empfohlene Tagesbedarf für diesen Nährstoff nur 75 Milligramm beträgt, wird diese Dosis als sicher eingestuft.)

Neben Guayave gehören Bittermelonen, Amla (*Emblica officinalis*), Hagebutten, Paprikaschoten, rote Paprika und Brunnenkresse zu guten Quellen für Vitamin C.

➤➤ Kräuterformeln für Männer. Das chinesische Kraut Cangzhu (*Atractylodes lancea*) ist in zwei Rezepturen vorherrschend, die in China gern bei männlicher Unfruchtbarkeit verschrieben werden. Eine Rezeptur heißt *Hochu-ekki-to* und enthält jeweils vier Gramm *Cangzhu*, Tragant und Ginseng, jeweils drei Gramm japanische Engelwurz, jeweils zwei Gramm Hasenohrwurzel, Jujubefrucht, Zitrus-Unshiu-Schale (eine japanische Zitrusfrucht), 1,5 Gramm chinesische Süßholzwurzel, 1 Gramm Stammblatt sowie 0,5 Gramm Ingwer. In einer Studie bewirkte diese Mischung nach drei Monaten eine deutliche Steigerung der Spermienkonzentration und -motilität.

Eine ähnliche Mischung mit dem Namen *Ninjin-to* enthält jeweils drei Gramm *Cangzhu*, Ingwer, Ginseng und chinesisches Süßholz.

Wenn Sie diese Rezepturen selbst ausprobieren möchten, dann rate ich davon ab, die Mischung zu Hause selbst herzustellen. Wenden Sie sich dafür bitte an einen chinesischen Kräuterpraktiker.

❧❧ **Kräuterformeln für Frauen.** Für Frauen hat die Kräuterexpertin Deb Soule mehrere verschiedene Kräutermischungen parat. Hier ist die am häufigsten von ihr empfohlene Mixtur: jeweils vier Eßlöffel Mönchspfeffer, Engelwurz und falsche Einhornwurzel sowie ein bis zwei Teelöffel Benediktenkraut auf einen Liter Wasser. Lassen Sie den Tee 15 Minuten ziehen. Sie empfiehlt, vier bis fünf Tage pro Woche jeweils zwei bis drei Tassen pro Tag zu trinken.

❧❧ **Langkapseljute (*Corchorus olitorius*) und andere folathaltige Kräuter.** Jahrelang haben Naturheilpraktiker unfruchtbaren Frauen Vitamin B_6 empfohlen. Auch das Center for Disease Control (CDC) in Atlanta drängte Frauen, dem Körper mehr Folsäure zuzuführen, weil dadurch ernsthafte angeborene Defekte vermieden werden können.

Jedermann preist Folsäuresupplemente an, aber ich empfehle generell, die Nährstoffe wann immer möglich über die Ernährung zu beziehen. Es gibt eine ganze Reihe von Nahrungsmitteln, die reichlich Folat, das heißt die natürliche Form der Folsäure, enthalten. Getreu meiner Datensammlung ist das Nahrungsmittel, das am meisten Folat enthält, eßbare Jute, die bezogen auf ihr Trockengewicht 32 ppm (das ist die Anzahl der Wirkstoffanteile bezogen auf eine Million Lösungsstoffanteile) enthält. Jute wird gefolgt von Spinat, Endivie, Spargel, Petersilie, Okraschoten (*Hibiscus esculentus*), Mengel und Kohl.

Da viele dieser Pflanzen gleichzeitig mit reichlich Zink gesegnet sind, das ebenfalls eine wichtige Rolle bei der männlichen Reproduktionsfähigkeit spielt, denke ich, daß diese Gemüse Männern helfen können.

❧❧ **Spinat (*Spinacia oleracea*) und andere Kräuter, die Zink enthalten.** Verschiedene Untersuchungen geben Hinweise darauf, daß männliche Unfruchtbarkeit und eine minderwertige Spermienqualität mit einem Zinkmangel zusammenhängen können. Gute Zinkquellen sind zum Beispiel Spinat, Petersilie, Kohl, Rosenkohl, Gurken, Fisolen, Endivie, Augenbohnen, Pflaumen und Spargel. Wenn Sie diese Gemüse zusammen in einem Topf dünsten, haben Sie die Zutaten für eine gute Suppe.

❧❧ **Sonnenblume (*Helianthus annuus*) und andere argininhaltige Kräuter.** Naturheilpraktiker empfehlen Männern mit niedrigen Spermienzahlen häufig eine Supplementierung der Aminosäure Arginin. Ihre Dosierungsempfehlung beträgt vier Gramm Arginin pro Tag, was etwa 60 Gramm Sonnenblumenkernen entspricht.

Sonnenblumenkerne sind laut meiner Datenbank die reichhaltigste Argininquelle, sie enthalten auf ihr Trockengewicht bezogen 8,2 Prozent.

Andere üppige Quellen für diesen wichtigen Nährstoff sind zum Beispiel Johannisbrot, Kopfnuß, weiße Lupine, Erdnuß, Sesamsamen, Sojabohnen, Brunnenkresse, Bockshornklee, Senf, Mandeln, Kratzbohne, Brasilnuß, Lauch, Dickbohnen und Linsen.

❧ Withanie (*Withania somnifera*). Ayurvedisch arbeitende Ärzte schätzen dieses Kraut so wie die Chinesen Ginseng. Es soll ein Tonikum für die männliche Libido und Sexualfunktion, vor allem Erektionsprobleme, sein.

❧ Flaschenkürbis (*Lagenaria siceraria*) und andere cholinhaltige Pflanzen. Wissenschaftler von der North Carolina School of Medicine in Chapel Hill haben herausgefunden, daß ein Mangel an Cholin (einem B-Vitamin) im Futter bei männlichen Ratten mit Unfruchtbarkeit zusammenhängt. Ich zögere, einem einzigen Versuch mit Tieren zuviel Gewicht beizumessen, aber die Reproduktionssysteme von Säugetieren sind einander eher ähnlich als verschieden, und die Aufnahme von ein wenig zusätzlichem Cholin kann wahrscheinlich nicht schaden.

Laut meiner Datensammlung hat Flaschenkürbis mit einem Wert von 1,6 Prozent Cholin auf Trockengewichtbasis den höchsten Gehalt. Andere gute Kräuterquellen sind unter anderem Bockshornkleeblätter und gemeines Hirtentäschel. Immer noch einer Erwähnung wert, aber mit einen deutlich niedrigeren Gehalt sind Ginseng, Andorn, Augenbohnen, Mungobohnen, Schwammgurke, Linsen und Engelwurz zu nennen.

❧ Hafer (*Avena sativa*). Hafer macht Pferde triebhaft und wird schon lange Zeit als Energetikum für die männliche Sexualität angesehen, was sich auch in der Redewendung 'vom wilden Hafer gestochen' bestätigt. Einige Kräuterexperten sind überzeugt, daß Hafer auch der männlichen Sexualität einen Schub verleiht. Sie können Hafer preiswert als Haferflocken oder etwas teurer in Form von konzentrierten Haferextrakten aus dem Reformhaus kaufen.

❧ Himbeere (*Rubus idaeus*). Schwangeren Frauen wird zur Beruhigung einer gereizten Gebärmutter in der Regel ein Tee aus Himbeerblättern empfohlen. Züchter mischen jedoch die Himbeerblätter unter das Futter ihrer männlichen Tiere, um deren Fertilität zu erhöhen. Kathi Keville empfiehlt unfruchtbaren Männern einen Versuch mit Tee aus Himbeerblättern. Das kann nicht schaden, und der Tee schmeckt ziemlich delikat.

Verbrennungen

Meine Frau ist von der Kräutermedizin nicht restlos begeistert. Sie geht lieber zu Ärzten, schluckt Pillen und zieht es vor, mit meinen Kräuterauszügen und heilenden Gemüsesuppen, die ich unter einer Verwüstung ihrer Küche zusammenmische, nichts zu tun zu haben. Aber wie so viele Hausfrauen hat auch meine gegenüber Kräutern sehr skeptische Peggy eine kleine eingetopfte Aloepflanze auf ihrem Küchenfensterbrett stehen. Sie nimmt das Gel mehrmals pro Jahr zur Behandlung von Verbrennungen.

Auch meine Sekretärin ist ein Fan von Aloe bei Verbrennungen. Einmal schlief sie in der Sonne ein und erwachte mit einem unangenehmen Sonnenbrand an ihren Knöcheln und Füßen. Sie griff nach ihren Aloeblättern und verschaffte sich damit sofort Linderung.

Verbrennungen nach Zahlen

Verbrennungen werden in drei Schweregrade eingestuft. Verbrennungen ersten Grades verletzen nur die äußerste Hautschicht. Ein normaler Sonnenbrand ist zum Beispiel eine Verbrennung ersten Grades.

Wenn die verbrannte Stelle Blasen wirft, ist die Verletzung tiefer in die Haut eingedrungen und man hat sich die äußerst schmerzhafte Verbrennung zweiten Grades zugezogen.

Die schlimmste Form der Verbrennung, die Verbrennung dritten Grades, ist seltsamerweise häufig überhaupt nicht schmerzhaft. Der Grund: die Verletzung sitzt so tief, daß die schmerzübertragenden Nerven zerstört sind und deshalb keine Schmerzsignale mehr an das Gehirn weitergeleitet werden.

Verbrennungen dritten Grades sind medizinische Notfälle, die unbedingt von einem Arzt und meist stationär im Krankenhaus behandelt werden müssen. Auch jede Verbrennung zweiten Grades, die größer als ein Fünfmarkstück ist, sollte von einem Arzt begutachtet werden.

Grüne Apotheke für Verbrennungen

Bei Verbrennungen ersten und zweiten Grades gibt es eine ganze Reihe von Kräutern, die die Verbrennung beruhigen und Linderung bringen können.

➤➤➤ **Aloe (*Aloe vera*).** Aloe wird schon seit der Antike zur Behandlung von Verbrennungen und anderen Wunden verwendet. Aber es handelt sich hier nicht nur um ein Hausmittel. Viele Studien haben belegt, daß das Gel, das nach dem Aufschlitzen der dicken, ledrigen Blätter austritt, Verbrennungen lindert, darunter auch solche, die aufgrund einer Bestrahlungstherapie gegen Krebs entstanden sind.

Mein Freund und Buchautor Dr. Varro Tyler (*siehe Anhang*) zitiert zahlreiche Studien, die belegen, daß Aloe-Gel tatsächlich bei der Behandlung von Verbrennungen, Frostbeulen und Wunden nützlich ist. Eine Studie kam zu dem Ergebnis, daß Aloe die Durchblutung im verbrannten Gewebe steigert, und dadurch gelangen mehr heilende Stoffe des Körpers an die Stellen, wo sie benötigt werden.

Aloe enthält ferner ein Enzym (Bradykininase), das Schmerzen sowie Entzündungen lindert und die Rötung und Schwellung reduziert. Zusätzlich entfaltet das Aloe-Gel eine Wirkung gegen Pilze und Bakterien, was verhindern kann, daß sich die Verbrennung infiziert.

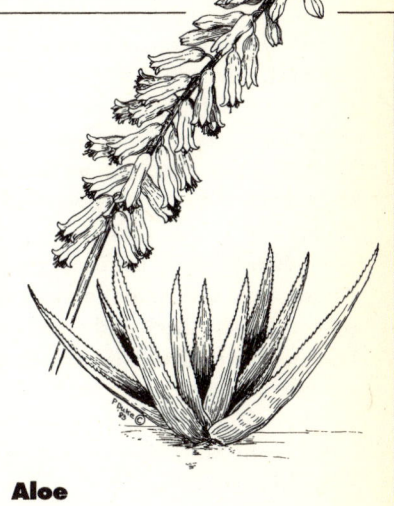

Aloe

Aloepflanzen sind leicht auf dem Fensterbrett zu ziehen und werden bereits seit biblischen Zeiten medizinisch genutzt.

Eine Aloepflanze gehört in jede Küche, weil hier die meisten Haushaltsverbrennungen passieren. Das Kraut ist meine Nummer Eins für Verbrennungen.

Leider teilen verschiedene Arzneimittel-Zulassungsbehörden meine Meinung nicht. Bisher ist nur die abführende Wirkung von Aloe anerkannt, da die „Heilwirkung bei Verbrennungen 'nicht hinreichend' bewiesen sei." Das heißt nicht, daß Aloe nicht wirken würde, sondern nur, daß zur Zeit der Beurteilung (als die Kräuterkunde noch nicht so beliebt war) nicht ausreichend Studien vorhanden waren. Und warum auch? Die Anhänger der Kräuterkunde sind bereits überzeugt, und es gibt keine ökonomischen Gründe für die Pharmakonzerne, die Zulassung für eine Pflanze zu beantragen, die jeder selbst ziehen kann – daran läßt sich schließlich sich kein Geld verdienen.

◥ **Sonnenhut (*Echinacea*, verschiedene Spezies).** Die meisten Menschen, die sich mit Kräutern auskennen, wissen, daß das unter dem

Namen Echinacea populär gewordene Kraut die Abwehrkraft anregt. Aufgrund dieser Wirkung würde ich meine Echinaceatinktur ausgraben und ein oder zwei Teelöffel davon einnehmen, wenn ich mich verbrennen würde. (Echinacea kann auf der Zunge prickeln oder vorübergehend ein taubes Gefühl verursachen, diese Nebenwirkung ist jedoch harmlos.)

Eine der großen Befürchtungen bei jeder Art von Verbrennungen besteht bezüglich Infektionen, und ein gestähltes Immunsystem schützt vor Infektionen. Zusätzlich würde ich direkt auf die Verbrennung ein paar Tropfen geben. Nur wenige Menschen wissen nämlich, daß Echinacea auch ein sanftes Antiseptikum ist, das Infektionen am verbrannten Bereich vorbeugt.

❧ **Knoblauch (*Allium sativum*) und Zwiebel (*Allium cepa*).** In Afrika, Rom und Amerika wurden diese Kräuter und ihre nahen Verwandten (Lauch, Schnittlauch und Schalotten) direkt auf Verbrennungen gelegt. Diese Pflanzen besitzen unbestreitbar antiseptische Eigenschaften. Zerdrücken Sie die Pflanzen und tragen Sie die Paste als Umschlag auf, wenn Sie eine davon bei einer Verbrennung verwenden möchten.

❧ **Gotu kola (*Centella asiatica*).** Naturheilkundlich arbeitende Ärzte empfehlen zur Behandlung von Verbrennungen die Einnahme dieses Krautes (in Kombination mit Vitamin-C-reichen Nahrungsmitteln). Es gibt einige Hinweise darauf, daß die Kombination von Vitamin C und drei Bestandteilen in Gotu Kola – Asiatinsäure, Asiaticoside und Madessinsäure – die Produktion von Kollagen fördern, das ein Schlüsselelement bei der Hautregeneration darstellt. (Kollagen ist ein Eiweiß, das das Grundgerüst der Haut bildet.) Sie erhalten die Urtinktur auch unter der Bezeichnung Hydrocotyle asiatica in der Apotheke.

❧ **Lavendel (*Lavandula*, verschiedene Spezies).** Im Jahr 1920 verbrannte sich der französische Parfumchemiker René-Maurice Gattefossé versehentlich seine Hand bei einem Laborunfall. Er steckte seine Hand in das nächststehende Gefäß mit einer kühlenden Flüssigkeit, das Lavendelöl enthielt – und siehe da, die Schmerzen ließen unverzüglich nach und die Wunde heilte ab, ohne Narben zu hinterlassen. Diese Begebenheit hat möglicherweise zur Entwicklung der Aromatherapie geführt, das heißt der Verwendung verschiedener ätherischer Öle, die aus Pflanzen gewonnen werden.

Auch andere ätherische Öle aus Kamille, Kampfer, Eukalyptus, Geranie, Zwiebel, Pfefferminze, Rosmarin und Salbei werden als Therapeutikum bei Verbrennungen angepriesen. Aber die Aromatherapeuten, die ich kenne, bevorzugen Lavendelöl. Sie können zum Beispiel ein Fläschchen Lavendelöl neben Ihre Aloepflanze auf dem Küchenfensterbrett stellen. (Bitte denken

Sie daran, daß man ätherische Öle nicht einnehmen darf, da bereits kleinste Mengen giftig sein können.)

❧ **Wegerich (*Plantago*, verschiedene Spezies).** Wegerich ist eines der populärsten Kräuterheilmittel gegen Verbrennungen in Amerika. Der Saft aus den frischen Blättern der Pflanze wird direkt auf leichtere Verbrennungen gegeben. Ich habe das Mittel selbst bereits mehrmals ausprobiert und empfinde es als lindernd.

❧ **Johanniskraut (*Hypericum perforatum*).** Die deutsche Kommission E empfiehlt Johanniskraut als entzündungshemmende äußerliche Behandlung bei Verbrennungen ersten Grades. Eine deutsche Untersuchung kam zu dem Schluß, daß eine Salbe mit Johanniskraut die Heilungszeit verkürzte und die Narbenbildung reduzieren half. Sie erhalten sowohl Salben als auch Tinkturen mit dem Kraut.

Sie können sich die Tinktur auch selbst herstellen, indem Sie ein bis zwei Teelöffel des getrockneten Krautes (vorzugsweise die Blüten) in rund 100 Milliliter Pflanzenöl ziehen lassen.

Verstopfung

V or ein paar Jahren wurde ich für eine Fernsehshow interviewt. Im Laufe der Sendung wurde auch ein Interview mit Dr. David Kessler, dem Präsidenten der US-Arzneimittel-Zulassungsbehörde, ausgestrahlt. Das Programm zeigte mich in meiner üblichen Wald-und-Wiesenumgebung in Ecuador, und dementsprechend trug ich auch meine exotische Dschungelkleidung. Dr. Kessler trug während seines Interviews, das in seinem Büro stattfand, Anzug und Krawatte. Obwohl wir uns nie trafen oder über die Sendung redeten, sprach der Unterschied zwischen uns Bände.

Dr. Kessler und ich waren unterschiedlicher Ansicht über Kräuter und Nahrungssupplemente. Er lehnte sie entschieden ab, wohingegen ich überzeugt bin, daß sie äußerst nützlich sein können. Sie sind ein preiswerter Weg, manchen Beschwerden vorzubeugen, andere zu lindern und manche sogar auszukurieren. Aber viele Arzneimittel-Zulassungsbehörden lassen keine medizinischen Behauptungen über Kräuter zu, solange diese nicht zur Zufriedenheit der Behörde mit teuren klinischen Studien belegt sind.

Im Jahr 1995 kostete es zum Beispiel in den Vereinigten Staaten umgerechnet rund 900 Millionen DM, den Anforderungen der Arzneimittel-Zulassungsbehörde für die Zulassung eines neuen Medikaments, Krautes oder Supplementes bezüglich der Sicherheit und Wirksamkeit Genüge zu leisten. Nur wenige Firmen, die Kräuter oder Supplemente vermarkten, können diese Summe aufbringen.

Und die Pharmakonzerne, die das Geld haben, können die Ausgaben rechtfertigen, weil sie in den ersten Jahren der Zulassung exklusive Vermarktungsrechte besitzen und während dieser Zeit die Investitionen wieder hereinholen können. Aber wer würde bei vollem Verstand Millionen und Abermillionen aufbringen, nur um zu beweisen, daß Pflaumensaft ein tolles Abführmittel ist? (Was übrigens stimmt.) Man kann sich die Pflaume nicht patentieren lassen, deshalb würde man sein investiertes Geld nie zurückbekommen.

Predigt für Pflaumen

Als der Produzent der Fernsehsendung anrief, fragte er mich, welche Fragen der Interviewer Dan Rather Dr. Kessler stellen sollte. Ich empfahl ihm, daß Dan Rather Dr. Kessler eine Flasche Pflaumensaft anbieten und dabei fragen solle, ob er, Dr. Kessler, denn denke, daß es sich dabei um ein sicheres, wirksames Abführmittel handle. Falls die Anwort negativ ausfallen würde, sollte Dan Rather Dr. Kessler bitten, ein wenig davon zu trinken und das Ergebnis abzuwarten. Sollte die Antwort 'Ja' lauten, dann sollte Dan Rather Dr. Kessler fragen, warum die Vorschriften der Arzneimittel-Zulassungsbehörde den Produzenten von Pflaumensaft untersagen, auf dem Etikett zu vermerken, daß Pflaumensaft ein sicheres, wirksames und sanftes Abführmittel sei.

In meinem Supermarkt kostet ein Liter Pflaumensaft etwa 1,60 DM, und deshalb ist der Saft möglicherweise das preiswerteste und am wenigsten unangenehme derzeit erhältliche Abführmittel. Und in meinem Kräuterladen sind die wirksamen abführenden Kräuter Rhabarberwurzel, Kreuzdorn, Sennesfrucht und Psylliumsamen und -schalen fast genauso billig, aber sie schmecken nicht halb so gut.

In der Zwischenzeit sind hierzulande viele kommerzielle Abführmittel, die diese Kräuter enthalten, zugelassen, aber sie sind verhältnismäßig teuer. Viele Bundesbürger trinken Pflaumensaft als Abführmittel – warum ist es dann so schwer für manche Arzneimittel-Zulassungsbehörden, den Saft anzuerkennen?

Faserfakten

Das Traurige ist nur, daß die meisten von uns gar kein Abführmittel – sei es nun aus Kräutern oder einem anderen Stoff – brauchen würden, wenn sie sich richtig ernähren würden. Alle Ärzte wissen, daß eine rohfaserreiche Ernährung einer Verstopfung entgegenwirkt, weil sie den Darm in Schwung hält.

Aufgrund der Dickdarmkrebsfälle in unserer Familie war ich bereits ein Fan von Ballaststoffen, als ich einen Vortrag von dem hoch angesehenen britischen Chirurgen Dr. Dennis Burkitt hörte, der sein Leben lang in Ostafrika gearbeitet hat. Dr. Burkitt erklärte, daß die Menschen in Nicht-Industrieländern, darunter auch die afrikanischen Gemeinden, in denen er arbeitete, wenn sie eine sehr rohfaserreiche Kost zu sich nahmen, kaum unter Verstopfungen litten.

In der Tat waren die einzigen Patienten, die Dr. Burkitt während seiner Zeit in Afrika je wegen einer Verstopfung behandeln mußte, wohlhabende Personen, die sich mit der gleichen rohfaserarmen Kost ernährten, die so viele von uns täglich zu sich nehmen.

Hier ist ein todsicheres Rezept, wie Sie sich eine Verstopfung bescheren können: Streichen Sie alle rohfaserreichen Früchte, Gemüse und Vollkornprodukte von Ihrem Speisezettel. Essen Sie statt dessen viel Fleisch, Fett und Milchprodukte. Kein Wunder, daß etwa 10 Prozent der Bevölkerung unter Verstopfung leiden, und mindestens 20 Prozent der älteren Menschen darüber klagen.

Wenn ich sage, daß man mit Hilfe der Ernährung Verstopfungen kontrollieren kann, dann meine ich damit nicht nur Pflaumensaft. Jede Portion mit Vollkornprodukten, jede faserreiche Frucht und jedes Gemüse hilft bei der Vorbeugung und Linderung einer Verstopfung.

In der Volksmedizin gehören zu den Nahrungsmitteln, die als Abführmittel anerkannt werden, zum Beispiel Mandeln, Äpfel, Avocados, Wegwarte, Löwenzahn, Datteln, Endivie, Feigen, Leinsamen, Trauben, Mangos, Papayas, Petersilie, Dattelpflaumen, Ananas, Pflaumen, Rhabarber, rote Beete, Sojabohnen, weiße Rüben, Walnüsse und Brunnenkresse. Sie können aus dieser Liste sicherlich zahlreiche leckere Salate und Suppen zusammenstellen.

Wenn Sie unter einer Verstopfung leiden, dann sollten Sie als erste Maßnahme Ihre Ernährung auf den 'Zweimal-Fit-mit-Fünf' Wahlspruch umstellen. Das heißt: fünf Portionen Obst und fünf Portionen Gemüse pro Tag. Wenn Sie nach zwei Tagen immer noch verstopft sind, sollten Sie noch mehr Obst und Gemüse essen und gleichzeitig den Anteil an rohfaserarmen Nahrungsmitteln wie Fleisch und Weißmehlprodukten senken.

Ich empfehle Ihnen ferner, keinen Tee zu trinken, wenn Sie mit Verstopfungen Probleme haben. Tee enthält nämlich reichlich Tanninsäuren, die ein Grund dafür sind, warum Tee als Therapie bei Durchfall empfohlen wird. Tanninsäuren binden die Fäzes und verlangsamen den Stuhlgang.

Obst- und Gemüsesäfte wirken ebenfalls, vor allem solche Säfte, die noch einen hohen Faseranteil haben. Pflaumensaft führt dabei die Liste an, aber einige Saftexperten betonen, daß Apfel-Birnensaft ein besonders wirkungsvolles Abführmittel (Laxans) ist. Unter den Gemüsesäften wurden bereits Spargel- und Kartoffelsäfte vorgeschlagen.

Manche Personen bevorzugen Saftmaschinen, die den größten Teil der Rohfaser entfernen. Wenn man eine Verstopfung behandeln möchte, ist dies ein großer Fehler, weil Fasern genau das sind, was man braucht.

Grüne Apotheke für Verstopfung

Verschiedene Kräuter können bei der Vorbeugung oder Behandlung einer Verstopfung nützlich sein.

Lein (*Linum usitatissimum*). Leinsamen wird von der Kommission E, dem Phytotherapie-Expertengremium des deutschen Bundesgesundheitsministeriums, als Therapie von Verstopfungen anerkannt. Die Dosierungsempfehlung beträgt bei chronischer Verstopfung zwei bis sechs Eßlöffel ganze oder geschrotete Leinsamen zwei- bis dreimal täglich.

Eine wichtige Warnung: Wenn Sie dieses Rezept versuchen, müssen Sie unbedingt darauf achten, genug Wasser zu trinken, das heißt mindestens acht Gläser à 250 Milliliter pro Tag. Nur so wird sichergestellt, daß die gesamte Samenmenge durch Ihren Darmtrakt wandert.

Psylliumsamen (*Plantago ovata*). Die kleinen Psylliumsamen enthalten eine Faser, die als Muzilago bezeichnet wird und ziemlich viel Flüssigkeit aufsaugt. Dadurch quellen die Samen auf und machen den Stuhl massiger. Wenn der Stuhl mehr Masse hat, drückt er auf die Wände des Dickdarms und löst Muskelbewegungen aus, die wir als 'das Bedürfnis' kennen. Psylliumsamen sind in Deutschland sehr beliebt, und die Empfehlung der Kommission E lautet, bei chronischer Verstopfung sechs bis 20 Eßlöffel Psylliumsamen pro Tag einzunehmen.

Wie Leinsamen kann auch Psyllium nur mit Wasser wirken. Wenn man die Psylliumsamen ohne Wasser einnimmt, kann man sich einen Darmverschluß zuziehen. Nehmen Sie die Samen nicht ein, wenn Sie unter Asthma leiden. Es wurden verschiedentlich allergische Reaktionen auf die Psylliumsamen beobachtet, darunter ein paar schwerwiegende Asthmaanfälle durch den eingeatmeten Staub der Samen. Sie sollten außerdem bei der Einnahme darauf achten, ob Sie möglicherweise allergisch darauf reagieren. Sollte dies bei der ersten Einnahme der Fall sein, dürfen Sie das Kraut nicht nochmals einnehmen.

Aloe (*Aloe*, **verschiedene Spezies**), **Kreuzdorn** (*Rhamnus catharticus* **und** *Rhamnus purshianus*), **gemeiner Faulbaum** (*Frangula alnus*) **und Sennakassie** (*Cassia senna*). All diese Kräuter enthalten stark wirksame natürliche abführende Substanzen, die als Anthraquinone bezeichnet werden. Mit gewissen Einschränkungen empfiehlt die Kommission E alle genannten Kräuter zur Behandlung einer chronischen Verstopfung.

Ich rate, anthraquinonhaltige Kräuter nur als letzten Ausweg zu versuchen. Probieren Sie es lieber mit einer rohfaserreichen Ernährung und anderen, sanfteren Kräutern, bevor Sie sich an diese 'Strohhalme' klammern. Jedes anthraquinonhaltige Kraut kann unangenehm wirkungsvoll und teilweise giftig sein.

Wenn Sie Kreuzdorn oder Faulbaum verwenden, sollten Sie ausdrücklich die reife Rinde verlangen. Die Anthraquinone in frischer Rinde reizen den Verdauungstrakt und können einen blutigen Durchfall oder Erbrechen auslösen.

Sennakassie

Die Blätter und Samen der Sennakassie werden als stark wirksames Abführmittel verwendet.

Anthraquinonhaltige Abführmittel sollten nicht über einen längeren Zeitraum oder während der Schwangerschaft beziehungsweise Stillzeit eingenommen werden. Wenn Sie dieses Abführmittel über einen längeren Zeitraum einnehmen, können Sie davon abhängig werden. Das ist der Grund, warum diese Kräuter von mir als letzte Reserve bezeichnet werden.

Bockshornklee (*Trigonella foenum-graecum*). Wie Psylliumsamen enthält auch Bockshornklee die flüssigkeitsaufsaugende Faser Muzilago.

Wenn Sie Bockshornkleesamen einnehmen, müssen Sie unbedingt ausreichend Wasser trinken, um die Dinge in Schwung zu halten. Und nehmen Sie nicht mehr als zwei Teelöffel auf einmal, da eine höhere Dosis zu Beschwerden im Bauchraum führen kann.

Rhabarber (*Rheum officinale*). Ich liebe dieses Rezept gegen Verstopfungen, das von dem Arzt Dr. Ronald Hoffman stammt und einer Veröffentlichung (aus der Zeitschrift *Parade*) entnommen wurde: Pürieren Sie drei Stangen Rhabarber ohne Blätter. Geben Sie eine Tasse Apfelsaft, ein

Viertel einer geschälten Zitrone und zwei Eßlöffel Honig dazu. Das ergibt einen dickflüssigen, leicht säuerlichen Trunk, der Ihr Problem lösen sollte.

Dr. Hoffman hat recht mit seinem Rhabarber. Die Pflanze enthält natürliche abführende Substanzen, die ungefähr denen in Kreuzdorn und Sennakassie ähnlich sind. Rhabarber enthält zudem viel Rohfaser. Bitte denken Sie jedoch daran, daß die abführende Wirkung ziemlich durchschlagend sein kann, Sie sollten deshalb vielleicht erst etwas sanftere Methoden ausprobieren.

Virusinfektionen

Viren sind schon eine seltsame Angelegenheit. Sie sind geradezu unglaublich klein – so klein, daß man sie mit normalen Mikroskopen nicht sehen kann, mit denen man sich zum Beispiel Körperzellen und Bakterien genauer betrachten kann. Man braucht schon die sehr viel stärkeren Elektronenmikroskope, um die Viruspartikel zu entdecken.

Ich verwende das Wort Partikel, weil Viren nach den meisten Definitionen des Lebens keine wirklichen Lebewesen sind. Sie enthalten nur die Erbmasse (DNS oder RNS), die von einer Eiweißkapsel umhüllt wird. Viren nehmen keine Nahrung auf, atmen keinen Sauerstoff oder scheiden Abfallprodukte aus. Alles was sie machen, ist, sich zu vermehren, nachdem sie empfängliche Zellen infiziert haben.

Antibiotika sind in der Regel bei Viren wirkungslos, da diese Medikamente nur gegen Bakterien wirken. Seit der Entdeckung des Penizillins im Jahre 1928 hat die Schulmedizin Dutzende von Antibiotika zu Tage gefördert. Aber heutzutage haben wir immer noch nur eine Handvoll antiviraler Medikamente, darunter zum Beispiel Acyclovir gegen das Herpesvirus und AZT gegen das HIV sowie Interferon, die körpereigene Waffe.

Grüne Apotheke für virale Infektionen

Die guten Neuigkeiten sind, daß bei verschiedenen Kräutern, die in der traditionellen Kräutermedizin verwendet werden, von wissenschaftlicher Seite eine antivirale Wirkung nachgewiesen werden konnte. Ich verwende diese Kräuter zum Beispiel, wenn ich eine Erkältung, Grippe oder andere virale Infektion habe.

Ich habe bereits viele dieser Kräuter im Kapitel über Erkältungen und Grippeerkrankungen (siehe Seite 152) besprochen, aber ich möchte dieses

Kapitel einigen Kräutern widmen, die bei jeder viralen Infektion verwendet werden können.

Sonnenhut (*Echinacea*, verschiedene Spezies). Hier haben wir das bei weitem bekannteste antivirale Kraut, und das aus gutem Grund. Echinacea bekämpft die Viren auf zweierlei Weise: es enthält drei Substanzen mit einer spezifischen antiviralen Wirkung – Koffeinsäure, Chicorinsäure und Echinacin. Bei Wurzelextrakten aus Echinacea konnte ferner eine dem Interferon ähnliche Wirkung nachgewiesen werden. Interferon ist die körpereigene Waffe gegen Viren. Zusätzlich stimuliert Echinacea das Immunsystem, das dem Körper bei der effektiveren Verteidigung vor viralen Eindringlingen hilft.

Kräuterexperten sind schnell dabei, Echinacea als Immunstimulans zu preisen, aber Tatsache ist, daß die Wissenschaftler derzeit nicht wissen, wie das Kraut die Abwehrkraft nun anregt. Einige denken, daß eine Substanz des Körpers, das sogenannte Properdin, erhöht wird, das einen bestimmten Teil des Immunsystems aktiviert. Dieser Teil wird als Komplementsystem bezeichnet und ist verantwortlich dafür, daß die krankheitsabwehrenden weißen Blutkörperchen in infizierte Bereiche ausgesandt werden, um dort Viren und Bakterien zu bekämpfen.

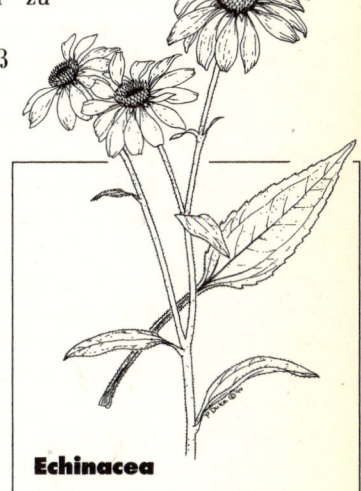

Andere Forscher halten dagegen, daß andere Substanzen in der Pflanze, die sogenannten lipophilen Amide und polaren Koffeinsäurederivate, der Grund für ihre immunstimulierende Wirkung sind. Eine Substanz, die Chicorinsäure, hemmt zudem das Enzym Integrase, das für die Virusvermehrung wichtig ist.

Ich bin ganz allgemein davon beeindruckt, wie all diese Substanzen in einer Pflanze so harmonisch zusammenwirken, deshalb neige ich zu der Annahme, daß alle diese immunstimulierenden Eigenschaften zusammenhelfen.

Echinacea

Echinacea war ursprünglich die bevorzugte Medizin der Indianer Amerikas. Heutzutage hat sich das Kraut zum weltweit bekanntesten Stimulans der Abwehrkraft gemausert.

Die deutsche Kommission E erkennt Echinacea als Therapeutikum bei grippeähnlichen Symptomen an. Das bedeutet eine wissenschaftliche Anerkennung eines Krautes, das ursprünglich in Amerika beheimatet war.

Tragant (*Astragalus*, verschiedene Spezies). Das immunstimulierende Kraut ist auch unter dem Namen *Hunag-Qi* bekannt und stammt aus China. In einer kleinen chinesischen Studie wurde zehn Patienten mit einer Infektion mit dem *Coxsackie B* Virus (das den Herzmuskel infiziert und zu einer als Myocarditis bezeichneten Entzündung im Herzmuskel führt) drei bis vier Monate lang Tragantextrakte injiziert. Die Aktivität ihrer natürlichen Killerzellen, die einen Teil des Abwehrsystems darstellen, steigerte sich von 11 auf 45 Prozent. Die Patienten wiesen ferner erhöhte Spiegel an Alpha- und Gamma-Interferon auf (Interferon ist die körpereigene Waffe gegen Viren). Es überrascht bei diesen Ergebnissen wohl nicht, daß sich auch die Symptome der Patienten besserten. Europäische Studien gaben Hinweise darauf, daß viele der immunstimulierenden Substanzen ähnlich wie bei Echinacea wirksam werden, wenn man das Kraut schluckt.

Krebsblume (*Croton lechleri*). Es gibt einen guten Grund, warum Krebsblumen auf der Rückseite des Lexikons für die Ethnobotanik des Amazonas (Originaltitel *Amazonian Ethnobotanical Dictionary*) abgebildet sind, das ich zusammen mit Rudolfo Vasquez, einem Botaniker am Missouri Botanical Garden, im Jahre 1994 herausgab. Verschiedene darin enthaltene Substanzen, darunter Dimethylcedrusin und Taspin, haben sowohl antivirale als auch wundheilungsfördernde Eigenschaften, die bei den Hautveränderungen, die durch eine Herpesinfektion hervorgerufen werden, besonders nützlich sein können. Die natürliche Mischung der drei Substanzen läßt Wunden bis zu viermal schneller abheilen als die isolierten Einzelsubstanzen.

Ich verwende Krebsblumen, wenn ich mir im tropischen Peru Schnitt- oder Schürfwunden zufüge. Hierzulande ist das Kraut nicht leicht zu bekommen, aber ich hoffe, daß sich das bald ändern wird. Es wird nur äußerlich aufgetragen, da Wolfsmilchgewächse möglicherweise krebserregend sind.

Knoblauch (*Allium sativum*). Zusätzlich zu seinen hinreichend bekannten antibakteriellen Eigenschaften wirkt Knoblauch auch noch antiviral. Verschiedene schwefelhaltige Substanzen im Knoblauch entfalten eine Wirkung gegen Grippeviren, meint der Buchautor Dr. Heinrich B. Koch (*siehe Anhang*). Wiederum zögere ich, einige bestimmte Substanzen im Knoblauch hervorzuheben, weil ich denke, daß sie alle irgendwie zusammenwirken.

Einige Ärzte, die Kräuter verwenden, empfehlen zur Behandlung von Erkältungen, Grippeerkrankungen und anderen viralen Infektionen die Einnahme von zwei Knoblauchkapseln pro Tag. Ich ziehe jedoch genauso wie die Naturheilpraktikerin Jane Guiltinan frischen Knoblauch den Kapseln vor. Ihr Rat lautet übrigens, bis zu zwölf Knoblauchzehen pro Tag zu verzehren. Ich hätte allerdings Probleme, soviel frischen Knoblauch zu essen, mit Ausnahme von Knoblauch in Salatsoßen, Knoblauchbrot, Suppen und Gemüsesäften. Zur Vermeidung von Erkältungen empfehle ich Ihnen, als vorbeugende Maßnahme reichlich Knoblauch zu essen. Das andere Nahrungsmittel, bei dem Sie jetzt zuschlagen sollten, sind Zwiebeln, nahe Verwandte von Knoblauch, die ebenfalls eine ähnliche, wenn auch weniger potente antivirale Wirkung entfalten.

❦❦ **Orangenwurzel (*Hydrastis canadensis*).** Wie Echinacea wirkt auch Orangenwurzel immunstimulierend, wofür der Gehalt an der Substanz Berberin verantwortlich ist. Ich verwende Orangenwurzel häufig in Kombination mit Echinacea.

❦❦ **Wacholderbeeren (*Juniperus*).** Selbst unter den Kräuterexperten ist es nur wenig bekannt, daß Wacholderbeeren eine potente antivirale Substanz (Deoxypodophyllotoxin) enthalten. Wacholderbeerenextrakte scheinen eine ganze Reihe unterschiedlicher Viren zu hemmen, darunter auch Herpesviren und Grippeerreger. Manchmal bereite ich mir einen Wacholderbeerentee zu, wenn ich spüre, daß eine Grippe im Anmarsch ist.

❦❦ **Melisse (*Melissa officinalis*).** Die auch unter dem Namen Zitronenkraut oder Frauenwohl bekannte Pflanze wird als antivirales Kraut – vor allem gegen Herpesviren – wärmstens empfohlen. Ich würde versuchen, jede Virusinfektion mit Melisse zu behandeln. Melisse ergibt einen sehr wohlschmekkenden Tee.

❦❦ **Süßholz (*Glycyrrhiza glabra*).** Süßholz wird neben seinen vielen anderen medizinischen Verwendungen auch bei verschiedenen Arten viraler Infektionen eingesetzt. Eine der acht darin enthaltenen aktiven Substanzen, das Glycyrrhicin, hemmt eine Reihe von Schritten bei der Virusvermehrung, darunter zum Beispiel das Eindringen der Viren in die Körperzellen und die Vermehrung der Erbmasse (des genetischen Materials) der Viren.

Probieren Sie doch einmal einen Tee, dem ein paar Teelöffel der gehackten Wurzel pro Tasse mit kochendem Wasser zugegeben wurden. Lassen Sie den Tee etwa zehn Minuten lang ziehen.

❦❦ **Shiitake (*Lentinus edodes*).** Dieser schmackhafte Pilz aus Asien enthält die Substanz Lentinan, die antivirale, immunstimulierende und gegen Tumore gerichtete Eigenschaften besitzt. Dies stand in einem in der angesehenen Zeitschrift *Lawrence Review of Natural Products* veröffentlichtem Artikel. Die antiviralen Eigenschaften wurden übrigens durch Versuche mit Labortieren nachgewiesen. Der Sägeblättlingextrakt schützte Mäuse vor einer viralen Encephalitis (Gehirnentzündung). Shiitake sind häufig getrocknet in Naturkostläden und asiatischen Supermärkten zu finden.

❦ **Eukalyptus (*Eucalyptus globulus*).** Verschiedene Substanzen in Eukalyptus, darunter Hyperosid, Quercetin und Tanninsäuren, weisen virusabtötende Eigenschaften auf, ist der Buchautor Dr. Albert Leung (*siehe Anhang*) überzeugt.

➤ **Forsythie (*Forsythia suspensa*) und Heckenkirsche (*Lonicera japonica*).** Immer wenn ich fühle, daß eine Grippe oder Erkältung im Anmarsch ist, mische ich mir nach chinesischen Vorbild einen Tee mit den Bestandteilen Forsythie und Heckenkirsche. Manchmal gebe ich noch ein wenig Melisse dazu. Wie Melisse enthalten auch Forsythie und Heckenkirsche Substanzen, die sich als virusabtötend erwiesen haben. Ich empfinde die Kombination aus Melisse, Forsythie und Heckenkirsche vor dem Schlafengehen als besonders angenehm.

➤ **Ingwer (*Zingiber officinale*).** Der gute alte Ingwer ist nicht nur bei Reisekrankheit und einem verrenkten Magen hilfreich. Laut meiner Datensammlung enthält das Kraut zehn antivirale Substanzen. Wenn Sie eine viral bedingte Erkrankung haben, sollten Sie einen Ingwertee versuchen oder Ihre Gerichte kräftig mit Ingwer würzen. Viele der in Ingwer enthaltenen Substanzen stecken übrigens auch in Kurkuma (Gelbwurz).

Warzen

Die gewöhnliche Warze ist etwas sehr weit Verbreitetes. Manchmal erscheinen mir jedoch die Hausmittel gegen Warzen noch weiter verbreitet. Die meisten Hausmittel sind nämlich nicht nur wirksam, sondern lassen im Vergleich die Behandlung der Ärzte häufig relativ schlecht dastehen.

Warzen sind gutartige Wucherungen der Haut, die durch mindestens 35 verschiedene Mitglieder einer Virusfamilie, die sogenannten Papillomaviren, verursacht werden. Die Warzen erscheinen in der Regel auf den Händen, und zwar vor allem bei älteren Kindern. Die Gewächse können sich aber auch an anderen Körperstellen breitmachen. (Plantarwarzen sind übrigens die Warzen, die nur auf der Fußsohle wachsen.) Beobachtungen von Wissenschaftlern zufolge sind Personen mit einem geschwächten Immunsystem deutlich anfälliger für Warzen als Menschen mit einem normal funktionierenden Immunsystem.

Grüne Apotheke für Warzen

Hier sind ein paar Kräuter, die Sie ausprobieren können, wenn Sie sich mit diesem lästigen und hartnäckigen Problem auseinandersetzen müssen.

Birke (*Betula,* verschiedene Spezies). Birkenrinde wurde bereits in China, Skandinavien und Michigan zur Behandlung von Warzen ausprobiert. Die Rinde enthält zwei Substanzen, nämlich Betulin und Betulinsäure, die antivirale Eigenschaften besitzen. Birkenrinde enthält ferner Salizylate, die als Warzenbehandlungsmittel offiziell zugelassen sind.

Wenn Sie an frische Birkenrinde kommen können, sollten Sie ein Stück angefeuchtete Birke direkt auf die Warze kleben. Sie können sich auch einen Birkenrindentee aus ein bis zwei Teelöffeln der pulverisierten Rinde pro Tasse mit kochendem Wasser zubereiten und den Tee 10 Minuten ziehen lassen. Der Tee wird entweder getrunken oder direkt auf die Warzen gerieben.

Blutwurz (*Sanguinaria officinalis*). Das auch unter dem Namen Tormentill bekannte Kraut enthält hautreizende Substanzen (Chelerythrin und Sanguinarin) sowie proteolytische (eiweißabbauende) Enzyme. Diese Substanzen helfen bei der Auflösung von Proteinen, wie zum Beispiel in warzenbefallenem Gewebe. Das erklärt möglicherweise den volkstümlichen Gebrauch von Blutwurz als Mittel zur Warzenentfernung. Lassen Sie sich in der Apotheke eine Salbe mit Blutwurz anrühren.

Gemeiner Wunderbaum (*Ricinus communis*). Viele Heiler haben im Laufe der Jahrhunderte bei Warzen Wunderbaumöl empfohlen. Laut Überlieferung soll das Öl mehrmals täglich direkt in die Warze einmassiert werden.

Es gibt eine Reihe von Möglichkeiten, wie Sie die 'Antiwarzenwirkung' des Öls ein wenig unterstützen können. Ich empfehle, eine Handvoll Weidenrinde in das Öl zu geben und das Öl zwei Tage

Schützen Sie Ihre Haut

Manche der in diesem Kapitel empfohlenen Substanzen können ziemlich hautreizend wirken. Jeder Mensch hat eine unterschiedliche Haut. Wenn Sie eines dieser Mittel ausprobieren und das Gefühl haben, daß die um die Warze liegende Haut sich rötet und gereizt wird, dann spülen Sie die Hautpartie sorgfältig mit Wasser ab und brechen die Therapie mit dem Kraut ab.

lang ziehen zu lassen. Weidenrinde enthält die möglicherweise hilfreichen Salizylate, die der Azetylsalizylsäure ähnlich sind. Andere Kräuterexperten geben ein paar Knoblauchzehen in das Öl, was ein weiteres Hausmittel bei Warzen ist. Auch diese Mixtur soll ein paar Tage lang ziehen.

Schöllkraut (*Chelidonium majus*). Schöllkraut enthält ein paar der gleichen Substanzen wie Blutwurz (nämlich Chelerythrin, Sanguinarin und proteolytische Enzyme). Schöllkrautsaft hemmt oder tötet das Warzenvirus sogar ab, ist der Buchautor Dr. Rudolph Fritz Weiß (*siehe Anhang*) überzeugt.

Wenn Sie frisches Schöllkraut bekommen, dann können Sie den gelben Pflanzensaft fünf bis sieben Tage lang ein- bis zweimal täglich direkt auf die Warze reiben. Ansonsten können Sie einen konzentrierten Tee, der aus dem getrockneten Kraut gekocht wurde, verwenden.

Löwenzahn (*Taraxacum officinale*). Verschiedene bekannte Kräuterexperten empfehlen als Warzenbehandlung die Löwenzahnmilch, die austritt, wenn man die Blätter oder Stengel abreißt. Ich empfehle, den milchigen Saft fünf bis sieben Tage lang ein- bis zweimal täglich direkt auf die Warze zu reiben. Bei mir hat die Therapie leider nicht funktioniert, aber Sie können es gerne damit versuchen, wenn Sie möchten.

Feige (*Ficus carica*). Feigen enthalten ein proteolytisches (eiweißspaltendes) Enzym, das sogenannte Ficin. Viele Menschen aus zahlreichen Kulturen verwenden verschiedenste Feigenarten als Warzentherapie. Sie behaupten, daß die Verwendung der weißen Milch, die aus den Früchten und Zweigen austritt, bei der Entfernung von Hühneraugen und Warzen hilft. (Diese Therapie folgt übrigens dem Beispiel König Salomons, der Feigensaft zur Behandlung seiner Furunkel verwendete.) Wenn Sie es mit dieser altertümlichen Behandlung versuchen möchten, empfehle ich, die Milch fünf bis sieben Tage lang ein- bis zweimal täglich aufzutragen.

Seidenpflanze (*Asclepias*, verschiedene Spezies). Vielerorts empfehlen zahlreiche Menschen, die weiße, milchige Flüssigkeit, die aus Seidenpflanzen austritt, zur Behandlung von Warzen zu verwenden. Ich empfehle, den frischen Pflanzensaft (falls erhältlich) mehrmals täglich auf der Warze zu verreiben. Die homöopathische Zubereitung der Pflanze heißt übrigens *Condurango*.

Nebenbei kann ich mich der Bemerkung nicht enthalten, daß bei etwa der Hälfte der Hausmittel ein milchig weißer, grüner, orangefarbener, roter oder gelber Pflanzensaft verwendet wird. Viele dieser Säfte enthalten proteolytische Enzyme. Die aktiven Substanzen könnten dabei helfen, die Warze aufzuweichen und hemmen möglicherweise sogar das Virus.

Ananas (*Ananas comosus*). Hier haben wir eine weitere Pflanze, die reich an proteolytischen Enzymen ist. Der Buchautor Dr. John Heinermann (*siehe Anhang*) empfiehlt, ein Rechteck aus der Ananasschale herauszuschneiden und die Schale mit der Innenseite nach unten über Nacht auf Plantarwarzen zu kleben. Am folgenden Morgen wird das 'Pflaster' entfernt und der Fuß in heißem Wasser eingeweicht. Hartnäckige Fälle erfordern gegebenenfalls eine wiederholte Behandlung.

Sojabohne (*Glycine max*). Sojabohnen sind eine altbewährte chinesische Therapie für Warzen, berichtet der Buchautor Dr. Albert Leung (*siehe Anhang*). Er zitiert eine chinesische medizinische Fachzeitschrift, die eine vielversprechende Studie veröffentlichte. Vier Menschen mit Warzen ernährten sich drei Tage lang dreimal täglich ausschließlich mit gekochten gelben Sojabohnensprossen ohne Gewürze oder Salz. „Alle vier behandelten Patienten waren kuriert, und die Warzen kehrten nicht mehr zurück", fährt Dr. Leung fort.

Dies ist eine Behandlung, die ich auch selbst ausprobieren würde. Es gibt zudem ausreichend Hinweise, daß Sojabohnen auch Krebs und Herzerkrankungen vorbeugen.

➤➤ **Weide (*Salix*).** Salizylsäure ist zur Warzenentfernung offiziell zugelassen und daher Bestandteil zahlreicher Präparate zur Entfernung von Warzen, Hühneraugen und Hallux-valgus-Therapie (Ballenzeh). Diese Substanz ist reichlich in Weidenrinde zu finden. Wenn Sie möchten, können Sie sich eines dieser Präparate aus der Apotheke holen und sich dabei an die Anwendungsempfehlung des jeweiligen Herstellers halten. Die von mir bevorzugte Therapie beinhaltet das Aufkleben eines Stückchens angefeuchteter Weidenrinde auf die Warze (die Innenseite kommt dabei auf die Haut). Die Rinde wird fünf bis sieben Tage lang täglich gewechselt.

➤➤ **Abendländischer Lebensbaum (*Thuja occidentalis*).** Naturheilpraktiker empfehlen, das Öl des Lebensbaumes auf Warzen zu verreiben. Es enthält die gleichen antiviralen Substanzen wie Maiapfel. Dr. Weiß rät, die Warzen mehrere Wochen lang zweimal täglich mit einer Tinktur aus der Pflanze einzupinseln. Diese Therapie eignet sich gut für kleinere Warzen, aber nicht für größere, feste Warzen. Einen Versuch scheint sie mir allemal wert zu sein.

➤ **Bananen (*Musa paradisiaca*).** Manche volkstümlichen Heiler empfehlen, die innere weiße Substanz aus der Bananenschale abzuschaben und die Paste sieben Tage lang zwei- bis viermal täglich auf der Warze zu verreiben. Es existiert sogar eine Veröffentlichung in einer medizinischen Fachzeitschrift für Chirurgie (*Journal of Reconstructive Surgery*), in der eine klinische Studie mit dieser Therapie beschrieben wird. Das Ergebnis der Studie: manchmal hilft die Behandlung tatsächlich. Ich wäre jedenfalls nicht abgeneigt, es damit versuchen.

➤ **Basilikum (*Ocimum basilicum*).** Das aromatische Kraut enthält zahlreiche antivirale Substanzen. Ein weithin praktiziertes Hausmittel ist, gehackte Basilikumblätter auf den Wucherungen zu verreiben. Wenn ich eine Warze hätte, würde ich ein paar frische gehackte Basilikumblätter auf die Warze streuen und die Blätter mit einem Verband abdecken. Ich würde die Blätter samt Verband fünf bis sieben Tage lang täglich wechseln.

➤ **Papaya (*Carica papaya*).** Ich habe diese Therapie bereits erfolglos an mir selbst ausprobiert, aber es gibt auf der ganzen Welt volkstümliche

Heiler, die Papaya zur Entfernung von Warzen empfehlen. Wenn Sie es damit versuchen möchten, sollten Sie den Saft einer frischen Papaya fünf bis sieben Tage lang zweimal täglich auftragen. Vielleicht haben Sie ja mehr Glück als ich.

Wechseljahre

Hier ist ein Ausschnitt aus einem Brief, den ich 1991 bekommen habe: „Ich bin eine 59jährige Frau, die die Wechseljahre bereits hinter sich gebracht hat. Dadurch ist meine Haut extrem dünn geworden, auch mein Haar ist dünner als zuvor. Ich möchte fragen, ob es natürliche Alternativen zur Hormon-Ersatztherapie gibt. Ich bin mir bezüglich der Hormon-Ersatztherapie sehr unsicher und möchte sie nicht durchführen, da ich glaube, daß sie zu viele Risiken birgt."

Das ist nur einer von mehr als 10.000 Briefen, die ich in dem Jahr bekam. In diesem Jahr erhielt ich extrem viel Post, weil ich in einer Fernsehshow einen dreiminütigen Auftritt hatte, in dem ich etwas über Nahrung als Medizin erzählte. Das Telefon im US-Landwirtschaftsministerium, wo ich zu der Zeit arbeitete, stand nicht mehr still. Viele Beschäftigen des US-Landwirtschaftsministeriums – Sekretärinnen, Postboten und Telefonistinnen (die Vorgesetzten nicht zu vergessen) – bedauerten meine drei Minuten des Ruhms zutiefst. Ich dagegen sonnte mich in meinem Glanz. Für mich war das eine weitere Chance, Menschen für Kräuter und andere natürliche Heilverfahren zu begeistern.

Die große Hormonfrage

Auch ich hege bezüglich der Hormon-Ersatztherapie gewisse Bedenken. Auch wenn das weibliche Hormon Östrogen offensichtlich die Hitzewallungen, Scheidentrockenheit und andere Beschwerden der Wechseljahre lindert, beweist eine ganze Reihe von Studien, daß die Therapie das Risiko von Frauen für Brustkrebs erhöht. (Die Wissenschaftler haben übrigens auch herausgefunden, daß die Zugabe von Progesteron das Brustkrebsrisiko senken kann.)

Ich zitiere gerne den Buchautor Dr. Andrew Weil (siehe Anhang), der seine Freunde davor warnt, eine Hormon-Ersatztherapie in Betracht zu ziehen: „Wenn man ein Risikokandidat für Brustkrebs oder Tumore des

Fortpflanzungssystems ist, sollte man den Gedanken an eine Hormon-Ersatztherapie völlig vergessen. Risikokandidaten sind zum Beispiel Frauen, die persönlich oder in der Familie diese Tumorarten oder Eierstockskrebs hatten. Wenn man sich für eine Hormon-Ersatztherapie entscheidet, sollte man eine niedrige Dosis Östrogen (maximal 1,25 Milligramm Östrogen pro Tag) einnehmen und unbedingt zumindest an einem Abschnitt des monatlichen Zyklus Progesteron dazunehmen." Dies scheint mir ein guter Rat zu sein. Dieser Rat stammt nicht von Dr. Weil alleine, sondern auch viele Frauenärzte bevorzugen diese Therapieform.

Ich kenne einen Naturheilpraktiker, der sehr gegen die Hormon-Ersatztherapie eingenommen ist und statt dessen empfiehlt, viele Gemüsesorten und Hülsenfrüchte zu essen, die einen hohen Gehalt an Phytoöstrogenen aufweisen. Phytoöstrogene sind pflanzliche östrogenähnliche Substanzen. Seine Meinung: „Wenn man alle Warnungen, Vorsichtsmaßnahmen, Gegenanzeigen und Nebenwirkungen zusammenzählt, dann kommt man auf über 100." Mein Freund ist erfreut, daß sich viele Ärzte dieser Therapieform anschließen, auch wenn es immer noch genügend Schulmediziner gibt, die eine Hormon-Ersatztherapie verschreiben.

Es gibt jedoch auch viele Ärzte, die meine Ansicht nicht teilen. Die Entscheidung bezüglich einer Hormon-Ersatztherapie bleibt Ihnen persönlich überlassen, und ich empfehle Ihnen, sich bei Ihrem Frauenarzt wirklich gut zu informieren, damit Sie alle Vor- und Nachteile kennen. (Bitte blättern Sie für mehr Informationen über Herzerkrankungen ab Seite 236, nähere Einzelheiten zum Thema Osteoporose finden Sie ab Seite 396.)

Wenn es zu möglicherweise gefährlichen Medikamenten Alternativen gibt, dann sollte man diesen Alternativen eine Chance geben, bevor man sich den drastischeren Methoden zuwendet, die das Potential beherbergen, verheerende Nebenwirkungen zu verursachen. Ich fürchte, daß die Pharmakonzerne aus ökonomischen Erwägungen an natürlichen Alternativen für die Wechseljahre nicht interessiert sind. Warum sollten sie beweisen, daß diese natürlichen oder andere Verfahren sicherer und wirksamer als die synthetisch hergestellten Stoffe sind. Ich persönlich bin überzeugt, daß die natürlichen Heilverfahren besser sind, und mit dieser Meinung stehe ich nicht alleine. Leider teilen diese Ansicht nur wenige Ärzte.

Beschwerden in der Lebensmitte

Der Begriff 'Wechseljahre' oder 'Menopause' bedeutet unter anderem, daß die Menstruationsblutungen ausbleiben. Die meisten Frauen machen diese Phase spät in den Vierzigern oder Anfang Fünfzig durch. Manchmal geht die hormonelle Umstellung sehr schnell, aber meist dauert es Jahre, bis die Menstruationsblutung völlig ausbleibt.

Wenn man in die Wechseljahre kommt, läßt die Produktion an Östrogen nach, und dann verspürt man eine oder mehrere der folgenden Unannehmlichkeiten: Beklemmungen, empfindliche Brüste, Depressionen, trockene Haut, Kopfschmerzen, Hitzewallungen, Inkontinenz (Harnträufeln), Schlaflosigkeit, Gereiztheit, Nervosität, nächtliche Schweißausbrüche und Scheidentrockenheit.

Auf dieser Liste sind Hitzewallungen das häufigste Symptom – etwa 85 Prozent der Frauen in den Wechseljahren leiden darunter. Die Hitzewallungen entstehen häufig ohne Vorwarnung, manche Frauen stellen jedoch fest, daß emotionaler Streß, Sport, Alkohol und bestimmte Nahrungsmittel Auslöser der Hitzewallungen sind.

Die fabelhaften Phytoöstrogene

Lassen Sie mich bitte noch einmal diese Erinnerung aussprechen: Ich bin Botaniker und darf keine Rezepte verschreiben. Ich glaube jedoch, daß es in meiner botanischen Befugnis liegt, wenn ich bestimmte Forschungsergebnisse über Kräuter und die Ernährung als Alternativtherapie für die Wechseljahre herauspicke, die ich ohne Zögern auch meiner Frau oder Tochter vorschlagen würde.

Bevor ich spezifische Kräuter bespreche, die hilfreich sein können, lassen Sie mich in puncto Diät einmal etwas klarstellen: Hitzewallungen und andere Symptome der Wechseljahre sind in Kulturen, die sich vegetarisch ernähren, ein seltenes Ereignis. Dazu gehören vor allem Kulturen, die sehr viel Hülsenfrüchte wie zum Beispiel Schwarzbohnen, Mungobohnen und Sojabohnen verzehren.

Warum? Weil Bohnen und viele andere Pflanzen eine milde Östrogenwirkung entfalten, und zwar dank der sogenannten Phytoöstrogene. Zu dieser Substanzgruppe gehören zum Beispiel Isoflavone, Lignane, Phytosterole und Saponine. Diese Phytoöstrogene scheinen sich bei Frauen, deren körpereigene Östrogenproduktion nachläßt, nicht nur wie Östrogen zu verhalten, sie scheinen zudem das Risiko für Tumorerkrankungen, die in Zusammenhang mit Östrogen stehen (zum Beispiel Brustkrebs), zu senken.

Der Sojafaktor

Früher dachte man, daß asiatische Frauen aufgrund ihrer fettarmen Ernährung eine niedrigere Brustkrebsrate haben. Nun sieht es so aus, als ob ihr erheblicher Konsum an Hülsenfrüchten wie zum Beispiel Sojabohnen und Bohnensprossen der Grund wäre. Wie ist es möglich, daß Phytoöstrogene den Symptomen der Wechseljahre vorbeugen und gleichzeitig Krankheiten verhindern, die in Zusammenhang mit Östrogen stehen?

Phytoöstrogene sind schwächer als das körpereigene Östrogen. Bei Frauen, die kurz vor den Wechseljahren sind, tritt das Phytoöstrogen in Konkurrenz mit dem körpereigenen Östrogen der Frau, das stärker wirksam ist. Dadurch wird die Gesamtwirkung des Östrogens abgeschwächt. Mit der nachlassenden Östrogenproduktion der Frau ersetzen die Phytoöstrogene dieses Hormon.

Anders gesagt: Wenn eine Frau zuviel körpereigenes Östrogen hat, dann schwächen Phytoöstrogene die Lage ab. Wenn eine Frau zuwenig von dem Hormon hat, dann wirken die Phytoöstrogene als Ersatz.

Ich kenne keine Hinweise darauf, daß Phytoöstrogene, die in vernünftigen Mengen genossen werden, irgendwelchen Schaden angerichtet hätten. Eine Tasse Sojabohnen (etwa 200 Gramm) enthält etwa 300 Milligramm Isoflavone, das ist die wichtigste Substanzklasse der Phytoöstrogene. Diese Menge würde das Äquivalent einer verschreibungspflichtigen Tablette Östrogen enthalten, die man im Rahmen einer Hormon-Ersatztherapie einnimmt.

Studien haben belegt, daß Frauen, die regelmäßig sojahaltige Nahrungsmittel essen, weniger unter Hitzewallungen leiden und in der Scheide mehr Schleimhautzellen besitzen. Diese Extrazellen wirken der Scheidentrockenheit und Reizungen in diesem Bereich entgegen, die bei Frauen nach den Wechseljahren so weit verbreitet sind.

Sojabohnen sind jedoch nicht die einzige reichhaltige Quelle für Isoflavone. Die meisten Bohnen und viele andere Hülsenfrüchte enthalten ebenfalls vernünftige Mengen. Ich denke, daß man mit einer Kost, die aus zahlreichen Bohnensorten besteht, nur wenig Schaden anrichten kann, solange man nicht gegen die Bohnen allergisch ist oder mit den Blähungen, die deren Genuß mit sich bringt, fertig wird. (Mich stören die Blähungen nicht, aber wenn Sie ein paar Tricks erfahren möchten, wie Sie die blähende Wirkung von Bohnen überwinden können, blättern Sie bitte auf Seite 76.)

Grüne Apotheke für die Wechseljahre

Zusätzlich zu einer vegetarischen Ernährung, die reich an Phytoöstrogenen ist, gibt es eine Reihe von Kräutern, die zur Linderung der Symptome der Wechseljahre beitragen können. Hier ist meine Auswahl.

Traubige Silberkerze (*Cimicifuga racemosa*). Dieses Kraut wird seit langem für 'Frauenbeschwerden' empfohlen. Es enthält wie Östrogen wirkende Substanzen, die die Beschwerden der Wechseljahre lindern

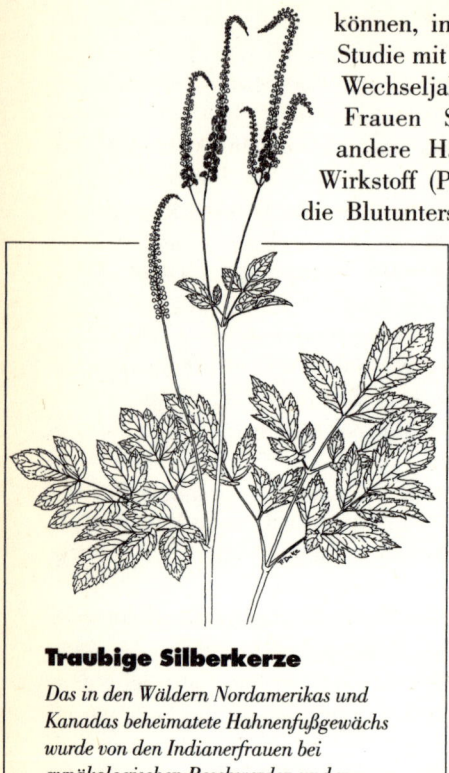

Traubige Silberkerze

Das in den Wäldern Nordamerikas und Kanadas beheimatete Hahnenfußgewächs wurde von den Indianerfrauen bei gynäkologischen Beschwerden und zur Erleichterung der Entbindung verwendet.

können, insbesondere Hitzewallungen. In einer Studie mit 110 Teilnehmerinnen, die sich in den Wechseljahren befanden, wurde der Hälfte der Frauen Silberkerzenkraut verabreicht, die andere Hälfte schluckte ein Präparat ohne Wirkstoff (Placebo). Nach acht Wochen ergaben die Blutuntersuchungen, daß bei den Frauen, die das Kraut bekommen hatten, die Östrogenaktivität deutlich zugenommen hatte.

In einer weiteren Untersuchung verspürten Frauen, die aufgrund der Wechseljahre unter Scheidentrockenheit litten, nach der Verabreichung von Silberkerzen eine ähnliche Linderung wie nach der Einnahme von Östrogen in Medikamentenform.

❧ **Süßholz (*Glycyrrhiza glabra*).** Süßholz enthält natürliche Substanzen, die wie Östrogen wirken. Die aktive Substanz, das Glycyrrhicin, scheint wie die Isoflavone von Sojabohnen die Östrogenspiegel bei Frauen zu senken, die einen zu hohen Spiegel an diesem Hormon haben, und umgekehrt bei Frauen mit einem zu niedrigen Östrogenspiegel diesen zu erhöhen.

Kann Lakritze Frauen bei den durch die Wechseljahre verursachten Beschwerden helfen? Möglicherweise, aber dafür müssen Sie sich die Informationen auf der Tüte durchlesen. Viele Lakritzen enthalten nämlich neben Süßholz- auch Anisextrakte, die eine weniger starke Östrogenwirkung als Glycyrrhicin entfalten. Es gibt jedoch viele Naturkostläden, die Lakritzen aus reinem Süßholz anbieten. Süßholz und seine Extrakte sind bei vernünftiger Anwendung in moderaten Mengen – das heißt bis zu drei Tassen pro Tag – unbedenklich.

Die längerfristige Anwendung oder die Einnahme sehr hoher Dosen kann jedoch Kopfschmerzen, Lethargie, Natrium- und Wasserretention (Speicherung) sowie einen übermäßigen Kaliumverlust nach sich ziehen. Als sichere Dosis für echte Lakritze werden fünf Gramm pro Tag angegeben. Es ist schwer, aufzuhören, wenn etwas so gut schmeckt, aber da müssen Sie sich am Riemen reißen.

❧ **Alfalfa (*Medicago sativa*).** Alfalfa oder Saatluzerne besitzt eine gut nachweisbare Östrogenwirkung. Die Blätter ergeben einen wohlschmekkenden Tee. Wenn Sie oder ein Familienmitglied die Autoimmunkrankheit Lupus erythematodes haben, sollten Sie jedoch die Finger von den Alfalfasprossen lassen. Es gibt Hinweise darauf, daß sie Lupus bei dafür empfänglichen Personen fördern können.

❧ **Mönchspfeffer (*Vitex agnus castus*).** Dieses Kraut wird als Mittel geschätzt, das die weiblichen Hormone normalisiert und soll gerade für die Veränderungen während der Wechseljahre besonders vorteilhaft sein.

Die Biochemie des Krautes ist sehr kompliziert. Um es einfach zu machen: Mönchspfeffer reguliert die Hormone, die am Menstruationszyklus beteiligt sind. Es steigert die Produktion an Luteinisierungshormon (Gelbkörperhormon) und hemmt die Freisetzung von follikelstimulierendem Hormon (FSH). Diese Wirkungen lassen sich insgesamt in eine nützliche Östrogenwirkung übersetzen.

❧ **Engelwurz (*Angelica sinsensis*).** Die auch als *Danq-Quai* bezeichnete Pflanze genießt seit langer Zeit einen Ruf als Tonikum für die Frau. Anhänger des Krautes schwören, daß Engelwurz Hitzewallungen, Scheidentrockenheit und Reizungen lindert und dadurch Frauen in den Wechseljahren hilft. Es gibt bislang keine wissenschaftlichen Untersuchungen, die diese Behauptungen untermauern, aber der jahrhundertealte Ruf des Krautes spricht wohl für sich. Ich würde nicht zögern, Engelwurz den Mitgliedern meiner Familie oder Freunden zu empfehlen.

❧ **Rotklee (*Trifolium pratense*).** Das Kraut enthält 1 bis 2,5 Prozent Isoflavone. In einer Studie wiesen Frauen, die die Wechseljahre bereits hinter sich gebracht hatten und zwei Wochen lang Rotklee, Leinsamen und Sojabohnen gegessen hatten, deutlich höhere Östrogenspiegel auf. Die Hormonspiegel fielen wieder ab, als die Teilnehmerinnen mit dieser Ernährung aufhörten. Manche Kleesorten enthalten soviel Östrogen, daß Wiederkäuer, die zuviel Klee fressen, Fehlgeburten erleiden. Rotklee ergibt einen wohlschmeckenden Tee.

❧ **Erdbeere (*Fragaria*, verschiedene Spezies) und andere Nahrungsmittel, die Bor enthalten.** An der Östrogenwirkung ist mehr als nur das Hormon selbst beteiligt. Forschungen am US-Landwirtschaftsministerium haben gezeigt, daß bereits drei Milligramm Bor die Blutspiegel an zirkulierendem Östrogen verdoppeln können. Deshalb empfehle ich Frauen, die die Wechseljahre hinter sich gebracht haben, Nahrungsmittel zu verzehren, die viel Bor enthalten.

Laut meiner Datensammlung sind dies zum Beispiel (in absteigender Reihenfolge ihres Gehaltes): Erdbeeren, Pfirsiche, Weißkohl, Tomaten, Löwenzahn, Äpfel, Spargel, Feigen, Mohnsamen, Brokkoli, Birnen, Kirschen, rote Beete, Aprikosen, Rosinen, Petersilie, Dill und Kreuzkümmelsamen.

Sie können aus dieser Liste einige interessante Salate und Gemüsegerichte mit einem hohen Gehalt an Östrogen und Bor kreieren.

➤ **Ausgesuchte Kräuter.** Es gibt eine ganze Reihe von Kräutern, die sich aufgrund ihres Gehaltes an Phytoöstrogenen als Stütze während der Wechseljahre erweisen könnten. Dazu gehören Äpfel, Selleriestangen, Datteln, Holunder, falsche Einhornwurzel, Frauenschuh, goldenes Kreuzkraut, Yamswurzeln, Passionsfrucht, Granatapfel und Fenchelholzkraut.

Wurmbefall

Hier ist ein Brief, den ich nach einer meiner Exkursionen in das Amazonasgebiet erhielt. Er stammt von einem Kursteilnehmer, der sich dafür entschieden hatte, einige der Kräuter, über die er während des Kurses etwas gelernt hatte, auf die Probe zu stellen.

„Ich habe es sehr genossen, Sie endlich kennenzulernen und an Ihren Vorlesungen im Rahmen des Kurses, der letzten Herbst in Peru stattfand, teilzunehmen. Ich dachte, es wäre für Sie vielleicht interessant zu erfahren, daß die Exkursion zu der Rumdestillerie sich als besonders lehrreich für mich erwiesen hat.

Ich vermute, daß ich mich während des Einsammelns der Fermente vor der Pasteurisierung versehentlich mit Darmwürmern angesteckt habe. Darauf folgte nämlich eine äußerst unangenehme Zeit für mich, aber diese Beschwerden in meinem Bauch gaben mir nichtsdestotrotz die Gelegenheit, die Volksheilkunst der Region zu testen, die Sie mit uns durchgesprochen haben. Ein Aufguß aus Gänsefuß in warmer Milch linderte zwei Tage lang alle meine Symptome", so fuhr der Briefschreiber fort.

Ich kann aufgrund dieses Briefes nicht absolut sicher sein, daß der Kursteilnehmer tatsächlich Würmer hatte, aber ich bin natürlich froh, daß er in meinem Kurs etwas gelernt hat und in der Lage war, seine Symptome mit Kräutern zu behandeln.

Die Würmer, die in diesem Kapitel behandelt werden, sind kleine Parasiten, die den menschlichen Verdauungstrakt besiedeln und gelegentlich in andere Körperbereiche abwandern. Zu diesen Würmern gehören Plattwürmer, Hakenwürmer, Madenwürmer, Rundwürmer, Bandwürmer und Peitschenwürmer. Weltweit sind mehr als eine Milliarde Menschen mit verschiedenen Darmwürmern infiziert. Machen Sie nicht den Fehler zu glauben, daß das Problem nur in den Entwicklungsländern existiert. Schätzungen der *New York Times* zufolge sind in den Vereinigten Staaten etwa 25 Millionen Amerikaner, darunter vor allem Kinder, aus allen sozialen Schichten mit Würmern infiziert.

Grüne Apotheke für Wurmbefall

Die Schulmedizin kennt eine ganze Reihe von Medikamenten, um einen Wurmbefall auszukurieren. In der Regel sind diese Medikamente wirksam, aber einige haben schwerwiegende Nebenwirkungen wie zum Beispiel Übelkeit, Durchfall, Krämpfe und Schwindelanfälle. Wenn Sie befürchten, Darmparasiten zu haben, dann sollten Sie einen Arzt die Diagnose stellen lassen und seine oder ihre Anweisungen befolgen. Danach können Sie diese Kräuterempfehlungen mit dem Arzt durchsprechen. Wenn Sie es mit einer natürlichen Annäherung versuchen, können Sie das Problem möglicherweise überwinden, ohne die Nebenwirkungen vieler Medikamente durchmachen zu müssen.

Ingwer (*Zingiber officinale*). Der Buchautor Paul Schulick (*siehe Anhang*) ist überzeugt, daß die scharf schmeckende Wurzel gegen einige der weltweit gefährlichsten Parasiten bemerkenswert wirksam ist.

Dazu gehört zum Beispiel der Anisakiswurm, eine japanische Wurmart, die durch rohen Fisch übertragen wird und auch hierzulande immer häufiger wird. Da ist es kein Wunder, daß die Japaner zu ihrem rohen Fisch eingelegten Ingwer essen: in einer Studie immobilisierte Ingwer innerhalb von vier Stunden mehr als 90 Prozent der Anisakislarven (das heißt, die Fortbewegung der Larven wurde gehemmt), innerhalb von 16 Stunden waren die Larven abgetötet.

Wenn Sie gern die japanische rohe Fischspezialität *Sashimi* essen, dann wäre es vielleicht keine schlechte Idee, diese japanische Sitte anzunehmen und ein wenig eingelegten Ingwer entweder während oder kurz nach der Mahlzeit zu essen. Diese Maßnahme könnte Ihnen einen gewissen Schutz bieten. Wenn der eingelegte Ingwer in dem Sushi-Restaurant nicht angeboten wird, essen Sie einfach ein oder zwei Stück Ingwer, wenn Sie nach Hause kommen. Eingelegter Ingwer ist in asiatischen Supermärkten erhältlich.

Der gleiche Rat gilt übrigens für alle Spezialitäten aus verschiedenen Ländern, die rohen Fisch enthalten: Krönen Sie diese Mahlzeiten mit einem Stück eingelegten Ingwer.

Kürbis (*Cucurbita pepo*). Es konnte nachgewiesen werden, daß

Kürbissamen und seine Extrakte Wurmlarven immobilisieren und die Ausscheidung der Würmer und anderer Parasiten unterstützen. Mittlerweile gibt es mindestens ein Patent für die Verwendung von Kürbissamen als Therapeutikum bei Darmwurmbefall. Mit alternativen Heilverfahren arbeitende Ärzte schlagen häufig vor, daß Personen mit Darmparasiten Kürbissamen und Ingwer für einen doppelten Schutz essen sollen.

ᙏᙏᙏGänsefuß (*Chenopodium ambrosioides*). Gänsefuß oder Melde wird nicht nur in den Tropen als Entwurmungsmittel genutzt. Als langjähriger Einwohner von Maryland, USA, bin ich stolz darauf, daß das Kraut einst kommerziell in unseren Landkreisen als Therapeutikum bei Darmwürmern von Kindern und Haustieren produziert wurde. Ich habe ferner herausgefunden, daß Gänsefuß gegen Blähungen wirkt, deshalb gebe ich das Kraut zu meinen Bohnensuppen. Bei Wurmbefall würde ich einen stark konzentrierten Tee trinken. Sie erhalten das Kraut in der Apotheke. Ein Wort der Warnung: das konzentrierte Gänsefußöl ist für die Anwendung viel zu stark.

ᙏᙏ Knoblauch (*Allium sativum*). Der Naturheilpraktiker Dr. Chris Deatheridge aus Missouri, USA, behandelte Madenwürmer, Rundwürmer und Giardien (eine Amöbenart) sowie andere Infektionen mit Parasiten mit Knoblauch. Er empfiehlt, drei Knoblauchzehen mit 110 bis 170 Millilitern Möhrensaft zu mixen und den Saft alle zwei Stunden zu trinken.

ᙏᙏ Papaya (*Carica papaya*). Hier haben wir eine weitere Verbindung mit Panama und Peru: ein Indianerstamm, mit dem ich mich vor mehr als drei Jahrzehnten befaßte, nahm die eiweißspaltende (proteolytische) Papayamilch ein, um die Darmparasiten loszuwerden. Meine neuen indianischen Freunde aus Peru haben ein Rezept, das wirksamer und gründlicher ist: sie schlucken etwa ein Dutzend Papayasamen, um die gleiche Wirkung zu erzielen. Ich habe die Papayasamen selbst bereits gekaut, und sie schmecken fast so scharf wie Senfsamen.

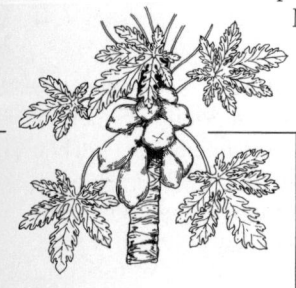

Papaya

Die Papayafrucht enthält reichlich immunstimulierendes Vitamin C. Die scharf schmeckenden Samen helfen bei der Abwehr von Darmwürmern.

ᙏᙏ Ananas (*Ananas comosus*). Wenn man drei Tage lang ausschließlich Ananas ißt, kann man damit möglicherweise einen Bandwurmbefall überwinden. Ananas enthält das eiweißspaltende Enzym Bromelaine.

ᙏᙏ Safranwurz (*Curcuma longa*). Indische Volksheiler empfehlen das schmackhafte Gewürz für die Behandlung von Würmern, insbesondere bei Nematodenbefall (Fadenwürmern). Safranwurz oder Kurkuma enthält vier gegen Parasiten wirksame Substanzen. Einzeln sind diese Substanzen unwirksam, aber wenn sie miteinander gemischt werden, haben sie stark wurmabtötende Eigenschaften. Für mich persönlich ist der beste Weg, Safranwurz einzunehmen, der Genuß von Currygerichten, in denen Safranwurz eine wichtige Zutat ist. Safranwurz ist übrigens für die gelbe Farbe des Currygewürzes verantwortlich.

❦ **Nelke (*Syzygium aromaticum*).** Nelken sind erwiesenermaßen gegen verschiedene Parasiten wirksam, darunter auch Darmwürmer. Ich empfehle, einen starken Nelkentee zu trinken oder gemahlene Nelken in Ananas- oder Papayasäfte zu rühren.

Abschließend möchte ich meine Proteolade empfehlen, da proteolytische (eiweißspaltende) Enzyme so eine wichtige Rolle bei der Behandlung von Wurmbehandlungen spielen. Die Proteolade ist ein dicker Fruchtsaftmix aus Früchten, die mit proteolytischen Enzymen reich bestückt sind. Dazu gehören Brotfrüchte, Feigen, Papaya und Ananas. Würzen Sie den Saft nach Belieben mit Nelken, Ingwer und Safranwurz. (Brotfrüchte sind allerdings außerhalb der Tropen schwer zu ergattern, deshalb müssen Sie diese Sorte möglicherweise weglassen.) Sie können einen Schuß abführenden Pflaumensaft unterrühren, um die Ausscheidung der von der Darmschleimhaut losgelösten Würmer zu beschleunigen.

Zahnkaries

Etwa 98 Prozent der Bevölkerung haben irgendwo ein Loch im Zahn, wobei die meiste Zahnkaries im Alter zwischen 5 und 15 Jahren entsteht. Wissenschaftler sind der Ansicht, daß die Entstehung der Löcher ab dem 15. Lebensjahr nachläßt, weil der Körper gegen die kariesverursachenden Bakterien eine Immunität entwickelt. Bei diesen Bakterien handelt es sich vor allem um verschiedene Streptokokkenarten.

Grüne Apotheke für Zahnkaries

Zahnkaries war vor dem Einsatz von Fluor sogar ein noch größeres Problem. Seit langer Zeit versuchten die Kräuterexperten verzweifelt, Pflanzen zu finden, die die Erhaltung der Zähne unterstützen. Und sie entdeckten einige, die sehr wirksam waren.

❦❦❦**Teestrauch (*Camellia sinensis*).** Tee ist nicht nur reichlich mit verschiedenen Substanzen ausgestattet, die zusammen gegen Karies wirken, die

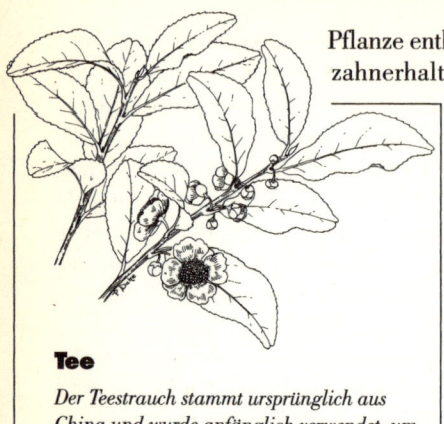

Tee

*Der Teestrauch stammt ursprünglich aus
China und wurde anfänglich verwendet, um
Wasser geschmacklich zu verbessern, das zur
Reinigung abgekocht worden war.*

Pflanze enthält zudem eine beträchtliche Menge am zahnerhaltenden Fluor. Grüner Tee enthält möglicherweise mehr Fluor als schwarzer Tee. Um jedoch einen wirksamen Kariesschutz durch das Fluorid im Tee zu erhalten, müßte man drei bis zehn Tassen Tee pro Tag trinken. Da aber in Tee noch all die anderen Antikaries-Substanzen enthalten sind, reicht eine weitaus geringere Menge. Wenn Sie Ihren Tee süß trinken, sollten Sie lieber Süßholz und nicht den kariesverursachenden Zucker nehmen. Brühen Sie zu diesem Zweck einfach Ihren Tee mit ein wenig getrockneter Süßholzwurzel auf.

Echter Lorbeer (*Laurus nobilis*). Das aromatische Öl von Lorbeer enthält potente bakterienabtötende Substanzen (1,8-Cineol), das auch in manchen Produkten zur Zahnreinigung enthalten ist. Lesen Sie beim Einkauf auf der Liste der Inhaltsstoffe der Zahnpastatube nach, ob Cineol darin enthalten ist, wenn Sie in den Genuß dieser Zutat kommen möchten.

Blutwurz (*Sanguinaria canadensis*). Viele Studien haben belegt, daß Zahnpflegeprodukte mit Blutwurz dabei helfen, die Menge an Zahnbelägen (Plaque) innerhalb von nur acht Tagen zu reduzieren. Blutwurz enthält das sogenannte Sanguinarin, das offensichtlich für diese plaquereduzierende Wirkung verantwortlich ist.

Sanguinarin bindet sich chemisch an die Zahnbeläge und verhindert, daß sich die Plaque an den Zähnen anhaftet. Da diese Zahnbeläge für Karies und Zahnfleischerkrankungen verantwortlich sind, empfiehlt sich die Verwendung von Blutwurz auch für Erwachsene, die sich mit Erkrankungen des Zahnfleischs herumschlagen.

Sie können in den Vorzug des Krauts durch den Kauf blutwurzbeziehungsweise sanguinarinhaltiger Zahnpasta und Mundspülungen kommen. Ein bekanntes Produkt ist zum Beispiel Viadent®.

Süßholz (*Glycyrrhiza glabra*). Die süßende Wurzel enthält nicht nur Substanzen, die Bakterien abtöten, sondern auch Indol, eine potente Substanz zur Kariesvorbeugung.

Erdnuß (*Arachis hypogaea*). Bevor ich von meiner Stelle als Experte für medizinische Pflanzen am US-Landwirtschaftsministerium pensioniert wurde, zogen mich meine Kollegen häufig wegen meiner Angewohnheit auf, stets Erdnüsse als Knabbereien bereitzuhalten. Ein Grund dafür war, daß ich Erdnüsse einfach gerne mag. Aber ich habe auch erfahren, daß Wissenschaftler am Eastman Zahnzentrum in Rochester, New York, zeigen konnten, daß Erdnüsse weniger häufig Karies verursachen als Brezeln. Brezeln wiederum verursachen weniger wahrscheinlich Karies als Trockenobst, Kartoffelchips, Salzstangen, Kräcker, Obst, Schokolade und alle zuckerhaltigen Nahrungsmittel.

Ich habe meine kariesvorbeugenden Erdnüsse häufig mit kariesverursachenden Rosinen gemischt. Wenn ich mir wegen Löchern in den Zähnen mehr Sorgen machen würde, würde ich wohl nur Erdnüsse essen.

➷ **Stevie (*Stevia*).** Das süße Kraut aus Paraguay ist ein weiteres, leckeres Süßmittel. Sie können sich einfach eine Schachtel Tee kaufen und eine Prise Stevie nehmen, wann immer Sie ein Getränk süßen möchten. Sie werden sehen, daß Stevie extrem süß ist. (Wenn wir gerade dabei sind: Stevie ist sicherlich auch ein guter Tip für alle, die Kalorien sparen müssen.)

➷ **Zahnwehholz (*Zanthoxylum americanum*).** Die Stachelesche erhielt ihren Namen, weil sie ein altes Volksmittel bei Zahnschmerzen ist. Die Pflanze enthält jedoch auch bakterienabtötende Substanzen, die bei der Vorbeugung von Karies nützlich sein können. Der verstorbene Kräuterexperte

---

Antiseptische Kräutermundspülung

Verwenden Sie diese Mundspülung nach dem Abendessen. Sie können die Spülung im Mund hin und her bewegen, und wenn Sie gerne einen Kräuterlikör trinken, dürfen Sie die Spülung danach schlucken – Sie werden sehen, sie schmeckt köstlich. Die Mischung enthält mehr als 20 verschiedene antiseptische Bestandteile und könnte bei der Kariesvorbeugung nützlich sein.

500 Milliliter Wodka
4 Eßlöffel Eukalyptus
4 Eßlöffel Kardamom
4 Eßlöffel Rosmarin oder grüne Minze
2 Eßlöffel Zierbirke oder Scheinbeere
2 Eßlöffel Kollinsonie
2 Eßlöffel Thymian
2 Eßlöffel Monarde

Mischen Sie die Kräuter in einem Glasgefäß mit dem Wodka. Verschließen Sie das Gefäß und lassen Sie die Mundspülung einen Monat lang ziehen.

Tommie Bass aus Alabama empfahl, die Rinde zu kauen. Man kann sich auch einen konzentrierten Tee aus der Rinde oder den Beeren kochen und den Tee als Mundspülung verwenden. Wahrscheinlich ist es hierzulande für Sie nicht einfach, an Zahnwehholz zu kommen, aber Sie können einen Versuch in internationalen Apotheken oder gut sortierten Kräuterläden wagen.

Monarde (*Monarda fistulosa*). Das Kraut enthält bis zu 30.000 ppm (das ist die Anzahl der Wirkstoffanteile bezogen auf eine Million Lösungsstoffanteile) der kariesvorbeugenden Substanz Geraniol und enthält somit etwa 20mal mehr Geraniol als Tee.

Das Kraut besitzt ferner einen hohen Gehalt an Thymol, einem weiteren stark wirksamen Antiseptikum, das in vielen Mundspülungen enthalten ist. Warum sollte man jedoch beim Thymol schon aufhören? Mein eigenes Rezept für eine stark wirkende Mundspülung enthält verschiedene Antiseptika für die Mundhöhle, die bei der Kariesvorbeugung helfen können.

Kreosotbusch (*Larrea divaricata*). Eine von Wissenschaftlern initiierte Studie, die wußten, daß Kreosotbusch ein Hausmittel bei Zahnschmerzen ist, kam zu dem Ergebnis, daß Mundspülungen mit dem Kraut Karies um 75 Prozent verringern konnte. Die Wissenschaftler haben außerdem herausgefunden, daß eine Substanz in der Pflanze (die Nordihydroguaretinsäure) ein potentes Antiseptikum ist. Sie können sich einen Tee aus dem Kraut aufbrühen, den Sie als Mundspülung verwenden, dabei sollten Sie jedoch darauf achten, alles wieder auszuspucken und nichts zu schlucken. Leider ist es hierzulande noch schwer, das Kraut zu bekommen, versuchen Sie es einmal über internationale Apotheken.

Myrrhe (*Commiphora*, verschiedene Spezies). Die Verwendung von Myrrhe als Antiseptikum läßt sich bis auf die Bibel zurückverfolgen. Myrrhentinkturen haben sowohl eine desinfizierende als auch geruchshemmende Wirkung und können als Mundspülung, Gurgellösung und als Munddusche verwendet werden.

Zahnschmerzen

Der Indianerstamm der Choco lebt aller Wahrscheinlichkeit nach seit Tausenden von Jahren im Osten Panamas und dem angrenzenden Kolumbien. Leider nimmt die Zahl der traditionell lebenden Choco als Opfer des modernen Fortschritts zunehmend ab. Ich habe mit dem Indianerstamm enger als mit jedem anderen zusammengearbeitet.

Bereits 1960 erzählten meine indianischen Freunde mir von einer Pflanze der *Piper*-Familie, einem nahen Verwandten von schwarzem Pfeffer, die sie als Hausmittel bei Zahnschmerzen verwendeten. Sie reichten mir einen Zweig, und als ich in den Zweig biß, wurde mein Mund taub.

Sie werden wohl kaum die Pflanze der Choco auftreiben können. Es könnte aber durchaus sein, daß ein weiteres tropisches Kraut gegen Zahnschmerzen in Ihrem Gewürzregal steht: Nelken, die Früchte eines tropischen Baumes.

Nelkenöl enthält einen hohen Anteil des anästhesierend (betäubenden) und antiseptisch wirkenden Eugenols. Nelken enthalten 5- bis 20mal mehr Eugenol als andere Eugenolquellen, die in meiner Datensammlung enthalten sind. Viele Zahnärzte verwenden das Öl als Anästhetikum für den Zahn und als Schmerzmittel, vor allem bei Wurzelkanalbehandlungen.

Ich muß den Begriff 'Zahnschmerzen' wohl kaum definieren. Ich habe im Laufe meines Lebens ziemlich viele Zahnschmerzen durchstehen müssen. Bis zum heutigen Tag schiebe ich den Zahnarztbesuch hartnäckig so lange wie möglich vor mir her, und damit bin ich nicht alleine. Etwa 98 Prozent der Bevölkerung haben Zahnkaries, gab das Nationale Institut für Zahnforschung bekannt. Zusammengenommen ergibt dies alljährlich millionenfach Zahnschmerzen. Hartnäckige Zahnschmerzen sollten stets vom Zahnarzt abgeklärt werden, aber glücklicherweise müssen Sie bis zu Ihrem Termin beim Zahnarzt nicht leiden – gegen Zahnschmerzen sind nämlich ein paar Kräuter gewachsen.

Grüne Apotheke für Zahnschmerzen

Der Gebrauch von Kräuterölen gegen Zahnschmerzen ist für die wissenschaftliche Industrie nichts Neues. Bereits im Jahr 1946 veröffentlichte M. Lesser in einer Fachzeitschrift (*Drug and Cosmetic Industry*) einen Artikel mit dem Titel „Präparate gegen Zahnschmerzen". Er erklärte, daß ätherische Kräuteröle die „wichtigsten aktiven Bestandteile in Präparaten gegen Zahnschmerzen sind. Unter diesen sind Nelkenöl und Eugenol unzweifelhaft die wichtigsten..."

➤➤➤ **Nelke (*Syzygium aromaticum*).** Die Kommission E, das Phytotherapie-Expertengremium des deutschen Bundesgesundheitsministeriums, empfiehlt Nelkenöl als örtliches Betäubungsmittel und Antiseptikum bei Zahnschmerzen. Auch in den Vereinigten Staaten kam eine Expertengruppe, die die US-Arzneimittel-Zulassungsbehörde berät, zu dem Ergebnis, daß Nelkenöl das einzige von 12 Zutaten, die häufig in Präparaten gegen Zahnschmerzen enthalten sind, „sicher und wirksam für die vorübergehende Anwendung bei pochenden Zahnschmerzen war."

Dschungelweisheit

Eingangs dieses Kapitels erwähnte ich eine Pfefferpflanze, die die Choco-Indianer zur Betäubung von Zahnschmerzen nützen.

Jahre später begegnete ich der Pflanze erneut – auf einer meiner ersten Exkursionen nach Iquitos, Peru. Mein indianischer Führer zeigte auf eine Pflanze und erklärte, daß sie Zahnschmerzen lindern würde. Er zog die Pflanze an der Wurzel heraus, schabte die Erde ab und forderte mich auf, hineinzubeißen. Wie zuvor wurde mein Mund unverzüglich taub.

Es ist bekannt, daß die Früchte und Wurzeln mancher Mitglieder der Pfefferfamilie betäubende Substanzen enthalten. Sogar schwarzer Pfeffer besitzt ein wenig von diesen Substanzen.

Die Menschen, die seit Tausenden von Jahren im Dschungel leben, haben Mittel gegen Zahnschmerzen, die wirklich helfen. Und das ist der Hauptgrund, warum ich dieses Buch geschrieben habe – ich möchte zeigen, daß die traditionelle Volksheilkunst tatsächlich wissenschaftlich nachvollziehbar ist.

Die Wissenschaft kritisiert gerne, daß die „alten Volksmärchen" nicht zu der westlichen wissenschaftlichen Welt passen. Aber die Basis der Wissenschaft ist sorgfältiges Beobachten, und das ist genau das, was auch die 'unkultivierten' Völker seit Menschengedenken tun: Beobachten und mit der Welt um sie herum experimentieren.

Ganz allgemein ist es den Ureinwohnern gelungen, die gute Medizin auszuwählen und schlechte Medizin auszusortieren. Daraus entstand das, was man heutzutage als Volksmedizin bezeichnet. Viele dieser Volksheilmittel haben Tausende von Jahren der experimentellen Auswahl hinter sich gebracht, und nur wenige bergen Nebenwirkungen in sich.

Das ist nun etwas, was man von unseren modernen Pharmazeutika wahrlich nicht behaupten kann, von denen nur wenige älter als 100 Jahre sind. Viel zu oft stellt sich heraus, daß synthetisch hergestellte Medikamente gefährlich sind. Das wird durch die Zahl der Pharmazeutika dokumentiert, die von den Arzneimittel-Zulassungsbehörden aufgrund schwerwiegender Nebenwirkungen vom Markt genommen werden.

Sie erhalten rezeptfreies Nelkenöl in der Apotheke, mit dem Sie Ihre Zahnschmerzen betäuben können. Das Öl wird direkt auf den Zahn gegeben und darf nicht geschluckt werden.

Ingwer (*Zingiber officinale*). Eine Kompresse aus dem scharfen Gewürz scheint bei Zahnschmerzen eine lindernde Wirkung zu haben. Ich würde der Kompresse in Form von Paprika noch mehr 'einheizen'. Sowohl

Ingwer als auch Paprika scheinen wie die guten alten Senfpflaster zu wirken. Die Kompressen wirken nämlich über eine Gegenreizung, da sie eine oberflächliche Hautreizung verursachen, die von den tiefer sitzenden Zahnschmerzen ablenkt.

Verrühren Sie für die Kompresse das oder die gemahlenen Gewürze mit ausreichend Wasser, so daß eine dickflüssige Paste entsteht. Dann tauchen Sie einen Wattebausch in die Paste und wringen die Watte aus. Legen Sie den Wattebausch direkt auf den Zahn, ohne daß die Paste mit dem Zahnfleisch in Berührung kommt. Wenn Sie die Hitze nicht mehr aushalten können, spülen Sie Ihren Mund aus und versuchen Sie es mit einem anderen Mittel.

❧ Paprika (*Capsicum*, verschiedene Spezies). Während die Welt im Jahr 1992 die Fahrten von Christopher Kolumbus feierte, feierte ich die Verbreitung von Paprika über die Grenzen Amerikas. Kolumbus lernte das Gewürz durch die Indianer der Karibik kennen.

Die in Paprika enthaltene Substanz Capsaicin brennt nach dem Auftragen eine ganze Weile lang und blockiert bestimmte schmerzleitende Nerven, indem sie den Gehalt der sogenannten Substanz P erniedrigt, einem der für das Schmerzempfinden zuständigen Überträgerstoffe. Außerdem ist Paprika reichlich mit Salizylaten ausgestattet. Salizylate sind der Azetylsalizylsäure ähnliche Substanzen, die Schmerzen lindern können. Da ist es kein Wunder, daß das Kraut ein altes Volksmittel gegen Zahnschmerzen ist. Um den Paprika bei Zahnschmerzen zu verwenden, sollten Sie die gleiche Taktik mit dem Wattebausch wie im Abschnitt Ingwer beschrieben anwenden.

❧ Zahnwehholz (*Zanthoxylum americanum*). Die Stachelesche erhielt ihren Namen, weil sie ein altes Volksmittel bei Zahnschmerzen ist. Der verstorbene Kräuterexperte Tommie Bass aus Alabama empfahl das Kraut bis zu seinem Tod im Jahr 1996. Er schlug vor, die Rinde zu kauen oder einen Tee aus der Rinde oder den Beeren zu kochen. Ich weiß, daß das Kauen der Zweige eine betäubende Wirkung hat. Wahrscheinlich ist es nicht immer einfach, an Zahnwehholz zu kommen, aber Sie keinen einen Versuch in internationalen Apotheken oder gut sortierten Kräuterläden wagen.

❧ Weide (*Salix*, verschiedene Spezies). Bei meinen eigenen Zahnschmerzen habe ich gelegentlich ein Stück Weidenrinde weichgekaut und das Stück dann auf den schmerzenden Zahn gelegt, um die Schmerzen vorübergehend zu lindern. Weidenrinde enthält Salizin, einen chemischen Verwandten der Azetylsalizylsäure (zum Beispiel Aspirin®), das beträchtliche schmerzlindernde Eigenschaften hat. Sie können genauso gut einen Weidenrindentee trinken oder die Tinktur einnehmen, um die Zahnschmerzen zu vertreiben. Bitte denken Sie jedoch daran: Wenn Sie gegen Azetylsalizylsäure allergisch sind, dann sollten Sie wahrscheinlich auch keine Kräuter einnehmen, die der Azetylsalizylsäure ähnliche Substanzen enthalten.

✎ **Rhabarber (*Rheum officinale*).** Rhabarberwurzel wird in China zur Linderung von Zahnschmerzen eingesetzt. Dort wird die Pflanze als *Da-Huang* bezeichnet und folgendermaßen verwendet: die Wurzel wird gebraten und danach in Alkohol eingelegt, um eine Tinktur herzustellen. Danach wird die Tinktur mit Hilfe eines Wattebällchens fünf Minuten lang direkt auf den schmerzenden Zahn gegeben.

Ich würde das Rezept probieren, wenn ich die zuvor erwähnten Kräuter nicht auftreiben könnte. Rhabarber enthält mindestens sechs schmerzlindernde Substanzen.

✎ **Sesam (*Sesamum indicum*).** Der Buchautor Dr. Albert Leung (*siehe Anhang*) verrät ein altes chinesisches Volksmittel aus dem 14. Jahrhundert gegen Zahnschmerzen: man kocht einen Teil Sesamsamen mit zwei Teilen Wasser, bis die Hälfte der Flüssigkeit verdampft ist. Der resultierende Auszug soll wahre Wunder wirken, wenn er bei Zahnschmerzen und Zahnfleischerkrankungen eingesetzt und direkt auf den kranken Zahn gegeben wird. Es gibt hinreichend Anhaltspunkte, daß diese Behandlung tatsächlich wirken könnte, da Sesam mindestens sieben schmerzlindernde Substanzen enthält.

Postskriptum des Autors

Ein Leben der Liebe zu Pflanzen

Ich bin mindestens 62 meiner 67 Jahre an Pflanzen interessiert gewesen. Dieses Interesse rührt von meiner Mutter her, die Pflanzen liebte und mich dazu erzog, sie genauso zu lieben, wie sie es tat.

Vieles von meinem frühen botanischen Interesse ist in den Tiefen meines Gedächtnisses vergraben. Ich kann mich nur an kurze Bruchstücke erinnern: Spiele mit meinen weißen Cousins und farbigen Nachbarskindern in den Wäldern und Feldern am Koosa River außerhalb von Birmingham, Alabama, in der Nähe des Bauernhofes von Opa Truss; der Besuch von Onkel Bills Gärtnerei und ein Badevergnügen im Adamskostüm im Cahaba River. Obwohl ich in der Vorstadt von Birmingham geboren wurde und dort aufwuchs, fuhren wir häufig aufs Land, um unsere Cousins zu besuchen. Dort spielten wir in den Wäldern und Feldern.

Aber auch in Birmingham waren die Wälder nicht weit weg. Wir hatten Hühner, einen kleinen Gemüsegarten und eine Laube, in der köstliche Weintrauben wuchsen. Meine Oma kochte einen leckeren Traubensaft daraus, und ich habe mein ganzes Leben diese Trauben (*Vitis rotundifolia*) geliebt. Wenn ich alter Sünder tatsächlich in den Himmel kommen sollte, dann stelle ich mir das folgendermaßen vor: meine Oma erwartet mich an den Himmelspforten mit einem Glas herrlichen gekühlten Traubensaft.

Erste Erfahrungen mit dem Essen von 'Unkraut'

In Birmingham gab es einen alten, einsamen Mann, der uns gegenüber wohnte. Herr Brooks hatte weder enge Freunde noch Familie und verbrachte den größten Teil seiner Zeit damit, sich mit seinen Kaninchen – und mir – zu unterhalten. Er nahm mich auf seine Ausflüge in die nahegelegenen Wälder mit, und er führte mich in die Welt der eßbaren wildwachsenden Pflanzen wie zum Beispiel Kastanien und Brunnenkresse ein. Seit dieser Zeit hat sich dieses rege Interesse an eßbaren Pflanzen gehalten. Und das Laufen durch die Wälder ist immer noch meine beste persönliche Verjüngungskur.

Aber neben der Begeisterung für Pflanzen wuchs auch ein anderes Interesse in mir. Im zarten Alter von fünf Jahren begann ich, an der Howard Universität (die mittlerweile in die Samford Universität umbenannt ist), die nur ein paar Straßen von unserem Haus entfernt lag, Zeitschriften zu verkaufen. Damals waren wir ziemlich arm, und die Studenten, die auf dem Universitätsgelände wohnten, kauften die Zeitschriften – wohl mehr aus Mitleid für mich als aus dem Wunsch heraus, die Zeitungen zu lesen.

In einem der Studentenhäuser wohnte eine Gruppe Musiker. Ich war von ihrer melancholischen Country-Musik begeistert. Die Musik schien mir sehr gut zu all den Pflanzen zu passen, die meine Mutter und Herr Brooks mich zu lieben lehrten. Botanik und Country-Musik – das paßt vielleicht nicht für viele Menschen zusammen, aber ich empfand immer so.

Ein Garten der Freude für Kinder

Als ich sieben war, mußten wir von den Feldern Alabamas nach Durham, North Carolina, umziehen. Mein Vater hoffte, dort durch den Sprung in das Versicherungsgeschäft der ländlichen Armut zu entfliehen. Wir waren immer noch arm, aber ich war glücklich, genau wie mein älterer Bruder Ed und mein jüngerer Bruder Dan, wie das arme Kinder auf der ganzen Welt eben sind.

Eine Weile lang lebten wir in einer Folge von preiswerten Wohnungen und Bungalows. Eine Wohnung lag in einem dreistöckigen Mietshaus, das an ein freies Grundstück grenzte, in dem Heckenkirschen wuchsen. Ich kann mich an glückliche Tage mit meinen Brüdern erinnern, in denen wir durch die Heckenkirschenbüsche pirschten und unsere Spiele spielten. Einer der Bungalows lag in der Nähe der berühmten Duke Gardens der Duke Universität. Unsere Mutter bepflanzte direkt vor unserer Wohnung einen kleinen Garten und ich half ihr bei der Pflege der Blumen. Spaßeshalber nannten wir unseren Garten die 'Little Duke Gardens'.

Ich sollte vielleicht hinzufügen, daß ich weder mit der Tabakanbauerfamilie Duke (nach einem der Familienmitglieder wurde die Duke Universität benannt) noch mit der berühmten Doris Duke verwandt bin. Meine Vorfahren waren Baumwollpflücker in Alabama, und immer noch leben Dutzende meiner Cousins dort. Vor kurzem erzählte mir einer von ihnen, daß mein Ururgroßvater ein Kräuterarzt war – möglicherweise waren die Kräuter schon immer in meinem Blut. Von dem Garten meiner Mutter stieg ich dann zum Aushilfsarbeiter in einem nahegelegenen Gewächshaus eines Floristen auf. Dort konnte ich meinem Wissen über Zierpflanzen sehr viel Neues hinzufügen.

Als ich etwa neun Jahre alt war, blühte das Versicherungsgeschäft meines Vaters auf, deshalb zogen wir nach Raleigh, North Carolina, um, und kauften ein großes Haus mit einem ebenso großen Garten. Mutter, Vater und ich pflanzten unseren ersten Gemüsegarten an, und mein botanischer Horizont erweiterte sich um Gemüse. Meine Mutter pflanzte auch ein Beet mit Wunderblumen an und führte mich auf diese Weise in ein Gebiet ein, das mich nie mehr losließ: Blumen, nach denen man die Uhr stellen kann.

Der Ruf der Wildnis

Wir wohnten in der Nähe dichter Wälder und ich war auf endlosen Streifzüge durch diese Wälder unterwegs – manchmal alleine, manchmal in Begleitung meiner Freunde. Wir waren eine ziemlich brave Jungenbande: wir zogen durch die Wälder, machten Lagerfeuer und verteidigten die Feuer vor unseren unsichtbaren Feinden.

Der Vater von einem meiner Freunde besaß ein paar Kilometer entfernt in einer sehr ländlichen Gegend einen Bauernhof. Wir zelteten oft dort draußen und stellten unsere Zelte zwischen den kalten, raschelnden Kiefern auf (sogar im Winter), fischten im Teich des Bauernhofes und versuchten uns gegenseitig beim Benennen der Wildblumen zu überbieten.

Der schlimmste Streich meines Lebens verfolgt mich noch immer: wir beobachteten die Frösche am Teich und sahen zu, wie ihre Kehlsäcke beim Quaken wie ein Ballon aufquollen. Wir hatten Luftgewehre, und mit der unbewußten Grausamkeit von Kindern zielte ich auf die aufgeblasene Kehle eines Frosches und drückte ab. Ich traf mein Ziel, und der Singballon platzte. Seither bereue ich diese Tat. Ich glaube nicht, daß ich den Frosch umgebracht habe, aber er konnte bestimmt nie mehr quaken, und der Wald war um diese Stimme ärmer. Seitdem mußte ich ein paar Frösche und andere Tiere töten, aber das war immer nur, um mir Nahrung zu beschaffen. Seit diesem Tag lehne ich das Verstümmeln oder Töten aus 'sportlichen' Zwecken strikt ab.

Schließlich trat ich den Pfadfindern der Tabernacle Baptist Church in der Nähe unseres Hauses bei. Die Rituale und Uniformen, die wir trugen, gaben mir nicht allzuviel, aber ich genoß die Campingausflüge und nahm im Laufe der Jahre an so vielen Ausflügen wie möglich teil. Dabei lernte ich die Wälder und Pflanzen noch besser kennen. Mutter nähte mir einen wasserfesten Schlafsack, indem sie Paraffin auf den Stoff bügelte. Er wog ungefähr eine Tonne, aber er hielt mich warm und trocken. Ich machte auch Ausflüge ohne die Pfadfinder.

Der Wald als Tempel

Auf dem Gymnasium begannen die Musik und erste Kindergartenlieben mit dem Wald um meine Aufmerksamkeit zu buhlen. Bereits in der sechsten Klasse sang ich Country-Songs. Meine damalige Freundin Greta Lewis war in der Baptistenkirche engagiert. Ihre Eltern konnten mich nicht ausstehen, aber sie tolerierten mich wegen meiner Verbindung zur Kirche.

Und dann – aus heiterem Himmel – erfuhr ich einen größeren Verlust als an dem Tag, als ich erkannte, daß es den Weihnachtsmann nicht gibt: in Angesicht der Unendlichkeit des Universums verlor ich meinen Glauben an einen theokratischen Gott. Daran ging auch meine Beziehung zu Greta in die Brüche. Aber ich glaubte ganz fest an den Wald, seine unendliche Schönheit und heilende Macht. Der Wald wurde zu meinem Tempel und meiner Religion – und er ist seitdem stets mein Heil geblieben.

Mein älterer Bruder hatte einen Freund, der in der Gegend um Raleigh als Sammler wildwachsender Pilze gut bekannt war. Wir gingen häufig mit ihm in die Wälder und versuchten, alle Pflanzen beim Namen zu nennen. Er und mein Bruder hatten Halbtagsstellen am Crabtree Nationalpark (der mittlerweile in Umstead umbenannt ist), und ich war in diesen wilden Park mit den kilometerlangen versteckten Flüßchen völlig verliebt. Ich brachte endlose Stunden damit zu, durch den Park zu paddeln und still die Vögel und anderen Tiere zu beobachten – wahrscheinlich nahmen sie an, daß ich nur ein weiterer Baumstamm war, der die Flüsse hinunterglitt und vielleicht ein wenig seltsam gebaut war.

Ein anderer Nachbar von uns war ein Förster, den mein wachsendes botanisches Feldwissen beeindruckte. Er beschaffte mir meinen ersten Sommerjob im Umstead Nationalpark, wo ich sogar dafür bezahlt wurde, all das zu tun, was ich sowieso liebte: wandern, zelten, im Kanu paddeln und den Bestand der Pflanzen und Tiere mit Hilfe meiner geliebten Bestimmungsbücher für Bäume, Vögel und Blumen festzuhalten. Ich wurde ziemlich gut darin, mich von dem, was die Natur mir bot, zu ernähren.

Zwischenzeitlich hatte ich begonnen, Gitarre zu spielen, und es dauerte nicht lange, da wurde die Gitarre für mich ein genauso vertrauter Freund wie die Wälder. In den Wäldern oder mit meiner Gitarre habe ich mich nie allein gefühlt. Ich habe mich immer für Country-Musik interessiert und versucht, sie nachzuspielen. Ich hatte ein ziemlich gutes musikalisches Gehör, deshalb dauerte es nie lange, bis ich etwas nachspielen konnte. Ich kannte alle

Radiosender, die Country-Musik spielten, und schaltete wann immer möglich das Radio ein.

In der zehnten Klasse der Hugh Morson Schule landete ich in der Biologiestunde von Frau Beddingfield. Sie war berühmt dafür, daß sie jeden Schüler 40 Blumen sammeln und identifizieren ließ. Ich sammelte über 100 Blumen und wurde infolgedessen eine Berühmtheit in meiner Klasse.

Ein Leben mit Musik

Mittlerweile hatten wir zwei äußerst hübsche neue brünette Schülerinnen an der Schule. Sie gehörten zu den 'Saylor Sisters', einer Band, die Country-Musik sang und die ich bereits im Radio gehört hatte. Eine der beiden Schwestern, Jeannie, bot mir an, sie mit einer Baßgitarre zu begleiten, während sie sangen. Ich hatte nur leider kein Instrument. Natürlich hätte ich alles gegeben, um meine Zeit mit den beiden verbringen zu dürfen. Deshalb bekniete ich meinen Vater und schließlich spendierte er mir die Hälfte meiner Baßgitarre. Sie kostete etwa 50 Dollar, was damals, im Jahre 1940, eine Menge Geld war. Ich muß zugeben, daß diese Summe alles war, was ich besaß. Der Kauf meiner Baßgitarre machte mich bettelarm, aber glücklich.

Jeannie lehrte mich, das Instrument zu spielen, und bald spielte ich auf meiner Baßgitarre, aber nicht mit den Saylor Sisters. Statt dessen trat ich Homer A. Brierhopper und den *Dixie Dudes* bei, einer Band aus dem Ort, die ich bereits aus dem Radio kannte und die in ganz North Carolina in Schulen spielte. Das war während des zweiten Weltkrieges, als die meisten guten Musiker in der Armee waren. Deshalb mußte Homer auf mich zurückgreifen.

Ich nahm in Nashville, Tennessee, sogar eine Platte mit der Band auf, was für einen 16jährigen Jungen wirklich eine Besonderheit war. Ich muß zugeben, daß mir die Sache ziemlich zu Kopf stieg, auch wenn ich nur der Lückenbüßer für andere Mitglieder der Band war, die im Krieg kämpften. Danach hatte ich Auftritte mit einer weiteren Band, dem Woody Hayes Orchestra, wo ich das große Geld – fünf Dollar pro Nacht – verdiente und andere Jobs in den örtlichen Nachtklubs hatte.

Während meiner Zeit am Gymnasium war ich kurz davor, mein Leben als Bassist zu verdienen, und sogar mein Vater mußte zugeben, daß der Kauf des Instruments eine gute Investition gewesen war.

Ein widerwilliger Student

Mein Vater wollte, daß ich studierte, aber ich war überzeugt, daß die Musik mich ganz gut ernähren würde. Deshalb spielte ich weiterhin in den

Nachtklubs. Um meinen Vater zu beschwichtigen, schrieb ich mich an der Universität von North Carolina ein. Das Problem war nur, daß mir bei all den nächtlichen Auftritten und den vielen Streifzügen durch die Wälder nicht mehr viel Zeit für das Studium blieb. Ich verließ deshalb die Universität, bevor ich dazu gezwungen worden wäre.

Mein Vater machte sich im Gegensatz zu mir große Sorgen. Von dem Lohn aus meinen Auftritten kaufte ich mir ein Motorrad, mit dem ich über die kleinen Landstraßen North Carolinas brauste. Ich stellte überall mein Zelt auf, und langsam fügte sich vor meinen Augen das Bild des faszinierenden Ökosystems von North Carolina zusammen.

Irgendwann bekam ich einen Anruf von Johnny Satterfield von der Universität von North Carolina in Chapel Hill. Er leitete eine Big Band und hatte gehört, daß ich ein leidlich guter Jazz-Bassist war. Er brauchte einen zweiten Baßgitarristen in seiner Band. In Nullkommanichts war ich zu einer Vorspielprobe unterwegs nach Chapel Hill. Johnny war ein großer Bewunderer von Duke Ellington, deshalb glaube ich, daß mein Nachname ihm genauso gut gefiel wie mein Spiel auf der Baßgitarre. Er lächelte breit, als meine Baßtöne sein Klavierspiel umschmeichelten. Er wollte mich für seine Band gewinnen und erklärte, daß er mich engagieren würde – aber nur, wenn ich mich an der Universität von Chapel Hill als Musikstudent einschreiben würde. Ich konnte mit dem Musikprogramm an der Universität nicht viel anfangen, und einer meiner ersten Kurse, die ich belegte, war in allgemeiner Botanik. Kurz darauf wechselte ich mein Fach. Ich schrieb mich nun für Botanik ein und machte so die Botanik zu meinem Beruf und die Musik zu meinem Hobby. Mein Vater war sehr erfreut. Dieses Mal war ich von der Botanik gefesselt und erntete nur gute Noten. Als ich mich für eine Berufslaufbahn entscheiden mußte, blieb ich an der Universität.

Wie ich die Pflanzen näher kennenlernte

An der Universität verbündete ich mich bald mit dem Professor Al Radford, der sich auf Wasserpflanzen spezialisiert hatte. Er wußte, daß er selbst und ich die einzigen Personen des Institutes waren, die es liebten, auf der Suche nach seltenen Wasserpflanzen hüfttief durch Sumpfgebiete zu waten. Er nahm mich unter seine Fittiche, und schließlich schrieb ich meine Doktorarbeit über die Ludwigie, eine Uferpflanze, die in und an den Tümpeln entlang der Straßen wuchs.

Ich werde nie vergessen, wie ich einmal auf der Suche nach meiner geliebten Ludwigie bis zu den Knien in einem Graben steckte, als einige Musiker, die ich kannte, vorbeikamen. Sie bleiben stehen und amüsierten sich darüber, daß ich in der Pfütze herumwatete. Sie fragten, ob alles in Ordnung sei, und als ich antwortete, daß ich munter wie ein Fisch im Wasser sei, fuhren sie davon – wahrscheinlich waren sie überzeugt, daß ich verrückt war.

Schließlich verdrehte mir eine andere Studentin mit großen, braunen Augen und brünetten Haaren den Kopf. Ich war von Peggy-Ann Wetmore Kessler von dem Moment an, als ich sie zum erstenmal sah, verzaubert. Sie hatte an einer anderen Universität studiert und machte zu der Zeit, als ich sie traf, ihren Abschluß.

Peggy beendete ihr Studium, wurde aber danach mehr zur Zeichnerin als Botanikerin. Sie arbeitete halbtags und illustrierte mehrere Bücher, die von unseren Professoren geschrieben worden waren. Bis zum heutigen Tage macht sie immer noch ihre Illustrationen. Die Zeichnungen, die Sie in diesem Buch finden, stammen von ihr.

Peggy und ich teilten die Liebe zur Botanik, zum Jazz und zur Natur. Nach unserem ersten Zusammentreffen verbrachten wir viele Wochenenden mit botanischen Aktivitäten an den Stränden und Wäldern Carolinas, Jazz-Sessions und erneuten Exkursionen in die Wälder und an die Strände. Es dauerte nicht lange, bis wir uns ineinander verliebten.

Die erste Arbeitsstelle am Ministerium: Der Krieg gegen Keime

Im Jahre 1955 schaffte ich meinen Abschluß als Botaniker, und innerhalb weniger Tage war ich in der Armee gelandet. Anfangs hatte man dort keine Verwendung für die Tatsache, daß ich Botaniker war, aber schließlich kam ich nach Fort Detrick in Maryland. Zuvor mußte ich jedoch ein paar höllische Monate unter einem Vorgesetzten durchstehen, der Mitarbeiter mit einem Hochschulabschluß nicht ausstehen konnte. An meiner neuen Arbeitsstelle gesellte ich mich zu vielen anderen, die ebenfalls ein Diplom oder einen Doktortitel in den biologischen Wissenschaften hatten. Wir arbeiteten hart daran, einen Schutz vor biologischen Kampfstoffen zu entwickeln.

Dieser Krieg gegen die Keime war nicht gerade meine große Liebe, aber ansonsten war Fort Detrick einfach großartig. Mein ziviler Vorgesetzter stellte keine großen Anforderungen. Er ließ mich verschiedene Pilze auf unterschiedlichen Nährböden anzüchten, um zu sehen, wie gut sie sich lagern ließen. Er erklärte mir nie, warum ich die Pilze anzüchten mußte, aber ich brauchte nicht lange, um herauszufinden, daß wir auch auf der Suche nach Mitteln waren, die die Ernte eines möglichen Feindes zerstören konnte.

Wenn ich außer Dienst war, wanderte ich in den nahegelegenen Catoctin Mountains, wo ich versuchte, die Wildblumen so gut wie Peggy zu zeichnen – was mir aber nicht gelang. (Wie das Schicksal so spielt, leben mein Sohn und seine indianische Frau sowie meine Enkelkinder jetzt dort.) Ich fuhr auch in das nicht weit entfernte Städtchen Frederick, wo ich Gitarre spielte und schon bald als Gitarrenlehrer arbeitete. Es dauerte nicht lange, und ich hatte eine Band auf die Beine gestellt – die Dizzie Duke Group, die in den Clubs der Unteroffiziere und Offiziere auftrat.

Peggy kam mich so oft wie möglich besuchen, und wir verbrachten wundervolle Tage im Haus eines Freundes am Yellow Creek, wo sie die Blumen zeichnete.

Ich gewöhnte mich so sehr an das wunderbare Leben in Fort Detrick, daß ich es fast bedauerte, nach Ablauf meines Vertrages gehen zu müssen. Aber ich wollte meine Habilitationsarbeit in der Botanik schreiben. Ich habe nie in Korea gekämpft, aber ich hätte durchaus eingezogen werden können. So kaufte ich mir einen großen schwarzen Buick und kehrte an die Universität von North Carolina in Chapel Hill zurück, wo ich an meiner Arbeit schrieb, eine Anstellung als Assistent hatte und meine Jazz-spielenden Kumpel wieder traf.

Zwei meiner Professoren waren an einem sehr ambitionierten Projekt beteiligt. Sie wollten mindestens eine Spezies jeder Pflanze Carolinas sammeln, um die Verbreitung der einzelnen Pflanzenarten festzustellen. Ich machte mit, ebenso wie Peggy, die als Zeichnerin engagiert wurde. So konnten wir beiden Turteltauben viel Zeit an der Universität, in Wald und Flur und bei unseren Jazzabenden miteinander verbringen.

Der erste Blick nach Lateinamerika

Ich hatte ein Problem. Bis zum damaligen Zeitpunkt war ich eine akademische Inzucht: ich hatte alle meine Kurse an der gleichen Universität mit den gleichen Professoren belegt. Das hemmte meine weitere Ausbildung und meine Chancen für eine spätere Beschäftigung.

Als ich meine Habilitation unter Dach und Fach brachte, verhalf mir mein Doktorvater zum Einstieg in zwei Projekte, die mich von der Universität wegbrachten. Eines davon war eine Expedition, auf der botanische Proben in Mexiko, Costa Rica und Guatemala gesammelt wurden. Das andere Vorhaben war eine sechs- bis zwölfmonatige Anstellung am angesehenen Missouri Botanical Garden in St. Louis, wo ich bei der Untersuchung der medizinischen Heilpflanzen aus Panama und Peru helfen sollte.

Es fiel mir schwer, Peggy an der Universität zurückzulassen, aber ich machte mich dennoch mit meiner ganzen Campingausrüstung und meiner besten Gitarre auf den Weg. Unsere kleine Gruppe fuhr im Wagen meines Doktorvaters nach Mexiko. Wir sollten im Rahmen eines staatlich geförderten Forschungsprojektes die Chromosomen der Möhrenfamilie (*Umbelliferae*) untersuchen.

Wir fuhren zwei Monate lang kreuz und quer durch Mexiko, fanden alle möglichen Lebensräume und zahlreiche Möhren, die außerhalb von Mexiko gänzlich unbekannt waren. Unsere Reiseroute war so gelegt, daß wir so viele verschiedene Spezies wie möglich auftreiben konnten, die gerade am Knospen waren. Wir sammelten die Knospen und legten sie in Chemikalien ein, die sie konservieren würden, bis wir im Labor zurück waren, um dann die Chromosomen zu zählen.

Wir sammelten außerdem viele Blumen und preßten die Blüten, um sie zu konservieren. Die Mexikaner, die wir unterwegs trafen, waren sehr gerne bereit, uns unwissenden Ausländern die örtlichen Anekdoten und die medizinischen Anwendungszwecke der Pflanzen, die wir da sammelten, zu erzählen. Zu dem Zeitpunkt habe ich es natürlich nicht erkannt, aber auf dieser Reise begann die Idee der medizinischen Botanik in meinem Gehirn zu keimen.

Leider war mein Spanisch zu schlecht, um vieles von dem zu verstehen, was unsere Gastgeber erzählten. Aber langsam wurde ich besser, und meine Gitarre öffnete in den bescheidenen Innenhöfen der Hotels sämtliche Türen, so daß die Verständigung leichter wurde. Es gibt noch etwas, was ich damals nicht bemerkte: ich hatte mich in Lateinamerika verliebt.

Nach mehreren faszinierenden Monaten in Mexiko flogen wir für ein paar Tage weiter nach Guatemala, um dort seltene Möhrenspezies in der Nähe des Atitlan-Sees zu finden. Danach ging es weiter nach Costa Rica, wo wir an den Rändern der Vulkane noch mehr Möhrenmitglieder ausgruben. Bei jedem Zwischenstop vertiefte sich meine Liebe für das Land.

Nähere Bekanntschaft mit medizinischen Heilpflanzen

Von dieser sagenhaften zentralamerikanischen Reise kehrte ich in den Missouri Botanical Garden zurück und bekam dort eine Anstellung als wissenschaftlicher Assistent. An der Universität hatte ich die Pflanzen von Carolina kennengelernt. In Missouri machte ich mit den Pflanzen der Welt Bekanntschaft.

Die Hälfte meiner Aufgabe bestand darin, Spezies medizinischer

Pflanzen zu identifizieren, die in Peru gesammelt worden waren. Wenn die Pflanzen nie zuvor gesammelt worden waren, mußte ich ihnen einen Namen geben. Ich nahm eine getrocknete, plattgedrückte Pflanze aus Peru in die Hand, die mit irgendeinem indianischen oder spanischen Namen und möglicherweise ein paar Anmerkungen zur Farbe der Blüten und Früchte versehen war. Und ich mußte nun herausfinden, was das für eine Pflanze war. Da ich in der schwierigen Kunst der Pflanzenbestimmung einige Übung hatte, wußte ich, wie man anhand der Anlage und Form der Blätter und anderen Pflanzenbestandteile, der Zusammensetzung der Blüten, der Größe, Form und Zahl der Blütenbestandteile und Samen, dem Vorhandensein oder dem Fehlen von Dornen, Trieben und den unverwechselbaren Aromen eine Pflanze bestimmt.

Während der ganzen drei Jahre in Missouri schlug ich mich immer wieder mit einer Pflanze herum, bevor ich davon überzeugt war, daß die Spezies nie zuvor einen Namen bekommen hatte. Die Peruaner nannten die Pflanze *Sanango*, was auch ihr botanischer Name wurde. Fünfundzwanzig Jahre später sah ich einen Schamanenheiler am Amazonas Perus, der Sanango für eine Heilzeremonie verwendete.

Bei Pflanzen, die mir sehr vertraut waren, brauchte ich für die Identifizierung nicht sehr lange, bei anderen benötigte ich bis zu zwei Monate, bis ich wußte, was da vor mir lag. Wieder andere Pflanzen habe ich nie mit letzter Sicherheit bestimmen können, auch wenn ich in der Regel wußte, zu welcher Pflanzenfamilie sie gehörten. Monate oder Jahre später geschah es mitunter, daß jemand aus meiner Familie die Pflanze sah und sie bestimmte. Es gibt im tropischen (zumindest Latein-) Amerika immer noch viele Pflanzenspezies, die der Wissenschaft nicht bekannt sind und noch keinen Namen tragen. Ich habe mehr als einem Dutzend dieser Pflanzen einen Namen gegeben. Es war eine herausfordernde, faszinierende Arbeit.

Aber St. Louis war groß und ich einsam – bis Peggy kam. Sie mietete ein Apartment in der Nähe des botanischen Gartens und bekam eine Stelle als Labortechnikerin. Das verbesserte die örtlichen Gegebenheiten doch ganz erheblich.

Wie ich ein Spezialist wurde

Die andere Hälfte meiner Aufgabe bestand darin, dem Direktor des botanischen Gartens bei der Erstellung eines Kataloges über die Flora von Panama behilflich zu sein. Wiederum sah ich nur getrocknete Pflanzen, die von anderen Wissenschaftlern gesammelt worden waren. Ich mußte sicherstellen, daß sie korrekt bestimmt waren und ferner ihre örtlichen Verwendungs-

zwecke festhalten, für nachfolgende Wissenschaftler die Erkennungs-
merkmale aufschreiben und dem Zeichner erklären, wie die Pflanze ge-
zeichnet werden mußte. Um eine Spezies zu bestimmen, mußte ich oft
Hunderte anderer Pflanzen betrachten, um sicherzugehen, daß die gleichen
Spezies in Zentralamerika und Südamerika nicht unterschiedliche wissenschaftliche Namen hatten.

Auch wenn es eine sehr öde Aufgabe war – ich liebte die Arbeit. Diese
floristischen Bemühungen sind zwar unter Botanikern nicht so hoch angesehen wie monographische Arbeiten, bei denen sich der Wissenschaftler auf
eine kleine Gruppe verwandter Pflanzen konzentriert, sich in diese
Pflanzengruppe vergräbt und mehr darüber weiß als jeder andere. Ehe man
es sich versieht, ist man eine weltweite Autorität auf diesem Gebiet. Ich
schrieb eine Abhandlung über *Drymaria*, ein tropisches Gewächs, das Peggy
mit Illustrationen versah. Noch heute, das heißt mehr als 30 Jahre nach der
Veröffentlichung, bin ich der weltweit führende Experte für Drymaria. Ich
kann mich jedoch nicht erinnern, wann mein Wissen um diese Pflanze das
letzte Mal gefordert war.

Peggy und ich heirateten 1960 im Standesamt von St. Louis. Wir kauften
uns ein Wochenendhäuschen am Loutre River, knapp 130 km von St. Louis
entfernt, wo wir unsere langen Wochenenden verbrachten. Ein Jahr, nachdem
wir geheiratet hatten, wurde am Heiligen Abend des Jahres 1961 unser Sohn
John geboren. In St. Louis spielte ich weiterhin in verschiedenen Musik-
clubs, und zwar manchmal als Jazzmusiker, manchmal als Begleitung für
Jazz-, Blues- und Country-Sänger.

Manche Botaniker runzeln ob dieser Neigung immer noch die Stirn, aber
irgendwie war es so, daß die Musik immer besser zu der Botanik paßte, je
tiefer ich mich in die frühen Wurzeln der Heilkunst verwob. Auch die Musik
hatte tiefe Wurzeln im gleichen erdverbundenen Volkswissen.

Die Liebe zum Dschungel

Im Jahr 1961 bot mir das US-Militär eine Stelle an, bei der ich *Swamp
Fox I*, eine Expedition zu der abgelegenen Provinz Darien in Panama und
dem sogenannten Darien Gap begleiten und beraten sollte. Das Darien Gap
war die letzte noch verbliebene Lücke auf der transamerikanischen Route,
die von Alaska nach Chile lief. Die militärischen Fahrzeuge versuchten, im
sumpfigen Wald eine Schneise zu öffnen, allerdings mit wenig Erfolg. Meine
Aufgabe an der Sache war, die verschiedenen Vegetationsarten zu beschreiben und diejenigen zu identifizieren, auf denen die Fahrzeuge am
besten vorankommen würden. Ich ergriff die Chance mit beiden Händen.

Während meiner ersten Nacht in einer palmengedeckten Hütte in Darien erschrak ich fast zu Tode, als ein großer Leguan von den Dachsparren direkt auf mich sprang. In der zweiten Nacht war das Gebrüll eines heulenden Affen, der irgendwo im Wald saß, nicht minder alarmierend. Aber wie immer waren die Einheimischen einfach großartig und sie nutzten die Gelegenheit, mir mit Freuden alles über die Pflanzen der Region sowie ihre medizinische Verwendung zu erzählen.

Mein Spanisch war immer noch sehr lückenhaft, aber ich arbeitete daran, und Schritt für Schritt wurde es besser. Die Ethnobotanik ist ein Spezialfach in der Pflanzenkunde, die sich damit beschäftigt, wie Pflanzen in vielen verschiedenen Kulturen als Nahrung und Medizin Anwendung finden. Sie steckte damals noch in den Kinderschuhen. Der Begriff Ethnobotanik wurde erst ein paar Jahre später weithin gebraucht, ich jedoch steckte buchstäblich schon hüfttief in der Materie – sprich im Urwald von Darien.

Ich machte verschiedene *Swamp Fox*-Reisen nach Panama und ich liebte es, in der Wildnis mit den tropischen Pflanzen zu arbeiten. Im Vergleich zu den Wundern und Abenteuern meiner Expeditionen nach Darien begann meine Arbeit am Missouri Botanical Garden, das heißt das Studium toter, getrockneter Proben der gleichen Pflanzen, ziemlich langweilig auszusehen. Ich streckte meine Fühler nach einer anderen Beschäftigung aus.

Schließlich landete ich an der Forschungsabteilung des US-Landwirtschaftsministeriums in Beltsville, Maryland. Ich verbrachte den größten Teil meines restlichen Berufslebens dort, nämlich von 1963 bis 1995.

Gleich anfangs nahm ich an einem Projekt in Lateinamerika teil. Dieses Mal war das Thema Entwicklung – das heißt die natürlichen Veränderungen innerhalb einer Pflanzenpopulation im Lauf der Zeit – im tropischen Puerto Rico. Ich lernte, tropische Bäume anhand ihrer Samen und Sämlinge zu bestimmen.

Es machte mir großen Spaß, diese Aufgabe zu erlernen, aber der Hintergrund des Projektes bereitete mir weniger Freude. Ich sollte herausfinden, wie Herbizide (Mittel zur Abtötung von Pflanzen) die normale Entwicklung von Baumsämlingen in tropischen Wäldern veränderten. Ich verbrachte außerdem einige Zeit als Kurator der Samensammlung des US-Landwirtschaftsministeriums.

Die Konzentration auf medizinische Kräuter

Nach zwei Jahren mit dem Projekt des US-Landwirtschaftsministeriums bekam ich vom Battelle Memorial Institute, einer Forschungsorganisation in

Columbus, Ohio (USA), einen Anruf. Battelle hatte einen großen Auftrag von der früheren Atomenergiekommisssion an Land gezogen. Der Auftrag umfaßte eine Studie, bei der die Möglichkeit eines Unterwasserkanals zwischen Panama und Kolumbien erforscht werden sollte. Das hört sich mittlerweile vielleicht unsinnig an, aber der Hintergedanke des Projektes war, mit Hilfe vermeintlich sauberer, „nuklearer Geräte mit geringer Kraft" (sprich Atombomben) einen Kanal durch den Regenwald zu bohren, um den Schiffen die Schleusen des Panamakanals zu ersparen.

Battelle brauchte einen Botaniker im Team, und mein zukünftiger Vorgesetzter hatte gehört, daß ich ziemlich viel Erfahrung mit Panama und der Flora Panamas hatte. Auch hier ergriff ich die Chance, um erneut nach Lateinamerika zu kommen.

Zum damaligen Zeitpunkt wußte ich nicht, daß das Battelle-Projekt mein Leben verändern sollte. Ich stand am Scheideweg, der mich vom Botaniker zum Ethnobotaniker, der sich auf medizinische Kräuter konzentrierte, werden lassen sollte.

Der Auftrag von Battelle war ein Traum, der für mich in Erfüllung gehen sollte, Peggy dagegen durchlebte anfangs einen ziemlichen Alptraum. Wir hatten einen fast vierjährigen Sohn und eine sechs Monate alte Tochter, Celia, und ich wollte unsere Zelte in Beltsville abbrechen und unsere Familie nach Panama verpflanzen – und das in einem heulenden Wirbelsturm. Irgendwie überlebten wir den Umzug und verbrachten unter anderem sechs Wochen in einem flohverseuchten Hotel in der Panamakanal-Zone.

Wir überlebten auch den riesigen Kulturschock, die besagten sechs Wochen und die zwei Anwälte, die wir brauchten, um all den Papierkram zu erledigen, damit wir unsere Habseligkeiten durch den Zoll bringen konnten. Schließlich zogen wir in unsere Wohnung in El Cangrejo ein, eine schöne Vorstadt von Panama City.

Das Leben in Panama

Zunächst war ich unglücklich, daß es uns nicht erlaubt war, in der Kanalzone zu leben, wo das Leben sehr amerikanisch geprägt war. Aber als privater Berater war ich nicht direkt bei der amerikanischen Regierung angestellt, und deshalb war in dem Bereich kein Platz für uns. Nach kurzer Zeit jedoch änderten wir unsere Meinung. Das Leben in der Kanalzone war wie in Florida. Da, wo wir wohnten, lebten wir in Panama. Wenn ich mich in einem anderen Land aufhalte, dann möchte ich soviel wie möglich von der hiesigen Kultur aufschnappen, und genau das gelang uns damals.

Peggy hatte es in Panama jedoch nicht sehr leicht. Sie sprach kein

Spanisch und mußte sich den vielen Herausforderungen stellen, die das Leben in einer fremden Kultur so bietet. Sie hatte stets zwei kleine Kinder im Schlepptau und mußte oft ohne ihren Ehemann auskommen, der endlose Wochen unterwegs war. Aber trotz all dieser Hindernisse genoß sie eine wunderbare, unerwartete Begleiterscheinung: zum ersten und einzigen Mal in ihrem Leben hatte sie ein Hausmädchen: Edith Bristan, die Schwester meines besten Führers durch den Regenwald Panamas. Sein Name war Narcisco Bristan.

Fast alle Wohnungen in unserem Viertel hatten ein Extrazimmer für ein Hausmädchen und – wir konnten es kaum fassen – wir konnten uns tatsächlich so eine Haushaltshilfe leisten. Deshalb fragten wir Edith, ob sie bei uns einziehen wollte. Sie konnte großartig mit den Kindern umgehen und war eine gute Gesellschaft für Peggy. Da Edith hier heimisch war, konnte sie uns alle die kleinen Einzelheiten des Lebens in Panama erklären, für die wir sonst Jahre gebraucht hätten, um sie herauszufinden.

Zu dem Zeitpunkt war mein Spanisch nach all meinen Expeditionen unter dem Kommando *Swamp Fox* ganz annehmbar. Eine meiner Aufgaben bestand darin, mit den Einwohnern Panamas – ob sie nun schwarzer, weißer oder indianischer Herkunft waren – zu sprechen und zu erfragen, was sie aus der Natur als Nahrungsmittel verwendeten. Warum? Um es auf den Punkt zu bringen: wenn die Vereinigten Staaten den Kanal mit Hilfe der Atombomben bohren würden, wie lange müßte man dann die Einheimischen davon abhalten, ihr gewohntes Leben zu leben – sechs Tage, sechs Monate, sechs Jahre, sechs Jahrhunderte oder sechs Jahrtausende?

Natürlich wußten die Einwohner Panamas, warum wir vor Ort waren und stellten uns sehr schnell die Frage, wieviele Kanäle die Vereinigten Staaten in den 50 eigenen Staaten mit Hilfe von Nuklearwaffen bauen wollte. Sie waren immer sehr herzlich, aber ihr Standpunkt war eindeutig, und nach einem mehr als zweijährigem Aufenthalt in Panama entschied unsere Regierung, daß der Plan nicht durchführbar war. Man konnte aufgrund biologischer, geologischer und politischer Erwägungen den Kanal nicht mit Hilfe von Nuklearwaffen bauen.

Pflanzen schützen ihre heilenden Geheimnisse

Das 'Bombengeschäft' war zwar der Grund, warum ich mich in Panama aufhielt, aber ehrlich gesagt berührte es mein Alltagsleben kaum. Ich verbrachte die meiste Zeit damit, durch den dichten, undurchdringlichen Regenwald von Darien zu wandern. Ich war immer mit dem Boot unterwegs, weil es keine Straßen gab, und wurde von indianischen und panamaischen

Führern begleitet, die meine Freunde wurden. Unter ihrer Führung besuchte ich die eingeborenen Volksstämme im Regenwald. Ich dokumentierte mit Hilfe meiner Kamera und meines Kassettenrecorders, wie die Ureinwohner lebten und was sie aßen. Dabei beschäftigte ich mich stets ausgiebig mit den örtlichen medizinischen Kräutern und ihrer Anwendung. Für mich waren das äußerst faszinierende zwei Jahre. Ich kehrte in die Vereinigten Staaten zurück und war mehr denn je davon überzeugt, daß ich meine Karriere auf medizinischen Heilpflanzen begründen würde.

Manche Erfahrungen sind mir sogar nach 30 Jahren sehr lebhaft im Gedächtnis geblieben. Auf einer Exkursion in den Urwald entschloß sich unsere Gruppe, den Cerro Pirre zu besteigen. Der fast 1.700 m hohe Berg liegt in der Nähe der kolumbianischen Grenze. Es war ein langsamer, zweitägiger Aufstieg, bei dem wir uns auf Händen und Füßen durch die dichte Vegetation vorarbeiteten. Unsere indianischen Träger wurden mit den Widrigkeiten übrigens sehr viel besser fertig als wir 'Gringos'.

Wir trugen alle hohe, dicke Stiefel, die uns vor den vielen Schlangen schützen sollten, und ich wünschte mir, daß ich auch dicke Lederhandschuhe gehabt hätte, weil ich mir die Hände an irgendeiner scharfkantigen Pflanze aufschnitt, die ich unterwegs sammelte. In der ersten Nacht liefen ein paar unserer Führer voraus, um einen guten Lagerplatz für die Nacht zu finden. Als sie einen gefunden hatten, zündeten sie ein Feuer an, und der Rauch führte uns zu ihnen.

Als wir an unserem Lagerplatz ankamen, sahen wir nicht nur das Feuer, sondern auch etwas, was direkt aus einem Spielfilm aus Hollywood stammen hätte können: wir erblickten etwas, was wie aufgespießte kleine menschliche Schädel aussah. Unsere Scharfschützen und indianischen Träger hatten ein wenig Fleisch erjagt – in diesem Fall Weißkopfäffchen.

Nach ein paar Tagen, an denen wir nur von Reis, Bohnen und dem, was die Führer und ich erstöbern konnten, gelebt hatten, waren uns die gegrillten Äffchen sehr willkommen, auch wenn ich mir ein wenig wie ein Kannibale vorkam, als wir die Äffchen aßen. Wir machten ein paar ziemlich groteske Fotos, als unsere Führer die Gehirne aus den Affenschädeln schlürften.

Der nächste Tag hielt eine noch größere Überraschung für uns bereit: nachdem wir den Gipfel erklommen hatten, stiegen wir wieder zum Fluß ab, wo einige unserer Führer in einer Ansammlung von Hütten wohnten. Es stellte sich heraus, daß einer der Affen, die wir verzehrt hatten, ein Junges gehabt hatte, das unser Führer auf dem Weg nach unten entdeckte. In dem kleinen Dorf gab einer der Träger das Affenbaby seiner Frau, die dem Tier sofort ihre Brust zum Stillen anbot. Außer mich und meine amerikanischen Kollegen überraschte diese Tat niemand. Ich machte ein Foto von der

Indianerin, wie sie das Affenbaby an der einen und ihr eigenes Kind an der anderen Brust stillte. Das Bild wurde später in der Zeitschrift *Economic Botany* veröffentlicht.

Mir fiel die Szene Jahre später wieder ein, als das Ebolavirus auftauchte und man darüber diskutierte, wie neue Viren vom Affen auf den Menschen übertragen werden könnten. Die Medien erwähnten niemals Stillen, aber das ist sicher ein möglicher Übertragungsweg.

Überleben im Dschungel

Als Botaniker achtete ich besonders auf die einzigartigen Gewürz-pflanzen der Tropen. In Panama war mein bevorzugtes kulinarisches Gewürz Culantro, das ein Verwandter von Koriander ist. Das Gewürz hat in etwa die gleiche Zusammensetzung und das gleiche Aroma. Es war bei manchen der Fleischstücke aus dem Dschungel eine wertvolle Hilfe.

Eine Fleischspezialität aus dem Dschungel, genauer gesagt, Schild-krötenfleisch, erhöhte meinen Respekt für die Kräutermedizin ganz gewaltig. Auf einer Sammeltour kampierten wir am Ufer das Rio Pirre, und unsere Führer fingen ein paar Schildkröten für unserer Lagerfeueressen. (Zu der Zeit handelte es sich noch nicht um eine bedrohte Tierart.)

Bald nach der Mahlzeit erlitt ich einen bösen Fall einer Lebensmittel-vergiftung mit Salmonellen. (Später las ich einen Artikel über die hohe Rate an Salmonelleninfektionen bei Schildkrötenpopulationen in Darien.) Der Durchfall war heftig und entsetzlich, und ich wurde so schwach, daß ich nicht mehr stehen, geschweige denn arbeiten konnte.

Ich investierte ein paar hundert Dollar in verschiedene Schulmediziner in Panama und ihre amerikanischen Medikamente. Sie halfen ein wenig, aber ich blieb immer noch ziemlich krank. Dann gab mir ein etwas mehr kräuter-orientierter Arzt aus Panama Carobpulver, und es ging mir deutlich besser. Dreißig Jahre später sah ich im Jahr 1995 eine Veröffentlichung im *Journal of Pediatric Gastroenterology and Nutrition*, die zu dem Ergebnis kam, daß Carobpulver eine äußerst wirksame Therapie bei Säuglingsdiarrhö ist. Ich kann persönlich bestätigen, daß das Mittel hilft.

Der Aufbau von Freundschaften mit den Indianern

Seit meinen jugendlichen Streifzügen in den Wäldern von North Carolina war ich immer besonders darauf bedacht, mich von dem, was die

Natur mir bot, zu ernähren, und diese Fähigkeiten kamen mir in Panama sehr zugute. Einmal verbrachten einige von uns Amerikanern und mein Freund und Führer Narciso Bristan (der Bruder unseres Hausmädchens) ein paar Tage tief im Dschungel, wobei unsere Nahrungsvorräte knapp wurden. Wir ernährten uns von den letzten Resten unserer Vorräte an Reis, trockenen Bohnen und Mehl und ergänzten die kärglichen Mahlzeiten durch Früchte oder Wurzeln, die ich sammelte, sowie das Wild, das unser fähiger Narcisco erlegte.

Schritt für Schritt wurde ich mit den Wäldern und den Menschen im östlichen Panama vertraut, die mir einige interessante indianische Namen gaben. Bei den geselligen, in Dorfverbänden lebenden Kuna-Indianern hieß ich *Tutu-sipu-nele-mergui* ('Amerikanischer Zauberdoktor Weiße Blume'). Die Choco-Indianer nannten mich *Jabana borojo* ('Zauberdoktor Borojo'). (Borojo ist ein Baum, der mit dem Kaffeebaum verwandt ist, aber Früchte von der Größe von Grapefruits hat, die zur Herstellung eines vergorenen Getränks namens *Chica* verwendet werden).

Überall, wo ich hinkam, bat ich darum, daß mir die einheimischen medizinischen Pflanzen gezeigt wurden. Ich sprach außerdem mit den einheimischen Kräuterexperten und Schamanenheilern darüber, wie sie die Pflanzen verwendeten.

Während der 2½ Jahre in Panama (wobei ich auch ein wenig Zeit im nordwestlichen Kolumbien verbrachte), sammelte meine Mannschaft nahezu 15.000 verschiedene Pflanzenproben, darunter viele seltene und kostbare Funde aus der feuchtesten, vegetationsreichsten Region der westlichen Hemisphäre. Einige davon befinden sich mittlerweile im Botanischen Garten in New York, mehr sind jedoch im Botanischen Garten von Missouri gelandet. Aus feldbotanischer Sicht war das Projekt ein großer Erfolg, und ich hoffe, daß ich die Entscheidung ein wenig beeinflußt habe, keine Nuklearwaffen in diesem wundervollen, faszinierendem, gefährdeten Bereich zu zünden. Um die Wahrheit zu sagen, ich bin furchtbar verliebt in Lateinamerika, vor allem in Panama, die Choco-Indianer, die Ethnobotanik und die Kräutermedizin. Ich habe das 'Panama-Fieber'.

Aber alle guten Dinge müssen einmal ein Ende haben, deshalb kehrte ich 1968 mit meiner Familie in die Vereinigten Staaten zurück, genauer gesagt in das Büro von Battelle in Columbus, Ohio. Was war das für eine Veränderung! Kein Regenwald, keine ausgiebigen Expeditionen in den Dschungel, kein ständig anwesendes Hausmädchen für Peggy und die Kinder. Aber irgendjemand mußte alle botanischen Erkenntnisse aus dem Panamaprojekt aufschreiben, und diese Ehre fiel mir zu.

Am Ende hatte ich zahlreiche Artikel in Fachzeitschriften veröffentlicht,

darunter auch in einigen ethnobotanischen Zeitschriften über Kräutermedizin. Ich veröffentlichte ferner mein erstes Buch mit dem Titel „Das
isthmische ethnobotanische Lexikon" (*The Isthmian Ethnobotanical
Dictionary*).

Dann wurde die Gelder knapp, und Battelle hatte kein Geld mehr für das
Panamaprojekt. Battelle investierte nun in ein neues Forschungsvorhaben,
das sich auf die Ökologie von Amchitka (eine Insel im Pazifik vor Alaska)
konzentrierte. Bei all meinem Respekt für die Schönheit und ökologische
Bedeutung der nördlichen Gebiete – ich bin nun einmal von den Tropen eingenommen. Als Battelle andeutete, daß ich möglicherweise in die nördlichste
Ecke von Alaska geschickt werden sollte, wußte ich, daß es an der Zeit war,
daß wir uns trennten.

Eine andere Art von Medikamenten

Wieder einmal rettete mich das US-Landwirtschaftsministerium. Ich
wurde 1971 eingeladen, nach Beltsville zurückzukehren, um an einem
Programm über Kräutermedizin teilzunehmen. Dabei wurden jedoch nicht
die Kräuter untersucht, deren Gebrauch ich empfehle.

Bei meinem Versuch, Battelle zu verlassen, reichte ich einen Antrag für
ein Forschungsprojekt ein, in dem Marihuana genetisch so verändert werden
sollte, daß es für seine Anwender nicht mehr attraktiv wäre. Die euphorisch
machende Substanz in Marihuana heißt Tetra-Hydrocannabinol (THC). Je
höher der Gehalt an THC ist, desto stärker ist der Stoff. Ich plante,
Marihuana so zu züchten, daß es praktisch kein THC mehr enthalten würde,
danach wollte ich die Samen in Regionen mit viel illegalem Marihuana-
anbau, das einen hohen Gehalt an THC hatte, zu verbreiten. Ich argu-
mentierte, daß die natürliche Kreuzung möglicherweise die Potenz des
örtlich angebauten Marihuanas senken würde. Ehrlich gesagt, ich hatte keine
Ahnung, ob diese Idee funktionieren würde, aber das US-Landwirtschaftsministerium fand den Antrag gut.

Wir kauften ein schönes Haus mit 0,2 Hektar Garten in der Vorstadt, das
innerhalb von ein paar Fußminuten von meinem Büro in Beltsville gelegen
war. Aber innerhalb eines Jahres konnten wir mit finanzieller Unterstützung
meiner Mutter ein schönes Bauernhaus mit einem 2,4 Hektar großem
Grundstück erstehen.

Ich wollte Trauben zusammen mit aromatischen Kräutern ziehen, die
Insekten und Krankheiten abwehren würden. Deshalb pflanzte ich franzö-
sische Weinreben bunt gemischt mit altbewährten aromatischen Kräutern an.
Nach einer Weile nahmen die Kräuter über die Trauben überhand, aber

nichtsdestotrotz nannte ich meinen Garten den Kräuter-Weingarten. Mittlerweile haben wir Hunderte verschiedener Kräuterspezies sowie Heidelbeeren, Brombeeren, Trauben, Himbeeren und Johannisbeeren, die alle praktisch keine Pflege erfordern.

Kurz nach meiner Rückkehr an das US-Landwirtschaftsministerium wurde Beltsville drastisch umorganisiert. Ich wurde zum Leiter des sogenannten Labors für Pflanzentaxonomie (Pflanzenbestimmung) ernannt, das sich vor allem mit Narkotika auseinandersetzte. Bevor ich mich's versah, wurde ich in mein geliebtes Lateinamerika zurückgeschickt, um dem Ministerium dabei zu helfen, Bolivien, Peru und Ecuador bei der Einschränkung der Kultivierung von Coca, der pflanzlichen Quelle von Kokain, zu unterstützen.

Ich besuchte außerdem Burma, Kambodscha, Laos, Thailand und Vietnam, um bei der Einschränkung der Kultivierung des opiumhaltigen Mohns zu helfen. Meine Aufgabe bestand jedoch nicht darin, dieses Gewächs auszulöschen. Schließlich wurden die Pflanzen deshalb gezogen, weil sie ein lukratives Geschäft für die sehr arme Bevölkerung waren. Meine Herausforderung bestand darin, einen Katalog legaler nützlicher Pflanzen zusammenzustellen, die ersatzweise als einträgliche Pflanzen angebaut werden konnten. Können Sie sich vorstellen, was ich vorschlug? Medizinische Heilpflanzen.

Die Arbeit mit medizinischen Heilpflanzen

Im Jahr 1977 bekam ich die Traumstelle jedes medizinischen Kräuterexperten: ich wurde zum Leiter des Labors für medizinische Pflanzen am US-Landwirtschaftsministerium ernannt. Meine Hauptaufgabe war es, medizinische Pflanzen auf der ganzen Welt für ein Krebsforschungsprogramm einzusammeln, das in Zusammenarbeit mit dem Landwirtschaftsministerium und dem Nationalen Krebsinstitut lief.

Ich 'erbte' ein Team aus Wissenschaftlern, die bereits seit fast zwei Jahrzehnten mit dem Sammeln möglicherweise krebsbekämpfender Pflanzen beschäftigt waren. (Eine davon war Judi duCellier, die für den Rest meiner beruflichen Laufbahn meine rechte Hand bleiben sollte. Sie arbeitet immer noch mit mir zusammen und war während der ganzen Entstehung des Buches maßgeblich daran beteiligt.) Das Krebsforschungsprogramm analysierte etwa 10 Prozent der weltweit bekannten Pflanzen mit einer Antitumor-Wirkung und half auf diese Weise, den Weg für die Entwicklung verschiedener Chemotherapeutika zu weisen, die mittlerweile in Gebrauch sind. Dazu zählen zum Beispiel Paclitaxel (Präparatname Taxol®), ein Mittel gegen

Tumorerkrankungen der Eierstöcke und Brüste, das ursprünglich von einer pazifischen Eibe stammt.

Ich vergrub mich in mein Labor für medizinische Pflanzen und war begeistert über meine erste Aufgabe, die voll und ganz den medizinischen Pflanzen gewidmet war. Ich bereiste den ganzen Erdball und sammelte meine Kräuter in China, Ecuador, Ägypten, Panama, Chile, Honduras, Syrien und der Dominikanischen Republik. Bei jedem Aufenthalt sprach ich stets mit den einheimischen Experten über alle die anderen einheimischen medizinischen Pflanzen, die sie für andere Zwecke als die Krebsbehandlung einsetzten.

Das Krebsforschungsprogramm war mit einem großen Aufwand verbunden, und mein eigenes Interesse an anderen medizinischen Pflanzen ließ mich noch engagierter werden. Ich brauchte einen Weg, um die Informationen, die ich sowohl aus dem Volkswissen als auch wissenschaftlichen Untersuchungen bezog, zu katalogisieren und später leicht wiederfinden zu können. Das Ergebnis war meine mittlerweile äußerst umfangreiche Computer-Datensammlung über medizinische Pflanzen, die auch als Quelle für viele Informationen in diesem Buch diente. Wenn Sie einen Computer, ein Modem und einen Internet-Zugang haben, können Sie unter http://www.ars-grin.gov/~ngrlsb/. selbst nachschauen.

Ich wurde als einer der wenigen Experten für medizinische Kräuter am US-Landwirtschaftsministerium bekannt, was mehrere Nebenprojekte nach sich zog. So führte mich meine erste Reise im Jahre 1978 nach China, um asiatischen Ginseng (*Panax ginseng*) und den verwandten Stachelstrauch (*Eleutherococcus senticosus*) näher zu untersuchen. Ich hatte als Geschenk ein knappes Pfund fünfblättrige Kraftwurzsamen (*Panax quinquefolius*) mitgebracht und hoffte, dafür im Austausch ein Pfund asiatische Ginsengsamen zu erhalten. Obwohl meine Gastgeber betonten, daß es illegal wäre, die Samen des asiatischen Ginseng oder Stachelstrauches aus China auszuführen, schaffte ich es, mir ein Souvenir von der Reise mitzubringen: ein paar gepreßte Zweige und Blätter des Stachelstrauches. Aus einer Laune heraus pflanzte ich die Zweige ein, und sie knospten tatsächlich – nun bin ich ein unfreiwilliger Ginsengschmuggler.

Die finanzielle Unterstützung der Krebsforschung versiegt

Im Jahre 1981 betrug mein jährliches Budget für das Labor umgerechnet 900.000 DM, und ich war so in meine spannende Arbeit vergraben, daß ich nicht merkte, wie sich während der Regierungsphase von Ronald Reagan Sturmwolken über uns zusammenbrauten.

Statt dessen besuchte ich zusammen mit Dr. James Reveal von der Universität von Maryland China. Wir wollten so viele medizinische Pflanzen wie möglich sammeln. Aber wiederum hatten die Chinesen andere Vorstellungen. Wir durften nur in einem dichten Wald in der Provinz Kunming im südwestlichen China sammeln. Die restliche Zeit verbrachten wir in botanischen Gärten, Kräuterapotheken oder wissenschaftlichen Einrichtungen. Dennoch besuchten wir Harbin, Beijing, Chunking, Kunming, Nanjing und Shanghai und kehrten mit etwa 300 Proben für unser Krebsforschungsprogramm zurück.

Kurz nach unserer Rückkehr entzog Ronald Reagan unserem Programm und damit auch meinem Labor die finanzielle Unterstützung. (Ich fuhr mit der wissenschaftlichen Suche nach pflanzlichen Mitteln zur Behandlung von Krebs fort, aber nun erledigte ich diese Arbeit zu Hause und in meiner Freizeit.)

Nach einer kurzen, unerfreulichen Episode, während der ich versuchen mußte, die Resistenz von Weizen durch die Kreuzung domestizierter Weizenarten mit verschiedenen wildwachsenden Arten zu verbessern, kehrte ich 1982 zum Narkotikaprogramm des US-Landwirtschaftsministeriums zurück. Durch diese Rückkehr durfte ich auch wieder in meine heißgeliebten Tropen fahren und erneut nach alternativen Anbaumöglichkeiten als Ersatz für Kokain, Marihuana und opiumhaltigen Mohn suchen. Berufsbedingt kam ich nach Hawaii, Puerto Rico und Thailand. Bei jedem Zwischenstop fügte ich meiner Datensammlung über medizinische Pflanzen neue Informationen hinzu.

Wieder im Regenwald

Im Jahr 1991 schließlich gab es einen Wendepunkt in meinem Leben: ich erhielt meine erste Einladung, im Amazonasgebiet Perus einen Kurs über medizinische Pflanzen für eine ökologisch interessierte Touristengruppe abzuhalten. Der Kurs wurde etwa 320 km flußabwärts des Upper Huallaga Valley abgehalten, wo ich Jahre zuvor während meiner ersten Aufgabe im Rahmen des Narkotikaprogramms zum erstenmal nach Alternativen zum Anbau von Coca gesucht hatte.

Ich freute mich sehr auf eine Woche am Amazonas, aber kurz vor der Abfahrt zog ich mir beim Transport eines Christbaumes einen Bandscheibenvorfall zu (wenn Sie alle peinlichen Einzelheiten über dieses Mißgeschick erfahren möchten, dann blättern Sie bitte zum Kapitel über Rückenschmerzen auf Seite 439).

Ich sagte die Leitung des Kurses zunächst ab, überlegte es mir dann aber noch einmal anders. Schließlich würde ich überall Schmerzen haben, und so könnte ich wenigstens am Amazonas sein.

Deshalb fuhr ich dorthin, und ich denke, daß es eine der besten Entscheidungen war, die ich jemals getroffen habe. Am Ende der Woche waren meine Schmerzen deutlich zurückgegangen. Teilweise, so glaube ich, war ein Grund, daß ich mich nun selbst medizinisch versorgte, ein anderer Grund war, daß ich so viele Kräutermedikamente verwendete. Ich widmete diesen Kurs dem tropischen Papayabaum, der pflanzlichen Quelle von Chymopapain. Die Substanz wird zur Behandlung vorgefallener Bandscheiben verwendet.

Dieser erste Kurs zog viele weitere nach sich, die in Belize, Costa Rica und Peru und mittlerweile auch in Tansania und Kenia stattfanden. Diese Reisen führten dazu, daß Judi und ich ein weiteres Buch über alternative Anbaumöglichkeiten in den Tropen (*The CRC Handbook of Alternative Cash Crops for the Tropics*) verfaßten. Durch meine vielen Reisen nach Peru entstand ein ethnobotanisches Lexikon über den Amazonas (*Amazonian Ethnobotanical Dictionary*), das ich zusammen mit dem ausgezeichneten Botaniker Rodolfo Vasquez Martinez aus Peru schrieb, der mir geduldig alle meine unaufhörlichen Fragen beantwortete, während wir den Amazonas und Napo River in Peru bereisten.

Im Jahr 1997 war ich an mehr als 30 tropischen Ökotouren mit der Dauer von je einer Woche beteiligt. Auf diesen Reisen hielt ich als Feldlehrer Unterricht über die medizinischen Pflanzen des Regenwaldes. Ich hatte sogar eine gebührenfreie Telefonnummer, so daß man mich kostenlos für Informationen über die pharmakologischen Ökotouren anrufen konnte.

Pensionierung für härtere Arbeit

Schließlich nahm Alice Feinstein, eine Herausgeberin bei Rodale Press, Kontakt mit mir auf, um mir zu sagen, daß sie meine Arbeit mit der Kräutermedizin bewunderte. Sie fragte, ob ich bereit wäre, ein Buch für den Verlag zu schreiben. Ich sagte mit Begeisterung zu. Ich mußte jedoch erst vom US-Landwirtschaftsministerium pensioniert werden, um die Zeit dafür zu finden. Im Jahr 1995 war es soweit. Während der Jahre am Landwirtschaftsministerium bin ich vielmals um die ganze Welt gereist und habe dabei von den medizinischen Pflanzen erfahren, die in der *Grünen Apotheke* beschrieben werden.

Die Pensionierung hat mir gestattet, mehr zu tun, als nur dieses Buch zu schreiben. Mittlerweile arbeite ich eng mit dem Amazonaszentrum für Umwelterziehung und Forschung (*Amazon Center for Environmental Education and Research*, abgekürzt ACEER) zusammen. Die Organisation hat ihren Sitz in Helena, Alabama. Ich wurde zum Berater für das amerikanische botanische Konzil in Austin, Texas, die Gruppe *Herbalife* in Los Angeles und *Nature's Herbs* in American Fork, Utah, ernannt.

Ich bin immer noch genauso beschäftigt wie früher und versuche, zur Rettung des amazonischen Regenwalds beizutragen und außerdem jeden, der mir zuhören will, davon zu überzeugen, daß Kräuteralternativen häufig besser wirken als Medikamente. *Die Grüne Apotheke* verleiht beiden Zielen Ausdruck.

Treffen Sie mich am Amazonas, liebe Leser, und denken Sie grün! Wenn wir alle den Kräutermedikamenten die Chancen geben, die sie verdienen, dann wird sich die Pflanzenheilkunde wie ein Lauffeuer ausbreiten, und die Welt wird darum reicher sein.

– Dr. James A. Duke
Im Kräuter-Weingarten
Fulton, Maryland (USA)

Anhang

Vielleicht möchten Sie noch ein wenig mehr über die in diesem Buch erwähnten Personen und die Bücher, die manche von ihnen verfaßt haben, erfahren.

Dr. Walid H. Aldoori, Professor der Abteilung für Ernährung an der Harvard School of Public Health.

Bruce Ames, Biochemiker an der Universität von Kalifornien in Berkeley.

Dr. James Anderson vom University of Kentucky College of Medicine in Lexington, USA.

Cathy Wilkinson Barash aus Cold Spring Harbor in New York und Autorin eines Buches über eßbare Pflanzen (*Edible Flowers: From Garden to Palate*).

Dr. Wilma Bergfeld, Leiterin der klinischen Forschung in der Abteilung für Dermatologie an der Cleveland Clinic Foundation.

Paul Bergner, Autor eines Buches über medizinische Kräuter (*Medicinal Herbalism*).

Dr. Norman Bisset, Professor für Pharmazie am King's College der Universität von London und Autor des Buches *Herbal Drugs and Phytopharmaceuticals*.

Mark Blumenthal, Exekutiv-Direktor des American Botanical Council in Austin, USA.

Dr. Gladys Block, Ernährungsepidemiologin an der Universität von Kalifornien in Berkeley, USA.

Dr. C. Leigh Broadhurst, Geochemiker, der auf Ernährungsmedizin spezialisiert ist. Er arbeitet am US-Ministerium für Landwirtschaft.

Dr. Mary Bove, Leiterin der Botanisch-Medizinischen Abteilung der Bastyr-Universität in Seattle und eine der am besten ausgebildeten Kräuterexpertinnen in den Vereinigten Staaten.

Dr. Karen E. Burke vom Cabrini Medical Center in New York City.

Jean Carper, Autorin mehrerer Bücher über Nahrung als Medizin (*Food: Your Miracle Medicine* und *Food: Your Best Medicine*).

Dr. Jerry Cott, Leiter des Polytherapeutic Medication Development Program des National Institute of the Mental Health in Bethesda, Maryland.

John K. Crellin, der zusammen mit Jane Philpott ein Buch über die Geschichte der Kräuterheilkunde verfaßt hat (*Herbal Medicine: Past and Present*).

Dr. Subhuti Dharmananda, Leiter des Immune Enhancement Projekts in Portland, Kräuterpraktiker und Autor eines Buches über Knoblauch (*Garlic as the Central Herb Therapy for AIDS*).

Dr. Elliot Dick, Epidemiologe am Respiratory Virus Research Laboratory der Universität von Wisconsin in Madison.

Kathi Keville, kalifornische Kräuterexpertin und Autorin der Bücher *The Illustrated Herb Encyclopedia* und *Herbs for Health and Healing*.

Dr. Memory Elvin-Lewis, Professorin an der Washington University in St. Louis und Koautorin des Klassikers *Medical Botany*.

Stephen Foster, Fotograph und Koautor eines Buches über natürliche Zutaten (*The Encyclopedia for Natural Ingredients*).

Dr. Glenn W. Geelhoed, Professor für Chirurgie an der George Washington University in Washington, D.C. Er hat zusammen mit Dr. Robert D. Willix, einem Herzchirurgen und Spezialisten für Sportsmedizin aus Boca Raton in Florida, ein Buch über Naturheilkunde geschrieben (*Natural Health Secrets around the World*).

Dr. James Gordon, Präsident und Direktor des Center for Mind-Body Medicine in Washington, D.C.

Joe und Terry Graedon, Koautoren eines Buches über Kräuterheilkunde (*The People's Pharmacy and Graedon's Best Medicine*).

Dr. W. Grant, Gastroenterologe und Professor an der Universität von Ottawa.

Christopher Hobbs, Botaniker und Autor mehrerer ausgezeichneter Bücher über das Heilen mit Pflanzen (*Handbook for Herbal Healing*).

Dr. Jane Guiltinan, Naturheilpraktikerin und medizinische Leiterin an der Bastyr-Universität in Seattle.

Aubrey Hampton, Autorin eines Buches über natürliche Haar- und Hautpflege (*Natural Organic Hair and Skin Care*).

Jonathan Hartwell, Autor eines Buches über Pflanzen zur Krebsvorsorge (*Plants used against Cancer*).

Dr. John Heinerman, medizinischer Anthropologe und Autor eines Buches über Kräuter (*Heinerman's Encyclopedia of Fruits, Vegetables and Herbs*).

David Hoffman, hochangesehener und von mir sehr geschätzter Kräuterexperte sowie Autor eines Buches über Kräuter (*The Herbal Handbook*).

Dr. Arthur Hollman, Herzspezialist aus London und Autor eines Buches über die Entwicklungsgeschichte von Amiodaron (*Cardiology from Nature*).

Dr. Israel Kleinberg, Leiter der Abteilung für Orale Biologie und Pathologie an der State University von New York in Stony Brook.

Dr. Heinrich P. Koch, Professor für pharmazeutische Chemie und Biopharmazie an der Wiener Universität in Österreich, der ein Buch über Knoblauch verfaßt hat (*Knoblauch: Die wissenschaftliche und therapeutische Anwendung von Allium Sativum und verwandten Spezies*).

Kommission E, die Gruppe von Wissenschaftlern, die die Sicherheit, Wirksamkeit, Nebenwirkungen und Dosierung medizinischer Kräuter für die deutsche Regierung prüft und Ratschläge in Kräuterbelangen erteilt.

Larry D. Lawson, Wissenschaftler einer Kräuterfirma (Nature's Way) in Springville, Utah (USA), und Koautor des Buches *Die wissenschaftliche und therapeutische Anwendung von Allium Sativum und verwandten Spezies*.

Dr. Albert Leung, Experte für Pharmakognosie (Pharmazeut für natürliche Produkte) und Koautor mehrerer Bücher über natürliche Zutaten (*The Encyclopedia for Natural Ingredients, Chinese Herbal Remedies* und *Chinese Healing Foods and Herbs* und *Better Health with (Mostly) Chinese Herbs and Food*).

Dr. Walter Lewis, Professor an der Washington University in St. Louis und Koautor des Klassikers *Medical Botany*.

Dr. Roger Libby, Sexualtherapeut aus Atlanta und Autor eines Buches über Lust und Liebe (*Sex from Aah to Zipper: A Delightful Glossary of Love, Lust and Laughter*).

Dr. Melvyn Merbach, klinischer Professor für Psychiatrie an der School of Medicine der University of Los Angeles.

Dr. Michael Moore, Autor des Buches *Medicinal Plants of the Desert and Canyon West* und führende Kräuterkapazität in den Staaten.

Dr. Daniel Moerman, Professor für Anthropologie an der Universität von Michigan und Autor einiger ausgezeichneter Bücher über die indianische Verwendung medizinischer Heilpflanzen.

Dr. Julia Morton, Botanikerin und Autorin ausgezeichneter Bücher über medizinische Pflanzen (*The Atlas of Medicinal Plants of Middle America*). Dr. Morton kam 1996 bei einem Autounfall ums Leben.

Dr. Daniel Mowrey, Kräuter-Pharmakologe und Autor von *The Scientific Validation of Herbal Medicine* und *Herbal Tonic Therapies*.

Dr. Michael Murray, ein naturopathisch arbeitender Arzt und Mitautor einer Enzyklopädie der Naturmedizin (*Encyclopedia of Natural Medicine*) sowie mehrerer Lehrbücher über Heilung über Ernährung und durch Naturheilkunde (*A Textbook of Natural Medicine*) und über Safttherapien (*The Complete Book of Juicing*).

Dr. Forrest Nielson, Leiter des Grand Forks USDA Human Nutrition Research Center in North Dakota.

Jeannine Parvati, ihres Zeichens Autorin eines Buches über Kräuter für Frauen (*Hygeia: A Woman's Herbal*).

Jane Philpott, die zusammen mit John K. Crellin ein Buch über die Geschichte der Kräuterheilkunde verfaßt hat (*Herbal Medicine: Past and Present*).

Dr. Joseph Pizzorno, Leiter der Bastyr-Universität in Seattle. Er hat zusammen mit Dr. Michael Murray ein Buch über Naturmedizin verfaßt (*A Textbook of Natural Medicine*).

Dr. Leon Root, orthopädischer Chirurg und Autor eines Buches über Rückenschmerzen (*Oh, My Aching Back*).

Jeanne Rose, ihres Zeichens Kräuterexpertin und Leiterin der Amerikanischen Vereinigung für Holistische Aromatherapie und Autorin mehrerer ausgezeichneter Bücher über die Kräutertherapie.

Dr. Robert Rosen, Chemiker an der Rutgers University in New Brunswick, New Jersey.

Paul Schulick, Kräuterexperte aus New England und Autor eines Buches über Ingwer (*Ginger: Common Spice and Wonder Drug*).

Edward Shook, Autor eines Buches über Kräuterheilkunde (*Advanced Treatise on Herbology*).

Dr. Johanna Seddon, Ärztin für Augenheilkunde am Massachusetts Eye and Ear Infirmary in Boston.

Deb Soule, Kräuterexpertin aus Maine und Gründerin der Avena Biochemicals sowie Autorin eines Buches über heilende Kräuter (*The Roots of Healing*).

Dr. Jill Stansbury, Fakultätsmitglied am National College of Naturopathic Medicine in Portland, Oregon.

Dr. Roy L. Swank, Professor emeritus für Neurologie an der Oregon Health Sciences Universität in Portland und Autor eines Buches über multiple Sklerose (*The Multiple Sclerosis Diet Book*).

Dr. Varro E. Tyler, Professor für Pharmakognosie an der Purdue Universität in West Lafayette, Indiana, und Autor eines Buches über Kräuter (*Herbs of Choice*).

Dr. Jean Valnet, ein Vorreiter der Aromatherapie und Autor eines Buches über die Aromatherapie (*The Practice of Aromatherapy*).

Dr. Andrew Weil, Kräuteradvokat und Professor an der Universität des Arizona College of Medicine in Tucson. Er ist Autor eines Buches über Naturheilverfahren (*Natural Health, Natural Medicine*).

Debra Waterhouse, Autorin eines Buches über Frauen und Schokolade (*Why Women Crave Chocolate*).

Susan Weed, Kräuterexpertin, die sich auf die weibliche Gesundheit spezialisiert hat und Autorin eines Buches über Brustkrebs ist (*Breast Cancer? Breast Health!*).

Terry Willard, kanadischer Kräuterexperte und Präsident der Kanadischen Vereinigung von Kräuterheilpraktikern sowie Autor eines Buches über Kräuterheilkunde (*Textbook of Modern Herbology*).

Dr. Robert D. Willix, Herzchirurg und Spezialist für Sportmedizin in Boca Raton, USA.

Dr. Rudolf Fritz Weiß, Vorstand der Deutschen Medizinischen Kräutervereinigung und Autor mehrerer Bücher über Kräutermedizin (*Moderne Pflanzenheilkunde* und *Lehrbuch der Phytotherapie*).

Dr. Melvyn Werbach, klinischer Professor für Psychiatrie an der University of California, Los Angeles, School of Medicine und Autor mehrerer Bücher zum Thema Alternativmedizin (*Nutritional Influences on Illness* und *Botanical Influences on Illness*).

Index

Fettgedruckte Seitenangaben verweisen auf Erwähnungen im Text. <u>Unterstrichene</u> Seitenangaben beziehen sich auf eingerahmte Texteinschübe. *Kursive* Seitenangaben stehen für Illustrationen.